实用骨科诊疗精要

房 波 等/编著

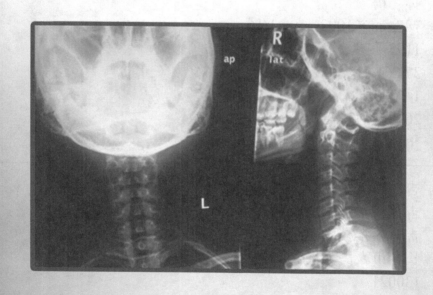

吉林科学技术出版社

图书在版编目（CIP）数据

实用骨科诊疗精要 / 房波等编著. -- 长春：吉林科学技术出版社，2018.4（2024.1重印）
ISBN 978-7-5578-3863-8

Ⅰ．①实… Ⅱ．①房… Ⅲ．①骨疾病—诊疗 Ⅳ．①R68

中国版本图书馆CIP数据核字(2018)第075524号

实用骨科诊疗精要

出 版 人　李　梁
责任编辑　孟　波　孙　默
装帧设计　孙　梅
开　　本　787mm×1092mm　1/16
字　　数　1192千字
印　　张　37.25
印　　数　1-3000册
版　　次　2019年5月第1版
印　　次　2024年1月第2次印刷

出　　版　吉林出版集团
　　　　　吉林科学技术出版社
发　　行　吉林科学技术出版社
地　　址　长春市人民大街4646号
邮　　编　130021
发行部电话/传真　0431-85635177　85651759　85651628
　　　　　　　　　85677817　85600611　85670016
储运部电话　0431-84612872
编辑部电话　0431-85635186
网　　址　www.jlstp.net
印　　刷　三河市天润建兴印务有限公司

书　　号　ISBN 978-7-5578-3863-8
定　　价　187.50元
如有印装质量问题　可寄出版社调换
版权所有　翻印必究　举报电话：0431-85659498

前　言

随着现代医学的迅猛发展,骨科领域的诊断与治疗也发生了巨大的变化,骨科学的发展日新月异,基础理论研究日益深入,临床治疗新方法层出不穷,新材料、新器械也屡见不鲜,临床医师必须不断学习新知识才能对疾病做出准确的判断。为了适应这种发展,让初入骨科领域的同道对目前的学科发展有一个较全面的认识和学习,我们特组织编写了《实用骨科诊疗精要》这本书,希望本书能够起到一个抛砖引玉的作用,使各位读者能够从中受益。

本书主要围绕骨科常用诊疗技术、脊柱骨科和骨科的创伤这三篇内容来详细介绍骨科的诊断、检查以及治疗方法,希望对从事骨科的临床工作者提供帮助。

本书编写过程中,参阅了大量相关专业文献书籍。但由于各位作者的临床经验及编书风格有所差异,加之时间仓促,疏漏或不足之处在所难免,希望诸位同道不惜批评指正,以期再版时予以改进、提高,使之逐步完善。

目　　录

第一篇　骨科常用诊疗技术

第二篇　脊柱骨科

第三篇　创伤

第一篇　骨科常用诊疗技术

第一章　骨、关节的构造和病理生理

第一节　骨的基质

骨的基质简称骨质,即钙化的骨组织的细胞外基质。骨基质含水较少,仅占湿骨重量的 8%～9%。骨基质由有机质和无机质两种成分构成。

一、无机质

无机质即骨矿物质,又称骨盐,占干骨重量的 65%～75%,其中 95% 是固体钙和磷,无定形的钙-磷固体在嫩的、新形成的骨组织中较多(40%～50%),在老的、成熟的骨组织中少(25%～30%)。骨矿物质大部分以无定形的磷酸钙和结晶的羟基磷灰石[$Ca_{10}(PO_4)_6(OH)_5$]的形式分布于有机质中。无定形磷酸钙是最初沉积的无机盐,以非晶体形式存在,占成人骨无机质总量的 20%～30%。无定形磷酸钙继而组建成结晶的羟基磷灰石。电镜下观察,羟基磷灰石结晶呈柱状或针状,长 20～40nm,宽 2～3nm。经 X 线衍射法研究表明,羟基磷灰石结晶体大小很不相同,体积约为$(2.5～5)nm\times 40nm\times(20～35)nm$。结晶体体积虽小,但密度极大,每克骨盐含 10^{16} 个结晶体,故其表面积甚大,可达 100m^2。它们位于胶原纤维表面和胶原纤维之间,沿纤维长轴以 60～70nm 的间隔规律地排列。在液体中的结晶体被一层水包围形成一层水化壳,离子只有通过这层物质才能达到结晶体表面,有利于细胞外液与结晶体进行离子交换。羟基磷灰石主要由钙、磷酸根和羟基结合而成。结晶体还吸附许多其他矿物质,如镁、钠、钾和一些微量元素,包括锌、铜、锰、氟、铅、锶、铁、铝、镭等。因此,骨是钙、磷和其他离子的储存库。骨是钙、磷和镁的储存库。这些离子可能位于羟基磷灰石结晶的表面,或能置换晶体中的主要离子,或者两者同时存在。

骨骼中的矿物质晶体与骨基质的胶原纤维之间存在十分密切的物理-化学和生物化学-高分子化学结构功能关系。正常的羟磷灰石形如长针状,大小较一致,有严格的空间定向,如果羟磷灰石在骨矿化前沿的定点与排列紊乱,骨的矿化即可发生异常,同时也使基质的生成与代谢异常。

二、有机质

有机质包括胶原纤维和无定形基质(蛋白多糖、脂质,特别是磷脂类)。

(一)胶原纤维

胶原纤维是一种结晶纤维蛋白原,被包埋在含有钙盐的基质中。在有机质中胶原纤维占 90%,人体的胶原纤维大约50%存在于骨组织。构成骨胶原纤维的化学成分主要是Ⅰ型胶原,占骨总重量的30%,还有少量Ⅴ型胶原,占骨总重量的1.5%。在病理情况下,可出现ｍ型胶原。骨的胶原纤维与结缔组织胶原纤维的形态结构基本相同,分子结构为3条多肽链,每条含有1000多个氨基酸,交织呈绳状,故又称三联螺旋结构。胶原纤维的直径为50～70nm,具有64nm周期性横纹。Ⅰ型胶原由20多种氨基酸组成,其中甘氨酸约占33%,脯氨酸和羟脯氨酸约占25%。骨的胶原纤维和其他胶原蛋白的最大不同在于它在稀酸液中不膨胀,也不溶解于可溶解其他胶原的溶剂中,如中性盐和稀酸溶液等。骨的胶原纤维具有这些特殊的物理性能,是由于骨Ⅰ型胶原蛋白分子之间有较多的分子间交联。骨胶原与羟磷灰石结晶结合,形成了抗挤压和抗拉扭很强的骨组织。随着骨代谢不断进行,胶原蛋白也不断降解和合成。胶原的功能是使各种组织和器官具有强度完整性1mm直径的胶原可承受10～40kg的力。骨质含的胶原细纤维普遍呈平行排列,扫描电镜下胶原细纤维分支,形成连接错综的网状结构。

（二）无定形基质

无定形基质仅占有机质的10%左右,是一种没有固定形态的胶状物,主要成分是蛋白多糖和蛋白多糖复合物,后者由蛋白多糖和糖蛋白组成。

蛋白多糖类占骨有机物的4%～5%,由一条复杂的多肽链组成,还有几个硫酸多糖侧链与其共价连接。多糖部分为氨基葡聚糖,故PAS反应阳性,某些区域呈弱的异染性。尽管骨有机质中存在氨基葡聚糖,但由于含有丰富的胶原蛋白,骨组织切片染色呈嗜酸性。还有很少脂质,占干骨重0.1%,主要为磷脂类、游离脂肪酸和胆固醇等。

无定形基质含有许多非胶原蛋白,占有机物的0.5%,近年来已被分离出来的主要有以下几种。

1.骨钙蛋白或称骨钙素　骨钙蛋白是骨基质中含量最多的非胶原蛋白,在成人骨中约占非胶原蛋白总量的20%,占骨基质蛋白质的1%～2%。它一是种依赖维生素K的蛋白质,由47～351个氨基酸残基组成的多肽,其中的2～3个氨基酸残基中含有γ-羧基谷氨酸残基(GIA)链,相对分子质量为5900。一般认为骨钙蛋白对羟基磷灰石有很高亲和力,在骨组织矿化过程中,能特异地与骨羟基磷灰石结晶结合,主要通过侧链GIA与晶体表面的Ca^{2+}结合,每克分子骨钙蛋白能结合2～3mol的Ca^{2+},从而促进骨矿化过程。骨钙蛋白对成骨细胞和破骨细胞前体有趋化作用,并可能在破骨细胞的成熟及活动中起作用。骨钙蛋白还可能控制骨Ca^{2+}的进出,影响肾小管对Ca^{2+}的重吸收,提示它参与调节体内钙的平衡。当成骨细胞受$1,25-(OH)_2D_3$刺激,可产生骨钙蛋白。此外,肾、肺、脾、胰和胎盘的一些细胞也能合成骨钙蛋白。

骨钙素的表达受许多激素、生长因子和细胞因子的调节。上调骨钙素表达的因子主要是$1,25-(OH)_2D_3$,而下调其表达的因子有糖皮质激素、TGF-B、PGE_2、IL-2、TNF-A、IL-10、铅元素和机械应力等。

2.骨桥蛋白　又称骨唾液酸蛋白Ⅰ(BSPⅠ),分泌性磷蛋白。是一种非胶原蛋白,主要由成骨性谱系细胞和活化型T淋巴细胞表达,存在于骨组织、外周血液和某些肿瘤中。OPN分子大约由300个氨基酸残基组成,分子量44～375ku,其突出的结构特点是含有精氨酸-甘氨酸-天冬氨酸(RGD)基序。骨桥蛋白具有9个天冬氨酸的区域,该处是同羟基磷灰石相互作用的部位,故对羟基磷灰石有很高的亲和力。骨桥蛋白浓集在骨形成的部位、软骨成骨的部位和破骨细胞同骨组织相贴的部位,它是成骨细胞和破骨细胞粘附的重要物质,是连接细胞与基质的桥梁。骨桥蛋白不仅由成骨细胞产生,破骨细胞也表达骨桥蛋白mRNA,表明破骨细胞也能合成骨桥蛋白。此外,成牙质细胞、软骨细胞、肾远曲小管上皮细胞以及胎盘、神经组织及骨髓瘤的细胞也分泌骨桥蛋白。

OPN能与骨组织的其他组分结合,形成骨代谢的调节网络。破骨细胞中的OPN与CD44/$\alpha_V\beta_3$受体形成复合物,可促进破骨细胞的移行。

3.骨唾液酸蛋白又称骨唾液酸蛋白Ⅱ(BSPⅡ) 是酸性磷蛋白,相对分子质量为7000,40%～50%由碳水化合物构成,13%～14%为唾液酸,有30%的丝氨酸残基磷酸化。BSPⅡ在骨中占非胶原蛋白总量的15%左右。BSPⅡ的功能是支持细胞粘附,对羟基磷灰石有很高的亲和力,具有介导基质矿化作用。它由成骨细胞分泌。

4.骨酸性糖蛋白-75(BAG-75) 它含有30%的强酸残基,8%的磷酸,是酸性磷蛋白,相对分子质量为75000。它存在于骨骺板中,其功能与骨桥蛋白和BSPⅡ一样,对羟基磷灰石有很强的亲和力,甚至比它们还大。

5.骨粘连蛋白或称骨连接素 它是一种磷酸化糖蛋白,由303个氨基酸残基组成,相对分子质量为32000,其氨基酸末端具有强酸性,有12个低亲和力的钙结合位点和一个以上高亲和力的钙结合位点。骨粘连蛋白能同钙和磷酸盐结合,促进矿化过程。能使Ⅰ型胶原与羟基磷灰石牢固地结合,它与钙结合后引起本身分子构型变化。如果有钙螯合剂,骨粘连蛋白即丧失其选择性结合羟基磷灰石能力。骨粘连蛋白在骨组织中含量很高,由成骨细胞产生。但一些非骨组织也存在骨粘连蛋白,如软骨细胞、皮肤的成纤维细胞、肌腱的腱细胞、消化道上皮细胞及成牙质细胞也可产生。骨连蛋白还与Ⅰ型、Ⅲ型和Ⅴ型胶原以及与血小板反应素-1结合,并增加纤溶酶原活化抑制因子-1的合成。骨连蛋白可促进牙周组织MMP-2的表达,同时还通过OPG调节破骨细胞的形成。

6.钙结合蛋白 是一种维生素D依赖蛋白,在在于成骨细胞、骨细胞和软骨细胞胞质的核糖体和线粒体上,成骨细胞和骨细胞突起内以及细胞外基质小泡内也有钙结合蛋白,表明钙结合蛋白沿突起传递,直至细胞外基质小泡。所以,钙结合蛋白是一种钙传递蛋白,基质小泡内的钙结合蛋白在矿化过程中起积极作用。此外,钙结合蛋白还存在于肠、子宫、肾和肺等,体内分布较广。

7.纤连蛋白 主要由发育早期的成骨细胞表达,以二聚体形式存在,分子量约400ku,两个亚基中含有与纤维蛋白、肝素等的结合位点,亦可与明胶、胶原、DNA、细胞表面物质等结合。纤连蛋白主要由成骨细胞合成,主要功能是调节细胞粘附。成骨细胞的发育和功能有赖于细胞外基质的作用,基质中的粘附受体将细胞外基质与成骨细胞的细胞骨架连接起来,二氢睾酮可影响细胞外基质中纤连蛋白及其受体的作用,刺激纤连蛋白及其受体ALP、OPG的表达。

(房　波)

第二节　骨的种类

一、解剖分类

成人有206块骨,可分为颅骨、躯干骨和四肢骨三部分。前两者也称为中轴骨。按形态骨可分为四类:

(一)长骨

呈长管状,分布于四肢。长骨分一体两端,体又称骨干,内有空腔称髓腔,容纳骨髓。体表面有1～2个主要血管出入的孔,称滋养孔。两端膨大称骺,具有光滑的关节面,活体时被关节软骨覆盖。骨干与骺相邻的部分称为干骺端,幼年时保留一片软骨,称为骺软骨。通过骺软骨的软骨细胞分裂繁殖和骨化,长骨不断加长。成年后,骺软骨骨化,骨干与骺融合为一体,原来骺软骨部位形成骺线。

（二）短骨

形似立方体，往往成群地联结在一起，分布于承受压力较大而运动较复杂的部位，如腕骨。

（三）扁骨

呈板状，主要构成颅腔、胸腔和盆腔的壁，以保护腔内器官，如颅盖骨和肋骨。

（四）不规则骨

形状不规则，如椎骨。有些不规则骨内具有含气的腔，称含气骨。

二、组织学类型

骨组织根据其发生的早晚、骨细胞和细胞间质的特征及其组合形式，可分为未成熟的骨组织和成熟的骨组织。前者为非板层骨，后者为板层骨。胚胎时期最初形成的骨组织和骨折修复形成的骨痂，都属于非板层骨，除少数几处外，它们或早或迟被以后形成的板层骨所取代。

（一）非板层骨

又称为初级骨组织。可分两种，一种是编织骨，另一种是束状骨。编织骨比较常见，其胶原纤维束呈编织状排列，因而得名。胶原纤维束的直径差异很大，但粗大者居多，最粗直径达 $13\mu m$，因此又有粗纤维骨之称。编织骨中的骨细胞分布和排列方向均无规律，体积较大，形状不规则，按骨的单位容积计算，其细胞数量约为板层骨的 4 倍。编织骨中的骨细胞代谢比板层骨的细胞活跃，但前者的溶骨活动往往是区域性的。在出现骨细胞溶骨的一些区域内，相邻的骨陷窝同时扩大，然后合并，形成较大的无血管性吸收腔，使骨组织出现较大的不规则囊状间隙，这种吸收过程是清除编织骨以被板层骨取代的正常生理过程。编织骨中的蛋白多糖等非胶原蛋白含量较多，故基质染色呈嗜碱性。若骨盐含量较少，则 X 线更易透过。编织骨是未成熟骨或原始骨，一般出现在胚胎、新生儿、骨痂和生长期的干骺区，以后逐渐被板层骨取代，但到青春期才取代完全。在牙床、近颅缝处、骨迷路、腱或韧带附着处，仍终身保存少量编织骨，这些编织骨往往与板层骨掺杂存在。某些骨骼疾病，如畸形性骨炎、氟中毒、原发性甲状旁腺功能亢进引起的囊状纤维性骨炎、肾病性骨营养不良和骨肿瘤等，都会出现编织骨，并且最终可能在患者骨中占绝对优势。束状骨比较少见，也属粗纤维骨。它与编织骨的最大差异是胶原纤维束平行排列，骨细胞分布于相互平行的纤维束之间。

（二）板层骨

又称次级骨组织，它以胶原纤维束高度有规律地成层排列为特征。胶原纤维束一般较细，因此又有细纤维骨之称。细纤维束直径通常为 $2\sim4\mu m$，它们排列成层，与骨盐和有机质结合紧密，共同构成骨板。同一层骨板内的纤维大多是相互平行的，相邻两层骨板的纤维层则呈交叉方向。骨板的厚薄不一，一般为 $3\sim7\mu m$。骨板之间的矿化基质中很少存在胶原纤维束，仅有少量散在的胶原纤维。骨细胞一般比编织骨中的细胞小，胞体大多位于相邻骨板之间的矿化基质中，但也有少数散在于骨板的胶原纤维层内。骨细胞的长轴基本与胶原纤维的长轴平行，显示了有规律的排列方向。

在板层骨中，相邻骨陷窝的骨小管彼此通连，构成骨陷窝-骨小管-骨陷窝通道网。由于骨浅部骨陷窝的部分骨小管开口于骨的表面，而骨细胞的胞体和突起又未充满骨陷窝和骨小管，因此该通道内有来自骨表面的组织液。通过骨陷窝-骨小管-骨陷窝通道内的组织液循环，既保证了骨细胞的营养，又保证了骨组织与体液之间的物质交换。若骨板层数过多，骨细胞所在位置与血管的距离超过 $300\mu m$，则不利于组织液循环，其结果往往导致深层骨细胞死亡。一般认为，板层骨中任何一个骨细胞所在的位置与血管的距离均在 $300\mu m$ 以内。

板层骨中的蛋白多糖复合物含量比编织骨少,骨基质染色呈嗜酸性,与编织骨的染色形成明显的对照。板层骨中的骨盐与有机质的关系十分密切,这也是与编织骨的差别之一。板层骨的组成成分和结构的特点,赋予板层骨抗张力强度高、硬度强的特点;而编织骨的韧性较大,弹性较好。编织骨和板层骨都参与松质骨和密质骨的构成。

(马文龙)

第三节　骨的组织结构

人体的 206 块骨,分为多种类型,其中以长骨的结构最为复杂。长骨由骨干和骨骺两部分构成,表面覆有骨膜和关节软骨。典型的长骨,如股骨和肱骨,其骨干为一厚壁而中空的圆柱体,中央是充满骨髓的大骨髓腔。长骨由密质骨、松质骨和骨膜等构成。密质骨为松质骨质量的 4 倍,但松质骨代谢却为密质骨的 8 倍,这是因为松质骨具有大量表面积,为细胞活动提供了条件。松质骨一般存在于骨干端、骨骺和如椎骨的立方形骨中,松质骨内部的板层或杆状结构形成了沿着机械压力方向排列的三维网状构架。松质骨承受着压力和应变张力的合作用,但压力负荷仍是松质骨承受的主要负载形式。密质骨组成长骨的骨干,承受弯曲、扭转和压力载荷。长骨骨干除骨髓腔面有少量松质骨,其余均为密质骨。骨干中部的密质骨最厚,越向两端越薄。

一、密质骨

骨干主要由密质骨构成,内侧有少量松质骨形成的骨小梁。密质骨在骨干的内外表层形成环骨板,在中层形成哈弗斯系统和间骨板。骨干中有与骨干长轴几乎垂直走行的穿通管,内含血管、神经和少量疏松结缔组织,结缔组织中有较多骨祖细胞;穿通管在骨外表面的开口即为滋养孔。

(一)环骨板
是指环绕骨干外、内表面排列的骨板,分别称为外环骨板和内环骨板。

1.外环骨板　外环骨板厚,居骨干的浅部,由数层到十多层骨板组成,比较整齐地环绕骨干平行排列,其表面覆盖骨外膜。骨外膜中的小血管横穿外环骨板深入骨质中。贯穿外环骨板的血管通道称穿通管或福尔克曼管,其长轴几乎与骨干的长轴垂直。通过穿通管,营养血管进入骨内,和纵向走行的中央管内的血管相通。

2.内环骨板　内环骨板居骨干的骨髓腔面,仅由少数几层骨板组成,不如外环骨板平整。内环骨板表面衬以骨内膜,后者与被覆于松质骨表面的骨内膜相连续。内环骨板中也有穿通管穿行,管中的小血管与骨髓血管通连。从内、外环骨板最表层骨陷窝发出的骨小管,一部分伸向深层,与深层骨陷窝的骨小管通连;一部分伸向表面,终止于骨和骨膜交界处,其末端是开放的。

(二)哈弗斯骨板
哈弗斯骨板介于内、外环骨板之间,是骨干密质骨的主要部分,它们以哈弗斯管为中心呈同心圆排列,并与哈弗斯管共同组成哈弗斯系统。哈弗斯管也称中央管,内有血管、神经及少量结缔组织。长骨骨干主要由大量哈弗斯系统组成,所有哈弗斯系统的结构基本相同,故哈弗斯系统又有骨单位之称。

骨单位为厚壁的圆筒状结构,其长轴基本上与骨干的长轴平行,中央有一条细管称中央管,围绕中央管有 5～20 层骨板呈同心圆排列,宛如层层套入的管鞘。改建的骨单位不总是呈单纯的圆柱形,可有许多分支互相吻合,具有复杂的立体构型。因此,可以见到由同心圆排列的骨板围绕斜行的中央管。中央管之间还有斜行或横行的穿通管互相连接,但穿通管周围没有同心圆排列的骨板环绕,据此特征可区别穿通管与中央管。哈弗斯骨板一般为5~20层,故不同骨单位的横断面积大小不一。每层骨板的平均厚度为3μm。

骨板中的胶原纤维绕中央管呈螺旋形行走,相邻骨板中胶原纤维互成直角关系。有人认为,骨板中的胶原纤维的排列是多样性的,并根据胶原纤维的螺旋方向,将骨单位分为3种类型:Ⅰ型,所有骨板中的胶原纤维均以螺旋方向为主;Ⅱ型,相邻骨板的胶原纤维分别呈纵行和环行;Ⅲ型,所有骨板的胶原纤维以纵行为主,其中掺以极少量散在的环行纤维。不同类型骨单位的机械性能有所不同,其压强和弹性系数以横行纤维束为主的骨单位最大,以纵行纤维束为主的骨单位最小。每个骨单位最内层骨板表面均覆以骨内膜。

中央管宽度为3~5mm,中央管的直径因各骨单位而异,差异很大,平均300μm,内壁衬附一层结缔组织,其中的细胞成分随着每一骨单位的活动状态而各有不同。在新生的骨质内多为骨祖细胞,被破坏的骨单位则有破骨细胞。骨沉积在骨外膜或骨内膜沟表面形成的骨单位,或在松质骨骨骼内形成的骨单位,称为初级骨单位。中央管被同心圆骨板柱围绕,仅有几层骨板。初级骨单位常见于未成熟骨,如幼骨,特别是胚胎骨和婴儿骨,随着年龄增长,初级骨单位也相应减少。次级骨单位与初级骨单位相似,是初级骨单位经改建后形成的。次级骨单位或称继发性哈弗斯系统,有一粘合线,容易辨认,并使其与邻近的矿化组织分开来。

中央管中通行的血管不一致。有的中央管中只有一条毛细血管,其内皮有孔,胞质中可见吞饮小泡,包绕内皮的基膜内有周细胞。有的中央管中有两条血管,一条是小动脉,或称毛细血管前微动脉,另一条是小静脉。骨单位的血管彼此通连,并与穿通管中的血管交通。在中央管内还可见到细的神经纤维,与血管伴行,大多为无髓神经纤维,偶可见有髓神经纤维,这些神经主要由分布在骨外膜的神经纤维构成。

(三)间骨板

位于骨单位之间或骨单位与环骨板之间,大小不等,呈三角形或不规则形,也由平行排列骨板构成,大都缺乏中央管。间骨板与骨单位之间有明显的粘合线分界。间骨板是骨生长和改建过程中哈弗斯骨板被溶解吸收后的残留部分。

在以上三种结构之间,以及所有骨单位表面都有一层粘合质,呈强嗜碱性,为骨盐较多而胶原纤维较少的骨质,在长骨横断面上呈折光较强的轮廓线,称粘合线。伸向骨单位表面的骨小管,都在粘合线处折返,不与相邻骨单位的骨小管连通。因此,同一骨单位内的骨细胞都接受来自其中央管的营养供应。

二、松质骨

长骨两端的骨骺主要由松质骨构成,仅表面覆以薄层密质骨。松质骨的骨小梁粗细不一,相互连接而成拱桥样结构,骨小梁的排列配布方向完全符合机械力学规律。骨小梁也由骨板构成,但层次较薄,一般不显骨单位,在较厚的骨小梁中,也能看到小而不完整的骨单位。例如股骨上端、股骨头和股骨颈处的骨小梁排列方向,与其承受的压力和张力曲线大体一致;而股骨下端和胫骨上、下端,由于压力方向与它们的长轴一致,故骨小梁以垂直排列为主。骨所承受的压力均等传递,变成分力,从而减轻骨的负荷,但骨骺的抗压抗张强度小于骨干的抗压抗张强度。松质骨骨小梁之间的间隙相互连通,并与骨干的骨髓腔直接相通。

三、骨膜

骨膜是由致密结缔组织组成的纤维膜。包在骨表面的较厚层结缔组织称骨外膜,被衬于骨髓腔面的薄层结缔组织称骨内膜。除骨的关节面、股骨颈、距骨的囊下区和某些籽骨表面外,骨的表面都有骨外膜。肌腱和韧带的骨附着处均与骨外膜连续。

(一)骨外膜

成人长骨的骨外膜一般可分为内、外两层,但两者并无截然分界。

纤维层是最外的一层薄的、致密的、排列不规则的结缔组织,其中含有一些成纤维细胞。结缔组织中含有粗大的胶原纤维束,彼此交织成网状,有血管和神经在纤维束中穿行,沿途有些分支经深层穿入穿通管。有些粗大的胶原纤维束向内穿进骨质的外环层骨板,亦称穿通纤维,起固定骨膜和韧带的作用。骨外膜内层直接与骨相贴,为薄层疏松结缔组织,其纤维成分少,排列疏松,血管及细胞丰富,细胞贴骨分布,排列成层,一般认为它们是骨祖细胞。

骨外膜内层组织成分随年龄和功能活动而变化,在胚胎期和出生后的生长期,骨骼迅速生成,内层的细胞数量较多,骨祖细胞层较厚,其中许多已转变为成骨细胞。成年后骨处于改建缓慢的相对静止阶段,骨祖细胞相对较少,不再排列成层,而是分散附着于骨的表面,变为梭形,与结缔组织中的成纤维细胞很难区别。当骨受损后,这些细胞又恢复造骨的能力,变为典型的成骨细胞,参与新的骨质形成。由于骨外膜内层有成骨能力,故又称生发层或成骨层。

(二)骨内膜

骨内膜是一薄层含细胞的结缔组织,衬附于骨干和骨骺的骨髓腔面以及所有骨单位中央管的内表面,并且相互连续。骨内膜非常薄,不分层,由一层扁平的骨祖细胞和少量的结缔组织构成,并和穿通管内的结缔组织相连续。非改建期骨的骨内膜表面覆有一层细胞称为骨衬细胞,细胞表型不同于成骨细胞。一般认为它是静止的成骨细胞,在适当刺激下,骨衬细胞可再激活成为有活力的成骨细胞。

骨膜的主要功能是营养骨组织,为骨的修复或生长不断提供新的成骨细胞。骨膜具有成骨和成软骨的双重潜能,临床上利用骨膜移植,已成功地治疗骨折延迟愈合或不愈合、骨和软骨缺损、先天性腭裂和股骨头缺血性坏死等疾病。骨膜内有丰富的游离神经末梢,能感受痛觉。

四、骨髓

骨松质的腔隙彼此通连,其中充满小血管和造血组织,称为骨髓。在胎儿和幼儿期,全部骨髓呈红色,称红骨髓。红骨髓有造血功能,内含发育阶段不同的红骨髓和某些白细胞。约在 5 岁以后,长骨骨髓腔内的红骨髓逐渐被脂肪组织代替,呈黄色,称黄骨髓,失去造血活力,但在慢性失血过多或重度贫血时,黄骨髓可逐渐转化为红骨髓,恢复造血功能。在椎骨、髂骨、肋骨、胸骨及肱骨和股骨等长骨的骺内终生都是红骨髓,因此临床常选髂前上棘或髂后上棘等处进行骨髓穿刺,检查骨髓象。

(毛军胜)

第四节　骨的血管、淋巴管和神经

1.血管　长骨的血供来自三个方面:骨端、骨骺和干骺端的血管;进入骨干的滋养动脉;骨膜动脉。

滋养动脉是长骨的主要动脉,一般有 1～2 支,经骨干的滋养孔进入骨髓腔后,分为升支和降支,每一支都有许多细小的分支,大部分直接进入皮质骨,另一些分支进入髓内血窦。升支和降支的终末血管供给长骨两端的血液,在成年人可与干骺端动脉及骺动脉的分支吻合。干骺端动脉和骺动脉均发自邻近动脉,分别从骺软骨的近侧和远侧穿入骨质。上述各动脉均有静脉伴行,汇入该骨附近的静脉。不规则骨、扁骨和短骨的动脉来自骨膜动脉或滋养动脉。

2.淋巴管　骨膜的淋巴管很丰富,但骨的淋巴管是否存在尚有争议。

3.神经　骨的神经伴滋养血管进入骨内,分布到哈弗管的血管周隙中,以内脏传出纤维较多,分布到血管壁;躯体传入纤维则分布于骨膜、骨内膜、骨小梁及关节软骨深面。骨膜的神经最丰富,并对张力或撕扯的刺激较为敏感,故骨脓肿和骨折常引起剧痛。

（毛军胜）

第五节　骨的生物学反应

一、骨坏死

骨坏死可通过死骨染色来辨认,坏死灶比正常骨更呈深蓝色,陷窝细胞消失,骨边缘参差不齐,病灶边缘出现破骨细胞,表示骨质正在被吸收。

（一）病因与发病机制

1.血管机械性破裂　骨折、脱位、非创伤性应力或疲劳骨折可以引起血管机械性破裂。

2.动脉血管闭塞　血栓形成、栓塞、脂肪栓、氮气泡可引起动脉血管闭塞。

3.动脉壁损伤或受压　血管炎或放射性损伤,血管中导致血管痉挛物质的释放,髓腔中外渗的血液、脂肪或细胞成分对血管壁产生的压力或化学反应均可使血管受到损伤。

4.静脉回流血管闭塞。

（二）形态改变

在血管损伤的第二周,骨髓成分开始呈现坏死迹象,包括造血细胞、毛细血管内皮细胞和脂肪细胞的坏死。萎缩的骨细胞产生典型的空洞腔隙坏死骨。

如果骨坏死发生在松质骨,并且修复反应已经启动,那么邻近骨组织的首发反应为反应性充血和血管的纤维性修复。

光镜下,可见骨细胞变性坏死,陷窝内骨细胞消失,骨小梁结构尚存,骨髓成分变为许多核碎屑并呈泡沫状。继之死骨逐渐吸收,新生血管及纤维组织长入坏死区,在坏死骨小梁一侧可见破骨细胞,另一侧可见增生活跃的成骨细胞,并有新骨和肉芽组织形成,出现所谓的"潜行性代替"现象。

二、骨质疏松

是正常骨矿化的骨量减少伴脆性增加的一种骨病变。

随着骨生长发育的完成,人体的骨量在约 30 岁时达到顶峰,以后开始逐渐下降。骨质疏松的原因有多种,常发生在绝经期的妇女(绝经期后骨质疏松症),由于激素水平的变化,骨量会发生急剧的丢失。骨量的下降将导致骨强度降低,从而使骨折发生概率增加。

骨活检标本不但可用于观察骨的一般结构和病理变化,如皮质骨和小梁骨容量下降,骨小梁断裂、稀疏,还可用于评价骨的生物力学强度。绝经期后骨质疏松时,骨小梁结节减少,断端增多,伴累积性微损伤。由于骨质疏松症的病因不同,其病理表现也有一些差异。

三、佝偻病/骨软化症

主要病理改变是软骨及新生骨钙化不足,以干骺端最显著。软骨细胞的增生正常但不能成熟,有退变,异常的骺板使毛细血管不能伸入其中,因而不能形成骨小梁,结果干骺端由钙化不足的软骨和未钙化的骨样组织形成,此区易曲折变形。

光镜下可见干骺端软骨细胞增生,排列紊乱,骺板增宽增厚,钙化不足,血管减少,以至骨端扩大呈杯状。

骨质软化是指未矿化骨基质的积累,原因是骨矿化率减少,可能是由于各种先天和获得性代谢异常造成血清钙磷下降,或两者不适应于骨矿化和骨骺生长。

四、石骨症

又名大理石骨,是一种家族性遗传性骨发育障碍性疾病的总称。

临床分为良性型和恶性型,X 线片主要改变为广泛性骨硬化、骨密度增高,失去正常结构,骨小梁影像消失。

主要病理改变是破骨细胞功能不足,钙化骨组织不能及时吸收而骨组织的增生又不断进行,故导致新生骨堆积,骨密度增高,皮髓质分界不清如大理石样,骨髓腔狭小以至消失,长骨干骺端加宽变成杆状。

干骺端软骨柱排列紊乱,柱体加宽,排列扭曲,在软骨成骨过程中由于软骨不能及时被吸收而被包裹在钙化的骨基质中。

五、大块骨质溶解症

在 X 线片上,开始为一局限性骨质破坏,以后发展为骨质完全溶解消失。当破坏进展时,残留端骨骼纤细,常发生病理性骨折,但无骨膜反应及骨痂形成,也不发生钙化。

肉眼见骨皮质变薄或增厚,髓腔空虚,没有增生的肿瘤样组织。

病灶处为坏死灶与成丛的脉管交织,血管腔大小不一,呈毛细血管样或海绵状。骨质被大片溶解,坏死处可见少量淋巴细胞。骨小梁纤细、分布稀疏,髓腔扩张,内有增生的结缔组织及血管。

(赵　勇)

第六节　生长骨骺的生物学反应

一、软骨发育不良症

软骨发育不良症是一种常见染色体显性遗传病,临床上以四肢短小、巨颅、颅缝早闭、鼻梁下陷、前额突出、长骨畸形等为特点。

肉眼可见四肢长骨短而粗,腰、骶椎间隙变窄,骨盆的髋关节变扁和骶-坐骨的切迹变小。

镜下骨骺软骨板中的软骨细胞有的聚集成堆,周围绕以许多纤维间隔,有的软骨细胞排列紊乱,钙化不良。

二、垂体性矮小症

垂体性矮小症是由于生长激素缺乏所致。光镜下可见骨骺板不整齐,局部有变性,干骺端新生骨质增生不明显,骨骺端及干骺端可为一些较成熟骨质所封闭,以至软骨内骨化过程停顿或减慢,后期亦见这些骨骺板机化已消失。

三、大骨节病

为一种慢性地方病。

肉眼可见软骨盘与干骺端不规则,凹凸不平,呈锯齿状,软骨盘消失,干骺端变大、变形。

光镜下可见三种病变:

1.软骨坏死　坏死灶周围有软骨细胞萎缩及变性。

2.软骨坏死后的继发病变　如坏死周围软骨细胞增生。

3.骨质改变　骨骺内骨组织局限性崩解吸收,被纤维组织代替,边缘可见破骨细胞。

(毛军胜)

第七节　软骨

一、软骨的组织结构

软骨是一种特殊类型的结缔组织,由软骨细胞和软骨基质构成。软骨细胞被细胞外基质包埋,基质呈凝胶状,其中含纤维成分。软骨内无血管、淋巴管和神经。

软骨具有一定的弹性和硬度,是胚胎早期的主要支架成分,随着胚胎的发育,逐渐被骨所取代。永久性软骨所占比例较小,散在分布于外耳、呼吸道、椎间盘、胸廓及关节等处。依其所占部位不同而作用各异,如关节软骨具有支撑重量和减少摩擦的作用,耳和呼吸道的软骨具有支架作用。此外,软骨对骨的发生和生长也有十分重要的作用。

(一)软骨细胞

以透明软骨的细胞为例。软骨细胞位于软骨基质小腔中,该小腔即为软骨陷窝。紧邻陷窝的软骨基质中硫酸软骨素较多,HE染色呈强嗜碱性,称软骨囊。在HE染色切片中,细胞因脱水收缩变成不规则的形状,使软骨囊和细胞之间出现较大的空隙。软骨细胞的大小、形状及其分布特点在软骨内有一定的规律,紧靠软骨膜的软骨细胞较幼稚,呈扁圆形,越接近软骨内部,细胞越成熟,呈圆形,并由单个分布逐渐变为成群分布,每一群为2~8个细胞不等,是由一个软骨细胞分化而来,故称同源细胞群。成熟的软骨细胞圆形或椭圆形,核较小,偏心位,有一个或数个核仁。胞质弱嗜碱性,中心体和高尔基复合体均近核分布,线粒体散在分布于胞质内。

(二)软骨基质

软骨基质即软骨的细胞外基质。由软骨细胞分泌产生,包括纤维和无定形的基质。纤维成分埋于基质中,其种类、含量和功能因软骨类型而异。基质的主要成分是水和蛋白多糖。软骨基质中蛋白多糖的浓度很高,使软骨形成十分牢固的胶状,许多蛋白多糖相结合形成分子筛结构。软骨基质中含有大量的水分,使透明软骨呈半透明状。

1.水分　水分是正常关节软骨最丰富的成分,占湿重的65%~80%。少量水分位于细胞间隙,30%位于胶原中的纤维间隙,剩余的位于基质中的分子间隙。当固体基质受到挤压或存在压力梯度时,水分可以在基质中流动。通过组织和关节表面的水分流动,可以促进输送营养物质,润滑关节。

2.胶原　胶原是基质的主要结构大分子,至少有15种不同的胶原种类(见表1-1)。胶原蛋白占关节软骨干重的50%以上,其中90%~95%是Ⅱ型胶原。所有的胶原家族成员均由特定的三螺旋结构组成其分子的大部分长度,或者被1个或几个非螺旋形的结构域中断。所有胶原具有三螺旋结构,由3条多肽链组成。链中33%的氨基酸是甘氨酸,25%是脯氨酸。由于脯氨酸的存在,每一条多肽链都呈现特征性的左手螺旋构型,并且在三螺旋结构中绕共同的轴右旋,编织成独特的具有抗拉伸应力的结构。软骨的胶原形成交叉连接的网状,分子内或分子间的交错连接可以增加纤维网的三维稳定性,使组织具有张力特性。

表 1-1　胶原的类型

类型	组织分布	聚合方式
1类胶原(300nm三螺旋)		
Ⅰ	皮肤骨骼等	连接纤维
Ⅱ	软骨,椎间盘	连接纤维
Ⅲ	皮肤,血管	连接纤维
Ⅴ	伴随Ⅰ型胶原	连接纤维
Ⅺ	伴随Ⅱ型胶原	连接纤维
2类胶原(基底膜)		
Ⅳ	基底膜	三维网状结构
Ⅶ	上皮基底膜	固定纤维
Ⅷ	内皮基底膜	未知

续表

类型	组织分布	聚合方式
3 类胶原（短链）		
Ⅵ	广泛存在	微丝，110nm 连接的集聚体
Ⅸ	软骨（伴Ⅱ型胶原）	交叉连接Ⅱ型胶原
Ⅹ	肥大软骨	不明
Ⅶ	肌腱或其他	不明
Ⅷ	内皮细胞	不明

3.蛋白多糖　蛋白多糖是一种复杂的大分子，由核心蛋白共价结合糖胺聚糖组成。糖胺聚糖由长链的、未分叉的重复二糖单位组成。软骨的蛋白多糖主要有三种类型：硫酸软骨素、硫酸角质素、硫酸皮肤素。其中，硫酸软骨素是最主要的糖胺聚糖。透明质酸也是一种糖胺聚糖，但它是非硫酸化的，而且不与核心蛋白共价结合，因此不是蛋白多糖的一部分。

关节软骨中 80%～90% 的蛋白多糖形成大的聚合体，成为可聚蛋白多糖。它们包括一个长的伸展的核心蛋白，与多达 100 个硫酸软骨素和 50 个硫酸角质素的糖胺聚糖链以共价结合。一个孤立的、较小分子的连接蛋白与可聚蛋白聚糖的 G1 结构域和透明质酸结合，稳定连接以形成可聚蛋白聚糖-透明质酸-连接蛋白复合体，即蛋白多糖聚集体。聚集体的形状似瓶刷，刷轴是长链形的透明质酸分子。在透明质酸链状分子轴上连着许多侧向排列的蛋白多糖分子，连接透明质酸和蛋白多糖的是连接蛋白。每个侧向排列的蛋白多糖分子呈蜈蚣形，分子中轴是蛋白质，从蛋白质轴上伸出一系列糖胺多糖侧链，大量近侧糖胺多糖侧链有硫酸角质素组成，数目更多的远侧糖胺多糖侧链由硫酸软骨素组成。这些蛋白多糖聚集体和蛋白多糖分子相互结合成网，构成分子筛。

关节软骨中蛋白多糖的分布随组织深度而改变，呈不均匀分布。浅表层富含胶原，蛋白多糖较少；移行层蛋白多糖的含量增加，分布趋于均一。

（三）软骨膜

除关节软骨外，软骨周围包被薄层致密结缔组织，称软骨膜。软骨膜分为两层，外层纤维成分多，与软骨膜外的结缔组织相连续，主要起保护作用；内层细胞较多，其中有许多梭形的骨祖细胞，可分化为软骨细胞。软骨膜内层还含有血管、淋巴管和神经，血管可为软骨提供必要的营养。

软骨膜具有较强的再生能力，可能是由于其生发层（软骨膜的深层）的骨祖细胞可逐渐分化为成软骨细胞。实验证明，某些细胞因子（如 TCF-β）可刺激其转化过程。

二、软骨的类型

依据软骨组织中所含纤维成分的不同，可将软骨分为透明软骨、弹性软骨和纤维软骨三种类型

1.透明软骨　新鲜时呈半透明的乳白浅蓝色，故得名，是体内分布最广泛的软骨类型。根据其分布部位不同可将其分为骨架外和骨架内两部分。骨架外包括鼻软骨、喉软骨的大部分、气管与支气管树内的软骨等。骨架内的软骨则包括肋软骨和关节软骨。透明软骨的基质含量较多，其中的纤维成分主要是由Ⅱ型胶原蛋白组成的胶原纤维，抗压性较强，略具弹性和韧性。

2.纤维软骨　主要分布于椎间盘、纤维环、关节盘和半月板的一部分，也分布在股骨头韧带、耻骨联合以及某些肌腱和韧带附着于骨的部位等处。结构特点是细胞间质内含有大量平行或交叉排列的胶原纤维

束（Ⅰ型胶原蛋白构成），新鲜时呈不透明的乳白色，有一定的伸展性。软骨细胞分布于纤维束之间，或单独散在，或成对存在，或排列成单行。

3.弹性软骨　分布于耳廓、外耳道、咽鼓管、会厌以及喉，具有明显的可弯曲性和弹性，新鲜时呈不透明黄色。其纤维成分以弹性纤维为主，胶原纤维较少。弹性纤维有分支，相互交织排列。软骨细胞呈球形，单个或以同源细胞群的方式分布，同源细胞群的细胞数量大，为2～4个。

三、软骨的组织发生及生长

（一）组织发生

软骨由间充质分化而来，早在胚胎第5周，在将要形成透明软骨的部位，间充质密度增大，未分化的骨祖细胞分裂增生，细胞突起消失，细胞形态由星形转变为球形，并聚集成团，称软骨形成中心。此处细胞高度密集，经分裂分化后转变为幼稚的软骨细胞。随着细胞的生长，软骨细胞产生细胞外基质的能力逐渐增强，所产生的基质包围细胞，细胞被分隔在各自的陷窝内，以后再逐步分化为成熟的软骨细胞。软骨形成中心周围的间充质则分化为软骨膜。

（二）软骨的生长

软骨的生长有两种方式：一种为间质性生长，又称软骨内生长。表现为软骨细胞不断分裂增殖产生新的软骨细胞，进一步产生新的软骨基质，使软骨从内部膨胀式扩展。细胞分裂所产生的子细胞通过分泌基质而相互分开，从而占据相互分开的软骨陷窝，子细胞进一步分裂所形成的成对的或4个乃至更多的软骨细胞相互靠近构成同源细胞群。另一种方式叫附加性生长，或软骨膜下生长，由软骨膜内的骨祖细胞不断分化增殖分化为成软骨细胞，并产生新的基质包围自身，成软骨细胞转化为新的软骨细胞，添加在原有软骨表面，软骨厚度得以增加。

（三）软骨的退行性变与再生

软骨最突出的退行性变化是钙化，通常发生在软骨内的成骨区。此区的软骨细胞内细胞器明显减少，外形常呈不规则的皱缩。在将要钙化的部位，其软骨基质内出现有膜包裹的小泡，称基质小泡，可能是由软骨细胞以出芽方式形成。导致软骨退化的主要原因是衰老。

软骨有一定的再生能力，软骨受伤后，如果软骨细胞保存完好，软骨基质可以迅速再形成。但是软骨的再生能力比骨组织弱。软骨损伤或被切除一部分后，一般未见有直接的软骨再生，而是在损伤处首先出现组织的坏死和萎缩，随后由软骨膜或邻近筋膜所产生的结缔组织填充。这种肉芽组织中的成纤维细胞可转变为成软骨细胞，后者进一步分化为软骨细胞，从而产生新的基质，形成新的软骨。

（赵　勇）

第八节　关节的分类

根据骨间连接组织的不同和关节活动的差异，可将关节分为动关节和不动关节两类。动关节是指那些具有明显活动性的关节，包括两种：一种是滑膜连接，这种关节具有很大的活动性；另一种是联合关节，如耻骨联合和椎间连接，这种关节具有一定程度的活动性，但活动幅度较滑膜连接小，故也称为微动关节。不动关节是指那些没有活动性或活动性极小的关节，包括纤维性连接、软骨性连接和骨性连接三种。纤维性连接是指通过结缔组织将骨连接起来，如胫腓远侧骨间即通过韧带相互连接。软骨性连接借助于软骨相互连接,如肋软骨和胸骨之间是通过透明软骨连接在一起。骨性连接是指骨之间借骨组织的连接,骨性连接可由纤维连接转变而成,如成人颅骨之间;也可由软骨骨化而成,如各骶椎之间以及髂、耻和坐骨之间在髋臼处的骨性连接。

一、滑膜连接

滑膜连接也称滑膜关节,即通常所说的关节。关节的基本结构包括关节面、关节囊和关节腔。关节面上有一薄层软骨覆盖,称关节软骨。关节软骨覆盖相对两骨的表面形成关节的主要界面。关节软骨基质的组成及其机械性能使关节在活动受力时有保护缓冲功能,关节软骨可吸收和分散关节活动时承受的负荷。两骨间通过纤维结缔组织即关节囊相连接,关节囊内层光滑,称滑膜。滑膜产生滑液以润滑关节和营养关节内结构。关节腔内充满滑液,提供关节软骨营养,并具润滑作用,其粘弹特性使对应关节面在活动时几乎无摩擦。除上述基本结构外,某些关节还有一些辅助结构,如关节盘或半月板、关节唇、滑膜壁和滑膜囊以及关节内韧带等,它们具有维持关节面的相互适应、加强关节面的相互适应、加强关节活动性或稳固性等作用。如关节囊和韧带提供关节稳定性。膝部的稳定性更得到交叉韧带的加强。特定关节活动时肌肉和肌腱的完整性和紧张度以及神经支配等,对确保关节发挥正常功能很重要。失用可导致关节组织内环境失衡,并产生病理变化。

(一)关节软骨

被覆于骨关节面的软骨称为关节软骨。绝大多数关节软骨为透明软骨,具有明显的层次结构,在垂直于关节的切面上,从外至内一般可分为 4 个区。Ⅰ～Ⅲ区为非矿化区,Ⅳ区为矿化区。Ⅰ区也称表面切线区,主要成分为与表面平行的胶原纤维,软骨细胞较少,散在分布,细胞小,呈梭形,长轴与表面平行。Ⅱ区也称移行区或中间区,软骨细胞较大,呈圆形或椭圆形,细胞散在分布,随机排列。Ⅲ区也称辐射区,软骨细胞呈柱状排列,方向与关节表面垂直,细胞出现退变迹象,退变表现为核染色质致密,外形不规则,内质网扩张,线粒体扩大呈球形乃至空泡化等。Ⅳ区即矿化区,软骨细胞大,呈现进一步退化的现象。此区的主要特征为软骨间质的矿化,其中以钙的沉积为主。

关节软骨的间质成分包括水、胶原、蛋白多糖、无机盐以及其他成分等。其中,水分占 66%～78%,软骨的胶原绝大部分属Ⅱ型胶原,占基质的 13.5%～18%。关节软骨中蛋白多糖占干重的 22%～38%。

关节软骨不含血管、淋巴管和神经,其营养物质从周围组织获得,大部分来自滑液。

关节软骨损伤后的自我修复能力较低,近年来的研究发现,软骨内的许多生长因子如 IGF-1、IGF-2、bFGF、PDGF、BMP-1 等在软骨的生长发育和再建过程中起着十分重要的作用。

(二)关节囊

在关节处包裹两骨端的结缔组织囊状结构称关节囊,有关节囊封闭的腔即为关节腔。光镜下囊壁可分为两层,外层为纤维层,内层为滑膜层。纤维层为致密结缔组织,与骨端相接处的骨膜外层相接。滑膜层通常简称滑膜,由薄层疏松结缔组织构成,衬贴于纤维膜内面,富含血管、淋巴管和神经,可产生滑液。滑膜内细胞成分较纤维层多,细胞分散排列,胶原性间质穿插其间。正常滑膜的内表面光滑发亮,常向关节腔内突起形成滑膜皱襞或绒毛。皱襞和绒毛中含有丰富的血管、神经、淋巴管以及脂肪。滑膜层一般可再分为细胞性内膜和内膜下层。细胞性内膜由 1～4 层滑膜细胞组成,这些细胞包埋在颗粒状无定形的基质中,基质内有分散的纤维分布。滑膜内层作为由松散联结的滑膜细胞组成的多孔屏障,缺乏真正的基底膜或紧密连接。电镜下滑膜细胞分为 A、B、C 三型。A 型又称为巨噬细胞样细胞,也称 M 细胞,由骨髓分化而来,具有巨噬细胞的许多特征,细胞内有大量高尔基复合体、丰富的消化空泡和表面 Fc 受体表达;B 型细胞又称成纤维细胞样细胞,也称 F 细胞,由间质细胞分化而来,形态学上类似于成纤维细胞,其重要特征是可以产生尿苷二磷酸半乳糖脱氢酶;C 型细胞是一种中间型细胞,形态特点介于前两种细胞之间。

滑膜细胞产生的透明质酸与滑膜基质共同形成滑膜基质屏障,该屏障对由血液进入关节的物质有选择性的通透作用。此外,滑膜细胞还具有吞噬作用,可吞噬关节液内的各种碎屑,该功能在急性炎症时明显增强。

内膜下层也称滑膜下组织,该层细胞成分较少,只有一些散在的血管、脂肪细胞和成纤维细胞。滑膜下层深层可见丰富的毛细血管和小静脉网,一些较大的血管穿入深部滑膜下组织。有时,包括淋巴细胞和巨噬细胞在内的单核细胞可浸润滑膜下层,非细胞的细胞外基质含有多种大分子物质,包括Ⅰ型和Ⅲ型胶原纤维结合素和蛋白聚糖等。

(三)关节液

关节液为关节腔内少量透明的弱碱性粘性液体,通称滑液。滑液的成分包括细胞和非细胞两类,以非细胞为主。非细胞成分包括水、蛋白质、电解质、糖、透明质酸等。细胞成分主要有单核细胞、淋巴细胞、巨噬细胞、中性粒细胞和脱落的滑膜细胞。滑液维持关节面的润滑,减低两骨关节面之间或关节面与关节盘、半月板之间的摩擦,并为关节软骨提供营养。

二、椎间连接

椎间连接为脊椎骨之间的连接结构。维持着中轴骨骼的正常功能,通过固定相邻的椎体来稳定脊柱并维持其排列。椎间盘由软骨终板、纤维环和髓核三部分组成。软骨终板为覆盖在每个椎体上下两面的一层透明软骨,纤维环和髓核共同构成椎间盘。相邻两椎体通过椎间盘相连。

(一)软骨终板

软骨终板是椎间盘与椎体的分界组织,呈半透明均质状,周边较厚,中央较薄,平均厚约 1mm。周围增厚区有从椎间盘的纤维环而来的纤维穿过,这些纤维经此与矿化区软骨的纤维相连接,使相邻的两个椎体牢固地连接在一起。软骨终板有许多微孔隙,渗透性好,有利于椎体与椎间盘之间代谢物质的交流,在沟通纤维环、髓核与软骨下骨组织之间的液体中起半透膜作用。

软骨终板的作用包括:作为髓核的水分和代谢产物的通路;将椎间盘的纤维环与髓核限制在一定解剖部位;保护椎体,以免因受压而萎缩。

(二)椎间盘

椎间盘是连接相邻两个椎体的纤维软骨盘,由中央部的髓核和周围部的纤维环构成。

1.纤维环　位于椎间盘的周围部分,由多层呈同心圆排列的纤维软骨板粘合而成,呈现明显的分层结构,板内和板间有软骨细胞分布,板间有胶原纤维、弹性纤维和蛋白多糖基质相连。根据纤维软骨板的纤维致密程度,大体上可将纤维环分为外、中、内三层,由外至内纤维软骨板的致密度降低,无定形的基质成分逐渐增多。纤维环内侧 1/3 的胶原主要为Ⅱ型胶原,外侧 2/3 主要为Ⅰ型胶原。

2.髓核　位于椎间盘的中央,是软而具有弹性的高含水量的胶状物质。含有氨基多糖、胶原纤维、无机盐和水以及其间的细胞成分。正常髓核中含水量 80%~88%。与纤维环相比,髓核含有较多的蛋白多糖,胶原纤维交织成网格状,浸泡于蛋白多糖的胶状物质中,构成一个三维的胶性网格系统。髓核中的胶原类型 80% 为Ⅱ型胶原。髓核中的细胞成分较少,主要是脊索细胞和软骨样细胞两种类型。脊索细胞是一种残余的胚胎性细胞,细胞小而少,核深染,胞质中含有丰富的糖原颗粒,细胞多散在分布,彼此借细胞突起相互连接。软骨样细胞为髓核中常见的细胞类型,形态与功能大致和软骨细胞相同。

(李海亚)

第九节　关节的血管、淋巴管和神经

一、关节的血管、淋巴管和神经

(一)血管

关节的动脉主要来自邻近动脉的分支,在关节周围形成动脉网。从动脉网发出数条分支进入关节囊,发出骨骺支进入骨骺部。进入关节囊的血管可深入纤维层和滑膜层的各个层次,形成丰富的毛细血管网。在关节软骨周围,滑膜血管排列成环形网,形成关节血管环(Hunter 环)。

(二)淋巴管

关节囊的内层和外层均有淋巴管网二淋巴管起始于毛细淋巴管,淋巴液最终注入肢体的主干淋巴管。

(三)神经

支配关节的神经纤维按其性质可分为 3 种类型:躯体感觉神经、本体感觉神经和自主神经纤维。关节囊纤维层的神经纤维较滑膜层丰富,故纤维层对各类刺激都很敏感。而滑膜层的神经纤维少,痛刺激不敏感,但对温度敏感,冷热刺激可出现相应的血管收缩与扩张反应。

二、椎间盘的血供和神经支配

在正常骨骼发育成熟的椎间盘中,血供和神经支配都很有限。血管分布在纤维环表面,可以穿入外纤维很短距离。椎体的血管也直接紧贴终板走行,并不进入椎间盘的中央。纤维环的表面有单支和丛状无髓鞘神经末梢及包囊状神经末梢,部分有单支游离神经末梢的小神经可进入纤维环的外层。关节囊和脊柱的韧带中有游离的和包囊状神经末梢。

(毛军胜)

第十节　关节软骨的生物学反应

关节损伤可累及关节囊和关节囊韧带、滑膜、关节软骨和关节内软骨盘。

一、关节损伤的组织学分类

1.关节软骨损伤　轻微损伤可能只发生关节软骨面的小区、表浅损伤;较重的损伤可发生关节面软骨骨折、碎裂、脱落,后期可出现关节内游离体或脱落的软骨碎片引起关节交锁。

2.关节内软骨盘损伤　多见于膝关节半月板损伤。

3.关节内韧带损伤　具有重要临床意义的关节内韧带损伤是膝关节内的交叉韧带。

二、关节软骨损伤的病理变化

软骨遭受创伤后，细胞肿胀、崩解、坏死、碎裂、脱落，软骨组织间出现裂隙，或称为软骨微小骨折；软骨细胞损伤后，分泌蛋白质溶解酶及胶原酶，使软骨基质遭受破坏，蛋白聚糖降解或丧失，胶原纤维暴露，逐渐出现老化，导致软骨进一步损害；严重软骨面损伤可致软骨下骨暴露，甚至软骨下骨骨折、出血，形成新骨，使骨的硬度增加，呈象牙样改变，使软骨的弹性下降，正常软骨的吸收震荡、缓冲应力的生物学功能降低；软骨微细骨折间隙被肉芽组织充填，逐渐形成纤维软骨，部分软骨钙化，形成骨赘，骨赘碎裂成片，成为游离体。

三、关节软骨的退行性变

大体观察关节软骨表面不光滑，失去光泽，关节软骨从蓝色透明逐渐变为浅黄色不透明，有脂质和色素沉着，软骨变薄，在负重区并可出现蚀损。晚期软骨表面粗糙不平，可碎裂剥脱，暴露软骨下骨。

最初病理改变为表层软骨出现局灶性损伤，退变早期表现为表层软骨纤维化，以及表层细胞增殖，并伴有与关节面平行的软骨表层劈裂。最后整个病变处软骨变薄、裂开或溃疡样变，严重者软骨完全消失，软骨下骨暴露。软骨细胞密度降低，细胞结构和成分出现多种退行性变，如细胞内脂质含量和细胞外磷脂量均随年龄而增加，内质网减少。

关节软骨退变时其基质也发生变化，细胞外基质浅层裂开，软骨外观不像正常时候的平滑且富有光泽，而呈丝绒状。间质水分含量明显降低，胶原成分增加。

椎间盘内蛋白多糖和水的含量下降，非胶原蛋白浓度增大，导致整个椎间盘弹性下降。

（王　震）

第十一节　滑膜的生物学反应

关节损伤时滑膜可发生组织挫伤、撕脱或断裂。滑膜可有充血、水肿和中性粒细胞浸润。滑膜细胞增生活跃，分泌滑液量增加；血管通透性增加，使血浆渗出，纤维蛋白进入关节内；炎性细胞增多、聚集；关节液糖消耗增加，使糖含量减少；细胞分泌的蛋白溶解酶使关节表面胶原成分破坏。轻度的滑膜缺损可由滑膜细胞增生而迅速修复，其他结缔组织细胞也可通过滑膜化生而参与修复过程。

关节的退行性变时，滑膜表现为表面皱襞和绒毛增多，滑膜细胞的细胞质减少，滑膜纤维化，滑膜下层的弹性纤维和胶原纤维增多。

（毛军胜）

第十二节　关节囊、韧带的生物学反应

一、关节损伤时关节囊的病理变化

较轻的暴力可导致关节囊破裂,发生关节脱位。损伤的关节囊在滑膜层及纤维层均表现为明显的创伤反应,如微血管破裂出血、体液渗出、修复细胞增生、细胞分泌基质增加、胶原纤维增生,最终达到组织愈合。

二、关节外韧带的愈合过程

关节外韧带的愈合过程可分为以下几个阶段:

1. Ⅰ期　炎症期。韧带撕裂后,破裂的毛细血管和连接组织产生血肿,血凝块中的各种炎症介质释放,增加了毛细血管的通透性,促进了炎细胞的趋化作用。在炎症的后期,成纤维细胞开始增生并产生细胞外基质,形成原始的瘢痕。

2. Ⅱ期　基质和细胞增生。成纤维细胞是增生的主要细胞,此外还有巨噬细胞和肥大细胞。新生的毛细血管芽与原有的毛细血管相互连接。此期间,正常连接组织与增生的瘢痕组织中的胶原合成均十分活跃。

3. Ⅲ期与Ⅳ期　改建期与成熟期。几周后,在增生期和改建期之间开始转变。损伤处细胞和血管的数量逐渐减少而胶原浓度逐渐增加。活跃的基质合成开始下降,基质的生化性质逐渐向正常韧带转变。愈合的韧带仍未完全排列好,还有部分细胞比例过多。一般需 12 个月甚至更长的时间才能完成所有的重建工作。

(李海亚)

第二章　常见骨、关节疾病的诊断及治疗

第一节　肩关节疾病

一、肩关节周围炎

【概述】

　　肩关节周围炎是肩峰下滑囊、冈上肌腱、肱二头肌长头腱及其腱鞘以及盂肱关节囊等不同部位炎症的总称,临床上好发于 50 岁左右的中老年人,故又称"五十肩"。另因本病急性期可出现肩关节周围疼痛、肌肉痉挛,又称"冻结肩"。中医传统上又称为"凝肩"或"漏风肩"。

【诊断步骤】

(一)病史采集要点

　　1.一般情况,性别,年龄。

　　2.症状特点　起病情况、疼痛部位、性质,休息时痛还是活动时痛,有无夜间痛,有无晨僵,疼痛部位是固定还是游走,间歇还是持续,疼痛与冷热的关系,有无其他部位疼痛。

　　3.既往有无肩部外伤史,有无过度使用肩关节史,有无其他关节疼痛。

(二)体格检查要点

　　1.一般情况良好。

　　2.局部检查外观　关节周围有无红肿,肌肉有无萎缩、畸形。触诊:皮温有无升高,有无包块,压痛的部位及程度,关节周围肌肉紧张度,活动时有无摩擦感;关节活动:肩关节各方向主动活动范围及活动痛,被动活动范围,特别注意屈、展活动受限情况,有无疼痛弧等。

(三)辅助检查要点

　　主要是 X 线平片及关节造影检查,必要时可行关节镜检查。X 线平片注意观察有无骨质疏松或骨质破坏的情况,关节面情况,有无钙化影等。关节造影可测量肩关节腔的容积,关节腔压力,各滑囊、二头肌腱鞘充盈情况。

　　实验室检查对本病没有诊断意义。

【诊断对策】

(一)诊断要点

　　1.病史及症状特点　多见于中老年,右肩多见。以肩关节周围疼痛为主要症状,初期疼痛可较轻或在完成某一动作时才出现。随着病情发展,疼痛可逐渐加重,夜间休息时亦不缓解,急性期时疼痛可较剧烈,

患者不能向患侧侧卧。疼痛遇热时可减轻,受凉后可加重。病程后期疼痛可自行缓解。

2.局部表现   肩关节外观一般无明显异常,病程长者可有轻度肌肉萎缩。依病变主要部位不同,可出现肩关节周围多处压痛,常见压痛点为喙突、肩峰下、结节间沟、四边孔、三角肌止点处等,在病程过程中,压痛点并不恒定,可游走。肩关节各方向活动均可出现明显受限,以外展前屈及旋转受限较明显,患者穿衣、梳头、举臂、触摸后背等动作均困难。病程后期,可出现冈上肌、冈下肌三角肌等肌肉萎缩。冈上肌腱炎时可在患臂上举 60°～120° 内出现疼痛弧。二头肌腱长头腱炎时 Yergason 试验阳性。急性期肩峰下滑囊可肿胀积液。

3.辅助检查   X线平片早期可无改变,病程后期可出现肩峰下及大结节处骨质疏松,有钙化性肌腱炎或滑囊炎时,可见病变处钙化斑。关节造影对本病诊断较有价值,可发现关节腔容积减少,压力增高,肩峰下滑囊消失,肱二头肌长头腱鞘显影不良。冈上肌腱破裂时可见盂肱关节与肩峰下滑囊相通。关节镜下可见盂肱关节囊纤维化,关节腔内粘连,滑膜间隙皱襞消失,关节容积减少,腔内可见纤维条索及碎屑。

(二)临床类型及分期

随着对肩周炎病因病理的研究不断深入,肩周炎的诊断已不能反映疾病的准确情况,对肩周疼痛进行更精确的定性定位诊断已逐渐为大家所共识。有学者认为肱二头肌长头腱病变、冈上肌腱炎、钙化性肌腱炎、喙突炎、三角肌结节炎等,在临床上各有特色,均为独立疾病,但是另一方面在肩周炎的病程中,可出现多处的疼痛及压痛,且压痛处并不恒定,而可以游走,这又提示了各病变之间是相互联系,不能截然分开的。

根据不同的临床特点,一般可将肩周炎分为冻结肩、肱二头肌长头腱炎及腱鞘炎、喙突炎、肩袖病变及肩峰下滑囊炎、钙化性肌腱炎或滑囊炎、肩锁关节病变等六种类型。临床上以冻结肩、喙突炎及肩袖病变最为常见。

(三)鉴别诊断要点

根据病史、体征诊断一般不难,但有时需与下列疾病鉴别。

1.肩关节化脓性炎症   肩周炎发生钙化性肌腱炎时,可出现肩前剧烈疼痛,红肿,需与肩关节化脓性炎症相鉴别,根据患者全身情况,血常规,X线平片可资鉴别。

2.肩关节周围肿瘤   早期可出现肩周隐痛,但活动受限较少,详细查体,X线、CT、MRI等,可鉴别。

3.肩袖损伤   多有明确外伤史,一般年龄较轻,疼痛及压痛较局限,肩关节活动受限范围较小,疼痛弧征阳性等,可鉴别。

其他,如心脏病、颈椎病,损伤性关节炎,痛风等均可出现肩周疼痛,详细的病史收集及查体一般可以鉴别。

【治疗对策】

(一)治疗原则

缓解疼痛,缩短病程,恢复功能。

(二)治疗方案

1.一般治疗   本病为自限性疾病,一般均能自行好转而痊愈,应使患者明白本病的过程及转归,树立战胜疾病的信心。病程早期可结合功能锻炼及理疗,急性期应休息、制动,慢性期以功能锻炼为主。整个病程中,局部保暖对缓解疼痛都有重要作用。

2.药物治疗   疼痛明显者可口服 NSAID 类、镇痛药、活血化瘀中药等。也有用外用消炎止痛膏剂及软膏剂以缓解疼痛,并改善休息及睡眠。

3.关节囊穿刺及封闭治疗   压痛点明显时可行痛点封闭,腱鞘炎或滑囊炎急性期可行穿刺放液、冲洗及封闭。

4.手法松解 上述治疗无效的患者,可于全麻下行手法松解。

方法:由助手固定肩关节,术者托住患臂肘部,前后左右各方向先稍作活动,再慢慢用力前屈后伸患臂,行矢状面松解,然后再慢慢外展、内收患臂,行冠状面松解。最后作内外旋动作,行轴向松解。松解过程中可听见粘连撕开声。松解达正常活动范围后,穿刺关节腔,抽出积血,注入糖皮质激素及透明质酸钠等,以防止继发粘连。术后三角巾悬吊,第2天即可行肩部功能锻炼。持续2~3个月,效果较好。

5.手术治疗 本病为自限性疾病,一般均可自行缓解,手术指征较少。对粘连和挛缩严重、保守治疗无效的病例可考虑手术。常用手术方法有肱二头肌长头腱固定或转移术、喙肱韧带切断术、肩关节关节囊粘连松解术、冈上肌腱破裂修补术、陈旧性钙化性腱鞘炎钙化斑块摘除术等。

二、肩袖撕裂

【概述】

肩袖是由冈上肌、冈下肌、肩胛下肌和小圆肌的肌腱在肱骨头前、上、后方形成的袖套样结构,其中岗上肌腱经盂肱关节上方止于肱骨大结节近侧,冈下肌腱由盂肱关节后方止于肱骨大结节外侧中部,肩胛下肌腱由盂肱关节前方止于肱骨小结节内后侧,小圆肌腱由盂肱关节后方止于肱骨大结节后方。肩袖的共同功能是静止时保持肱骨头的位置,运动时保持盂肱关节的稳定,保持盂肱关节成为运动的旋转轴心和支点。

【诊断步骤】

(一)病史采集要点

1.病史 年龄,性别,职业(有无从事肩部活动量大的职业),有无肩关节急性损伤史或反复性或积累性损伤史。

2.症状特点 起病是突然还是慢性,疼痛部位、性质,有无夜间痛,持续还是间歇,疼痛与肩关节位置的关系。

(二)体格检查要点

1.一般情况良好。

2.局部检查外观 有无畸形、肿胀,有无肌肉萎缩;触诊:压痛部位及范围、程度,皮温有无增高;关节活动:各方向主动及被动活动范围,有无活动受限及程度;特殊检查:肩坠落试验、疼痛弧征、肩撞击试验、关节内摩擦音等。

(三)辅助检查要点

X线平片及上举过程动态位片可显示关节形态、间隙、骨质情况,关节内有无游离体,上举过程中大结节与肩峰的对应关系。

关节造影显示有无造影剂的溢出及溢出部位,范围。另可行 MRI、B 超等检查。

【诊断对策】

(一)诊断要点

1.病史及症状特点 多有肩部外伤史或反复性累积性损伤史,疼痛常位于肩前方,急性期疼痛剧烈,呈持续性,慢性期呈钝痛,肩部活动后加重,常有夜间痛。

2.体征 外观一般无异常,病程长者,可有肩部肌肉不同程度萎缩;肩关节活动受限,肩主动外展及前屈范围一般小于45°,但被动活动范围无明显受限,病程长者,各方向活动范围均受限,以外展、外旋、上举明显。

3.特殊体征　肩坠落试验:被动抬高患肩至90°～120°,去除外力,患肩不能自主支撑而坠落并伴疼痛即为阳性。撞击试验:向下压迫肩峰,同时被动上举患臂,肩峰下间隙出现疼痛或伴有上举不能时,为阳性。疼痛弧征:肩袖挫伤或部分撕裂者,患臂上举60°～120°时出现肩前方或肩峰下区疼痛为阳性,完全撕裂者外展不超过45°。盂肱关节内摩擦音:常由肩袖断端的瘢痕组织引起。

4.辅助检查　X线平片对本病诊断意义不大,但能排除其他疾病。关节造影如发现盂肱关节内的造影剂漏入肩峰下滑囊或三角肌下滑囊,则可明确诊断,根据造影剂漏出的部位及范围,还可判断裂口的大小。MRI对肩袖损伤的显示较敏感,但应注意假阳性。B超对肩袖损伤能清楚显示,可见肩袖断裂部位的缺损或萎缩,以及损伤周围的水肿、增厚。对可疑的病例可行关节镜检查,镜下可直视观察裂口的部位及大小。

(二)肩袖损伤的分度

肩袖损伤可按不同的方式分类,包括急性、慢性、部分损伤、全层损伤,创伤性损伤、退行性损伤等。一般可根据损伤程度分为肩袖部分断裂及完全断裂。

(三)鉴别诊断要点

1.肩周炎　也可有肩部外伤史,疼痛,活动受限等表现,且部分肩周炎患者存在有肩袖的病变,容易混淆。但本病患者一般年龄较大,病史长,慢性发病,关节活动受限范围广,压痛点亦较广泛,可资鉴别。

2.肩袖间隙分裂　肩胛下肌与岗上肌在喙突外侧处的肌间隙称为肩袖间隙,与一般的肩袖断裂相比,肩袖间隙分裂在病因、病理及预后等方面均有不同特点,其鉴别点为:肩袖间隙的压痛点局限于喙突外侧,盂肱关节有不稳的表现,臂上举位前后位片可显示盂肱关节滑脱,关节造影可见造影剂出现在肩袖间隙部位。

【治疗对策】

1.治疗原则　消除疼痛,恢复肩袖的结构和功能。治疗方法的选择取决于肩袖损伤的类型及病理改变。

2.非手术治疗　肩袖挫伤、部分断裂以及完全断裂的急性期一般采用非手术治疗。对挫伤者急性期应制动、休息、理疗等以缓解疼痛及肿胀,疼痛缓解后即可进行康复训练。

对部分断裂或完全断裂的急性期应做上肢零位(上肢上举及前屈各155°)牵引制动3周,同时行床旁物理治疗。也可在牵引1周后改为石膏固定,以便于活动。

3.手术治疗

手术指征:肩袖广泛撕裂的年轻患者;非手术治疗无效肩袖撕裂。手术前必须完全恢复患肩的活动度以免术后出现严重的关节僵硬。

手术方法:对于小的或中等大小的撕裂且不伴有断端的明显回缩时,可于上臂外展位直接修复或将近端缝合于肱骨大结节处骨槽内。一般需同时行肩峰成形术以防术后粘连及撞击。对于大型或广泛的撕裂,不能直接修复者,可行肩胛下肌肌瓣上移或岗上肌肌瓣向外侧推移修复缺损。也可利用人工材料移植修复缺损。

术后处理:外展位制动3周后开始行被动功能锻炼,术后6周开始主动活动。3个月内避免患肢提举重物。

三、肩关节不稳定及复发性肩关节脱位

【概述】

肩关节是人体活动范围最大的关节,也是最不稳定的关节之一,约占全部关节脱位的50%。肩关节肱骨头与关节盂之间无内在稳定性,主要依靠其韧带组织、关节囊以及周围肌肉保持其稳定性。无论是发育不良还是损伤原因所致的骨结构缺损、盂唇病变、关节囊及韧带松弛,肩周围神经或肌肉麻痹等原因都可导致肩关节不稳定,在轻微外伤或日常生活动作中即可引起脱位。

【诊断步骤】

（一）病史收集要点

1.年龄、性别　有无外伤史及外力大小,有无类似病史及其发生的多少。

2.症状及其特点　有无肩部疼痛、麻木,疼痛的部位、范围,与肩关节活动的关系,有无弹响及疲劳感。

（二）体格检查要点

应充分暴露,双侧对比,注意有无畸形,有无肌肉萎缩、肩峰下是否空虚,有无压痛及其部位,肩关节活动范围及肌力,活动时有无弹响及震动感,有无关节过度松弛的体征,其他关节有无松弛的表现。

（三）辅助检查要点

X线检查可显示肩关节外形,前后位及穿胸位可显示脱位,患臂上举位及悬臂向下牵引位可显示有无关节松弛。盂肱关节轴位片有助于发现肩盂形成不良或后下缘缺损。CT可显示肱骨头有无骨缺损、后倾角大小、肩盂的斜角及肩袖断裂。MRI对显示软组织损伤敏感,可诊断肩袖损伤及关节囊松弛。关节镜检查可直接观察关节内不稳定的病理因素,对于神经或肌肉原因所致者,还应该行肌电图检查。

【诊断对策】

（一）诊断要点

对于急性脱位者,症状、体征典型,结合X线片,诊断容易。而对于仅有不稳,尚未脱位或慢性脱位者则应根据症状、体征结合病史及辅助检查作出诊断。

1.病史及症状特点　本病好发于青年,25岁以下多见,40岁以上则少见,男女比为(4～5)∶1,右侧多于左侧,双侧者约占10%,复发可有数次至数十次,少数患者能自行复位。

平时主要以肩部钝痛为主,运动或负重时症状加重,部分患者可有肩部疲劳感及肩周麻木感。

2.体征　急性脱位者有典型体征:肩峰下空虚,Dugas征阳性等。未脱位时肩关节主、被动活动范围可无障碍,部分患者活动时可有弹响感,肩前方及前下方或喙突外侧等处可有压痛,压痛部位常提示病变部位,前后方向推肱骨头或向下牵拉上臂,出现肱骨头明显移动者,可诊断肩关节不稳并可判断不稳的方向。

3.辅助检查　急性脱位者,X线片可见肱骨头脱位,对于未脱位者,肩的前后位X线片,肱骨头略内旋,有助于显示肱骨头外后上方的缺损,如有则支持复发性脱位的诊断;患臂上举位前后位片,如有盂肱关节的滑脱现象,则支持盂肱关节不稳定;患臂下垂、向下牵拉位前后位片,如有肱骨头明显下移,则提示肩关节下方不稳定。盂肱关节轴位X线片有助于发现肩盂形成不良或后下缘缺损,并可了解肱骨头与肩盂的解剖关系,观察肱骨头中心点是否偏离肩盂的中轴线,关节造影可显示关节囊前后壁的松弛和膨胀,在前后位相,向下牵拉肩关节并内旋时,可见造影剂集聚于肱骨头上方。

CT可显示肱骨头的后倾角、肩盂倾斜角,肱骨头外后上方的缺损等骨性结构的异常,并能显示肩袖的完整性。MRI对显示肩袖断裂及关节囊松弛较好,B超能显示肩袖断裂,关节镜能直视下观察一些关节内不稳定的因素,如肩袖损伤、盂唇撕脱、Bankart病变以及肩肱韧带松弛,关节囊松弛等。也能发现继发性关节不稳的肱骨头软骨破坏、滑膜增生及血管翳等。

（二）临床类型

根据病因及病理可分为:先天性或发育性肩关节不稳定;外伤性肩关节不稳定;麻痹性肩关节不稳定;特发性肩关节松弛症及随意性肩关节脱位等。

根据脱位的程度可分为半脱位及完全性脱位两种。

根据脱位与外伤的关系分为外伤性脱位及非外伤性脱位。

根据肱骨头脱出的方向可分为前后方向、上下方向、内外方向等不稳定以及轴向旋转不稳定。

【治疗对策】

1.治疗原则　复位关节,消除症状,针对病因,重建关节稳定性。

2.非手术治疗　对非创伤性关节脱位及创伤性关节脱位发病时间不长的,可予复位后行三角巾悬吊3周,然后进行肩周肌肉锻炼。对于随意性脱位、一个以上方向脱位,或有精神因素时,应视为手术的禁忌证,选择非手术治疗。

3.手术治疗　对于脱位频繁、影响工作或生活,保守治疗无效的患者可采用手术治疗。手术主要有以下几种:a.修复缝合关节囊;b.重叠紧缩关节囊及肩胛下肌;c.骨挡手术;d.恢复肌力平衡;e.纠正发育畸形。手术方式的选择应根据不稳的原因及存在的病理因素而选择其中一种或结合采用。

四、肱二头肌腱断裂

【概述】

肱二头肌长头以腱起于肩胛骨盂上结节,从肱骨头前面紧贴关节囊走行于肱骨结节间沟,向下移行为肌,短头以腱起自喙突,两头汇合后向下跨过肘关节止于桡骨粗隆,其中长头腱细长,且行程长,长期反复摩擦后易发生退行性改变,在此基础上遇肱二头肌用力收缩时易发生断裂。故肱二头肌长头腱断裂多发生于中老年人,断裂部位多在肌腱穿出关节囊处的下方,年轻人发生的肱二头肌长头腱断裂多因在无准备的情况下抗阻力强力屈肘所致,断裂部位多在肌和腱的移行部,常见于运动员。肱二头肌短头腱及远端腱性部分断裂少见。

【诊断步骤】

(一)病史采集要点

年龄,性别,有无突然用力,有无肩部不适的病史,肩部疼痛的部位,性质,是突然出现还是慢性发生。

(二)体格检查要点

应注意双侧对比检查:

1.局部有无畸形,有无肿胀及部位、程度,屈肘时肱二头肌肌腹的隆起程度。

2.压痛的部位及范围,肱二头肌肌腹的张力。

3.肩、肘关节的活动范围、力量有无变化,活动时有无疼痛。

(三)辅助检查要点

B超可显示肌腱断端。X线检查以排除骨骼病变。肩关节造影可明确诊断。

【诊断对策】

(一)诊断要点

1.病史特点　中老年人多见,多有搬运重物或频繁使用上臂或肩部劳动的病史,在用力屈肘后出现肩部疼痛,肿胀,或瘀血斑,年轻人多发生于运动员在突然强力屈肘时,可听见肌腱断裂的响声,同时肩部剧痛,屈肘时加重。

2.体征　肩前方结节间沟处压痛,急性期可有肿胀、瘀血、肱二头肌肌腹张力下降,肿胀消失后上臂前侧可出现一个凹陷区,前臂旋后用力屈肘时,两侧肱二头肌外形不对称,肩关节活动范围可无明显受限,屈肘及前臂旋后力量可稍弱于健侧。

3.辅助检查　肩关节造影可见造影剂从结节间沟处关节囊内流出,结节间沟X线切线位像可见结节间沟缘尖锐的骨刺或狭窄。B超检查有助于诊断。

（二）临床类型

根据断裂的程度可分为完全断裂和不完全断裂，根据发病的急缓可分为急性断裂和慢性断裂。

（三）鉴别诊断要点

根据典型病史及体征，本病诊断不难，但慢性断裂者症状不典型，有时仅有肩部不适，轻度疼痛，应与肩周炎及肩关节扭伤相鉴别，前者病程较长，压痛点广泛，且肩关节活动受限明显。但屈肘是双侧肱二头肌外形对称。后者可在上臂突然用力后出现，肩部疼痛，肱二头肌腱处压痛，但肱二头肌收缩时外形正常。

【治疗对策】

1.非手术治疗　肱二头肌长头腱完全断裂后近期屈肘及前臂旋后力量可下降10％～20％，但晚期肌力无明显影响，故对力量要求不高的中老年患者可行保守治疗，患肢悬吊制动数日，疼痛消失后即可开始行功能锻炼。

2.手术治疗　对于年轻患者、对屈肘和前臂旋后力量要求高或对外观要求高的患者，可行手术修复。手术方法：可将远侧断端直接缝合于结节间沟周围的软组织或固定于骨上，如断端较长也可固定于喙突上，并与短头做侧面缝合。关节囊内部分肌腱可切除。术后处理：屈肘位固定3周，开始功能锻炼，术后12周内避免用力屈肘及提举重物等动作。

（李海亚）

第二节　肘关节疾病

一、肘内外翻

【概述】

解剖学上肱骨纵轴与尺骨长轴的延长线，构成向外开放的165°～170°角，其补角为10°～15°，即为提携角。此角大于20°为肘外翻；小于0°～10°为肘内翻；0°～10°时为直肘。但临床上将直肘亦归入肘内翻范畴。肘内、外翻病因相似，包括肱骨远端骨折畸形愈合及由于外伤、感染等原因所致的骨骺生长障碍。

【诊断步骤】

（一）病史采集要点

1.既往有无肱骨外伤或感染等病史。

2.肘关节是否存在畸形，程度如何，是否困扰患者工作、生活。

3.病史有多长，近期有无合并肘关节疼痛，间歇出现还是持续存在，与活动的关系，休息后疼痛可否缓解，有无关节活动时的摩擦音。

4.肘外翻患者尚应询问有无出现手部肌肉萎缩、无力及尺神经支配区麻木、刺痛或其他感觉异常。

（二）体格检查要点

1.局部检查

（1）肘内翻

1）前臂提携角改变。

2）注意有无外伤后肘关节僵硬或屈曲挛缩等其他畸形合并存在。

3)晚期病例出现肘关节过伸、过屈位疼痛、活动范围受限等表现。

(2)肘外翻

1)前臂提携角改变。患肢常处于屈肘旋前位,以减轻肘外翻畸形外观。

2)注意有无外伤后肘关节僵硬或屈曲挛缩等其他畸形合并存在。

3)病史较长者可出现迟发性尺神经损伤相关体征,如爪形手畸形,骨间肌萎缩,掌骨间可见沟状凹陷;拇指不能内收,其余各指不能内收及外展;尺侧一个半指皮肤浅感觉减退;夹纸试验(+)等。

4)晚期病例出现肘关节过伸、过屈位疼痛、活动范围受限等表现。

2.特殊检查　体外测量前臂提携角大小、Tinel's征等。

3.全身情况　可注意有无其他全身畸形存在,以协助确诊先天性肘外翻畸形等遗传性疾病。

(三)辅助检查要点

1.实验室检查　需手术病例行术前常规检查,除外全身性疾病或其他不能耐受手术的情况。

2.影像学检查

(1)双侧均需照 X 线片以便将患侧与健侧比较,在上肢完全伸直及旋后的条件下测量肱骨与尺骨纵轴的夹角作为肘内/外翻的角度,并用以进一步测算截骨的角度及厚度。

(2)其他可用以指导治疗的影像学指标

1)外侧髁指数(LPI):用于肘内翻患者术前、后畸形程度的评估。测量时,在肘关节正位片上,首先确定肱骨外侧髁顶端(A)和内侧髁顶端(C),经肱骨髓腔中点的肱骨长轴轴线与 AC 连线的交点为 B,LPI=(AB−BC)/AC×100。

2)内侧髁指数(MPI):用于肘外翻患者术前、后畸形程度的评估。测量时,在肘关节正位片上,首先确定肱骨外侧髁顶端(A)和内侧髁顶端(C),经肱骨髓腔中点的肱骨长轴轴线与 AC 连线的交点为 B,MPI=(CB−BA)/CA×100。

3)Baumann 角的测量有助于在骨折后屈肘位固定时早期提示肱骨远端的内倾,便于肘内翻的早期诊断。它是肱骨干长轴与通过肱骨小头骺板的轴线的夹角,正常接近 75°。若该角度增大,则提携角减小。Baumann 角较健侧增加 10°以上提示肱骨远端骨折应重新复位。

【诊断对策】

(一)诊断要点及依据

1.有相应的外伤或感染病史。

2.存在肘部外观畸形。

3.X 线检查可确立诊断。

(二)临床类型

1.根据病因分型

(1)先天性肘内/外翻畸形。

(2)创伤后肘内/外翻畸形。

(3)肘外翻还可继发于桡骨小头切除术后。

2.因目前对肘外翻或肘内翻畸形需要达到多少度才是手术适应证尚未达成共识,故暂时尚无广为接受、可指导治疗方向的分级或分型标准。

3.迟发性尺神经炎的分级 Dellon 提出的肘部尺神经损伤程度的分级标准为较多文献作者采用。

(三)鉴别诊断要点

来诊时一般已有外观畸形,X 线检查即可确诊,一般不需鉴别诊断。

【治疗对策】

（一）治疗原则

影响外观的严重畸形均可进行截骨手术,保守治疗对矫形无效,出现迟发性尺神经炎者需单独或在截骨矫形术的同时行尺神经前移术。

（二）治疗方案

1.非手术治疗　仅指对部分出现轻度肘关节骨性关节炎表现却不能或不愿手术者进行对症止痛及物理治疗。

2.手术治疗

(1)手术指征:因肘内翻为非生理状态,对外观影响明显,只要家长或成年患者本人要求进行矫形手术均可予以考虑;若出现肘关节骨性关节炎表现则应积极行矫形手术。亦有学者提出内翻角＞8°可作为截骨手术的相对适应证。

轻度肘外翻可不予处理,明显畸形患者要求纠正可予手术,如继发尺神经损伤表现可单独或在截骨矫形术的同时行尺神经前移术。

(2)手术时机:畸形稳定 2 年以上者即可手术,但一般主张在 7 岁以上才手术,可减少术后复发的机会。

(3)手术方式:对于肘内、外翻的矫形手术而言,截骨形式多样,亦有见关于不同入路的报道,但仍以下列楔形截骨手术最简单、实用且经验成熟。

1)肘内翻肱骨髁上楔形截骨术

①主要原理是通过截除肱骨远端三角形骨块,恢复肘关节的生理性力线。

②手术方法

A.臂丛或全身麻醉;

B.肘关节外侧切口,自肱桡肌与肱三头肌之间暴露肱骨髁上;

C.按术前测量结果截骨;

D.交叉克氏针或钢板(成人)内固定;

E.截除骨质粉碎后回植于截骨线周围;

F.留置引流,逐层缝合。

③手术关键环节

A.理想截骨平面选择于关节囊附着部上方,鹰嘴窝上缘上方 0.5～1cm;

B.矫正角度应该是术前测量的内翻角加上健侧提携角;

C.近侧截骨线斜行,远侧截骨线应平行于肱骨关节面;

D.截骨时保留内侧少许皮质及骨膜,以利于术后愈合,然后再手法折骨;

E.如同时有屈曲或过伸畸形,可于截骨时在肱骨髁上的后或前方适当截去部分骨质。

2)肘外翻肱骨髁上楔形截骨术:手术原理和步骤大致同上,一般采用内侧入路,注意首先找到并保护好尺神经,截骨术后同时行尺神经前移术。

3)尺神经松解移位术

①主要目的和原理是通过缩短尺神经走行径线,降低其张力以缓解损伤性神经炎。

②手术方法

A.臂丛麻醉;

B.以尺神经沟为中心,做长 6～8cm 纵行切口;

C.细心切开肱骨内上髁与尺骨鹰嘴间的深筋膜,显露并游离足够长度的尺神经,以能无张力移至内髁前方为止；

D.必要时可在显微镜下切开神经外膜作膜内松解；

E.切开内髁前面深筋膜，将游离尺神经移至内髁前皮下，缝合筋膜固定神经，注意避免神经再受压迫。

（4）主要术中并发症的预防与处理

1）尺神经损伤：注意避免手术中过于粗暴的操作，特别是肘外翻截骨手术中，宜先找到并保护好尺神经，截骨术后也应同时行尺神经前移术；

2）畸形矫正不足或过度：应在术前对照X线片剪成图样，设计好截骨线，准确测量截骨角度及厚度。术中完成截骨及初步固定后，宜透视明确截骨效果。

【术前准备】

1.入院后检查项目

术前常规检查，除外全身性疾病或其他不能耐受手术的情况，当然需完成上述影像学检查。

2.术前专科准备事项

尺神经前移手术无须特殊准备。肱骨髁上截骨术术前应在X线片上设计好截骨位置、角度及厚度。

【术后观察及处理】

（一）术后一般处理

截骨术后于截骨线旁留置胶管引流，尺神经前移术可根据渗血情况不放或仅放置胶片引流。术后可稍抬高患肢。

（二）术后专科处理

屈肘90°前臂旋转中立位石膏外固定，交叉克氏针一般于术后6～8周拔除。

（三）术后并发症的观察与处理

1.感染   注意围手术期的预防感染措施，加强无菌观念，定期换药时注意伤口表现。

2.血运障碍   注意观察患肢末梢血运、感觉，屈肘固定时不要超过90°。一旦出现血运障碍应尽快松解敷料及石膏，如仍无效果，必要时需切开减压并探查，血管。

3.矫正不足或矫枉过正   主要应在术前在图样上设计好截骨线，有条件在术中透视观察截骨效果。

4.关节功能障碍   尽量缩短外固定时间，拆除石膏后加强功能锻炼。

5.内固定物松脱   及时拆除内固定物。

6.术后畸形复发   随着儿童肘关节骨骺生长发育不平衡，逐渐术后正常的肘关节又可能出现肘内、外翻畸形，必要时可再次行矫形手术。

【疗效评价】

国际常用疗效评价标准介绍：

1.肱骨髁上截骨的疗效评估可参照相应标准

优秀：肱-尺角较对侧（健侧）相差＜5°，肘关节活动度损失≤5°，无并发症出现；良好：肱-尺角较对侧（健侧）相差介于6°～10°，肘关节活动度损失介于6°～10°，术后有影响外观的瘢痕或出现其他继发畸形，如S型畸形。

差：术后任何时候，遗留的肘外翻角或内翻角较健侧差别＞10°，或与术前体查结果比较，任何方向上的活动度损失＞10°。

2.尺神经损伤术后评估可参照上述Dellon的分级标准进行评分并与术前水平进行比较。

【出院随访】

1.出院带药   术后出院可按一般骨折术后患者带药处理。

2.注意事项 注意石膏并发症的预防,按时回院复诊,拆除外固定后积极功能锻炼。

3.复查项目及时间周期

(1)儿童患者应随诊至青春发育期结束,成人应随诊至截骨处愈合。

(2)随诊时应检查肘关节外观、活动范围及提携角大小,并复查 X 线照片。

4.随访规范化 随诊时应准确测量肱骨纵轴与尺骨纵轴的夹角,记录每次随访时的结果并与术前、术后比较,了解矫形效果及有无畸形复发,根据上述疗效标准评估截骨疗效。

【预后评估】

多数患者截骨术后都能达到优秀或良好的标准,少数患者可复发畸形。尺神经前移术后神经功能多数可逐步恢复。

二、网球肘

【概述】

"网球肘"即肱骨外上髁炎,是伸肌总腱起点处的一种慢性撕拉伤,好发于网球运动员及家庭妇女等。其基本病理变化是慢性损伤性炎症,表现为外上髁尖部筋膜、骨膜炎或外上髁与桡骨头之间的肌筋膜炎、肱桡关节滑膜炎。

【诊断步骤】

(一)病史采集要点

1.有无相关职业史。

2.肘关节疼痛特点

(1)疼痛部位是在肘外侧还是内侧,有无向患肢远端放射?

(2)疼痛与活动的关系用力握拳、伸腕等动作时疼痛有无加重,如反手击球、拧毛巾等?

(3)疼痛时间及程度是否在劳作后出现,近期有无加重?

(二)体格检查要点

1.一般情况 全身情况良好。

2.局部检查 主要阳性体征为肱骨外上髁、桡骨头或二者之间有局限而明显的触痛,局部皮肤一般无红肿等炎症表现,肘关节活动度正常。

3.特殊检查 Mill's 征阳性。

(三)辅助检查要点

1.实验室检查 血常规无感染表现。

2.影像学检查 肘关节 X 线检查一般正常。

【诊断对策】

(一)诊断要点及依据

主要依靠临床表现。

1.慢性起病,多无急性损伤病史,有相关职业史或经常重复致病动作。

2.肘关节外侧疼痛,握物、伸腕、前臂旋前等动作时疼痛可加重。

3.肘关节外侧触痛,但局部皮肤无炎症表现。

4.Mill-s 征阳性。

(二)临床类型

暂未见报道相关分型或评分系统。

（三）鉴别诊断要点

1.骨间背神经卡压症（旋后肌综合征）

两者有时临床表现近似，甚至可同时存在，临床上若肱骨外上髁疼痛顽固性存在时应考虑骨间背神经卡压的可能。

（1）骨间背神经卡压症疼痛沿桡神经向上臂及前臂放射，"网球肘"则疼痛一般较局限于外上髁附近。

（2）骨间背神经卡压症在前臂旋后时肘部痛，而"网球肘"旋前时疼痛明显。

（3）中指伸直试验骨间背神经卡压症患者，令其伸直肘关节，并中指伸直抗阻力时，患者肘部疼痛可加重。

（4）骨间背神经卡压症可有 EMG 阳性发现（神经源损害及神经传导速度减慢），"网球肘"则无。

（5）诊断性局部封闭：可通过肱骨外上髁局部封闭观察疼痛有无缓解进行鉴别。

2.肱桡滑囊炎

（1）时有急性损伤病史。

（2）局部皮肤泛红，肿胀明显，肘关节伸屈及前臂旋前、旋后均可受限。肿胀及活动限制范围均较"网球肘"明显。

（3）穿刺可见肿胀部清亮液体。

（4）X 线检查有时可于肱桡关节外侧看到钙化斑块及增大软组织影。

【治疗对策】

（一）治疗原则

一种自限性疾病，保守治疗多能奏效，极少数病例手术治疗。

（二）治疗方案

1.非手术治疗

（1）限制致伤活动，纠正不良姿势，必要时石膏托制动。

（2）对暂时不能中断训练的运动员要适当减少运动量，同时在桡骨头下方伸肌上捆扎弹性绷带或使用护肘、护腕，可减少腱起点处的牵张应力。

（3）针灸、磁疗及各种理疗手段对部分患者有一定疗效。

（4）最常用的治疗方法为局部封闭治疗一般均选择局麻药与长效皮质激素的组合，如得宝松 1ml 加普鲁卡因 2ml 痛点封闭治疗，注射深至骨膜，可隔 3～4 周 1 次，一般一年内不要超过 3 次。如注射正确，奏效明显。

（5）疼痛明显时可配合口服止痛药。

2.手术治疗

（1）手术指征经长期规范保守治疗（主要包括制动、理疗及局部封闭治疗）后，疼痛仍无法缓解并影响工作、生活。

（2）手术时机无明确限制，能达到要求术后制动即可。

（3）手术目的、原理及方式针对病因减轻伸肌总腱起点处的张力，清除损伤性炎症组织。

1）环状韧带部分切除术（改良 Bosworth 手术）

①局部浸润麻醉或臂丛麻醉。

②切口：采用肘关节后外侧切口，经过肱骨外上髁，延伸肌总腱膜向远侧延伸至 6～7cm 长，在肱骨外上髁部切断伸肌总腱膜的纤维部分，从关节囊、外侧副韧带和环状韧带上分离。

③部分切除关节囊和环状韧带：将前臂旋前、旋后，以确定桡骨小头和肱桡关节的位置。在肱桡关节

远近两侧 0.5cm 处,各作一条相互平行的横切口,自前方环状韧带尺骨附着点处始向外、后方延伸,绕至后侧环状韧带附着于尺骨处止。

④用骨凿将外上髁切去 0.5cm 并锉平,然后将剥离的伸肌附着点重新缝合到外上髁的软组织上。

2)Nirschl 手术

①切口:自外上髁近侧 2.5cm 开始做一弧形切口向远侧延伸 6～7cm,切开伸肌总腱膜上的深筋膜并牵开。

②操作:从外上髁到远侧的桡骨头锐性解剖桡侧腕长伸肌,从伸肌腱膜的前缘松解并牵开此肌肉,显露出桡侧腕短伸肌的起始部,检查短伸肌腱浅面的任何明显改变。锐性解剖松解桡侧腕短伸肌腱前面的起始部,直到髁上前缘,剥离整个肌腱的后面,切除所有纤维和肉芽组织。做一小的滑膜切开,探查关节的外侧部分。在外髁前面,用骨凿去除小块骨皮质。最后修补桡侧腕长伸肌和伸肌腱膜的连接部。

3)其他的术式尚包括伸肌总腱肌皮微血管神经束切除术、网球肘经皮松解术(改良的 Baumgard 和 Schwartz 手术)等,具体操作步骤见相关专著,在此不再详述。

(4)主要术中并发症的预防与处理:主要是术中显露时避免暴力牵拉损伤邻近的桡神经,并注意避免损伤肱骨外侧髁的关节面。

(5)手术方式评价及选择

总体而言,绝大多数病例经保守治疗均可治愈,仅极少数病例需手术治疗,对此的文献总结亦少见,各单位可根据本身的条件选择上述术式予以开展。

【术前准备】

1.入院后检查项目 血常规、凝血功能等常规术前检查。

2.术前专科准备事项 无须特殊准备。

【术后观察及处理】

(一)术后一般处理

局部渗血较多时可放置胶片引流。

(二)术后专科处理

肘关节屈曲 90°,前臂中立位石膏托固定 2 周,以后逐渐主动锻炼。

(三)术后并发症的观察与处理

主要观察患肢末梢血运、感觉,防止上肢骨筋膜室综合征;此外,还需注意褥疮等石膏相关并发症。

【疗效评价】

(一)国际常用疗效评价标准介绍

主诉相对简单,治疗目的以止痛为主,故暂未见通用疗效评价标准。如有需要进行疗效评估,可使用常用的疼痛评分方法。

(二)各种治疗方法的疗效

经有效制动后,相当部分患者疼痛已可获得缓解;配合封闭治疗,多数患者均疗效明显;手术病例少见。

【出院随访】

1.出院带药 无特殊要求。

2.注意事项 诊断明确后均应尽量避免致伤动作。

3.复查项目及时间周期 确诊后应教育患者致伤病因及限制动作,疼痛缓解后仍需注意避免这些动作。可不必规定复查周期,疼痛复发即再次就诊。

4.随访规范化　暂未提出长期跟踪随访计划。

【预后评估】

绝大多数患者预后良好。部分运动员因工作原因需使用封闭等止痛措施,待其运动生涯结束后疼痛也多可缓解。

（王　震）

第三节　腕关节疾病

一、月骨缺血性坏死

【概述】

月骨缺血性坏死又称为月骨无菌性坏死,由于各种原因引起月骨的压力增高和血液供应障碍,导致月骨出现不同程度坏死。主要表现为腕部疼痛、僵硬和握力降低等,少数病例可出现腕管综合征的症状。

【诊断步骤】

(一)病史采集要点

1.年龄　月骨缺血性坏死多见于青壮年。

2.腕关节疼痛的特点　疼痛的部位,疼痛最初发生的时间和病程,疼痛是间歇性还是持续性,疼痛的严重程度,疼痛是否向前臂放射,疼痛与腕关节活动的关系以及是否休息后能够好转。

3.腕关节是否出现肿胀　肿胀发生时间,持续时间,与疼痛的关系,能否自行消退。

4.腕关节僵硬　发生时间,是否早晨严重,有无活动后减轻。

5.握力降低　开始的时间,自我感觉握力降低的程度。

6.有无过去或现在手腕部的外伤史。

7.是否有系统性红斑狼疮、硬皮病、镰状细胞性贫血或长期服用激素史。

(二)体格检查要点

1.一般情况　全身情况是否良好。

2.局部检查

(1)外观:①关节是否有红肿。②大小鱼际肌或骨间肌是否有萎缩。③腕关节是否有畸形。

(2)压痛的部位和程度:特别是腕背部月骨部位是否压痛。

(3)腕关节的活动情况:有无活动受限,尤其是背伸活动以及背伸时是否加重疼痛。

(4)握力的检查:让患者握检查者的手,双侧对比。最好是用握力器检查。

(三)辅助检查要点

主要是腕关节正侧位 X 线平片检查,如果高度怀疑,必须行 CT 或 MRI 检查。在疾病早期骨扫描可能显示月骨异常高浓度聚集。

【诊断对策】

(一)诊断要点

根据患者的病史、临床症状、体征及 X 线或 CT、MRI 所见,可以诊断。

1.病史与症状　多发生于 15～40 岁从事重手工劳作的男性优势手,可有或无明显的外伤史,以腕痛为主要症状,疼痛呈持续性或间歇性,初期腕关节疼痛轻微,在活动时明显,休息时减轻。随着病程发展,疼痛加重并持续,并出现腕关节僵硬和手的握力降低。

2.局部表现　初期检查可以显示正常。逐渐出现腕关节背部肿胀、月骨背部的压痛和腕关节的活动范围受限,特别是腕关节的背伸功能明显受限。

3.X线表现　腕关节的正侧位照片:典型的X线表现可能比症状晚18个月。典型表现为月骨的密度增加或有斑点现象,病变发展月骨失去高度,塌陷成压扁状。近排腕骨分离,出现舟状骨和三角骨向不同方向旋转:舟状骨向掌侧旋转,三角骨向背侧旋转。最后腕关节出现继发性骨性关节炎改变。

4.CT或MRI表现　在出现典型的X线表现之前,CT或MRI能发现细微的月骨骨折。特别是MRI能发现月骨软骨下的炎症性改变和水肿。

（二）临床类型

根据X线表现,分为4个阶段。

1.第Ⅰ阶段　月骨有细小的线性或压缩性骨折,但月骨结构和密度正常。

2.第Ⅱ阶段　月骨密度增加,没有月骨或腕骨塌陷。

3.第Ⅲ阶段　月骨和/或腕骨塌陷。

4.第Ⅳ阶段　桡腕关节出现继发性关节炎改变。

（三）鉴别诊断要点

1.腕关节周围骨肿瘤　如桡骨远端骨巨细胞瘤、腕骨骨样骨瘤、桡尺骨远端骨肉瘤和腕部内生软骨瘤等,X线检查可明确诊断。

2.腕管综合征和腕尺管综合征　主要是出现正中神经或尺神经压迫损害表现,在相应神经支配区出现麻木、疼痛和肌肉萎缩等,而月骨缺血性坏死一般不会出现神经损害的表现。虽然少数病例在晚期可能出现腕管综合征的症状,但通过X线片,一般能发现月骨的病变,诊断不难。

3.桡骨茎突狭窄性腱鞘炎和尺骨茎突狭窄性腱鞘炎　是腱鞘因机械性摩擦而引起的慢性无菌性炎症,临床表现为局部疼痛、压痛和关节活动受限等。根据局部疼痛和压痛的部位不同,没有X线表现,可以确定诊断。

4.类风湿性关节炎　类风湿性关节炎为全身进行性关节损害,是一种慢性全身性结缔组织疾病,特点是多数关节呈对称性关节滑膜炎症,手腕部为最好发部位,因此要与之鉴别。根据其多发性、对称性以及病变发展出现的畸形可以鉴别,早期可以通过查有无贫血、血沉、类风湿因子和X线片与之鉴别。

【治疗对策】

目前对于月骨缺血性坏死有多种治疗方法,从单纯的观察到复杂的外科重建手术,但还没有哪一种治疗计划被普遍接受成为标准。

（一）保守治疗

早期以保守治疗为主,治疗方法很多,包括各种制动方法、局部封闭和物理治疗等。有学者认为石膏管型固定治疗月骨缺血性坏死可达到与手术治疗相同的远期效果。但更多的学者认为固定治疗满意率低,不能阻止月骨改变和腕骨的塌陷。但需要注意的是,月骨缺血性坏死病例X线表现的严重程度与临床症状并不平行,因此不能光凭X线来判断治疗效果。另外,保守治疗可能能够阻止疼痛症状的加重,但不大可能使疼痛症状消失。

（二）手术治疗

1.月骨摘除和关节成形　适合于第Ⅲ阶段月骨缺血性坏死,月骨摘除后可用钛合金、丙烯酸(类)树脂、硅胶或生物组织等月骨替代物填塞。此方法可能减轻疼痛等症状,但不能阻止腕骨塌陷等病程进展。用硅胶等假体可能引起关节滑膜炎,而用自体肌腱或筋膜组织可防止此并发症发生。

2.头状骨-钩骨融合术 目的在于使头状骨融合于钩骨,使头状骨和第三掌骨轴不向由于月骨塌陷而形成的缺损移动,减少对于月骨的压力和使月骨可能再血管化。报道能有效减轻疼痛和提高握力,适合于第Ⅲ阶段月骨缺血性坏死。

3.舟状骨大多角骨-小多角骨融合术 理论上能预防腕骨高度的缩短,报道其临床效果与月骨摘除手术近似。但有导致应力集中于桡舟关节的弊端,可能加速桡舟关节骨性关节炎的发生。

4.头状骨缩短术 单独头状骨缩短或者同时结合头状骨-钩骨融合术,报导可以减少头状骨对于月骨的压力达66%,但同时舟状骨大多角骨负荷增加150%。适合于第Ⅱ、第Ⅲ阶段月骨缺血性坏死,特别是伴有尺骨阳性变异(尺骨长于桡骨)的病例。

5.关节面矫平手术 包括桡骨短缩和尺骨延长手术,目前比较常用的是桡骨短缩手术,适用于伴有尺骨阴性变异(尺骨关节面低于桡骨关节面)的第1阶段~第Ⅲ阶段的月骨缺血性坏死病例,其生物力学机制是通过改变尺骨和月骨之间的关系来减少月骨的负荷。此手术的优越性是不干扰腕骨的结构,保留了月骨的结构和头骨-月骨关节。

6.桡骨远端成角截骨矫形 基于发现月骨缺血性坏死病例的桡骨远端关节面相对于正常关节具有更大的尺偏角,通过减少桡骨远端关节面的尺偏角减少月骨的负荷,从而治疗月骨缺血性坏死。适用于伴有尺骨中立位或阳性变异的第Ⅱ、第Ⅲ阶段的月骨缺血性坏死病例,但长期效果尚需要证实。

7.桡尺骨干骺端减压术 据报道此手术能明显减轻疼痛、增加握力和改善运动功能。并且具有手术简单、不干扰桡尺远侧关节的特点。

8.带血管骨瓣移植治疗月骨缺血性坏死 包括带血管蒂桡骨远端背侧骨瓣植骨、吻合血管的游离髂骨移植植骨和带血管蒂的豌豆骨替代月骨,此类手术术后需要用外固定架或克氏针固定舟状骨和头状骨2~3个月,用以减少月骨压力,利于月骨的再血管化过程。

9.腕关节融合、近排腕骨切除和腕关节去神经术 对于月骨缺血性坏死第Ⅲ阶段末期、第Ⅳ阶段和用其他方法不能有效减轻症状的病例可考虑这些手术方法,特别是对于疼痛症状的治疗。

治疗方法的选择,主要根据疾病发展的阶段、尺骨变异的类型、病人的年龄与功能状态以及有无骨性关节炎来确定。对于尺骨中立位或尺骨阴性变异的第Ⅰ阶段到第Ⅲ阶段的月骨缺血性坏死,可以选择关节面的矫平手术,特别是桡骨缩短手术。对于尺骨阳性变异的月骨缺血性坏死,采用通过腕中关节手术的方法,如头状骨-钩骨融合术、舟状骨大多角骨-小多角骨融合术或头状骨缩短术等。以上各方法都可以结合应用带血管骨瓣移植使月骨再血管化。对于第Ⅳ阶段月骨缺血性坏死,则考虑腕关节融合和近排腕骨切除等方法。

【疗效评价】

根据腕部疼痛减轻的程度、握力和腕部活动范围的改善以及病人是否能够返回原来所从事的工作来评价治疗的效果。

【出院随访】

不论是采用保守治疗还是手术治疗,都要3个月到半年复诊,观察疼痛、握力和腕关节活动范围并作好详细记录,并且复查X线片,最好是同一个医生跟踪随访。

二、腕管综合征

【概述】

腕管综合征用来描述由于腕管内压力增高而使正中神经受到卡压而产生神经功能障碍的一组症候

群。任何能引起腕管内各种结构体积增大或腕管容积减少造成腕管狭窄的因素都可使通过腕管的正中神经受到压迫而发生腕管综合征。腕管是上肢最常诊断为神经卡压的部位。

【诊断步骤】

(一)病史采集要点

1.年龄和性别　好发年龄为 30～60 岁。女性的发病率是男性的 5 倍。

2.职业　有无长期从事操纵振荡机器、腕关节屈曲工作(如打字员)、反复强力屈伸腕部或手指的职业等。

3.主要症状　有无腕部以下正中神经支配区感觉异常和麻木、大鱼际部位疼痛、夜间或清晨疼痛加重、活动手腕后缓解、有无自觉拇指无力或动作不灵活等。

4.有无现在或过去腕关节外伤的病史,特别是 Colles 骨折。

(二)体格检查要点

1.一般情况　有无妊娠、肥胖、糖尿病、甲状腺功能低下、淀粉样变性病等。

2.局部检查

(1)外观:①腕关节是否有红肿。②大鱼际肌是否有萎缩,特别是拇短展肌和拇对掌肌。③手指皮肤是否发亮和有无出汗。④腕关节掌侧是否有肿物,特别是屈伸手指时查看有无肿物出入腕管。

(2)感觉功能检查:①检查桡侧三个半手指有无浅感觉功能减退。②检查手指的两点辨别觉:两点辨别觉小于 6mm 属正常,7～10mm 尚可,11mm 以上为差。③振动觉检查:256 频率音叉振动后置于指腹处,双手对比看有无差异。

(3)运动功能检查:检查腕关节和手指活动情况,重点检查拇指的对掌功能和仔细检查拇短展肌和拇对掌肌有无肌力减退。

(4)激发试验:①Phalan 试验:腕关节极度掌屈或极度背伸 1 分钟,出现正中神经分布区感觉异常为阳性,敏感性高于特异性。②Tinel 征:轻轻叩击腕管区正中神经走行处,手指有刺痛感为阳性,特异性高于敏感性。③腕管压迫试验:屈腕同时压迫腕管处正中神经 30 秒,出现疼痛、麻木或感觉异常为阳性,特异性和敏感性都高。④止血带试验:上臂止血带充气至收缩压以上并持续 1 分钟,出现拇指、食指或中指麻木者为阳性,特异性和敏感性都低。

(三)辅助检查要点

1.腕关节正侧位片了解腕管内有无骨性隆起。

2.肌电图和正中神经传导速度测定。

3.MRI 检查:能清楚的显示腕管内的软组织结构。

【诊断对策】

(一)诊断要点

根据病史、临床症状和体征、辅助检查,本病诊断不困难。

1.病史与症状　多见于 30～60 岁女性,初期发病为腕以下正中神经支配区的感觉异常、麻木和疼痛,呈间歇性。夜间发病和症状逐渐加重,有时疼痛可以放射至前臂甚至肩部,但感觉异常和麻木只限于腕部以下,随着病情加重,症状变为持续性,逐渐出现拇指无力和动作不灵活。

2.局部表现　初期检查也许正常,但通过激发试验可以引出症状。随着病情发展逐渐出现感觉功能减退、振动觉变化和两点辨别觉减退、手指无汗、拇短展肌和拇对掌肌力减退等,严重者出现大鱼际部萎缩和对掌功能障碍,个别晚期病例出现手指发冷、皮肤变薄发亮、指甲增厚脱落,甚至局部出现水疱或溃疡等自主神经系统营养不良表现。

3.辅助检查　X线检查可以了解腕管综合征是否由于骨折脱位后的腕管形状改变引起,腕管内有无骨性突起等。电生理学检查如肌电图和神经传导功能的测定对诊断和鉴别诊断有帮助,但有一定的假阳性率和假阴性率。MRI有助于发现肌腱滑膜增厚、肌腱增粗、腕管内肿物(腱鞘囊肿和脂肪瘤等)等占位性病变以及指浅屈肌肌腹过低或蚓状肌肌腹过高而进入腕管等变异。

(二)临床类型

根据正中神经受压后临床表现,腕管综合征可分为轻、中、重三度。

1.轻度

(1)症状呈间歇性发作。

(2)激发试验阳性。

(3)振动觉检查呈超敏反应。

2.中度

(1)振动觉减退。

(2)激发试验阳性。

(3)大鱼际肌力下降。

3.重度

(1)持续感觉障碍。

(2)两点辨别觉差。

(3)大鱼际肌萎缩。

(三)鉴别诊断要点

多数病例诊断不难,但有时需和以下疾病相鉴别。

1.颈椎病　颈椎病多见于40岁以上男性,疼痛多以颈肩部为主,虽然神经根型颈椎病可出现前臂和手的放射性疼痛,但不会出现明显的腕以下正中神经支配区的感觉异常、麻木,且很少出现大鱼际肌萎缩。颈椎正侧位片可以确诊。

2.胸廓出口综合征　可出现手及上肢酸痛、麻木、乏力及肌肉萎缩,疼痛沿$C_8\sim T_1$支配区分布,麻木则分布于尺神经支配区,多伴有血管受压表现,即使单纯神经型,由于下干受压,其主要影响是尺神经和前臂内侧皮神经,不会单独出现正中神经支配区损伤表现。

3.脊髓硬化症。

4.多发性神经炎。

5.进行性肌萎缩症　进行性肌萎缩症为下运动神经元病变,多发生于中年以上(50～70岁),只是肌肉呈进行性萎缩,从手-前臂-上臂,不会单独出现大鱼际肌萎缩,更不会出现感觉障碍的症状和体征,与腕管综合征容易鉴别。

【治疗对策】

(一)治疗原则

采取综合治疗,对于轻度或中度未治疗过的病人采用非手术治疗。对于保守治疗无效、症状严重的中重度病人和有明确占位性病变的腕管综合征患者采取手术治疗。

(二)治疗方案

1.非手术治疗

(1)夜间用石膏夹板或支具固定腕关节于中立位,白天日常活动时不固定。并口服非甾体类消炎镇痛药物。

（2）腕管内注射类固醇类药物：自腕部近侧腕横纹处掌长肌肌腱和桡侧腕屈肌肌腱之间斜向将针插入腕管内，注意勿将药物注入正中神经。否则有损伤神经可能，在所有类固醇类药物中，地塞米松相对安全，即使注入神经，不会造成神经损伤。每次类固醇类药物 0.25~0.5ml 加入 2％利多卡因 2ml，每星期一次，1个疗程 3~4 次。

2.手术治疗

适应证：对于保守治疗症状不缓解的中重度病例和具有明确的占位性因素所导致的腕管综合征，应选择手术治疗。

禁忌证：全身情况较差不能耐受手术，出血性疾病，局部感染。

（1）腕管切开松解术：其作用是切开腕横韧带，减少腕管内压力，从而解除对正中神经的压迫。手术时应用止血带，保证切口内干净清晰。手术切口沿大鱼肌纹尺侧 6mm 作与大鱼肌纹平行切口，近端达腕掌横纹，如需要向近侧延长，需向尺侧做"Z"型切口，避免与腕掌横纹垂直。分离皮下组织时注意保护正中神经掌浅支和在切口远端可能出现的尺神经皮下交通支。由于正中神经返支存在变异，切开腕横韧带时一定要在直视保护正中神经情况下且沿腕横韧带尺侧缘切开，避免损伤正中神经和其返支。切开必须彻底，否则影响手术效果。切开后探查腕管内结构，如有占位性病变，做相应处理。手术完毕，放松止血带，双极电凝止血，根据情况放置引流条。大量棉垫加压包扎。

（2）内镜下腕管切开术：有 Chow 的双切口法和 Agee 的单切口法。具有切口小，手术瘢痕少的特点。都需要特殊的手术器械，需要手术者首先在尸体上获得熟练的手术技巧。适用于腕管内没有占位性病变的腕管综合征患者。内镜下腕管切开术有医源性正中神经损伤发生率高、观察不清、不能分辨神经变异、切开可能不完全和价格昂贵等缺点。

无论是腕管切开松解还是内镜下腕管切开术，手术中都必须保证手术野清晰，直视下保护正中神经，以免造成医源性正中神经损伤。

【术前准备】

术前常规检查，无须特殊准备。

【术后观察及处理】

1.腕管切开松解术　术后注意观察患肢末梢血运，抬高患肢利于静脉回流和减轻肿胀。术后 2 天移除大量棉垫，如有引流条一并拔除，换用少量纱布保护伤口，开始白天活动腕和手指，夜晚用石膏或支具固定腕关节于中立位。手术后 12~14 天拆除伤口缝线。术后第 2 个月开始部分阻力下活动腕关节，术后第 3个月开始完全正常活动。

2.内镜下腕管切开术　术后 10~12 天拆线，手术后就开始活动腕和手指，术后 2~3 周开始部分阻力下活动腕关节，术后 4~6 周开始完全正常活动。

【疗效评价】

优：症状消失，返回日常生活和工作。良：残留部分症状，日常生活和工作不受影响。差：症状消除不明显，影响日常生活和工作。

【出院随访】

症状缓解的程度，以及感觉和运动功能的恢复情况及时间。

【预后评估】

50％优，30％良好。腱鞘滑膜炎、瘢痕挛缩、腕横韧带切除不彻底以及可能切断神经束与术后效果欠佳或症状复发有关。

（李海亚）

第四节　膝部疾病

一、盘状半月板

【概述】

盘状半月板是一种先天性变异,半月板呈盘状,垫在股骨髁和胫骨平台之间。以青少年常见,亦可见于 10 岁左右的儿童。多发生在外侧半月板,未损伤前无明显临床表现,损伤后出现弹响、疼痛、膝关节屈曲和伸直受限等症状。

【诊断步骤】

(一)病史采集要点

1.有或无膝关节损伤史。儿童无明显外伤史的膝关节疼痛和活动受限应首先考虑此病。

2.有否膝关节疼痛、弹响,屈曲和伸直受限,疼痛位于关节哪一侧。

(二)体格检查要点

1.一般情况　全身情况良好。

2.局部检查

(1)外观:①是否有关节肿胀。②关节周围肌肉萎缩。

(2)外侧关节间隙有否压痛。

(3)关节活动度:检查膝关节最大屈曲和最大伸直情况,伸屈过程有否交锁和弹响。有否屈曲和伸直受限。

(4)特殊检查:麦氏试验,过伸、过屈试验,侧方应力试验,前、后抽屉试验,研磨试验。

(三)辅助检查要点

无创检查中 MRI 检查准确率很高,在矢状位成像,半月板的前后角相连形成"领结"样改变;在冠状位成像,半月板中央部变厚增宽。部分病人 X 线照片可显示外侧胫股关节间隙较内侧宽。

【诊断对策】

(一)诊断要点

1.有膝关节痛,关节交锁和弹响症状,膝关节屈曲和伸直受限。

2.局部检查外侧关节间隙有压痛,股四头肌萎缩,在施加外翻应力情况下伸屈膝关节,可诱发弹响和疼痛。过伸或过屈膝关节也可诱发疼痛。需要检查前、后抽屉试验,侧方应力试验排除韧带损伤。

3.在无明显外伤史的儿童,膝关节不能完全伸直或屈曲,即使无弹响和疼痛,也应高度怀疑盘状半月板。

4.影像学检查:部分病人 X 线照片可显示外侧胫股关节间隙较内侧宽。MRI 检查可诊断盘状半月板,确诊要靠关节镜检查。

(二)鉴别诊断要点

主要与半月板损伤鉴别。

半月板损伤与盘状半月板的症状相似,临床有时很难分辨。盘状半月板的弹响症状更明显,往往在膝关节疼痛症状出现以前已经存在。鉴别诊断要行 MRI 检查和关节镜检查。

【治疗对策】

怀疑盘状半月板,需行关节镜检查和治疗。小儿只有弹响,没有疼痛和膝关节活动受限的盘状半月板,可暂不手术治疗。以往盘状半月板多行切开切除术,随着关节镜技术的发展和对半月板作用的深入研究,现在绝大多数医师建议行关节镜下盘状半月板成形术,保留边缘稳定部分,以减少膝关节退行性变的发生。

二、半月板囊肿

【概述】

半月板囊肿是半月板囊性病变,多出现于外侧半月板前角,原因尚未明确。可能与外伤、退行性变和先天性因素有关。

【诊断步骤】

(一)病史采集要点

1.多见于 20～30 岁的年轻人,有或无膝关节损伤史。

2.有否膝关节周围小肿物,是否合并疼痛、关节活动受限,症状加重与剧烈活动是否有关。

(二)体格检查要点

1.一般情况　全身情况良好。

2.局部检查

(1)外观:侧副韧带与髌韧带之间是否有局部隆起。

(2)局部隆起有否压痛。

(3)关节活动度:检查膝关节最大屈曲和最大伸直情况,伸屈过程有否交锁和弹响。有否屈曲和伸直受限。

(4)特殊检查:麦氏试验,过伸、过屈试验,侧方应力试验,前、后抽屉试验,研磨试验。

(三)辅助检查要点

MRI 检查准确率很高。

【诊断对策】

(一)诊断要点

1.20～30 岁的年轻人,膝关节周围小肿物,可有胀痛感,剧烈运动后疼痛加剧。合并半月板损伤可有关节交锁和弹响症状。

2.局部检查在侧副韧带前方或后方、髌韧带两旁、关节间隙水平可扪及囊性小肿物。有或无压痛,界限不清,合并半月板损伤麦氏试验阳性,可诱发弹响。

3.影像学检:查 MRI 检查在 T_2 加权成像显示半月板周围囊肿呈高信号,外侧半月板囊肿多位于外侧半月板前角。

(二)鉴别诊断要点

腘窝囊肿:内侧半月板囊肿位于内侧关节囊和内侧副韧带的后方时,常常进入到关节囊和深筋膜之间,被误诊为腘窝囊肿,MRI 检查可显示囊肿位置,有助鉴别。

腱鞘囊肿:膝关节周围的腱鞘囊肿的表现与半月板囊肿相似,临床检查有时难以鉴别,有怀疑时应该行 MRI 检查。

【治疗对策】

半月板囊肿需行关节镜检查和治疗。当半月板囊肿较大,半月板损伤分离、不稳定时,应将囊肿和不稳定的半月板组织切除;当囊肿较小,仅累及小部分半月板组织时,可将半月板内的囊肿刮除干净,再将半月板分离部分与关节囊缝合。术后用支具保护。对半月板前角小囊肿,也可用射频消融和皱缩切除囊肿,保留半月板。

三、膝内、外翻畸形

【概述】

正常人的股骨和胫骨轴线之间有 5°～15° 的生理外翻角,角度超过 15° 为膝外翻,不足 5° 甚至胫骨远端向内为膝内翻。膝内、外翻畸形导致下肢力线异常,使膝关节提早出现退行性改变,需要及时矫正。

膝内、外翻畸形由多种病因引起。小儿膝内、外翻畸形多由缺钙、佝偻病引起,小儿麻痹症肌肉瘫痪致肌力不平衡也可致膝内、外翻畸形。中老年人的膝内、外翻畸形多由关节退行性变、骨关节炎等引起。膝关节周围外伤骨折处理不当,股骨内外髁发育不平衡也会造成膝内、外翻畸形。

【诊断步骤】

（一）病史采集要点

1.有无小儿麻痹、佝偻病或外伤史。

2.畸形出现的时间,进展速度快或慢。

3.畸形对行走有否影响,有无膝关节疼痛,膝关节伸屈活动是否正常。

4.有否膝关节不稳定的感觉。

（二）体格检查要点

1.一般情况　全身情况是否良好。

2.局部检查

(1)外观:膝关节内、外翻畸形程度,关节周围肌肉有否萎缩。

(2)膝关节周围有否压痛,内、外侧副韧带张力是否正常。膝关节周围肌肉肌力是否正常。

(3)关节活动度是否正常,关节稳定性如何。

(4)站立位时畸形程度比卧位时加重,提示侧副韧带松弛。

（三）辅助检查要点

主要是 X 线平片检查,很少需要行 CT 或 MRI 检查。

下肢全长 X 线正侧位片可显示下肢力线,膝内外翻畸形程度和部位,膝关节间隙、骨质有否异常。有条件的医院应照站立位下肢全长 X 线照片,可更准确了解下肢负重时膝关节畸形情况。

【诊断对策】

诊断要点

根据患者的病史,膝关节的外观及 X 线所见,不难诊断。

1.小儿佝偻病性膝关节内外翻畸形　多发生于 5 岁左右的小儿,有或无囟门迟闭、漏斗胸等佝偻病表现。患儿行走、跑跳正常,无膝关节疼痛。局部检查膝关节内翻或外翻畸形,形成"O"型腿或"X"型腿表现,X 线照片显示膝关节内翻或外翻畸形,但无其他骨病。

2.小儿麻痹后遗膝关节内外翻畸形　小时有高热病史,此后有不同程度的行走无力,逐渐出现膝关节内外翻畸形。局部检查除有膝关节内翻或外翻畸形外,还有膝关节周围某些肌肉肌力下降,常见股四头肌和胫前肌肌力异常,但感觉正常。X 线照片显示膝关节内翻或外翻畸形,一般股骨侧为发生畸形的主要原因,股骨髁发育不良,股骨外踝低平或股骨内踝低平。

3.外伤性膝关节内外翻畸形　有膝关节周围外伤病史,后遗膝关节内翻或外翻畸形,多数由胫骨平台塌陷性骨折或股骨内外髁骨折处理不当,复位不良引起。患者一般有膝关节疼痛,活动受限。局部检查除有畸形外,还有膝关节压痛,膝关节活动范围减少。X线照片显示膝关节内翻或外翻畸形,内侧或外侧膝关节间隙变窄,关节面不平和原来骨折的后遗表现。

【治疗对策】

1.小儿佝偻病性膝关节内外翻畸形　若患儿5岁以下,畸形不严重,可用保守治疗。每天手法矫正,将患肢的远近端固定,凸侧用手施加适当的压力,每天坚持施行,畸形可逐渐矫正。或在晚上加用夹板矫正,将夹板置于肢体畸形的凹侧,两端固定后,用宽布带把凸侧拉向夹板。

若畸形明显,经1年左右保守治疗畸形无改善,可用凸侧骨骺阻滞,用"马钉"打入股骨和胫骨凸侧骨骺。

若畸形严重,内翻畸形时膝间距大于5cm或外翻畸形时踝间距大于5cm,可在畸形最明显处行楔形截骨术矫正畸形。

2.小儿麻痹后遗膝关节内外翻畸形　一般需要手术矫正畸形。因为股骨侧为主要发生畸形的原因,多采用股骨髁上楔形截骨矫正。

3.外伤性膝关节内外翻畸形　由于畸形由关节内骨折引起,多合并创伤性关节炎。若膝关节间隙存在,膝关节活动度尚好,可试用胫骨或股骨楔形截骨矫正畸形;若膝关节间隙明显变窄,膝关节活动差,单纯矫正畸形也不能改善膝关节功能,这时可考虑膝关节表面置换,在置换同时纠正畸形。但若患者为年轻人,则要慎重选择人工关节置换。

四、髌骨脱位和半脱位

【概述】

髌骨脱位是指髌骨完全脱离了股骨滑车,而半脱位是髌骨正常轨迹发生改变,但髌骨仍在股骨滑车内。

【诊断步骤】

(一)病史采集要点

1.有否膝关节旋转活动时突然发生弹响,然后打软腿倒地病史。患者有否看到髌骨脱位至外侧,膝关节伸直时髌骨即复位。

2.患者是否为儿童及青少年,诉屈膝时髌骨往外脱位,伸直时复位,或髌骨长期在股骨髁外侧。大腿肌肉萎缩,易打软腿。

3.有否髌骨周围疼痛,特别是上下楼梯和下蹲时明显。

(二)体格检查要点

1.一般情况　全身情况是否良好。

2.局部检查

(1)外观:膝关节有否肿胀,股四头肌有否萎缩。

(2)髌骨周围及股骨内上髁有否压痛。伸膝时,用手推移髌骨,检查向内向外的松紧度有否异常。

(3)髌骨轨迹检查:检查者将手放在患者髌骨上,瞩患者行伸膝和屈膝活动,检查髌骨有否脱位和半脱位。

(三)辅助检查要点

行膝关节正侧位和屈膝髌骨轴线位X线检查,可显示髌骨有否脱位和半脱位。必要时可行CT检查,了解髌骨关节的对合关系。髌骨和股骨髁有否畸形。

【诊断对策】

诊断要点

根据患者的病史,膝关节的外观及 X 线所见,不难诊断。

1.急性髌骨脱位　患者主诉在膝关节旋转活动时突然发生弹响,然后打软腿倒地,有些患者可看到髌骨位于膝关节外侧,伸直膝关节后,髌骨复位。查体膝关节肿胀,血肿形成,股骨内上髁明显压痛。

因为髌骨已复位,X 线检查可无异常发现,或发现撕脱性小骨折。明确诊断靠患者看到髌骨位于膝关节外侧的主诉。

2.习惯性髌骨脱位　多见 10～20 岁青少年,有典型的病史,膝屈曲时髌骨脱位至膝关节外侧,伸直时部分复位,大腿肌肉萎缩,打软腿。体格检查膝关节常有内翻或外翻畸形,患者坐于检查床,伸屈膝关节,可检查髌骨脱位情况,Q 角增大,股四头肌萎缩和股内侧肌斜头发育不良。屈膝 30°髌骨活动度检查发现内侧结构松弛,外侧结构紧张。

髌骨轴线位照片可显示髌骨脱位,正位片也可发现髌骨偏向外侧。CT 扫描可发现高位髌骨、股骨滑车平坦等畸形。

3.髌骨半脱位(也称髌骨轨迹不良)　髌骨外侧疼痛,上下楼梯无力,疼痛,打软腿。体格检查恐惧试验阳性,髌骨倾斜试验外侧支持带紧张,髌骨关节研磨试验阳性。髌骨轴线位照片和 CT 扫描显示髌骨向外侧倾斜半脱位,髌骨关节间隙外侧窄,内侧增宽。

【治疗对策】

1.急性髌骨脱位　可采用保守治疗,石膏固定 4～6 周。拆除石膏后,加强膝关节伸屈和股四头肌功能锻炼,约 80% 可取得满意效果。若关节内有较大的骨软骨折碎片,则需切开手术,将骨折片复位固定。小的骨折碎片可行关节镜手术取出。部分医师认为需行内侧髌骨支持带缝合手术,以减少以后髌骨复发脱位和半脱位的可能。

2.习惯性髌骨脱位　习惯性髌骨脱位需行手术矫正。有多种方法,首先必须行外侧支持带松解,但单纯行外侧支持带松解效果多不满意,需联合行内侧支持带收紧或重建,外侧半髌腱内移,Insall 近端重建——将股内侧肌的斜纤维向外侧重排。要谨慎选择胫骨结节内移手术,因为移位后增加了髌骨关节面的压力,增加骨关节炎发生的可能。

3.髌骨半脱位(也称髌骨轨迹不良)　一般用外侧支持带松解可取得良好效果,可在关节镜下进行,减少创伤。松解后发现效果不理想,可加用内侧支持带重建,取游离半腱肌腱穿过髌骨,拉向内侧固定在股骨髁内收肌结节。

五、髌骨软化

【概述】

髌骨软化是髌骨关节软骨的退变,引起髌骨关节部位的疼痛。

【诊断步骤】

(一)病史采集要点

1.有否外伤史。

2.疼痛部位　有否髌骨关节部位的疼痛。

3.疼痛特点　久坐后站立有否膝关节不适,疼痛是否以下楼梯和半蹲位明显。

4.活动膝关节有否摩擦声。

（二）体格检查要点

1.外观　有否关节肿胀，股四头肌萎缩。

2.压痛部位　有否髌骨周围压痛，有否髌骨外侧压痛。

3.响声　伸屈膝关节有否摩擦声。

（三）辅助检查要点

1.X线检查一般没有异常发现，部分病人髌骨轴线位可发现髌骨轨迹异常。

2.CT检查要注意髌骨有否外倾。

3.MRI检查要注意有否髌骨软骨及软骨下信号异常。

【诊断对策】

（一）诊断要点

1.可有轻微外伤史或无外伤史。久坐后站立有膝关节不适，疼痛以下楼梯和半蹲位明显。

2.髌骨周围压痛，合并髌骨轨迹不良时外侧压痛明显。

3.活动膝关节有摩擦声。

4.X线检查一般没有异常发现，部分病人髌骨轴线位可发现髌骨轨迹异常。CT检查有时可发现髌骨向外倾斜。MRI检查有时可发现髌骨软骨及软骨下信号异常。

5.最后确诊要靠关节镜检查。

（二）鉴别诊断要点

1.髌骨轨迹不良　髌骨软化与髌骨轨迹不良难以鉴别。髌骨轨迹不良是引起髌骨软化的常见原因。CT检查可显示髌骨轨迹不良，关节镜检查可明确诊断。

2.滑膜皱襞综合征　髌骨软化的症状与滑膜皱襞综合征相似，均表现为髌骨关节不适。滑膜皱襞综合征体格检查有时可扪及膝内侧痛性条状物，最后确诊要靠关节镜检查。

【治疗对策】

膝关节镜手术是诊断髌骨软化的可靠手段，能直接观察到关节面的碎片和纤维形成的程度，并了解软化区域的范围。镜下要了解有否髌骨轨迹不良，滑膜皱襞综合征，并作相应处理。

关节镜下进行髌骨软骨面修整，去除表面的纤维软骨，在软骨缺损的部位行软骨下钻孔，是治疗髌骨软化的常用方法。

六、膝关节内游离体

【概述】

膝关节内游离体是由于各种原因出现在关节腔内的游离物体。常见来源是骨关节炎、滑膜骨软骨瘤病、剥脱性骨软骨炎、外伤性骨软骨碎片等。

【诊断步骤】

（一）病史采集要点

1.有否外伤史。

2.有否摸到关节内活动物体。

3.有否关节突然疼痛，关节交锁。

（二）体格检查要点

1.当游离体不多，而且不在重要部位，部分病人可无阳性体征。

2.当游离体较大,位于髁间窝时,膝关节不能伸直或伸直时疼痛。

3.当游离体位置表浅时,体查可扪及。

(三)辅助检查要点

X线照片检查可显示含有骨组织或有钙化的游离体。并可了解其位置所在。若游离体单由软骨组织组成,则需MRI检查。但对小的软骨性游离体,MRI检查也不能显示。

【诊断对策】

(一)诊断要点

1.可有或无外伤史。

2.反复膝关节突然疼痛、钝痛,部分患者有关节交锁病史。

3.若患者诉曾摸到关节内活动物体,诊断基本可成立。

4.X线照片检查可显示含有骨组织或有钙化的游离体。

(二)临床分型

1.带蒂游离体　游离体通过纤维结缔组织与关节囊滑膜或其他结构相连,部分可直接粘连。这种游离体活动范围很小或根本不活动,很少出现交锁。

2.不带蒂游离体　游离体没有蒂,可在关节腔内自由活动,位置不定。常在某一特定体位或活动时发生交锁,或被摸到。卡在关节面会引起明显疼痛。

【治疗对策】

关节镜下取出游离体是最好的治疗方法。但操作不熟练时会遇到很多困难。当游离体较小时,可用冲洗吸引取出。也可用髓核钳直接取出。若游离体较大,可夹碎游离体,再逐一取出。若游离体在后关节囊,需要开后内或后外入路,操作较困难,不易进入。

七、滑膜皱襞综合征

【概述】

滑膜皱襞是正常的关节内退行性改变结构,当发育异常或受到创伤、炎症等因素的刺激时,可出现肥厚、纤维化等病理改变,并导致相应的临床症状。以内侧滑膜皱襞综合征多见。

【诊断步骤】

(一)病史采集要点

1.有否膝关节过劳,损伤病史。

2.疼痛特点

(1)疼痛部位:是否有髌骨内侧疼痛。

(2)疼痛与活动的关系:是否有久坐后髌骨内侧钝痛,屈膝时疼痛明显。

(3)是否伴有弹响,打软腿,关节嵌顿。

(二)体格检查要点

1.外观　有否股四头肌萎缩,关节肿胀。

2.压痛部位　有否髌骨内侧压痛,扪及痛性条状物,髌骨内推可诱发疼痛。

(三)辅助检查要点

1.X线检查一般没有异常发现。

2.MRI检查有时可显示滑膜皱襞,但最后确诊要靠关节镜检查。

【诊断对策】

（一）诊断要点

1.有膝关节过度使用病史,如反复大量的屈膝训练,反复下蹲、扭转练习。

2.有髌骨内侧疼痛,久坐后髌骨内侧钝痛不适,屈膝时疼痛明显。

3.局部检查可发现股四头肌萎缩,关节肿胀不明显,髌骨内侧压痛,有时可扪及痛性条状物,髌骨内推可诱发疼痛。

4.MRI 检查有时可显示滑膜皱襞,最后确诊要靠关节镜检查。

（二）鉴别诊断要点

1.髌骨软化　髌骨软化的临床症状与内侧滑膜皱襞综合征很相似,体格检查也有髌骨周围压痛,但髌骨内侧一般没有痛性条状物,最后确诊要靠关节镜检查。

2.髌骨轨迹不良　髌骨轨迹不良也表现为髌骨周围疼痛,屈膝疼痛明显,体格检查也有髌骨周围压痛,但一般为外侧疼痛。CT 检查可发现髌骨轨迹不良,关节镜检查可提供可靠诊断。

【治疗对策】

1.保守治疗　早期可用制动、减少或停止运动,弹性绷带固定,加强股四头肌肌力练习。必要时使用消炎止痛药,局部理疗,封闭治疗。

2.手术治疗　保守治疗 2～4 个月无效,则需关节镜手术治疗。镜下刨削或咬除增厚的滑膜皱襞,往往可看到病变滑膜皱襞附近的髌骨软骨和股骨髁软骨损伤。

（李海亚）

第五节　足踝关节疾病

一、踝管综合征

【概述】

踝管综合征是指胫后神经在踝管内受卡压引起的感觉及运动功能障碍。神经症状早期可出现跖侧灼性疼痛,症状加重则感觉神经分布区麻木,所支配肌肉萎缩;血管症状可出现踝、足部水肿、静脉曲张,局部皮肤苍白或发绀,皮温发凉或发热,出汗或干燥等。

【诊断步骤】

（一）病史采集要点

1.早期　病人表现为长期站立或走路较久后内踝后下部有轻度麻木及烧灼样疼痛。

2.中期　病人症状加重疼痛呈持续性,休息及睡眠时仍有疼痛,疼痛的范围扩大,可沿小腿内侧向上放射至膝关节下方。

3.后期　病人上述症状加重,并可出现跖内侧神经支配区皮肤干燥、不出汗、皮色青紫等自主神经紊乱的症状。

（二）体格检查要点

1.局部压痛。

2.踝关节外翻时可使疼痛加剧。

3.足底感觉减退,两点分辨能力降低。

4.有时可见踇趾展肌和第一、第二骨间肌的肌肉萎缩。

（三）辅助检查要点

1.X 线检查　少数病人可见距骨内侧有骨刺或骨桥形成。

2.肌电图检查　有助于诊断。

【治疗对策】

治疗原则先采用非手术治疗,减少足踝活动,穿宽松鞋子,局部注射类固醇药物等。如效果不明显或反复发作需手术治疗,根据卡压原因彻底减压以松解神经及血管。

二、踇外翻

【概述】

踇趾向足的外侧过度倾斜称为踇外翻。在临床上应以踇外翻超过 25°,挤压第二趾、第一跖骨头处有踇囊炎疼痛者,才可诊断为踇外翻。

【诊断步骤】

1.病史采集要点　常由患者自己发现,病史较长,发现踇趾外翻逐渐加重并出现疼痛。

2.体格检查要点

（1）踇外翻大于 25°,跖趾关节半脱位。

（2）第一跖骨内翻,有踇囊炎。

（3）可并发第二、第三跖骨头处胼胝。

（4）可并发第二趾呈锤状趾。

（5）可并发第一跖趾关节骨关节炎。

3.辅助检查　要点 X 线检查即可,踇外翻大于 25°,踇跖趾关节半脱位等。

【诊断对策】

1.通过症状、体征及 X 线即可诊断。

2.分型

（1）早期（半脱位前期）：踇趾轻度外翻,踇囊炎轻微,疼痛不重,X 线片踇跖趾关节无向外半脱位,不合并锤状趾。

（2）中期（半脱位期）：踇趾明显外翻畸形,踇囊炎疼痛较重,X 线片可见踇趾近节基底,自跖骨头向外侧半脱位,因踇趾向外挤压第二趾,该趾可发生锤状趾畸形,以致跖骨头下陷,并发跖骨头部胼胝。

（3）晚期（跖趾关节期）：除踇囊炎疼痛外,跖趾关节有跖趾关节炎表现。

【治疗对策】

治疗原则：早期患者采用保守治疗,中、晚期采用手术治疗。

1.非手术治疗　穿合适的鞋对踇外翻的预防非常重要,选用前部宽大跟不宜太高。按摩、体操矫形、理疗等都有一定疗效。

2.手术治疗　手术治疗的目的主要是减轻疼痛,纠正畸形。方法有很多种,但主要操作介绍如下：

（1）矫正踇趾近节趾骨外翻。

（2）切除第一跖骨头的骨赘,必要时切除滑囊。

（3）矫正第一跖骨内翻畸形。

(4)矫正紧张的拇长伸肌腱。

(5)矫正前足的其他畸形,如锤状趾等。

三、扁平足

【概述】

扁平足是指足部正常内侧纵弓的丧失,但同时也伴发其他的结构畸形,包括足跟外翻、距下关节轻度半脱位、跟骨在距下关节处外翻、跗中关节向外侧成角、相对于后足前足旋后畸形。根据发病原因及临床表现分为姿势性平足症、痉挛性平足症和强直性平足症。

【诊断对策】

1.病史采集要点　姿势性平足症为初发期,仅在行走和劳累后足部肿胀和疼痛,一般休息后可缓解;痉挛性平足症表现为疼痛严重,行走、站立困难,腓骨长肌呈强直性痉挛,肌腱轮廓清晰可见,高度紧张;强直性平足症表现为足纵弓无论负重与否均消失,足活动很少,多保持在外翻位,不能内翻,行走、站立困难,疼痛却减轻。

2.体格检查要点　不论是哪种类型的平足症,站立时均具有以下体征。

(1)足弓下陷消失,足内缘不直,前足外展,跟骨、舟骨结节突出,内踝突出加大;

(2)足跟变宽,跟底外翻;

(3)跟腱止点外移;

(4)足部明确的压痛点。

3.辅助检查要点　X线可帮助判断累及部位及程度。

【治疗对策】

1.姿势性平足症

(1)避免长时间处于一种姿势,防止疲劳。

(2)加强足部肌肉锻炼。

(3)舟骨矫形及切断跟距骨桥。

(4)矫形鞋。

2.痉挛性平足症

(1)手法按摩,作足内翻活动,解除腓骨肌痉挛。

(2)若病情较重,可在跗骨窦内注射1%～2%普鲁卡因。

(3)内翻位石膏固定6周。

(4)热疗,以后穿平足垫保护。

(5)保守治疗无效者切除骨桥或做三关节融合术。

3.强直性平足症

(1)无痛者型非手术疗法,调换工作及穿着合适的鞋。

(2)疼痛或不便者宜行三关节融合术。

四、跟痛症

【概述】

跟痛症是指多种慢性疾患所致跟骨跖面疼痛,多发生于中年以后的男性肥胖者,一侧或两侧同时发病。与劳损和退化有密切关系,常见原因是足跟脂肪垫炎或萎缩、跖筋膜炎、跟骨骨刺三种。

【诊断对策】

1.若是足跟脂肪垫炎或萎缩则在足跟负重区偏内侧有压痛点,有时可触及皮下的脂肪纤维块。

2.若是跖筋膜炎患者,站立或行走时跟下及足心疼痛,足底有胀裂感。压痛点局限于跟骨大结节的跖筋膜,肌肉附着部,特别是它的内侧。

【治疗对策】

1.足跟脂肪垫炎或萎缩

(1)局部热疗或理疗,外敷活血通络药物。

(2)局部注射醋酸氢化可的松 1ml 加 2ml 普鲁卡因 1~3 次。

(3)穿跟部中间偏内侧挖空的厚软橡皮海绵足跟垫亦有帮助。

2.跖筋膜炎

(1)压痛点按摩封闭。

(2)垫高足跟。

3.跟骨骨刺

(1)用热疗、封闭或穿带孔的鞋垫多可治愈。

(2)无效者可考虑胫后神经跟下支切断或骨刺切除术。

(房　波)

第六节　股骨头缺血性坏死

【概述】

股骨头坏死全称股骨头无菌性坏死,或股骨头缺血性坏死,是由于多种原因导致的股骨头局部血运不良,从而引起骨细胞进一步缺血、坏死、骨小梁断裂、股骨头塌陷的一种病变。自 1888 年世界医学界首次认识股骨头坏死这一疾病至今,股骨头坏死已由少见病转变为多发病、常见病。尤其是激素的问世及其广泛应用以来,股骨头坏死的发病率逐渐上升。加之交通工具变革后交通事故的增多,人们生活方式的改变均使得该病患者数量剧增。据不完全统计,目前全世界患此病者约 3000 万人,我国约有 400 万人。最新的调查表明,该病的发生无明显性别差异,任何年龄均可患病,而有过激素应用史、髋部外伤史、酗酒史、相关疾病史者发病的几率明显增多。

这种疾病可发生于任何年龄,但以 31~60 岁最多,无性别差异,开始表现为髋关节或其周围关节的隐痛、钝痛,活动后加重,进一步发展可导致髋关节的功能障碍,严重影响患者的生活质量和劳动能力,若治疗不及时,还可导致终身残疾。

【诊断步骤】

(一)病史采集要点

1.年龄　股骨头缺血坏死可见于任何年龄阶段,多发生于 31~60 岁。

2.有无过去或现在的髋关节外伤史　股骨头缺血坏死可并发于其他多种内、外科疾病。下列情况被认为与本病发病有密切关系的高危因素:①肾上腺皮质功能亢进或外源性皮质类固醇激素增多。②酗酒。③减压病(潜水病)。④放射治疗。⑤镰状细胞病。股骨头缺血性坏死还可见于痛风、软骨营养不良、铁中毒、糖尿病、胰腺炎、血友病、烧伤、妊娠、黏多糖代谢病、慢性肾病、动脉硬化、红细胞增多症、闭塞性脉管炎、甲状腺功能减退等。

3.症状

(1)疼痛：早期可无任何临床症状，而在拍摄 X 线片偶然发现。股骨头缺血坏死最早出现的症状为髋部或膝部的疼痛，在髋部又以骨收肌痛较早出现。早期疼痛较轻，疼痛在休息后可以缓解。随着病程进展，疼痛可逐渐加重，呈持续性发作。保守治疗可使疼痛缓解，但一段时间后会再次发作。原发病不同可使股骨头发生坏死，出现疼痛等临床症状的时间不同。减压病常在快速减压后数分钟至数小时出现髋关节疼痛，但直到数月至数年后才有 X 线片上的异常出现。长期大量服用激素常在服药后 3～18 个月发病。嗜酒者一般有多年的大量饮酒史。股骨颈高位骨折并脱位，发生股骨头缺血坏死者，疼痛多发生在伤后 15 个月至 17 年，其中 80％～90％的患者在伤后 3 年内发病。

(2)活动受限：早期患侧髋关节活动正常或者轻微受限。可有某一种活动受限，如髋关节内旋活动障碍。随着病情继续发展，髋关节由于关节囊增厚挛缩，关节在各个方向上的运动均明显受限，晚期可出现髋关节的僵直。

(3)跛行：早期患者由于股骨头内压增高、疼痛，可出现间歇性跛行。晚期股骨头塌陷可造成患肢短缩，髋关节骨关节炎及半脱位可导致持续性的疼痛，以及一些其他原因可使患者出现持续性跛行。

(二)体格检查要点

1.大转子叩痛，局部深压痛，内收肌止点叩痛可呈阳性，早期 Thomas 征、"4"字试验可为阳性。晚期由于患侧股骨头塌陷，髋关节半脱位，Allis 征、Trendelen-burg 试验可为阳性。如有阔筋膜肌或髂筋束挛缩 Ober 征可呈阳性。

2.其他体征还有内、外旋活动受限，患者短缩，肌肉萎缩。髋关节半脱位时大转子上移超过 Nelaton 线，Bryant 三角底边小于 5cm，Shenton 线不连续。

(三)辅助检查要点

1.X 线平片检查　普通 X 线平片仍是用于股骨头缺血坏死诊断的主要手段，典型的坏死不需要其他的影像学资料即可做出诊断。成骨细胞坏死后 2 个月或更长的时间才能在 X 线平片上观察到股骨头密度的改变。病程的不同阶段，坏死的股骨头在 X 线平片上可有不同的表现。

(1)股骨头的外形完整，关节间隙保持正常，但是股骨头负重区的软骨下骨密度增高，其周围可见点状或斑片状密度减低区或囊性变区。在坏死灶周围常有一密度增高的硬化带包绕。

(2)股骨头外形完整，在股骨头负重区的骨质中，可见宽 1～2cm 弧形透明区，既是所谓的"新月"征。这是诊断股骨头缺血坏死的重要征象。有时可有裂隙样透亮线（裂隙征）。

(3)股骨头塌陷，变得扁平，失去了圆而光滑的外形。股骨头皮质可中断并成角（台阶征）。基底处出现平行的双皮质征（双边征）。软骨下骨质密度增高。此时髋关节间隙仍然保持正常。Shenton 线基本保持连续。

(4)股骨头正常的骨结构基本消失。股骨头负重区严重塌陷，股骨头更加扁平，内可有弥散或局限性的硬化或囊性变。股骨头内下方骨质一般仍完整。股骨头外上方未负重区，成为一个残存的向上的突起。股骨头向外上方移位，可有髋关节半脱位，Shenton 线中断。碎裂的股骨头可成为关节内的游离体。关节间隙可变窄，髋臼外上缘常有增生的骨刺形成，髋臼出现硬化和囊性变。

2.CT 检查　CT 检查从多个平面可以较好的观察股骨头前部，可发现位于头部早期较小的病变，病变的范围以及关节囊和关节腔的改变。CT 上可有以下表现：

(1)骨质基本正常。可有滑膜增厚，关节囊肿胀，关节腔积液，关节间隙相对增宽。

(2)股骨头形态正常。正常初级压力骨小梁和初级张力骨小梁的内侧部分相结合形成一骨密度增强区,在轴位像上呈现被称为"星芒"征的放射状的影像。当发生股骨头缺血坏死,星芒状骨纹理增生、扭曲,骨纹理间的骨小梁被吸收呈不均匀的较大的网眼。

(3)股骨头变扁平,股骨头前上部关节面下可见较窄的带状透亮区,也即是"新月"征。

(4)股骨头塌陷,扁平。股骨头内有不同程度的囊性变,周围伴骨质硬化。可见碎骨片或关节内游离体。可见继发性的骨质增生,关节间隙变窄,关节半脱位征象。

3.MRI检查   MRI检查是一种有效的早期诊断手段,可发现一些在X光平片或CT检查正常的早期病变。其敏感性也优于骨扫描。MRI最早可以出现有确诊意义的骨坏死的信号是在脂肪细胞死亡之后(12~18小时)。由于坏死早期纤维组织代替了骨髓组织,结果使信号强度降低。MRI上可见以下表现:

(1)早期在T_1WI及T_2WI上,股骨头呈高信号,股骨头边缘有一环行低信号条带。在T_2WI上关节液呈高信号,股骨头外形正常,关节间隙正常。

(2)股骨头变扁、塌陷,关节腔积液在T_2WI上为高信号,在T_1WI上可见股骨头上部有低信号环绕的局限性低至中信号强度区,T_2WI外周的低信号区宽度变窄,环绕的区域为高信号。

(3)股骨头在T_1WI和T_2WI上呈片状不规则、不均匀信号,间或有斑点状高信号区。在T_2WI上可见关节液形成的高信号区,股骨头变扁,关节间隙变窄。

4.放射性核素扫描   放射性核素骨扫描对股骨头缺血坏死的早期诊断有较大价值,可在X线检查出现异常前3~6个月发现病变。它的敏感性和特异性均较MRI低,但在早期病变又不适合MRI检查的情况下,不失为一种经济而又敏感的辅助诊断手段。

(1)坏死早期表现为放射性减低,周围无核素浓聚现象。头/干比值低于正常。

(2)股骨头坏死继续进展,可表现为周围放射性核素浓聚围绕着减低区,形成所谓的"炸面圈"征。头/干比在减低区接近或低于正常,浓聚区高于正常。

(3)晚期放射性核素在整个股骨头明显浓聚,有时可为不规则浓聚。头/干比明显增高。

5.髓芯活检   用标有刻度的空心钻头钻取病变股骨头的骨松质,对标本进行组织病理学检测,它对股骨头缺血坏死的早期诊断具有重要意义。同时它也是进行了髓内减压。

6.骨组织内压(髓内压)测定   股骨头缺血坏死的患者,由于静脉回流受阻,常有骨内压的增高。同时压力试验可以使我们发现一些存在潜在病变的患者。

7.关节镜检查   关节镜检查操作简单、损伤小,可以在直视下清除增生的骨赘、滑膜组织,取病变组织进行活检。同时可了解病变范围、程度,为下一步手术方式的选择提供帮助。

关节镜检查的分期:

Ⅰ期:关节面正常;

Ⅱ期:关节面有裂隙,没有压迫后发生回弹的碎块;

Ⅲ期:有压迫后回弹的软骨面;

Ⅳ期:软骨面塌陷;

Ⅴ期:关节软骨和软骨下骨完全分层剥离;

Ⅵ期:股骨头和髋臼均出现严重的退变。

目前公认的能有效地发现股骨头缺血坏死的方法有:DSA、MRI、组织学检查、骨内静脉造影、放射性核素扫描、CT。组织学检查包括髓芯活检、骨组织内压测定和髋关节镜检查。

【诊断对策】

(一)诊断要点

临床诊断一般根据患者的症状、体征、髓心活检、骨组织内压测定、髋关节镜检查,以及骨扫描,髋部X

线、CT、MRI 等检查。尽管临床检查手段日新月异,但有时确诊股骨头缺血坏死时仍感困难。可将诊断分为三步来进行:

1.怀疑阶段　患者出现髋关节疼痛或活动受限,但 X 线检查无明显异常。

2.可能阶段　进一步利用血流动力学或放射性核素检查明确缺血坏死的可能性。

3.确诊阶段　根据病变在各种影像学检查和组织活检中典型的改变。

(二)临床分型

1973 年 Marcus 首先根据病情变化规律,从轻到重,提出股骨头坏死的影像学分期方法。在此基础上后来出现多种修改方法,目前使用较多的三种方法为 Ficat 分期、Steinberg 分期与 ARCO 分期。

1. Ficat 分期

0 期:无疼痛,平片正常,骨扫描与磁共振出现异常。

Ⅰ期:有疼痛,平片正常,骨扫描与磁共振出现异常。

Ⅱ期:有疼痛,平片见到囊性变或(和)硬化,骨扫描与磁共振出现异常,没有出现软骨下骨折。

Ⅲ期:有疼痛,平片见到股骨头塌陷,骨扫描与磁共振出现异常,见到新月征(软骨下塌陷)或(和)软骨下骨台阶样塌陷。

Ⅳ期:有疼痛,平片见到髋臼病变,出现关节间隙狭窄和骨关节炎,骨扫描与磁共振出现异常。

2. Steinberg 分期(即宾夕法尼亚大学分期)

0 期:平片、骨扫描与磁共振正常。

Ⅰ期:平片正常,骨扫描或(和)磁共振出现异常。

Ⅱ期:股骨头出现透光和硬化改变。

Ⅲ期:软骨下塌陷(新月征),股骨头没有变扁。

Ⅳ期:股骨头变扁。

Ⅴ期:关节狭窄或髋臼病变。

A.轻度;B.中度;C.重度。

Ⅵ期:更加严重退行性改变。

Ⅰ～Ⅳ期可以进一步根据股骨头病变的范围分为:A.轻度($<15\%$);B.中度($15\%\sim30\%$);C.重度($>30\%$)。

3.股骨头坏死国际分期(ARCO 分期)

0 期:活检结果符合缺血坏死,其余检查正常。

Ⅰ期:X 线或 CT 检测正常,骨闪烁成像、MRI 检查一项或两项阳性,病变根据部位可以分为股骨头内侧、中央、外侧,同时可以对病变的大小进行测量。

A.磁共振股骨头病变范围$<15\%$。

B.股骨头病变范围 $15\%\sim30\%$。

C.股骨头病变范围$>30\%$。

Ⅱ期:X 线片上股骨头显示斑片状密度不均、骨硬化、骨囊性变、骨量减少,X 线片与 CT 无股骨头塌陷征象,MRI 及骨闪烁成像阳性,髋臼无变化。其也可如Ⅰ期分为几个亚类。

A.磁共振股骨头病变范围$<15\%$。

B.磁共振股骨头病变范围 $15\%\sim30\%$。

C.磁共振股骨头病变范围$>30\%$。

Ⅲ期:X 线平片上出现"新月"征,股骨头的外形开始塌陷,外形仍正常时 CT 有助于发现股骨头内的塌陷。关节间隙正常,髋臼正常。

A.X线平片上新月征长度<15%关节面或塌陷小于2mm。

B.X线平片上新月征长度占关节面长度15%～30%或塌陷2～4mm。

C.X线平片上新月征长度>30%关节面长度或塌陷>4mm。

Ⅳ期:X线平片上股骨头关节面扁平、关节间隙狭窄,髋臼退变出现骨关节炎的一些表现,如骨硬化、囊性变、边缘骨赘形成。最终可使关节完全破坏。

(三)鉴别诊断要点

多数病例诊断不难,但有时需和以下疾病相鉴别:

1.**髋关节骨关节炎** 分为原发性与继发性骨关节炎。原发者以50岁以上多见。常为多关节受累,进展缓慢。早期可现疼痛,活动后加剧,休息后好转。严重时疼痛持续。疼痛可在天气寒冷或潮湿加重,可伴有跛行。疼痛发生于髋关节前面、侧面、大腿内侧,或在膝关节附近。可有短时晨僵。严重时髋关节可出现屈曲、外旋、内收畸形。髋关节前方可有压痛,Thomas征阳性。血沉多数正常,关节液白细胞计数常低于$1×10^9/L$。X线片上股骨头可变扁,增宽,股骨颈变粗变短,头颈边缘可有骨赘形成。髋臼顶部骨密度增高,外上缘可有骨赘增生。股骨头和髋臼可有囊性变,周围以硬化骨包绕。严重时股骨头可向上方脱位,或是在关节腔内出现游离体,关节间隙可变窄。但是组织学上可见股骨头并无缺血,无广泛的骨髓坏死。镜下可见血液淤滞,髓内纤维化,骨小梁增厚。继发性骨关节炎常继发于髋部骨折、脱位、先天性髋臼发育不良、扁平髋、髋关节感染等病变,常局限于单一关节,发病年龄相对低,病变进展较快。

2.**风湿性关节炎** 髋关节出现类风湿关节炎时,其他关节常已有明显的病变出现。病人多为青年男性,多累及双髋。患者可出现食欲减退、体重减轻、关节疼痛、低热等症状,随后出现关节肿胀、疼痛加剧,关节积液、皮温升高,晨僵明显。关节疼痛与气候、气温和气压有一定关系。髋部有明显的压痛,肌肉痉挛,继发性肌肉萎缩。发作和缓解常常交替出现。类风湿性疾病是全身性疾病,可涉及除关节外的如心、肺、脾和血管等组织器官。患者可有类风湿性皮下结节。X线片上可见关节间隙变窄,髋臼突出,股骨头骨质疏松、关节强直。四肢对称性的小关节有僵硬、肿胀、疼痛、活动受限。实验室检查可有轻度的贫血,白细胞增高,血沉加快,类风湿因子阳性,部分患者抗链球菌溶血素O升高,血清免疫球蛋白可升高,滑液凝块试验见凝块呈点状或雪花状,关节渗液的纤维蛋白凝固力差,关节滑膜组织活检呈典型的类风湿改变。类风湿性髋关节炎可并发股骨头缺血坏死。

3.**髋关节结核** 多发于儿童和青壮年,患者就诊时大部分表现为全关节结核。髋关节发病部位依次为髋臼、股骨颈、股骨头。患者消瘦、低热、盗汗、血沉加快。起病慢,早期可出现髋部痛,休息后可缓解。患儿可诉膝部痛。结核进展期,髋关节可出现剧烈疼痛,患髋屈曲,影响睡眠,可出现跛行。体检可见患髋轻度肿胀,局部有压痛,晚期髋部可有窦道形成。髋关节伸直,内旋受限,Thomas征和"4"字征阳性,足根扣击试验阳性。并发病理性脱位时可出现相应临床表现。X线片可见患髋,髋臼和股骨头骨质疏松,骨小梁变细,骨皮质变薄;骨盆前倾,闭孔变小;关节间隙可增宽或缩窄,晚期关节面完全被破坏,软骨下骨模糊。结核菌素试验适用于4岁以下儿童,髋关节穿刺液涂片查结核菌对本病诊断有一定价值,但髋关节位置深,穿刺不一定成功,手术探查活检,最为准确。

4.**化脓性关节炎** 发病年龄小,多为血源性播散,少数也可为直接蔓延。起病急,疲倦、食欲减退、寒战、高热、患髋剧痛,活动不能,常保持在屈曲、外展、外旋的体位。有时亦可表现为膝部疼痛。髋关节肿胀,压痛明显,髋关节活动受限,Thomas征阳性,足根叩击试验阳性。白细胞及中性粒增高,血沉加快,血培养致病菌可为阳性。X线表现早期可见髋关节肿胀,关节软骨被破坏后,关节间隙变窄,软骨下骨质破坏,晚期化脓性病变从关节囊、韧带附着处侵入,形成骨内脓肿,短期内出现骨质破坏,关节塌陷,关节间隙消失,最后发生骨性融合。

5.强直性脊柱炎　常见于20～40岁的男性,多见于骶髂关节和腰椎,其次为髋、膝、胸椎、颈椎。本病起病缓慢,多表现为不明原因的腰痛和腰部僵硬感,晨起重,活动后减轻,部分患者出现坐骨神经痛。以后腰腿痛逐渐向上发展,胸椎及胸肋关节出现僵硬,导致呼吸不畅,颈椎活动受累时,颈部活动受限,整个脊柱严重僵硬。脊柱出现代偿性的后突畸形。早期骶髂关节可有压痛,骨盆分离试验、挤压试验阳性。X线表现一般于起病后3～6个月才出现,髋关节常为双侧受累,早期可见骨质疏松,关节囊膨隆以及闭孔缩小。中期关节间隙狭窄,关节边缘呈囊性改变,股骨头边缘和髋臼外缘骨质增生。晚期可见髋臼内陷或关节呈骨性强直。实验室检查可有轻度贫血,血沉加快,血清碱性磷酸酶增高,HLA-B27阳性。

6.反射性交感神经营养不良综合征(RSDS)　是一种肢体损伤后,以血管神经功能纹理引起的疼痛综合征,过去又被称为肢体创伤后骨萎缩、急性骨萎缩、Sudeck骨萎缩、反射性神经血管营养不良等。常常发生在一些轻微的损伤,或是神经性心肺病后,突然发病或突然加重。受累关节可发生水肿,患髋运动受限。X线表现为骨质疏松,进行性骨量减少,于近关节区更为明显。骨质疏松很像Ⅱ期的股骨头缺血坏死,但骨质疏松范围较小,且无囊性变。在X线出现异常前,毛细血管增生水肿,滑膜下纤维化。骨内血管壁增厚,骨小梁稀薄,骨髓局灶性破坏,骨内静脉造影表现为骨干反流,骨内静脉淤滞。RSDS和骨坏死是不同的两种疾病,它们在血管变化的原发因素和细胞发生的病理变化均不同,但组织学后果有些相似。

7.髋关节色素沉着绒毛结节性滑膜炎　多发生在青壮年,患髋逐渐肿胀,逐渐出现髋部不适、疼痛,并有髋关节活动受限。症状加重和缓解交替出现,但总趋势是疼痛逐渐加重。体检时可发现患髋较对侧饱满,关节活动受限,股四头肌出现废用性萎缩,关节腔穿刺可抽出血性或咖啡色液体,病理检查可见绒毛结节。关节镜下,可见肥厚充血,呈棕色的滑膜或棕黄的绒毛和结节。X线片基本特征是早期骨侵犯,可见髋臼、股骨头、股骨颈呈多囊性改变。

8.髋关节的肿瘤　良性肿瘤生长于股骨头部很少。侵袭力强的骨肿瘤可以侵及股骨头部,股骨头血供差,肿瘤组织易发生坏死,液化,表现为囊性变,以软骨母细胞瘤最易侵犯股骨头部。其常发生于10～20岁的青少年男性,以疼痛为主要症状,活动后加剧。髋部病变位于股骨头骨骺内,可导致股骨头发育症障碍。本病进展慢,可长期仅有轻微的疼痛,X线片可见股骨头骨骺部或近骨骺端有一圆形或椭圆形透亮区,边缘清晰,可有硬化壁,骨膜反应少见,肿瘤内可有斑点状或斑片状钙化影。

【治疗对策】

股骨头缺血坏死的治疗方法很多,在治疗时应明确诊断、分期、病因等因素,同时需要考虑病人的年龄、全身状况、单侧或双侧发病、病人的要求等因素,帮助病人选择合适的治疗手段、治疗方案。

(一)非手术治疗

对于青少年患者,其股骨头通过自身的修复,有可能取得满意的结果。对于属于Ficat Ⅰ、Ⅱ期的成年患者,如病变范围较小、症状轻者也可采用非手术疗法。保守治疗所需时间较长,要6～24个月或更长时间。治疗期间要定期复查X线平片,以了解疾病进程。

首先应去除可能的致病因素,如停用激素,停止饮酒,停止在高压环境中工作,积极治疗血液病。

1.非药物治疗　休息,避免患髋负重。减少主动活动,但可有适当增加被动活动,以防止关节僵硬,肌肉萎缩。日常生活患者可用一些辅助行走的工具如拐杖或助行器。可对患髋侧下肢进行皮牵引以缓解疼痛。或进行高压氧疗,以助于新生血管的形成和成骨细胞的生长。

2.药物治疗

(1)扩张血管、抑制血小板凝聚的药物:双氢麦角碱、甲基磺酚妥拉明、双嘧达莫、阿司匹林等。

(2)非甾体类抗炎药(NSAIDs):但长期使用有引起胃出血危险,另外抑制前列腺素生成,可妨碍骨的修复。

(3)COX-Ⅱ特异性抑制剂:可有效减轻胃肠道副反应。

(4)镇痛剂:曲马多。

也有一些医师采用介入疗法、电刺激疗法来促进股骨头血供,帮助修复。

(二)手术治疗

目前手术仍是股骨头缺血坏死有效和彻底的治疗方式。随着对股骨头缺血坏死认识的深入,手术方式也在不断的发展。临床医师需综合考虑病变的程度、病程的长短、全身情况、患者的年龄等因素,选择相应的手术方式。

1.股骨头中心减压　中心减压最早是一种股骨头缺血坏死的诊断方法。1964年Arlet和Ficat首先发现其对股骨头缺血坏死有一定疗效。中心减压就是在股骨颈的延长线上用空心钻达股骨头病变区域,再用较细的空心钻朝不同的方向钻出数个通道。减压可使密闭的骨腔开放,使骨内压降低,帮助恢复骨的正常微循环;同时钻孔减压可刺激新生血管长入。术后非负重时间需6～12周。

多数学者认为在软骨下骨折(X线平片出现新月体)发生之前进行该手术较为合适。Mont认为中心减压可用于FicatⅠ、Ⅱ期股骨头坏死;对于股骨头损害严重的病人,如由于种种原因不适合进行更大的手术时,为了缓解疼痛,也可行中心减压。

2.植骨术　中心减压可降低骨内压,并促进股骨头内血管再生,但是无法防止股骨头塌陷。对于早期的股骨头坏死,骨移植可以起到促进股骨头的修复,防止股骨头塌陷的作用。故骨移植常常结合中心减压进行。移植骨一般可取髂骨、大转子部骨、胫骨、腓骨或减压时取出的松质骨。

植骨可促进骨的修复,缩短限制负重的时间,可用于Ficat Ⅱ期和刚进入Ⅲ期的患者。

3.带血供的骨移植　应用带血供的骨移植治疗股骨头缺血坏死的主要目的是加速股骨头内的血管再生,阻断坏死的进一步发展,它比单纯植骨更易和受区愈合。有带血管蒂、带肌蒂、带筋膜蒂或带游离血管蒂的方式供选择。可取髂骨、腓骨等部位骨。游离血管蒂可与臀下动脉、旋股内、外动脉或股深动脉进行吻合。移植骨可通过在头颈交界处开槽或中心减压的通道植入。

对于不适合行截骨术的严重的Ficat Ⅱ和Ⅲ期股骨头坏死的患者,或坏死范围较为广泛的患者,可以考虑此方法。

4.血管植入　Hori游离出旋股外侧动静脉升支和横支血管蒂。然后自头下向软骨下坏死区钻孔,清除死骨,在空腔内填塞松质骨。将血管蒂固定于圆柱状的松质骨上,植入钻孔的通道内。术后行皮牵引3周,扶拐不负重3个月,坏死严重者,可延长不负重时间,此后逐步负重。

此方法适用于早期的股骨头坏死,对于病变范围大的晚期患者虽也可使用,但术后的非负重时间较长。

5.截骨术　其原理是将股骨头坏死的部分从主要负重区移走,由股骨头正常部位进行负重。1973年日本学者Sugioka报告了经粗隆旋转截骨术。他在粗隆间嵴稍远侧,垂直股骨颈纵轴进行截骨,沿股骨颈纵轴向前或向后旋转股骨头,使股骨头后方的正常软骨转到髋关节的负重区。截骨断端用长螺钉或加压钢板进行固定。以后陆续有一些学者对这一手术进行了改进,简化了手术步骤,提高了手术疗效。

该手术适用于Ficat Ⅲ期,病变范围不大,且导致骨坏死的病因(如使用激素)已去除的患者。

6.髋关节融合术　选择融合要慎重。关节融合后可消除疼痛,可长时间的站立和行走。但髋关节的活动消失,也给日常生活带来诸多不便。非创伤性股骨头缺血坏死常常是双髋均有病变,系统性疾病所致的缺血坏死的患者中60%可发生双侧病变。对于双髋病变者,至少要保留一侧的髋关节的活动。对于不宜做其他手术的患者可考虑此方法。

7.人工关节置换术　尽管有许多的手术方式可对股骨头缺血坏死进行预防性的治疗,但是大部分的股骨头最终都难逃塌陷的结局,需要进行重建。人工关节置换术是缓解严重缺血坏死所引起的疼痛最为有效的方法。

(1)人工股骨头置换术:人工股骨头置换具有关节活动好,下床早的优点。但并发症不少,主要有4种:感染、脱位、松动和假体柄折断,处理上较困难。所以,虽然这仅为人工半关节置换,仍应严格掌握手术适应证。

适应证:①60岁以上的老年人,股骨颈头下型骨折,移位明显,愈合有困难。②股骨颈头下型粉碎性骨折。③股骨颈陈旧性骨折不愈合或股骨颈已被吸收。④不能配合治疗的股骨颈骨折患者,如偏瘫、帕金森病或精神患者。⑤成人特发性或创伤性股骨头缺血性坏死范围大,而髋臼损伤不重,用其他手术又不能修复。⑥不应行刮除植骨术的股骨颈良性肿瘤。⑦股骨颈原发性或转移的恶性肿瘤或致病理性骨折,为减轻患者痛苦,可以手术置换。

禁忌证:①年老体弱,有严重心、肺疾患,不能耐受手术者。②严重糖尿病病人。③髋关节化脓性关节炎或骨髓炎。④髋关节结核。⑤髋臼破坏严重或髋臼明显退变者。

术前准备:①全面体格检查,了解心、肺、肝、肾功能,并适当治疗以适应手术。②股骨颈骨折者应于术前皮牵引或胫骨结节牵引,先纠正骨折远端的向上移位和解除髋关节周围肌群挛缩,以便术中复位及减少术后并发症。③术前1~3日常规给抗生素,禁忌在患处注射,以防感染。④常规备皮;术前当夜灌肠;术前12小时禁食。⑤选择大小相近的人工股骨头,放在患髋同一平面摄X线片,据此选择、准备合适的人工股骨头及较之大、小各一号的备用。⑥备特殊器械髓腔锉、人工股骨头锤入器、股骨头取出器、股骨头把持器、骨水泥等。

术中注意事项:①人工股骨头大小的选择,原则上应与原股骨头等大。其直径可以稍小但不能超过2mm。对人工股骨头的颈长选择也很重要,不论用何种假体,都须尽量使小转子上缘至髋臼之间的距离恢复正常。②防止感染是假体置换术的首要大事。假体置换术后一旦发生感染,多数将被迫取出而后遗严重跛行。③修正股骨颈时应注意将颈的上外侧部分全部切除,直达基底部。④扩大髓腔时应将股骨上端充分显露,仔细观察与测量所选用人工股骨头的颈柄角及弯度、长度。⑤正确应用骨水泥,预防其并发症的发生。⑥安放股骨头应注意必须保持人工股骨头于130°~140°的轻度外翻和前倾15°位,假体颈基座要与股骨颈切面平行而紧贴;击进股骨头时不可用力过猛。

术后处理:①术后搬动要小心,保持外展、内旋、伸直位。患肢外展中立位牵引1~2周,防止内收、外旋以免脱位。以后改用矫正鞋于同样体位2~3周。②术后应用二联或三联足量抗生素,肌肉及静脉联合用至体温平稳,再肌内注射1周左右。③有效的负压吸引极为重要,主要为防止感染,又可观察和记录引流液颜色的改变及引流量。引流管留置不应超过72小时,24小时引流量少于20ml后才可拔管。④下地前常规拍X线片,检查人工股骨头在髋臼内的位置,也便于术后随诊比较。⑤术后应即活动未固定的关节,作肌肉收缩锻炼,下肢按摩,以防深静脉栓塞。⑥严格定期随诊,每2~3个月1次,以便指导锻炼。定期摄X线片检查,以便早期发现并发症,如有疼痛、炎症,应查找原因,及时处理。

(2)全髋关节表面置换术:本手术是用超高分子聚乙烯的髋臼帽和金属的股骨头杯覆盖和重建已被破坏而切除的关节面,达到恢复关节功能的效果。此手术的特点是股骨头颈不用过多切除,创伤小,适用于年龄较轻和仅有关节面破坏的病例。但表面置换术也有其缺点:假体容易松动和脱位,尤其是股骨头颈由于缺血性坏死、吸收,更易松脱。由于要切除股骨颈部分骨质,还可导致股骨颈骨折。但因为股骨头、颈部未予切除,故失败后仍有机会改行全髋人工关节置换,这对相对年轻的病例来说不失为一种过渡良法。

适应证:①壮年的髋关节骨性关节炎仅有关节面破坏,疼痛重,功能障碍,影响日常生活者。②股骨头缺血性坏死,颈破坏不多。③类风湿性关节炎,强直疼痛、多关节受累者。

禁忌证:①髋关节化脓性感染。②股骨头、颈或臼缺损或破坏过多。③股骨头广泛坏死或骨质重度疏松。④明显两下肢不等长者须慎重对待。

术中注意事项、术后处理:同"人工股骨头置换术"。

(3)人工全髋关节置换术:目前国内外均用超高分子聚乙烯制成的髋臼,低强度模量金属制成的人工股骨头。人工全髋关节的类型和设计较多,主要是股骨头的直径和与骨固定的髋臼面的设计。较厚的髋臼,直径相对小的人工股骨头组成的全髋,头臼摩擦力小,人工臼稳定,局部反应小。人工全髋关节置换术的并发症除有人工股骨头置换的并发症外,尚有人工髋臼的松动,脱位及负重区的超高分子聚乙烯面磨损后引发的局部反应。

适应证:①年满50岁以上具有下列适应证者,可行人工全髋置换,对50岁以下者应慎重。髋臼破坏重或有明显退变,疼痛重,关节活动受限明显,严重影响生活及工作。②类风湿性髋关节炎,关节强直,病变稳定,但膝关节活动良好者。③股骨头无菌性坏死和陈旧性股骨颈骨折并发股骨头坏死,并严重变形,塌陷和继发髋关节骨性关节炎。④人工股骨头置换术、人工全髋置换术、髋关节融合术失败者。

禁忌证:①年老体弱,有严重心、肺疾患,不能耐受手术者。②严重糖尿病病人。③髋关节化脓性关节炎或骨髓炎。④髋关节结核。⑤髋臼破坏严重或髋臼明显退变者。

(李红桥)

第七节　骨关节炎

骨关节炎(OA)又称骨关节病、退行性关节病和骨质增生等,是一种最常见的关节疾病。该病不仅发生关节软骨损害,还累及整个关节,包括软骨下骨、韧带、关节囊、滑膜和关节周围肌肉,最终发生关节软骨退变、纤维化、断裂、溃疡及整个关节面的损害。典型的临床表现包括疼痛和僵硬,在长时间活动后尤其明显。

一、流行病学

随着老龄化社会的到来、人类平均寿命的延长,骨关节炎的患病率也逐渐升高,并已成为影响老年人生活质量的主要疾病之一。

骨关节炎的患病率随年龄而增加,X线普查结果发现:40岁人群的患病率为10%~17%,65岁以上人群中放射学骨关节炎的患病率可达50%以上,而在75岁以上人群中,这一数值可达到80%左右。英国曼彻斯特大学流行病学研究调查统计,年龄与性别标准化后手骨关节炎的发病率是100/10万人每年;髋骨关节炎的发病率是88/10万人每年;膝骨关节炎的发病率是240/10万人每年。骨关节炎患病率和年龄、性别、民族以及地理因素有关。

骨关节炎的发病在性别上有一定差别,女性较男性多见。在发达国家,膝骨关节炎分别是引起女性第四位和男性第八位劳动力丧失的主要原因。与男性相比,50岁以上女性更易受累。

一项对北京城区随机抽取的2500多名60岁以上老年人的膝、髋及手骨关节炎的调查显示,北京老年妇女放射学膝骨关节炎的患病率高达46.6%,高于同年龄段美国白人老年女性(放射学骨关节炎34.8%,临床骨关节炎11.6%);北京老年男性放射学膝骨关节炎和临床骨关节炎患病率分别为27.6%和7.1%,与美国白种人老年男性相似(30.8％,6.9％);手骨关节炎患病率北京老年人低于美国(女性放射学骨关节炎47.0％,86.6％,临床骨关节炎5.8％,24.8％,男性放射学骨关节炎44.5％,76.2％,临床骨关节炎3.0％,11.7％);而髋骨关节炎患病率北京老年人低于美国(放射学骨关节炎:男性0.8％,4.5％,女性0.4％～0.8％,3.8％～5.5％)。一项对内蒙古武川地区农村老年人膝骨关节炎患病情况的研究显示,武川地区同年龄段放射学骨关节炎患病率与北京地区相似,但中重度骨关节炎患病率比北京高,这表明骨关节炎患病情况存在地域差异。

不同种族之间骨关节炎患病率也不同,一项美国 Johnson 地区的骨关节炎研究显示,非裔美国人髋和膝关节放射学骨关节炎、临床骨关节炎及中重度骨关节炎的患病率均高于白种人。

二、分类

骨关节炎有多种分类方法。国际骨关节会议将骨关节炎分为原发性和继发性两大类,原发性的为病因不明者。继发性的为有明确致病因素的,包括炎症后(性)关节炎、内分泌或代谢性关节炎、创伤后关节病、关节发育不良和关节结构病变等,见表 2-1。根据关节受累部位可分为局限性和全身性骨关节炎。根据是否伴有症状可分为症状性和无症状性(放射学)骨关节炎。以上分类可以相互结合应用,临床常说的骨关节炎,主要指原发性(特发性)骨关节炎。

表 2-1　骨关节炎临床分类表

原发性(特发性)	全身代谢性或内分泌疾患
周围关节	褐黄病(尿黑酸尿)
脊柱	Wilson 病(肝豆状核变性)
骨突关节	血红蛋白沉积症
椎间关节	大骨节病
四肢	肢端肥大症
全身性骨关节炎	甲状旁腺功能亢进
侵蚀性炎症性骨关节炎	晶体沉着性疾病
弥漫性特发性骨肥厚	双水焦磷酸钙(假性痛风)
髌骨软化	碱性磷酸钙(8 钙羟磷灰石磷酸盐-磷酸三钙)
遗传性	羟基尿酸钠(痛风)
继发性	神经病性疾患
创伤	脊髓痨
急性	糖尿病
慢性(职业性、运动性)	皮质醇关节病
潜在性关节疾患	其他
局部性(骨折、感染)	骨发育不全(多骨骺发育不全、软骨发育不良)
播散性(类风湿关节炎)	冻疮

三、病 因

骨关节炎的病因目前尚不清楚,可能与多种因素有关。

1.年龄　骨关节炎的患病率随年龄的增长而增长已为大家所公认。任何关节的骨关节炎患病率均随年龄而增长,这种相关性是关节随年龄增长而产生的生物学改变的结果。老化的关节软骨改变了软骨细胞功能和软骨性质,软骨细胞保护和修复组织的能力下降;软骨细胞本身出现有丝分裂和合成能力下降,对合成代谢生长因子的反应性降低。另外,年龄的增长还可能伴有肌力的下降及本体感觉敏感性的下降。这些关节保护机制的退行性改变也增加了骨关节炎的风险。

2.性别　骨关节炎的患病率、发病部位及严重程度存在着性别差异。研究表明,女性骨关节炎患者所累及的关节比男性更多,且女性手、膝、踝及足骨关节炎的患病率和严重程度更高;而男性脊柱骨关节炎的患病率和严重程度更高;髋骨关节炎患病率的性别差异不很明显。造成这种性别差异的可能原因有很多,包括不同的职业劳动强度、不同的生活习惯及不同的生物力学特点等。女性骨关节炎患病率从围绝经期开始明显升高,且与男性之间的差异也逐渐变大,这提示围绝经期以后女性体内雌激素的缺乏与骨关节炎有关。

3.遗传因素　遗传因素和骨关节炎关系密切。首先是一些编码关节软骨成分的基因,这些基因的突变,往往导致软骨组织的完整性遭破坏,最终导致关节的退行性病变。比如编码Ⅱ型、Ⅸ型、Ⅺ型胶原的基因(COL),COL2A1,COL9A1,COL9A2,COL9A3,COL11A1和COL11A2的变异往往导致骨关节炎相关性表型。维生素D受体(VDR)基因位于人类第12号染色体。其中限制酶Bsm I,Apa I,Taq I和FoK I的基因多态性均被发现与骨关节炎相关。维生素D受体基因(VDR基因)的多态性使骨关节炎的相对危险性增加2.27倍。但VDR基因多态性的频度在种族之间存在一定的差异。对骨关节炎的双生子基因分析发现第二号染色体短臂上12~35区域基因突变与骨关节炎相关:2q13~q32及2q12~q14与手指关节的骨关节炎相关,2q14~q31与髋骨关节炎相关。另外,基因易患性在骨关节炎发病中发挥一定的作用,包括IL-1基因簇、钙调蛋白1基因(CALMl)、aspofin蛋白基因(ASPN),隐性突变相关蛋白-3基因(FRZB)和生长分化因子基因5(GDF5)。这些基因编码的产物对特定的信号传递通路产生重要作用,研究发现,这些通路的受累增加或减少了骨关节炎的致病风险。总之,骨关节炎可能是多基因异常而不是单基因缺陷。

4.肥胖　肥胖增加了负重关节的负荷,是使病情加重的重要因素。体重增加和膝骨关节炎的发病率成正比。国外报道肥胖患者骨关节炎发病率为12.26%~43%,明显高于非肥胖人群骨关节炎的发病率。另外,肥胖者骨关节炎的危险性是正常体重者的1.5倍。其中女性肥胖者骨关节炎的危险性是正常体重者的2.1倍。因体重负荷主要集中于膝关节内侧软骨,这正是大多数肥胖者发生骨关节炎的常见部位,提示肥胖可能是膝骨关节炎重要的危险因素。另外,肥胖者的脊柱和足部骨关节炎发生率也较高,这些部位发生骨关节炎的概率和严重程度与患者的体重和皮下脂肪厚度呈正相关。体重减轻能明显降低肥胖患者骨关节炎的进展风险。髋关节也为负重关节,但肥胖者髋骨关节炎的发生率较低;手的远端指间关节并非负重关节,可手指骨关节炎也随体重的增加而增加。因此,推测这些可能与肥胖并存的脂类、嘌呤和糖的代谢异常有关。

5.关节损伤和过度使用　任何原因引起的关节形状异常,如关节脱位、髌骨或十字韧带切除术后、骨坏死及骨折不良复位都可改变关节负荷的传送及关节面的负荷分布,使关节面对合不良,关节软骨面局部负荷和磨损增加,造成骨关节炎。无准备的冲击负荷是关节软骨及软骨下骨损伤的重要因素。关节软骨对反复冲击负荷耐受性极差,极易出现关节损伤。如行走时膝关节承受的负荷是体重的2~3倍,而膝关节屈曲时,关节承受的负荷是体重的7～8倍。一般而言,关节软骨损伤修复形成的软骨缺乏正常软骨的生物学特点,其耐磨性、弹性和抗冲击能力下降,保护能力下降。

6.骨质疏松和骨密度　关于骨密度(BMD)与骨关节炎的关系,不同的研究得出不同结果。其中很重要的一个因素可能是所选的骨关节炎部位和骨密度测量的部位不同,如椎骨骨关节炎患者 BMD 的增高不仅发生在病变部位,而且在远离病变部位 BMD 仍有增高。腕掌和掌指关节骨关节炎患者中四肢骨量明显比正常人高,而在膝骨关节炎和指间关节骨关节炎患者却未发现这种关系。

7.营养因素　抗氧化剂基于正常新陈代谢和病理状态下所产生的活性氧簇(ROS)对于透明质酸、蛋白多糖和胶原可造成损害而影响关节软骨的机械特性,是骨关节炎发生、发展的重要因素。而一些抗氧化剂如维生素 C 及 β 胡萝卜素和维生素 E 等具有广泛的抗氧化活性,不仅能够消除细胞代谢过程中所产生的自由基和 ROS,而且在软骨的修复过程中还可能发挥着特殊的作用。大量研究表明,每天坚持服用一定量的抗氧化剂,特别是维生素 C,可有效地降低原发性骨关节炎的发生,而对于继发性骨关节炎则无明显作用。

8.职业因素　骨关节炎的发生发展与工作过程中反复的动作对关节的过度使用有一定关系。文献报道反复使用拇指(且缺乏足够的休息),以及拇指负担过大的工作(如理发师、裁缝、清洁工、秘书等)是第一腕掌关节(CMC)骨关节炎的危险因素。长期的蹲、跪姿会增加膝骨关节炎的风险。骨关节炎还与关节磨损及反复长期使用某些关节有关,如纺织工人多发手骨关节炎,而田径运动员多发膝骨关节炎等。

9.其他因素

(1)生物力学异常:关节生物力学异常包括关节面不对称、发育异常、对线不良、关节不稳、关节或肌肉神经支配紊乱、肌力不良等,它们会增加骨关节炎的风险。膝骨关节炎伴内翻畸形患者膝内侧骨关节炎进展的风险明显升高,而伴外翻畸形的患者膝外侧骨关节炎进展的风险明显升高。虽然理论上关节生物力学的改变会增加骨关节炎易患性,但是目前尚缺乏充分的数据支持。

(2)雌激素:50 岁以后的妇女比年龄相仿的男性发生骨关节炎的概率高。流行病学研究发现,雌激素替代治疗的绝经后妇女的膝骨关节炎和髋骨关节炎的发病率比预期低。目前已经证实,包括关节软骨细胞有雌激素受体,雌激素可影响调节软骨分解和合成代谢的促炎细胞因子和生长因子的水平,提示雌激素可能在骨关节炎的发病中发挥作用。但也有一些研究得出相反的结论,如雌激素可使切除半月板的兔骨关节炎模型恶化;雌激素对症状性膝或髋骨关节炎没有作用或甚至使症状加重。

(3)软骨基质改变:在血色病、褐黄病、Wilson 病、痛风性关节炎和二水焦磷酸钙体沉积病的患者,分别含铁血黄素、马尿酸聚合物、铜、尿酸盐晶体和二水焦磷酸钙晶体在软骨基质内沉着,或者直接通过增加基质硬度间接损伤软骨细胞。但异物沉积前是否存在基质成分的生物化学或物理化学方面的改变尚不清楚。

总之,骨关节炎病因迄今尚未阐明,其发生发展可能是多因素作用的结果。

四、发病机制

骨关节炎目前发病机制并不清楚,认为是力学和生物学因素共同作用下软骨细胞、细胞外基质及软骨下骨三者降解和合成正常耦联失衡的结果。这种失衡与细胞老化、细胞凋亡、关节内局部炎症因子和压力机制等有关。生物力学、生物化学、炎症及免疫学因素都参与了骨关节炎的发病过程。

关节软骨是覆盖在滑膜关节表面的薄而光滑且富有弹性的组织,由软骨细胞、胶原、蛋白聚糖和水分组成。其生物功能包括稳定关节,减少摩擦,承受压力和转移负荷至软骨下骨等。软骨细胞合成软骨基质中的主要成分-胶原和蛋白聚糖。在关节软骨中的胶原主要是Ⅱ型胶原,由它形成交叉的软骨支架;蛋白聚糖是由氨基多糖和蛋白核心加上透明质酸共同组成嗜水性极强的蛋白多糖聚合物,此聚合物存在于交叉的软骨支架中,吸收水分后体积增大,可达原体积的3倍。而软骨中交叉的胶原可限制其吸收过多水分,这种结构使关节软骨具有弹性和硬度。当负荷时,水分从蛋白聚糖内缓慢逸出,使基质抵抗力加强,达到保护软骨的目的。

骨关节炎的生化变化主要是影响软骨基质中Ⅱ型胶原和蛋白多糖这两种成分,表现为软骨细胞不能有效地补充蛋白多糖的降解,使蛋白多糖含量进行性减少和结构变化,包括透明质酸成分减少,亚单位形态变小,蛋白聚糖减少;其他改变有胶原结构损伤,网状基质减少,胶原降解增加,胶原超微结构出现变化,致使肌原纤维支架损伤,限制蛋白多糖水化的能力下降。由于蛋白多糖的减少和胶原纤维损伤,软骨的弹性和硬度下降,容易出现软骨损伤。

关节过度磨损、过度负荷或负荷不均还导致软骨细胞释放基质金属蛋白酶、丝氨酸蛋白酶、巯基蛋白酶和羧基蛋白酶,它们分别作用于胶原和蛋白聚糖的各个部位,使软骨基质成分降解破坏。最常涉及的基质蛋白酶是胶原酶和基质降解酶。胶原酶作用于胶原纤维,基质降解酶作用于蛋白多糖和胶原,并激活胶原酶原。基质金属蛋白酶的活性受其激活剂和抑制剂的调节,正常情况下,基质金属蛋白酶和其特异的组织金属蛋白酶抑制剂的产生和代谢保持平衡。软骨中纤溶酶原及白细胞介素-1(IL-1)、白细胞介素-6(IL-6)和肿瘤坏死因子-α(TNF-α)可刺激软骨细胞产生大量基质金属蛋白酶,但对组织金属蛋白酶抑制剂无影响,使两者之间平衡失调,酶的活性增强并超过抑制剂的活性,导致关节软骨进行性破坏。已证实骨关节炎关节软骨组织和滑液中胶原酶和基质降解酶增高,其水平和骨关节炎软骨病变程度有关。

骨关节炎病变发展过程中来源于软骨细胞,滑膜组织和炎性细胞的细胞因子、自由基和酶类直接或间接的参与了骨关节炎的进程。在骨关节炎进展过程中,软骨的合成过程主要受到退化性细胞因子IL-1和TNF-α,主要的促合成代谢生长因子胰岛素样生长因子1(IGF-1)和转化生长因子-β(TNF-β)家族、骨形成蛋白(主要是BMP-2,BMP-7)及滑膜、软骨和其他组织的抗炎或调节性细胞因子,包括血小板源性生长因子、成纤维细胞生长因子-2(FGF-2)、IL-4,IL-6,IL-10和IL-13的影响。这些因子与其他调节分子以多种不同方式促进合成代谢。IL-1和TNF-α这两种细胞因子的作用部分是由活化转录因子核因子(NF-κB)实现的。NF-κB可上调自身表达并产生其他分解蛋白,如诱生性氧化亚氮合酶(iNOS)、环氧化酶2(COX-2),进而产生自动催化的级联反应,造成关节软骨的自我破坏。

因此,骨关节炎发病机制是多因素参与的复杂的病变过程,不同原因、不同个体、不同发病时期有不同的特征。

五、病理

骨关节炎的病理性改变包括炎症对关节的损害和关节对损害的反应两方面。外观上,骨关节炎明显改变发生在关节软骨的负重区域,但是骨关节炎并非关节软骨单一组织病变,而是一个器官,即一个滑膜关节的病变。其病变包括软骨、滑膜、软骨下骨、韧带以及关节周围肌肉。骨关节炎可出现关节软骨变性破坏、软骨细胞凋亡、软骨下骨硬化或囊性变、关节边缘骨质增生、滑膜增生、关节囊挛缩、韧带松弛或挛缩、肌肉萎缩无力等。

软骨变性是本病特征性病理改变,也是最基本的病理改变。初期肉眼见正常蓝色半透明的关节软骨局灶性表层变软,呈灰黄色,不透明,多见于负重部位,其后软骨面出现微小裂缝、粗糙、糜烂,逐渐形成溃疡,溃疡的大小、形态不一,溃疡及其修复后形成的暗白色无光泽的瘢痕使软骨面凸凹不平。随着病情的进展,溃疡向深部扩展,可达骨质,受累范围广泛者软骨可全部脱失,暴露软骨下骨质。镜下所见包括:①在软骨表面裂缝附近可见较多的软骨细胞,后期细胞溶解而数目减少;②局灶性软骨基质黏液样变,软骨基质肿胀,苏木素染色增强或减弱;③软骨基质沿胶原纤维走向撕裂,在表面与软骨表面平行,在深部与软骨面垂直;④溃疡面可由结缔组织或修复的纤维软骨组织覆盖,同时有新生血管侵入软骨内,关节软骨渐进性结构紊乱和变性,软骨细胞死亡,丧失正常的空间排列,最终以全层软骨消失为特殊表现。

骨关节炎骨质的其他改变表现为:①软骨下骨的增厚和硬化,血管扩张充血,骨细胞数量增多,形成较多宽阔而不规则的致密板层骨;反复的运动使软骨下骨磨光而成为象牙样闪光的表面,这个过程称为"骨质象牙化"。②关节边缘过度增生,产生软骨性骨赘,软骨性骨赘骨化形成骨赘。骨赘脱落进入关节腔,即"关节鼠"。③关节附近骨囊肿,为多发性,内容物不一,有蛋白性黏稠物、胶状物质和关节软骨碎片等,周围为纤维组织或骨质包绕,囊肿可与关节腔相连。囊肿形成的机制可能为软骨或软骨下骨压力异常、局部骨质挫伤、坏死或压力增高,关节液被挤入骨内所致,与类风湿关节炎血管翳侵入所导致骨囊性变不同。骨关节炎滑膜的改变为滑膜充血及血管增生或局灶性出血,有炎细胞浸润和广泛的纤维化,滑膜绒毛增厚,其内可有破碎的软骨和骨质,并可引起异物巨细胞反应。

关节囊发生纤维变性和增厚,限制关节的活动。关节周围肌肉因疼痛产生保护性痉挛,进一步限制关节活动,可出现畸形。周围肌肉萎缩非常常见。

六、临床表现

骨关节炎是一种慢性、进展性关节病变,多累及负重和易被磨损的关节,如手、膝、髋、足、颈椎和腰椎关节等,临床以受累关节的疼痛、压痛、骨性隆起或肥大,活动时摩擦音、关节肿胀或积液、晨僵、功能障碍或畸形为特点。极少数患者可发热,但体温多在38℃以下。

1.症状

(1)疼痛:关节疼痛为最主要的症状,早期关节活动时出现疼痛、酸胀、不适,休息可以减轻或消失。初期昼重夜轻,为轻度至中度,间歇性疼痛。随后疼痛逐渐加重,呈持续性,夜间可疼醒。受累关节作被动活动可诱发疼痛,由于软骨无神经支配,疼痛主要由其他关节结构受累引起。关节内疼痛的来源包括边缘骨增生导致软骨下骨压力升高,骨小梁的显微骨折,关节内韧带退行性变,关节囊性扩张以及滑膜绒毛的研磨。继发性的滑膜炎在骨关节炎关节疼痛中发挥重要作用。

(2)晨僵:早期常较轻微,即关节从静止到活动有一段不灵活的时间,如在晨起或久坐后感觉关节活动不灵便,站立行走,需站立片刻并缓慢活动一会儿才能迈步等,称为关节胶化现象。晨僵时间较短,一般持续5~15min,不超过30min。关节疼痛和僵硬的症状与天气变化密切相关。

(3)关节摩擦音:多见于膝关节。由于软骨破坏、关节表面粗糙,出现关节活动时骨摩擦音(感)。

(4)关节活动受限:随着病情进展,症状逐渐加重,受累关节活动范围减小以至固定于某一姿势。活动受限通常与骨赘形成、软骨严重丧失导致关节表面不规整或关节周围肌肉痉挛及挛缩有关。另外,还可出现关节活动时的"绞锁现象"(可因关节内的游离体或漂浮的关节软骨碎片所致)。如出现关节活动度过大提示关节不稳定,可因关节周围肌无力和关节本体感觉异常引起,这会促进骨关节炎的发展。还可出现功能障碍,表现为骨关节炎关节不稳定,活动受限。膝关节或髋关节不稳定表现为行走时失平衡,下蹲、下楼无力,不能持重等,其原因往往是关节面不对称及不吻合。负重关节受累将导致关节在活动过程中突然打软。

2.体征　骨关节炎患者的体征较多,且与病情的严重程度、疾病所处的阶段和受累的关节有关。

（1）压痛和被动痛：在早期阶段，一般不易出现关节压痛，一旦出现，定位也较为分散。在以滑膜炎为主要表现时，关节压痛的范围更为广泛。在没有关节压痛存在的情况下，被动活动时关节疼痛是主要特征。

（2）关节肿胀：关节肥大或肿胀可由关节积液、滑囊增厚、软骨及骨边缘增生而致。后期呈骨性肥大，部分患者可扪及骨赘，偶伴半脱位。急性炎症发作时可表现局部关节肿、热、痛及压痛，一般持续 1～7d，休息后消失。在手、趾和膝关节可以触及无症状的骨凸出物。手远端指间关节背面的骨性突出物称为 Heberden 结节。手近端指间关节背面的骨性突出物称为 Bouchard 结节。

（3）关节活动弹响：关节活动时摩擦音既可能是患者的主诉，又可能在体检时触诊发现或者听到。摩擦音也称为摩擦感、咿扎音、骨响声，多见于大关节，关节活动时出现，一般是由关节表面粗糙不平引起。粗糙的摩擦音是关节软骨损伤，关节表面不平，骨表面裸露的表现。

（4）关节活动受限：主要因为关节表面不平整、肌肉痉挛和挛缩、关节囊挛缩或者骨赘、游离体导致的活动阻滞所致。晚期骨关节炎由于软骨丢失、关节软骨下骨质塌陷、囊肿形成和骨的过度生长而出现关节畸形或者半脱位。疾病长期处于此状态时将导致肌肉萎缩。关节纤维性强直或者骨性强直导致的关节活动完全受限很少见。

（5）关节畸形：手部多个结节及近端和远端指间关节水平样弯曲形成蛇样畸形。由于大鱼际肌萎缩，第一掌骨底部骨质增生隆起，第一掌腕关节半脱位而形成方形手。远端指间关节的屈曲和外偏也较为常见，应该注意到其他类型关节炎中指间关节外偏并不常见。在指间关节背侧经常出现小的明胶样囊肿，通常无症状，但是在某些患者这些囊肿可能会产生疼痛并伴有炎症。还有继发性膝内翻或外翻畸形、踇外翻畸形等。以上是典型骨关节炎的畸形。可出现关节活动受限和固定畸形，致使持物、行走和下蹲困难。

3.常见受累关节及其临床特征

（1）手：临床以远端指间关节、近端指间关节和第一腕掌关节的疼痛、压痛、骨性隆起或肥大，关节肿胀或积液、晨僵、功能障碍或畸形为特点。关节疼痛为最主要的症状，呈隐匿发作，缓慢进展。早期仅在初活动时疼痛，活动后疼痛可减轻，休息后疼痛可缓解；后期疼痛为持续性，病情严重者，即使在休息时亦痛，常伴有夜间痛。晨僵时间较短，一般持续 5～15min，不超过 30min。具有特征性改变是 Heberden 结节和 Bouchard 结节。一般来说，Heberden 结节生长缓慢，需数月至数年的时间，可以很多年没有或者仅有轻度疼痛；也有生长迅速者，常伴有炎症改变，如局部红肿，疼痛和压痛。许多患者主诉感觉异常和灵巧性丧失。在指间关节背侧经常出现小的明胶样囊肿，通常无症状，但是在某些患者这些囊肿可能会产生疼痛并伴有炎症。手部多个结节及近端和远端指间关节水平样弯曲形成蛇样畸形。第一腕掌关节受累常常隐袭起病、缓慢进展，腕关节或者拇指基底疼痛，腕掌背侧肿胀和舟状骨压痛。第一掌骨底部骨质增生、隆起及肥大，使手部呈方形手外观。

（2）膝：关节疼痛为最主要的症状。关节疼痛缓慢进展，早期仅在主动或者被动活动时诱发关节疼痛，休息时疼痛缓解；长距离行走、剧烈活动、受凉或阴雨天气时加重；长时间不活动后关节僵硬。膝关节不稳定表现为双膝发软、无力、易摔倒，下楼梯困难，不能持重，出现明显的关节胶化现象。关节活动时有骨响声及摩擦音。触诊可以感知不规则外形的硬性骨赘。后期疼痛呈持续性，为轻、中度钝痛。膝关节较其他关节更容易出现滑膜炎和关节肿胀，可有主动活动和被动活动受限。疾病晚期可见股四头肌萎缩。膝关节内侧或外侧间隙病变导致继发性膝内翻或膝外翻，侧韧带病变导致关节半脱位。关节生物力学异常和失稳常常由于内侧或者外侧副韧带的松弛而加重。

（3）髋：髋关节骨关节炎男性多于女性，单侧多于双侧。80%以上的患者继发于先天性或后天性髋关节缺陷。常常导致隐痛，随后发生跛行。真正的髋关节疼痛常常沿腹股沟区分布或者位于大腿内侧。有时髋关节疼痛还会放射到臀部或者沿坐骨神经分布区域分布，或者沿闭孔神经分支放射到膝关节。一些患者的膝关节痛很明显，常常忽略了疼痛的真正来源——髋关节疾病的存在。常常出现关节僵硬，在早晨起床或者关节不活动后尤为明显，活动后稍有缓解。关节检查常常表现早期关节活动受限。典型者大腿处于屈曲、外旋、外展位，患者常常出现拖曳步态。患肢常表现明显的功能性短缩，髋关节活动受限导致坐下或者坐位起立时困难。可一侧或双侧髋关节内旋和伸直活动受限，严重时髋部运动丧失，"4"字试验阳性，直腿抬高试验阳性。

（4）足：以第一跖趾关节最常见，因穿紧鞋或高跟鞋而加重。局部关节外形不规则，有局部结节和压痛，随后第一趾外翻畸形，活动受限。部分可呈急性发作，关节红、肿、热、痛、压痛，类似痛风表现，但疼痛程度较痛风为轻。

（5）脊柱

1）颈椎：最多见于第 5 颈椎。常出现颈椎局部疼痛、压痛、活动受限，少数可引起头颈或肩部疼痛。当椎间盘、椎体及小关节骨质增生明显时，可压迫椎动脉引起椎-基底动脉供血不足或脑梗死，导致眩晕、复视、视野缺失、梅尼埃病和共济失调。当椎间孔狭窄压迫神经时，可出现上肢麻木、浅感觉异常或疼痛、活动障碍。当椎体骨质增生导致椎管狭窄或颈椎脱位压迫脊椎时，可引起偏瘫、截瘫、呼吸及吞咽困难，甚至危及生命。

2）腰椎：多见于第 3~5 腰椎。引起腰椎及腰部软组织酸痛、胀痛、僵硬与疲乏感，弯腰受限，严重者压迫坐骨神经，引起放射性下肢剧烈灼痛、麻痛、抽痛、活动受限，压迫马尾神经可引起括约肌功能障碍，压迫脊髓可引起截瘫。

（6）其他部位：肩锁关节、颞下颌关节、肘关节也可累及。

4.骨关节炎的特殊类型

（1）全身性骨关节炎：多见于中年绝经期发妇女，可累及全身多个关节，以 3 个或 3 个以上关节或几组关节受累为特征。最常受累的关节是手远端和近端指间关节以及第一腕掌关节。其他外周关节如膝、髋、跖趾关节和脊椎也可受累。症状呈发作性，受累关节有炎症表现：发热，关节积液，血细胞沉降率轻度增快，血清类风湿因子阴性。可分为两型：结节型和非结节型。结节型表现为手远端指间关节受累（Heberden 结节），女性多见，有家族聚集性；非结节型表现为手近端指间关节受累为主，性别和家族聚集特点不明显，常有既往多次发作的关节炎史，血细胞沉降率增快。

（2）侵蚀性炎症性骨关节炎：主要累及手部关节，如远端和近端指间关节及腕掌关节，反复急性发作最终导致关节畸形和强直。X 线表现为关节糜烂、骨性强直。滑膜检查显示增生性滑膜炎，而关节局部症状常较轻。患者的滑膜检查可见明显的增生性滑膜炎、免疫复合物沉积和血管翳的形成。

（3）弥漫性特发性骨肥厚综合征（DISH）：本病症状不重，可有腰背部僵硬、运动受限、疼痛、手指麻木、吞咽困难，多见于老年男性，常有家族史。X 线表现为脊椎椎体前面、侧面出现骨化，附件骨赘可连接成骨桥，具有特征性，小关节及椎间盘不受累。

七、辅助检查

1.实验室检查

（1）常规实验室检查：骨关节炎的血常规、免疫复合物、血清补体、类风湿因子和抗核抗体等指标一般在正常范围。

（2）急性期反应物：绝大多数患者的血细胞沉降率（ESR）和 C 反应蛋白（CRP）正常，临床症状加重时可一过性升高。更为持久的升高可见于全身多关节骨关节炎患者。但 ESR 升高一般不会超过 30～35mm/h，ESR＞50mm/h 需警惕是否同时存在其他炎症性或肿瘤性疾病。研究发现，CRP 与髋和膝骨关节炎的临床严重程度有关。

（3）生化标志物检查：近年人们在积极寻找特异性生化指标用于诊断和监测骨关节炎。理想的标志物应来自患者的血液、滑液、尿或关节组织，能及时反映关节软骨降解和合成速度及软骨下骨代谢状态，从而反映病变情况并提示预后。有关这方面的研究正在进一步探索。至今单一的标志物较难达到此要求。骨关节炎特异性标志物包括反映软骨合成代谢的标志物，如硫酸软骨素新表位（3B3-，7D4，846）、C-Ⅱ型胶原前肽、骨钙素、骨唾液蛋白、透明质酸和 n-Ⅱ型胶原前肽；反映软骨分解代谢的标志物，如葡糖胺聚糖、硫酸角质素抗原决定簇（5D4）、基质金属蛋白酶及其裂解产物和软骨寡基质蛋白（COMP）等。至今尚未发现能用于诊断骨关节炎的特异蛋白或生物标志物。

2.滑液　滑液检查呈轻度炎性改变，滑液量增高，一般呈淡黄色、透明，偶有浑浊和血性渗出，黏稠度正常或略降低，但黏蛋白凝固良好。白细胞计数轻度升高，多在 $2.0 \times 10^6 / L$ 以下，以淋巴细胞升高为主，滑液中蛋白可中度升高，乳酸脱氢酶（LDH）增高，葡萄糖含量通常与血清中的葡萄糖水平相当。此外，还可发现软骨和（或）骨碎片（磨损颗粒）。

3.影像学检查

（1）X 线检查：骨关节炎早期软骨变性，X 线平片可能显示不出。随后 X 线表现为：①关节间隙狭窄，宽度不均匀，但不形成骨性强直。②软骨下骨板粗糙、密度不均、增生、硬化，骨性关节面下囊肿，呈圆形或卵圆形，周边可有硬化或不规则透明区，多发生于软骨病变最严重的部位，也可发生于关节附近，以髋关节为著，当囊性骨质疏松塌陷时可引起关节变形。③关节面增大，关节面边角锐利，形成骨刺或唇样突起，部分在椎体连接形成骨桥。晚期上述表现明显，并且出现关节半脱位及关节游离体等。各关节 X 线表现有自己的特点。膝骨关节炎通常首选 X 线作为诊断依据，并按骨赘及关节狭窄程度进行分级。Kellgren 和 Laerence 评分标准是被广泛应用的评估骨关节炎严重性的分级评分标准，其主要依据是骨赘、关节间隙变窄、软骨下骨化和骨的囊性变的存在。共 5 级（0～4 级）：0 级，正常；1 级，关节间隙可疑变窄，可能有骨赘；2 级，有明显骨赘，关节间隙可疑变窄；3 级，中等量骨赘，关节间隙变窄较明显，有硬化改变；4 级，大量骨赘，关节间隙明显变窄，严重硬化性病变及明显畸形。

（2）核素扫描：多采用 ^{99m}Tc 标记的磷酸盐核素显像，可动态检测和研究骨矿转换率等变化，可显示四肢远端骨骼对称性可用于判断骨关节炎的活动性。对骨密度和骨侵蚀等变化检测有其独到之处，但缺乏特异性影像表现。

（3）超声检查：超声波检查可以发现关节软骨的变化。如软骨低回声带模糊、消失，半月板撕裂、变性，髌腱炎、肌腱炎。关节间隙不对称性狭窄、变形，骨赘形成，关节面下囊性变，腘窝囊肿、髌上囊肿和滑膜增厚，早期超声检查较 X 线灵敏。早期骨关节炎关节软骨表明的毛糙，超声显示为病变区回声增高，软骨变薄或局部轻微隆起。这也是超声在早期诊断骨关节炎中的最大优势。但超声无法穿过骨质，对关节软骨下骨的变化无法显示。

（4）计算机断层扫描（CT）：CT 对骨关节炎的诊断与 X 线相似，可显示关节对线、软骨下骨骨小梁密度变化、囊性变程度及骨结构破坏等细微改变。主要是诊断骨质的改变及关节腔的病变做出诊断，通过三维重建还可更直观地反应骨骼的立体结构。主要用于脊柱骨关节炎的诊断。

（5）磁共振（MRI）检查：MRI 具有组织对比性强，空间分辨率高，可进行多序列、多参数、多方位采样，全面显示关节软骨的厚度、轮廓形态和信号改变以及检查无创伤性的优点，目前是公认诊断骨关节炎最可靠的影像检查方法，特别是对关节软骨疾病的诊断，MRI 能清楚显示软骨的细微评价，并在部分磁共振序列图像上能显示软骨的多层结构,这对早期诊断骨关节炎有很大帮助。正常关节软骨在 MRI 各序列上均表现为内外层境界光整,边缘锐利、信号均匀带状影。骨关节炎关节边缘增生骨赘的 MRI 表现与邻近骨皮质的信号相同;关节内游离体无钙化时在所有扫描序列表现为 T_1 加权像和 T_2 加权像中等信号,游离体有钙化时在所有扫描序列表现为 T_1 加权像和 T_2 加权像低信号;软骨下囊变表现为关节面下局部 T_1 加权像关节低信号和 T_2 加权像高信号并常伴有关节面 T_1 加权像和 T_2 加权像低信号。MRI 还可以检查骨髓病变,如高信号强度局灶区表示骨髓水肿。软骨损伤 MRI 分级采用 Recht 标准。0 级:正常关节软骨,或软骨弥漫性均匀性变薄但表面光滑;Ⅰ级:软骨分层结构消失,软骨内出现局限性低信号,软骨表面光滑;Ⅱ级:软骨表面轮廓轻至中度不规则,软骨缺损深度未及全层厚度的 50%;Ⅲ级:软骨表面中至重度不规则,软骨缺损深度深达全层厚度的 50% 以上,但未见完全脱落;Ⅳ级:软骨全层缺损、剥脱、软骨下骨质暴露,伴或不伴软骨下骨质信号异常。对于 X 线平片显示无明显病变的而有骨关节炎症状的疑似病例,应行 MRI 检查,以发现早期病变。目前尚无明确的以 MRI 为依据的骨关节炎诊断标准。

4.关节镜检查　关节镜检查能直接观察关节内情况,可较准确诊断关节软骨表面病变。关节镜下软骨损害分为 3 级(Ogilvle-harris 分级法):Ⅰ级,探针可触及关节软骨软化,表面少量纤维化,闭合性软骨分离及泡状改变;Ⅱ级,关节软骨多量纤维束样改变,呈蟹肉样外观;Ⅲ级,软骨坏死脱落,软骨下骨外露并出现象牙质变。但由于此项检查带有创伤性并可引起出血、感染等并发症,一般不列为常规检查。

八、诊断

骨关节炎一般依据临床表现和 X 线检查,并排除其他炎症性关节疾病而诊断。目前采用美国风湿病协会(ACR)修订的诊断标准,该标准包含临床和放射学标准。它们的制定原则都是基于症状、体征、实验室检查和放射学表现而进行骨关节的诊断。其中 1986 年 ACR 膝骨关节炎分类标准(表 2-2)的临床标准的敏感性和特异性分别为 89% 和 88%;1990 年 ACR 手骨关节炎分类标准(表 2-3)中无放射学改变,其敏感性为 92%,特异性为 98%。临床+放射学+实验室标准的敏感性和特异性分别为 94% 和 88%。1991年 ACR 髋骨关节炎分类标准(表 2-4)的敏感性和特异性分别为 91% 和 89%。该分类标准对于区分骨关节炎和炎性关节病的意义较大,但对早期骨关节炎的诊断意义有限。欧洲抗风湿病联盟(EULAR)分别于2009 年和 2010 年制定了手骨关节炎(表 2-5)和膝骨关节炎(表 2-6)诊断推荐建议,建议根据视觉类比量表的 SOR(0~100 毫米,其中 0 是不推荐,100 完全推荐)进行分级,这些建议有利于骨关节炎的早期诊断。

表 2-2　1986 年 ACR 膝骨关节炎分类标准

临床标准	临床+放射学+实验室标准
(1)近 1 个月大多数时间有膝痛	(1)近 1 个月大多数时间有膝痛
(2)有骨摩擦音	(2)X 线片示关骨赘形成
(3)晨僵时间≤30min	(3)关节液检查符合骨关节炎
(4)年龄≥38 岁	(4)年龄≥40 岁
(5)查体发现膝关节有骨性膨大	(5)有骨摩擦音
	(6)晨僵时间≤30min
满足(1)+(2)+(3)+(4)或(1)+(2)+(5)或(1)+(4)+(5)可诊断膝骨关节炎	满足(1)+(2)或(1)+(3)+(5)+(6)或(1)+(4)+(5)+(6)可诊断膝骨关节炎

表 2-3   1990 年 ACR 手骨关节炎分类标准(临床诊断标准)

(1)近 1 个月大多数时间有手关节酸痛和僵硬

(2)10 个指间关节中,有骨性膨大≥2 个

(3)掌指关节肿胀≤2 个

(4)远端指间关节肿胀≥2 个

(5)10 个指间关节中,畸形≥2 个

满足 1+2+3+4 条或 1+2+3+5 条可诊断手骨关节炎

注:10 个指间关节为双侧第 2 与 3 远端及近端指间关节、双侧第 1 腕掌关节

具备以上(1)(2)(3)(4)或(1)、(2)(3)(5)可诊断手骨关节炎

表 2-4   1991 年 ACR 髋骨关节炎分类标准

临床+放射学实验室标准

(1)1 个月来大多数日子髋痛

(2)血细胞沉降率≤20mm/h

(3)X 线示股骨或髋臼骨赘形成

(4)X 线示髋关节间隙狭窄

满足(1)+(2)+(3)条或(1)+(2)+(4)条或(1)+(3)+(4)条者可诊断髋骨关节炎

表 2-5   2009 年 EULAR 关于手骨关节炎诊断推荐建议

序号	内容	SOR(95% CI)
1	手骨关节炎的危险因素包括女性、年龄>40 岁、是否绝经、家族史、肥胖、骨密度高、前臂肌肉力量强弱、关节松弛、手外伤史和职业或过度使用	69(54~84)
2	典型的症状包括任何时间 1 个或几个关节疼痛和晨僵;症状呈间歇性,受累关节包括远端指间关节(DIPs)、近端指间关节(PIPs)、拇指根部、掌指关节(MCPs)等;符合上述症状,年龄>40 岁可临床确诊	85(77~92)
3	手骨关节炎典型体征包括 Bouchard 结节、Heberden 结节、有无关节畸形包括指间关节外偏、第一掌腕关节半脱位而形成方形手等	80(69~90)
4	认真评估手骨关节炎的功能状态并验证结果	57(42~73)
5	多关节受累的手骨关节炎患者,膝、髋骨关节炎和全身性骨关节炎发生率增高,应给予相应的评估	77(62~92)
6	不同类型的手骨关节炎危险因素、特征和预后不同,可以有症状或无症状,包括指间关节骨关节炎、拇指根部骨关节炎和侵蚀性骨关节炎	68(56~79)
7	侵蚀性指间关节骨关节炎起病急,表现为疼痛和功能障碍、炎症体征(晨僵、软组织肿胀、红斑和感觉异常)、CRP 中度升高、放射学有软骨侵蚀表现,和非侵蚀性骨关节炎相比预后差。放射学表现可进展为软骨缺损、骨质破坏,关节不稳定甚至强直	87(81~93)
8	手骨关节炎的鉴别诊断较多,包括银屑病性关节炎、类风湿关节炎(累及 MCPs、PIPs 和腕关节)、痛风(既往有骨关节炎)和血色病(累及 MCPs 和腕关节)	81(73~89)
9	X 线片是诊断手骨关节炎的金标准,典型的表现包括关节间隙变窄,骨赘形成,软骨下骨硬化,软骨下囊肿。侵蚀性骨关节炎的特征是软骨侵蚀	87(81~93)
10	血液检查在手骨关节炎诊断中不是必需的,主要用于排除并发症。若出现非典型部位的关节炎表现,需除外其他炎性关节疾病	78(63~92)

表 2-6　2010 年 EULAR 关于膝骨关节炎诊断推荐建议

序号	内容	SOR(95% CI)
1	膝骨关节炎典型的症状是活动时关节疼痛和功能受限,是一种常见关节疾病,包括软骨缺损、新骨形成和整个关节的病变。有特征性的放射学特点	88(83~92)
2	危险因素包括年龄>50 岁、女性、高 BMI 及膝关节外伤史或对位不良、关节松弛、职业或过度使用、家族史和有 Heberden 结节	89(83~95)
3	不同部位受累的膝骨关节炎有着不同危险因素和预后。包括不同部位参与(髌骨、胫股内侧、胫股外侧);骨反应(萎缩性,肥厚性);骨关节炎程度(广义的、局部的);晶体的存在(焦,基本磷酸钙)和炎症程度	75(63~87)
4	膝骨关节炎典型症状为活动时疼痛,休息后减轻;打"软腿";晨僵或活动受限和功能障碍;骨关节炎进展可出现休息时疼痛和夜间痛;症状经常发作并缓慢进展	76(64~87)
5	年龄>40 岁,短暂的晨僵,活动受限或一个以上的典型体征(骨摩擦音、活动受限、骨性膨大),即使没有放射学检查也可诊断	80(67~92)
6	所有膝关节疼痛患者均需检查,膝关节骨摩擦音、疼痛和(或)活动受限;骨性膨大和关节腔积液;其他体征还包括关节畸形固定屈曲和(或)膝内翻或外翻畸形;关节不稳定;髌骨关节周围疼痛和压痛	90(85~95)
7	局部炎症、红斑和活动无关的疼痛进展等信号提示败血症、晶体或严重骨病变;其他重要表现包括牵涉痛,韧带和半月板病变和局部滑囊炎	87(80~94)
8	X 线片(双膝负重正侧位)是膝骨关节炎诊断的金标准。特征性表现包括局灶性关节间隙变窄、骨赘、软骨下骨硬化和软骨下的"囊肿"。MRI 及超声和核素扫描很少用于膝骨关节炎诊断	83(71~95)
9	实验室检查包括血液、尿液和滑液检查在膝骨关节炎诊断中不是必需的,常用来确定或除外并发炎性关节疾病(如焦磷酸盐沉积、痛风和类风湿关节炎)	86(78~94)
10	若关节积液,建议进行滑液检查除外炎性疾病,确定是否是痛风和焦磷酸盐沉积;膝骨关节炎滑液中白细胞计数<$2.0×10^6$/L,常见磷酸钙结晶	73(56~89)

九、鉴别诊断

典型的骨关节炎诊断比较简单,年龄偏大的患者出现关节疼痛,休息后缓解,短暂晨僵,特异性关节变粗,有摩擦音;X 线表现为关节间隙变窄,软骨下骨骨硬化和骨囊肿及骨赘形成;在排除其他关节疾病以后,可考虑为骨关节炎。但对于不典型骨关节炎需与类风湿关节炎、强直性脊柱炎、银屑病关节炎、痛风性关节炎和感染性关节炎等鉴别。

1.类风湿关节炎　多见于生育期妇女,多关节肿痛以掌指关节、腕关节和近端指间关节受累为主,极少累及远端指间关节,呈对称性,晨僵时间较长,多长于 1h,类风湿因子阳性,X 线提示软组织肿胀、近骨端骨质疏松、关节间隙狭窄、囊性变、半脱位和强直。以上表现有助于类风湿关节炎的诊断。而原发性骨关节炎经常累及手指的远端指间关节、手的第一腕掌关节、髋关节、膝关节、第一跖趾关节、颈椎和腰椎。在原发性骨关节炎中,往往很少累及掌指关节、腕关节、肘关节和肩关节。

2.强直性脊柱炎　好发于年轻男性,主要表现为腰骶部疼痛、僵硬,以休息痛为主,久坐或久卧后加重,活动后减轻,可有下肢不对称性大关节炎,伴关节外表现,HLA-B27 多为阳性,X 线示脊柱及骶髂关节损害。X 线表现有助于强直性脊柱炎的诊断。

3.银屑病关节炎　本病好发于中年人,起病较缓慢,以远端指(趾)间关节、掌指关节、跖关节及膝和腕关节等四肢关节受累为主,关节病变常不对称,可有关节畸形。病程中可出现银屑病的皮肤和指(趾)甲改变。

4.痛风性关节炎   男性多见,表现为发作性关节红、肿、热、痛,多于夜间发作,往往于24h内达高峰,受累关节以下肢为主,为单关节或寡关节炎,常见于第一跖趾关节,具有自限性,血尿酸水平增高,久病者 X 线检查受累关节可见穿凿样损害。血尿酸增高有助于痛风的诊断。

5.感染性关节炎   多为单关节损害,受累关节红肿热痛,常有关节积液,关节液白细胞计数>100×10^9/L,以中性粒细胞居多,关节液培养有微生物生长,可伴有发热等全身症状。关节液培养阳性可确立诊断。

十、治疗

骨关节炎治疗目的在于缓解症状,改善关节功能,避免或减少畸形,减少病情进展的风险及有利于受损关节的修复。总体治疗原则是非药物与药物治疗相结合,必要时手术治疗;治疗应个体化,应以非药物治疗联合药物治疗为主,结合患者自身情况(年龄、性别、体重、自身危险因素、病变部位及程度等)选择合适的治疗方案。

1.非药物治疗   很多症状较轻的骨关节炎患者可通过理疗、体育锻炼和自我调节等非药物治疗法达到治疗目的。非药物治疗作为骨关节炎的基本治疗手段应早期开始,贯穿于治疗的始终,是药物治疗及手术治疗等的基础。对于初次就诊且症状不重的骨关节炎患者非药物治疗是首选的治疗方式,目的是减轻疼痛、改善功能,使患者能够很好地认识疾病的性质和预后。

(1)健康教育:首先让患者保持乐观的情绪,以积极的态度与疾病做斗争。除少数病例外,绝大多数患者的预后良好,消除其思想负担。单纯有放射学骨质增生改变者,不一定出现临床症状。有人对单纯 X 线髋关节骨赘形成进行 10 年随访,结果发现关节间隙狭窄和其他骨关节炎表现者不足 1%。告诫患者避免对本病治疗不利的各种因素,建立合理的生活方式。如保护受累的关节,避免长久站立、跪位和蹲位、爬楼梯、不良姿势等。另外,家庭和社会的支持与帮助对患者的治疗起积极作用。

(2)运动及生活指导:患负重关节骨关节炎的超重者应重视减轻体重。肥胖者应减轻体重(BMI>25,至少体重下降 5%)以减轻关节负担;回顾性荟萃分析表明体重减轻>5%或每周>0.24%,可明显改善肢体病残。另外,要避免机械性损伤,髌股关节受累者使用护膝、膝关节内翻或外翻畸形者使用楔形鞋垫等措施可纠正异常的生物力学,可使用手杖、助步器等协助活动,以减轻受累关节负荷;可戴保护关节的弹性套(如护膝等)保护关节。适当的运动和肌肉锻炼可增加关节的稳定性,不会引起关节的进一步损害,有助于病情恢复和疾病控制。

(3)物理治疗:理疗在骨关节炎的治疗中占重要地位,尤其对药物不能缓解症状或不能耐受者。理疗可与有氧代谢运动相结合,有助于增强患者的肌力、改善活动范围和使用其他治疗措施。急性期理疗以止痛、消肿和改善功能为主;慢性期以增强局部血液循环、改善关节功能为主。主要措施包括针灸、推拿、按摩、热疗和水疗等。经皮神经电刺激(TENS)对控制髋和膝骨关节炎患者短期疼痛有一定帮助。一项荟萃分析显示,TENS治疗2~4周后可短期明显缓解膝骨关节炎患者疼痛。TENS是一种电疗法,其生理学原理可能是,处于同一节段的痛觉传导神经在接受的刺激达到一定强度后,便会产生抑制作用。

(4)医疗体育锻炼:肌肉协调运动和肌力增强可减轻关节疼痛症状,改善关节运动。如股四头肌肌力的增强可使膝骨关节炎患者的症状得到明显改善。另外,肌力的增强还能缓冲外来的冲力,减少可能带来的损伤。为增强关节周围肌肉的力量和耐力,保持或增加关节的活动范围和提高日常活动能力,骨关节炎患者均应循序渐进地进行体育锻炼。需注意的是应从小运动量开始,循序渐进;如果锻炼后关节持续性疼痛,可降低锻炼强度和缩短锻炼时间,适应后再逐渐增加。研究显示,参加集体锻炼比患者独自锻炼更有效。

(5)关节运动:为维持关节活动度,患者应主动进行关节非负荷性屈伸和旋转等运动,每日锻炼 3 次左右。肌肉等长运动可增强肌力,每日锻炼 4 次左右。对不同受累关节进行相应锻炼,如手关节可做抓、握锻炼,膝关节在非负重情况下做屈伸活动,颈椎和腰椎关节进行不同方向的轻柔活动。有氧代谢运动的特点是强度低、有节奏、不中断和持续时间较长。它们能增强耐力和日常活动能力,不仅有利于缓解骨关节炎的症状,还可预防心脑血管疾病及消除抑郁和焦虑等。包括散步、游泳、骑车和跳舞等。不同患者应着重不同的锻炼,如膝骨关节炎患者可选择游泳,也可进行适当的散步;颈椎和腰椎骨关节炎患者可进行轻柔的颈和腰部活动。但颈椎椎间小关节骨关节炎患者不适合游泳。

2.*药物治疗*　目前,药物治疗主要分为控制症状的药物、改善骨关节炎病情的药物(DMOADs)及软骨保护剂。

(1)控制症状的药物:治疗骨关节炎的控制症状的药物包括解热镇痛药、非甾体抗炎药(NSAIDs)、糖皮质激素和麻醉性镇痛药,按给药途径分为口服药、注射和局部外用药。此类药物能较快地镇痛和改善症状,但对骨关节炎的基本病变结构不产生影响。

1)全身镇痛药物

用药原则:用药前进行风险评估,关注潜在内科疾病风险。根据患者个体情况,剂量个体化。尽量使用最低有效剂量,避免过量用药及同类药物重复或叠加使用。用药 3 个月后,根据病情选择检查血、大便常规、大便潜血及肝肾功能。

用药选择:骨关节炎患者一般首选对乙酰氨基酚。对乙酰氨基酚治疗效果不佳的骨关节炎患者,在权衡患者胃肠道、肝、肾、心血管疾病风险后,可根据具体情况使用 NSAIDs。NSAIDs 包括非选择性 NSAIDs 和选择性 COX-2 抑制药。其他镇痛药物,NSAIDs 治疗无效或不耐受的骨关节炎患者,可使用曲马朵、阿片类镇痛药,或对乙酰氨基酚与阿片类的复方制剂。

解热镇痛药:美国风湿病学会(ACR)/欧洲抗风湿病联盟(EULAR)基于安全性与有效性考虑,提出对乙酰氨基酚作为首选的有效口服止痛药用于治疗髋和膝骨关节炎患者轻至中度疼痛,最多用至4000mg/d。对乙酰氨基酚有良好的镇痛和解热作用。每次 300~600mg,4~6 次/d。其作用机制尚不清楚,可能是通过抑制前列腺素 E_2(PGE$_2$)来影响大脑和脊髓。本品不影响外周组织前列腺素的合成,避免了令人担忧的非甾体抗炎药对肾和胃肠道的不良反应,尤其是在老年患者的不良反应,对儿童、妊娠和哺乳妇女也较安全。药物不良反应包括胃肠道反应、皮疹和肝肾毒性,鉴于药物的不良反应,用药时须谨慎,特别是对于肝肾功能处于代偿期和过度饮酒的患者。虽然对乙酰氨基酚是一种最安全的止痛药物,但长期应用此类药物的安全性和有效性,近几年受到质疑。

非甾体抗炎药:是指一大类不含皮质激素,而具有抗炎、止痛和解热作用的药物。非甾体抗炎药是治疗骨关节炎最常用的处方药。它对骨关节炎的炎性表现如关节疼痛、肿胀、积液及活动受限有较好的治疗作用。临床上适用于对乙酰氨基酚无效、有关节炎症的中重度骨关节炎。

NSAIDs 可从化学结构、血浆半衰期和对 COX-1/COX-2 选择性抑制的不同来分类。基于对 COX-1 和 COX-2 抑制作用的不同,可将 NSAIDs 分为非选择性 NSAIDs(阿司匹林、布洛芬、萘普生、吡罗昔康、双氯芬酸、美洛昔康、氯诺昔康等)、选择性 NSAIDs(如塞来昔布)。NSAIDs 的止痛作用主要是由于其可抑制环氧化酶(COX),进而抑制了具有致痛作用的前列腺素合成。COX 有 2 种主要的异构体:COX-1 和 COX-2。两者均可利用花生四烯酸产生前列腺素 H_2,进而生成具有生物活性的前列腺素类产物(前列环素、血栓素 A$_2$ 以及前列腺素 D$_2$，E$_2$ 和 F$_2$ 等），这些产物对胃肠道、心血管、肾血管、肺及免疫系统、中枢神经系统和生殖系统等均有一定影响。NSAIDs 最主要的不良反应是胃肠道反应和肾毒性。近年来人们对 NSAIDs 增加心血管事件风险也尤为关注。消化内镜研究显示，选择性 COX-2 抑制药引起胃十二指肠溃疡的发生率比非选择性 NSAIDs 低。另外，选择性 COX-2 抑制药能减少上消化道出血的发生，但对血小板聚集或出血时间没有显著临床意义的影响。

在应用非甾体抗炎药治疗骨关节炎时必须根据患者个人的基础情况，评估患者胃肠道、肝、肾、心血管疾病风险后，选用 NSAIDs 类药物，包括非选择性 NSAIDs 及选择性 COX-2 抑制药。上消化道不良反应高危因素包括高龄（＞65 岁）、长期应用、口服糖皮质激素、上消化道溃疡及出血病史、使用抗凝药、酗酒史等。胃肠道不良反应的危险性较高者可选用非选择性 NSAIDs＋H$_2$ 受体拮抗药/质子泵抑制药/米索前列醇等胃黏膜保护药，或者选择性 COX-2 抑制药。心脑肾不良反应高危因素包括高龄（＞65 岁）、脑血管病史、心血管病史、肾病史、同时使用血管紧张素转换酶抑制药及利尿药、冠脉搭桥围术期。使用 NSAIDs 治疗 1 个月后就应检测患者的肝、肾功能和血压，并且每 3～6 个月应复查 1 次。

基于 NSAID 的心血管和胃肠道不良反应，2008 年 ACR 非甾体抗炎药特别工作组发布白皮书：应用非选择性和选择性非甾体抗炎药的建议。具体建议如下：关于药物功效问题：应用 NSAIDs 缓解关节炎疼痛，若患者对某一药物没有反应时，可以试用其他 NSAIDs。若患者有发生 NSAIDs 毒性反应的低危因素，应首先应用最便宜药物的最低有效剂量。低剂量的 NSAIDs 比较高剂量的 NSAIDs 更安全。关于药物毒性问题：应用 NSAIDs（非选择性或选择性）缓解关节炎疼痛时，应告知患者药物潜在的毒性作用并进行相应的监测（全血细胞计数、肾功能、肝功能及血压）。若患者正应用阿司匹林，应尽可能避免使用选择性及非选择性 NSAIDs。若患者已知晓风险后仍决定联用，则应加用质子泵抑制药（PPI）或米索前列醇。若正服用阿司匹林的中、高度心血管风险患者，需持续缓解关节炎疼痛，应首先选择对乙酰氨基酚或萘普生。间断使用萘普生或使用低剂量萘普生（不会抑制血小板聚集反应）也可能产生心血管危险。若患者正服用低剂量阿司匹林预防心血管事件，应避免持续应用布洛芬。因为阿司匹林与布洛芬之间有潜在的药物相互作用，会降低阿司匹林心血管保护作用。其他非选择性 NSAIDs 与阿司匹林间可能也存在类似的相互作用。若患者有胃肠道出血的危险因素，在使用 NSAIDs 时应联用米索前列醇或 PPI。若患者有肾功能不全，应避免应用选择性与非选择性 NSAIDs。若患者肝脏功能减退，应慎重考虑选择性与非选择性 NSAIDs 的风险。肝疾病的患者应避免应用双氯芬酸。若患者应用华法林、肝素或其他抗凝药进行完全抗凝，或有血小板减少症，应避免应用非选择性 NSAIDs。

阿片类镇痛药：是指作用于中枢神经系统，能解除或减轻疼痛，并改变对疼痛的情绪反应的药物。阿片类镇痛药包括人工合成的曲马朵、右丙氧酚和可待因等，适用于有中重度及对非甾体抗炎药有禁忌证如肾功能不全或以上口服药物无效的骨关节炎患者。曲马朵既有对中枢神经的鸦片样作用，也可轻度抑制去甲肾上腺素和 5-羟色胺的重摄取，可经口、直肠或肠道外给药，推荐的平均有效剂量在 200～300mg/d，分 4 次给药，单独使用或与右丙氧酚合用。作用特点是吸收快，镇痛作用较强，与布洛芬相同，呼吸抑制弱，但恶心、呕吐、眩晕、困倦和便秘发生率较高。为减少不良反应，应以低剂量开始治疗，如 25mg/d，以后逐渐增加剂量。右丙氧酚和可待因口服给药，因有一定成瘾性，一般不单独使用，常与非甾体抗炎药和（或）对乙酰氨基酚 2.0g/d 合用，疗效优于可待因 180mg/d 和对乙酰氨基酚 3.0g/d。对乙酰氨基酚与可待因联合治疗的患者中有 1/3 出现恶心、呕吐、腹泻或便秘而终止治疗。因此，除个别病情特别严重、症状难以控制外，一般不主张使用可待因。

抗抑郁药物：由于骨关节炎患者存在慢性疼痛，60％～70％有心理障碍（焦虑、抑郁），可联合或单用抗焦虑抑郁药物，如盐酸度洛西汀是一种 5-羟色胺和去甲肾上腺素再摄取双重抑制药（SNRIs），能很好改善、减轻患者疼痛。盐酸度洛西汀常见的不良反应有恶心、口干、失眠、嗜睡、便秘、疲劳、眩晕。

2)注射药物

糖皮质激素:骨关节炎治疗通常不需要全身性应用糖皮质激素,只适用于骨关节炎患者对其他治疗无效时,关节有急性炎症表现及关节周围滑囊炎、肌腱炎等可给予关节腔内或病变部位局部注射。糖皮质激素可抑制滑膜组织合成 1L-1β 和肿瘤坏死因子-α,具有较强的抗炎作用,可降低滑膜的通透性而发挥止痛作用。此外,激素还可阻断基质金属蛋白酶的合成和激活,对软骨代谢有一定作用。糖皮质激素的注射剂量取决于注射关节的体积、体积较大的关节如膝关节,需要的注射剂量就大。由于此类制剂掩盖疼痛而使关节使用过度,或因药物对软骨的直接损害作用而加重关节的破坏,注射本身也可损伤软骨,因此不宜反复使用。此类药物可单独使用,或与口服止痛药或非甾体可以同时使用。目前关节腔注射的糖皮质激素缓释剂有二丙酸倍他米松(得宝松)和地塞米松棕榈酸酯(利美达松)。两种剂型注射 1 次疗效可维持 2~4 周,同一关节用药每年不超过 3 次,两次之间的间隔至少在 1 个月以上,否则可能导致软骨损伤和假性 Charcot 关节病。

透明质酸:关节内注射透明质酸是一种黏弹性补充法。适用于对非药物性治疗和止痛药无效的骨关节炎,尤适用于对非甾体抗炎药有禁忌证、疗效不佳或有不良反应者。对晚期患者或关节腔大量积液及过度肥胖者疗效较差。透明质酸是关节液的主要成分,也见于关节软骨,主要位于蛋白聚糖之连结处。关节中的透明质酸主要由滑膜细胞及单核吞噬细胞合成,分布于软骨和关节液中,具有保护、减震和润滑关节、限制炎症细胞和炎症介质扩散的作用,维持滑膜细胞和胶原纤维支架的稳定。滑液中的黏弹性在 20 岁以后逐渐降低,透明质酸的治疗作用主要表现为关节疼痛缓解、活动度增加及滑膜炎症消退。目前其具体作用机制尚不清楚,可能有以下方面:修复生理屏障,保护关节软骨,防止滑液中的酶通过关节软骨表层的"裂痕"进入软骨基质,从而保护了蛋白聚糖的软骨素硫酸酯链免受酶的分解,使软骨机械性能免受损害,阻断骨关节炎的进一步发展。通过分子筛作用,限制炎症介质的扩散;促进自身透明质酸合成,有利于软骨修复;稳定痛觉感受器,屏蔽痛觉受体。有人认为透明质酸溶液的黏弹性及分子屏蔽作用的大小与透明质酸的分子量及浓度有关。当透明质酸的分子量下降时其黏弹性及分子屏蔽作用也下降。也有人认为尚未显示因透明质酸分子量的不同而临床疗效不一样。临床研究发现,注射一个疗程的透明质酸的疼痛缓解程度与口服非甾体抗炎药相似,优于关节内注射激素或与之相当。不良反应轻微,仅有短暂的注射部位轻中度疼痛,偶有一过性轻度或明显的关节疼痛和肿胀。目前国内透明质酸产品有透明质酸注射液,分子量小,为 $(1.5\sim2.5)\times10^6$,每次 2ml 关节腔注射,每周 1 次,共 5 次。进口产品有海尔根,分子量小,为 5×10^5,每个疗程需要注射 5 次。另一种进口产品欣维可为一种透明质酸,分子量大,为 6×10^6,黏弹性高,在关节内代谢慢,可 1 周用药 1 次,3 次为 1 个疗程。负重关节注射后前 2d 宜控制活动,以免药物渗出关节囊,引起局部肿痛。作用一般出现于治疗后 1 周内,维持时间可长达 6 个月或更长时间。

3)局部药物治疗:对于手和膝骨关节炎,在采用口服药前,建议首先选择局部药物治疗。局部药物治疗可使用各种 NSAIDs 的乳胶剂、膏剂、贴剂和非 NSAIDs 搽剂(辣椒碱等)。辣椒辣素是从干辣椒中提取的局部止痛药。它能刺激外周神经中的 P 物质(一种能使血管扩张的神经肽)释放,使神经元 P 物质总量减少,以致从外周神经进入较深结构如关节的神经分支的 P 物质明显减少,从而发挥止痛作用。近期的试验研究还显示,辣椒辣素还有抗炎作用,它可明显抑制早期骨关节炎关节中炎性介质肿瘤坏死因子-α 的产生。每天局部涂抹 3 或 4 次,2~3d 后有较好的疗效,最大疗效在第 3~4 周出现。本品不良反应少,使用部位可有短暂的烧灼、刺痛感或潮红,一般治疗 10d 后自然消失。局部外用药可以有效缓解关节轻中度疼痛,且不良反应轻微。

（2）改善骨关节炎病情药物及软骨保护药

1）氨基葡萄糖：氨基葡聚糖是来源于甲壳素的一种天然糖类，为软骨基质中的主要成分，通过改变其侧链结构，在关节软骨中更易与水结合，保持关节腔润滑和缓冲压力的作用，对受损的软骨细胞具有一定的保护作用，可以人工合成应用。它可以刺激软骨细胞产生具有正常多聚体结构的蛋白多糖，提高软骨细胞的修复能力，抑制溶酶体酶、胶原酶和磷脂酶 A_2 等水解酶的释放，减少对关节软骨基质的水解破坏，并能防止损伤细胞的超氧化自由基的产生，促使软骨基质的修复和重建，从而可延缓骨关节炎的病理过程和疾病的进程。氨基葡萄糖的安全性较好，无明显不良反应。主要是轻度恶心、便秘和嗜睡。与其他药物如抗生素或抗抑郁药并用均无相互作用。氨基葡萄糖可作为早、中期骨关节炎的治疗选择，对关节软骨严重磨损的终末期骨关节炎患者则疗效不佳。

口服该类药物即可达到治疗目的，常规剂量每天不应＜1500mg。实验中证实，服用 4～6 周后才可达到治疗效果，因此应坚持服用至少 1 个月。对于一些伴有循环系统疾病、肝肾功能差、肺部疾病、糖尿病的患者，同样具有安全性，对于服用添加镁、锌、硒等金属元素的制剂，应注意这些金属电解后产生的对心血管的抑制作用。氨基葡萄糖主要有硫酸氨基葡萄糖和盐酸氨基葡萄糖，两者氨基葡萄糖含量有所差异。目前对盐酸氨基葡萄糖和硫酸氨基葡萄糖的临床疗效差别尚不清楚，需要进一步研究。

2）硫酸软骨素：硫酸软骨素是软骨基质及滑液内多种聚氨基葡萄糖的主要成分，分子量 14000 左右，在关节软骨及关节组织中具有多种生理学作用。通过竞争性抑制降解酶的活性。减少软骨基质和关节滑液成分的破坏；通过减少纤维蛋白血栓的形成。改善滑膜和软骨下骨的血液循环。能有效减轻骨关节炎的症状，减轻疼痛，改善关节功能，减少 NSAIDs 或其他止痛药的用量。成年人每日 1200mg 口服。

氨基葡萄糖与硫酸软骨素联用起协同作用。氨基葡萄糖能刺激软骨基质的合成，硫酸软骨素则抑制其降解，两者联用可增加软骨基质含量，能更有效地保护关节软骨、逆转损坏及促进损伤修复。因此，延缓骨关节炎的发展并减轻症状。在美国氨基葡聚糖和硫酸软骨素的合成制剂已添加至食品中，具有非常高的安全信度。

3）IL-1 抑制药及受体拮抗药

双醋瑞因：双醋瑞因是一种新的 IL-1 抑制药，属蒽醌类大黄属二乙酰衍生物，化学名为二乙酰二氢蒽羧酸。双醋瑞因及其代谢物大黄酸可抑制 IL-1 家族中降解性细胞因子尤其是 IL-1β 和 IL-1 受体拮抗药的合成与活性。还同时抑制白细胞介素-6 和其他细胞因子如肿瘤坏死因子-α 及白三烯的作用，从炎症源头抑制炎症级联反应，抑制使软骨降解的基质金属蛋白酶及其他蛋白酶的合成，抑制诱导型氧化亚氮合成酶的合成和表达，减低游离氧化亚氮浓度，具有止痛、抗炎及退热作用，不抑制前列腺素合成，同时可刺激转化生长因子-β 的生成，刺激软骨基质物质的形成，促进软骨修复。本药主要用于治疗骨关节炎，是一种骨关节炎症状和病情的慢作用药物。常规服用剂量是每次 50mg，2 次/d，饭后服用，每个疗程不少于 3 个月。该药起效慢，通常于治疗 2～4 周后开始显效，4～6 周表现明显，并维持于整个治疗期。大多数患者在经过 6 个月治疗后，其疗效至少可维持到停药后 2 个月。由于前 2 周可能引起轻度腹泻，因此建议在治疗前 4 周 50mg/d，晚餐后口服，患者对药物适应后，剂量增加至 100mg/d。由于该药于治疗后 2～4 周起效，建议在给药的前 2～4 周可与其他止痛药或非甾体抗炎药联合应用。其不良反应较少，包括轻度腹泻、上腹疼痛、恶心或呕吐等。服用双醋瑞因偶尔会导致尿色变黄，是药物代谢产物通过尿液排出所致。目前认为，该药具有良好疗效和安全性。

IL-β 转换酶抑制药：IL-β 是一种前体蛋白，必须经过剪切后才具有活性。其剪切酶是 IL-β 转化酶（ICE）或 caspase-1。用于治疗骨关节炎的生物制剂有 pralnacasan，是一种口服 ICE 抑制药，它可以抑制 IL-β 的活性，减轻关节的损害。

白细胞介素-1受体拮抗药(IL-lRa):主要通过与广泛存在与各种不同组织和器官中表达的IL-1受体结合,竞争性地拮抗IL-1的生物活性。阿那白滞素是一种重组蛋白IL-lRa,100mg/d,皮下注射治疗3个月可使侵蚀性骨关节炎患者的手部疼痛减轻、功能改善。但有研究显示,阿那白滞素关节内注射治疗对膝关节骨关节炎无效。

4)四环素类药物:已有报道基质金属蛋白酶抑制药能减轻骨关节炎动物模型软骨破坏程度,促进软骨修复。四环素族药物可络合锌和钙,从而抑制软骨基质金属蛋白酶的活性,抑制胶原分解和骨的破坏,减少软骨溃疡的发生,减轻骨关节炎的严重程度。多西环素是四环素家族中的一种抗生素,具有抑制基质金属蛋白酶的作用,使骨关节炎的软骨破坏减轻。每次100mg口服,1～2次/d。

5)非皂化的大豆鳄梨制剂(ASUs):属于症状改善药物,能抑制IL-1,刺激培养关节软骨转化生长因子-β的表达,参加软骨修复,减少软骨细胞产生血清基质素、白细胞介素-6及白细胞介素-8和前列腺素E,抑制软骨基质分解,在兔动物模型中防止后续的骨关节炎损害,在人体研究中ASU具有迟发性缓解症状作用,可减少非甾体抗炎药摄入,并有良好的耐受性。共6个月的试验研究证实,与安慰剂比较,ASU 300mg/d在1个月时即明显减少非甾体抗炎药的摄入量,改善Lequesne指数,降低VAS疼痛强度,证实ASU是有效的骨关节炎症状缓解药物。ASU的耐受性与安慰剂相同,显示了ASU的良好治疗前景。动物实验表明,关节内注射促进软骨修复的细胞因子如IL-1受体拮抗药、肿瘤坏死因子-α受体拮抗药、胰岛素生长因子-1或转化生长因子-β等,能延缓或阻断骨关节炎软骨的降解,促进软骨的修复。但尚未解决的问题是使它们在关节内能持久存在或表达,以长期缓解病情。

6)基质金属蛋白酶抑制药:基质金属蛋白酶抑制药如坦诺司他、巴马司他、marimastat等通过阻断蛋白激酶C的活化而抑制基质金属蛋白酶的合成,从而减轻关节软骨破坏。氨基葡萄糖多肽复合物(GP-C)能够增加MMPs抑制药TIMP的水平,但研究并未显示出能够改善结构或者延缓病程的效果。戊聚糖多硫酸钠是一种从山毛榉半纤维素中提取的,可抑制金属蛋白酶和粒细胞弹性蛋白酶活性,减弱白细胞产生细胞因子和前列腺素的能力,改善骨关节炎软骨下血液循环,保护软骨。一般为3mg/kg肌内注射,每周1次,连用4周,但疗效并不明显。

(3)其他药物

1)双磷酸盐及锶盐:双磷酸盐用于骨关节炎的治疗取得了部分疗效,但机制尚不清楚,可能是抑制胶原酶和前列腺素活性,改善糖蛋白的聚集,使软骨层增厚,并抑制破骨细胞活性,减少骨吸收。目前用于临床的双磷酸盐药物有阿仑磷酸钠、利塞磷酸钠和帕米磷酸钠。阿仑磷酸钠推荐剂量是每周70mg,共6个月。帕米磷酸钠一般30～90mg单剂量静脉注射,作用持续1年以上。上述治疗中均需注意血钙、磷的变化。雷奈酸锶是由两个稳定的二价锶离子与雷奈酸组成的盐,是第一个开发上市的具有增加骨生成和降低骨吸收双重作用机制的骨质疏松治疗药物。该双重作用与其激动钙敏受体有关。二价锶离子能激动体外钙敏受体,促进细胞增生及骨的生成。另外雷奈酸锶能上调成骨细胞内骨保护素(OPG)水平,并降低细胞核因子(NF)受体活化因子受体的表达,可能通过调节细胞核因子受体活化因子(RANK)-细胞核因子受体活化因子配体(RANKL)-OPG系统发挥抗骨吸收作用。雷奈酸锶2.0g/d,1次/d,口服。该药耐受性好,主要不良反应有恶心、腹泻;偶可发生超敏反应,一般于治疗开始后3～6周出现,表现为嗜酸性粒细胞增高和药疹,出现此种情况必须立即停药并不再使用本品。其他抗骨质疏松药物如降钙素、选择性雌激素受体调节药等在骨关节炎中应用也有研究报道。

2)维生素:骨关节炎的软骨损伤可能与氧自由基的作用有关。维生素(C,D,E)是强大的抗氧化剂。有研究显示,食用含维生素C低的饮食可明显地增加膝骨关节炎的放射线进展及疼痛,摄入较大剂量的维生素C可减缓膝骨关节炎的进展。每天服用0.15g可使发生骨关节炎的危险性下降3倍。这可能与维生素C对合成Ⅱ型胶原发挥作用有关。一些流行病学数据显示,维生素D摄入可能与骨关节炎的发生或进展有关。研究发现,中、低度的血清维生素D摄入者骨关节炎进展的风险增加3倍。维生素E在体外可抑制花生四烯酸的形成及抑制脂加氧酶活性,回顾性研究提示它能改善骨关节炎患者的症状。

3)中草药:包括玫瑰果粉、钩果草苷、姜/柳树皮提取物等。系统回顾研究认为,玫瑰果粉有轻度缓解骨关节炎疼痛的作用;钩果草苷＞50mg/d对缓解疼痛有效。

(4)实验研究:多种细胞因子在软骨损伤修复过程中起到重要作用,如转化生长因子(TGF-β)具有促进软骨细胞增殖和分化、抑制多种炎性介质(IL-1,IL-6,TGF-α,MMP-5,NO等)活性及免疫反应等多重生物学功能,局部应用能够延缓或阻断关节软骨基质的降解,促进缺损处关节软骨的修复,选用基因治疗的手段或组织工程学的方法可有效利用外源性生长因子。

1)氧化亚氮(NO):NO是软骨细胞在炎症反应中生成的主要分解代谢因子,过量的NO和它的伴随产物(ROS)可能与骨关节炎的发病机制有关。细胞外实验显示,iNOS抑制药可以减少气泡样变的软骨细胞数量和MMP及IL-1的生成量。在Pelletier等进行的狗(经处理成为Pond-Nuki前十字韧带型骨关节炎模型)的动物实验中,给予iNOS抑制药N-iminoeththl-l-lysine,发现治疗组的软骨破坏和骨赘形成明显减少。VandenBerg等进一步证明,iNOS敲除的大鼠对实验诱导的骨关节炎具有免疫力,软骨破坏和骨赘形成均减少。

2)基因疗法骨关节炎与基因遗传有着非常紧密的联系。将IL-1作为目的基因是骨关节炎基因治疗研究较为成熟的一种,IL-1在骨关节炎的炎症反应中扮演着重要角色,在骨关节炎的关节液中可见IL-1大量增加,并且,研究表明IL-1可刺激PGE_2,NO及趋化因子等炎症因子的产生。由于骨关节炎主要是影响少数几个负重关节,没有严重的全身症状。因此,局部治疗是基因治疗的首选方式,表达时效相对较好的病毒载体是目前骨关节炎基因治疗的首选。常用的病毒载体包括反转录病毒、腺病毒、慢病毒载体等。

3)其他治疗:在关节软骨的退变和骨关节炎的病程中,蛋白激酶参与的信号转导通路发挥了重要的作用,目前已经证实参与了骨关节炎发病的丝裂原活化蛋白激酶(MAPK)和受体酪氨酸激酶(RTK)有c-Jun氨基末端激酶(JNK),p38激酶和细胞外信号调节激酶(ERK)。目前以蛋白激酶为骨关节炎治疗靶点的研究也已开展。在动物实验中,特异性细胞外信号调节激酶抑制药对骨关节炎具有较好疗效,可显著改善严重的滑膜炎症和结构性改变。C-Jun氨基末端激酶抑制药也对骨关节炎骨和软骨破坏具有预防作用。而蛋白激酶p38抑制药对软骨移植物和骨关节炎动物模型具有抗炎作用。此外蛋白激酶p38抑制药也可降低NO水平。在巴西和印度发现一种无精神影响的四氢大麻醇口服药物(AJA)可以抑制MMP-8,MMP-13。

3.外科治疗　在内科治疗无效,并出现严重关节功能障碍时,为提高患者生活质量,可考虑外科治疗。骨关节炎的外科治疗包括:早期治疗有截骨矫形术和关节复位术;中期治疗包括关节清理术、软骨和软骨细胞移植术;晚期治疗有关节置换术、关节切除成形术和关节融合术。

(1)关节冲洗术和关节镜下清理术:膝骨关节炎患者关节镜下冲洗和清理术存有争议。虽有研究表明,能在短期内改善症状,但其他研究表明只起类似安慰剂的作用。

(2)截骨术:对伴有典型症状,特别是髋关节发育不良的年轻成年髋骨关节炎患者,应考虑采用截骨术和保留自身关节的手术疗法。对伴有明显症状、年轻且又活动较多的单髁膝骨关节炎患者,胫骨高位截骨术可作为替代疗法,且可延期10年再行关节置换术。

(3)人工关节置换术:骨关节炎患者若经非药物和药物相结合疗法后疼痛未很好缓解,功能未改善,应考虑关节置换术。对临床症状严重、功能明显受限、生活质量降低患者,关节置换术比保守治疗更有效,单髁膝关节置换术对膝关节单间室骨关节炎患者有效。

(4)关节融合术:关节融合术可认为是膝骨关节炎患者关节置换术失败之后的补救措施。

十一、临床评估方法

对骨关节炎的临床评估包括对关节的疼痛和功能分别进行评价。常用的综合性评价方法常用方法如下。

1.WOMAC 指数(骨关节炎指数)　是由 Bellamy 等于 1988 年首先提出,此评分是根据患者相关症状和体征来评价膝关节炎的严重程度及其治疗疗效。主要包括疼痛、僵硬和功能评价 3 部分,评定疼痛的项目包括平地走路时、上下山、夜间睡觉时、坐或躺时及直立时 5 项;僵硬包括晨起开始走路时和坐、躺或休息时 2 项;功能包括下楼、上楼、从坐到站起、站立、弯腰到地、平地走路、上下汽车、购物、穿袜和脱袜、从床上起来、进入和从澡盆出来、坐着、坐或从马桶起来、繁重家务劳动及轻家务劳动 15 项。每项按严重程度分无、轻、中、重和很重,分别得 0,1,2,3 和 4 分。总得分越高,病情越重,功能越差。

2.Lequesne 指数　Lequesne 是判定髋骨关节炎和膝骨关节炎严重程度的指标,用于髋、膝骨关节炎严重程度的评估。该标准在欧洲应用较广,尤其作为药物治疗的远期效果指标是有益的。评估项目包括夜间痛,活动痛、晨僵或起床后痛、距离、日常活动(如上、下楼梯、下蹲等)几大项,每大项又包括若干小项,每小项都有不同的分值,最后以总积分来评估患者膝的功能状态(指数越高表明症状越严重),相对来说比较客观、全面。

3.膝骨关节炎状况评分(KOOS)　是一份患者自我实施、特异性针对膝关节、共包含 42 项涉及多种膝关节损伤和骨关节炎问题的调查问卷。它包括 5 个量表(疼痛、其他症状、日常活动功能、运动或娱乐功能、膝关节相关的生活质量)。针对每个问题的反应评分为 0~4 分。每个量表的最终积分为 0~100 分,100 分为最佳结果。10 分的差异被认为具有临床显著性差异。

4.澳大利亚/加拿大手骨关节炎指数(AUSCAN)　用于评估关节的疼痛、僵硬和功能情况。专门为评估手骨关节炎而设计的,具有良好的可靠性、有效性和反应性。

5.其他　足踝部状况评分(FAOS)主要用于对踝关节外侧不稳、跟腱肌腱炎、足底筋膜炎的患者进行评估。髋骨关节状况评分用于髋骨关节炎。手关节功能指数(FIHOA)是一份由研究者使用的调查问卷,共包含 10 个问题。

十二、预后

骨关节炎预后与受累部位及病变程度有很大关系,个别病例也可导致畸形或活动障碍。

(王　震)

第八节　痛风与痛风性关节炎

痛风是嘌呤代谢障碍所致的一组异质性代谢性疾病,其临床特征是:高尿酸血症及由此引起的反复发作的急性关节炎、慢性关节炎、关节畸形、出现痛风石、尿酸性尿路结石和间质性肾炎,严重者可引起急性肾衰竭。本病分为原发性与继发性两大类,原发性痛风更为常见,多由嘌呤代谢异常所致,常伴发肥胖、高脂血症、高血压、2 型糖尿病、动脉硬化和冠心病等;继发性痛风与某些系统性疾病或药物有关。

一、流行病学

1.性别与年龄　痛风患病率男性高于女性,男女之比约为 20∶1。形成此差异的主要原因是雄性激素可促进尿酸重吸收、抑制尿酸排泄,而雌性激素可促进尿酸排泄。由于人体肾对尿酸的清除率随年龄的增加而下降,痛风患病率随年龄增加而升高。男性痛风患者 30 岁以上开始明显增加,45 岁以上为高发年龄;女性痛风患者一般发生于绝经后,平均年龄较男性大 8.5 岁左右。

2.家族与遗传　痛风属多基因遗传病,家族性痛风患者比非家族性者起病更早,病情更重,且双亲有痛风和高尿酸血症者比单亲有痛风和高尿酸血症者病情更重,发病年龄更小。10%~25%原发性痛风患者有阳性家族史,遗传变异较大。痛风的家族遗传性一方面与遗传因素有关,另一方面可能为同一家族的生活习惯相近这一环境因素所致。

3.种族与地区　不同种族和地区痛风的患病率差异较大,种族差异是主要原因。如黑人患病率高于白人,亚洲地区患病率高于欧美地区。在我国,不同地区痛风的患病率相差较大,如山东青岛地区痛风患病率为 4.3%,而上海地区的患病率为 0.34%。近年来由于生活水平及饮食的改善,痛风患病率也明显增加。山东沿海地区 1995~2004 年痛风患病率增加了 3 倍。

二、病因与发病机制

痛风的病因与发病机制不明。高尿酸血症是痛风的重要生化基础与基本特征。

1.高尿酸血症　尿酸是嘌呤代谢的终产物,人体内 80%尿酸来源于内源性嘌呤代谢,即来源于细胞代谢分解的核酸和其他嘌呤类化合物,而来源于含有嘌呤或核酸蛋白的食物仅占 20%。男性及绝经后女性血清尿酸在 37℃ 的饱和浓度为 $420\mu mol/1(7mg/dl)$,绝经前女性为 $350\mu mol/L(6mg/dl)$,超过此值为高尿酸血症。

(1)尿酸生成增多:人类尿酸生成的速度主要取决于细胞内磷酸核糖焦磷酸(PRPP)的浓度,与各种酶的活性及浓度有关。①PRPP 合成酶活性增高,导致 PRPP 的量增多;②磷酸核糖焦磷酸酰基转移酶的浓度或活性增高,对 PRPP 亲和力提高,对嘌呤核苷酸负反馈作用减弱;③次黄嘌呤-鸟嘌呤磷酸核糖转移酶缺乏,催化次黄嘌呤或鸟嘌呤转化成次黄嘌呤核苷酸或鸟嘌呤核苷酸的功能下降,对嘌呤代谢的负反馈作用减弱。以上 3 种酶缺陷为 X 伴性连锁遗传;④黄嘌呤氧化酶活性增加,促进次黄嘌呤转化为黄嘌呤,黄嘌呤转变为尿酸。痛风常有家族遗传史。因尿酸生成增多导致痛风者约占患者总数的 10%。

(2)尿酸排泄减少:80%~90%高尿酸血症患者有尿酸排泄障碍。主要有肾小管分泌减少,肾小管重吸收增多,肾小球滤过减少,尿酸盐结晶沉积。以肾小管分泌减少最为重要。

2.痛风的发生　高尿酸血症患者仅有一部分会出现痛风的临床表现,具体原因尚不清楚。血尿酸浓度过高和(或)在酸性条件下,尿酸析出结晶并沉积于关节、肾和皮下组织,导致痛风性关节炎、痛风性肾病和痛风石形成。急性痛风性关节炎是由于中性粒细胞吞噬尿酸单钠晶体后,释放白三烯、白介素-1 等细胞因子形成局部的炎症反应。痛风石是尿酸单钠针形晶体的沉积,周围有慢性单核细胞和上皮细胞、巨噬细胞形成的多核心性肉芽肿。痛风性肾病特征性表现为肾髓质或乳头处有尿酸盐结晶,其周围有圆形细胞和巨噬细胞反应,并常伴有急性或慢性间质性炎症改变、纤维化、肾小管萎缩、肾小球硬化和肾小动脉硬化。

三、病理

痛风的特征性病理改变是痛风石。痛风石是单钠尿酸盐针状结晶沉积,使机体产生慢性异物排斥反应,巨噬细胞等包围结晶形成的结节。单钠尿酸盐结晶为水溶性,病理检查时需用非水溶性固定剂,在偏振光显微镜下可见到针形结晶,有双折光现象。痛风石常见于血液供应相对较少、温度较低的组织,如关节软骨、肌腱、韧带、滑膜、腱鞘、关节周围组织、皮下组织、骨骺及肾间质部位等,远端周围关节的关节软骨是尿酸盐最常见的沉积部位。

四、临床表现

临床上,一般仅在发生关节炎时才称为痛风。痛风患者较多伴有肥胖、糖尿病、高脂血症、高血压、动脉硬化和冠心病等。痛风患者的临床自然病程可分4期:无症状高尿酸血症期、急性关节炎期、间歇期、痛风石及慢性关节炎期。

1.无症状高尿酸血症期　此期仅有血尿酸持续性或波动性增高,并无尿酸盐沉积和组织炎症反应。从血尿酸增高到症状出现的时间长短不一,可长达数年至数十年,部分患者终身无临床症状。仅有血尿酸增高而无临床症状者,称为无症状性高尿酸血症。血清尿酸浓度随年龄增高而增高,男性患者一般从青春期后、女性多于绝经期后开始血尿酸升高,血清尿酸浓度越高,持续时间越长,发生痛风的机会越多。

2.急性关节炎期　急性痛风性关节炎是原发性痛风最常见的首发症状。初发时常为单一关节受累,以第1跖趾关节最为常见。典型发作者起病急骤,常于午夜或清晨被关节痛惊醒,疼痛进行性加剧,呈撕裂样、刀割样或咬噬样,症状在数小时内可达高峰,受累关节出现红、肿、热、痛和功能障碍,关节周围皮肤紧绷、灼热、触痛明显。发作前多无先兆,部分患者发病前有疲乏、周身不适,可伴有发热、寒战、头痛等全身症状。急性痛风性关节炎好发于下肢关节,50%以上首次发作在第1跖趾关节,病程中约90%患者累及该部位。其他关节受累依次为踝、膝、腕、指、趾、肘、足背、足跟等部位,肩、髋、脊柱等关节较少累及。急性痛风性关节炎四季均可发病,但以春秋季节多发。高蛋白高嘌呤饮食、酗酒、劳累、关节损伤、手术、感染、精神紧张等常诱发本病。

急性痛风性关节炎自然病程数天至数周,大多数自行缓解后进入无症状间歇期。复发可发生于同一关节,逐渐转为慢性关节炎并出现关节畸形;或从下肢向上肢、从远端小关节向大关节发展,症状和体征渐趋不典型。多数病人愈发愈频,病情亦愈来愈重。

3.间歇期　多数患者数月发作1次。偶有终生只发作1次者。随着病程的进展,发作次数逐渐增多,症状持续时间延长,无症状间歇期缩短甚至消失,受累关节逐渐增多。

4.痛风石及慢性关节炎期

(1)痛风石:痛风石是痛风的特征性临床表现,为尿酸盐结晶沉积在软骨、滑膜、肌腱、腱鞘及皮下组织形成的结节。常发生于耳郭和跖趾,指间、掌指、肘关节,关节远端多见。痛风石多呈黄白色,可小如米粒,大如鸡蛋。严重者痛风石逐渐增大,外表皮肤发亮、菲薄,可破溃排出白色豆渣样尿酸钠盐结晶,并形成瘘管,瘘管周围组织形成慢性肉芽肿。因尿酸盐有抑菌作用,瘘管很少感染,但不易愈合。痛风石多见于关节炎反复发作10年以上的患者。

(2)慢性痛风性关节炎:多见于未规范治疗的患者。其病理基础是痛风石在关节周围组织引起慢性炎症性病变。受累关节非对称性不规则肿胀,关节组织被破坏,骨质侵蚀缺损,呈穿凿样或虫蚀样改变,关节肿胀、僵硬、畸形、周围组织纤维化和活动受限。从痛风初次发作至慢性关节炎形成平均病程 10 年左右。慢性期症状相对缓和,但也可有急性发作。皮下痛风石常与慢性痛风性关节炎并存。

5.肾病变 病程较长的痛风患者约 1/3 有肾损害。早期常无症状,当有结石形成及肾功能损害较重时,才出现相应临床表现,有 3 种表现形式。

(1)痛风性肾病:为微小的尿酸盐结晶沉积于肾间质,特别是肾髓质乳头处,导致的慢性肾小管-间质性肾炎。痛风性肾病起病隐匿,早期表现为间歇性蛋白尿,逐渐发展为持续性,因肾浓缩功能受损出现夜尿增多、低比重尿等,可伴白细胞尿、血尿及管型。晚期肾小球滤过功能下降发展为肾功能不全,出现高血压、水肿、贫血等。少数患者以痛风性肾病为首发而无关节症状。痛风性肾病导致的肾衰竭与其他原因导致者无特征性区别。

(2)尿酸性肾石病:由于痛风患者尿中尿酸浓度增加呈过饱和状态,易于结晶析出并在泌尿系统沉积形成结石。10%～25%痛风患者有尿酸性肾结石,且可能出现于痛风关节炎发生之前。细小泥沙样结石可随尿排出,无明显症状;较大者可阻塞尿路,引发肾绞痛、血尿、排尿困难、肾盂扩张、积水等,并继发泌尿系感染。

(3)急性肾衰竭:由于血、尿中尿酸水平急骤升高,大量尿酸结晶阻塞肾小管、集合管、肾盂、肾盏及输尿管等处,造成急性尿路梗阻而发生急性肾衰竭。临床表现为少尿、无尿,急性肾衰竭;尿中可见大量尿酸晶体和红细胞。多继发于恶性肿瘤化疗或放疗时,细胞分裂增殖过快和急剧破坏,核酸分解突然增多产生大量尿酸所致。如不及时治疗,可因肾衰竭而死亡。急性肾衰竭在原发性痛风较少见。

五、辅助检查

1.血尿酸测定 多采用血清标本,以尿酸氧化酶法测定。一般男性和绝经期后女性血尿酸＞420μmol/L,绝经期前女性＞350μmol/L,可诊断高尿酸血症。血尿酸受多种因素影响而波动较大,应反复监测。

2.尿酸测定 多采用尿酸氧化酶法检测。低嘌呤饮食 5d 后,24h 尿尿酸排出量应＜600mg,常规饮食时 24h 尿尿酸应＜1000mg,否则为尿酸生成过多。尿尿酸测定主要用于对降尿酸药物选择及判断尿路结石的性质,辅助判断高尿酸血症的原因。

3.HLA-B * 5801 检测 对诊断有一定价值。

4.关节液或痛风石内容物检 急性关节炎期行关节穿刺,抽取关节液进行偏振光显微镜检查,可发现有负性双折光的针状或杆状尿酸钠结晶。痛风石的抽吸物与发作间歇期关节的滑液中也可发现同样晶体。在关节炎急性期的阳性率可达 95%。关节液中增多的白细胞,主要为分叶多核粒细胞。普通显微镜也可用来观察尿酸钠结晶,但效果较差。

5.影像学检查

(1)X 线检查:急性关节炎仅见受累关节非对称性软组织肿胀;慢性反复发作性痛风性关节炎可见晶体沉积造成关节软骨下骨质破坏,出现偏心性圆形或卵圆形囊性变,甚至呈虫噬样、穿凿样缺损,边界较清。重者可使关节面破坏,造成关节半脱位或脱位,甚至病理性骨折;也可破坏软骨,出现关节间隙狭窄以及继发退行性改变、局部骨质疏松等。

(2)计算机断层扫描(CT)、双能 CT(DECT)与磁共振成像(MRI):计算机断层扫描(CT)特异性较高,可较清晰显示痛风石,表现为不均匀的斑点状高密度影像。可用于慢性痛风性关节炎的诊断,评价关节破坏程度和治疗效果,引导关节穿刺,定位较超声更准确。缺点是敏感性不高,有辐射,组织对比不如 MRI。

最有效的诊断痛风的方法是明确关节部位是否存在单钠尿酸盐结晶(尿酸)。但 CT 成像诊断痛风有一定的局限性,不能准确地确认尿酸沉淀物。而双能 CT(DECT)可以直接通过颜色显示尿酸盐晶体在关节内的沉积,而且快速、无创、灵敏度高。

慢性痛风性关节炎的典型 MRI 特征包括:关节周围的软组织肿胀,边缘清楚的骨破坏以及滑膜增厚。痛风石在 T_1 和 T_2 加权像呈斑点状的低信号,静脉注射钆后,痛风石周围强化,但对痛风石的显示不如 CT。

(3)超声检查:由于尿酸盐结石为阴性结石,腹部 X 线平片一般不显影,超声检查有一定帮助。超声下出现肾髓质特别是锥体乳头部散在强回声光点,提示尿酸盐肾病,也可发现 X 线下不显影的尿酸性尿路结石。

受累关节的超声检查可发现关节积液、滑膜增生、关节软骨及骨质破坏、关节内或周围软组织的痛风石、钙质沉积等,并且能引导关节抽吸和活检。痛风的关节积液表现为不均匀的高回声点,即"冰雪风暴"征。关节软骨表面有高回声不规则带,提示软骨表面的尿酸盐晶体沉积(双边征),是痛风性关节炎的特征性表现。痛风石常表现为高衰减的不均匀低回声肿块,并伴有阴影和高回声的边缘。超声检查还能显示痛风石邻近的骨皮质破坏。通过彩色多普勒超声成像,还可以看到痛风石周围的血管变化。

六、诊断与鉴别诊断

1.诊断

(1)高尿酸血症:男性和绝经期后女性血尿酸 $>420\mu mol/L(7.0mg/dl)$,绝经期前女性 $>350\mu mol/L$ $(5.8mg/dl)$ 可诊断高尿酸血症。

(2)特征性关节炎:急性痛风性关节炎是痛风的主要临床表现,常为首发症状。多见于中老年男性,发作前可有明显的诱因,包括高嘌呤饮食、酗酒、饥饿、疲劳、着凉、外伤、手术等。表现为急骤进展、自限的单关节炎,特别是第 1 跖趾关节,伴血尿酸增高,高度提示痛风。对秋水仙碱治疗的反应迅速,具有特征性的诊断意义。反复发作多年后,关节炎呈慢性化,并可出现皮下痛风石。关节液或痛风石抽取物见到典型针形双折光尿酸结晶,是确诊痛风的金标准。

(3)间歇期痛风:此期为急性痛风性关节炎两次发作之间的缓解状态,通常无关节症状。间歇期的诊断依据是既往反复发作的急性痛风性关节炎和高尿酸血症病史。部分病史较长、发作频繁的受累关节可有轻微的影像学异常改变。在曾受累关节滑液中发现尿酸盐晶体可直接确诊。

(4)痛风石及慢性痛风性关节炎:皮下痛风石是慢性期的标志。病史较长,一般距首次发作 10 年以上。反复急性发作多年,受累关节肿痛等症状持续不能缓解,结合骨关节 X 线检查的典型表现及在痛风石抽吸物中发现尿酸盐晶体有助诊断。

(5)肾脏病变:慢性痛风性肾病可有夜尿增多,出现低比重尿和轻度红、白细胞尿及管型、轻度蛋白尿等,甚至肾功能不全。尿酸性尿路结石以肾绞痛和血尿为主要表现,X 线片不显影,B 超检查有助诊断。对于肿瘤广泛播散或接受放射治疗、化学治疗的患者突发急性肾衰竭,应考虑急性尿酸性肾病,其特点是血及尿中尿酸急骤显著升高。

2.鉴别诊断

(1)无症状高尿酸血症:对于无症状的高尿酸血症患者,须与继发性的高尿酸血症相鉴别。继发性的高尿酸血症有以下特点:①儿童、青少年、女性和老年人更为多见;②血尿酸水平较高;③24h 尿尿酸排出增多;④痛风性肾病、尿酸性结石、急性肾衰竭发生率高;⑤关节症状一般较轻;⑥应详细询问慢性病史及用药史。

(2)急性痛风性关节炎:应与以下疾病鉴别。

1)蜂窝织炎与丹毒:急性痛风性关节炎发作时受累关节周围软组织肿胀、皮肤发红、皮温升高、明显疼痛。蜂窝织炎与丹毒是感染性、化脓性疾病,受累部位出现红、肿、热、痛斑块,关节一般无压痛,发热、寒战等全身反应明显,外周血白细胞明显升高,血尿酸正常。受累部位附近一般有皮肤创口或局部感染史。

2)急性风湿热:儿童与青少年多见。典型表现为游走性多关节炎,多累及膝、踝、肩、腕、肘等关节,受累关节周围软组织肿胀、疼痛、皮肤发红和皮温升高,常伴有发热、皮肤及心脏等表现。链球菌感染相关指标增高或阳性反应,C反应蛋白多增高,血尿酸不高。

3)化脓性关节炎:为化脓性细菌引起的关节急性炎症。好发于儿童、老年体弱患者,受累关节多为单个大关节,局部红、肿、疼痛明显,寒战、高热等全身中毒症状严重。外周血白细胞明显升高,血尿酸正常,关节液可培养出致病菌。

4)创伤性关节炎:有关节外伤史,血尿酸不高,关节液检查无尿酸钠结晶,较易与急性痛风性关节炎相鉴别。

5)其他晶体性关节炎:这是由焦磷酸钙、磷灰石、胆固醇、类固醇等晶体所致的一组关节病变。大多见于老年人,以焦磷酸钙沉积于关节软骨所致的假性痛风最为多见。假性痛风急性发作时酷似痛风,以膝关节受累最多见,但血尿酸正常,关节液含焦磷酸钙结晶,晶体呈棱形或棒状,X线片示软骨钙化。

6)反应性关节炎:有前驱肠道或泌尿生殖道感染史,关节受累为非对称性、以下肢关节为主,常伴有结膜炎、虹膜炎等关节外表现,血尿酸无升高,HLA-B27多为阳性。

(3)慢性痛风性关节炎:需与以下疾病相鉴别。

1)类风湿关节炎:多见于女性,对称性小关节炎,双手关节受累为主。症状持续并伴晨僵。血尿酸不高,类风湿因子阳性,抗CCP抗体阳性,X线片示关节端骨质疏松,关节间隙狭窄,关节骨质破坏,关节融合,这些改变与痛风性骨质缺损有明显区别。

2)银屑病性关节炎:本病有典型的皮肤银屑疹和指甲病变,常非对称性累及远端指间关节并伴严重关节破坏,关节间隙增宽,趾(指)端骨质吸收,典型的X线"笔帽征"易与痛风性关节炎相鉴别。

3)结核感染过敏性关节炎(Poncet病):由结核杆菌感染引起变态反应所致。有结核感染史,常有午后低热、盗汗、消瘦、乏力等结核中毒症状。表现为游走性多发性关节痛,可有急性关节炎病史,常由小关节开始,逐渐波及大关节,易受累的关节有指、腕、膝、踝、肩及腰椎等。关节周围及双小腿皮肤常有结节性红斑。结核菌素试验强阳性,可有血细胞沉降率增快,血尿酸正常,非甾体抗炎药治疗无效,抗结核治疗有效。

七、治疗

目前治疗的目的包括:①迅速有效地缓解和消除急性关节炎发作;②预防关节炎复发;③纠正高尿酸血症,促进组织中沉积的尿酸盐晶体逐渐溶解,预防各种并发症;④预防尿酸肾结石形成。

1.一般治疗　患者的教育、适当调整饮食结构和生活方式是痛风长期治疗的基础。

(1)低嘌呤饮食:高嘌呤饮食可诱发关节炎急性发作,因此控制饮食是十分必要的辅助治疗措施。高嘌呤食物如动物内脏(尤其是脑、肝、肾、心)、海产品(尤其是海鱼、贝壳等软体动物)、浓肉汤、肉类、豆类、酵母、菠菜等应尽可能避免食用。

(2)忌酒:严格戒饮各种酒类,特别是啤酒。

(3)多饮水:每日饮水量至少 2000ml 以上,以促进尿酸排泄并预防肾结石。

(4)控制体重:建议采用低热量、平衡膳食,增加运动量,以保持理想体重。

(5)食用碱性食物:黄、绿色蔬菜如白菜、油菜、胡萝卜等属于碱性食物,应多食用。各种谷类、水果等含嘌呤最少,可选择食用。

(6)其他:急性期应注意卧床休息。避免过度劳累、紧张、饮酒、湿冷等急性痛风关节炎的诱发因素。避免使用抑制尿酸排泄的药物如噻嗪类利尿药、阿司匹林等。积极治疗痛风相关性疾病如高脂血症、高血压、糖尿病和冠心病等。

2.药物治疗　遵循个体化原则,按照临床分期进行治疗。

(1)急性发作期治疗:患者需卧床休息,抬高患肢。应及早、足量选择使用非甾体类抗炎药、秋水仙碱或糖皮质激素,早期治疗可使症状迅速缓解,见效后逐渐减停药物。急性发作期不启动降尿酸治疗,已服用降尿酸药物者发作时不需停用,以免引起血尿酸波动、延长发作时间或引起转移性发作。

1)非甾体抗炎药(NSAIDs):现为急性痛风性关节炎一线用药,通过抑制环氧化酶活性而影响花生四烯酸转化为前列腺素,起到消炎镇痛作用。各种 NSAIDs 均可有效缓解急性痛风性关节炎症状。非选择性环氧化酶(COX-2)抑制药常见的不良反应是胃肠道症状,也可能加重肾功能不全、影响血小板功能等。必要时可加用胃保护药,活动性消化性溃疡禁用,伴肾功能不全者慎用。选择性 COX-2 抑制剂胃肠道反应少见,但应注意其心血管系统的不良反应,肾功能不全者慎用。

2)秋水仙碱:对本病有特效。关节炎急性发作对秋水仙碱治疗有迅速反应,对该病具有特征性的诊断意义。秋水仙碱的药理作用是抑制白细胞趋化。秋水仙碱用于急性痛风发作的基础治疗,但应在急性痛风发作 36h 内开始治疗,治疗负荷量为 1.0~1.2mg,之后每小时 0.5~0.6mg 维持。12h 后转成痛风发作预防剂量,每次 0.6mg,1~2 次/d,或每次 0.5mg,3 次/d(除非必须调整剂量),每日最大剂量不超过 2mg,直到痛风发作消退。秋水仙碱不良反应较多,主要是严重的胃肠道反应,如恶心、呕吐、腹泻、腹痛等,也可引起骨髓抑制、肝损害、过敏、神经毒性等。不良反应与剂量有关,肾功能不全者应减量使用。本药可引起生育缺陷,妊娠妇女应避免使用。

3)糖皮质激素:可有效缓解急性痛风性关节炎,通常不作为首选用药,主要用于不能耐受 NSAIDs 及秋水仙碱或肾功能不全者。单关节或少关节的急性发作,可行关节腔抽液和注射长效糖皮质激素,以减少药物的全身反应,但应除外合并感染。对于多关节或严重的急性发作可口服、肌内注射、静脉使用中小剂量的糖皮质激素,如口服泼尼松 20~30mg/d,3~7 次/d 后迅速减量或停用,一般总疗程不超过 2 周。为避免停药后症状"反跳",停药时可加用小剂量秋水仙碱或 NSAIDs。

(2)发作间歇期及慢性期治疗:治疗目标是使血尿酸水平低于 $360\mu mol/L(6.0mg/dl)$,减少或清除体内沉积的尿酸盐晶体。通过长期有效地控制血尿酸水平,预防痛风急性发作,防止各种并发症的发生。使用降尿酸药物的指征是:①经饮食控制血尿酸浓度仍在 $420\mu mol/L(7mg/dl)$ 以上;②急性痛风复发,每年 2 次以上;③多关节受累、关节症状持续不能控制;④痛风石出现、慢性痛风石性关节炎或受累关节出现影像学改变;⑤有肾损害者,并发尿酸性肾石病等。

目前临床应用的降尿酸药物主要有抑制尿酸生成药和促进尿酸排泄药,应在急性发作平息至少 2 周后,从小剂量开始,逐渐加量。根据降尿酸的目标水平在数月内调整至最小有效剂量并长期甚至终身维持。仅在单一药物疗效不好、血尿酸明显升高、痛风石大量形成时合用两类降尿酸药。在开始使用降尿酸药同时,服用低剂量秋水仙碱或 NSAIDs1 个月,起到预防急性关节炎复发的作用。

1)抑制尿酸生成药物:别嘌醇通过抑制黄嘌呤氧化酶,阻断次黄嘌呤、黄嘌呤转化为尿酸,使尿酸生成减少。适用于尿酸生成过多或不适合使用排尿酸药者。初始剂量为每次 50mg，1～2 次/d，口服，以后每周递增 50～100mg，直至每次 100～200mg，2～3 次/d，口服，最大剂量 600mg/d。每 2 周测血尿酸水平，达正常后可逐渐减量至最小有效剂量维持治疗，主要不良反应包括胃肠道症状、皮疹、药物热、肝损害、骨髓抑制等，应予监测。肾功能不全者应根据肾小球滤过率减量使用。

对别嘌醇引发的严重药疹要给予充分重视。斯蒂文-约翰逊综合征（SJS），及其相关表现——中毒性表皮坏死松解症（TEN）是目前发现的别嘌醇的极严重不良反应。SJS 的特征是高热、皮肤水疱、紫斑及典型的皮损，可伴随 2 年以上的黏膜损害。TEN 的临床表现与 SJS 相似，但会导致更大面积的皮肤脱落及更高的病死率（30%～40%）。虽然 SJS/TEN 的发生率不高，一旦发生却可导致重度损害或死亡。研究发现，HLA-B*5801 基因表达与别嘌醇引发的 SJS 有明显相关性，在第一次给药前宜考虑先做基因检测，以确保用药安全。长期使用没有不良反应的患者不建议做基因检测，无论是否携带 HLA-B*5801 基因，在开始治疗的头几个月发生 SJS 的危险性最大.应注意随访观察。

2）排尿酸药物：通过抑制近曲小管对尿酸盐的重吸收，增加尿酸排泄，降低血尿酸水平。主要用于尿酸排泄减少者，对别嘌呤醇过敏或疗效不佳者。600mg/24h 尿酸排出量＞3.57mmol/24h（600mg/24h）、有尿路结石或慢性尿酸盐肾病的患者不宜应用，急性尿酸性肾病禁用。肾功能异常影响其疗效，内生肌酐清除率＜30ml/min 时无效。用药期间，特别是开始用药数周内应口服碳酸氢钠碱化尿液，并多饮水保持尿量。常用药有：①苯溴马隆：初始剂量 25mg/d，渐增至 50～100mg/d，1 次/d。根据血尿酸水平调节剂量。本品可用于轻、中度肾功能不全，不良反应较少，包括胃肠道症状（如腹泻）、皮疹、肾绞痛、粒细胞减少等，罕见严重的肝毒性作用。②丙磺舒（羧苯磺胺）：初始剂量每次 0.25g，2 次/d，渐增至每次 0.5g，3 次/d，每日最大剂量不超过 2g。主要不良反应有胃肠道症状、皮疹、药物热、一过性肝酶升高及粒细胞减少。对磺胺药过敏者禁用。③磺唑酮（磺吡酮）：初始剂量每次 50mg，2 次/d，渐增至每次 100mg，3 次/d，最大剂量 600mg/d。主要不良反应有胃肠道症状、皮疹、粒细胞减少，偶见肾毒性反应。本品是保泰松的衍生物，有胃黏膜刺激作用，消化性溃疡者慎用。本品有轻度水钠潴留作用，对慢性心功能不全者慎用。

3）其他降尿酸药：国外已用于临床或正在进行后期的临床观察，部分药物在我国正在进行临床观察。非布司他：特异性地抑制氧化型及还原型黄嘌呤氧化酶，疗效优于别嘌醇。适用于别嘌醇过敏的患者，本品同时在肝代谢和肾清除，可用于轻中度肾功能不全者。不良反应大多为一过性轻、中度反应，主要有肝功能异常，其他有腹泻、头痛、肌肉骨骼系统症状等；奥昔嘌醇：与别嘌醇相似，但不良反应相对较少；尿酸氧化酶：目前主要有重组黄曲霉菌尿酸氧化酶和聚乙二醇化重组尿酸氧化酶，两者均有快速、强力的降血尿酸疗效，主要用于重度高尿酸血症、难治性痛风，特别是继发性痛风如肿瘤溶解综合征患者。

4）碱性药物：尿酸在碱性环境中的溶解度更高，利于肾排泄，可减少尿酸盐沉积造成的肾损害。碱化尿液使尿 pH 值保持在 6.5 左右，并保持尿量，可预防和治疗痛风相关肾脏病变。碳酸氢钠片：口服每次 0.5～2.0g，3 次/d。常见嗳气、腹胀等不良反应，可加重胃溃疡；长期大量服用可引起碱中毒及电解质紊乱。充血性心力衰竭、水肿，肾功能不全者慎用。枸橼酸钾钠合剂：（枸橼酸钾 140g，枸橼酸钠 98g，加蒸馏水至 1000ml），每次 10～30ml，3 次/d。应监测血钾，避免高钾血症。

（3）肾病变的治疗：痛风相关肾脏病变是降尿酸药物治疗的指征，应选用别嘌醇，同时碱化尿液并保持尿量。避免使用影响尿酸排泄的药物，其他处理同慢性肾炎。如果出现肾功能不全，可行透析治疗，必要时可做肾移植。对于尿酸性尿路结石，经过合理的降尿酸治疗，大部分可溶解或自行排出，体积大且固定者可行体外冲击碎石、内镜取石或开放手术取石。对于急性尿酸性肾病这一急危重症，迅速有效地降低急骤升高的血尿酸，除别嘌醇外，可选尿酸氧化酶，其他处理同肾衰竭。

（4）伴发疾病的治疗：痛风常伴发肥胖、高脂血症、高血压、2 型糖尿病、动脉硬化和冠心病等代谢综合征中的一种或数种,这些疾病与痛风相互增加风险,因此在痛风治疗的同时,应积极治疗相关的疾病。其中部分治疗药物可增加尿酸清除而具有降血尿酸作用,如①降脂药:非诺贝特、阿托伐他汀、降脂酰胺;②降压药:氯沙坦、氨氯地平;③降糖药:醋磺己脲等。

(5)无症状高尿酸血症:应以非药物治疗为主,一般不推荐使用降尿酸药物。对于特别严重的或急性血尿酸升高,经过饮食控制血尿酸仍超过 $476\sim535\mu\mathrm{mol/L}$ 者,以及有家族史或伴发相关疾病的患者,可进行降尿酸治疗。

八、并发症

痛风患者可合并高血压、高脂血症、动脉硬化、冠心病和 2 型糖尿病。限制饮食、降低体重,常可使高尿酸血症、糖尿病、高血压和高脂血症得到控制。

九、预后

高尿酸血症和痛风是一种终身性疾病,积极治疗预后相对较好。及早诊断并进行规范治疗,大多数痛风患者可正常工作生活。慢性期病变经过治疗有一定的可逆性,皮下痛风石可缩小或消失,关节症状和功能可获改善,相关的肾病变也可减轻、好转。患者起病年龄小、有阳性家族史、血尿酸显著升高、痛风频发,提示预后较差。伴发高血压、糖尿病或其他肾病者,肾功能不全的风险增加,甚至危及生命。

附:2011 年 ACR 修订的痛风和高尿酸血症诊疗建议

总共有 26 条关键建议,其中 10 条涉及痛风患者诊断,16 条涉及治疗。

【痛风诊断的建议】

1.下肢急性单关节炎发作(急性发作的关节严重疼痛、肿胀和压痛,尤其是发红),6～12h 达高峰,虽然对痛风诊断并非特异,但高度提示晶体性炎症。

2.虽然仅在滑液或痛风石抽取物中证实有尿酸盐结晶才能确诊痛风,但对痛风发作典型者,其临床诊断应是准确的。

3.作为痛风最重要的危险因素,血尿酸水平不能确诊或排除痛风,因不少高尿酸血症患者并不发生痛风,痛风急性发作期的血尿酸可正常。

4.对于难以诊断的炎性关节内抽出的滑液,建议常规检查尿酸盐结晶。

5.当诊断可疑,从无症状的关节内查到尿酸盐结晶,可在痛风发作间歇期确诊。

6.痛风可与败血症共存,因此,当怀疑化脓性关节炎时,即使证实关节内有尿酸盐结晶,仍需行滑液的革兰染色和培养。

7.痛风患者一般不需评估肾脏尿酸排泄情况,但对于发病年龄小(<25 岁)或有痛风发病年龄小的家族史者应进行评估。

8.痛风患者出现肾结石的概率较高,对于伴尿结石的痛风患者应评估结石的来源。

9.X 线片可能有助于痛风的鉴别诊断,并可出现典型的痛风征象,但不适宜早期或急性期诊断,除非怀疑有骨折。

10.应评估痛风的风险因素,包括代谢综合征(肥胖、高脂血症、高血糖和高血压)、慢性肾病、用药史、家族史和生活方式。

【痛风治疗的建议】

1.痛风的最佳治疗需联合药物和非药物疗法,并根据以下情况制定:①特殊的危险因素(血尿酸水平、以前发作情况、放射线征象);②临床分期(急性、间歇期或晚期如慢性痛风石性关节炎);③一般风险因素(年龄、性别、肥胖、饮食、饮酒、增高血尿酸药物、药物相互作用、肾功能和并发症)。

2.对患者的教育。要有良好的生活方式,长期治疗,降尿酸治疗早期要预防痛风发作是痛风治疗的核心部分。

3.应强调并发症和风险因素(如高脂血症、高血压、高血糖、肥胖和吸烟)作为痛风患者治疗的重要内容。

4.口服秋水仙碱、非甾类抗炎药和激素可作为急性痛风治疗的一线药,其选择要考虑到患者的并发症(尤其是慢性肾病和胃肠疾病),可能需持续治疗 7～10d。

5.对于急性痛风,低剂量秋水仙碱(如尽快予以 1.2mg,1h 后 0.6mg)有效并可耐受。秋水仙碱继续用 7～10d 或直到完全缓解。高剂量秋水仙碱疗法已淘汰。

6.对于急性发作,经谨慎评估后,关节内抽液并注射长效激素有效,且耐受性良好。

7.对于有如下情况者应考虑降尿酸治疗。①反复发作(＞1 次/年);②慢性关节炎;③痛风石沉积;④尿路结石;⑤有痛风的放射线改变。降尿酸治疗一旦开始,则推荐终身治疗。

8.降尿酸治疗目的是防止急性发作,防止痛风石出现,溶解痛风石,防止慢性痛风性关节炎发生,可通过将血尿酸控制在＜360μmol/L(6mg/dl)而实现,这恰好在尿酸盐结晶饱和点(6.8mg/dl)以下。

9.黄嘌呤氧化酶抑制药(别嘌醇和非布司他)可使血尿酸达标(＜6mg/dl),剂量应逐步增加,以使安全性最佳,并降低急性发作的概率,应监测血尿酸,确定是否达标或维持达标,应化验有关指标监测药物毒性。

10.别嘌醇以低剂量开始服用(100mg/d),每 2～4 周增加 100mg(最高允许量为 800mg/d),以达目标血尿酸值(＜6.0mg/dl),如出现别嘌醇毒性,应立即停用,可使用其他药物如非布司他或丙磺舒。

11.非布司他应以 40mg/d 开始,如必要,为达血尿酸目标值,至少治疗 2 周后可增到 80mg,如出现毒性,应立即停用,可使用其他药物如别嘌醇或、丙磺舒,但别嘌醇和非布司他不应联合使用。

12.丙磺舒是一种促尿酸排泄药,对肾功能正常者的黄嘌呤氧化酶替代药,但对尿路结石属相对禁忌,且对肾功不全者无效。如必要,为血尿酸达标(＜6mg/dl),丙磺舒可与别嘌醇或非布司他联合使用,剂量从 500mg/d 开始,每月逐步增量,直到最大量 3g/d,分次服用。

13.降尿酸治疗的头 6～12 个月内,可合用秋水仙碱预防急性痛风发作(剂量为 0.6mg,每日 1～2 次)或非甾类抗炎药(必要时合用胃保护药),降尿酸药开始治疗前的 2 周就应预防治疗。

14.某些利尿药可增加急性痛风发作的风险,在这种情况下,尽可能重新评估其应用和剂量。在某些情况下(如心功能衰竭者),可能必须使用利尿药,此时可能出现痛风发作,应行相应的处理。

15.对于难治性痛风和(或)痛风石性痛风,另一种选择就是静脉用 pegloticase,风险比较大,要进行该项治疗者应找专业医生使用。

16.如下情况应把痛风患者介绍到风湿病或肾病专家就诊。①诊断的确立,尤其是不典型发作者;②难治性患者:血尿酸不能达＜360μmol/L(6.0mg/dl);尽管已行充足的治疗但仍反复发作,有持续或(和)广泛的痛风石者;③有肾结石者;④需考虑多种治疗者。

(郑玉宽)

第九节　骨质疏松症

骨质疏松(OP)指单位体积正常矿化骨的骨量减少,骨基质及矿盐平行减少。2001 年美国国立卫生院(NIH)提出骨质疏松症是以骨强度下降,骨折风险性增加为特征的骨骼系统疾病。骨质疏松症不仅是泛指骨量减少,更应强调有力学性能降低,由于骨质吸收速度大于骨质形成,多伴有骨折和腰背痛。

一、流行病学

骨质疏松是一种全球性疾病,全球病人约 2 亿人,我国约 8400 万人(包括骨量减少者,中国老年骨质疏松学会,2004),占总人口的 6.6%。其突出表现为骨折,骨脆性增加,强度降低,最常见部位是椎体、髋部和腕部。白人和黄种人患骨质疏松症的危险高于黑人。据统计,全世界因骨质疏松发生腕骨骨折的患者有160 万,预计至 2050 年将增至 450 万以上。

年龄是骨质疏松发病的主要因素之一,年龄增大骨质疏松症的患病率增高。我国 50 岁以上的老人的髋部骨折的发生率南部城市为 11.26/10 万,北方地区为 74.6/10 万,平均年龄为 67.2 岁。其次,在一项关于上海城市和郊区 10429 名年龄在 60 岁以上老年人的研究发现,城市居民中骨质疏松症的病人明显多于郊区。原发性骨质疏松症以绝经后的骨质疏松最多见,因此女性显著多于男性。

二、病因

1.内分泌因素　在骨质疏松中,正常骨形成与吸收的平衡被破坏。绝经后骨量下降以 10 倍的速度增长。雌激素可以抑制破骨细胞和影响活性维生素 D、甲状旁腺激素、降钙素等激素的作用。直接作用于成骨细胞,使骨量增加,维持骨形成与吸收耦联。最近的研究显示,雌激素可刺激 TGF-β,IGF-Ⅰ,IGF-Ⅱ 的产生,均能增加骨的形成。绝经后由于雌激素缺乏,可导致骨质疏松。其次孕激素可合成骨细胞受体,使骨量增加,对钙有正效应。由于内分泌原因造成的钙摄入下降也是造成骨质疏松的重要原因。甲状旁腺素可以直接作用于破骨细胞,使骨吸收增加,骨量减少。老年人肾功能不全,1,25-(OH)$_2$D$_3$ 生成减少,血钙降低,刺激甲状旁腺素分泌。因此随着年龄的增加,甲状旁腺素的含量增加,可以导致骨质疏松的发生。

2.营养因素　病人食物中的钙或者内源性维生素(尤其是维生素 D)摄入不足也可导致骨质疏松。随着年龄的增长,肾脏的 1α-羟化酶下降,导致 1,25-(OH)$_2$D$_3$ 的产生减少,这会招致肠钙吸收减少和尿钙排泄的增加,从而产生骨质疏松。

3.药物因素　长期服用肾上腺皮质激素大于 3 个月或者使用肝素大于 4 个月,以及服用部分抗癫痫药物均可引起本病。

三、分类

根据有无伴发其他疾病分为原发性和继发性骨质疏松。

1.原发性骨质疏松症主要指退行性骨质疏松,占 90%。又分Ⅰ型:绝经后妇女原发性骨质疏松症(PMOP),由于雌激素下降明显,破骨速度较成骨快,属高转换型;Ⅱ型:老年人原发性骨质疏松症(SOP),

骨量丢失缓慢,属低转换型。绝经后妇女,约历时5～10年,随着增龄也进入老年性骨质疏松症。

2.继发性骨质疏松症占9%～10%,可以由多种原因引起,包括疾病、药物或其他原因引起的骨质疏松症的因素:如遗传疾患、cushing综合征、糖尿病、性功能减退、甲状腺功能亢进、长期应用肾上腺皮质激素、肝素、抗癫痫药物及酒精中毒、风湿病、类风湿病等。

四、临床表现

1.骨折病史　是严重并发症,约占20%。脆弱的骨骼受轻微外力即可发生骨折。以原发性骨质疏松症最常见(90%),多发生于绝经后妇女和老年人,以绝经后5～8年多发。最常见的骨折部位是椎体,其次为桡骨下端骨折。部分病人有明显的外伤史,多数病人外伤较轻微或不明显。

2.疼痛　是最常见的症状,约占58%,女性重于男性。其中腰背痛约占70%～80%,多为钝痛,并向脊柱两侧扩散,久坐、久站疼痛加重。腰背痛中有67%疼痛局限,有束带感者10%,伴四肢放射痛者9%,伴麻木感者4%。若胸、腰椎发生骨质疏松性骨折时,则剧痛。有的无明显症状,仅在X线摄片时发现。

疼痛的原因:①痛觉神经受压:骨的痛觉神经广泛位于骨小梁、皮质骨骨小管内表面的骨内膜上,若椎体发生细微骨折、椎体严重楔状变形,呈双凹征或胸廓、盆骨变形,以及小梁骨的骨板和(或)皮质骨骨小管被吸收等原因,致支持力不能保护痛觉神经时,即出现疼痛;②驼背造成腰背肌群张力增加,肌肉血液循环不良,新陈代谢降低,出现肌痉挛、疼痛。

3.驼背　是继腰背痛后又一重要体征,因椎体内部完全由松质骨构成,易发生骨质疏松改变,导致疏松而脆弱的椎体受压,历时数年后,出现脊柱前屈,致身长缩短。部分病人出现脊柱侧凸或鸡胸等。多见于绝经后骨质疏松的老年妇女。

4.功能障碍　由于骨质疏松脆弱,在重力的作用下,可引起脊柱后凸、侧凸、胸廓畸形,易产生多个脏器功能障碍。其中以呼吸系统肺部疾病发生率较高,可导致肺功能下降,严重者发生呼吸循环障碍。

五、诊断

骨质疏松的诊断主要依据以下几点:

1.病史　绝经后妇女或老年人,有易患骨质疏松的危险因素,如种族、生活习惯、运动减少、吸烟、酗酒等。

2.临床表现

(1)有不明原因的突然发生的局限型或较广泛的背痛;

(2)有骨折或骨折史,无明显外伤史或仅有轻微外伤史;

(3)绝经后身高明显下降或有驼背。

3.骨密度测定　椎体T-score与Z-score低于正常峰骨量,或低于同龄正常人骨密度2个标准差以上。

4.骨吸收和骨形成指标测定。

六、治疗

骨质疏松的治疗可以根据机制分为骨吸收抑制剂和骨形成的促进剂等。

1.激素替代疗法:雌激素为绝经后妇女骨质疏松的首选药物,应用雌激素替代疗法应尽早开始,用药时间维持 5～15 年。在应用中也出现一些副作用,例如乳腺癌或子宫内膜癌等,配合应用小剂量的孕激素,其益处可明显超过其危险性。常见的雌激素有:尼尔雌醇:1mg/半月;倍美力(复合雌激素):0.375～0.625mg/d 用药 6～8 周,停药 10d,停药期间服用甲羟孕酮。

2.降钙素具有强抑制破骨细胞骨吸收作用,在近端肾曲小管可加强 1α 羟化酶的活性,促使 25-$(OH)_2D_3$ 转化为 1,25-$(OH)_2D_3$。常见的药物有:鲑鱼降钙素:50～100U/次,肌内/皮下,隔日 1 次;200U/次,鼻内给药,隔日 1 次。益钙宁(鳗鱼降钙素):10U/次,肌注,2 次/周。

3.双磷酸盐能吸附于骨组织表面,防止磷酸盐晶体的溶解,抑制骨吸收,周期应用,可使骨矿含量恢复平衡。常用药物:阿仑膦酸钠(福善美)。

此外,还有维生素 D 类、钙剂以及雌激素受体调节剂(SERM)等药物。

(郭更田)

第十节　化脓性骨关节疾病

一、急性血源性骨髓炎

本病常见的致病菌是金黄色葡萄球菌,其次是乙型链球菌和白色葡萄球菌,致病菌在儿童体弱、营养不良或轻度外伤等抵抗力降低的情况下,经血行到达骨组织引起炎症。常见于儿童和青少年,男多于女,胫骨和股骨多见,病变多发生于长管状骨的干骺端。基本病理变化是骨组织急性化脓性炎症,可形成髓腔脓肿、骨膜下脓肿和化脓性关节炎,病理特点是骨质破坏、坏死、吸收和骨膜修复反应新生骨并存,早期以骨质破坏为主,晚期以修复性新生骨增生为主。

【诊断标准】

早期诊断比较困难,两周后 X 线摄片变化逐渐明显,诊断多无困难。

1.全身症状　起病急,全身中毒症状明显;前驱症状有全身倦怠,继以全身酸痛,食欲不振畏寒,严重者可有寒战,多有弛张性高热,可达 39～40℃,烦躁不安,脉搏快弱,严重者可有谵妄、昏迷等败血症表现,亦可出现脑膜刺激症状,病史曾有感染灶。

2.局部症状　早期有局部剧烈疼痛和跳痛,肌肉有保护性痉挛,患肢不敢活动。患部皮温高,有深压痛,早期肿胀可不明显,几天后局部皮肤红、肿、热、痛及压痛明显,干骺端持续性剧烈疼痛和深压痛。

3.血液检查　白细胞、中性粒细胞计数增多,一般有贫血;早期血培养阳性率较高,局部脓液应作细菌培养和药敏试验。

4.局部分层穿刺检查阳性　局部分层穿刺检查对早期诊断具有重要意义;

5.X 线检查　早期无明显变化,发病 2 周后可见骨质脱钙、破坏,少量骨膜增生,以及软组织肿胀阴影等。

6.骨扫描　对早期诊断骨髓炎有重要价值,CT 和核素扫描结合能提高对早期骨髓炎的诊断。

【鉴别诊断】

早期应与蜂窝织炎、丹毒等软组织炎症鉴别。蜂窝织炎、丹毒全身症状稍轻,局部红肿明显,多系链球菌感染,对青霉素治疗敏感。骨扫描有助于鉴别。

【治疗原则】

关键是早期诊断,早期应用大剂量有效抗生素控制感染防止炎症扩散,同时进行适当的局部处理。一旦形成脓肿,应及时切开减压引流,防止死骨形成,使病变在早期治愈,否则易演变成慢性骨髓炎。

1.全身支持疗法　高热时,降温,补液,注意水、电解质代谢和酸碱平衡。必要时多次少量输新鲜血,以增强患者的机体抵抗力。补充营养,给予易消化和富含维生素和蛋白质的饮食。

2.联合应用抗菌药物　应及早采用足量而有效的抗菌药物,首选针对金黄色葡萄球菌的有效广谱抗生素,待细菌培养和药物敏感试验有结果时,再选择适宜的敏感抗生素。抗生素使用至少应持续至体温下降,症状消失后2周左右。

3.切开减压引流　这是防止病灶扩散和死骨形成的有效措施。如联合应用大剂量抗生素治疗2～3天不能控制炎症,诊断性穿刺抽出脓液或炎性液体,均应做局部钻孔或开窗进行减压引流。早钻开骨皮质有利于控制骨髓腔内感染,及时开窗引流可防止感染扩散。

4.局部固定　早期用适当夹板、石膏托或皮牵引限制活动,抬高患肢并保持功能位,可以防止畸形,减少疼痛和避免病理骨折。

【临床路径】

1.病史　发病年龄、病程、既往诊治经过。

2.全身和局部症状　全身情况、局部症状、有无死骨、窦道。

3.放射学检查　X线与CT,骨扫描等。

4.实验室检查　血液检查、局部分泌物检查、药敏实验等。

5.治疗原则　根据病情选择合适的治疗方案及药物。手术有时是必需的。

二、慢性骨髓炎

大多数慢性骨髓炎是由急性骨髓炎治疗不当或不及时发展而来。以前是多继发于急性血源性骨髓炎。现在急性血源性骨髓炎在早期多能及时有效治疗,转化为慢性骨髓炎较少,现在较常见的是开放性骨折和骨的贯通伤后发生的骨髓炎,以及金属内固定物植入引起的骨感染。急性炎症消退后,遗留的死骨、死腔是造成慢性骨髓炎的主要原因。致病菌常为多种细菌混合感染,以金黄色葡萄球菌为主。急性骨髓炎炎症消退后,反应性新生骨形成、骨质增生硬化、病灶区域存留的死骨、死腔和窦道是慢性骨髓炎的基本病理变化。其有慢性局限性骨脓肿和慢性硬化性骨髓炎两种特殊类型。

【诊断标准】

1.有急性血源性骨髓炎、开放骨折或火器伤病史。

2.窦道愈合的病变静止期,可无全身和局部症状。发作时,有发热、食欲不振,如急性骨髓炎表现。

3.急性发作时,局部已经愈合的创口,又开始疼痛、肿胀,流脓。有的在伤口瘢痕的表面形成混浊的水泡或波动性的肿块。当水泡或肿块溃破后流出脓液,有的排出小死骨片,以后全身症状消退。长久不愈,窦道周围皮肤长期受分泌物的刺激,有色素沉着或湿疹性皮炎,少部分人并发表皮样癌。幼年发病,骨骺板破坏者,可有肢体发育障碍,肢体有短缩或内、外翻畸形。

4.X线检查:病变骨失去原有的外形,骨干增粗,骨质硬化,轮廓不规则;髓腔变窄甚至消失,有圆形或椭圆形破坏透亮区;常可见到与周围骨质脱离的死骨,致密硬化的死骨块可大可小,多与骨干平行,死骨周围有一透亮区,边缘呈锯齿状,此为慢性骨髓炎特征。

5.窦道造影:可通过窦道造影了解窦道的深度、分布范围和死腔的关系。以利于彻底清除死腔和窦道。

【鉴别诊断】

根据既往急性化脓性骨髓炎的病史、体征、典型的 X 线表现,诊断多无困难,但仍需与下列病变鉴别。

1.结核性骨髓炎　一般多侵入关节,病史较缓慢,有结核病或结核病接触史等。X 线片显示以骨质破坏为主而少有新骨形成。

2.骨样骨瘤　常易诊断为局限性脓肿,但其特征为经常性隐痛,夜间疼痛较重,局部压痛明显,但无红肿,少有全身症状,X 线片可进一步提供鉴别依据。

3.骨干肉瘤　局部及 X 线片表现偶可与骨髓炎混淆,但根据发病部位、年龄、临床表现及 X 线片特征可以鉴别。若病程长,窦道久治不愈,局部疼痛剧烈,有异常肉芽,脓液量多且有恶臭味,应注意有恶性变的可能。

【治疗原则】

1.全身治疗　慢性骨髓炎是长期消耗性疾病,手术前患者体质弱,应增加营养,为手术创造条件。手术前后使用足量有效的广谱抗生素。

2.手术原则　尽可能彻底清除病灶,摘除死骨,切除增生的瘢痕和清除肉芽坏死组织,消灭死腔,改善局部血液循环,为愈合创造条件。根据不同的病情可选择不同手术方案,如病灶清除术、碟形手术(Orr 手术)、带蒂肌皮瓣转移术、骨移植术等。

3.药物治疗　应根据细菌培养及药物敏感试验选择抗菌药,术前、术中、术后均应用足量有效的抗菌药物。

【临床路径】

同血源性骨髓炎。

三、化脓性关节炎

化脓性关节炎通常指因各种不同致病细菌引起关节化脓性炎症反应。常见于儿童。但近年来报告,成人发病率有所增加。在成人它通常影响到负重关节,如膝关节。而在儿童,它通常发生在肩、髋和膝关节。在成人常发生在免疫功能低下、酒精中毒、糖尿病、镰状细胞贫血、红斑狼疮、静脉注射吸毒者以及类风湿关节炎人群中。随着关节成形手术普及,术后并发化脓性关节炎的病例也有所增加。化脓性关节炎感染的途径常起自身体其他部位化脓病灶的细菌,经血液循环扩散至关节腔,即所谓血源性播散;有时为关节附近的化脓性骨髓炎,直接蔓延所致。最典型例子是,股骨头或颈部骨髓炎未得到控制,病灶内细菌直接蔓延到髋关节,造成髋关节化脓性炎症;偶尔可因外伤,细菌直接进入关节,引发化脓性关节炎。临床上最常见的致病菌为金黄色葡萄球菌、溶血性链球菌、白色葡萄球菌、肺炎球菌、大肠杆菌等。

【发病机制】

绝大多数引发化脓性关节炎的致病细菌经过血源播散,临床出现一个菌血症或败血症过渡阶段,最后侵犯关节,造成关节化脓性反应。导致关节软骨破坏、关节纤维或骨性强直,带来严重病变。关节炎症反应虽然与侵犯关节细菌的量、细菌毒力有关,与机体防御机制、免疫功能有关,但关节本身解剖结构起着关键作用。滑膜型关节内壁覆盖着含有丰富血供的滑膜组织,因此,关节容易受到循环系统内细菌的侵入,并在关节腔内生长、繁殖。与此同时,外来细菌被滑膜衬里细胞和炎性细胞所吞噬,在吞噬过程中,蛋白溶解释放,引起进一步炎性反应。在炎性病变的后期,滑膜衬里细胞可出现修复、再生、增生,呈现慢性炎性肉芽肿反应。如果炎症过程未加入为控制与治疗,炎症细胞蛋白溶解酶大量释放,关节软骨浸润破坏,软骨消失,最终关节的纤维连接或骨性强直必将产生。

关节破坏速度取决于很多因素,其中最重要的是与细菌菌种有关。例如金黄色葡萄球菌或革兰阴性杆菌,关节发生破坏迅速,相反另一些细菌,例如,淋病奈瑟菌和大多数病毒,通常并不引起不可逆的关节破坏。

体内防御机制、免疫功能同样与化脓性关节炎发生着密切关系。如果机体本身存在慢性疾病或因药物因素影响,化脓性关节炎的发生可增加,甚至在菌血症阶段过程中,即可发生关节破坏。这种情况特别在已有类风湿关节炎或神经性病变、关节严重破坏的病例中尤为明显。其他一些因素可影响机体容易发生感染的还有关节近期接受手术,或关节局部外伤等。此外,临床更为多见的情况是关节内注射激素类药物,它所产生的感染机会或感染的严重程度明显增加。

【病理】

化脓性关节炎病理发展可分三个阶段:

1.早期   又称为浆液性渗出期,关节滑膜充血、水肿,有大量白细胞浸润。关节腔内有浆液性渗出液。其中有大量的白细胞。此阶段关节软骨尚未破坏。如能恰当治疗,及时控制病情,浆液性渗出液可完全吸收,关节功能可完全恢复,不留任何损害。

2.中期   又称浆液纤维蛋白渗出期。渗出液明显增多,渗出液内细胞成分与含量显著增加。随着滑膜炎反应加剧,滑膜血管通透性增加,大量纤维蛋白、血浆蛋白进入并沉积在关节腔与关节软骨表面。这不但干扰软骨正常代谢,并且大量白细胞所释放的各种溶解酶破坏软骨基质,使胶原纤维失去支持,关节体软骨表面失去光泽,关节面软化。因此,该期临床最大特点是感染关节腔内含有大量的黏稠、混浊液体,关节软骨面同时出现损害。纤维蛋白剧烈渗出,量增加,最终出现关节内纤维粘连。因此,即使在该期得到有效治疗,残留关节功能必将受损。

3.后期   又称脓性渗出期。炎症反应加剧,滑膜与关节软骨面进一步破坏,炎性细胞向关节软骨、关节囊和周围软组织浸润。关节渗出液内含有大量脓性细胞和坏死脱落物质。关节腔内积聚黄白色脓液。与此同时,修复也将出现,表现为邻近骨质增生。由于关节软骨面继发性碎裂、破坏、消化、吸收,即使病情得到控制与治愈,关节活动将受到严重影响。

【症状与体征】

化脓性关节炎好发于儿童。一个典型的血源性播散化脓性关节感染病例为:发病前,躯干其他部位往往有感染病灶,如中耳炎、皮肤脓肿、疖、痈或有外伤病史。该病起病急骤,突然发热、发冷、寒战、高热,常达38.5℃持续不退,脉搏增快,呼吸急促,食欲减退,出现全身乏力、头痛、盗汗和急性贫血症状。如儿童,常因高热而出现惊厥,过分虚弱或循环欠佳的病孩可不发热,或体温不升,四肢冷,甚至出现意识不清、谵妄等神经精神症状。而成年发病者,全身毒血症状相对较轻,而以局部症状表现更为突出。受累关节疼痛、压痛、红肿、皮温增高、患肢不能负重、关节周围肌肉保护性屈曲痉挛使关节常处于半屈曲状态。如受累关节较表浅,如膝、肘、踝、腕关节等,局部红、肿、痛、热、关节积液均较明显。相反,化脓性髋关节炎由于髋周围肌肉丰富,早起局部症状表现较少,但因关节积液增多,而使髋部呈外展、外旋、屈曲状态。此外,常有沿大腿内侧向膝内侧的放射痛。由于关节内积液,关节囊扩大,加上关节周围肌肉痉挛,常可发生病理性脱位或半脱位。

婴儿化脓性髋关节炎是化脓性关节炎中特殊类型。这类婴儿往往未获得母系抗体,常可因流感嗜血杆菌感染引起化脓性关节炎。有些临床报告指出,新生儿化脓性关节炎其感染可来自公共场所或医院。婴儿患病,主要表现为全身症状明显,常出现烦躁、恐惧、纳呆或高热惊厥,但有一些婴儿发病可不发热,甚至体温不升,以神委虚弱为主。化脓性关节炎局部症状往往不太明显,表现为肢体不愿活动,拒按。但仔细观察,仍可发现患病部位压痛,关节被动活动时疼痛,婴儿化脓性髋关节炎的另一特点是当病情静止,后期稳定时,股骨头、颈完全吸收消失,形成假关节。

【实验室辅助检查】

化脓性关节炎病例常表现为白细胞总数增加、中性粒细胞数增多、血沉加快、C反应蛋白试验阳性。凝固酶试验阳性是葡萄球菌致病的一个重要生物特性,它比菌落颜色和溶血性性质更有意义。关节穿刺对化脓性关节炎诊断与治疗都起到重要作用。根据化脓性关节炎处于不同严重程度,关节液可以从早期浆液性渗出,发展到关节液黏稠、混浊,最终关节液完全呈脓性分泌物。而且还可根据关节液所含白细胞计数、葡萄糖含量高低,与其他类型关节炎如类风湿关节炎、结核性关节炎、痛风等相鉴别。

X影像学检查:影像学检查对化脓性关节炎诊断必不可少。早期仅可见到关节周围软骨组织阴影扩大或关节囊膨胀(关节外脂肪阴影移位)、关节间隙增宽,稍后可见邻近骨组织稀疏。后期关节软骨被破坏,关节间隙变狭窄或消失,关节软骨面粗糙。当感染侵犯软骨下骨膜时,可有骨质破坏和增生。在病变晚期,关节发生纤维或骨性融合,间隙完全消失,甚至可看到骨小梁跨越关节面,邻近骨质有硬化。偶然可看到化脓性关节炎早前的一些X线表现,例如病理性脱位。CT、MRI等影像学检查是近10年来发展异常迅速的高科技诊断手段,它对诊断组织炎症感染病灶有极高的敏感性,常在病程早期即可出现异常信号,但特异性较差。^{99m}Tc检查有相类似的优缺点,作为一种临床检查方法,只有合理选择与应用,才能体现它的自身价值。

【诊断与鉴别诊断】

任何类型化脓性关节炎只有从病变关节滑膜或关节液内找到感染菌种,那么诊断方可确立。因此,关节穿刺术不可避免。如怀疑关节感染,应在无菌条件下做关节穿刺,一部分关节穿刺液立刻送检实验室做培养和药敏检测。而部分采样标本应立刻做涂片细胞计数、分类计数、黏蛋白凝块试验、涂片革兰染色检查。厌氧菌感染近年来有增加趋势,因此,必须做厌氧菌培养。如为结核菌感染,因结核菌常规培养方式不易成功,故一旦怀疑结核感染,可采用豚鼠接种方法,或采用罗詹改良培养法,以帮助明确诊断。

由于抗生素广泛使用,往往在没有获得明确诊断前,大量抗生素已广泛使用,因此,细菌培养阳性率不高,这应该引起临床医师的重视。

典型的化脓性关节炎诊断并不困难,但某些部位,特别是感染位于深部,例如髋部感染炎症,诊断会发生问题。此外,化脓性关节炎还需要与风湿性关节炎、类风湿关节炎、损伤性关节炎、结核性骨关节炎等相鉴别。风湿性关节炎也可表现为关节的红、肿、发热,但该病为多关节游走性肿痛,关节液内无脓细胞,无细菌生长,血清抗链球菌溶血素"O"试验阳性。类风湿临床表现为关节发病,以侵犯四肢小关节、对称性发作为特征。病程后期往往出现关节畸形、功能障碍。关节液检查与化脓性关节液有显著差异,结核性骨关节炎也表现为单关节感染,也有大量脓液,但结核性感染的发病演进过程、全身的结核中毒症状、慢性消耗性病态与化脓性感染是截然不同的。

【治疗】

对任何一个怀疑急性化脓性关节炎患者,尽可能早地做关节穿刺,既达到早期诊断、早期治疗的目的,又可最大限度保持关节日后功能。急性化脓性关节炎处理原则与所有感染病灶处理一样,应做到病灶充分引流,应用有效足量的抗生素,患肢制动固定。

1.全身支持疗法　急性化脓性关节炎往往是躯干其他病灶内细菌经血源性播散所致。不少病员,特别儿童或老年体弱病人,全身情况虚弱,处于急性细菌毒素中毒状态或出现败血症,因此,全身支持治疗,降温,补液,水、电解质代谢紊乱的纠正,适当的营养,显得十分重要,必要时可少量输血、给予人体白蛋白等,以增强全身抗感染能力。

2.全身有效足量抗生素　化脓性关节感染,抗生素治疗是必不可少的药物。给药前,特别对有高热持续不退的病例,必须做血培养。在没有获得脓液细菌培养结果和药敏报告时,通常可选用最常见的感染菌种的有效药物来治疗。婴儿和儿童的化脓性关节感染的病因通常是金黄色葡萄球菌、流感嗜血杆菌和革兰阴性杆菌。在成人和年龄较大的儿童常见的病菌是淋球菌、金黄色葡萄球菌、链球菌、分枝杆菌,那些引起 Lyme 病的芽胞螺旋杆菌细菌也可以引起化脓性关节感染。吸毒者和免疫系统有缺陷者,例如 HIV,容易发生革兰阴性杆菌的化脓性关节炎。金黄色葡萄球菌也可以通过关节镜手术和关节置换术侵入到关节。金黄色葡萄球菌是最常见的致病菌,因此可选用青霉素类药物,也有人主张青霉素类药物和氨基糖苷类抗生素联合治疗更为有效,以后可根据细菌培养和药敏报告更换合适的有效抗生素。金黄色葡萄球菌是引起关节感染的最常见菌种,由于耐药菌种出现,给抗生素使用带来一定难度。对于这类病例,在抗生素使用问题上应注意以下几点:①选用抗生素时,应结合病员耐药情况来考虑,如病员来自城市郊县,不常用抗生素者,可先使用对葡萄球菌感染有效的抗生素,如红霉素或较大量青霉素。如考虑到多种抗生素耐药的菌株感染,可选用近期内对葡萄球菌疗效最明显的抗生素。葡萄球菌的耐药性在不同地区、不同期间和不同情况下并不一致。因此,应根据具体情况而定。②通常采用两类不同药物的联合应用,例如青霉素类与氨基糖苷类的联合应用能起到协同作用,减少副作用。③如果因使用了过多广谱抗生素,造成体内菌群失调,则应停止当时所用的一切抗生素,不要选用一种近期内公认的对葡萄球菌疗效最好的抗生素单独使用。

一般认为,铜绿假单胞菌所致关节感染宜选用多黏菌素 B 或羧苄西林、万古霉素。对链球菌、肺炎球菌所致感染,可用青霉素加有效的磺胺类药物。

药敏试验对指导临床医师如何选择抗生素有一定帮助,但也可能与临床疗效不符合。因此,如果应用某一种抗生素,确有明显疗效,即应继续使用,不必因为药敏试验阴性而摒弃不同。反之,用某种抗生素 3 天以上不见有效,亦不能因其高度敏感而坚持不换其他抗生素。

关于抗生素使用持续时间,有很大争论。对关节感染病例,用药持续时间应在临床症状完全控制后,继续静脉给药 2 周,随后改为口服有效抗生素持续 6 周。以避免好转后又出现复发或恶化。甚至有报道认为应延长至 2 个月或更长。

3.局部抗生素治疗　全身抗生素应用后,能进入关节内的量是临床医师所关心的问题。有报道认为,滑膜炎症反应时,滑膜对抗生素的通透性可显著增加,关节液内的抗生素浓度与血清内浓度相同,甚至略高,超过体外试验中足以抑制同类致病菌的浓度。因此,有人主张全身使用抗生素,关节液内足以达到所需要浓度而不必关节内局部注射。但关节内局部应用仍有很多优点,可及时清除浓度,清除关节内纤维蛋白以及白细胞所释放的大量溶酶体,避免对关节软骨造成不可逆的损害。鉴于这些优点,仍有不少学者认为,在全身抗生素控制下,关节局部使用含抗生素溶液持续灌注冲洗。通常生理盐水 500ml 加入庆大霉素 4 万 U。24 小时内灌注液可达 5000～10000ml,如此连续冲洗吸收,直至关节炎完全控制。

4.手术治疗　多数关节感染病例,经上述处理,症状可迅速控制。但如果仍有大量脓性渗出液,或某些深部关节感染,例如髋关节,应做关节切开,吸尽关节内渗出液,关节内清创除去炎性物质,清创后缝合关节囊,关节内置冲洗引流管,持续灌注冲洗。

5.局部休息制动　制动是抗感染的重要治疗原则。局部固定可使患部得到充分休息,使因炎症而损伤的关节面不因受压而变形,缓解肌痉挛,减轻疼痛,并可防止畸形或纠正畸形,制动方法可采用皮肤牵引或石膏托固定于功能位。

6.后期治疗　化脓性关节感染,除非早期病例得到有效控制,否则后期必将会造成关节病变。导致后期需要治疗的原因不外乎有化脓性关节炎并发病理性脱位、骨髓炎、瘘管形成、非功能位关节固定畸形、病理性的纤维关节强直、下肢不等长等。

针对上述各种不同情况,应有相应措施和治疗。关节感染引起病理性脱位主要发生于儿童,成年人发生机会很少。如果脱位发生在软组织严重萎缩之前并能及时做出诊断,应在处理关节感染的同时做骨牵引,或手法闭合复位,可能获得成功。如在病程后期才发现,或同时关节面已有破坏,唯一的处理方法是手术清创,最终将关节骨性强直在功能位。关节感染并发邻近骨组织炎症感染,或死骨形成,病程后期瘘管、窦道形成,则应根据慢性骨髓炎处理原则进行治疗。如病情已得到完全控制,而出现关节强直在非功能位,或痛性的纤维强直,则应根据具体情况施行关节内或关节外截骨矫正术,或关节融合术。

近年来,全髋关节置换术手术有很大发展,初次全髋置换术术后并发感染发生率约 1%～2%,如果早期及时发现,在有效抗生素控制下保留关节假体彻底清创,术后冲洗引流有可能获得成功。如果无效,或发现较迟,可考虑施行髋关节切除形成术(Girdlestone 术),即去除假体。彻底清创包括骨水泥、坏死感染组织,直至确信髋关节包括股骨髓腔已充分引流,保留有血供的松质骨面。清创术后,伤口可Ⅰ期缝合,残留腔内置负压引流管,或抗生素溶液持续滴注冲洗,患髋屈曲 20°～30°,下肢骨牵引 3～6 周。

四、椎间隙感染

临床上,椎间隙感染并不多见,但由于病灶比较隐匿,对诊断、治疗带来一定困难。椎间隙感染以腰椎最为多见。

【发病机制】

椎间隙感染途径主要由下列两种原因所造成。

1.由脊柱诊断性操作或手术过程中细菌直接污染、接种所致。例如,椎板切除减压、髓核摘除手术、诊断或麻醉需要施行腰椎穿刺,或椎间盘造影术穿刺针直接进入椎间盘内感染所致,这种感染细菌以金黄色或白色葡萄球菌最常见。

2.由盆腔内或泌尿生殖系统感染播散所引起,已有大量研究报告证实存在盆腔与椎旁静脉系统通道,感染细菌或肿瘤栓子可经该途径直接蔓延侵犯脊柱。如该途径发生椎间隙感染,细菌菌种以革兰阴性杆菌为主。

椎间盘本身是一个无血供组织,因此,如经血源感染,病原菌必须停留在邻近椎体骺板。该部位血流缓慢,细菌容易停留造成毛细胞血管栓塞,形成局部脓肿,而椎间盘感染是继发的。缺血性感染的椎间盘组织逐渐发生液化,需要经过几个月的时间才能被吸收,感染坏死组织停留在局部,很少超出椎间盘本身结构,因此,绝不会发生硬脊膜周围脓肿,经过一定治疗,感染逐渐吸收,自行愈合。

【临床表现】

椎间盘感染通常在脊柱手术操作后几天至几周时间出现脊柱症状。如果继发于盆腔或尿路感染,则脊柱间隙感染发作潜伏期可能更长,可以几天至几个月,甚至达几年。腰背部疼痛症状往往突然发作,症状迅速加剧,病人往往不愿移动,甚至轻微移动即可能触发剧烈疼痛,需大剂量止痛剂解痛。疼痛常局限于脊柱背部,也可以向一侧或双侧下肢放射。局部肌痉挛、压痛、叩痛明显,感染的全身症状较轻微,体温正常或低热,高热罕见。疼痛或不适症状可能持续相当长时期,从数月至一年后,症状逐渐缓解。

【辅助检查】

血白细胞分类检查正常,唯一有价值表现为 ESR 升高,穿刺活检或培养常可提供诊断依据。感染发作几周或几个月时,X 线检查仍可无特征性变化,最早的 X 线征象是感染的椎间隙狭窄,跟随出现邻近椎体部分不规则吸收破坏。经过相当一段时间间隔,骨修复愈合逐渐明显,表现为沿着椎体缘硬化骨形成,新骨增生。当病灶完全稳定,椎间隙可完全消失,上下椎体连接融合。

【诊断与鉴别诊断】

椎间盘感染发生率并不高,该病有一些特征性的临床和 X 线表现,为正确诊断提供线索,从某种意义上,鉴别诊断更重要。

1.化脓性脊柱炎　化脓性脊柱炎临床表现与椎间隙感染极为相似,除了一部分病员可表现急性中毒症状外,有相当一部分人仅表现为局部脊柱痛,持续加剧,也可出现放射痛。唯一区别是,如发生化脓性脊柱炎,其感染脓肿波及椎管内,可引起脊髓和神经根压迫症状,截瘫发生率约 15%,甚至更高。如果脊柱炎发生在颈椎,椎旁脓肿可压迫气管、食管,如发生在腰椎,会出现腰大肌脓肿刺激症状。化脓性脊柱炎 X 线征象具有 4 种特征性表现:①病变起自椎体中心,出现骨破坏吸收,而上下椎间隙保持正常。②病变起自骨膜下,位于多个椎体前缘,前方皮质骨被侵蚀,骨吸收边缘骨增生。③病变侵犯椎弓或附件。④病变起自椎体终板附近,早期出现骨质稀疏,随后为虫蚀样或锯齿状骨破坏,最后炎性病灶可扩散到椎体中央,但也可向椎间盘侵犯,造成椎间盘狭窄、破坏、吸收、边缘出现骨增生。最后一种 X 线表现与化脓性椎间隙感染的 X 线表现相似,应引起重视。

2.脊柱结核　近年来,脊柱结核发生率有所增加,脊柱结核起病缓慢,全身结核中毒症状明显,局部疼痛,椎旁脓肿发生率较高,少数病人可出现脊髓压迫症状。X 线征象具有特征表现,病变早期常表现椎间盘间隙狭窄,邻近椎体骨疏松脱钙,但很快出现以椎体破坏椎旁脓肿为主的 X 线表现,很少出现骨质增生、骨桥形成,椎体附件结核发生较少,必要时可行穿刺活检,明确诊断。

3.脊柱转移性肿瘤　脊柱转移性骨肿瘤发生率极高,常表现为椎体溶骨性或增生性骨破坏,可侵犯单一椎体或出现跳跃式椎体破坏,脊柱转移性骨肿瘤很少出现间隙狭窄,这是转移性脊椎肿瘤的特点,这与椎间隙感染椎间隙狭窄截然不同。

【治疗】

1.非手术治疗　全身支持、局部制动以及抗生素应用是保守治疗主要三大措施。

(1)抗生素应用:感染源的识别,对了解感染菌种有帮助。如继发于盆腔,泌尿道的感染,往往以革兰阴性杆菌感染为主,而因脊柱手术操作引起的椎间隙感染往往以金黄色葡萄球菌感染为主。因此,根据可能的菌种感染选择有效抗生素。用药时应掌握各类抗生素的药理作用,不仅增加药物的疗效,而且可减少毒性,防止产生耐药性。抗生素治疗应足量、有效,直至感染症状完全消退,以后再改用口服抗生素持续6 周。

(2)制动:硬板床或石膏床制动是必要的,直至临床症状完全消失。病情稳定通常需要 3 个月。症状减轻后可用支架、腰围保护。

(3)全身支持疗法:急性期显得十分必要,加强营养,及时补充和纠正水、盐、电解质紊乱。急性期疼痛是突出矛盾,因此药物使用十分必要。

2.手术治疗　如果病灶未及时早期发现,病变范围广泛破坏严重,或难以承受疼痛得不到有效控制,可考虑手术治疗,切除感染椎间盘、坏死组织,彻底清创使病灶得到控制与稳定。

(王鸿雁)

第十一节　骨与关节结核

一、概述

【诊断标准】

1.症状及体征

(1)好发年龄:骨关节结核好发于任何年龄,青少年和老年居多。

(2)好发部位:负重及活动多的部位常见,脊柱结核占50%,其次为膝、髋关节。单发多见。

(3)诱发因素:机体抵抗力低下,卫生条件不良,过度劳累,外伤等。

(4)全身症状:多起病缓慢,有低热、盗汗、乏力、消瘦、食欲不振等。

(5)局部症状体征:疼痛、肿胀、肌肉痉挛、关节活动受限、畸形、肌肉萎缩、寒性脓肿、窦道形成等。

(6)影像学表现

1)X线摄片不能作出早期诊断。早期表现为骨萎缩,软组织肿胀。后期骨结核表现为骨骺或干骺端溶骨性破坏,伴或不伴有死骨形成,骨膜反应轻,骨质疏松及病灶周围软组织改变。关节结核表现为关节内及其周围软组织肿胀,骨萎缩明显,随着病情的发展出现不同程度的关节面破坏及关节间隙狭窄,关节畸形,严重者有关节骨性强直。

2)骨扫描敏感性88%~96%,但特异性不高。

3)CT检查可以发现早于X线片,可以清晰地显示骨破坏、硬化及病灶周围的寒性脓肿。

4)MRI检查可以作出早期诊断,显示炎症浸润阶段的异常信号,还可以观察脊髓有无受压及变性。

2.实验室检查

(1)轻度贫血。

(2)白细胞分类中淋巴细胞所占比例增大。

(3)红细胞沉降率增快,C-反应蛋白增多。

(4)脓液培养:阳性率70%。伴有肺结核的患者痰培养阳性率超过50%。

3.结核菌素实验　阴性结果表示未曾感染结核,有排除诊断意义,但假阴性率达20%~30%(免疫功能不全的患者可出现假阴性),阳性结果对3岁以下的儿童有诊断意义。

4.结明实验　敏感性70%左右,特异性90%左右。

5.病灶组织学检查　有诊断意义。

【治疗原则】

1.全身支持疗法

(1)注意休息、营养,每日摄入足量的热能、蛋白质和维生素。混合感染者应给予抗生素治疗。

(2)抗结核药物治疗:这是治疗的关键,需联合用药以防止结核菌产生耐药性。常用的药物为异烟肼、利福平、吡嗪酰胺、乙胺丁醇等。推荐上述4种药物联用,吡嗪酰胺主张应用3个月,其他药物继续应用9个月以上,根据病情及药物不良反应及时调整用药。链霉素由于听力损害,不作为首选,特别对儿童。如果应用,亦作为强化治疗,限期3个月。

2.局部治疗

（1）局部制动。

（2）局部药物注射：对于早期单纯性滑膜结核可以关节腔内注射。大的寒性脓肿也可穿刺引流，并注射抗结核药物。

（3）手术治疗：清除结核病灶及寒性脓肿。晚期须纠正畸形，改善关节功能。手术方法包括脊柱结核的彻底病灶清除、内固定及植骨融合术、关节结核滑膜切除术、关节融合术、截骨术等。根据关节破坏程度，关节结核在病灶静止或愈合后还可行人工关节置换术。

二、脊柱结核

【历史】

结核性脊柱炎是一种古老的疾病，在公元前3000年的木乃伊中就有发现，公元前450年的希波克拉底医书中就有记载，而早期最完整的记录是Pott 1779年记录的（也称Pott病）。

【发病率和疾病分布】

目前认为在骨关节结核病中，椎体受累的占50%左右，最常受累的椎体是腰1，而骶髂关节结核、骶椎结核和颈椎结核相对少见。但颈椎结核常伴有较高的截瘫发生率。单个的椎体病变并不常见，典型的病变是多个椎体受累，尤其在颈椎，常常表现为多个椎体的病变，有些病例甚至可以见到5～10个椎体受侵犯。开始于局部的病变可以通过椎间盘传播至相邻椎体，表现为受累的椎体局限于某个节段。病灶分布于不同阶段的病例也并不少见，发病率可达1%～4%。在脊柱结核，虽然在某些病例终板结核可以为首发症状或主要表现，椎体的病变却最常见。一些学者发现多数情况下结核病变早期始于椎体前方。

患病率方面男性比女性略多见。儿童、成人均可发生。

【病理生理和病理变化】

结核性脊柱炎病理类型主要为椎间盘周边型、中央型和椎体前方型。非典型的病变偶尔可为仅有单纯神经弓受累或无椎体受累表现的硬膜外或硬膜内结核。

在椎间盘周边型结核，感染最早始于椎体的骺端，沿着前纵韧带传播至相邻椎体。与化脓性脊柱炎相比，椎间盘受累较迟，有时在广泛的骨破坏情况下，椎间盘仍表现完整。在始于椎体前方的感染病例，感染可在前纵韧带下传播，累及多个椎体。可能是由于椎体血液供应的影响，造成椎体前方的虫蚀样表现。

在中央型结核，结核病灶开始于椎体的中央，可以表现为单个椎体的病变。一般来说，中央型的病变更易造成椎体的塌陷，产生明显的后凸畸形。

支持是结核性脊柱炎而非化脓性脊柱炎的依据主要在三方面：①大的椎旁脓肿；②椎体病变明显而椎间盘病变较迟；③病程长，常伴有较大畸形。

结核性脊柱炎时，神经系统的变化可以是急性的或慢性的，主要与以下方面有关。急性期的截瘫是因为外部压力作用于脊髓或蛛网膜下腔受累。硬膜外的脓肿、肉芽肿、死骨、坏死椎间盘组织造成椎体半脱位或脱位。慢性期的截瘫来源于硬膜外的肉芽组织或纤维组织，或由后凸时椎体后方坚硬骨块的挤压。通常在手术中可以看到上述变化。

硬膜外的肉芽肿常常由相邻椎体病变传播而至，直接由血源性传播而无椎体受累的情况相当罕见。其他不伴有骨组织受累引起神经性障碍的病变有结核性蛛网膜炎、脑膜炎、硬膜下髓内或髓外的结核肿。由骨组织以外的原因引起的截瘫一般仅占5%左右。

有时结核性脊柱炎可同时合并化脓性感染，其病理特征也会发生改变。

【临床表现】

结核性脊柱炎病人典型的临床表现有脊柱疼痛和其他慢性疾病的表现,如体重下降、不适、盗汗。体格检查包括局部的压痛、肌肉痉挛和脊柱活动受限。病人可伴有脊柱的畸形和神经系统障碍。有时以截瘫、后凸畸形、窦道为主诉。

疼痛的位置与疾病的位置一致,常见胸椎,其次腰椎,颈椎、骶椎少见。有些病人可伴有椎旁脓肿、腹股沟和臀部脓肿。约 10%～47% 的病人在病程中出现截瘫。而在胸椎和颈椎发病时,截瘫发生率较高。

随着海洛因成瘾者增多,合并结核性脊柱炎的病例也有报道。有一组 5 例病人的报道,均有中毒反应,发热、后背痛、体重下降、夜间盗汗,很快出现神经障碍,他们共同特点均有椎体外的弥漫结核病变。

【诊断】

脊柱结核病人血沉通常升高。阳性的结核菌素皮试则提示过去或现在接触过抗酸杆菌。如果病人同时伴有泌尿系统的结核感染,晨尿的培养对诊断有帮助。在急性肺结核病人,痰标本或胃洗液可能会阳性。这些检查对诊断有帮助,但确诊只能靠椎体病灶或软组织的活检。由于椎体病变通常为溶骨性的,可伴有椎旁脓肿,CT 引导下的细针穿刺活检在诊断方面非常有效。皮下脓肿穿刺若能发现病原菌,可减少脊柱活检的必要。

平片上早期的表现为骨质变薄。随着椎间盘周围的病变发展,可表现为骨破坏,椎间隙变窄,变化与化脓性脊柱炎相似。前方椎体多个节段受累,椎体被侵蚀为扇贝状。中央型的病变与肿瘤类似,表现为中央变薄和骨质破坏,接着出现椎体塌陷。偶尔在腰椎由于长时间的脓肿,在腰大肌内可见钙化表现。

同位素扫描通常对结核感染并不敏感,锝扫描 35% 为阴性,而镓扫描阴性可达 70%。再则同位素扫描仅对了解病变的范围有帮助,不能确诊。

CT 检查对了解软组织病灶的界限以及证实骨质破坏的程度有帮助。MRI 是影像学中首选的检查,不仅显示骨和软组织的病变,同时可行多个切面的检查。由于椎间盘对结核的反应较迟,有时 MRI 可显示正常信号的椎间盘。在形态学上 MRI 显示的变化在结核感染和化脓性感染是不同的。但其 T_1、T_2 信号与化脓性感染较相似。增强的 MRI 可以区别脓肿与肉芽组织,如果仅在周围有增强影的团块通常提示脓肿,而整个团块均增强却是肉芽肿的表现。

【治疗】

治疗目标是根除感染、治疗神经障碍和防止脊柱畸形。抗结核药物化疗是治疗脊柱结核的必不可少的一部分。唯一例外的是在治愈的结核病人,后期因后凸加重产生神经系统压迫症状时,可以不用抗结核药。术前应当进行适量的化疗,但也可先活检后化疗。目前临床上使用的一线化疗药有:异烟肼、利福平、吡嗪酰胺、链霉素和乙胺丁醇。

如何选用抗结核药物,药物剂量和用药时间应听从感染科专家的意见。为了防止单一药物的耐药,提倡联合用药,而药物的选择是根据其作用机制和毒性决定。

1963 年,有一医疗研究学会对结核病流行区域的各种治疗方法进行前瞻性调查,最后认为,在发展中国家脊柱结核的治疗应首先无需卧床的化疗,主要包括 6～9 个月的口服异烟肼和利福平。外科手术治疗脊柱结核的适应证主要是活检,有脊髓压迫症、脓肿和窦道时。对于脊柱结核,尽管有人提倡手术治疗,但大多数意见认为手术应当有选择性。一般来说,手术指征与化脓性感染相类似。神经系统受累是手术的主要指征,因为前路清创和减压证实有较高的神经症状恢复率。其他的指征包括为明确诊断的活检、临床上脓肿的引流、内科治疗失败以及畸形。

如果需要的话,应行彻底的清创和前路支撑植骨融合并结合化疗(被称为香港方案)。也有学者比较根治性手术治疗和单纯化疗,病人在神经功能恢复和疼痛等方面无明显区别,没有 1 例复发。而主要的区别在于前路手术有轻度矫形作用,同时防止后期后凸畸形的产生,而单纯化疗后期后凸畸形较多见。

在儿童,经过根治性手术和植骨融合的病人术后 6 个月随访时发现,后凸比术前减少,而单纯清创组术后 6 个月随访时后凸畸形却有增加。在骨骼发育尚未成熟的儿童,虽然仅行清创术,生长过程中仍有自发矫形的倾向。

早期手术操作较容易,如果手术较晚,纤维化组织使手术难度明显增加。手术前神经系统症状出现的时间与术后神经恢复时间有一定的相关性。由于后凸使骨块压迫脊髓的后期畸形,也是应当考虑手术治疗。

在香港术式中由于从脊柱前方入路,病灶部位的暴露更为直接。在胸段的清创,减压和融合可以通过经胸腔入路、肋骨横突入路和胸膜外前外侧入路。理论上,胸膜外的手术可以避免结核性脓胸,然而至今仍无研究表明胸膜外的手术较标准开胸手术有更多的益处。在结核病人,由于骨膜往往增厚与胸膜粘连在一起,通常需要骨膜下的剥离。经胸入路由于融合率高,手术死亡率小,比经肋骨或颈后三角入路好。但当脓肿延伸至颈后三角内时,后三角入路可能更适合分离解剖。

手术时应把死骨和干酪样坏死物完全清除,直至病变椎体有出血,后方应减压至后纵韧带,有神经症状时应减压至硬膜。成角可通过支撑植骨矫正。移植骨方面,自体骨相对较可靠。至于植骨块的选择,应考虑骨的形态和支撑作用。常用植骨块为髂骨或肋骨。髂骨较肋骨有更好的支撑作用,特别在需要大块支撑骨时。也有人用带血管的肋骨植骨。另外,腓骨移植能提供很好的支持作用,但在感染情况下,一般不需大量的皮质骨。

由于结核病人有伤口不愈合可能,缝合时应选用不吸收线进行间断缝合。如果病灶椎体超过两个,应建议适当的卧床并佩戴胸腰支具直至融合为止。

脊柱结核时很少需要行椎板切除,仅在极少数非典型的病例如神经弓受累产生脊髓后方压迫时方才需要考虑椎板切除减压手术。在仅有硬膜外或硬膜内结核肿而无骨性压迫时,也可考虑椎板切除手术。在所有其他情况,椎板切除为手术禁忌证,原因是椎板切除会破坏脊柱的稳定,加重后凸,进一步造成神经损害。

当需要行关节突切除或有后凸病人行椎板切除时,一定要行融合手术。有作者提议,为了减少后凸畸形危险,在儿童病人前路融合术后应再行后路融合。而 Upadhyay 等学者在长期随访后认为预防性的后路融合并非指征。

有人认为应行二期手术,即先行后路脊柱融合固定,再行前路清创融合。理由是在前路术后最初 6～24 个月内有明显的矫形丢失。再则,前路支撑并不总是起稳定的固定,尤其在移植骨跨越两个以上椎体时。

Moon 等用二期手术治疗脊柱结核。先行后路脊柱融合固定,然后行前路融合。这样手术矫形良好,术后随访后凸丢失很少超过 3°,所有病例完全愈合。北京协和医院骨科曾报道用二期手术治疗活动性脊柱结核。一期先行前路病灶清除,支撑植骨,2～3 周后二期后路融合和 Dick 或 Luque 内固定术,后突畸形改善明显。

Guven 认为,单纯的后路固定可以用来治疗脊柱结核。他报道的 10 例病人均取得稳定的融合和结核的治愈,矫形丢失率平均为 3.4°。但他们认为在下列情况下不宜行单纯后路固定手术:①病人有截瘫;②大的脓肿需要引流;③多节段受累。

人们担心急性感染期的结核病人用内固定有一定危险性。Oga 等分析 11 例曾行后路脊柱融合和前路清创植骨的病人,无 1 例病人出现持续的感染和感染复发。术后也未发生后凸畸形。他们发现,在不锈钢上可见葡萄球菌并被覆盖一层生物膜,而在结核菌表面很少见到生物膜。所以认为,后路脊柱固定与结核持续或复发无任何关系。

至于前路清创融合固定治疗脊柱结核疗效满意的报道仍较罕见。有些作者认为,前路固定手术可以选择性地用于某些病例,但如果相邻骨质量较差的话,易引起固定失败。北京协和医院骨科曾用 Z-plate 在前路清创融合基础上进行固定治疗活动脊柱结核,术后随访 2 年病人未见结核复发迹象,融合满意,无后凸形成。我们认为,在行脊柱结核前路手术时,可在植骨融合的基础上加内固定治疗,前提条件是不能违反结核治疗的原则。在下例情况下可考虑前路清创,植骨融合和内固定一期手术:①合适的化疗;②彻底清创;③相邻椎体骨质较好;④无后方椎板或神经引起压迫产生神经障碍;⑤有限的脊柱前路固定手术时,可考虑清创融合固定。

外科手术的并发症较常见。在老年病人病变较广泛时手术危险性也较大。有人报道手术死亡率可达 2.9%。早期的并发症包括:①伤口感染化脓;②胸腔积液;③肺栓塞;④脑脊液漏;⑤肠胀气;⑥神经系统症状加重;⑦尿路损伤;⑧移植骨失败;⑨肺不张;⑩肺炎、气胸、Horner 综合征和大血管损伤。后期并发症包括:①移植骨吸收;②移植骨骨折或不愈合;③后凸进行性加重。

结核性脊柱炎的预后与下述因素有关:①病人的年龄;②总的健康情况;③神经症状的严重程度和时间以及选择的治疗方法。

在抗结核药物出现以前,非手术治疗的死亡率高达 12%～43%。而病人神经系统症状发生率可达 60%。随着抗结核药物的临床运用,如果诊断较早的话,且严格遵守治疗方案和随诊,死亡率应小于 5%,而复发率应当接近 0。进行性后凸可引起严重的外观畸形和神经功能障碍,影响呼吸功能和心脏功能。非手术治疗比手术治疗后凸畸形的发生率更高。在手术方面,后路融合固定或后路融合固定加前路清创融合对保留脊柱正常排列效果最好。一般认为,前路清创融合可部分改善后凸,而单纯前路清创不能阻止后凸的发展。

影响神经并发症的危险因素包括:①年龄;②病变位置;③椎体变形程度;④是否伴椎旁脓肿。前路清创减压手术对神经系统的功能恢复比非手术效果好。但如果结核治疗效果不好,再行手术治疗,效果可能差些。CT 对评价神经功能的预后有一定帮助,如果术前在 CTM 上已有脊髓萎缩,神经功能预后较差。

颈椎结核病人最易出现神经功能障碍。前路清创融合手术通常对此类病人有良好的疗效。

至于植骨融合率方面与治疗方案有关。有报道单纯石膏床卧床休息自然融合率约为 27%,而不限制下地活动的化疗病人融合率术后 6 个月为 9%,12 个月为 26%,18 个月为 50%,5 年为 85%,清创手术后融合率与化疗基本一致。而前路清创融合的香港术式治疗后融合率为术后 6 个月 28%,12 个月 70%,18 个月 85%,5 年 92%。故前路清创植骨融合,多数病人可达到较早期愈合。

三、关节结核

(一)膝关节结核

【诊断标准】

1.症状体征

(1)好发于儿童或青少年,常为单发。可分为单纯骨结核,单纯滑膜结核及全关节结核。

(2)全身症状:低热、盗汗、乏力、食欲不振、消瘦、贫血等。

(3)局部症状体征:疼痛、肿胀、畸形、活动受限、浮髌征阳性,儿童有夜啼,晚期可有肌萎缩、关节屈伸明显受限、僵直、窦道形成。

2.影像学表现

(1)单纯滑膜结核:可见软组织肿胀和骨质疏松。

(2)单纯骨结核:多见于股骨下端、胫骨上端,髌骨少见。有骨质破坏。

(3)全关节结核:骨质破坏,有死骨、空洞、骨质疏松。关节间隙狭窄或消失,甚至发生脱位、强直或骨质硬化改变。

3.关节镜检查　对早期诊断膝关节结核具有独特价值。

【治疗原则】

1.全身抗结核治疗。

2.卧床休息、患肢制动。

3.局部病灶处理

(1)单纯滑膜结核:一般采取非手术治疗,除全身给药外,可关节腔内抽吸关节积液,再将抗结核药物直接注入关节腔内。非手术治疗无效,可行关节镜下或开放的滑膜切除术。

(2)单纯骨结核:行病灶清除术。但X线片表现为较轻的局限性骨髓炎,或局限于髌骨的溶骨性改变并伴有片状死骨形成者,可联合药物治疗,非手术治疗无效可行病灶清除术。

(3)早期全关节结核:及早行病灶清除术。

(4)晚期全关节结核:15岁以下的儿童、或在病灶清除术后尚有部分软骨面残留的成人病例可不做融合;15岁以上关节毁损严重并有畸形者,在病灶清除术后,同时行关节加压融合术。有严重畸形者,可根据情况手术矫正。病灶静止后行人工全膝关节置换术可挽救晚期关节功能障碍,但有结核复发风险。

(二)髋关节结核

【诊断标准】

1.症状

(1)好发于15岁以下的儿童。全关节结核多见。

(2)全身症状:低热、盗汗、乏力、食欲不振、消瘦及贫血等。

(3)局部症状:患髋疼痛、跛行,甚至不能行走。儿童患者常诉膝部疼痛,有夜啼。

2.体征　髋关节压痛,活动明显受限。早期由于关节内积液和肿胀,患髋表现为屈曲、外展、外旋畸形,"4"字试验、髋关节过伸试验、托马斯征阳性。晚期因关节囊和肌肉挛缩出现屈曲、内收、内旋畸形,髋关节强直。

3.影像学表现　X线早期表现为局限性骨质疏松、关节囊肿胀、进行性关节间隙变窄与边缘性骨质破坏,后期出现空洞、死骨,严重者出现骨关节炎、股骨头部几乎消失、病理性后脱位。

【治疗原则】

1.全身抗结核治疗。

2.卧床休息,皮牵引或髋"人"字石膏将有助于病灶静止,症状缓解。

3.手术治疗

(1)单纯滑膜结核:除全身抗结核药物治疗,可关节内注射抗结核药物。非手术治疗无效,可行滑膜切除术,同时对骨性病灶作彻底刮除。

(2)早期全关节结核:应及早行彻底的病灶清除术以挽救关节功能。

(3)晚期全关节结核:可选择髋关节融合术或截骨术纠正关节畸形,稳定关节。人工关节置换术是挽救晚期关节功能障碍的有效方法,但须在病灶静止后方可进行,且有结核复发风险。

四、腕和手部结核

腕和手结核占骨结核的3%～7%,关节炎、滑膜炎和骨髓炎(指骨炎)可单独发生也可并存。

一般认为指骨炎多见于儿童,成人亦可发病,并可在多种病变时在一固定位置发病。临床表现为患处肿胀伴有不同程度的疼痛。特别是在儿童患者,常有窦道形成。骨的放射学改变有三种:

1.梭形杯状 皮质骨和松质骨扩张型破坏伴有骨膜炎。

2.蜂窝状 弥漫、规则的浸润型改变,有小腔,不伴或伴有轻度骨质疏松。

3.囊状 局部破坏性改变,常有死骨,局部骨质疏松和不规则硬化。

某学者主张化疗并在必要时使用小夹板以防关节畸形。条件适当时,可行活检加缺损处骨移植。某学者指出,指骨炎常累及一个或多个关节,甚至累及掌腱膜,但关节炎相对少见。与指骨炎相关的小关节受累多见于年轻病人,而腕关节结核多见于年龄较大的成人。

香港的学者认为单纯行化疗不足,主张行彻底的滑膜切除。某学者认为,单纯用抗结核治疗,可使骨和软组织病变吸收。腕和掌关节的彻底清创无疑会导致不稳定,需要长期制动或行关节融合术。

如果病变没有广泛到需行重建术,我们建议行活检,化疗并且早期制动。手掌腱膜的任何部分都可受累。某学者报道了优势手患病的自然病史。僵硬可能是最早的临床表现,随后沿受累腱鞘的轮廓出现肿胀:单指,尺侧滑囊,桡侧滑囊,伸肌腱膜,上述症状可单独或合并存在。开始只有浆液渗出,随后出现肉芽水肿、干酪样物质出现并最终出现广泛坏死。在掌结节复合型中,掌底滑膜增生和前臂掌侧增生可压迫正中神经。某学者强调,局部病变和风湿性关节炎相似。

化疗引入前行滑膜切除术,某学者主张仔细切除并于术后尽早活动,可早期恢复功能。滑膜切除术无疑要有积极的理疗相配合。屈肌腱膜切除术需要高度技巧,要在有熟练的外科医生和理疗条件下才能实行。某学者报道,如果滑膜炎不是非常广泛,化疗和制动即可。

(李艳宝)

第三章   关节相关的风湿性疾病

第一节   风湿性疾病与炎性关节炎

一、概述

风湿性疾病简称风湿病,泛指不同原因或不明原因引起的骨、关节及其周围软组织,如肌腱、韧带、滑囊、筋膜等的一大类疾病。风湿病学即是一门从内科学角度研究和诊治这组骨骼肌肉系统综合征的年轻学科。

1.风湿病分类

(1)美国风湿病学会分类:美国风湿病学会(ACR)1983 年提出的"关节炎与风湿病的命名及分类"包括了十大类、一百多种相关疾病,这一分类至今仍在世界范围内被广泛采用。为表达清楚,本文略加简化:

应该看到:①这一分类来自风湿性疾病的定义,将所有表现出骨关节、软组织症状的疾病囊括其中,给人以全面概念;②所有各种疾病虽均有骨骼肌肉系统这一共同的临床表现,但就疾病本质而言,可归属于多个临床专业;③风湿病学作为内科学的一个独特的分支和专业,主要涉及前五类,特别是第一、第二类疾病;④风湿病专业的临床医师必须全面熟知风湿性疾病的分类和范围,以便对以非特异性的骨关节、软组织症状就诊的患者进行初步判断、鉴别和归类,及时引导患者到最直接相关的科室进一步接受诊治。

(2)主要风湿病的临床分类:风湿性疾病可累及全身各器官系统,包括骨骼肌肉系统。从治疗目的出发,根据每个疾病主要攻击的靶器官的不同,及主要临床表现、治疗原则及预后的差异,可将为数诸多的风湿性疾病分为两大类:

1)不限于关节的多器官损害的系统性疾病:这类疾病包括各种弥漫结缔组织病如系统性红斑狼疮、系统性硬化症、多发性肌炎与皮肌炎、干燥综合征、混合性结缔组织病、各种系统性血管炎等。这部分风湿性不属本章的内容,尽管它们也可伴有骨关节肌肉系统的各种临床表现。

2)以关节损害为主的风湿性疾病:这类疾病包括 ACR 分类中第一类的类风湿关节炎(RA)、幼年类风湿关节炎;第二类的血清阴性脊柱关节病(SpA)如强直性脊柱炎(AS)、赖特综合征、银屑病关节炎、炎性肠病性关节炎等;第三类的骨关节炎;第四类的急性风湿热等;第五类的晶体诱导性关节病,如痛风等。值得注意的是本类疾病也可发生多种多样的关节外表现。这部分风湿性疾病将是本书述及的主要内容,特别是前二类疾病,即 RA 和 SpA 可统称为"炎性关节炎"。

2．炎性关节炎的特点

（1）患病率较高：流行病学研究表明，类风湿关节炎（RA）分布于世界各地区、各种族。我国北京、广东、宁夏、黑龙江等省市的部分地区调查结果显示，RA 在我国的患者率约为 0.32％～0.36％。RA 可发生于任何年龄段，但起病高峰年龄为 40～60 岁，女性患者约为男性的 3 倍。幼年类风湿关节炎在我国缺乏流调资料，估计患病率较低。

血清阴性脊柱关节病（SpA）与 HLA-B27 密切相关，因而其患病率随不同地区不同种族人群中 HLA-B27 分布频率不同而有较大差异。在我国 HLA-B27 检出率在 2％～7％，强直性脊柱炎（AS）患病率约为 0.26％～0.30％，但未包括其他已分类的 SpA 和未分化的 SpA。这组疾病虽然可发生于任何年龄的男女两性人群，但主要侵犯青少年男性。

（2）病因及发病机制不清：大多数风湿性疾病包括炎性关节炎的病因不明，但普遍认为与外源性病原微生物感染、遗传易感性、内分泌异常等多种因素相关。

RA 的基本病理改变为滑膜炎，其发生机制简单概括为不明的初始抗原进入人体，首先被抗原递呈细胞吞噬并加工处理，与其细胞膜的 HIA-DR 分子结合成复合物，并被 T 细胞受体识别，从而激活 T 细胞，触发了 T 细胞介导的自身免疫反应，进而造成组织炎症损伤。SpA 的主要病理改变为肌腱端炎，有人认为某些病原体和 HIA-B27 分子间存在共同的抗原决定簇，使机体免疫系统在抵抗外来抗原时，不能识别自我而导致局部免疫性炎症，进而造成组织损伤。

总之，不明的病因和发病机制使炎性关节炎治疗困难，不能根除。这已成为风湿病学家研究的重点。

（3）病程呈慢性：RA、SpA 均属于慢性关节疾病，一旦罹患可迁延终生。在漫长的病程中，病情呈活动和稳定、发作和缓解反复交替，总体趋势呈进行性发展。因此，治疗应是综合性的，特别不能忽略精神心理方面的治疗；药物治疗应从长计议，以诱导疾病缓解为首要目标，制定"战略性"方案，且随着病情轻重变化及时调整用药的品种、剂量和方法，增强患者的信心和依从性。

（4）疾病的异质性：RA、SpA 具有异质性的特点，即同一种疾病的起病急缓、临床表现轻重、病情进展快慢、预后好坏可出现很大差异，甚至对治疗反应、对药物的耐受性也不尽相同。由于 RA、SpA 表现出很宽的临床谱，不但使诊断复杂化，而且要求各种治疗必须高度个体化。

（5）预后较差：炎性关节炎具有潜在的致残性，可能导致关节破坏、功能障碍以及生活质量下降、劳动能力丧失的后果。来自英国的统计资料表明，RA 2 年时 50％患者发生骨侵蚀，5 年时达 75％，20 年时几乎无一幸免。美国对 1274 例 RA 的调查显示，2 年时 50％日常生活轻度困难，6 年时 50％较多困难，再以后 13％患者生活不能自理。另有文献报道，RA 患者较正常人期望寿命缩短 10～12 年。SpA 预后稍好于 RA，但亦有较高的致残率。总之，炎性关节炎的转归体现了五个"D"，即残疾、痛苦、死亡、经济损失、药物中毒，因此对内科药物、外科手术等治疗干预提出严重的挑战。

二、诊断

对于诸多的风湿性疾病，要做出正确诊断有赖于全面的病史采集、详细的体格检查，正确选择相关的实验室检查，如类风湿因子、抗 CCP 抗体、HLA-B27 等。结合影像学检查，必要时进行关节滑液及组织学检查。然而由于炎性关节炎的特点，对于诊断而言，上述各种临床表现及客观检查中没有任何一项是所谓的"金指标"，而且多种炎性关节炎的临床表现可互相交叉、重叠，更增加了诊断的难度。

为明确是否患某一风湿性疾病，国际上通常采用各种疾病的分类标准。分类标准是根据多国多中心报告的某病最常发生的共同的临床、实验室、影像学等大量临床资料筛选、分析、归纳而成,并经过验证而被普遍接受。分类标准可用于国际和地区间交流,或进行流行病学调查之用,也常作为某疾病的诊断标准使用,如果某一患者满足某病的分类标准所列举的常见表现中的若干项,即可诊断。这对于大多数患者是适用的。然而,采用分类标准进行诊断时,其敏感性和特异性均不是 100%,即对于早期的不典型的病例可能被遗漏,而对于符合分类标准的病例,必须除外有共同表现的其他疾病。因此,临床医生加深对各种疾病的理解,建立正确的诊断及鉴别诊断思路,对各种临床表现加以综合分析至关重要。

三、治疗

由于炎性关节炎的病因病机不清,缺乏根治手段。临床医生必须明确治疗目的:①减轻炎症,缓解症状;②诱导疾病缓解,阻止或延缓病情进展;③尽可能保护关节功能,提高生活质量。治疗是综合性的,包括:

1.非药物治疗　病人教育、心理治疗、体育锻炼、职业训练、物理治疗、康复治疗等。

2.药物治疗　炎性关节炎的治疗药物可分为以下几类:

(1)改善症状的药物:这类药物可有效地改善炎性关节炎的疼痛、触痛、晨僵、肿胀、积液等症状和体征,但不能防止疾病进展所致的组织损伤、关节破坏、功能减退。而且此类药物常有不同程度的毒副作用,因此症状缓解后应减量或停用。

1)非甾体抗炎药(NSAIDs):是一大类不同化学结构、不同半衰期的非类固醇药物。它们主要的作用机制是通过抑制炎症部位的诱导型环氧酶(COX_2)的活性,减少炎性因子前列腺素的合成,从而发挥抗炎、镇痛、解热等疗效。NSAID 广泛应用于临床,同样也是炎性关节炎最常用的缓解症状药。然而大多 NSAID 在抑制 COX_2 的同时,也会不同程度地抑制结构型环氧酶(COX_2),减少维持胃肠、肾等器官生理功能的前列腺素合成,从而导致药物的多种不良反应,其中最为突出的是胃肠道毒性。尽管新型 NSAID 不断推出,但任何一种药物都不是绝对安全的,这一点临床医生必须注意。临床常用的 NSAID 有吲哚美辛、萘普生、布洛芬、双氯芬酸、美洛昔康、萘丁美酮、尼美舒利、塞来昔布等。

2)糖皮质激素:本药具有强大的抗炎作用,可快速有效地缓解症状。然而由于糖皮质激素可能产生的诸多毒副作用,用于炎性关节炎的对症治疗,仅在 NSAID 无效时小剂量短期口服即可。对于单关节或少关节的重度炎症,可行关节腔内注射,但应对反复多次使用加以限制。

(2)改善疾病的抗风湿药:国际上将一组可以在一定程度上缓解病情和阻止疾病进展的药物称为改善疾病的抗风湿药(DMARDs),达类药物的使用一般应从小剂量开始,逐渐增至治疗剂量,坚持长期用药,在疾病获得临床缓解后,缓慢减量维持,直至停药。在用药全过程监测其可能发生的毒副反应。由于炎性关节炎预后较差,现在越来越多的医生主张一经诊断,及早使用这类药物;视疾病情况,可联合应用两种或以上 DMARD 药物。这类药物的使用是炎性关节炎药物治疗的重点。

1)慢作用抗风湿药(SAARDs):因其用药数周或数月后才开始缓慢起效,停药后疗效可维持一段时间而得名。主要包括抗疟药如羟基氯喹、青霉胺、柳氮磺胺吡啶、金制剂。

2)免疫抑制剂:①细胞毒性免疫抑制剂:如甲氨蝶呤、环磷酰胺、硫唑嘌呤等;②非细胞毒性免疫抑制剂:如环孢霉素 A、霉酚酸酯、来氟米特等。

(3)免疫生物治疗:人类白细胞抗原(HLA)、抗原和 T 细胞受体(TCR)的相互识别、形成复合物,进而激活 T 细胞以及 B 细胞,产生多种细胞因子、自身抗体和炎性介质是机体发生自身免疫反应,造成组织损伤的主要机制。因此免疫生物治疗就是通过干扰和阻断免疫反应申的各个环节,以期达到治疗自身免疫

性疾病的目的。目前用于炎性关节炎治疗的生物制剂不断推出,主要包括下列品种:

1)抗炎性细胞因子的生物制剂:①抗肿瘤坏死因子(TNF):Etanereept、Infliximab、Adalimumab;②抗白介素-1(IL-1):人重组抗 IL-1 受体拮抗剂 Anakinra;③抗白介素-6(IL-6):人抗 IL-6 受体的单克隆抗体 Atlizuamab。

2)抗 B 细胞的生物制剂:人鼠嵌合的抗 CD_{20} 单克隆抗体 Rituximab;

3)抗 T 细胞的生物制剂:细胞毒性 T 淋巴细胞抗原 4-免疫球蛋白 CTLA4-1g。

3.外科手术治疗　滑膜切除术常用于较早期病人,可能预防、阻止关节进一步破坏。关节镜手术可用于滑膜切除和关节清理。对于晚期关节严重破坏、畸形者,可采用保留关节的截骨矫形术;不保留关节的关节融合术、关节切除术、人工关节置换术等。所有的外科手术治疗的目的,都是为了解除疼痛等症状、改善功能、纠正畸形、提高生活能力和生活质量。

(郑玉宽)

第二节　类风湿关节炎

一、概述

类风湿关节炎(RA)是一种病因不明的自身免疫性疾病,可发生于任何年龄,随着年龄的增长,发病率也随之增高,我国的患病率约为 0.32%～0.36%。其中中年女性多见,女性高发年龄为 45～55 岁;性别与 RA 发病关系密切,女性约为男性的 3 倍。主要表现为对称性、慢性、进行性多关节炎。关节滑膜的慢性炎症、增生形成血管翳,侵犯关节软骨、软骨下骨、韧带和肌腱等,造成关节软骨、骨和关节囊破坏,最终导致关节畸形和功能丧失。

二、病因、发病机制

RA 的发病机制至今尚未阐明。已发现同卵双生子的 RA 共同患病率为 30%～50%,这表明 RA 发病与遗传有一定关系,但另一方面也说明遗传因素不是绝对和唯一的病因,尚受其他因素的影响,其中包括环境和感染因素。过去认为 EB 病毒或支原体等微生物感染可能是 RA 的病因,但均未得到证实。另外,体内激素水平也可能与发病有关。如女性在绝经期发病明显增高,在妊娠期症状多缓解。迄今对 RA 的病因还不完全明了,可能是一个具有遗传体质的人,受到环境因素的影响或微生物感染后,产生一系列的免疫反应,导致发生 RA。

现在认为 T 细胞特别是 $CD4^+$ 辅助 T 细胞是类风湿关节炎早期免疫反应的关键成分。在关节滑膜下层小血管周围有丰富的巨噬细胞和树突样细胞,这些细胞可以将抗原呈递给 T 细胞。抗原呈递细胞受抗原刺激后,在滑膜中出现迟发超敏反应,HLA-DR 强阳性的巨噬细胞或树突样细胞与有 $CD4^+$ 标记物的 T 淋巴细胞接触。B 细胞也可以表达 MHCⅡ抗原、呈递抗原以及产生活化细胞因子。当抗原、DR 分子和 IL-1 同时存在时,$CD4^+$ 淋巴细胞可以引发包括产生 IFN-γ、IL-2 等细胞因子的级联放大反应,这些细胞因子可以激活 T 细胞、B 细胞、巨噬细胞和内皮细胞,促使滑膜内皮细胞产生黏附因子,使更多的炎症细胞趋化聚集,从而使局部产生炎症反应,并且可以促进局部炎症细胞增生。这是类风湿关节炎细胞水平的基本病变。

关节和滑膜损害是 RA 最常见的也是主要的病变。由于巨噬细胞样的滑膜细胞(A 型滑膜细胞)及成纤维细胞样的滑膜细胞(B 型滑膜细胞)的增生,使滑膜明显增厚。在滑膜与软骨,或滑膜与骨的交界处,血管数量明显增多,形成血管翳,后者进入骨及软骨,破坏骨和软骨组织。滑膜组织增生、血管翳和肉芽组织形成是 RA 在关节方面具有特异性的病理改变。到 RA 晚期,由于纤维组织增生或钙化形成而导致关节强直和关节畸形,关节功能产生明显障碍。血管炎是 RA 的另一基本病理改变,主要表现为血管壁坏死,较易侵犯的部位为滑膜、皮肤、肌肉、心脏及神经。类风湿结节是 RA 的另一种特异性病变,突出表现为肉芽肿形成。类风湿结节可以出现于体内任何组织或器官,其中以关节周围组织最为常见。脏器中也可出现类风湿结节,是否表现出临床症状,主要取决于是否影响脏器的功能。

三、诊断思路

(一)病史要点

关节疼痛变形是类风湿关节炎的主要症状和体征,其临床特点如下:

1.病情和病程有个体差异,从短暂、轻微的少关节炎到急剧进行性多关节炎均可出现。

2.受累关节以近端指间关节、掌指关节、腕、肘、肩、膝和足趾关节最为多见;颈椎、颞颌关节、胸锁和肩锁关节也可受累,并伴活动受限;髋关节受累少见。

3.关节炎常表现为对称性、持续性肿胀和压痛。

4.常伴有晨僵。

5.最为常见的关节畸形是腕和肘关节强直、掌指关节的半脱位、手指向尺侧偏斜和呈"天鹅颈"样及纽扣花样表现。重症患者关节呈纤维性或骨性强直,并因关节周围肌肉萎缩、痉挛失去关节功能,致使生活不能自理。

6.除关节症状外,还可出现类风湿结节和心、肺、肾、周围神经及眼等内脏病变。

(二)辅助检查

典型的关节肿痛和变形是诊断本病的有力证据,但一些早期 RA 患者常常缺乏典型的症状和明显的体征,故而 RA 的确诊有赖于血清学和 X 线检查。

本例患者血常规:Hb 80g/L↓,PLT 504×10⁹/L↑,WBC 12.88×10⁹/L↑肝肾功:Alb 28.9g/L↓,BUN 11mmol/L↑,Crea 191.4μmol/L↑,URIC 466.3μmol/L↑,余未见异常,血沉:34mm/h↑,免疫:RF 26.7IU/ml↑,ANA 1:100↑,抗 CCP>100RU/ml↑,CRP63.2mg/L↑,AKA(-),ENA 谱(-),C_3、C_4正常。双手 X 线片:双手、双腕、双膝骨质疏松;双膝骨质增生、退变、双腕关节融合、囊样改变。

为确诊类风湿关节炎诊断应做的辅助检查包括:

1.常规血液检查　多数活动期患者有轻至中度正细胞性贫血,白细胞数大多正常,有时可见嗜酸性粒细胞和血小板增多。

2.免疫学指标　血清免疫球蛋白 IgG、IgM、IgA 可升高,血清补体水平多数正常或轻度升高,60%~80%患者有高水平类风湿因子(RF),但 RF 阳性也见于慢性感染(肝炎、结核等)、其他结缔组织病和正常老年人。其他如抗角质蛋白抗体(AKA)、抗核周因子(APF)和抗环瓜氨酸多肽(CCP)等自身抗体对类风湿关节炎有较高的诊断特异性,敏感性在 30~6~40%。

3.X 线检查　为明确本病的诊断、病期和发展情况,在病初应拍摄包括双腕关节和手及(或)双足的 X 线片,以及其他受累关节的 X 线片。RA 的 X 线片早期表现为关节周围软组织肿胀,关节附近轻度骨质疏松,继之出现关节间隙狭窄,关节破坏,关节脱位或融合。根据关节破坏程度将 X 线改变分为Ⅳ期（表 3-1）。

表 3-1　类风湿关节炎 X 线进展的分期

Ⅰ期(早期)

1*　X 线检查无破坏性改变

2　可见骨质疏松

Ⅱ期(中期)

1*　骨质疏松,可有轻度的软骨破坏,有或没有轻度的软骨下骨质破坏

2*　可见关节活动受限,但无关节畸形

3　邻近肌肉萎缩

4　有关节外软组织病损,如结节和腱鞘炎

Ⅲ期(严重期)

1*　骨质疏松加上软骨或骨质破坏

2*　关节畸形,如半脱位,尺侧偏斜,无纤维性或骨性强直

3　广泛的肌萎缩

4　有关节外软组织病损,如结节或腱鞘炎

Ⅳ期(末期)

1*　纤维性或骨性强直

2　Ⅲ期标准内各条

标准前冠有 * 号者为病期分类的必备条件。

(三)诊断要点

1.诊断标准　类风湿关节炎的诊断主要依靠临床表现、自身抗体及 X 线改变。典型的病例按 1987 年美国风湿病学学会分类标准（表 3-2)诊断并不困难,但以单关节炎为首发症状的某些不典型、早期类风湿关节炎,常被误诊或漏诊。随着大家对早期 RA 的关注,为更好地早期诊断和及时治疗 RA,2009 年将颁布 ACR 和 EULAR 联合制定的新的 RA 诊断标准（表 3-3),该标准对 RA 具有较高的敏感性和特异性,这对早期诊断 RA 具有重要意义。除了血、尿常规、血沉、C 反应蛋白、类风湿因子等检查外,患者还可做磁共振显像（MRI),以求早期诊断。对可疑类风湿关节炎患者要定期复查、密切随访。

表 3-2　1987 年美国风湿病学学会（ARA)类风湿关节炎分类标准

定义	注释
1.晨僵	关节及其周围僵硬感至少持续 1 小时(病程≥6 周)
2.3 个或 3 个区域以上关节部位的关节炎	医生观察到下列 14 个区域(左侧或右侧的近端指间关节、掌指关节、腕、肘、膝、踝及跖趾关节)中累及 3 个,且同时软组织肿胀或积液(不是单纯骨隆起)(病程≥6 周)
3.手关节炎	腕、掌指或近端指间关节炎中,至少有一个关节肿胀(病程≥6 周)
4.对称性关节炎	两侧关节同时受累(双侧近端指间关节、掌指关节及跖趾关节受累时,不一定绝对对称)(病程≥6 周)
5.类风湿结节	医生观察到在骨突部位,伸肌表面或关节周围有皮下结节
6.类风湿因子阳性	任何检测方法证明血清类风湿因子含量异常,而该方法在正常人群中的阳性率小于 5%
7.放射学改变	在手和腕的后前位相上有典型的类风湿关节炎放射学改变:必须包括骨质侵蚀或受累关节及其邻近部位有明确的骨质脱钙

以上 7 条满足 4 条或 4 条以上并排除其他关节炎即可诊断类风湿关节炎。

表 3-3　2009 年 ACR/EULAR 类风湿关节炎诊断标准

受累关节数	分值（0～5 分）
1　中大关节	0
2～10　中大关节	1
1～3　小关节	2
4～10　小关节	3
＞10　至少一个为小关节	5
血清学抗体检测	（0～3 分）
RF 或抗 CCP 均阴性	0
RF 或抗 CCP 至少一项低滴度阳性	2
RF 或抗 CCP 至少一项高滴度阳性	3
滑膜炎持续时间	（0～1 分）
＜6 周	0
≥6 周	1
急性期反应物	（0～1 分）
CRP 或 ESR 均正常	0
CRP 或 ESR 增高	1

积分 6 分或以上肯定 RA 诊断。

符合五条或五条以上并至少连续 2 个月者考虑为临床缓解；有活动性血管炎、心包炎、胸膜炎、肌炎和近期无原因的体重下降或发热，则不能认为缓解。

2.活动性判断　判断类风湿关节炎活动性的项目包括疲劳的严重性、晨僵持续的时间、关节疼痛和肿胀的程度、关节压痛和肿胀的数目、关节功能受限制程度以及急性炎症指标（如血沉、C 反应蛋白和血小板）等。

3.缓解标准　类风湿关节炎临床缓解标准有①晨僵时间低于 15 分钟；②无疲劳感；③无关节痛；④活动时无关节痛或关节无压痛；⑤无关节或腱鞘肿胀；⑥血沉（魏氏法）女性小于 30mm/h，男性小于 20mm/h。

（四）鉴别诊断

类风湿关节炎是一种累及全身多关节和内脏的疾病，在它的诊断过程中，应注意与骨关节炎、痛风性关节炎、反应性关节炎、银屑病关节炎和其他结缔组织病（系统性红斑狼疮、干燥综合征、硬皮病等）所致的关节炎相鉴别。

1.骨关节炎　该病为退行性骨关节病，发病年龄多在 40 岁以上，主要累及膝、脊柱等负重关节。活动时关节痛加重，可有关节肿胀、积液。因手指骨关节炎常被误诊为类风湿关节炎，尤其在远端指间关节出现赫伯登结节和近端指关节出现布夏尔结节时易被视为滑膜炎。骨关节炎通常无游走性疼痛，大多数患者血沉正常，类风湿因子阴性或低滴度阳性。X 线示关节间隙狭窄、关节边缘呈唇样增生或骨疣形成。

2.痛风　慢性痛风性关节炎有时与类风湿关节炎相似，痛风性关节炎多见于中老年男性，常呈反复发作，好发部位为单侧第一跖趾关节，也可侵犯膝、踝、肘、腕及手关节，急性发作时通常血尿酸水平增高，慢性痛风性关节炎可在关节和耳廓等部位出现痛风石。

3.银屑病关节炎　银屑病关节炎以手指或足趾远端关节受累为主,也可出现关节畸形,但类风湿因子阴性,且伴有银屑病的皮肤或指甲病变。

4.强直性脊柱炎　本病主要侵犯脊柱,但周围关节也可受累,特别是以膝、踝、髋关节为首发症状者,需与类风湿关节炎相鉴别。该病有以下特点:①青年男性多见;②主要侵犯骶髂关节及脊柱,外周关节受累多以下肢不对称关节受累为主,常有肌腱端炎;③90%～95%患者 HLA-B27 阳性;④类风湿因子阴性;⑤骶髂关节及脊柱的 X 线改变对诊断极有帮助。

5.结缔组织病所致的关节炎　干燥综合征、系统性红斑狼疮均可有关节症状,且部分患者类风湿因子阳性,但它们都有相应的特征性临床表现和自身抗体。

6.其他　对不典型的以单个或少关节起病的类风湿关节炎要与感染性关节炎(包括结核感染)、反应性关节炎和风湿热相鉴别。

四、治疗

目前,类风湿关节炎的治疗包括药物治疗、外科治疗和心理康复治疗等。

(一)药物治疗

当前国内外应用的药物,包括植物药均不能完全控制关节破坏,而只能缓解疼痛、减轻或延缓炎症的发展。治疗类风湿关节炎的常用药物分为四大类,即非甾类抗炎药(NSAIDs)、改善病情的抗风湿药(DMARDs)、糖皮质激素和植物药。

1.NSAIDs　通过抑制环氧化酶活性,减少前列腺素合成而具有抗炎、止痛、退热、消肿作用。由于NSAIDs 使前列腺素的合成减少,故可出现相应的不良反应,如胃肠道不良反应:恶心、呕吐、腹痛、腹泻、腹胀、食欲不佳,严重者有消化道溃疡,出血、穿孔等;肾脏不良反应:肾灌注量减少,出现水钠潴留、高血钾、血尿、蛋白尿、间质性肾炎,严重者发生肾坏死致肾功能不全。NSAIDs 还可引起外周血细胞减少、凝血障碍、再生障碍性贫血、肝功损害等,少数患者发生过敏反应(皮疹、哮喘),以及耳鸣、听力下降、无菌性脑膜炎等。治疗类风湿关节炎的常见 NSAIDs 见表3-4。

表 3-4　类风湿关节炎常用的 NSAIDS

分类	半衰期(小时)	每日总剂量(mg)	每次剂量(mg)	次/日
丙酸衍生物				
布洛芬	2	1200～3200	400～600	3
萘普生	14	500～1000	250～500	2
苯酰酸衍生物				
双氯芬酸	2	75～150	25～50	3
吲哚酰酸类				
吲哚美辛	3～11	75	25	3
非酸性类				
萘丁美酮	24	1000～2000	1000	1～2
昔康类				
炎痛喜康	30～86	20	20	1

续表

分类	半衰期(小时)	每日总剂量(mg)	每次剂量(mg)	次/日
烯醇酸类				
美洛昔康	20	15	7.5～15	1
磺酰苯胺类				
尼美舒利	2～5	400	100～200	2
昔布类				
塞来昔布	11	200～400	100～200	1～2

　　近年来的研究发现,环氧化酶有两种同功异构体,即环氧化酶-1(COX-1)和环氧化酶-2(COX-2)。选择性 COX-2 抑制剂(如昔布类)与非选择性的传统 NSAIDs 相比,能明显减少严重胃肠道不良反应。必须指出的是无论选择何种 NSAIDs,剂量都应个体化;只有在一种 NSAIDs 足量使用1～2周后无效才更改为另一种;避免两种或两种以上 NSAIDs 同时服用,因其疗效不叠加,而不良反应增多;老年人宜选用半衰期短的 NSAIDs 药物,对有溃疡病史的老年人,宜服用选择性 COX-2 抑制剂以减少胃肠道的不良反应。应强调,NSAIDs 虽能减轻类风湿关节炎的症状,但不能改变病程和预防关节破坏,故必须与 DMARDs 联合应用。

　　2.DMARDs　该类药物较 NSAIDs 发挥作用慢,临床症状的明显改善大约需1～6个月,故又称慢作用药。它虽不具备即刻止痛和抗炎作用,但有改善和延缓病情进展的作用。目前尚不清楚类风湿关节炎的治疗首选何种 DMARDs。从疗效和费用等考虑,一般首选甲氨蝶呤,并将它作为联合治疗的基本药物。常用于类风湿关节炎的 DMARDs 见表3-5。

表 3-5　类风湿关节炎常用的 DMARDs

药物	起效时间(个月)	常用剂量(mg)	给药途径	毒性反应
甲氨蝶呤	1～2	7.5～15 每周	口服、肌注、静注	胃肠道症状、口腔炎、皮疹、脱发、偶有骨髓抑制、肝脏毒性、肺间质变(罕见但严重,可能危及生命)
柳氮磺吡啶	1～2	1000 2～3次/日	口服	皮疹,偶有骨髓抑制,胃肠道不耐受,对磺胺过敏者不宜服用
来氟米特	1～2	10～20 1次/日	口服	腹泻、瘙痒、可逆转型转氨酶升高、皮疹、脱发
氯喹	2～4	250 1次/日	口服	头晕、头痛、皮疹、视网膜毒性、偶有心肌损害、禁用于窦房结功能不全,传导阻滞者
羟氯喹	2～4	200 1～2次/日	口服	偶有皮疹、腹泻,罕有视网膜毒性,禁用于窦房结功能不全,传导阻滞者
金诺芬	4～6	3 1～2次/日	口服	可有口腔炎、皮疹、骨髓抑制、血小板减少、蛋白尿,但发生率低,腹泻常见
硫唑嘌呤	2～3	50～150 1次/日	口服	骨髓抑制,偶有肝毒性、早期流感样症状(如发热、胃肠道症状、肝功能异常)
青霉胺	3～6	250～750 1次/日	口服	皮疹、口腔炎、味觉障碍、蛋白尿、骨髓抑制,偶致严重自身免疫病

　　(1)甲氨蝶呤(MTX):口服、肌注或静注均有效。口服60%吸收,每日给药可导致明显的骨髓抑制和

毒性作用,故多采用每周一次给药。常用剂量为 7.5~25mg/周,个别重症患者可以酌情加大剂量。常见的不良反应有恶心、口炎、腹泻、脱发、皮疹,少数出现骨髓抑制、听力损害和肺间质变。也可引起流产、畸胎和影响生育力。服药期间,应定期查血常规和肝功能。

(2)柳氮磺吡啶(SSZ):一般服用 4~8 周后起效。从小剂量逐渐加量有助于减少不良反应,使用方法:250~500mg/d 开始,之后每周增加 500mg/d,直至 2.0g/d,如疗效不明显可增至 3.0g/d,如 4 个月内无明显疗效,应改变治疗方案。主要不良反应有恶心、呕吐、厌食、消化不良、腹痛、腹泻、皮疹、无症状性转氨酶增高和可逆性精子减少,偶有白细胞血小板减少,该药服药期间应定期查血常规和肝功能。

(3)来氟米特(LEF):剂量为 10~20mg/d 治疗。主要不良反应有腹泻、瘙痒、高血压、肝酶增高、皮疹、脱发和一过性白细胞下降等,服药初期应定期查肝功能和白细胞。因有致畸作用,故孕妇禁服。由于来氟米特和 MTX 两种药是通过不同环节抑制细胞增殖,故两者合用有协同作用。服药期间应定期查血常规和肝功能。

(4)抗疟药:有氯喹(每片 250mg)和羟氯喹(每片 100mg)两种。该药起效慢,服用后 3~4 个月疗效达高峰,至少连服 6 个月后才能宣布无效,有效后可减量维持。用法为:氯喹 250mg/d,羟氯喹 200~400mg/d。本药有蓄积作用,易沉淀于视网膜的色素上皮细胞,引起视网膜变性而致失明,服药半年左右应查眼底。另外,为防止心肌损害,用药前后应查心电图,有窦房结功能不全,心率缓慢,传导阻滞等心脏病患者应禁用。其他不良反应有头晕、头疼、皮疹、瘙痒和耳鸣等。

(5)青霉胺:250~500mg/d,口服,起效后可逐渐减至维持量 250mg/d。青霉胺不良反应较多,长期大剂量应用可出现肾损害(包括蛋白尿、血尿、肾病综合征)和骨髓抑制等,如及时停药多数能恢复。其他不良反应有恶心、呕吐、厌食、皮疹、口腔溃疡、嗅觉丧失、淋巴结肿大、关节痛,偶可引起自身免疫病,如重症肌无力、多发性肌炎、系统性红斑狼疮及天疱疮等。治疗期间应定期查血、尿常规和肝肾功能。

(6)金诺芬:为口服金制剂,初始剂量为 3mg/d,2 周后增至 6mg/d 维持治疗。常见的不良反应有腹泻、瘙痒、皮炎、舌炎和口炎,其他有肝、肾损伤、白细胞减少、嗜酸性粒细胞增多、血小板减少或全血细胞减少、再生障碍性贫血。还可出现外周神经炎和脑病。为避免不良反应,应定期查血尿常规及肝、肾功能。孕妇、哺乳期妇女不宜使用。

(7)硫唑嘌呤(AZA):口服后约 50% 吸收。常用剂量 1~2mg/(kg·d),一般 100mg/d,维持量为 50mg/d。不良反应有脱发、皮疹、骨髓抑制(包括血小板减少、贫血),胃肠反应有恶心、呕吐,可有肝损害、胰腺炎,对精子、卵子有一定损伤,出现致畸,长期应用可致癌。服药期间应定期查血常规和肝功能等。

(8)环孢素 A(CsA):与其他免疫抑制剂相比,CsA 的主要优点为无骨髓抑制作用,用于重症类风湿关节炎。常用剂量 3~5mg/(kg·d),维持量是 2~3mg/(kg·d)。CsA 的主要不良反应有高血压、肝肾毒性、神经系统损害、继发感染、肿瘤以及胃肠道反应、齿龈增生、多毛等。不良反应的严重程度、持续时间均与剂量和血药浓度有关。服药期间应查血常规、血肌酐和血压等。

(9)环磷酰胺(CYC):较少用于类风湿关节炎,在多种药物治疗难以缓解病情的特殊情况下,可酌情试用。

3.糖皮质激素　能迅速减轻关节疼痛、肿胀。关节炎急性发作或伴有心、肺、眼和神经系统等器官受累的重症患者,可给予短效激素,其剂量依病情严重程度而调整。小剂量糖皮质激素(泼尼松 10mg/d 或等效其他激素)可缓解多数患者的症状,并在 DMARDs 起效前发挥"桥梁"作用,或 NSAIDs 疗效不满意时的短期措施。必须纠正单用激素治疗类风湿关节炎的倾向,用激素时应同时服用 DMARDs。激素治疗类风湿关节炎的原则是:不需用大剂量时则用小剂量;能短期使用者,不长期使用;并在治疗过程中,注意补充钙剂和维生素以防止骨质疏松。

关节腔注射激素有利于减轻关节炎症状,改善关节功能。但一年内不宜超过 3 次。过多的关节腔穿刺除了并发感染外,还可发生类固醇晶体性关节炎。

4.植物药制剂

(1)雷公藤:雷公藤多苷 30~60mg/d,分 3 次饭后服。主要不良反应是性腺抑制,导致精子生成减少、男性不育和女性闭经。雷公藤还可以引起纳差、恶心、呕吐、腹痛、腹泻等,可有骨髓抑制作用,出现贫血、白细胞及血小板减少,并有可逆性肝酶升高和血肌酐清除率下降,其他不良反应包括皮疹、色素沉着、口腔溃疡、指甲变软、脱发、口干、心悸、胸闷、头疼、失眠等。

(2)青藤碱:青藤碱 20mg/片,饭前口服,每次 1~4 片,每日三次。常见不良反应有皮肤瘙痒、皮疹等过敏反应,少数患者出现白细胞减少。

(3)白芍总苷:常用剂量为 300mg,每次 2 片,每日 2~3 次。毒副作用小,其不良反应有大便次数增多、轻度腹痛、纳差等。

(二)外科治疗

类风湿关节炎患者经过内科积极正规的药物治疗,病情仍不能控制时,为防止关节的破坏、纠正畸形或改善生活质量,可考虑手术治疗。但手术并不能根治类风湿关节炎,故术后仍需内科药物治疗。常用的手术主要有滑膜切除术、关节形成术、软组织松解或修复手术、关节融合术。

1.滑膜切除术　对早期(Ⅰ期及Ⅱ期)患者经积极正规的内科治疗仍有关节肿胀、疼痛,且滑膜肥厚,X线显示关节软骨已受侵犯,病情相对稳定,受累关节比较局限,为防止关节软骨进一步破坏应考虑滑膜切除术。有条件时,应尽可能在关节镜下进行滑膜切除,这样手术创伤小,术后恢复快。滑膜切除术对早期类风湿病变疗效较好,术后关节疼痛和肿胀明显减轻,功能恢复也比较满意,但疗效随术后时间的逐渐延长而减退,部分残留滑膜可增生,再次产生对关节软骨的侵蚀作用。因此,滑膜切除术后仍需内科正规治疗。

2.人工关节置换术　是一种挽救关节畸形和缓解症状的手术,其中髋、膝关节是目前临床置换最多的关节。其术后十年以上的成功率达 90% 以上。该手术对减轻类风湿关节炎病变、关节疼痛、畸形、功能障碍、改善日常生活能力有着十分明确的治疗作用,特另 0 是对中晚期、关节严重破坏,由于疼痛、畸形、功能障碍不能正常工作和生活的患者尤为有效。肘、腕及肩关节为非负重关节,大多数患者通过滑膜切除术或其他矫形手术,以及其他各关节之间的运动补偿可缓解症状,不一定必须采用关节置换术。

3.其他软组织手术　由于类风湿关节炎除了骨性畸形和关节内粘连所造成的关节畸形外,关节囊和关节周围肌肉、肌腱的萎缩也是造成关节畸形的原因之一,因此,为了解除关节囊和关节周围肌肉、肌腱的萎缩,从而达到矫正关节畸形的目的,可行软组织松解术,包括关节囊剥离术、关节囊切开术、肌腱松解或延长术,由于这些手术常同时进行,故可称之为关节松解术。其中肌腱手术在手部应用最广泛,在进行人工关节置换时,常需要采用软组织松解的方法来矫正畸形。软组织松解术常用于髋关节内收畸形时,切断内收肌以改善关节活动及矫正内收畸形,还可用于某些幼年型类风湿关节炎患者畸形的早期矫正。腕管综合征亦常采用腕横韧带切开减压术。滑囊炎见于类风湿关节炎的肩、髋关节等处,如经保守治疗无效,常需手术切除。腘窝囊肿较常见于各类膝关节炎,尤其是类风湿关节炎,原发疾病缓解后常能自行退缩,偶需手术治疗。类风湿结节一般见于疾病的活动期,很少需手术切除,只有结节较大,有疼痛症状,经保守治疗无效者,需手术切除。

4.关节融合术　随着人工关节置换术的成功应用,近年来,关节融合术已很少使用,但对于晚期关节炎患者、关节破坏严重、关节不稳的,可行关节融合术。此外,关节融合术还可作为关节置换术后失败的挽救手术。

(三)心理和康复治疗

关节疼痛、害怕残疾或已经面对残疾、生活不能自理、经济损失、家庭、朋友等关系改变、社交娱乐活动的停止等诸多因素不可避免地给类风湿关节炎患者带来精神压力,他们渴望治疗,却又担心药物不良反应或对药物实际作用效果信心不足,这又加重了患者的心理负担。抑郁是类风湿关节炎患者中最常见的精神症状,严重的抑郁有碍疾病的恢复。因此,在积极合理的药物治疗同时,还应注重类风湿关节炎的心理治疗。另外,在治疗方案的选择和疗效评定上亦应结合患者精神症状的改变。对于急性期关节剧烈疼痛和伴有全身症状者应卧床休息,并注意休息时的体位,尽量避免关节受压,为保持关节功能位,必要时短期夹板固定(2～3周),以防畸形。在病情允许的情况下,进行被动和主动的关节活动度训练,防止肌萎缩。对缓解期患者,在不使患者感到疲劳的前提下,多进行运动锻炼,恢复体力,并在物理康复科医师指导下进行治疗。

(四)其他治疗

生物制剂,如抗肿瘤坏死因子-α(TNF-α),国外已开始用于类风湿关节炎的治疗。至今有多种抗TNF-α 拮抗剂制剂(英夫利息单抗 infliximab、依那西普 etanercept、阿达木单抗 Adalimumab 等)。Infliximab 是 TNF-α 的单克隆抗体,Etanercept 是一种重组的人可溶性 TNF-α 受体融合蛋白,Adalimumab 是 TNF-α 的人源化单克隆抗体。国内抗 TNF-α 拮抗剂治疗类风湿关节炎相关研究也显示其可快速起效,有效控制病情。常见的不良反应可为:感染风险增加、肿瘤发生几率增高等。类风湿关节炎的最新进展出了口服的小分子生物制剂 JAK 通道的阻断剂,托法替尼,商品名尚杰 5mg 口服 2/日,14天起效。

自体外周血干细胞移植疗法,在国内已开始用于难治性类风湿关节炎的治疗,其确切远期疗效还有待更多病例的积累和随诊观察。

(五)治疗原则

在当今,类风湿关节炎不能被根治的情况下,防止关节破坏,保护关节功能,最大限度的提高患者的生活质量,是我们的目标。因此,治疗时机非常重要。尽管 NSAIDs 和糖皮质激素可以减轻症状,但关节炎症和破坏仍可发生或进展。而 DMARDs 可改善和延缓病情,应及早使用。早期积极、合理使用 DMARDs 治疗是减少致残的关键。必须指出,药物选择要符合安全、有效、经济和简便的原则。

类风湿关节炎一经诊断即开始 DMARDs 治疗。推荐首选 MTX,也可选用柳氮磺吡啶或羟氯喹。视病情可单用也可采用两种或两种以上的 DMARDs 联合治疗。一般对单用一种 DMARDs 疗效不好,或进展性、预后不良和难治性类风湿关节炎患者可采用治疗机制不同的 DMARDs 联合治疗。如 MTX 可选用7.5～25mg/w 和柳氮磺吡啶 1.0～3.0g/d。目前常用的联合方案有:①MTX＋柳氮磺吡啶;②MTX＋羟氯喹(或氯喹);③MTX＋青霉胺;④MTX＋金诺芬;⑤MTX＋硫唑嘌呤;⑥柳氮磺吡啶＋羟氯喹。国内还可采用 MTX 和植物药(如雷公藤、青藤碱和白芍总苷)联合治疗。如患者对 MTX 不能耐受,可改用来氟米特或其他 DMARDs,难治性类风湿关节炎可用 MTX＋来氟米特或多种 DMARDs 联合治疗。联合用药时,可适当减少其中每种药物的剂量。

2009～2011 年,ACR/EULAR 等多个国际会议上肯定了生物制剂在治疗中重度类风湿关节炎的疗效。对于中重度类风湿关节炎患者,推荐在甲氨蝶呤作为基本用药的基础上联合使用抗 TNF-α 拮抗剂可快速、有效缓解病情,避免关节进一步损伤。

必须再次强调指出:无论选用哪一种治疗方案,在治疗前必须照双手(包括腕关节)X 线相或受累关节的对称性 X 线相,并于治疗后逐年复查 X 线相用以比较疗效。为避免药物不良反应,用药过程中应严密观察血、尿常规和肝、肾功能,并随时调整剂量。评价治疗反应,除比较治疗前后的关节压痛程度及数目、关节肿胀程度及数目、受累关节放射学改变外,还应包括功能状态的评价,医生和患者对疾病活动性的总体评估。

对所有患者都应监测病情的活动性。对早期、急性期或病情持续活动的患者应当密切随访,直至病情控制。处于缓解期的患者可以每半年随访一次,同时,根据治疗药物的要求定期化验相应指标。

应该明确,经治疗后的症状缓解,不等于疾病的根治,近期有效不等于远期有效。DMARDs 可以延缓病情进展,但亦不能治愈类风湿关节炎,基于这一点,为防止病情复发,原则上不停药,但也可依据病情逐渐减量维持治疗,直至最终停用。

五、预后

大多数类风湿关节炎患者病程迁延,类风湿关节炎头 2～3 年的致残率较高,如不及早合理治疗,3 年内关节破坏达 70%。积极、正确的治疗可使 80% 以上的类风湿关节炎患者病情缓解,只有少数最终致残。

目前尚无准确预测预后的指标,通常认为:男性比女性预后好;发病年龄晚者较发病年龄早者预后好;起病时关节受累数多或有跖趾关节受累或病程中累及关节数大于 20 个预后差;持续高滴度类风湿因子阳性、持续血沉增快、C 反应蛋白增高、血中嗜酸性粒细胞增多均提示预后差;有严重全身症状(发热、贫血、乏力)和关节外表现(类风湿结节、巩膜炎、间质性肺病、心包疾病、系统性血管炎等内脏损伤)预后不良;短期激素治疗症状难以控制或激素维持剂量不能减至 10mg/d 以下者预后差。

(张韶英)

第三节　强直性脊柱炎

一、概述

强直性脊柱炎(AS)是一种慢性进行性疾病,主要侵犯骶髂关节,脊柱骨突,脊柱旁软组织及外周关节,并可伴发关节外表现。严重者可发生脊柱畸形和关节强直。

AS 的患病率在各国报道不一,如美国为 0.13%～0.22%,日本本土人为 0.05%～0.2%,及我国为 0.26%。以往认为本病男性多见,男女之比为 10.6∶1;现报告男女之比为 2～3∶1,只不过女性发病较缓慢及病情较轻。发病年龄通常在 13～31 岁,30 岁以后及 8 岁以前发病者少见。AS 的病理性标志和早期表现之一为骶髂关节炎。脊柱受累到晚期的典型表现为竹节状脊柱。外周关节的滑膜炎在组织学上与类风湿关节炎难以区别。肌腱末端病为本病的特征之一。因主动脉根部局灶性中层坏死可引起主动脉环状扩张,以及主动脉瓣膜尖缩短变厚,从而导致主动脉瓣关闭不全。

二、AS 的病因及发病机制

AS 的病因未明。从流行病学调查发现,基因和环境因素在本病的发病中发挥作用。已证实,AS 的发病和 HLA-B27(下称 B27)密切相关,并有明显家族发病倾向。正常人群的 B27 阳性率因种族和地区不同差别很大,如欧洲的白种人为 4%～13%,我国为 2%～7%,可是 AS 患者的 B27 的阳性率在我国患者达 91%。另有资料显示,AS 的患病率在普通人群为 0.1%,在 AS 患者的家系中为 4%,在 B27 阳性的 AS 患者的一级亲属中高达 11%～25%,这提示 B27 阳性者或有 AS 家族史者患 AS 的危险性增加。但是,大约

80％的 B27 阳性者并不发生 AS,以及大约 10％的 AS 患者为 B27 阴性,这提示还有其他因素参与发病,如肠道细菌及肠道炎症。

三、诊断思路

(一)病史特点

AS 发病隐袭。腰背部或骶髂部疼痛和(或)僵硬是最常见的症状,疾病早期疼痛多在一侧呈间断性,数月后疼痛多在双侧呈持续性。随病情进展由腰椎向胸颈部脊椎发展,则出现相应部位疼痛、活动受限或脊柱畸形。据报道,我国患者中大约 45％的患者是从外周关节炎开始发病。24％～75％的 AS 患者在病初或病程中出现外周关节病变,以膝、髋、踝和肩关节居多,肘及手和足小关节偶有受累。非对称性、少数关节或单关节,及下肢大关节的关节炎为本病外周关节炎的特征。我国患者除髋关节外,膝和其他关节的关节炎或关节痛多为暂时性,极少或几乎不引起关节破坏和残疾。髋关节受累占 38％～66％,表现为局部疼痛,活动受限,屈曲挛缩及关节强直,其中大多数为双侧,而且 94％的髋部症状起于发病后前 5 年内。发病年龄小,及以外周关节起病者易发生髋关节病变。

AS 的全身表现轻微,少数重症者有发热、疲倦、消瘦、贫血或其他器官受累。跖底筋膜炎、跟腱炎和其他部位的肌腱末端病在本病常见。1/4 的患者在病程中发生眼色素膜炎,单侧或双侧交替,一般可自行缓解,反复发作可致视力障碍。神经系统症状来自压迫性脊神经炎或坐骨神经痛、椎骨骨折或不全脱位以及马尾综合征,后者可引起阳痿、夜间尿失禁、膀胱和直肠感觉迟钝、踝反射消失。极少数患者出现肺上叶纤维化,有时伴有空洞形成而被误认为结核,也可因并发真菌感染而使病情加剧。主动脉瓣闭锁不全及传导障碍见于 3.5％～10％的患者。AS 可并发 IgA 肾病和淀粉样变性。

(二)辅助检查

AS 活动期患者可见血沉增快、C-反应蛋白增高及轻度贫血。类风湿因子阴性和免疫球蛋白轻度升高。虽然 AS 患者 HLA-B27 阳性率达 90％左右,但无诊断特异性,因为正常人也有 HLA-B27 阳性。HLA-B27 阴性患者只要临床表现和影像学检查符合诊断标准,也不能排除 AS 可能。

X 线表现具有诊断意义。AS 最早的变化发生在骶髂关节。该处的 X 线片显示软骨下骨缘模糊,骨质糜烂,关节间隙模糊,骨密度增高及关节融合。通常按 X 线片骶髂关节炎的病变程度分为 5 级:0 级为正常,Ⅰ级可疑,Ⅱ级有轻度骶髂关节炎,Ⅲ级有中度骶髂关节炎,Ⅳ级为关节融合强直。脊柱的 X 线片表现有椎体骨质疏松和方形变,椎小关节模糊,椎旁韧带钙化以及骨桥形成。晚期广泛而严重的骨化性骨桥表现称为"竹节样脊柱"。耻骨联合、坐骨结节和肌腱附着点(如跟骨)的骨质糜烂,伴邻近骨质的反应性硬化及绒毛状改变,可出现新骨形成。对于临床可疑病例,而 X 线片尚未显示明确的或Ⅱ级以上的双侧骶髂关节炎改变者,应该采用计算机断层(CT)检查。该技术的优点还在于假阳性少。但是,由于骶髂关节解剖学的上部为韧带,因其附着引起影像学上的关节间隙不规则和增宽,给判断带来困难。另外,类似于关节间隙狭窄和糜烂的骶髂关节髂骨部分的软骨下老化是一自然现象,不应该视为异常。磁共振成像技术(MRI)对了解软骨病变优于 CT,可用于 AS 的早期诊断。

(三)诊断依据

AS 诊断的最好线索是患者的症状、关节体征和关节外表现及家族史。AS 最常见的和特征性早期主诉为下腰背发僵和疼痛。由于腰背痛是普通人群中极为常见的一种症状,但大多数为机械性非炎性背痛,而本病则为炎性疼痛。以下 5 项有助于脊柱炎引起的炎性背痛和其他原因引起的非炎性背痛的鉴别:①背部不适发生在 40 岁以前;②缓慢发病;③症状持续至少 3 个月;④背痛伴晨僵;⑤背部不适在活动后减轻或消失。以上 5 项有 4 项符合则支持炎性背痛。

近年来 AS 的诊断有不同标准,现在仍沿用 1966 年纽约标准,或 1984 年修订的纽约标准。但是,对一些暂时不符合上述标准者,可参考欧洲脊柱关节病初步诊断标准。

1.纽约标准(1966 年) 有 X 线片证实的双侧或单侧骶髂关节炎(按前述 0～Ⅳ 级分级),并分别附加以下临床表现的 1 条或 2 条,即,①腰椎在前屈、侧屈和后伸的 3 个方向运动均受限;②腰背痛史或现有症状;③胸廓扩展范围小于 2.5cm。根据以上几点,诊断肯定的 AS 要求有:X 线片证实的Ⅲ～Ⅳ级双侧骶髂关节炎,并附加上述临床表现中的至少 1 条;或者 X 线证实的Ⅲ～Ⅳ级单侧骶髂关节炎或Ⅱ级双侧骶髂关节炎,并分别附加上述临床表现的 1 条或 2 条。

2.修订的《纽约标准》(1984 年) ①下腰背痛的病程至少持续 3 个月,疼痛随活动改善,但休息不减轻;②腰椎在前后和侧屈方向活动受限;③胸廓扩展范围小于同年龄和性别的正常值;④双侧骶髂关节炎Ⅱ～Ⅳ级,或单侧骶髂关节炎Ⅲ～Ⅳ级。如果患者具备④并分别附加①～③条中的任何 1 条可确诊为 AS。

3.欧洲脊柱关节病研究组标准 炎性脊柱痛或非对称性以下肢关节为主的滑膜炎,并附加以下项目中的任何一项,即:①阳性家族史;②银屑病;③炎性肠病;④关节炎前 1 个月内的尿道炎、宫颈炎或急性腹泻;⑤双侧臀部交替疼痛;⑥肌腱末端病;⑦骶髂关节炎。

(四)鉴别诊断

1.类风湿关节炎(RA) AS 与 RA 的主要要别是:

(1)AS 在男性多发而 RA 女性居多。

(2)AS 无一例外有骶髂关节受累,RA 则很少有骶髂关节病变。

(3)AS 为全脊柱自下而上地受累,RA 只侵犯颈椎。

(4)外周关节炎在 AS 为少数关节、非对称性,且以下肢关节为主;在 RA 则为多关节、对称性和四肢大小关节均可发病。

(5)AS 无 RA 可见的类风湿结节。

(6)AS 的 RF 阴性,而 RA 的阳性率占 60%～95%。

(7)AS 以 HLA-B27 阳性居多,而 RA 则与 HLA-DR4 相关。AS 与 RA 发生在同一患者的几率为 1/10 万～20 万。

2.椎间盘突出 椎间盘脱出是引起炎性腰背痛的常见原因之一。该病限于脊柱,无疲劳感、消瘦、发热等全身表现,所有实验室检查包括血沉均正常。它和 AS 的主要区别可通过 CT、MRI 或椎管造影检查得到确诊。

3.结核 对于单侧骶髂关节病变要注意同结核或其他感染性关节炎相鉴别。

4.弥漫性特发性骨肥厚(DISH)综合征 该病发病多在 50 岁以上男性,患者也有脊椎痛、僵硬感以及逐渐加重的脊柱运动受限。其临床表现和 X 线所见常与 AS 相似。但是,该病 X 线可见韧带钙化,常累及颈椎和低位胸椎,经常可见连接至少四节椎体前外侧的流注形钙化与骨化,而骶髂关节和脊椎骨突关节无侵蚀,晨起僵硬感不加重,血沉正常及 HLA-B27 阴性。根据以上特点可将该病和 AS 区别开。

5.髂骨致密性骨炎 本病多见于青年女性,其主要表现为慢性腰骶部疼痛和发僵。临床检查除腰部肌肉紧张外无其他异常。诊断主要依靠 X 线前后位平片,其典型表现为在髂骨沿骶髂关节之中下 2/3 部位有明显的骨硬化区,呈三角形者尖端向上,密度均匀,不侵犯骶髂关节面,无关节狭窄或糜烂,故不同于 AS。

6.其他 AS 是血清阴性脊柱关节病的原型,在诊断时必需与骶髂关节炎相关的其他脊柱关节病如银屑病关节炎、肠病性关节炎或赖特综合征等相鉴别。

四、治疗

AS 尚无根治方法。但是患者如能及时诊断及合理治疗，可以达到控制症状并改善预后。应通过非药物、药物和手术等综合治疗，缓解疼痛和僵硬，控制或减轻炎症，保持良好的姿势，防止脊柱或关节变形，以及必要时矫正畸形关节，以达到改善和提高患者生活质量的目的。

1. 非药物治疗

(1)对患者及其家属进行疾病知识的教育是整个治疗计划中不可缺少的部分，有助于患者主动与医师合作参与治疗过程。同时还应关注患者的社会心理需要。

(2)劝导患者要谨慎而不间断地进行体育锻炼，以取得和维持脊柱关节的最好位置，增强椎旁肌肉力量和增加肺活量，其重要性不亚于药物治疗。

(3)站立时应尽量保持挺胸、收腹和双眼平视前方的姿势。坐位也应保持胸部直立。应卧硬板床，多取仰卧位，避免促进屈曲畸形的体位。宜睡低枕，一旦出现上胸或颈椎受累应停用枕头。

(4)减少或避免引起持续性疼痛的体力活动，定期测量身高。通过身高记录可发现早期脊柱弯曲的证据。

(5)可选择必要的物理治疗。

2. 药物治疗

(1)非甾体抗炎药：这类药物可迅速改善患者腰背部疼痛和僵硬感，减轻关节肿胀、疼痛及增加关节活动范围，无论对早期或晚期 AS 患者的症状治疗都是首选的。抗炎药种类繁多，但对 AS 的疗效大致相当。可选药物包括：吲哚美辛 25mg，每日 3 次；双氯芬酸，每日总剂量为 75~150mg；萘丁美酮 1000mg，每晚 1次；美洛昔康 7.5mg，每日 2 次；依托度酸 400mg，每日 1 次；塞来昔布 200mg，每日 2 次等。

非甾体抗炎药的不良反应中较多的是胃肠不适，少数可引起溃疡；其他较少见的有头痛、头晕，肝、肾损伤，血细胞减少，水肿，高血压及过敏反应等。医师应针对每例患者的具体情况选用一种抗炎药物。同时使用 2 种或 2 种以上的抗炎药不仅不会增加疗效，反而会增加药物不良反应，甚至带来严重后果。抗炎药物通常需要使用 2 个月左右，待症状完全控制后减少剂量，以最小有效量巩固一段时间，再考虑停药，过快停药容易引起症状反复。如一种药物治疗 2~4 周疗效不明显，应改用其他不同类别的抗炎药。在用药过程中应始终注意监测药物不良反应并及时调整。

(2)柳氮磺吡啶：本品可改善 AS 的关节疼痛、肿胀和僵硬感，并可降低血清 IgA 水平及其他实验室活动性指标，特别适用于改善 AS 患者的外周关节炎，并对本病并发的前色素膜炎有预防复发和减轻病变的作用。至今，本品对 AS 的中轴关节病变的治疗作用及改善疾病预后的作用均缺乏证据。通常推荐用量为每日 2.0g，分 2~3 次口服，剂量增至 3.0g/d，疗效虽可增加，但不良反应也明显增多。本品起效较慢，通常在用药后 4~6 周。为了增加患者的耐受性，一般以 0.25g，每日 3 次开始，以后每周递增 0.25g，直至 1.0g，每日 2 次，维持 1~3 年。本品的不良反应包括消化系症状，皮疹，血细胞减少，头痛，头晕以及男性精子减少及形态异常(停药可恢复)。磺胺过敏者禁用。

(3)甲氨蝶呤：活动性 AS 患者经柳氮磺吡啶和非甾体抗炎药治疗无效时，可采用甲氨蝶呤。本品仅对外周关节炎、腰背痛、僵硬感、虹膜炎、血沉、C-反应蛋白水平有改善作用，而对中轴关节的放射线病变无改善证据。通常以甲氨蝶呤 7.5~15mg，口服，每周 1 次，个别重症者可酌情增加剂量，疗程半年至 3 年不等。同时，可并用 1 种抗炎药。尽管小剂量甲氨蝶呤有不良反应较少的优点，但仍应注意，其中包括胃肠不适，肝损伤,肺间质炎症和纤维化,血细胞减少,脱发,头痛及头晕等,故在用药前后应定期复查血常规、肝肾功能及其他有关项目。

(4)糖皮质激素:对其他治疗不能控制的下腰痛,在 CT 指导下行皮质类固醇骶髂关节注射,部分患者可改善症状,疗效可持续 3 个月左右。本病伴发的长期单关节(如膝)积液,可行长效皮质激素关节腔注射,间隔 3～4 周重复一次,一般不超过 2～3 次。糖皮质激素口服治疗不能阻止本病的发展,不建议长期使用。

(5)其他药物:一些难治性 AS 患者应用沙利度胺(反应停)后,临床症状、血沉、C-反应蛋白均明显改善。初始剂量 50mg/d,每 10 天递增 50mg,至 200～300mg/d 维持。本品的不良反应有嗜睡,口渴,血细胞下降,肝酶增高,镜下血尿及指端麻刺感等。因此对选用此种药物者应做严密观察,每 2～4 周查肝血常规、肾功能。对长期用药者应定期做神经系统检查,以便及时发现可能出现的外周神经炎。

3.生物制剂　目前已将抗肿瘤坏死因子-α 用于治疗活动性或对抗炎药治疗无效的 AS,包括 Infliximab、Etanercept、Adalimumab 等。Infliximab 是抗肿瘤坏死因子的单克隆抗体,其用法为:3～5mg/kg,静点,间隔 2～8 周重复 1 次,通常使用 3～6 次,治疗后患者的外周关节炎、肌腱末端炎以及 C-反应蛋白均可得到明显改善,但其长期疗效及对中轴关节 X 线病变的影响如何尚待观察。本品的不良反应有感染、严重过敏反应及狼疮样病变等。

Etanercept 是一种重组的人可溶性肿瘤坏死因子受体融合蛋白,能可逆性地与 TNF-α 结合,竞争性抑制 TNF-α 与 TNF 受体位点的结合。目前已用于治疗活动性 AS。以本品 25mg,皮下注射,每周 2 次,连用 3～6 个月,80% 的患者病情可获改善。本品主要不良反应为感染。

4.外科治疗　髋关节受累引起的关节间隙狭窄、强直和畸形是本病致残的主要原因,人工全髋关节置换术可有效改善患者的关节功能和生活质量。

本例患者使用非甾体类抗炎药十柳氮磺胺吡啶十生物制剂后,症状明显缓解。

五、预后

本病在临床上表现的轻重程度差异较大,有的患者病情反复持续进展,有的长期处于相对静止状态,可以正常工作和生活。但是,发病年龄较小,髋关节受累较早,反复发作虹膜睫状体炎和继发性淀粉样变性,诊断延迟,治疗不及时和不合理,以及不坚持长期功能锻炼者预后差。总之,AS 是一种慢性进展性疾病,应在专科医师指导下长期随诊。

(王祥强)

第四节　银屑病关节炎

银屑病关节炎(PsA)是一种与银屑病相关的炎性关节病,具有银屑病皮疹、指(趾)甲病变,外周关节炎、中轴关节炎、腱鞘炎和附着点炎等表现,病情迁延,多数 PsA 呈良性进展,仅小部分表现为严重的、甚至是残毁性关节炎。PsA 的发病年龄一般在 30～50 岁,无性别差异,但不同亚型的性别构成比不同,多关节受累者以女性多见,而脊柱受累者以男性居多。一项 30 年(1970～2000 年)的流行病学调查显示,PsA 发病率为 7.2 人/10 万人口,其中前 10 年(1970～1980 年)为 3.6 人/10 万人口,而后 10 年(1990～2000 年)上升至 9.8 人/10 万人口,<10% 的银屑病患者发展为 PsA。由于诊断标准不统一,PsA 的患病率各家报道

相差较大,在一般人群中为 0.04%~0.2%至 0.3%~1%。

一、病因与发病机制

PsA 的病因尚不清楚。遗传、免疫和环境因素被认为是参与发病的重要因素。

1.遗传因素　遗传在 PsA 发病中起着特别重要的作用。银屑病和 PsA 有家族聚集性。单卵双胎共同患病的概率远高于正常人。约 15%的 PsA 患者亲属也患有 PsA,另 30%~45%罹患银屑病,有银屑病或 PsA 家族史对可疑 PsA 的患者可提供诊断支持。导致家族聚集性的相关基因正在调查中,可能是遗传复合体多基因。但基因的易患性比 HLA 基因更重要。PsA 的易患性主要由 MHC I 类基因,特别是位于 HLA-B 和 HLA-C 基因位点的等位基因包括 HLA-Cw＊0602,HLA-B＊27,HLA-B＊39 及其他一些可能的等位基因决定。有研究显示,HLA-Cw＊06 及 HLA-DRBl＊07 与早发的且伴 I 型银屑病的 PsA 有关。MHC 等位基因可能操纵着 PsA 的表现型。HLA-Cw＊0602 阳性患者皮损更重,皮损至出现骨关节病变的间隔时间更长;而 HLA-B＊27,HLA-B＊39 阳性患者骨关节病变似乎与皮肤病变更同步,也更常发生。最近有关中国人银屑病及 PsA 的 HLA 和临床特点的研究显示,与对照组相比,PsA 患者中 HLA-B＊27 出现频率较高,银屑病患者中 HLA-A＊30,HLA-Cw＊06,HLA-DR＊07 出现频率更高。PsA 与银屑病比较,HLA-B＊27 和 HLA-Cw＊12 在 PsA 中常见,而 HLA-DR＊07 在银屑病中更多见。银屑病 HLA-B＊27 阳性发生 PsA 的风险更高。

2.免疫因素　PsA 的皮肤和关节损害的病理过程是一种炎症反应,也有自身免疫的证据。有认为 PsA 的发病与持续的微生物刺激、固有免疫激活的 $CD8^+$ T 淋巴细胞以及细胞因子的大量产生有关。在皮肤和滑膜中发现共同的 T 细胞抗原受体 β 链可变区(TCRβV)基因的克隆扩增,提示皮肤和关节病变可能由共同抗原触发。有研究分析 PsA 的关节液及组织中提取的 T 细胞有 2 个特点:一是存在 $CD8^+$ T 细胞的克隆扩增提示特异性免疫参与疾病的发生;另一点是由于细胞因子刺激的非克隆性多克隆 T 细胞的数量增加。有证据表明固有免疫可能被触发,信号通过记忆效应 T 细胞上的自然杀伤细胞受体传导。活化的 T 细胞和其他单核细胞分泌的炎症细胞因子不仅诱导皮肤和滑膜的成纤维细胞的增殖,还可上调细胞核因子-κB 受体活化因子配体(RANKL)的表达,活化破骨细胞活性,导致骨侵蚀。

3.环境因素

(1)感染:目前认为感染和创伤是诱发 PsA 发病的主要危险因素。某种病毒或细菌感染与 PsA 的发生或加重的关系提示这些微生物的致病作用。例如并发人类免疫缺陷病毒感染的患者常被发现有更为严重的红皮病性银屑病。一项回顾性研究显示,风疹疫苗接种、严重创伤、反复口腔溃疡、搬家可能与银屑病患者发生关节炎相关。

(2)创伤:有人提出创伤诱导的关节炎是一种 Koebner 现象,即在损伤部位发生病变。大概有 52%的银屑病病人皮肤受损部位出现银屑病病变,1/4 左右病人关节炎发生之前有外伤史。

二、临床表现

本病多隐匿起病,但也可急性发作,发作前无明显诱因。

1.关节表现

(1)外周关节炎:所有的外周关节均可受累,受累关节表现为疼痛、肿胀、压痛、晨僵和功能障碍。PsA 的关节压痛较类风湿关节炎轻,故前者常被认为是一种程度较轻的疾病。尽管 PsA 较类风湿关节炎受累关节非对称性分布更多见,但仍有53%的多关节型PsA是对称性受累的。远端指(趾)间关节受累较常见,可作为与类风湿关节炎的鉴别点。

(2)中轴病变:25%～70% PsA有中轴关节受累,包括脊柱炎和骶髂关节炎。大部分中轴病变并发外周关节炎。脊柱炎所致的颈、胸、腰椎的疼痛和僵硬,与强直性脊柱炎相似,但骶髂关节炎常单侧受累。仅有脊柱炎而无外周关节炎者多见于男性,活动受限明显,甲营养不良少见,虹膜炎多见,HLA-B27常阳性。而脊柱炎伴远端指间关节炎者,女性稍多,颈部韧带骨赘多见,40%伴附着点炎,骶髂关节炎少见,HLA-B27常阴性。

(3)腱鞘炎和附着点炎:指(趾)腱鞘炎因伴发远端和近端指(趾)间关节炎,表现为全指(趾)弥漫性肿胀,似腊肠状,并常伴指(趾)甲病变。肌腱附着点特别是在跟腱和跖筋膜附着部位常发生炎症,表现为足跟痛和足掌痛。临床上仅22%患者表现为附着点炎,而应用超声检查可以发现56%患者肌腱端异常。

2.皮肤表现　PsA多数皮损为寻常型银屑病皮肤损害,也有与脓疱型和红皮病型银屑病相关的报道。皮肤损害与关节损害发生并不同步,据统计,约75%发生在关节炎之前,15%发生在关节炎之后,10%同时出现。皮损好发于头皮、四肢伸侧和躯干,呈散发或泛发分布,要特别注意耳内、发际、肛周、脐周、肘、膝部位的检查。通常关节的炎症程度与银屑病的病程及皮损的严重程度无直接关联。

3.指甲表现　指甲损害包括顶针样凹陷,甲营养不良,表现为甲板增厚、混浊,表面纵嵴,常有甲下角质增生,严重者甲剥离。指(趾)甲病变是与PsA显著相关的临床表现,约80%的PsA患者有指(趾)甲损害,而无关节炎的银屑病患者指(趾)甲病变为20%。

4.其他表现　7%～33%的患者眼部受累,如结膜炎或葡萄膜炎,有骶髂关节炎或HLA-B27阳性患者发生虹膜炎的概率明显增加。不足4%的患者在病程的晚期发生主动脉关闭不全;罕见上肺纤维化和淀粉样变。

5.银屑病关节炎分型　银屑病关节炎分型较多,较有影响力的是1973年Wright将PsA从临床上分为5型,应用时间较长(表3-6)。

表3-6　银屑病关节炎的临床分型及特点

	Roberts 1976年	Gladman 1987年	Torre-Alonso 1991年	Helliwell 1991年	Veale 1994年	Kane 2003年	Madland 2005年
病人数	168	220	180	50	100	129	634
男/女	67/101	104/116	99/81	32/18	59/41	53/47	336/280
发病年龄	40	37	39	39	34	41	—
少关节炎(%)	53	14	37	14	43	40	22.9
多关节炎(%)	54	40	35	78	33	60	68.6
远端指间关节炎(%)	17	12	0	0	16	—	0
脊柱型(%)	5	2	7	6	4	—	—
残毁型(%)	5	16	4	2	2	—	0.6
骶髂关节炎(%)	—	27	20	36	15	—	—
皮损发生在关节炎之后(%)	16	17	15	—	—	—	—

(1)远端指(趾)间关节炎型:占5%～10%,病变累及远端指间关节,为典型的PsA表现,通常伴银屑病指甲病变。

(2)残毁性关节炎型:是PsA的最严重类型。受累的指(趾)骨末节骨溶解呈笔帽征,或指(趾)骨缩短畸形呈望远镜征。病变关节亦可发生强直。此型不多,约占 5%。

（3）对称性多关节炎型:病变以近端指间关节为主,可累及远端指间关节及腕、肘、膝、距小腿等大关节。与类风湿关节炎临床症状容易混淆,特别是部分病人可能血清中出现低滴度的类风湿因子,与类风湿关节炎更不容易区别。

（4）非对称性寡关节炎型:受累关节以膝、距小腿、髋等大关节为主,亦可累及远端或近端指(趾)间关节。常伴发指(趾)腱鞘炎症,受累的指或趾可呈典型的腊肠指(趾)。

（5）脊柱关节炎型:以脊柱和骶髂关节受累为主。此型实际上并不多见,但其他类型可以同时出现脊柱受累。

5 个类型间可相互重叠,相互转换。大多数 PsA 表现为多关节炎,单纯脊柱关节炎型、残毁性关节炎型一般少于 5%。20%～60% 的患者与初发时的类型不同。多数由寡关节炎型发展为多关节炎,也有多关节炎型发展至残损型,或少关节型转为中轴型。PsA 的亚型与银屑病的类型和严重程度无关。近年有学者将 PsA 分为 3 种类型:①类似反应性关节炎伴附着点炎的非对称性寡关节炎型;②类似类风湿关节炎的对称性多关节炎型;③类似强直性脊柱炎的以中轴关节病变为主,伴或不伴周围关节病变的脊柱关节炎型。甚至有学者更简单地将 PsA 分为外周型和中轴型。

为了更好地指导临床研究和规范临床治疗,2009 年银屑病与银屑病关节炎研究评估协作组(GRAPPA)在原有分型的基础上建议将银屑病关节炎分为五个主要临床表现类型,同时根据疾病严重程度将各型又分为轻、中、重三级(表 3-7)。以利于临床根据不同的病情采取不同的治疗策略。

表 3-7　银屑病关节炎临床分型和疾病严重程度的分级

分类	轻度 受累关节<5 个	中度 受累关节≥5 个(肿胀触痛)	重度 受累关节≥5 个(肿胀触痛)
周围关节型	X 线未见破坏	X 线可见破坏	X 线可见严重破坏
	无躯体功能受损	躯体功能轻度受损	躯体功能严重受损
		轻度治疗反应不足	中重度治疗反应不足
	生活质量轻度下降	生活质量中度下降	生活质量重度下降
	患者自我评估轻度	患者自我评估中度	患者自我评估重度
皮肤损害型	BSA<5,PASI<5,无症状	局部用药无效,DLQI,PASI<10	BSA>,DLQI>10,PASI>10
脊柱炎型	轻度疼痛无功能受损	功能受损或 BASDAI>4	既往治疗无效
附着点炎型	1～2 个受损部位无功能受损	>2 个受损部位或功能受损	>2 个受损部位或功能受损,既往治疗无效
指(趾)类型	无疼痛或功能轻度受损	侵蚀性损害或功能受损	既往治疗无效

注:BSA.体表面积;DLQI.皮肤病生活质量指数;PsAI.银屑病面积与严重程度指数;BASDAI.Bath 强直性脊柱炎病情活动指数。

三、实验室检查

目前尚无特异性实验室检查。病情活动时可血细胞沉降率增快,C 反应蛋白增高。少数病人在病情活动时可出现高尿酸血症。类风湿因子的阳性率不超过正常人群或比正常人群略高,一般滴度比较低。9%～12% PsA 患者抗环瓜氨酸抗体低滴度阳性,且与对称性多关节炎相关。约 50% 患者 HLA-B27 阳性,与中轴病变显著相关。活动期银屑病关节炎由于代谢异常可能出现血尿酸升高。

四、辅助检查

PsA 典型的放射学特征包括,肌腱附着点处的新骨形成伴骨吸收或溶解、骨性强直、非对称性的骶髂关节炎和脊柱炎、标志性的笔帽征,表现为指(趾)末节远端骨质溶解变细,伴近端骨质增生、膨大呈帽檐样。PsA 肌腱端病表现为椎旁韧带骨赘或非边缘性韧带骨赘以及绒毛样骨膜炎。应用 MRI 检查可发现病变早期的骨髓水肿。

近年来,骨骼肌肉超声检查也被用于诊断银屑病关节炎,表现为病变附着点增厚及低回声变化,腱鞘炎症,骨侵蚀或骨赘形成。多普勒超声可以显示病变关节部位血流增多。

五、诊断

PsA 的诊断一般参考 Moll 和 Wright 提出的 PsA 分类诊断标准,即具有银屑病或银屑病甲病及血清阴性的外周关节炎伴或不伴脊柱受累即可诊断。

Moll 和 Wright 的 PsA 分类标准如下:①至少一个部位关节炎并持续 3 个月以上;②至少有银屑病皮损和(或)一个指甲上有 20 个以上顶针样凹陷或甲剥离;③血清 IgMRF 阴性。

2006 年 PsA 的分类诊断研究组在进行一项大规模多中心研究的基础上提出关于 PsA 的分类诊断标准:炎性关节病并在以下 5 项中至少得 3 分,其中银屑病现病史 2 分,其余各 1 分。经临床验证该标准敏感性 91.4%,特异性 98.7%。一项研究表明,该标准同样适合中国人群。

CASPAR 具体内容:

1.现有银屑病或既往有银屑病史或有银屑病家族史。

2.典型的银屑病指甲改变,包括甲剥离,顶针样凹陷,角化过度等。

3.类风湿因子阴性。

4.现发指(趾)炎或既往指(趾)炎病史。

5.手(足)X 线检查示关节旁新骨形成。

国内学者提出支持 PsA 的几个特点:①无原发性骨关节炎的远端指间关节受累;②关节受累不对称;③无类风湿因子和皮下结节;④屈肌腱鞘炎和腊肠指(趾);⑤银屑病家族史;⑥明显的指甲顶针样小坑;⑦中轴关节 X 线片有以下一或更多表现:骶髂关节炎、韧带骨赘、椎旁骨赘;⑧外周关节 X 线示无明显骨质疏松的侵蚀性关节炎,特别是远端指间关节的侵蚀性破坏。

六、鉴别诊断

当 PsA 患者有典型的银屑病皮损时,诊断相对容易,但如果忽略了皮疹的存在或皮疹隐蔽未被发现或尚未出现时诊断则较困难,易被误诊。而且确实有极少数类风湿关节炎或骨关节炎患者同时患有银屑病,所以临床上需要通过关节的炎性特征和放射学特点加以鉴别。

1.类风湿关节炎　多发于中年女性,以对称性小关节,如腕关节、近端指间关节、掌指关节受累为主,伴有明显的晨僵,可有皮下结节,70% 患者类风湿因子阳性,X 线早期可见骨质疏松,关节损害以侵蚀性为主。PsA 的对称性多关节炎型与类风湿关节炎表现相似,但 PsA 患者具有银屑病或银屑病家族史、指(趾)甲病变,指炎和附着点炎,常侵犯远端指间关节,类风湿因子阴性,X 线显示骨侵蚀外尚伴骨增生表现。

2.强直性脊柱炎　多见于青年男性,炎性下腰痛,无银屑病皮肤及指甲病变,脊柱和骶髂关节病变常对称性分布。PsA 的寡关节炎型和脊柱炎型常与之难以区别,但 PsA 多发生在年龄较大的男性,有银屑病或银屑病家族史,X 线常表现为单侧骶髂关节炎和跳跃性的椎体骨赘。

3.骨关节炎　多见于老年人,以远端指间关节、近端指间关节和膝关节受累为多,常以疼痛为主,活动时重,休息可缓解,关节呈骨性隆起,可见 Heberden 结节和 Bouchard 结节,膝关节则有骨摩擦感,无银屑病皮损和指(趾)甲病变。X 线主要表现为骨质增生而无骨质糜烂。PsA 仅有远端指间关节受累时需通过关节的炎性特征和放射学特点与之鉴别。

4.赖特综合征　好发于青年男性,一般急性起病,典型病例具有尿道炎、结膜炎、关节炎(特别是下肢负重关节)三联症。发病前多有腹泻或尿道炎史,本征患者可有肌腱端病、眼色素膜炎或伴有银屑病样皮疹或溢脓性皮肤角化症,关节症状也和 PsA 很相似,对这类不典型病例需经一段时期的随访才能确诊。

七、病程和预后评估

银屑病关节炎作为一种慢性进行性疾病,病程表现同类风湿关节炎一样活动与缓解交替进行,对大部分病人来说,该病还是一种相对良性的疾病,一项长期随访研究显示,多数(67%)患者有至少一个关节侵蚀,只有 17%的患者出现 5 个或 5 个以上的关节侵蚀。脊柱受累及患者占 20%～40%,出现残疾的患者仅占 11%～19%。但病死率较正常人群高。

目前对银屑病关节炎治疗反应的评估指标及方法仍借助于类风湿关节炎及脊柱关节病的疗效指标,各种方法仍然需要进一步完善和进一步临床验证,但多数人认为某些指标还是非常重要的,例如关节活动度,皮损情况,病人主观痛觉,生理功能和健康生活质量等。还有部分指标如放射学指标,实验室指标及临床检查发现等也是非常重要的指标。针对银屑病关节炎的评分系统(PsARC)也用于临床研究,近期GRAPPA 协作组为了评估病情活动度及治疗效果推出了最小疾病活动度(MDV)评估标准。但还需要更多临床研究结果来验证和完善。

八、治疗

PsA 的治疗目前多参照 2009 年 GRAPPA 推出建议应当遵循分型分级治疗原则,根据临床类型的不同制定治疗方案,目的在于控制炎症,缓解疼痛,阻止关节骨质破坏,同时减轻或消除皮肤损害(表 3-8)。

表 3-8　GRAPPA 关于银屑病关节炎分型治疗指南

分类	周围关节型	皮肤指甲病变	中轴关节病变	附着点炎型	指(趾)炎型
非甾类抗炎药			是	是?	是?
糖皮质激素关节腔注射		是			
局部治疗			是		
物理治疗		是			
光治疗	是				
改善病情抗风湿药物	是	是			
TNF-α 制剂	是	是	是	是	是

常见治疗药物种类如下：

1.非甾类抗炎药（NSAIDs）　有抗炎、止痛、消肿作用，可以有效缓解包括四肢关节和中轴关节疼痛，但不能阻止关节破坏进展，且部分药物偶尔可能加重银屑病皮损。这类药常见的不良反应有胃肠道损害、肾脏损害，少数有血液系统损害、过敏等，如果选用选择性环氧化酶 2 抑制药，可能减少胃肠道损害不良反应。

2.改善病情的抗风湿药物（DMARDs）　可延缓关节侵袭性进展，特别是对周围关节、附着点炎型有一定疗效，对皮损亦有效。常用甲氨蝶呤、来氟米特、柳氮磺吡啶、环孢素等，用法同治疗类风湿关节炎。其中来氟米特治疗银屑病关节炎在临床随机对照试验观察中可能是最好的，但甲氨蝶呤仍然常常作为医生的首选，常用剂量为每周 1 次，每次 10～15mg，可以根据病情适当增减剂量。有报道环孢素可快速缓解严重的银屑病皮损和关节症状，需要注意的是它的不良反应限制了它的临床广泛应用。有研究证实，柳氮磺砒啶对 1/2 以上的病人治疗有效，每日剂量为 2g/d，分次口服。还有个别报道羟氯喹可诱发皮疹加重，所以临床不推荐使用。无论哪种药物治疗，用药期间注意监测血压、血常规和肝肾功能等。

3.生物制剂　证据表明，抗肿瘤坏死因子治疗可以有效控制银屑病关节炎外周关节炎症，改善症状和体征，阻止放射学上关节破坏进展，提高患者的生活质量。目前已在国内上市的 3 种肿瘤坏死因子拮抗药，依那西普、英夫利西单体及阿达木单抗对皮肤及关节病变均显示很好疗效，且起效迅速。用法参照治疗强直性脊柱炎。重症病例需联合 DMARDs，如甲氨蝶呤、来氟米特或者环磷酰胺等治疗。肿瘤坏死因子拮抗药较常见的不良反应为继发感染，应用之前需排除感染，尤其是结核杆菌和肝炎病毒感染。少见的不良反应有皮疹、过敏、肝损害等，亦有依那西普诱发皮疹加重的报道。最近几年，一种非肿瘤坏死因子拮抗药 alefacept 在国外被批准用于中重度银屑病，这是一种可溶性淋巴细胞功能抗原 3 和 IgG1 Fc 段的融合蛋白。另外一种淋巴细胞功能抗原 1 CD11a 组分的人源单克隆抗体 Efalizumab 也被批准治疗银屑病，更好的疗效评价指标也在不断的完善中。

4.糖皮质激素　因不良反应较多，突然停药可诱发严重的银屑病，一般不主张应用。但也有学者认为，小剂量糖皮质激素可缓解患者症状，特别是对少关节病变或累及肌腱端的炎症，关节腔内注射糖皮质激素有效。在 DMARDs 起效前发挥"桥梁"作用。

5.维 A 酸　对严重的皮肤病变，可以应用维 A 酸衍生物、补骨脂素加紫外线照射，并联合甲氨蝶呤治疗，对皮肤和关节病变均有效，但维 A 酸衍生物长期应用可使脊柱韧带钙化，中轴病变者慎用。

6.外科治疗　已出现关节畸形伴功能障碍的患者可行关节成形术或关节置换等外科手术。

（甄瑞鑫）

第五节　成人斯蒂尔病

成年人斯蒂尔病（AOSD）是一组病因及发病机制不清，临床以持续或间断高热、一过性皮疹、关节肿痛、白细胞升高及伴有肝脾淋巴结肿大为主要临床表现的综合征。

一、概述

1896 年，英国医生 Georger Still 报道了 22 例以发热等全身发病为特征的特殊类型儿童类风湿关节炎，此后类似的病例报道逐渐增多，并有不同的命名，如 Wissler-Fanconi 综合征、超敏性亚败血症、幼年类风湿关节炎全身型等。1971年,Bywater等系统地报道了14例临床特征与儿童斯蒂尔病相同的成年人病例,并将其命名为成年人斯蒂尔病。1987年国际上采用了成年人斯蒂尔病的命名,使其成为一种独立于其他自身免疫病之外的疾病,目前,此命名已得到了广泛的认同。

成年人斯蒂尔病也包括在儿童期发病到成年期才出现全身症状的儿童型或在儿童期发生的斯蒂尔病至成年期复发的连续性病例,两者约占总例数的12%。成年人斯蒂尔病的发病年龄从14~83岁不等,好发于16~35岁的青壮年,平均年龄为21岁,大约80%患者在32岁之前发病,女性发病率稍高于男性[男女比例为1:(1.1~2)],病程2个月到14年。其分布呈世界性,无种族差异及地区聚集现象。发病情况各国报道不一,如在法国发病率约为0.16/10万,在日本男性和女性的发病率分别为0.22/10万和0.34/10万,我国暂无流行病学的确切数据。

二、病因与发病机制

本病的病因和发病机制未明,多数观念认为本病与感染、遗传和免疫异常有关。

1.感染 一般认为,感染是成年人斯蒂尔病的诱发因素。有文献提示,在具有遗传背景的人群中肠耶尔森菌、风疹病毒、腮腺炎病毒、柯萨奇病毒、埃可病毒、副流感病毒、EB病毒、巨细胞病毒、乙型肝炎病毒、丙型肝炎病毒、细小病毒及肺炎支原体等感染可能是导致疾病发作的诱发因素。一些多中心的研究结果提示,将近50%的患者血清中可检测到上述病原微生物的特异性抗体。

2.遗传 尽管感染在成年人斯蒂尔病的发病中起到了重要的作用,但单独的感染并不能诱发此病。研究发现,人类白细胞抗原(HLA)的多个基因位点与成年人斯蒂尔病的发病有关,包括HLA-B17,Bw35,B14,DR4,DR7及Dw6等。但是,对于HLA与此病的关系至今仍无统一的结论。一项日本的研究表明,IL-18基因的多态性也与此病的发生有关。但目前,尚无家族聚集发病的相关报道。

3.免疫异常 研究证实,在具有一定遗传背景的人群中,感染或其他诱发因素的共同作用可以导致机体发生免疫调节的紊乱及免疫功能的异常,进而诱发疾病的发作。这种免疫调节及功能的异常主要包括:①γδT细胞的异常:患者淋巴结活检可检测到大量T淋巴细胞的浸润,淋巴结的异常增生易于T细胞淋巴瘤混淆。有研究提示,患者外周血中T淋巴细胞的水平明显高于正常人,且与某些血清标志物(如C反应蛋白和铁蛋白)呈正相关。②Th1/Th2相关细胞因子的失衡:多项研究显示,在成年人斯蒂尔病患者血清中可检测到明显升高的Th1相关的细胞因子,如IL-2,IFN-γ及TNF-α等;而Th2相关的细胞因子,如IL-4,IL-5及IL-10等则可降低或者无明显变化。③其他炎症因子的活化:除Th1相关细胞因子外,其他的细胞因子,如IL-6,IL-1,IL-8及IL-18等在成年人斯蒂尔病患者血清中的水平均高于正常人。特别是IL-6及IL-18的水平不仅和成年人斯蒂尔病的发热、皮疹及肝酶升高等临床表现有关,还和本病的预后有关。

三、病理

本病无特异性病理改变,滑膜病理对诊断的意义不大。滑膜活检表现为非特异性滑膜炎,滑膜细胞轻到中度增生,血管充血,淋巴细胞和浆细胞浸润伴滤泡形成,滑膜内层细胞IgG,IgM和类风湿因子染色阳性。淋巴结活检显示非特异性炎症,部分淋巴结T淋巴细胞呈肿瘤样免疫原性增生,有时可表现为性淋巴结炎。皮肤活检可见真皮毛细血管周围轻或中度的多形核白细胞或单核细胞浸润、胶原纤维水肿,偶见特异性脂膜炎。肌肉组织活检可见肌纤维水肿及非特异性炎症。肝活检显示为门脉区的炎症浸润,主要为淋巴细胞和浆细胞浸润,少数病例显示轻度间质性肝炎、局灶性肝炎样坏死或淀粉样变。心脏受累可表现为间质性心肌炎、纤维素渗出性心包炎和心瓣膜的炎症等病变。肾活检可见肾小球基底膜增厚,肾小管萎缩和间质炎细胞浸润,少数可合并淀粉样变性。

四、临床表现

本病临床表现复杂多样,可累及多个系统,主要表现为持续或间断的高热、皮疹和关节炎(肿痛),次要表现有咽痛、淋巴结肿大、肝大、脾大及浆膜炎等。本病的各种临床表现及发生频率,详见表 3-9。

表 3-9　成年人斯蒂尔病的临床表现

临床特点	发生频率(%)
关节痛	100
发热≥39℃	98～100
关节炎	87～98
咽痛	50～92
典型皮疹	85～88
肌痛	84
16～36 岁发病	76
体重下降≥10%	76
淋巴结大	44～81
脾大	50～95
女性	51
肝大	33～39
浆膜炎	31
心包炎	30
胸膜炎	29
肺炎	27
脱发	24
幼年发病(≤15 岁)	16
腹痛	12～28
蛋白尿	5

1.发热　发热为本病最常见和最早出现的临床症状,几乎见于所有的成年人斯蒂尔病患者(82%～100%)。发病初期多以高热为主,体温多超过 39～40℃,持续 3～4h 部分患者体温可恢复正常;通常是突然高热,一天一个高峰,偶可有两个体温高峰。另约有 20% 的患者可呈持续高热。也有患者开始为中低热,2～4 周出现高热,部分患者体温不规则。以弛张热多见,也可为不规则热和稽留热。约半数患者在发热前可出现畏寒,但很少出现寒战。热程可持续数天至数年,反复发作。发热时可伴随有皮疹、咽痛,肌肉和关节疼痛等症状的加重,热退后皮疹可隐退,咽痛、肌肉和关节疼痛减轻。多数患者虽然长期发热,但一般情况良好,无明显的高热中毒症状,故有人称之为"逍遥热"。

2.皮疹　皮疹是本病的另一主要表现,77% 以上的患者在病程中可出现一过性皮疹,典型皮疹多分布于颈前、躯干或四肢近端皮肤,也可出现于手掌和足跖,约有 15% 的患者可表现为面部皮疹。皮疹形态大多为直径 2～5mm 的鲜红色或橘红色斑疹或斑丘疹,不隆起或微隆起于皮肤表面,压之褪色,范围可逐渐扩大或融合成片。同一患者不同部位的皮疹可形态不一,点状斑疹与成簇或融合成片的红斑往往混合存在。多数皮疹随发热而出现,热退而消失,有时会呈现昼隐夜现的特点,如不注意往往看不到。皮疹消退后多不留痕迹,少数可遗留大片色素沉着。很少伴有皮疹的瘙痒、脱屑及皮下结节;部分(约 1/3)患者有 Koebner 现象,即温热及机械刺激(如搔抓或摩擦等),可使皮疹加重或更明显,少数患者可出现皮肤"划痕征"阳性。典型的皮疹在其他疾病中(如血管炎、白血病、溃疡性结肠炎等)很少见到,可作为与其他疾病的鉴别要点之一。

3.关节和肌肉症状　关节痛和关节炎也是本病的主要临床表现之一,几乎所有的患者(95%～100%)在病程中都会出现关节痛,多数患者(72%～100%)会出现关节炎即关节肿痛。发病早期受累关节较少,后期可发展为多关节炎。关节炎的起病较隐匿,表现为关节及关节周围软组织疼痛、肿胀和压痛。有些患者关节症状可以很轻,容易被忽略。发病早期,大多数关节疼痛与发热相伴随,为一过性,随体温下降而缓解。部分患者在发热多日或数月后才出现关节的肿痛。常见的受累关节情况见表 3-10。

表 3-10　成年人斯蒂尔病关节受累情况

受累关节	发生率(%)
膝关节	84
腕关节	74
距小腿关节	57
肘关节	50
掌指关节	47
肩关节	43
近端指关节	34
远端指关节	19
跖趾关节	18
骶髂关节	14
颈椎	11
颞颌关节	8
跗间关节	3

成年人斯蒂尔病受累关节的外观和分布与类风湿关节炎相似,但受累关节的严重程度较轻,若有滑膜炎时则可有渗出性关节积液,常轻微而短暂,很少导致关节的骨质侵蚀、破坏及半脱位等畸形。关节受累反复发作数年后,42% 的患者可形成非侵蚀性关节强直,尤其常见于腕掌和腕关节持续受累的患者,这种强直性改变是本病的特征之一,少数颈椎、颞颌关节和跖趾关节持续受累者也可发生关节强直。与类风湿关节炎导致的关节畸形不同,成年人斯蒂尔病不出现骨与关节的侵蚀样改变。

多数患者发热时可出现不同程度的肌肉酸痛,如腓肠肌疼痛等,但很少出现肌酶谱的升高,少数患者出现肌无力及肌酶轻度升高。

4.咽痛　咽痛是成年人斯蒂尔病特征性表现之一,见于 35%～92% 的患者,咽痛常在疾病早期出现,并可作为 AOSD 活动的先兆。常于发热前或发热同时出现(约 64%)。有时可伴随于整个病程中。其原因尚不明确。咽痛可随发热而出现或加重,热退后缓解。咽部检查可见咽部充血,咽后壁淋巴滤泡增生,伴有或不伴有无扁桃体肿大。咽拭子培养常为阴性,抗生素治疗对这种咽痛无效。

5.淋巴结及脾大 本病早期即可有全身浅表淋巴结及脾大,见于 35%～71% 的患者,以颈部、腋下及腹股沟处淋巴结肿大显著,呈对称性分布,质软,大小不一,可有轻压痛,一般无红肿及粘连。部分患者有肠系膜淋巴结肿大,可造成腹部非固定性疼痛,疼痛一般较轻,但当肠系膜淋巴结坏死时,可引起剧烈腹痛。体温正常后,肿大的淋巴结可缩小或消失。淋巴结活检病理多提示为反应性增生。脾可出现轻至中度大,质软,边缘光滑,疾病缓解后可恢复正常。

6.肝损害 43%～76% 的患者可出现肝功能异常,常为转氨酶轻至中度升高,部分患者伴有黄疸。而碱性磷酸酶、γ-谷氨酰转肽酶和肌酸激酶一般正常。多数患者转氨酶异常与病情相关,疾病缓解后,可恢复正常。极少数患者出现酶胆分离现象,表现为亚急性重型肝炎、急性肝衰竭以致死亡;既往有并发肝衰竭的个案报道。也有研究认为,肝功能的异常与发热时使用的 NSAIDs 相关,但目前尚无定论。

7.心脏损害 本病的心脏受损以心包病变多见,占 26%,其次为心肌炎,而心内膜炎少见。临床表现为心悸、胸闷、心律失常和充血性心力衰竭等。心包积液一般起病隐匿,多为少量,仔细听诊可闻及心包摩擦音,超声心动图可显示心包积液,积液多随疾病缓解而消退,部分患者可出现心包缩窄,罕见心脏压塞。心肌炎可表现为心电图低电压、T 波低平和束支传导阻滞等。心肌病变一般不影响心脏功能。心内膜炎多较轻,且为一过性。

8.肺和胸膜病变 成年人斯蒂尔病累及呼吸系统时,患者可出现咳嗽、咳痰、胸闷及呼吸困难等症状。肺部受累时表现为浸润性炎症、肺不张、肺出血、间质性肺炎及淀粉样变等,严重时可出现成年人呼吸窘迫综合征或肺功能不全。胸膜病变表现有纤维素型胸膜炎(约占 37%)、胸腔积液(约占 1/3)和胸膜肥厚等,多可随疾病缓解而消退,反复发作可出现限制性通气障碍。实验室检查痰液及胸腔积液培养均阴性。部分患者由于长期应用抗生素及免疫抑制药,可同时伴有肺部细菌感染或结核感染等。

9.胃肠道病变 12%～28% 的患者表现有腹痛,其发生可能与腹膜炎、功能性肠梗阻或肠系膜淋巴结炎有关。其他的表现包括全腹不适、腹泻、恶心及呕吐等。少数患者因剧烈疼痛被误诊为外科急腹症而行剖腹探查术,个别患者可并发消化性溃疡、阑尾炎或胰腺炎等。

10.神经系统病变 本病很少累及神经系统。累及中枢和周围神经系统时可出现脑膜刺激征及脑病等,表现为头痛、呕吐、癫痫、脑膜脑炎和脑内高压等。脑脊液检查多数正常,偶有蛋白含量轻度升高,脑脊液培养呈阴性。偶见伴随周围神经病变的报道。

11.其他表现 肾损害较为少见(大约占 5%),表现为轻度蛋白尿,发热时较常见。少数可表现为急性肾小球肾炎、肾病综合征、间质性肾炎及肾衰竭等。极少数患者伴发溶血性贫血、弥散性血管内凝血和病毒感染相关性嗜血细胞综合征。少数患者病情反复发作,持续多年后可出现多部位的淀粉样变,如累及肾可出现长期蛋白尿,累及肠道可发生慢性腹痛、胃灼热感、腹泻和便血等,累及心脏可出现低血压、水肿和心功能不全等。另外,还可出现乏力、脱发、口腔溃疡、虹膜睫状体炎、视网膜炎、角膜炎、结膜炎、全眼炎、干燥性眼炎和停经等。此外,本病患者常对多种药物和食物过敏,出现形态不一的药疹,易导致误诊。

12.成年人斯蒂尔病与妊娠的关系 成年人斯蒂尔病与妊娠的关系暂无定论。与类风湿关节炎和系统性红斑狼疮不同的是,成年人斯蒂尔病发病与性激素水平无明显相关性。故妊娠一般不会影响患者的病情。有人综述了国内外 17 例成年人斯蒂尔病孕妇,发现 9 例患者在第 5～6 个月开始有症状,产后病情可自行缓解。但也有妊娠使病情加重的个案报道。

五、辅助检查

1.实验室检查　成年人斯蒂尔病的实验室检查可出现多种异常,但均为非特异性,详见表32-3。

(1)血常规:在疾病活动期,超过90%的患者外周血白细胞计数增高,一般在 $10×10^9/L～20×10^9/L$,多数患者发病期白细胞计数在 $15×10^9/L$ 以上,也有报道呈类白血病样反应,高达 $50×10^9/L$。多数患者以中性粒细胞增高为主,占白细胞分类的90%以上,核左移现象明显。约有68%的患者在无胃肠道失血的情况下出现持续性和进行性贫血,多为正细胞正色素贫血,也可为小细胞低色素性贫血或大细胞正色素性贫血,个别患者表现为溶血性贫血。半数以上的患者血小板计数高达 $300×10^9/L$ 以上,病情稳定后可恢复正常。

(2)骨髓检查:骨髓穿刺病理显示,骨髓粒细胞增生活跃,核左移现象明显,可见中毒颗粒,与败血症骨髓象非常相似,常被报告为"感染性骨髓象",但不同之处在于成年人斯蒂尔病患者的骨髓中,核浆发育不平衡的粒细胞和巨幼变粒细胞比例较高,而细胞核分叶过多的粒细胞相对少见,巨核细胞数量较少且易见病态巨核细胞。此外,骨髓细菌培养呈阴性。

(3)血清铁蛋白:血清铁蛋白是一种多亚基蛋白,具有强大的铁结合和储备能力。在正常人,血清铁蛋白的高低可表明铁过多或缺乏,而某些其他因素如炎症和恶性疾病等可使其合成增加,如肝细胞损害可使铁蛋白释放入血增多导致血清铁蛋白升高;铁蛋白受体数量的下降也可导致铁蛋白的清除减少使其血中水平增高。自从20世纪80年代以来,人们就已发现血清铁蛋白的升高是成年人斯蒂尔病的特征性实验室检查之一,可作为本病诊断的主要参考点,其敏感性和特异性分别为74.8%和83.2%。尤其在疾病的急性期更为明显,其水平可常超出正常值范围上限的5倍或更高,可作为观察疾病活动性和监测治疗效果的指标。成年人斯蒂尔病出现的血清铁蛋白升高可能与其巨噬细胞的高度活化相关。

最近的研究显示,在发热的患者中,如果血清铁蛋白超过 $2500μg/L$,则诊断成年人斯蒂尔病的可能性约为83%;如果血清铁蛋白低于 $750μg/L$,则排除成年人斯蒂尔病的可能性为91%。这一结果提示了血清铁蛋白在成年人斯蒂尔病诊断中的重要作用。

另外有报道发现,在成年人斯蒂尔病的患者中,血清糖基化铁蛋白(GF)可持续低下(<20%),如果结合血清铁蛋白的升高,则更有利于成年人斯蒂尔病与其他疾病(如感染和肿瘤)的鉴别。糖基化铁蛋白在成年人斯蒂尔病的活动期和非活动期均持续较低水平。

(4)细胞因子检测:患者血清中 TNF-α,IL-1,IL-6,IL-2,IL-2R,IL-8,IL-18 等水平可升高,并且有研究证实,成年人斯蒂尔病患者血清中 IL-6 水平增高时,皮疹的发生率高;IL-8 水平与骨、关节的慢性病变密切相关;IL-6 和 IL-18 水平与疾病活动性相关;且 IL-18 明显升高者,发生肝功能损伤的概率增加。

(5)其他实验室检查(表3-11):超过90%的患者血细胞沉降率(ESR)和C反应蛋白(CRP)升高,ESR多在 100mm/L 以上,CRP呈轻度或中度升高,且两者与疾病的活动性均相关。90%以上患者的抗核抗体和类风湿因子阴性,少数患者可出现低滴度的抗核抗体和类风湿因子,类风湿因子阳性往往提示患者有发展为类风湿关节炎的可能。

表 3-11　成年人斯蒂尔病实验室检查

化验项目	阳性例数/总例数	阳性百分率(%)
血细胞沉降率增快	265/267	99
类风湿因子阴性	259/280	93

化验项目	阳性例数/总例数	阳性百分率(%)
C 反应蛋白	76/82	92
抗核抗体阴性	256/278	92
白细胞计数		
$\geqslant 10 \times 10^9 / L$	228/248	92
$\geqslant 15 \times 10^9 / L$	50/62	81
$\geqslant 18 \times 10^9 / L$	34/61	56
中性粒细胞$\geqslant 0.80$	55/62	88
高铁蛋白血症	38/44	86
＞正常 5 倍	31/42	74
＞正常 60 倍	4/10	40
血浆白蛋白(g/L)		
＜35	143/177	81
＜30	44/104	42
肝脏酶谱升高	1691/232	73
补体 C_3 升高	76/105	72
血红蛋白＜100g/L	159/233	68
血小板计数$\geqslant 400 \times 10^9 / L$	37/60	62

　　免疫球蛋白和 γ 球蛋白可以升高,血清丙氨酸氨基转移酶、直接胆红素和间接胆红素均可升高,有时会出现白蛋白降低,球蛋白升高,甚至血氨升高。在并发肝炎的患者肌酸激酶和乳酸脱氢酶等升高。

　　血液和体液的病原学检查(血培养、OT 实验、肥达一外斐反应、抗"O"及乙型、丙型肝炎病毒外表面标志物、结核菌素纯蛋白衍生物试验和抗 HIV 抗体等)均为阴性。CEA 及 AFP 等肿瘤标志物阴性。可有病毒抗体水平的升高,包括抗风疹病毒抗体、EB 病毒抗体等,其中以副流感病毒抗体升高最常见。

　　关节积液检查通常为炎性积液,可有中性粒细胞升高,一般在 $2.0 \times 10^9 / L \sim 750 \times 10^9 / L$。

　　2.影像学检查　影像学检查包括 X 线片、超声、CT 或 MRI 等手段,通常会发现肝、脾和淋巴结增大,而无感染或肿瘤迹象。

　　在疾病的早期 X 线片可见关节周围软组织肿胀和关节附近骨质疏松,少数反复或持续存在的关节炎则表现关节软骨破坏及骨坏死,受累关节附近骨膜下常见线状新生骨。比较有特征的放射学改变是腕掌和腕间关节非破坏性狭窄,可导致骨性强直。有研究发现,在诊断时约有 1/3 的病例已显示关节的放射学异常,如软组织肿胀、骨质疏松、关节间隙变窄和关节强直等,其中以骨质疏松最常见,其次是关节间隙狭窄,以腕、膝和距小腿关节多见。也有颈椎受累、掌跖关节及距关节变化的报道。

六、诊 断

　　1.诊断要点　如出现下列临床表现及实验室检查异常,应高度疑为本病。

　　(1)发热是本病最突出的症状,可为首发表现。高热为主,一般每日 1 次。

（2）皮疹于躯干和四肢较多见，也可见于面部，多表现为橘红色斑疹和斑丘疹，通常与发热伴随，为一过性发作。

（3）关节疼痛和（或）关节炎，早期呈少关节炎，也可发展为多关节炎。肌痛症状也很常见。

（4）外周血白细胞显著升高，主要为中性粒细胞增高，血培养阴性。

（5）血清学检查：多数患者类风湿因子和抗核抗体均阴性。

（6）多种抗生素治疗无效，而糖皮质激素治疗有效。

2.诊断标准　　由于成年人斯蒂尔病的诊断纯属一种临床性诊断，缺乏特异性诊断方法和统一诊断标准，临床误诊较多，有报道误诊率可高达48%，误诊病种达10余种，误诊时间多在发病的3个月以上。所以要注意合理应用诊断标准，及早做出正确的诊断。

目前，引用最多的诊断标准为Cush诊断标准。但日本的成年人斯蒂尔病研究委员会制订的诊断标准，其敏感性较好，可应用于初步诊断；而美国风湿病学会的标准简单、易记，特异性较高，可用于确诊、鉴别诊断及指导临床工作。两者结合使用可能会明显降低漏诊率和误诊率。

七、鉴别诊断

成年人斯蒂尔病是以除外其他疾病为前提而诊断的疾病，其临床表现多种多样，缺乏特异性，因此鉴别诊断非常重要，而且须鉴别的疾病非常庞杂，主要包括以下几类（表3-12）。

表3-12　成年人斯蒂尔病的鉴别诊断

类型	主要疾病	鉴别要点
感染性疾病	病毒感染（乙型肝炎病毒、风疹病毒、细小病毒、柯萨奇病毒、EB病毒、巨细胞病毒、HIV等） 亚急性细菌性心内膜炎、慢性脑膜炎球菌血症、淋球菌血症、败血症、结核病、莱姆病、梅毒、风湿热等	这类疾病多表现较长时间的发热、皮疹；也可有反应性关节炎或化脓性关节炎，伴有血象增高。并且都有相应的特点，如发热呈弛张热，发热前有寒战，皮疹多为出血性，关节炎单发或为不对称大关节炎，感染中毒症状明显，血、骨髓培养阳性，可找到感染灶，抗生素治疗有效等
血液系统肿瘤	白血病、淋巴瘤、恶性组织细胞病等	该组疾病多有发热、贫血、淋巴结肿大、肝脾大、皮肤改变等，淋巴结或皮肤活检及骨髓穿刺可作为鉴别的重要依据
结缔组织病	系统性红斑狼疮、混合性结缔组织病、干燥综合征、类风湿关节炎等	该组疾病各有自己的特点，特别是自身抗体的产生，对诊断不同的结缔组织病有很大帮助。到目前为止未发现成年人斯蒂尔病有自身抗体出现，可作为与其他结缔组织病鉴别点

八、治疗

本病的治疗目标是抑制全身的炎症反应、减轻受累脏器的病变、防止复发及保持关节功能。应根据炎症反应的程度、有无内脏病变及持续性关节炎等病情而制定相应的治疗方案。炎症反应的程度可参考患者的热型、血沉、C反应蛋白、白细胞计数以及血清铁蛋白的检测结果判断。

治疗的具体原则包括：关节症状轻微、无脏器病变时可单独给予足够量的非甾体抗炎药或阿司匹林（3~6g/d）。全身症状明显，伴有关节炎，但无内脏器官病变的患者，可应用非甾体抗炎药或中等剂量的糖皮质激素;对持续性进行性关节炎的患者可加用慢作用抗风湿药物,关节强直发生时可进行必要的关节外科手术;对糖皮质激素耐受或停药后复发、或不能减量的患者可加用生物制剂、丙种球蛋白或者其他传统免疫抑制药。伴有内脏受累者应尽早加用免疫抑制药,必要时可激素冲击治疗。

由于本病发病率较低,治疗方面无大规模的随机对照研究。因此,此病治疗方面的证据大多来自于观察性研究(表3-13)。

表 3-13　成年人斯蒂尔病的治疗药物

	剂量	起效时间	指征	潜在不良反应
NSAIDs 或阿司匹林(口服)	常规剂量	数小时或数天	单纯发热、关节炎的患者	上消化道溃疡 转氨酶升高
泼尼松(口服)	0.5～1mg/(kg·d)(无推荐减量方案)	数小时或数天	全身症状明显、关节炎及皮疹较重者,有轻度内脏损伤	激素依赖感染 所有长期激素不良反应
甲泼尼龙(静脉)	0.5～1g/d,3d[或15mg/(kg·d),3d]数小时	用于重症或危及生命的内脏受累的患者	同泼尼松	
甲氨蝶呤(口服或肌内注射)	每周10mg→每月2.5mg最多每周20～25mg	4周	难治的慢性 AOSD 或激素依赖的患者	肝酶异常 血细胞减少 过敏性肺病 感染
anaklnra(皮下注射)	100mg/d	2～12周	甲氨蝶呤反应欠佳的患者	一过性 AOSD 恶化症状(包括嗜血综合征) 感染 注射部位反应
TNF 抑制药(皮下或静脉)	英夫利昔单抗(静脉):3mg/kg每8周1次 依那西普(皮下):每周50mg 阿达木单抗(皮下):每2周40mg	2～12周	甲氨蝶呤反应欠佳的患者	感染
环孢素 A(口服)	2.5～3mg/(kg·d)	1～2个月	难治 AOSD	高血压
多克隆免疫球蛋白(静脉)	2g/(kg·d),2～5d每月1次共6个月	1～3个月	难治 AOSD	

1.非甾体抗炎药和糖皮质激素　尽管非甾体抗炎药物在幼年特发性关节炎(全身型)中效果较好,但单独应用的治疗效果并不理想,只有20%的患者病情得以控制。在这些非甾体抗炎药中,吲哚美辛150～250mg/d治疗效果最佳。但是,在使用过程中,需要严密监测肝功能及肾功能的变化。目前常用的非甾类抗炎药物还包括:肠溶阿司匹林、双氯芬酸、尼美舒利及舒林酸等,也包括选择性或特异性环氧合酶(COX)-2抑制药,如美罗昔康、塞来昔布等。

一旦成年人斯蒂尔病诊断明确,糖皮质激素均是首选用于诱导缓解的药物。本病对糖皮质激素反应较好,约有80%患者对此药物敏感。其最佳药物剂量为0.5～1.0mg/(kg·d)醋酸泼尼松。当并发有严重的内脏器官受累时,需要用大剂量糖皮质激素进行冲击治疗。足量的糖皮质激素可在几小时或几天内起效,控制发热、皮疹和关节痛等症状,增大的肝脾和淋巴结也逐渐缩小,但白细胞计数和血沉恢复正常往往需2周到1个月甚至更长时间。关于糖皮质激素的减量目前无统一结论。一般认为,应在临床症状消失及实验室指标正常后再开始缓慢减少泼尼松剂量,每1~2周减药2.5~5mg,后期减药更要谨慎,最终用最小有效剂量维持较长一段时间,总疗程不少于3~6个月,最好6~12个月。尽管成年人斯蒂尔病患者最终可以停用糖皮质激素,但是较长时间的服用仍需警惕激素的不良反应如感染、骨质疏松、无菌性骨坏死及消化道溃疡等。

2.慢作用抗风湿药　常用于控制成年人斯蒂尔病发展的药物是慢作用抗风湿药,包括硫酸羟氯喹、环孢素、来氟米特及硫唑嘌呤等。甲氨蝶呤是一种经典的慢作用抗风湿药物,可以很好地控制本病的发展,利于减停糖皮质激素。多数学者认为,小剂量甲氨蝶呤对成年人斯蒂尔病的慢性关节炎和慢性全身性病变均有良好疗效,一般起始剂量为5mg,每周1次,以后根据患者有无不良反应酌情加量,最大剂量不超过每周15mg。但用药期间应注意甲氨蝶呤不良反应,定期复查血、尿常规和肝肾功能,补充叶酸(1mg/d)可能达到预防口腔炎和肝损害发生的目的。但是,甲氨蝶呤是否可以控制和减轻表现为侵蚀型关节炎的成年人斯蒂尔病的关节结构破坏,仍然是个未知数。肝酶异常不是本病使用甲氨蝶呤的禁忌证,但是需要严密监测患者肝酶变化。

硫酸羟氯喹常用于伴有皮疹和关节炎的成年人斯蒂尔病的患者,对于控制发热及皮疹的症状有很好的疗效。硫酸羟氯喹与甲氨蝶呤有一定的协同作用,可联合使用。

3.生物制剂　生物制剂的出现给此病的治疗带来了希望,生物制剂包括IL-1受体拮抗药、TNF-α抑制药及IL-6抑制药等。但是,其在控制成年人斯蒂尔病中的作用还需进一步较大规模临床试验来验证。

4.其他治疗　静脉注射多克隆免疫球蛋白:研究显示,每日2g/kg的免疫球蛋白,连续2~5d,每月静脉注射一个周期,持续6个月,可以控制难治性成年人斯蒂尔病患者的病情。长期随访显示,14例患者中8例能达到完全缓解。但是,此治疗方式仍存在争议。

有报道显示,其他的改善病情慢作用抗风湿药物,比如金制剂、环孢素、羟氯喹和柳氮磺吡啶等,均可用于甲氨蝶呤反应不好的成年人斯蒂尔病患者。但是,这些数据仅限于散发的病例报道,无较大规模的临床试验。

九、预后

多数患者的预后良好,1/2~2/3的患者可完全缓解,1/5患者在一年内缓解,不再复发。1/3患者经一次或几次复发后彻底缓解,复发时间缺乏预测性。复发患者的病情通常较首次发作轻微,持续时间较短。约1/3的患者病情可持续活动。少数患者发展至严重的关节破坏,并可导致关节强直,甚至需行关节置换术。约有4%的患者死亡的报道,致死原因包括病程中并发出现的急性呼吸窘迫综合征、重型心肌炎、继发性淀粉样变、急性肝衰竭、嗜血细胞综合征及弥散性血管内凝血等。

近年有报道认为,提示预后差的因素包括:HLA-DR6阳性且伴有近端大关节(肩和髋关节)受累,儿童时期发病(约占1/6);持续类风湿因子和(或)抗核体阳性;需用全身性糖皮质激素治疗2年以上。而无皮疹者、HLA-B35阳性者或仅用非甾体抗炎药即可控制病情者预后较好。

(张韶英)

第六节　反应性关节炎

一、概述

反应性关节炎(ReA)是指继发于身体其他部位感染后,由于免疫反应异常而出现的急性无菌性关节炎;肠道和泌尿生殖道感染后的反应性关节炎最为常见。症状不一定与原发病平行,一般无关节骨质破坏,不留后遗症。赖特综合征(RS)是具有关节炎、尿道炎及结膜炎三联征的反应性关节炎。

反应性关节炎多发生于18～40岁,也可见儿童及老年人。男女发病率无明显不同;本病无地域差异,可发生于世界各地。确切的发病率较难统计,芬兰的调查发现,在成人中,反应性关节炎的发病率为30/40万。而在沙门菌、致贺菌和弯曲菌肠道感染的患者中,反应性关节炎的发病率可高达8％～10％。

二、病因病理

引起反应性关节炎的常见微生物包括肠道、泌尿生殖道、咽部及呼吸道感染菌群,甚至病毒、衣原体及原虫等。这些微生物大多数为革兰染色阴性,具有粘附黏膜表面侵入宿主细胞的特征。部分研究认为,骨骼上的肌腱附着点可能是反应性关节炎最初的免疫及病理反应发生的部位之一,并且是肌腱端炎发生的病理基础。

乙型溶血性链球菌感染与反应性关节炎的发病密切相关,为另一个常见的病因。目前讨论最多的问题是如何区别链球菌感染后反应性关节炎(PSReA)和风湿热。

肠道和泌尿生殖道感染引起的反应性关节炎多与易感基因HLA-B27有关。反应性关节炎患者的HLA-B27阳性率为65％～96％。HLA-B27携带者发生反应性关节炎的机会增加50倍。但是,HLA-B27基因既不是反应性关节炎的唯一致病原因,也不是必须的条件。该基因阳性患者的中性粒细胞活性增强,并可能增强对致病菌的免疫反应。同时HLA-B27可延长细胞内病原菌的存活时间,从而增加了T细胞对该病原菌及其抗原肽的反应性。

除HLA-B27外,其他基因如HLA-B51、B60、B39及B7均可增加反应性关节炎的易感性。

三、临床表现

反应性关节炎是一种全身性疾病。一般发病较急,临床表现轻重不一,可为一过性单关节受累,也可出现严重得多关节炎,甚至伴有明显的全身症状或眼炎及心脏受累等关节外表现。在多数病例,关节炎前几天至数周有肠道、泌尿生殖道或呼吸道感染史,以及这些感染的细菌学证据。但少数病人并无明确的病史。临床上反应性关节炎可因致病菌种类而表现出不同的临床及实验室特征。

1.症状

(1)一般症状:常见的全身症状有乏力、全身不适、肌痛及低热。少数患者可有中度发热。

(2)关节症状:反应性关节炎主要表现为关节受累,程度轻重不一,轻者可仅感关节疼痛,重者则可出现明显的多关节炎,甚至活动受限。典型表现为渐进性加重的非对称性单关节炎或少关节炎,以下肢关节受累为常见。出现局部红肿、疼痛、皮温增高,或伴有皮肤红斑。足小关节的腊肠趾比较常见。在部分患者可出现下腰背及骶髂关节疼痛。

(3)肌腱端炎:是反应性关节炎常见的症状之一。表现为肌腱在骨骼附着点局部的疼痛及压痛。以跟腱、足底肌腱、髌腱附着点及脊柱旁最易受累。

(4)皮肤黏膜:最具特征的表现为手掌及足底皮肤溢脓性角化症。部分反应性关节炎患者可出现漩涡状龟头炎、膀胱炎及前列腺炎,表现为尿频、尿急、尿痛及血尿等相应的症状和体征。在女性患者尚可出现宫颈炎及输卵管炎。结节性红斑仅见于部分患者,以耶尔森菌感染者为主。口腔溃疡是反应性关节炎的另一常见表现,多为浅表无痛性小溃疡,可发生于腭部、舌缘、口唇及颊黏膜。

(5)肠道病变:肠道感染是反应性关节炎的诱发因素之一。患者于发病前数天至数周可有腹泻史,部分病例在出现关节炎时仍有肠道症状。肠镜检查可见肠黏膜充血、糜烂或类似溃疡性结肠炎及克罗恩病样外观。此期患者的便培养多无细菌生长。

(6)泌尿道表现:患者可有尿急、尿频、尿痛等泌尿系感染的症状,且多发生于关节炎之前。但是,许多患者无明显自觉症状。

(7)眼损害:常见,而且可以是首发症状。患者可出现结膜炎、巩膜炎、角膜炎、甚至角膜溃疡。此外,可有内眼炎如虹膜睫状体炎及虹膜炎。

(8)内脏受累:反应性关节炎偶可引起心脏传导阻滞,主动脉关闭不全,中枢神经系统受累及渗出性胸膜炎。

2.实验室检查

(1)血液学:血沉及C反映蛋白在急性期反应性关节炎可明显增高,在进入慢性期者则可降至正常。血常规可见白细胞、淋巴细胞计数增高或出现轻度贫血。在部分患者可见尿中白细胞增高或者镜下血尿,很少出现蛋白尿。

(2)细菌学检查:中段尿、便及咽拭子培养有助于发现反应性关节炎相关致病菌。测定血清中抗细菌及菌体蛋白质抗体对鉴定细菌类型十分重要。

(3)HLA-B27测定:HLA-B27阳性对反应性关节炎的诊断、病情判断乃至预后估计都有一定的参考意义。但是HLA-B27测定阴性不能除外反应性关节炎。

(4)自身抗体及免疫球蛋白:反应性关节炎患者的类风湿因子、抗核周因子及抗核抗体均阴性,而血清免疫球蛋白IgG、IgA、IgM可增高。这些指标测定有助于反应性关节炎的诊断及鉴别诊断。

(5)关节液检查:关节液检查对反应性关节炎诊断及与其他类型关节炎的鉴别具有重要意义:反应性关节炎的滑液中可有白细胞及淋巴细胞增高,粘蛋白阴性,关节液培养阴性。利用PCR、间接免疫荧光及电镜技术可在部分患者的滑液中检测到菌体蛋白成分。

(6)影像学检查:反应性关节炎的影像学改变一般为关节周围软组织肿胀或有轻度骨质稀疏。在肌腱附着点可有骨质增生表现。在部分慢性反应性关节炎可发生关节面骨质侵蚀、骶髂关节炎或脊柱炎。骶髂关节炎多为非对称性,而脊柱炎可发生于脊柱的任何部位,不一定呈上升性。骨质增生或骨赘并非形成于椎体的两侧,而在其中部。这些特征与强直性脊柱炎不同,但是,少数病例可发展为强直性脊柱炎。

四、诊断标准

1.反应性关节炎的诊断需从以下几方面进行

(1)典型的反应性关节炎:Kingsley和Sieper在1996年提出的反应性关节炎分类标准对诊断有一定

的意义。

1)典型的外周关节炎:下肢为主的非对称性少关节炎。

2)前驱感染的证据:①4周前有腹泻或尿道炎(实验室检查阳性有助于诊断,但并非必备条件);②无感染的临床症状,则必须有感染的实验室证据。

同时需除外其他关节炎如银屑病关节炎、感染性关节炎及晶体性关节炎。1999年Sieper和Braun提出了新的建议,强调了前驱感染的实验室检查。

1)非对称性下肢关节炎。

2)前驱感染的证据。

同时注:需除外其他风湿病。感染证据包括:①发病前4周内有腹泻或尿道炎病史;②便培养阳性;③晨尿和泌尿生殖道拭子查沙眼衣原体阳性;④抗耶尔森和志贺菌抗体阳性;⑤抗沙眼衣原体阳性;⑥PCR检查关节液衣原体DNA阳性。

(2)链球菌感染后反应性关节炎:乙型溶血性链球菌感染后反应性关节炎(PSReA)不等同于急性风湿热。本病的特点包括:①乙型溶血性链球菌感染史;②非游走性关节炎/关节痛;③结节性红斑或多形红斑;④部分患者有一过性肝损害;⑤无心肌炎表现;⑥抗链球菌溶血素"0"及抗脱氧核糖核酸酶B增高;⑦咽拭子培养阳性;⑧HLA-DRB阳性率增高。

(3)痢疾性关节炎:诊断痢疾性关节炎须有细菌性痢疾病史,结合临床出现典型关节炎症状,类风湿因子阴性即可诊断。

(4)结核杆菌感染后反应性关节炎:诊断要点有:①多发性关节炎;②无心脏瓣膜损害;③具备以下3项中2项者:a.体内其他部位有活动性结核或陈旧性结核灶,或未发现结核灶而结核菌素试验呈强阳性;b.关节症状对水杨酸制剂无效;c.抗结核治疗有效。

2.鉴别诊断

(1)强直性脊柱炎:多为缓慢起病,以下腰背疼痛为主要症状,可呈上行性。可伴有下肢非对称性大关节炎。强直性脊柱炎的腰背痛及关节炎病程缓慢,与反应性关节炎的急性病程不同。此外,强直性脊柱炎的骶髂关节炎多呈对称性,脊柱受累呈上行性。

(2)未分化脊柱关节病:未分化脊柱关节病具有脊柱关节病的临床或实验室特点,但不符合某一种疾病的诊断。患者可有腰背痛或个别关节肿痛,X线检查可有轻度骶髂关节炎改变。HLA-B27测定可呈阳性。但根据病史、临床特点不符合反应性关节炎及强直性脊柱炎等脊柱关节病的诊断。应予随访,观察病情变化。

(3)化脓性关节炎:为关节腔本身的感染所致。一般发病较急,往往为单关节受累,表现为关节局部红、肿、热、痛,可类似反应性关节炎。但本病多有身体其他部位感染(如败血症)的表现。关节穿刺为脓性关节液,血常规明显白细胞、中性粒细胞增高等。无眼炎、皮肤黏膜损害及骶髂关节炎等。抗感染治疗有效。

(4)痛风性关节炎:急性痛风性关节炎发作可类似反应性关节炎。但是,前者的发作常常与饮食殁劳累等因素有关,受累关节疼痛剧烈,皮肤呈暗红色,数日内可自行缓解。本病与肠道或泌尿系感染无关,无眼炎、骶髂关节炎、HLA-B27阳性等特点。血尿酸水平增高见于大多数患者。

五、治疗方法

1.一般治疗　适当休息,减少受累关节活动,但又不应当完全制动,以避免失用性肌肉萎缩。

2.非甾体类抗炎药　为首选药物。常用药物可参照强直性脊柱炎 NSAIDs 用药。

3.糖皮质激素　一般不主张全身应用糖皮质激素治疗反应性关节炎。关节炎本身不是应用激素的指征。对应用 NSAIDs 无明显效果,而且症状严重的关节炎患者,可给予小剂量泼尼松 10～20mg/d,短期应用,症状缓解后尽快减药。在泼尼松减量过程中加用 NSAIDs,有利于症状的控制。关节腔抽液后注射得宝松或醋酸去炎松,对缓解关节肿痛十分有效。但注射时间间隔不应少于 3 个月。在合并虹膜炎或虹膜睫状体炎的反应性关节炎者应及时口服泼尼松 30～50mg/d,并给予悉复明、醋酸可的松眼液滴眼治疗,必要时球后或结膜下注射得宝松等。同时,进行眼科检查,以得到及时的专业治疗。

4.慢作用抗风湿药及免疫抑制剂　柳氮磺吡啶 2～3g/d,分三次服用,对慢性反应性关节炎或伴有肠道症状的患者均有较好的疗效。羟氯喹、反应停等对本病尚无成熟经验。对于柳氮磺吡啶治疗无明显疗效及慢性期的患者,可给予甲氨蝶呤 7.5～10mg 每周一次。甲氨蝶呤对黏膜损害尤为有效,但应避免使用于 HIV 感染后的反应性关节炎。另有报道,对于慢性反应性关节炎的患者,环孢素 A 及硫唑嘌呤有效。

5.抗生素

对于尿、便及生殖道分离或培养出细菌的患者,应给予对革兰阴性菌敏感的抗生素或根据药敏试验进行治疗。但是,反应性关节炎患者是否长期应用抗生素尚无明确定论。研究证明,一旦出现反应性关节炎,抗生素并不能阻止关节内的病理过程。因此,反应性关节炎患者的抗生素治疗的目的在于控制感染,而不是治疗关节炎本身。

六、预后与康复

大多数反应性关节炎患者的预后较好,病程多在数周至数月。经及时治疗,患者一般可完全恢复正常。但是,本病有复发的倾向。

（张韶英）

第四章 手、足外科疾病的诊疗方法

第一节 手外科体检法

进行手部检查时，整个患肢要充分暴露，全面检查。检查肩、肘关节的主动活动，前臂的旋前旋后活动范围非常必要，因为这些关节如果活动受限，也会妨碍手功能的正常发挥，检查时要注意各关节的主被动活动范围差异。

一、皮肤检查

正常手掌皮肤厚，移动性差，表面不规则，潮湿红润。正常手背皮肤菲薄、松弛，移动性好。手背是水肿好发部位，一旦发生水肿，手的屈曲常常受限。检查者要注意是否有水肿、皮肤皱缩、颜色改变、湿润度、瘢痕、皮肤病损等改变。

二、肌肉检查

手部肌肉可分为外在肌和内在肌。手外在肌肌腹在前臂，而肌腱止于手部，它们又分为外在屈肌和外在伸肌。屈肌位于前臂掌侧，其功能是屈腕或者屈指；伸肌位于前臂背侧，其功能是伸腕或者伸指。手内在肌的起点和止点均在手部。

（一）外在肌检查

1.外在屈肌检查

（1）拇长屈肌：拇长屈肌腱止于拇指末节指骨基底掌侧，检查该肌功能时，嘱患者屈曲拇指末节，检查者通过嘱患者抗阻力屈曲拇指末节，评估该肌肌力。

（2）屈指深肌：控制患者近侧指间关节于伸直位，主动屈曲末节。

（3）屈指浅肌：将中环小指中的两指控制于伸直位，令另外一个手指屈曲，该指近侧指间关节能屈曲，表示该指屈指浅肌功能完好。这是因为中环小指屈指深肌腱有共同的肌腹，其中任何一个手指的屈指深肌都不能单独屈曲。当将三个手指中的两个控制于伸直位时，屈指深肌肌腹被被动拉向远端，另一个手指的屈指深肌腱也变得松弛，因而不能再起屈指作用，只能依靠具有单独屈指功能的屈指浅肌屈曲近侧指近关节。同样方法可以检测其他两个手指的屈指浅肌功能。由于示指屈指深肌肌腹独立，因此这种检查法不适用于示指。

（4）尺侧屈腕肌、桡侧屈腕肌和掌长肌：尺侧屈腕肌止于豌豆骨，桡侧屈腕肌止于第二掌骨掌侧，掌长肌与掌腱膜相延续。令患者屈腕,检查者可触摸到这三根肌腱的张力。如果此时同时令拇指与小指对指,掌长肌更加容易显露。

2.外在伸肌检查　外在伸肌肌腹覆盖前臂背侧,它们的肌腱跨过腕关节,止于手部。在通过腕背支持带时,分别通过六个骨纤维管,从桡侧到尺侧,这六个股纤维管依次分布:

(1)第一骨纤维管:内有拇长展肌和拇短伸肌肌腱通过。前者止于第一掌骨基底背侧,后者止于拇指近节基底背侧。嘱患者张开虎口,可触及腕背最桡侧肌腱隆起,并进入拇指。

(2)第二骨纤维管:内有桡侧腕长伸肌和桡侧腕短伸肌,它们的肌腱分别止于第二、三掌骨基底。检查时嘱患者握拳用力伸腕,检查者可触及这两根肌腱。

(3)第三骨纤维管:内有拇长伸肌腱,该肌腱桡过桡骨远端的 Lister 结节,止于拇指末节基底背侧。检查时,将手平放在桌面上,然后令患者向背侧抬起拇指,即可见该肌腱绷起。

(4)第四骨纤维管:内有伸指总肌和食指固有伸肌肌腱。检查伸指总肌功能,让患者伸直手指,可以观察到掌指关节伸直;检查示指固有伸肌功能,可以令患者握拳,然后单独伸直示指,此时,食指掌指关节的伸直动作,就由示指固有伸肌完成。

(5)第五骨纤维管:内有小指固有伸肌腱,检查时,令患者握拳,然后单独伸直小指,此时,小指掌指关节的伸直动作,就由小指固有伸肌完成。

(6)第六骨纤维管:内有尺侧腕伸肌腱,该肌腱止于第 5 掌骨基底背侧。检查时,令患者握拳,抗阻力伸腕并尺偏,可触及该肌腱张力。

3.肌腱粘连的检查

(1)屈指肌腱粘连检查:屈肌腱粘连的检查包括粘连的诊断和粘连部位的确定。肌腱粘连发生后,手指屈伸功能障碍。其中,主动屈曲功能受限,而被动屈曲功能正常,也就是说,主被动活动范围不一致,被动活动范围大于主动活动范围,由此可以确定肌腱粘连存在。

通过检查皮肤瘢痕及骨折或炎症部位等可以确定肌腱粘连部位。有肌腱粘连处,当主动屈指时,可见瘢痕和粘连皮肤有移动现象;同时可触及紧张绷起的肌腱。但如果肌腱损伤范围大,瘢痕多,或者肌腱与深部组织如骨膜或腱鞘粘连时,这种现象不明显。

也可以利用关节活动情况,进一步确定肌腱粘连部位。屈肌腱粘连发生后,从粘连处至肌腱止点的一段肌腱距离是固定的,而肌腱弹性差,没有伸缩余地,如果被动伸展这段距离内的一个关节,也就是增加了这段肌腱间的距离,就会引起另一关节的屈曲,来代偿由于距离的增大而引起的肌腱长度不足。而在肌腱粘连部位以近活动关节,则不会引起这种变化。

(2)伸肌腱粘连检查:伸肌腱粘连的检查同样根据主动伸指和被动伸指范围不一致,被动伸指活动范围大于主动活动范围来确定。确定粘连的部位,除了可以通过受伤部位、瘢痕和皮肤随肌腱伸舒移动等现象来确定外,也可以通过关节活动情况来确定。在粘连部位以远的范围内,如果被动屈曲一个关节,会造成伸肌腱从粘连处至肌腱止点一段张力增大,造成该关节以远的关节被动伸展,甚至过伸。这种现象称为"伸指肌腱阳性征"。而被动屈曲粘连部位以近的关节,则粘连部位以远的关节则没有这种变化。例如,肌腱在手背发生粘连,除有主动伸指障碍外,当屈曲腕关节时,没有明显的伸指肌腱紧张现象,而当被动屈曲掌指关节时,出现了"伸指肌腱阳性征",说明粘连部位在腕关节以远,掌指关节以近。

(二)手内在肌检查

手内在肌的起点和止点均在手内,包括大鱼际肌、拇收肌、蚓状肌、骨间肌和小鱼际肌。

1.大鱼际肌　大鱼际肌覆盖第一掌骨,包括拇短展肌,拇短屈肌和拇对掌肌。这些肌肉的功能是使拇指旋前和对掌。检查方法是令患者拇指指尖与小指指尖互相碰触,并使指甲互相平行。另一种检查方法是将手背平放于桌面上,然后令拇指竖起,与手掌呈90°角。此时,触摸大鱼际肌,看是否有收缩。用同样的方法检查对侧大鱼际肌,利于发现肌肉外观和功能的轻度改变。通常情况下,大鱼际肌由正中神经返支支配,但也有一部分患者大鱼际肌的一部分肌肉由尺神经支配。

2.拇收肌　拇收肌由尺神经支配,检查该肌肉功能的方法是:令患者用拇指和示指近节桡侧用力夹持一张纸条,检查者牵拉纸条另一端,如果该肌肉力弱或者没有功能,拇指指间关节将屈曲,即 Froment 征阳性。用同样的方法检查对侧,以观察细微差别。

3.骨间肌和蚓状肌　骨间肌和蚓状肌的功能是屈曲掌指关节,伸指间关节;骨间肌还能使手指外展和内收。骨间肌由尺神经支配,检查方法是令患者伸直手指,做分指动作,同时检查者触摸第一骨间背侧肌是否有收缩。另一种检查方法是将手掌平放在桌子上,然后保持手指伸直的情况下,将中指掌指关节背伸,并作尺偏桡偏动作(这个动作排除了部分患者外在伸肌腱的分指并指功能)。

4.小鱼际肌　小鱼际肌包括掌短肌,小指短屈肌,小指展肌和小指对掌肌。这些肌肉可以作为一个整体进行检查,嘱患者伸直手指,并拢五指,然后单独将小指外展(小指与其他四指分离),检查者触摸小鱼际肌,可以触及肌肉收缩。

5.手内在肌挛缩检查　检查手内在肌是否有挛缩,将掌指关节被动过伸,检查者被动屈曲近侧指间关节;然后再将掌指关节屈曲,同样被动屈曲近侧指间关节。如果掌指关节屈曲时,近侧指间关节能被动屈曲,而掌指关节背伸时,近侧指间关节不能充分屈曲,说明手内在肌有挛缩,称"手内在肌阳性征"。

三、神经检查

手部由正中神经、尺神经和桡神经三大神经支配,这三根神经穿过前臂肌肉的位置,就是神经卡压好发的地方。这三根神经分别支配腕、拇指和手指活动。

(一)正中神经

正中神经经过前臂时,首先穿过旋前圆肌,并支配下列肌肉:旋前圆肌、桡侧腕屈肌、掌长肌、指浅屈肌、指深屈肌桡侧半、拇长屈肌和旋前方肌。进入腕管后,正中神经与九根屈肌腱伴行,并发出返支支配拇短展肌、拇短屈肌和拇对掌肌。向前延续为指总神经,并从指总神经中发出分支,支配示中指蚓状肌。该神经进入手掌,延续为指固有神经,支配拇示中指及环指桡侧半手指感觉。

(二)尺神经

尺神经从肱骨内髁的后方,向前经尺侧腕屈肌的两个头之间进入前臂。在前臂,它支配如下肌肉:尺侧腕屈肌和指深屈肌的尺侧部分(通常支配环小指指深屈肌,偶尔也支配中指);在腕关节部,它通过 Guyon 管,该管的尺侧壁为豌豆骨,桡侧壁为钩骨钩,背侧壁为腕关节深横韧带,掌侧壁为腕横韧带。然后发出分支支配小鱼际肌(小指展肌,小指短屈肌,小指对掌肌),七条骨间肌,环小指的蚓状肌和部分或全部拇收肌。

(三)桡神经

桡神经进入前臂前,发出分支支配肱三头肌、肘后肌、肱桡肌和桡侧腕长伸肌;进入前臂后,发出分支支配桡侧腕短伸肌;然后穿过旋后肌,发出分支支配前臂如下肌肉:旋后肌、伸指总肌、小指固有伸肌、尺侧腕伸肌、拇长展肌、拇短伸肌和食指固有伸肌。这些肌肉的功能是伸腕、伸掌指关节、伸直和外展拇指。桡神经不支配手内在肌。

(四)手部的感觉神经支配及检查法

正中神经离开腕管时,分成指总神经,然后再发出指固有神经,支配拇指、示指、中指和环指桡侧半的掌侧皮肤感觉。指固有神经还发出背侧支,支配示指、中指和环指桡侧半近侧指间关节以远的指背皮肤。

尺神经在钩骨钩以远发出指固有神经,支配小指和环指尺侧半皮肤;尺神经手背支在尺骨茎突远侧进入手背,支配手背尺侧半皮肤、小指和环指尺侧半背侧皮肤。

桡神经支配手背桡侧 3/4 皮肤感觉,拇指背侧以及食指、中指和环指桡侧半近侧指间关节以近的皮肤。

在进行神经功能检查时,要注意神经支配区有变异可能。例如,尺神经和正中神经的感觉支配区的变异,整个环指和中指尺侧半,可以由尺神经支配;或者整个环指均有正中神经支配。

感觉功能是手部最重要的功能之一,一只没有感觉的手,即使手部肌腱和关节都完好,也很少被患者使用。

1.感觉正常的皮肤有湿润感,手部神经功能丧失后,也同时丧失了交感神经支配,支配区域因此出现干燥现象,这对于临床评估手部神经功能非常有用。

2.两点辨别试验检查器械可以用专门仪器,也可以用回形针代替。但要求针尖不能太尖,否则容易刺破皮肤。检查时,患者闭上双眼,手部平放在桌子上,以稳定被查手指;检查者沿手指纵向测试,用回形针的两脚轻触手指尺侧或桡侧皮肤,让患者辨别是一点或者两点接触皮肤。两点之间的距离从大到小,直到患者不能分辨为止。此时,能分辨的最小两点距离,就是两点辨别试验值,指端正常两点辨别试验值应该小于 6mm。

四、循环检查

手部血液由桡动脉和尺动脉供应,在手掌部,两根动脉互相吻合成掌浅弓和掌深弓,使手部具备双套血液供应。

手部血液循环的评估,通过观察指端和甲床颜色和甲床毛细血管反应来进行;通过 Allen 试验,可以检查尺桡动脉通畅情况。检查方法如下:嘱患者握拳,将手内血液驱出,检查者用双拇指分别按压腕部的尺桡动脉,阻断血流通过,再嘱患者伸开手指到功能位,此时全手应是苍白的,检查者先松开压迫桡动脉的手指,如果受检手掌和手指迅速由白变红,时间小于 5s,说明桡动脉是通畅的,并且血流能够顺利进入尺动脉系统。重复上述步骤,松开压迫尺动脉的手指,如果受检手部和手指能迅速由白变红,说明尺动脉通畅,且尺动脉血流能顺利进入桡动脉系统。Allen 试验也可用于检测一个手指的两侧指固有动脉通畅情况,将手指驱血后,压迫两侧指固有动脉,然后松开一侧,如果手指迅速充血,说明该侧指固有动脉通畅,且与对侧指固有动脉有良好沟通。同样重复检测对侧指固有动脉通畅情况。

（秦　杰）

第二节　手部骨关节缺损

一、功能解剖

手由 23 块骨骼组成,这些骨骼分成三个组:腕骨、掌骨和指骨。

腕骨有 8 块,分两行排列。近排腕骨从桡侧到尺侧依次为:舟状骨、月骨、三角骨和豌豆骨。远排腕骨依次为:大多角骨、小多角骨、头状骨和钩骨。腕骨表面大部分被覆关节软骨,在掌侧和背侧分别有一些粗糙区域,供韧带附着和骨骼营养血管进入。

腕关节的屈伸和尺桡偏运动,发生于桡腕关节和腕中关节,而旋前和旋后动作,发生于上、下尺桡关节。

第2、3掌骨与远排腕骨紧密结合,形成手的固定单元。而手的活动单元,就悬吊在这个固定单元上。活动单元包括拇指、环指和小指系列(包括掌骨和指骨),以及示中指指骨。

手的纵弓由掌骨和指骨形成,在侧面观非常明显。有两个横弓,近侧横弓位于远排腕骨,远侧横弓位于掌骨头水平。

第1掌骨与大多角骨构成的关节,是独特的鞍状关节,使拇指能够在多个方向产生运动。

掌指关节和指间关节被侧方的侧副韧带和掌侧的掌板固定,手指屈肌腱紧贴掌板,掌骨头的特殊形态结构使侧副韧带在掌指关节伸直位时松弛,允许手指作外展、内收和环状运动。而在掌指关节屈曲位,侧副韧带紧张,使关节非常稳定。

指间关节及其侧副韧带有特殊的几何形态,使指间关节无论在屈曲或者伸直位,侧方活动范围都很小。拇指的掌指关节不像其他手指的掌指关节活动范围那么大,而更像指间关节的活动,是个铰链关节。

二、手部骨关节损伤

(一)掌骨骨折

1.损伤机制　掌骨骨折多为直接暴力造成,暴力多种多样,如重物压砸伤,机器绞伤,压面机挤伤车祸压轧伤等等。这种力量往往比较大,常造成皮肤、神经、肌腱等组织的复合性损伤。骨折也比较严重,多是粉碎性骨折,有明显的移位、成角、旋转畸形。此类骨折不但骨折难处理,同时还会有皮肤、神经、肌腱等组织缺损,有的还会有血液供应障碍,可能造成手指或整个肢体坏死。

也有的损伤相对简单,如掌骨颈骨折,又称"拳击者骨折"。是发生在第5掌骨颈的骨折。当握拳作拳击动作时,暴力纵向施加在掌指关节上,传达到掌骨颈部造成骨折。其次,掌骨颈骨折也可发生在第2掌骨。其他掌骨颈骨折较少见。

掌骨头骨折则是由于手在握拳位,掌骨头受直接打击所致。也可发生于机器的压轧伤。掌骨头的骨折是在关节内,故骨折常影响到关节面的平整及晚期关节的活动。

发生在掌骨基底的骨折是为腕掌关节的骨折,多由于纵向撞击力量作用在掌骨,传达至腕掌关节处,造成腕掌关节骨折脱位。虽然骨折移位不多,但如治疗不当,常会遗留有局部隆起、疼痛,以及因屈、伸肌腱张力失衡使手指活动受限。

2.损伤分类

(1)掌骨头骨折可分为

1)单纯掌骨头骨折:发生在掌骨头的骨折可有斜行、横行、纵行,损伤多为闭合性。骨折愈合后,如关节面不平,可影响关节活动。晚期由于关节面反复磨损,还会造成创伤性关节炎。

2)关节软骨骨折:这种损伤多由于紧握拳时拳击锐利性的物体,如牙齿、玻璃等,致使关节内软骨破碎。损伤多为开放性,可从伤口看到破碎的软骨面。

3)掌骨头粉碎性骨折:多发生于较大暴力的损伤。常合并有相邻的掌、指骨骨折及严重的软组织损伤。

(2)掌骨颈骨折:正常掌骨颈向背侧轻度成角,称颈干角,在斜位X线片上,第5掌骨的颈干角约为

250°,有人认为此角超过 30°即为手术或整复的适应证。在 30°以内者,对手的外观及功能都没有明显影响。

(3)掌骨干骨折:掌骨干骨折发生在第 3、4 掌骨者较多。作用在手或手指上的旋转暴力,常致成斜行或螺旋行骨折。由纵轴方向的暴力传达至掌骨上时,多造成横行骨折。一般横行骨折是稳定性骨折,而斜行或螺旋行骨折为不稳定性骨折。

(4)掌骨基底骨折:多为腕掌关节的骨折脱位,常发生在第 1、4、5 腕掌关节。第 1 腕掌关节已单有论述,第 4、5 腕掌关节也有较大的活动,它们分别可屈、伸 15°和 20°,位于尺侧边缘,故易受伤。

3.治疗

(1)掌骨头骨折:治疗要根据骨折移位的情况,如横行或斜行骨折等稳定骨折,无明显移位,且关节面平整的,可用石膏托固定掌指关节于屈曲位,3 周后解除制动做主动功能锻炼。

有移位的骨折,因骨折块在关节内,又无韧带或肌腱的牵拉,复位比较容易。要使关节在屈曲位,轻轻牵拉该指,使手指侧偏,并轻轻挤压掌骨头,可使向两侧移位的骨块复位。屈曲掌指关节,向背侧推顶掌骨头,可使向掌侧移位的骨折块复位。

如手法复位失败,可行切开复位及克氏针内固定手术。但应注意,掌骨头为松质骨,骨折复位后,钢针应准确打入,争取一次成功。否则,钢针反复穿入,会使钢针松动,固定不牢或失败。钢针可保留 4 周左右,然后去除固定,开始活动。

对关节软骨骨折,应彻底清创,脱入关节内的小骨折片应摘除,较大的骨折可复位后以石膏托作短时间固定,然后开始活动。

掌骨头粉碎性骨折:对骨折移位不明显,关节面尚平整者,可作石膏托固定 3～4 周后开始功能练习。有移位的骨折治疗比较困难,可行切开复位,以多根细的钢针分别将骨折块固定。若骨折块小,钢针粗,贯穿骨折块时容易碎裂。固定后,一旦骨折初步愈合,即可开始活动以防关节僵直。如掌骨头严重粉碎、短缩、已无法使用内固定时,可用骨牵引 3～4 周,然后开始主动功能练习。

(2)掌骨颈骨折:对稳定性骨折,且成角在 30°以内者,对手的外观及功能都没有明显的影响。可用石膏托固定腕关节于轻度背伸,掌指关节屈曲 50°～60°,指间关节在休息位。6～8 周,拆除石膏鼓励病人活动患手。有的病人可能有 15°～20°的掌指关节伸展受限,一般锻炼 2～3 个月后即可恢复正常。

掌骨颈不稳定性骨折,常有较大的成角畸形及移位,可行手法整复。因为掌指关节侧副韧带附着于掌骨头两侧偏背部,掌骨颈骨折后,若将掌指关节伸直位牵引,则可使侧副韧带以掌骨头的止点处为轴,使掌骨头向掌侧旋转,反而加重掌屈畸形。整复时,必须将掌指关节屈曲 90°,使掌指关节侧副韧带处于紧张状态,使近节指骨基底托住掌骨头,再沿近节指骨纵轴向背侧推顶。同时再在骨折背部向掌侧加压,畸形即可矫正。掌指关节屈曲 90°,以近节指骨推顶掌骨头,使骨折复位。整复后,用背侧石膏托将掌指关节制动于屈曲 90°及握拳位。4 周后,拆除石膏,开始活动。

还可用经皮克氏针固定。先将骨折复位,然后经皮在远骨折段横行穿入不锈钢针。用相邻的正常掌骨头固定。如第 5 掌骨颈骨折,可固定在第 4 掌骨上;第 2 掌骨颈骨折,可固定在第 3 掌骨颈上。钢针应从掌骨头侧副韧带止点处穿出。若穿过韧带中部时,则限制掌指关节屈伸活动。

如掌骨颈有较多的骨质,还可使用微型钢板固定。使用 T 或 Y 形钢板固定骨折,可达到坚强的固定。术后可使用短时间制动或在固定非常牢固情况下使用制动,早期开始功能锻炼。但应注意,活动时要空手,不能负重或用力。

(3)掌骨干骨折:由于相邻骨间肌及掌骨间韧带的作用,一般骨折比较稳定。稳定性骨折,可使用石膏托将患手固定在腕轻度背伸,掌指关节屈曲,指间关节休息位,6～8 周后去除石膏,练习手部活动。

骨折端有短缩或旋转时为不稳定性骨折,可行手法复位后用石膏托或石膏管形固定。但很多斜行或螺旋行骨折,复位后,用石膏固定很难防止畸形重新出现。应行切开复位内固定。斜行或螺旋行骨折可用不锈钢针垂直骨折线固定。为控制骨折块旋转,常需用2～3根钢针作内固定。

不稳定性骨折,也可经皮用钢针横行穿过远、近骨折块固定在相邻完整的掌骨上。为使术后早期开始活动,目前应用较多的是微型钢板。由于掌骨较长,可以使用5孔或6孔钢板。固定后骨折稳定,可以早期开始活动,但应注意不能负重及用力。

(4)掌骨基底骨折常合并有腕掌关节脱位:在早期复位容易,手法整复后以短臂石膏托固定。第2、3腕掌关节因活动度小,骨折后移位少,复位后比较稳定,容易固定。而第4、5腕掌关节活动度大,复位容易,固定困难,因而可行经皮或切开复位。经手术复位固定后预后大多较好,由于掌骨基底为松质骨,因而愈合快。很少有不愈合者。骨折愈合后对手的功能影响不大。

(二)指骨骨折

1.远节指骨骨折　远节指骨骨折分为三种类型:爪粗隆骨折、指骨干骨折、指骨基底骨折。

(1)爪粗隆骨折:骨折分为简单及复杂型。

简单骨折移位较少,常伴有软组织损伤,这种损伤,软组织的修复及术后预防伤口感染应放在比治疗骨折更重要的位置。原因是骨折块由于连接于皮肤、骨膜间的纵行韧带及指甲的支持而移位较少且比较稳定。相反,由于暴力直接压砸造成的软组织损伤,常使之碎裂,伤口不整齐,有时手指末节血液循环破坏的比较厉害,还会造成部分指腹或指端的坏死。

复杂型骨折,为粉碎开放性骨折。清创时应将小块的,分离的骨块切除。但应避免去掉过多的骨质。否则可能造成不愈合及甲床基底的缺失,而间接影响指甲的生长及功能。

爪粗隆骨折因为有指甲作支托,骨折一般不需要制动。但有时手指肿胀、疼痛剧烈时,可用一单指石膏托制动以减轻疼并对伤指起到保护作用。

(2)指骨干骨折:多由压砸伤造成。可有横行、斜行、纵行及粉碎性骨折。此处由于没有肌肉或韧带的牵拉而移位较少。但无论哪种类型的骨折,任何意义的移位都应进行复位。

手法整复时需用骨折远端去对接近端,一般复位并不困难。复位后可将手指固定在屈曲位,有些开放性骨折,由于甲床可能嵌入其中,难以整复,应作切开复位,修复甲床,并用克氏针纵行穿入固定。但不要穿过远侧指间关节,以免损伤关节面。也不要损伤甲根,以免生长畸形指甲。

(3)指骨基底骨折:指骨基底骨折均为关节内骨折,骨折可发生在指骨基底的掌侧、背侧或侧方。大多数为撕脱伤造成。

伸指肌腱撕脱骨折最常见。伸指肌腱两侧束汇合后,止于末节指骨基底背侧。在暴力强烈屈曲远节手指时,可发生撕脱骨折。骨折片大小不一,可以从针尖大小到包括大部分关节面。新鲜损伤(1周以内)可用石膏或支具将近侧指间关节屈曲,远侧指间关节过伸位固定六周。屈曲近侧指间关节,可以使近侧指间关节至远侧指间关节的一段伸指肌腱侧束松弛,远侧指间关节过伸,则可使骨折对合,以利愈合。撕脱的骨折块如不超过关节面的1/3,可用上述外固定方法治疗。如骨折片超过关节面的1/3,且伴有远侧指间关节脱位者,可行切开复位,用钢丝或不锈钢针内固定。也可行闭合复位后,用不锈钢针固定。如骨折片很小,可将其切除,然后将肌腱缝合固定在原止点处。

掌侧的撕脱骨折,为指深屈肌腱附着在远节指骨基底处受暴力造成。常合并有远侧指间关节掌板的破裂。X线片上,可见到手指掌侧的骨折片。骨片的部位,视撕脱肌腱回缩多少而不同。如骨折块小于关节面的1/3,可将其切除,并使用钢丝将撕脱的肌腱重新固定在其止点部;骨折块超过关节面1/3者,可作切开复位及骨折内固定。

侧方撕脱骨折,多由指间关节侧方受直接外力或旋转暴力致成,常伴随关节囊或韧带撕裂。骨折片多较小,移位不多。可在关节伸直位固定患指,3周后作主动功能练习。如骨折块较大,移位较多,关节有侧方不稳,可作切开复位,用克氏针或螺丝钉作内固定。

2.中节指骨骨折 中节指骨骨折多发生于直接暴力。如机器伤,压砸伤等。骨折的移位是受两种力量的影响,即损伤的外力和手指肌腱牵拉作用。如骨折线位于指浅屈肌腱止点远端,由于指浅屈肌腱的牵拉,使近端骨折块屈曲,同时由于指伸肌腱在远节止点的牵拉,使远端骨折块背伸,则骨折向掌侧成角。治疗可采用手法整复,将骨折远端屈曲复位,用石膏或绷带卷在屈曲位制动。若骨折线位于指浅屈肌腱止点的近端,由于指浅屈肌腱的牵拉,使远端骨折块屈曲;指伸肌腱中央腱束在中节指骨基底背侧止点的牵拉,使近端骨折块背伸,则骨折向背侧成角。整复时需将骨折远段伸直复位,用石膏托将伤指制动在伸直位。

上述两种骨折在整复时牵拉手指力量不要太大,要与骨折成角相反方向屈或伸手指,同时按压移位的骨折块使之复位。因为在骨折成角的凹面一般有骨膜相连,相连的骨膜可起到张力带作用,有利于骨折复位及愈合,不应在骨折复位过程中将其破坏。

为避免手指在伸直位外固定过久而影响关节功能,或开放性骨折需作清创术时,均可采用不锈钢针作内固定,再用石膏托作功能位制动。也可使用微型钢板固定。目前由于在材料及设计上的改进,钢板比以前的更薄,更小,但坚固性仍然很好。因此在中节指骨的背面及侧面放置钢板都对肌腱的活动影响不大,术后可以早期活动,对手部功能的恢复有利。当然,使用微型钢板要有适应证,如靠近关节的骨折就无法使用。

对靠近关节处的骨折,粉碎性骨折,无法使用钢板,用克氏针既损伤关节面,又无法固定小的骨折块。此时,可用外固定架固定。先用手法复位,再将骨折线远近端正常骨质横向穿针,上外固定架,旋转螺丝拉长支架,同时还可用手法复位。外固定架可以保持粉碎的骨折块大致复位,还可保持关节间隙,便于将来功能恢复。

3.近节指骨骨折 在指骨骨折中最常见,常为直接暴力造成,如压砸、挤压、打击等。骨折线可有横行、斜行、螺旋行、纵行。近端骨折块由于骨间肌的牵拉而呈屈曲位,远端骨折块由于伸肌腱中央腱束在中节指骨止点的牵拉作用呈背伸位,使骨折向掌侧成角。

治疗可用手法整复外固定。对某些闭合性、稳定性骨折,可闭合复位。将伤指轻轻牵拉,使骨折断端分开,术者用另一手指从掌侧向背侧按压,矫正成角。然后在牵引的情况下逐渐屈曲,掌指关节屈曲45°,近侧指间关节屈曲90°,指尖对着舟骨结节,由前臂至患指末节,用石膏托制动。还可用绷带卷制动,卷的粗细,因手的大小而定,以握住后掌指关节及指间关节符合上述角度为合适。有些粉碎性骨折也可用此法固定。

手法复位外固定失败者,斜行骨折不稳定者,或是开放性骨折需作清创者,可考虑作切开复位内固定。

(1)不锈钢针内固定:用钢针作内固定时,逆行穿针比顺行穿针更容易。即先将钢针从骨折远端穿入远端骨折段,从皮肤穿出,复位骨折,再将针打入近骨折段,针尾留在远端骨折块皮肤外。

根据不同类型骨折采用不同方式穿针,如横行骨折,用交叉钢针固定。要尽量避免钢针穿过关节面,以使关节活动不受影响。有的学者认为;交叉钢针通过手指中心轴的背侧,其固定强度要大于从中心轴穿过者。另外,钢针的交叉点在近段骨折块时,其抵抗应力的作用更大。斜行骨折,复位后可使钢针与骨折线呈垂直方向穿入。一些小的骨折块,如撕脱骨折,可在复位后用克氏针直接将骨块穿钉在原骨折处。

克氏针作为一个异物,在内固定器材中是比较小的,且手术中不需要广泛剥离软组织,不妨碍关节活动,又不需要再次手术取出内固定物。但不锈钢针没有加压作用,骨折间有间隙等使其固定作用不够理想。虽然不锈钢针有诸多缺点,但由于其操作简单,费用低,有些特殊情况还需要它来固定,因此克氏针目前在临床上仍在广泛应用。不锈钢针固定法如应用不当,不容易维持精确的解剖复位;也不能产生骨折块间的加压作用。而且,可能使两骨折块间出现缝隙;针尾留在皮肤外,虽然便于取出,但也可能成为感染源。

(2)切开复位钢丝内固定:为了克服克氏针的缺点,以求更稳定的制动。Robertson 于 1964 年提出用钢丝作内固定的方法。即利用两根平行或互相交叉成 90°的钢丝,垂直于骨折线作环绕固定骨折。此法对横行骨折较为适用,而长斜行或螺旋行及粉碎性骨折不宜用此法。

对横行骨折,用钢丝固定,在早期由于钢丝拧紧时,可有一定的加压作用,对骨折是一稳定的固定。但晚期,由于钻孔拧钢丝处骨质的吸收,会出现钢丝的松动,造成骨折固定不牢,甚至有移位、成角畸形出现。因此,目前很少再使用钢丝来做骨折的固定。一般钢丝用在撕脱骨折时,用钢丝贯穿肌腱与骨折块间兜住骨折块,拉向骨折处,从骨折相对面穿出拧紧,使撕脱骨折复位固定。由于钢丝是横行从骨折块的腱腹交界处穿过,不会有骨质吸收松动问题,因而固定牢固。当有纵行、粉碎骨折时,钢丝可横行捆绑骨折,使骨折稳定。

(3)切开复位,螺丝钉或微型钢板内固定:对斜行或螺旋骨折,用螺丝钉作垂直于骨折线固定,固定效果较好。术后可用石膏托短时间固定或不作外固定而使手指作有限制的早期活动。其缺点是螺丝钉可能干扰肌腱的滑动,或皮下有异物突起,横行或粉碎性骨折不宜使用。螺丝钉大多需要二次手术取出。

微型钢板固定牢固,可控制骨折块间的旋转,可以术后早期活动患手。对横行、短斜行的骨干骨折可选用。但接近关节的骨折,由于在关节侧无法容纳钢板而不宜使用。

(三)第 1 掌骨基底骨折

1.功能解剖　掌骨基底骨折多发生在第 1、4、5 腕掌关节,80%发生在第 1 掌骨。因为第 1 腕掌关节活动度最大,关节孤立,缺乏保护,受伤机会较多。第 1 掌骨基底关节面在桡尺方向是突出的,在掌背方向是凹陷的。而大多角骨远端在桡尺方向是凹陷的。因此腕掌关节是一马鞍状关节,关节囊及其韧带周围韧带松弛,关节活动度大。它不但可作屈伸,收展活动,还可做旋转运动。在掌骨基底尺侧髁和大多角骨之间,有一个较强的斜行韧带,以稳定关节。此韧带断裂,可造成第 1 腕掌关节背侧脱位。

2.损伤机制　Bennett 骨折,常由于作用在拇指纵轴线上的暴力致成,骨折线自掌骨基底内上斜向外下,进入腕掌关节内。在掌骨基底内侧形成一个三角形骨块,由于掌骨基底尺侧的掌骨钩与大多角骨间有韧带相连,故此骨块仍保持在原位,或骨折块仅有少量旋转。而骨折远端因失去了与近侧骨折块的连续性,再加上拇长展肌的牵拉而滑向背侧及外侧,造成第 1 腕掌关节的脱位。大多数近端骨折块小于掌骨基底关节面的 1/3。Rolando 骨折是作用在拇指纵轴线上的强大暴力,通过指骨传达到第 1 掌骨基底,巨大的撞击力量使掌骨基底产生粉碎性破坏,导致骨块的分裂,形成 T 或 Y 形骨折。还可以是巨大的直接暴力作用在掌骨基底使之产生粉碎性骨折。

3.骨折分型及检查　第 1 腕掌关节内的骨折包括两种类型;即 Bennett 骨折和 Rolando 骨折。

Bennett 骨折是第 1 掌骨基底尺侧、斜行、通关节的骨折,常合并有第 1 腕掌关节的脱位。病人都有外伤史,伤后出现第 1 掌骨基底部肿胀,疼痛及活动受限。尤其在捏指时疼痛加重,用力捏指可使第 1 腕掌关节脱位,第 1 掌骨基底向背侧突出。但用手指按压可使其很快复位。X 线片对骨折的诊断起关键性作用。通过 X 线片还可看到小骨折块是否有旋转和明显的移位,这对决定采用手术或非手术治疗有重要意义。Rolando 骨折是为第 1 掌骨基底的 T 或 Y 形粉碎性骨折,可伴有关节半脱位。

由于第 1 掌骨基底的粉碎性骨折,所有与大多角骨联系的韧带均断裂或损伤,第 1 掌骨基底部出现明显的反常活动。由于肿胀、疼痛,拇指一般无法再作较大幅度的活动。X 线片可清楚地显示骨折。

4.治疗

（1）Bennett 骨折

1）闭合复位：Bennett 骨折的治疗比较困难，特点是复位容易，固定难。复位时，向外展位牵引拇指，同时向尺、掌侧压迫掌骨基底，骨折极容易复位。但放松牵引后骨折也极容易再脱位。反复操作数次，术者熟悉复位感觉后，先于掌骨基底部放一软垫保护，自前臂至拇指近节上一石膏管形，在石膏未凝固前，进行手法整复，术者一旦感觉骨折已复位时，就将拇指外展，掌指关节轻度屈曲位，直到石膏凝固为止。术后拍X 线片，若骨折复位满意，制动 5 周左右，多可愈合。

在整复过程中，手法上容易犯的错误是，当外展和背伸拇指时，不是把力量放在掌骨头部，而是将拇指的掌指关节用力外展及背伸。掌指关节外展和背伸的结果，由于推顶的作用，常常反使掌骨本身呈内收和掌屈。如此操作，骨折不但不能复位，相反会加重骨折移位的程度，对此要特别注意。

2）经皮穿针固定：可在透视下先将骨折复位，经皮穿入不锈钢针，将两骨折块固定在一起。若近端骨折块较小，不易穿钢针固定时，复位后可将第 1 掌骨远骨折段固定在大多角骨或第 2 掌骨基底上。

3）切开复位内固定：Bennett 骨折近端的小骨折块，由于韧带的牵拉常有某种程度的旋转，使闭合复位非常困难，常需切开在直视下复位。再用细长螺丝钉或钢针从远骨折块桡背侧斜向掌尺侧穿入，与小骨折块固定。术后用短臂石膏管形或石膏托，将拇指固定在休息位，5 周后拆除石膏，8～10 周拔除钢针，开始活动拇指。

（2）Rolando 骨折：如果关节面尚平整，复位后可用石膏托固定。如果骨折有移位，且骨折块较大，应使用内固定。可用克氏针、螺丝钉、粗丝线等进行固定。如骨折粉碎严重，且骨折块较小，无法作内固定者，可使用牵引支具作维持性牵引。牵引的目的不但是维持骨折的位置，还有保持关节间隙的作用，以便术后更好地恢复功能。如骨折块分离严重，也可作切开复位内固定及外固定架联合应用，即将大的骨折块复位及内固定，然后再上牵引支具维持关节间隙及骨折复位。

（四）拇指掌指关节脱位及韧带损伤

1.功能解剖　拇指的掌指关节主要是屈伸活动，伸直位时，有少许侧方及旋转活动。当作对指动作即捏指时，近节指骨有轻度桡偏及旋前动作。其过伸程度，因人而差别很大。该关节的侧副韧带，也是伸直位时较松弛，屈曲位时较紧张。

2.损伤机制

（1）拇指掌指关节脱位：外力作用于拇指使掌指关节极度背伸时，强大的力量使附着在掌骨远端的掌板撕脱；进而，力量继续作用使近节指骨基底脱向掌骨头背侧，掌骨头向掌侧。造成拇指掌指关节脱位。

（2）拇指掌指关节侧副韧带损伤：当拇指受到侧方暴力使掌指关节过度桡或尺偏时，即可产生侧副韧带损伤。但由于手的尺侧有手指阻挡，一般不致过度尺偏。故以关节过度桡偏产生尺侧副韧带损伤者多见。此种损伤多因狩猎者用小刀宰杀猎物时拇指尺侧反复过力的冲击造成韧带损伤。故也称"狩猎者损伤"。当侧副韧带从指骨基底附着点强力撕脱时，有时合并有指骨基底撕脱骨折，又称"狩猎者骨折"。有时拇收肌可夹在撕裂的韧带和骨折块之间，因而阻止损伤韧带或骨折的愈合。

3.症状和体征

（1）拇指掌指关节脱位：可见手指明显肿胀，疼痛。尤其掌指关节处严重。掌指关节呈轻度过伸，指间关节轻度屈曲位。检查时可见掌指关节屈、伸活动丧失。手指疼痛，局部压痛，被动活动掌指关节时疼痛加重。

X 线片在拇指正位可见掌指关节间隙消失，侧位见掌骨头向掌侧，近节指骨基底向背侧移位。

（2）拇指掌指关节侧副韧带损伤：手指肿胀，疼痛。尤其在掌指关节尺侧肿胀、压痛明显。掌指关节可呈过度桡偏,侧方稳定性阳性。拇指向桡侧推挤时疼痛剧烈,向尺侧推挤时有轻度疼痛或不感疼痛。

X线检查可发现掌指关节尺侧间隙加大,关节半脱位,有时可见近节指骨基底尺侧撕脱的骨折片。

4.治疗

(1)拇指掌指关节脱位:早期可试行手法复位。将拇指屈曲,放松掌指关节掌侧软组织,左右摇摆拇指,同时向掌侧牵引,用另一只手向背侧推顶掌骨头,使其复位。

手法整复有时不易成功,原因是:掌骨头向掌侧脱位时,穿破关节囊直达皮下,关节囊纵行裂口可夹住掌骨头;掌指关节处籽骨可能嵌在两关节面之间;拇长屈肌腱可能绕住掌骨头。在此情况下,越是牵引拇指,上述的一些组织越是紧张,结果常将掌骨颈卡住,使脱位的关节难以复位。

手法整复失败者,需手术切开复位。可在拇指掌指关节桡侧作纵切口,暴露掌骨头及关节囊,将嵌夹在关节面之间的组织,如关节囊、籽骨、拇长屈肌腱等推开,掌骨头即很容易从关节囊纵行裂口处推回,脱位即可整复。经以上处理,掌骨头仍不能复位者,可将嵌夹于两关节面之间的关节囊纤维软骨板作一纵行小切口,则掌骨头很易推回。复位后,切开的关节囊不需缝合,仅缝合皮肤。术后用石膏托制动拇指于功能位3周。

拇指掌指关节陈旧性脱位,只能手术治疗,但术后效果常不满意,多遗留关节僵直、疼痛,最后,常需作关节融合。有的陈旧性脱位,除关节活动受限外,其他症状不明显,如对生活和工作影响不大,可不作任何处理。陈旧性脱位继发创伤性关节炎时,应行关节融合术。

(2)拇指掌指关节侧副韧带损伤

1)非手术治疗:轻度的韧带撕裂没有关节不稳者,可用石膏托固定拇指于功能位,4周后去除石膏练习活动。在恢复期间,要严防拇指再受外伤,否则易造成韧带再次断裂。

2)手术治疗:有关节不稳者,表明韧带已全部或大部断裂。可行手术缝合断裂的韧带。在关节侧方纵行切开,暴露断裂的韧带,予以缝合。如有拇收肌嵌入者,应将嵌入的肌肉拉出,将韧带断端作直接褥式缝合。

Stener(1962)指出:对尺侧副韧带断裂的保守治疗很难成功,原因是损伤韧带的断端常被腱帽扩张部之纤维压迫而发生翻转移位,使韧带两断端无法完全接触;因而,外固定并不能使断裂的韧带愈合。还有些病例贻误了早期治疗,因而,晚期韧带损伤的病人也不少见。

这种陈旧性损伤,常遗有掌指关节不稳,拇、示指捏物时,拇指桡偏,使捏力减弱。有些还会拇指掌骨头向尺侧半脱位及疼痛等。晚期病例的治疗,有人主张在掌指关节尺侧纵行切开,暴露关节囊。在近节指骨基底及掌骨颈部横向各钻两个洞,纵向劈开掌长肌腱取其一半,用腱条呈"8"字形袢绕固定,重建侧副韧带。

还可用拇短伸肌腱在腕关节部切断后,拉向掌指关节,在掌骨颈部横向穿过预先钻好的洞,再拉向近节指骨基底部。用可抽出式钢丝法固定在近节指骨基底部。

(五)手指掌指关节及指间关节韧带损伤

1.功能解剖

(1)手指掌指关节:是由掌骨头、近节指骨基底、关节软骨、关节囊及韧带组成,是双轴向关节,有屈、伸、内收、外展及联合的圆周运动。其中屈伸活动范围最大。各个手指掌指关节的活动度不同,以小指活动范围最大,环、中指次之,示指最小。

掌指关节囊松弛,两侧有侧副韧带。侧副韧带起自掌骨头的两侧偏背部,斜向掌面,分别止于近节指骨基底两侧偏掌部。

掌骨头远端关节面较窄小,掌侧关节面较宽大,当掌指关节屈曲时,侧副韧带的起止点间距增大,则韧带较紧张。当掌指关节伸直时,韧带起止点间的距离减小,韧带呈松弛状态。当掌指关节屈曲90°时,近节指骨基底滑到掌骨头掌侧的两个髁上,此处的掌骨头较宽大,与近节指骨基底的关节面正好相嵌,再加上两侧紧张的侧副韧带限制,在此位置上,掌指关节几乎没有侧方活动。相反,掌指关节在伸直位时,由于掌骨头的顶部关节面较窄小,与近节指骨基底关节面之间有较多的活动余地,再加上此时两侧侧副韧带最松弛,因此,掌指关节可容许有较大幅度的偏斜,即内收、外展活动。

在侧副韧带掌面,还有一韧带起于掌骨头处的侧副韧带,纤维呈扇形向掌面止于掌板,称为副侧副韧带。

在关节两侧偏掌面还有骨间肌腱通过,止于近节指骨基底及伸指肌腱侧腱束。在关节掌侧有纤维软骨组织构成的关节囊掌板,关节背侧有伸指肌腱扩张部形成的腱帽。这些结构都起着稳定掌指关节的作用。如果这些组织损伤到一定程度,将会影响到关节的稳定性。

(2)手指指间关节:是由近、中、远节指骨、关节软骨、关节囊、韧带分别构成远、近侧指间关节。远、近侧指间关节均属单向活动的滑车关节。只有屈、伸活动,没有内收、外展。关节两侧有侧副韧带维持。在近侧指间关节的两侧有侧副韧带和副韧带。在远侧指间关节只有侧副韧带。因指骨头关节面侧面观呈半圆形,关节无论处于伸直或屈曲位,侧副韧带都保持同样的紧张状态,韧带没有长度的变化。只有少许的被动侧方活动。此外,在关节的掌、背面还分别有屈、伸指肌腱及侧方的蚓状肌,以使关节作屈、伸活动。

2.损伤机制

(1)手指掌指关节侧副韧带损伤的机会较少。因为手指之间可以互相保护,掌指关节在伸直位时侧副韧带是松弛的,对来自侧方的暴力有一定的缓冲作用;骨间肌对掌指关节也有稳定作用。

掌指关节侧副韧带损伤,多发生在掌指关节屈曲时,也就是当韧带处于紧张状态时,如有侧方暴力,即可造成韧带的损伤。当掌指关节伸直位时,若侧方暴力过大,使掌指关节过度偏斜,也可致韧带损伤。

(2)手指指间关节侧副韧带损伤理应由侧方暴力造成,但在临床上多见为手指在伸直位时戳伤或扭伤造成。也就是说暴力来自指端,力量自指端纵行走向近端,当然力量不可能是完全垂直手指,当稍有偏斜时即会有一侧向力量推挤手指,向桡侧或向尺侧,使处于紧张状态的侧副韧带损伤。

尽管侧副韧带无论在手指伸直或屈曲位时韧带紧张程度没有变化,也就是说,从理论上说,不管手指是在伸直或屈曲情况下,紧张的韧带均可造成损伤。但实际上,韧带损伤多是在手指伸直位。因为当手指在伸直位时,来自指端的力量可以分解为两个分力,一个纵向力量压紧手指,使其不能屈曲;再有一个侧方力量造成侧副韧带的损伤。而当手指屈曲位时,来自指端的暴力由于手指进一步屈曲而得到缓解。

另外,手指远端受暴力打击或扭力时,由于近侧指间关节比远侧指间关节力臂长,所受的外力更大,因而发生侧副韧带损伤的机会比远侧指间关节多。

3.症状及体征

(1)手指掌指关节侧副韧带损伤:病人常有戳伤、牵拉、扭转或侧方打击等外伤史。在损伤侧手指的掌指关节部可见有皮下瘀血、肿胀、疼痛及局部压痛。手指的屈、伸活动因疼痛而受限。被动将手指向损伤相反方向活动时,因牵拉伤侧侧副韧带而加剧疼痛。

掌指关节屈曲90°位,手指被动作侧方活动时,可见伤指掌指关节有侧向不稳定,侧偏大于40°时即为阳性。损伤严重者,除韧带损伤外,还可发生骨间肌在近节指骨基底止点处撕脱,可能随之出现掌指关节半脱位。

在伤指被动侧方偏斜的情况下,拍正位X线片,有韧带断裂者,可看到韧带断裂侧关节间隙加大。同时应注意是否有撕脱骨折。行掌指关节造影,可发现有造影剂漏出关节囊。注意观察造影剂漏出部位及漏出量的多少,来间接判断损伤的严重程度。

有一种少见的损伤,即侧副韧带从近节指骨基底的止点和掌板处撕脱,关节囊及软组织嵌入撕脱的侧副韧带之中。此时,断裂的韧带很难修复,须行手术治疗。但此种情况在术前也较难确诊。

(2)指间关节侧副韧带损伤:伤后关节出现梭形肿胀、疼痛、屈伸活动受限,局部压痛、被动侧方活动时疼痛加重。若侧副韧带已经断裂,则有明显的侧方不稳。加外力拍正位 X 线片,可见伤侧关节间隙增大。

4.治疗

(1)手指掌指关节侧副韧带损伤的治疗

1)非手术治疗:对新鲜损伤,如果伤指无明显侧方不稳,说明侧副韧带尚未完全断裂,或侧副韧带断裂但骨间肌完整。可将患指掌指关节屈曲 30°位,固定 4 周,然后行主动功能锻炼。也可将伤指与相邻健指互相固定,防止掌指关节作过度侧偏活动。

2)手术治疗:若损伤关节有明显的侧方不稳,伤指被动侧偏拍 X 线片有明显间隙加宽,并有关节半脱位,说明掌指关节侧副韧带及侧方稳定组织已断裂,应行手术修复。

手术可将断裂的韧带重新缝合。如侧副韧带在其止点处断裂,用可抽出式钢丝将其止点重新固定。单纯侧方外力造成的韧带损伤易修复,可将断裂韧带缝合。有扭转及牵拉伤者,关节侧方稳定结构损伤较重,韧带多呈碎裂状,单纯缝合会有困难,可考虑作韧带重建。韧带重建材料多采用自体的腱性组织。

(2)手指指间关节侧副韧带损伤的治疗

1)非手术治疗:早期的部分韧带损伤,无明显关节不稳,可行伤指伸直位制动。使损伤的关节囊及侧副韧带得以愈合,4 周后练习活动。但指间关节处肿胀的消退、疼痛消失及恢复正常的活动范围,约需 3～4 个月,或者更长。在恢复期间可配合理疗及关节主动功能锻炼,避免侧方搬弄手指及再受外伤。否则,可造成侧副韧带松弛,再次断裂,或遗留指间关节长期梭形膨大。

2)手术治疗:如侧副韧带完全断裂,早期应行手术缝合。特别是食、中指桡侧侧副韧带,因用手捏、握时,上述部位承受从桡侧来的外力较大,手术适应证就更强些。术后,均用无衬垫石膏管形固定手指于伸直位 4 周。

(六)手指掌指关节及指间关节脱位

1.功能解剖

(1)手指掌指关节:手指的掌指关节的解剖已如前述,掌指关节的脱位多发生在食指。食指掌指关节,在其掌侧有较厚韧的纤维软骨即掌板结构,有稳定关节的作用。掌板远端附着在近节指骨基底,其近端为膜部,较薄且较松弛,附着在掌骨颈掌侧。关节屈、伸活动时,主要是通过膜部的滑动。掌板掌侧是屈指肌腱腱鞘后壁。再向掌侧是掌腱膜,它是从腕到手指的纵行纤维结构。掌腱膜在掌指关节处形成二组横行纤维,即掌浅横韧带。

正常的屈指肌腱,由腕至手指呈放射状,示指的屈指肌腱,在掌指关节部位稍偏尺侧。掌指关节脱位后,屈指肌腱,腱鞘以及其相连的掌腱膜纵行纤维被推向掌骨头尺侧。第 1 蚓状肌脱向桡侧,关节囊纤维软骨板移至掌骨头背面,夹在掌骨头及指骨基底之间;掌骨颈掌面被掌浅横韧带卡住。当用手法整复牵引手指时,掌骨头四周的软组织更加紧张,卡住掌骨颈难以复位。

(2)手指指间关节:由于手指指间关节只能作屈伸活动,来自手指掌侧的暴力常常造成关节过伸,从而使掌侧关节囊及掌板撕裂。此时,侧副韧带也多有损伤。远节指骨失去稳定而移向背侧,由于伸指肌腱止于中或末节指骨基,肌腱力量的牵拉使之向近端移位,造成两节指骨的重叠。还有侧方外力的作用,可以造成一侧手指的侧副韧带断裂,手指向一侧偏斜。有时,手指可向一侧偏成 90°。

2.损伤机制

(1)手指掌指关节脱位:示指在伸直位时,暴力自手指掌侧向背侧推压使掌指关节过度背伸,此时掌骨头突破掌侧关节囊薄弱部分,向掌侧穿出达于皮下,近节指骨基底向掌骨头背侧脱位。

(2)手指指间关节脱位:多由于手指过度伸展损伤所致,因过度屈曲所致伤者极少,多是远位指骨向近位指骨背侧脱位,同时向侧方偏移。临床上近侧指间关节脱位比远侧指间关节脱位者常见。可能是由于加在指端的暴力到近侧指间关节的距离比远侧指间关节更远,力臂更长,破坏力更大。其次是受侧方外力造成,加在手指侧方的力量使一侧的侧副韧带断裂,关节囊撕裂,然后手指向另一侧偏斜、脱位。

3.症状及体征

(1)手指掌指关节脱位:脱位后近节指骨基底移向掌骨头背侧,掌指关节呈现过伸畸形。因屈指肌腱被掌骨头推向尺侧,由于屈指肌腱紧张的牵拉,指间关节呈半屈曲状,示指向尺侧稍偏斜。由于掌指关节处掌腱膜与皮下组织有纤维相连,脱位后皮下组织被牵拉下陷,因而局部皮肤出现橘皮样绉纹。示指及手掌肿胀,疼痛。局部压痛,主、被动活动掌指关节时疼痛剧烈。X线片可见示指近节指骨移向掌骨头背侧。

(2)指间关节脱位:可根据外伤史,伤指的畸形,局部症状及X线片,很容易做出诊断。指间关节脱位可有掌背侧及侧方脱位。但应注意,很多病人在手指脱位后,往往自行牵拉复位。来院时手指已经复位。此时也应按关节脱位处理。

4.治疗

(1)手指掌指关节脱位:可先试行手法复位,将患指屈曲,掌指关节稍作被动屈伸及左右摇摆,使软组织从掌骨周围得到松弛。术者一手拇指抵于掌骨头,并向背侧轻轻按压,另一手将患指向掌侧牵引,同时向两侧摇摆,待听到关节滑动响声时,即达复位。如术者放松伤指后关节又脱出,则可能由于关节囊壁嵌入脱位关节尚未解脱,可反复上述手法试行复位。手法复位如不能成功,应立即作切开复位。在是指指掌指关节掌侧,沿远侧掌横纹作横切口,将掌指关节纤维软骨板及掌浅横韧带纵行切开。此时掌骨头很容易复位,复位后破裂的关节囊和切断的韧带可不作缝合。术后功能位制动3周,然后开始主动功能练习。

(2)手指指间关节脱位:可在指根麻醉或不用麻醉下,牵引手指同时轻度屈曲,脱位的指骨很容易复位。部分患者在就诊时已自行复位。但应注意,如复位后关节有明显侧方不稳者,应及时手术修复侧副韧带。手法复位或手术修复后的手指,用石膏托固定4周,然后行关节活动。也有的指间关节脱位很难整复,因破裂的掌板、指深屈肌腱、侧副韧带及伸肌腱等结构可嵌入其中,应早期行手术切开复位。术中只要将嵌入关节内的组织拉出,关节即可顺利复位。脱位后的关节,由于有韧带、关节囊的撕裂,后期恢复往往比较缓慢。关节遗留有肿胀,疼痛,活动受限。常常要4~5个月,有的甚至长达半年。

陈旧性关节脱位,手法整复多不能成功,手术切开复位易造成关节僵直及疼痛。因此,陈旧性指间关节脱位,若无明显症状,且不太影响工作和生活时,可不作特殊处理。若关节疼痛无力,应作关节融合。

对已僵硬,疼痛的关节。还可行人工关节置换。由于关节脱位造成韧带的损伤,可选用连接式人工关节。还可用足趾的趾或趾间关节游离移植,以恢复指间关节的活动。但效果不能达到正常手指。

(房　波)

第三节　臂丛神经损伤

一、损伤机制和类型

臂丛神经损伤绝大多数为闭合损伤,造成臂丛神经根性损伤的外力主要是作用于臂丛神经的牵拉力。

车祸尤其是摩托车伤及肩部的重物砸伤等均可造成头肩分离应力,此种伤力可传至臂丛神经,另外上肢的机器绞伤也可将伤力传至臂丛神经。作用于臂丛神经的牵拉力可传导至椎间孔,造成神经根在椎间孔处的固定韧带断裂,并继续传至椎管内,造成臂丛神经前后根断裂。由于 C_5、C_6 神经根在椎间孔处的固定韧带较坚固,牵拉暴力造成此两个神经根在椎孔外或椎间孔段断裂也较多见(节后损伤),尤其是 C_5 神经根。而 C_7、C_8 及 T_1 神经根在椎间处的固定韧带较疏松或缺如,相同的牵拉力容易造成下干的神经根在椎管内断裂(节前损伤)。颈椎的严重创伤,可造成脊髓的横向或纵向移动,此种情况下也可造成椎管内神经前后根的断裂。

头肩分离外力造成的臂丛神经损伤,首先致上干的损伤,当牵拉暴力足够大时也可造成中下干的撕脱。机器牵拉伤多造成上肢过度外展,致下干过度紧张而上干相对松弛,故容易首先撕脱下干,当牵拉暴力足够大时也可造成中上干的撕脱。

从理论上讲,作用于臂丛神经的牵拉力,可造成神经根在椎管内断裂,也可造成椎孔外神经根、干的断裂,也可仅造成臂丛神经的传导功能障碍。

臂丛神经束部的损伤多见于直接暴力撞击锁骨下区、肩部、腋部及锁骨下区的锐器刺伤。另外,上肢被机器皮带的绞伤,在牵拉过程中如伴有上肢的前屈,臂丛神经束部以锁骨形成支点,也可造成臂丛神经束部的损伤。束部损伤部位多在外侧束发出肌皮神经及正中神经外侧头、内侧束发出正中神经内侧头处断裂,而尺神经的损伤较正中神经相对轻;肩部的直接创伤,也容易造成后侧束及腋神经起始或入四边处的损伤,以及肩胛上神经在肩胛上切迹处的断裂。

二、诊断

臂丛神经损伤的诊断主要包括临床查体、电生理检查、影像学检查,三者缺一不可。

1.臂丛神经根性撕脱伤(节前损伤)的临床表现

(1)上干撕脱伤(C_5、C_6 神经根):主要表现为肩外展及屈肘功能障碍。

(2)上、中干撕脱伤($C_{5\sim7}$根):除肩、肘功能障碍外,背阔肌肌力 0 级,胸大肌上中部肌力 0 级,下部肌力可正常。

(3)上、中干撕脱伤伴下干部分损伤:除肩、肘功能障碍外,伸腕伸指功能障碍。背阔肌肌力 0 级,胸大肌上中部肌力 0 级,下部肌力仅残留 1~2 级肌力。

(4)下干根性撕脱伤(C_8、T_1 根):肩、肘、腕功能正常,手功能障碍。

(5)全臂丛神经根性撕脱伤:整个上肢肌肉均麻痹。由于斜方肌存在,耸肩运动依然存在。肩关节呈现半脱位,上肢腱反射消失,Horner 征阳性。除上臂内侧及肩外侧上部痛觉存在外,上肢感觉消失。

2.影像学诊断　主要包括脊髓造影后行 CT 检查(CTM)及磁共振扫描检查(MRI)。

(1)CTM 检查诊断臂丛神经撕脱伤:1947 年 Murphey 报道了脊髓造影术,通过观察颈神经根袖是否存在以及假性囊肿是否出现,来判定椎管内神经根的结构是否正常。由于颈段椎管内神经根较腰段短,脊髓造影后神经根袖是否存在或完整,有时难以确定,故敏感性较低。另外通过腰穿向蛛网膜注入造影剂,并通过体位改变使造影剂流至颈段,如此,造影剂浓度较低,影响神经根显影的质量,而通过颈段穿刺脊髓造影术又有一定的风险性。1986 年 Marshall 和 de Silva 报道了脊髓造影术后 CT 检查(CTM)。脊髓造影术在诊断臂丛神经根节前与节后损伤的临床应用,有逐渐减少的趋势,而 CTM 则成为常规检查。近年来新出现的 64 排 CT 可进行冠状位的三维重建,可使椎管内臂丛神经前、后根分别在同一个图像全部显示,更加直观,神经根的定位更容易、更准确。

节前与节后损伤的CTM判定标准：以椎管内相应神经根前、后支的充盈缺损消失为节前与节后损伤的判定标准，同时与健侧相应的神经根进行对比。单纯后支撕脱较少见，而单纯前根撕脱者较常见，由于单纯前根撕脱也无自行恢复的可能，故应该归为节前损伤。

CTM诊断臂丛神经节前与节后损伤尚存在的问题：由于肩胛骨的阻挡，C_8、T_1在扫描时往往受伪影影响，其神经前后支充盈缺损无法辨认，当患者颈部较短时影响更为明显。通过在CT扫描时向远端牵拉双上肢，使肩胛骨下移，已较清楚地显示椎管内C_8神经前后支，但部分患者的T_1神经的前后支的显示往往不清。虽然CTM诊断臂丛神经节前与节后损伤存在假阳性与假阴性，但目前仍是最佳方法之一。

（2）磁共振在臂丛神经损伤中的临床应用研究：由于MRI检查具有无创伤性以及较好的软组织对比性，其但在临床上已广泛应用，尤其是在脊柱及脊髓疾患的检查。是由于脑积液的波动、呼吸动度等影响，MRI难以准确、清楚地显示椎管内臂丛神经前后根。然而，MRI在诊断创伤性臂丛神经撕脱伤的临床应用研究中，仍取得了较大进步。1987年Blair将MRI用于臂丛神经损伤的诊断。传统的自旋回波序列在横断位及冠状位上因脑脊液的波动，难以将脑脊液与脊髓清楚地区分开来。近年来MRI脊髓造影，是显示椎管内臂丛神经前后根的较成熟的MR扫描序列方法，包括三维快速自旋回波序列和三维稳态构成干扰序列。上述两种扫描序列通过重T_2加权像，可使脑脊液成为高信号，可与脊髓图像信号明显区分开来，在横断面上可以取得类似CTM的图像，而在冠状面上达到类似传统的脊髓造影的效果。虽然目前文献报道MR诊断臂丛神经节前损伤取得了较好的效果，但近3年来，通过近50例的临床应用，观察到不论是横断位、冠状位还是斜冠状位，现有的技术难以较恒定的显示椎管内臂丛神经前后根。不过，沿椎间孔走行方向的斜冠状位扫描，可以准确地显示假性硬脊膜囊肿的出现。对于臂丛神经的椎孔外损伤，MRI对伤后早期神经根水肿的敏感性较高，但难以提供详细信息。

（3）臂丛神经损伤的电生理诊断：经节到脊髓后外侧沟的神经后根称为节前神经纤维，效应器到神经节的神经纤维为节后感觉神经纤维。当损伤部位位于神经节与脊髓之间称为节前损伤。节前损伤的电生理诊断标准：

1）臂丛神经上干撕脱伤（节前损伤）的电生理诊断：①针极肌电图（EMG）检查示肌皮神经支配的肱二头肌、腋神经支配的三角肌、肩胛上神经支配的冈上、下肌出现大量自发电位即纤颤电位，让患者自主用力收缩相应的肌肉时，无运动电位出现。前锯肌、椎旁肌出现失神经电位，但仍有运动电位出现。②感觉神经动作电位（SNAP）：肌皮神经的SNAP存在，SEP消失。③检测膈神经和副神经：当临床查体和肌电图检查证实上干完全损伤，而电生理检查证实膈神经和副神经同时损伤，则可确定上干为节前损伤。

2）全臂丛神经撕脱伤（节前损伤）的电生理断：①针极肌电图（EMG）检查示冈上、下肌，三角肌、胸大肌、背阔肌、肱二头肌、肱三头肌、前臂屈指深、浅肌群、伸指伸腕肌群、手内在肌出现大量自发发电位即纤颤电位，让患者自主用力收缩相应的肌肉时，无运动电位出现。前锯肌、椎旁肌出现失神经电位，但仍有运动电位出现。②感觉神经动作电位（SNAP）：肌皮神经、桡神经、正中神经、尺神经的SNAP存在，SEP消失。

三、治疗

20世纪60年代以前，全臂丛神经撕脱伤尚无一种好的治疗方法，其治疗以肩下截肢为主。1963年Seddeon为1例16岁全臂丛神经撕脱伤女孩进行肘下截肢，即将截肢平面下移，同时应用2根肋间神经移位，通过废弃的尺神经作为桥接神经修复肌皮神经，术后恢复屈肘90°，肱二头肌力3级。但在此后，其他学者报道此项手术的效果却不理想，有效率仅为20%。直到70年代初，日本学者Tasumaya和Hara报道了肋间神经与肌皮神经的直接吻合,手术的有效率提高到 60％以上。从此神经移位治疗臂丛神经损伤进入快速发展时期。此后出现了颈丛神经深支、副神经、膈神经、舌下神经、健侧胸前外侧神经、健侧颈 7 神经移位术等。除了丛外神经移位外,丛内神经移位也取得了较大进展。1993 年 Oberlin 报道了尺神经束支移位修复肌皮神经的肱二头肌肌支,重建臂丛神经上、中干撕脱伤的屈肘功能,目前已被推荐为臂丛神经上、中干撕脱伤屈肘功能重建的首选术式。

1.治疗臂丛神经撕脱伤常用的神经移位术　神经移位术治疗臂丛神经损伤主要包括以下三种术式:丛外神经移位术,主要利用臂丛神经以外的神经作为动力神经源进行神经,常用的有肋间神经移位、膈神经移位、副神经移位、颈丛神经运动支移位等。丛内神经移位术,利用未损伤的神经根及其主要神经分支的束支修复损伤的神经,常用的有 Oberlin 手术,同侧 C_7 神经移位术,桡神经的三头肌长头肌支移位修复腋神经。健侧神经移位术,如健侧 C_7 神经移位术,健侧胸前外侧神经移位术。

2.臂丛神经撕脱伤神经修复术式的选择原则　神经移位仍是修复臂丛神经撕脱伤的主要术式,根据可供移位的动力神经源的功能状况、神经根损伤的多少、患者的年龄、伤后时间,可采用不同的神经移位组合。一般来讲,所选择的动力神经源的功能最好与所重建的功能相同,如副神经移位修复肩胛上神经;能直接吻合的尽量不做神经桥接,如肋间神经与肌皮神经的直接吻合;能用同侧动力神经的尽量不用健侧的;神经移位所重建的功能尽量不要有拮抗作用,如已用膈神经移位修复肌皮神经,尽量不再用肋间神经移位修复桡神经的肱三头肌的长头支,以免吸气时肱二头肌与肱三头肌同时收缩。

(秦　杰)

第四节　上肢神经损伤

一、正中神经损伤

(一)临床表现

正中神经由于损伤水平不同而出现不同的肌肉麻痹。肘关节以上正中神经无分支,这个部位的正中神经完全损伤,表现旋前圆肌以下所有的支配肌肉麻痹,临床可以检查前臂旋转功能和桡侧腕屈肌、掌长肌、拇长屈肌及拇展肌功能。对于屈指动作需作单独检查,只简单地观察病人能否握拳,很难判断有无正中神经损伤。因为环小指指深屈肌由尺神经支配,而指深屈肌之间又有腱性连结,因此,尺侧手指的屈曲运动可以带动中指及示指。

(二)预后

前臂近端正中神经出旋前圆肌,进入指浅屈肌这一段,神经分支多,此处的正中神经损伤,多为肌支损伤,神经恢复常不理想。前臂中下段至腕关节水平的正中神经干,自然分束较明确,神经分支少,神经恢复较理想。

(三)治疗

正中神经损伤多见于切割伤,数条屈腕、屈指肌腱与神经同时损伤,正确区分两者,然后行肌腱、神经吻合术。在腕部、正中神经干内大鱼际分支已单独成束,在神经修复时宜采用神经束膜缝合方法。晚期正中神经损伤,不宜做神经修复,或神经已经修复但功能没有恢复者,应行肌腱移位重建功能。

二、尺神经损伤

（一）临床表现

尺神经损伤后，由于受伤部位不同，麻痹的肌肉不同，所产生的畸形也不同。肌力检查比较可靠的有尺侧腕屈肌，环、小指指深屈肌，小指展肌及第 1 背侧骨间肌。这些肌肉检查时可以看到或触摸到肌腹的收缩。在检查骨间肌内收或外展功能时，必须将手指完全放平，然后令其做内收、外展手指动作。否则屈指肌可代替手指内收功能，伸指肌可代替手指外展功能，而影响检查效果。拇收肌麻痹以后，靠拇长伸肌和拇长屈肌联合作用，拇指仍然可有内收功能。

当尺神经在腕关节水平损伤时，除尺侧腕屈肌及环、小指指深屈肌以外的其他肌肉均麻痹。手内在肌麻痹后，由于伸指肌腱的作用，使环、小指的掌指关节过伸，同时又因环、小指指深屈肌张力的影响，使环、小指指间关节产生屈曲，即出现爪形手畸形。当尺神经位于肘关节水平以上损伤时，由于环、小指指深屈肌也麻痹，该二指屈曲畸形即不明显，因此爪形手畸形也不显著。

（二）特殊检查

1.掌短肌反射　掌短肌属于皮肌，起止点均在小鱼际近侧皮肤上。该肌收缩时，可使小鱼际部皮肤产生横行皱纹。掌短肌为尺神经浅支支配，在豌豆骨桡侧按压尺神经，可引起该肌收缩，称之为掌短肌反射。当尺神经在腕关节以近损伤时，此反射引不出来。

2.Froment 征　正常情况下，拇、示指做用力相捏动作时，由于手指内在肌的协同作用，拇指指间关节及掌指关节均呈微屈曲位。当尺神经损伤后，拇收肌及拇短屈肌部分麻痹，使拇指屈掌指关节力量减弱，此时再做拇、示指用力相捏动作时，拇指会出现掌指关节过伸，指间关节过度屈曲的现象，即 Froment 征（＋）。

（三）功能重建

尺神经损伤修复后效果较差，特别是高位损伤，需要等待恢复的时间较长，手内在肌体积小，在神经再生过程中，很容易萎缩变性，不易再恢复。尺神经在吻合时，较其他神经容易克服缺损，如在肘关节附近，可以将尺神经从尺神经沟内游离移位到肘关节前方，进行神经吻合。腕关节水平的尺神经深支损伤，直接吻合有困难时，可以从近端切断小指短屈肌及小指对掌肌，将尺神经深支远端充分游离，从尺侧切开腕横韧带，然后将尺神经远、近端游离到腕管内吻合。

尺神经损伤后，由于骨间肌及第 3、4 蚓状肌麻痹，肌肉失去了平衡，出现了爪形指畸形。如果在近节指骨背侧稍加控制，使掌指关节不能过伸，则指总伸肌的作用力即可传至远端，而使两指间关节伸直。

利用这一现象矫正爪形手畸形及重建部分骨间肌功能的方法有以下两种：①骨间肌重建术：利用移位的肌腱控制掌指关节过伸，通过指总伸肌腱的作用伸直两指间关节。包括用环指及中指指浅屈肌腱移位重建此功能（Bunnell 法）、用固有示指伸肌腱及固有小指伸肌腱（Fowler 法）、用桡侧腕短伸肌腱（Brand 法）。②掌指关节关节囊掌板紧缩术：Zancolli(1957 年)利用掌指关节关节囊掌板短缩的方法，矫正爪形指畸形。属于静力的矫正方法。掌指关节关节囊掌板紧缩术，手术操作有一定困难，缝合固定易松弛，有部分爪形手术后复发。因此，我们将此法加以简化。用不锈细钢丝做可抽出式缝合掌板舌形瓣后，将钢丝两头从掌骨颈两侧方穿至手背，然后加压固定。这些手术方法是利用短缩掌指关节掌侧板控制掌指关节过伸，从而使指总伸肌发挥伸直两指间关节的作用。因此，在指总伸肌力量较弱时，不宜选用这种手术。

三、桡神经损伤

(一)损伤机制

桡神经自肩后方沿肱三头肌长头与外侧头下行,过桡神经沟,在肱肌与肱桡肌之间进入前臂。此部位的桡神经损伤多与肱骨干骨折有关。在桡神经沟处桡神经与肱骨干直接接触,骨折时的牵拉,骨折端的直接刺伤或嵌压,骨痂的绞窄等等,都易损伤桡神经。

前臂近端神经损伤,桡神经在肘前肱肌与肱桡肌之间下行,在伸指总肌下方分成深、浅两支,深支从旋后肌中穿过,然后发出数条肌支支配伸指肌及伸拇肌。此部位桡神经损伤多为刺伤或切割伤,或由于各种原因引起的前臂骨间背侧神经卡压综合征。

(二)治疗

损伤的桡神经连续性常存在,多数情况需进行神经松解,去除压迫的因素,神经功能恢复较满意。少数病例为神经断裂,或神经虽有连续性但损伤部位已瘢痕化,需重新切除修复。神经缺损较多者,可行神经电缆式移植或神经束间移植术。

桡神经损伤后由于失去神经修复时机,或神经修复后恢复不理想,为了改进患肢功能,应行肌腱移位术。桡神经麻痹后主要为伸腕、伸指、伸拇功能丧失,无论以什么肌肉为动力的肌腱移位,都应围绕解决这三个问题。屈腕肌与伸指肌是协同肌,旋前圆肌与伸腕肌是协同肌。一般有三条屈腕肌,移位时必须保留其中之一。如果无屈腕肌控制腕关节,伸指时腕关节过度伸展,则伸指力量减弱。对掌长肌缺如的病例,如果两条屈腕肌均需作移位用,为了达到屈侧有稳定腕关节的肌力,可于腕部切断环指指浅屈肌,将其近端与移位后桡侧屈腕肌肌腱之远端缝合。

桡神经麻痹常用的肌腱移位方法是:旋前圆肌移至桡侧腕长、短伸肌;尺侧腕屈肌移至指总伸肌;掌长肌移至拇长伸肌。手术后用石膏托固定腕及手指及拇指于伸直位,4周后去除外固定,练习活动。

四、肌皮神经损伤

(一)概述

肌皮神经损伤是臂丛神经外侧束的一个分支。开放性肌皮神经损伤多为直接损伤,如刺伤等。臂丛神经上、中干损伤可造成肌皮神经麻痹。

(二)治疗

手术可找到肌皮神经,进行修复,也可以用正中神经、尺神经束支移位与肌皮神经肱二头肌支吻合,恢复屈肘功能。陈旧性的不可恢复的肌皮神经损伤,宜行肌肉移位术,重建屈肘功能。肌肉移位术包括胸大肌或背阔肌移位术和尺侧腕屈肌移位术。术后屈肘石膏托固定5周,然后练习屈曲肘关节的活动。

五、腋神经损伤

腋神经发自臂丛神经后束,主要来自 $C_{5,6}$ 的神经纤维。肩关节脱位可引起三角肌麻痹,这种损伤多可自行恢复。直接刺伤腋神经,可根据损伤部位,决定由三角肌前方或后方入路,探查、修复损伤的腋神经。陈旧性损伤三角肌麻痹,往往伴有肩关节半脱位,可行斜方肌移位术或背阔肌移位术,以恢复肩关节稳定性。

(李海亚)

第五节　指屈肌腱损伤

一、肌腱功能检查

肌腱损伤病人,由于活动伤指时造成疼痛而常不配合医生检查,特别是儿童、婴幼儿的肌腱损伤,易造成漏诊、误诊。陈旧性肌腱损伤也会因肌腱断端粘连,或合并其他组织损伤所致的功能障碍给检查者造成困难。肌腱损伤应按照问、望、触、活动测量的检查程序进行。

(一)问诊

询问病人受伤的经过,致伤物及伤后伤手活动情况。

(二)望诊

手部受伤部位,伤口的形态或伤口瘢痕及瘢痕类型等。手的姿势,对照手休息位常可提供肌腱损伤的线索。正常情况F,手不用任何力量的情况下,手内在肌与外在肌张力处于相对平衡状态时,手的位置为腕关节轻度背伸10°~15°,并有10°尺偏;掌指关节、指间关节呈半屈曲状、从示指至小指,屈曲角度逐渐加大,各指尖指向腕舟骨结节。拇指轻度外展,指腹接近或触及示指近侧指间关节。

当手内屈、伸肌腱损伤后,其肌腱的平衡力被破坏,肌腱张力变化造成手姿势改变。如屈指肌腱断裂,由于伸指肌张力的作用,休息位时该指呈伸直位。

(三)触诊

利用手指的触觉,检查肌腱的功能,肌腱滑动或张力变化,是否有连续性及断端在什么位置。

(四)手指活动与测量

根据屈伸活动的特点,分别检查手指主、被动屈伸活动,记录其活动范围,活动方式及力量。肌腱损伤诊断的描述,可按照下列顺序书写:肌腱损伤类别、指别、部位。

二、肌腱损伤处理原则

(一)修复时机

1.一期缝合　屈伸肌腱无论在何区域断裂,只要情况允许,都应该进行一期缝合。肌腱修复时应注意以下几个情况:

(1)开放损伤时间、地点、致伤物、污染情况。

(2)肌腱损伤平面,屈、伸肌腱断裂时手指处何位置,以估计肌腱断端回缩部位。

(3)肌腱断裂的数目,有无合并神经、血管及与关节损伤。

(4)术者是否有熟练的肌腱修复技术。

2.二期缝合　在条件具备的情况下,均应行肌腱一期缝合,有下列问题可考虑行肌腱的二期缝合:

(1)肌腱有缺损,直接缝合有困难。

(2)肌腱缝合部位皮肤缺损,需行皮肤移植或皮瓣覆盖。

(3)严重的挤压伤,合并骨与关节粉碎性骨折。

(4)伤口污染严重。

3.迟延缝合

(1)肌腱损伤时伤口污染严重,不能一期闭合伤口。

(2)病人有其他损伤,危及生命时。

(3)医生不熟悉肌腱外科手术操作。

肌腱迟延缝合也应尽早进行,待伤口清洁,条件适宜时立即手术。否则时间过久,肌腱断端回缩,肌肉继发挛缩,则直接缝合困难。

(二)肌腱缝合要求

肌腱缝合后影响功能结果的主要原因是肌腱粘连。为此,在肌腱缝合方法与应用材料方面应有所讲究。力求肌腱缝合方法简便、可靠、有一定的抗张能力,并尽可能减少腱端缝合处血管绞窄。

(三)局部条件要求

肌腱愈合所需营养,主要是血液供给与滑液作用。所以,修复的肌腱应位于较完整的滑膜鞘内,或富于血循环的松软组织床内,肌腱愈合质量好,粘连少。在缺血的组织内,瘢痕基床上或瘢痕覆盖部位,裸露硬韧组织,如鞘管、韧带、肌膜、骨创面等部位,不宜修复肌腱。

(四)腱鞘的处理

过去认为,修复的肌腱需从周围组织长入侧支循环才好愈合。所以缝合肌腱如在腱鞘内必须行鞘管切除,使缝接处直接与周围组织接触。近些年认识到损伤或修复肌腱,自身可以愈合,滑液的作用对愈合也很重要。完整的鞘管,不但不会妨碍肌腱的愈合,而且还是防止肌腱粘连的很好屏障。因此,在手指屈肌腱鞘内做肌腱缝合,较完整的鞘管不应切除,应予修复。破损较重,或壁层滑膜已不存在的鞘管应予切除。要考虑在适当的部位(A_2、A_4)保留滑车,以利于肌腱功能的恢复。

(五)早期功能练习

肌腱缝合后,早期有控制地活动是防止肌腱粘连有力措施。可加速肌腱愈合减少粘连发生。早期被动活动应在严格监督及指导下进行,避免在锻炼时发生肌腱缝合处的断裂。

目前,手部肌腱修复手术,还不够普及,所以新鲜的手部肌腱损伤,特别是屈指腱鞘内的肌腱损伤,不强求每位首诊医生都必须做一期修复,如果技术有困难,可以留给较有经验者行迟延一期修复或二期修复。这样做虽不理想但情有可原,比不掌握肌腱修复技术勉强施行的结果要好。

三、肌腱缝合技术

(一)缝合材料

要求拉伸性能好,组织反应少。目前多采用无创伤单直针或双针肌腱缝合线。

(二)肌腱缝合方法

1.肌腱端-端缝合　适用于新鲜肌腱断裂缝合,或直径相等的肌腱移植缝接。

(1)Bunnell 缝合法:采用 3-0 无创、尼龙或涤纶线双直针,距肌腱断端 6mm 处横穿一针,将肌腱缝线的一半拉出肌腱对侧缘后,反复 4 次。然后用同样的方法缝合断腱另一端。将断腱两端对合结扎缝线。

此缝合方法缝接处抗张力较强,可用于鞘管内屈肌腱缝合。但由于缝合线反复地穿插易造成肌腱断端处血循环绞窄。现多不采用。

(2)Kessler 缝合法(或改良法):是目前常采用的肌腱缝合方法之一。采用双直针 5-0 无创缝线,从腱一侧断端进针,距断端 5mm 处出针,再横行穿过肌腱,再纵行进针从断端穿出。以同样方法缝合对侧断端。两断端对合结扎缝线。此方法缝接处结扎线埋在腱内,抗张力较强,且缝线作用力为纵向,无绞窄腱端血管作用。

改良 Kessler 方法,是在上述缝合方法上,在肌腱断端处加一圈间断缝合,以加强缝合处的抗张能力,并使缝合处光滑平整。

(3)Kleinert 缝合法:适用于新鲜或陈旧性肌腱损伤缝合。采用 3-0 无创伤双直针线,在距断端 5mm 处水平进针,从对侧穿出,然后再斜行进针并于断端穿出。再用一侧的针线,在另一断端作同样形式的缝合。此缝合方法简便易行,抗拉力强,对肌腱断端血循环影响小。

(4)津下缝合法:用 3-0 或 5-0 圈形肌腱缝合线,距断端约 1cm 处横行穿一针,出针后再套入圈内,拉紧后锁住少量肌腱纤维,偏掌侧将针纵向穿入肌腱并从断端引出,然后再穿入对侧断端,离断端 1cm 处将针穿出,拉紧对合好断端后,将线的一端剪断,再于出针处旁缝合打结固定。粗的肌腱可作双套圈缝合,抗拉力较强,此缝合方法对断端肌腱血循环干扰较少。

2.肌腱端侧缝合

(1)一条与多条肌腱端侧缝合法:应用一条肌腱带动多条肌腱时采用。用 11 号尖刀在肌腱适当部位戳穿,将要移位的肌腱劈开穿过肌腱裂隙缝合。用同样方法,穿抽两次缝合,最后将移位肌腱断端部分切除,断端用接受移位的肌腱包埋。

(2)单条肌腱端侧缝合法:常用于两直径不等肌腱缝合,先将粗肌腱用 11 号刀做切口,将细肌腱穿入裂隙并缝合,再于粗肌腱的稍远端处与第一个切口呈 90°位切开,再将细腱远端穿入并缝合,如此穿抽缝合 2～3 次,将粗肌腱断端修剪成鱼嘴状包绕细肌腱,使肌腱位于粗腱中央部位。

(3)肌腱-骨缝合法:用于肌腱止点重建术。用小骨刀在固定肌腱处掀起一骨皮质,或用骨钻钻孔以接纳肌腱。用细钢丝将肌腱端做"8"字缝合,然后将钢丝分别从骨创面两侧穿向背侧,拉紧钢丝,使肌腱端嵌入骨创面内。穿出的钢丝在指背侧用纽扣或纱布卷固定。拆线时剪断一侧钢丝,牵拉出另一端即可。

四、屈指肌腱修复

(一)屈指肌腱分区

屈指肌腱自前臂肌肉-肌腱交界处,至该肌腱抵止处,经前臂、腕管、手掌和手指纤维鞘管,各部分有不同的解剖特点,可分为 5 个区域。

1.屈指肌腱Ⅰ区　　由指浅屈肌腱止点至指深屈肌腱止点,鞘管内仅有指深屈肌腱一条肌腱。

2.屈指肌腱Ⅱ区　　从远侧掌横纹,即指纤维鞘管起始处,至中节指骨中远处(或指浅屈肌腱抵止处)。此段肌腱位于鞘管内。指浅、深屈肌腱在此区互相交叉换位。

3.屈指肌腱Ⅲ区　　从腕掌横韧带远侧缘到远端掌横纹即指纤维鞘管起始处。此段肌腱包括指浅、深屈肌腱,食、中、环指屈肌腱被覆腱周组织,小指屈指肌腱位于滑膜鞘内。蚓状肌起自此段的指深屈肌腱。

4.屈指肌腱Ⅳ区　　位于腕管内的屈肌腱。腕管掌侧为硬韧的掌横韧带,尺侧、桡侧、背侧均为腕骨。在此狭窄的隧道里,共有九条肌腱和正中神经通过二腕管内肌腱排列为三层;浅层为中环指浅屈肌腱,中层为食、小指浅屈肌腱;深层为指深屈肌腱,拇长屈肌腱。

5.屈指肌腱Ⅴ区　　腕管近侧缘至肌肉-肌腱交界处的一段肌腱,此段肌腱均被覆有丰富的腱周组织。

(二)拇长屈肌腱分区

1.拇长屈肌腱Ⅰ区　　自近节指骨中部至末节指骨基底肌腱抵止处。此区肌腱仅有滑膜鞘而无纤维鞘管。

2.拇长屈肌腱Ⅱ区　　自掌指关节近端至近节指骨中部,此区肌腱位于拇指纤维鞘管内。在掌指关节掌侧,有两枚并列的籽骨,中间形成一狭窄的通路,很像两山之间的峡谷,拇长屈肌腱正由峡谷中通过。

3.拇长屈肌腱Ⅲ区　拇长屈肌腱腱鞘起始处至腕管远侧缘。此处肌腱包绕在滑膜鞘中,其位置较深,处于拇收肌和拇短屈肌之间。

4.拇长屈肌腱Ⅳ区　在腕管内,拇长屈肌腱位置较深,紧贴腕管桡侧壁,该肌腱单独包裹在一个滑膜鞘内。

5.拇长屈肌腱Ⅴ区　起自拇长屈肌与肌腱移行部,至腕管近侧缘的肌腱。为单羽肌,在肌腱肌肉桡侧,在肌肉中的肌腱较长。

(三)新鲜屈指肌腱损伤修复

1.肌腱损伤原因

(1)锐器伤:致伤物为玻璃切割、刀刺伤等。其伤口整齐、污染不严重,以Ⅱ、Ⅲ区屈指肌腱断裂多见。

(2)复合性肌腱损伤:肌腱断裂合并有神经、血管及骨与关节损伤。致伤物多为机器伤,如电锯、电刨、车床等。其特点是多指,多部位,部分病例肌腱有缺损,或皮肤缺损。

(3)非开放性损伤:常为突发性暴力所致,肌腱自止点处撕裂。有的是不完全断裂。

2.肌腱一期缝合技术　屈指肌腱无论在哪一区断裂,应将原切口作延长,便于肌腱清创,缝合。但伤口延长时不应与手部皮肤横纹作垂直交叉,避免术后瘢痕挛缩影响关节活动。

在腕部切割伤做肌腱缝合时,勿将肌腱与神经缝合。正中神经与屈指肌腱所在位置不同,神经干略显浅黄色,外膜有营养的轴行血管,神经断面神经纤维束清晰可见。肌腱硬韧,为鱼肚白色,无轴行血管。

3.各区屈指肌腱损伤修复

(1)Ⅰ区:指深屈肌腱距止点在1cm以内断裂,或从止点处撕脱,可切除远断端,将近端前移,做肌腱止点重建术。肌腱断裂距止点1cm以上,则不宜做肌腱前移,应行肌腱直接缝合。否则肌腱张力加大,伸指活动受限。

(2)Ⅱ区

1)Ⅱ区近端肌腱断裂:单纯指浅屈肌腱断裂应予缝合。此部指深、浅屈肌腱断裂,应同时予以缝合。被动屈伸手指,如深肌腱缝合处与浅肌腱分叉处或鞘管有嵌顿,可只缝合深肌腱,切除部分浅肌腱或保留鞘管。

2)Ⅱ区中部肌腱断裂:指浅屈肌腱在此处分为两股,变薄,包绕指深肌腱。指深肌腱渐从浅肌腱背侧穿出移行掌侧。此部位屈指肌腱断裂有2种情况。①单纯浅屈肌一股断裂,不需缝合,浅肌腱功能不受影响。②指深、浅屈肌腱断裂,指浅屈肌腱断裂两股中一股,有一部分止于指骨,近端不会回缩,仍起浅腱作用。只需修复指深屈肌腱。若浅肌腱两股全断并已回缩。除缝合深肌腱外,应缝合一股浅肌腱。

3)Ⅱ区远端肌腱断裂:指浅屈肌腱已抵止在指骨上。多为指深屈肌腱单独断裂,应一期缝合。

(3)Ⅲ区:指浅屈肌腱单一断裂或与指深屈肌腱同时断裂都应一期缝合。此区内指深屈肌腱断裂常涉及蚓状肌损伤,蚓状肌不需修复,缝合会造成该肌挛缩,引起手内"蚓状肌亢进"现象。用蚓状肌包裹深肌腱缝合部的方法,试图将深、浅屈肌腱分隔防止粘连是不可取的,同样容易造成蚓状肌短缩或瘢痕化影响手指屈伸活动。

(4)Ⅳ区:腕管内肌腱断裂,多为锐器伤所致。此处肌腱集中,正中神经与肌腱并行。故几条肌腱断裂并正中神经损伤常见。肌腱缝接后,局部肿胀,狭窄的腕管内没有缓冲的余地,容易发生粘连。故断裂的肌腱不宜全部缝合。单纯指浅屈肌腱断裂应一期缝合。指浅、深屈肌腱及拇长屈肌腱断裂,只修复指深屈肌腱及拇长屈肌腱,指浅屈肌腱切除一段,使其避开腕管,减少腕管内容积,便于指深屈肌腱及拇长屈肌腱修复后早期功能练习,减少粘连机会。

肌腱缝合点尽可能相互错开,如不能错开可用浅屈肌腱为动力与远端深肌腱缝接。术中需认真辨认组织,勿将正中神经与肌腱缝合。

(5)Ⅴ区:前臂远端屈指肌腱断裂均应一期缝合。肌腱周围组织松软,缝合后粘连少,即使有少许粘连,对肌腱滑动影响也不大。此区肌腱缺损,近端可选用指浅屈肌移位修复指深屈肌功能。

4.拇长屈肌腱损伤修复

(1)Ⅰ区:拇长屈肌腱断裂距止点 1cm 以内,不宜直接缝合,可将近断端前移重新做止点。肌腱有缺损时,可在腕关节近侧行拇长屈肌腱延长、远端做止点重建手术。使鞘管区内无缝合点,减少粘连机会。

(2)Ⅱ区:此区是在掌指关节部位,肌腱缝合后易于在籽骨处嵌顿,可切除部分鞘管解除嵌顿以减少粘连。或可采用肌腱延长前移方法,使缝合处避开籽骨区。

(3)Ⅲ区:拇长屈肌腱无长腱纽及蚓状肌附着,断裂后近端常回缩至腕部或前臂远端。常需在腕近端另作一切口才能找出,行端端缝合。

(4)Ⅳ区:拇长屈肌腱位置较深,紧贴腕管的桡侧壁,故此区的肌腱断裂较少见。

(5)Ⅴ区:拇长屈肌腱断裂应予一期缝合。

(四)陈旧性屈指肌腱损伤的修复

肌腱因缺损或其他原因未能行一期修复,以及一期缝合失败者,则应予二期修复。常用的修复方法是肌腱直接缝合、肌腱移植和肌腱移位术。

1.各区肌腱陈旧性损伤的修复

(1)Ⅰ区:屈指肌腱此区损伤,指深屈肌腱有不同程度的回缩。由于断腱近端腱纽与蚓状肌的作用回缩距离不会很多,临床上表现为患指的远侧指间关节主动屈曲功能丧失,指浅屈肌腱功能正常,近侧指间关节有主动屈曲。

1)肌腱断端直接缝合或肌腱近断端前移术:指深屈肌腱近断端有足够的长度,且远断端长度>1cm,断端可直接缝合。若远断端<1cm,可将其远端断腱切除,将近断端前移行屈肌腱止点重建术。

2)远侧指间关节融合术:指深屈肌腱近端已有短缩或缺损,指浅屈肌腱功能正常,远侧指间关节被动活动不良,或关节已有损伤者,可行远侧指间关节功能位融合术。此方法对恢复伤指捏握功能,效果可靠。

3)肌腱固定术:指深屈肌腱近端回缩较多不能直接缝合,远断端有 1cm 以上的长度,可将断腱远断端固定在中节指骨上,使远侧指间关节保持稍屈的功能位。

4)肌腱移植术:近、远侧关节被动活动正常,手指皮肤条件好的病例,可行肌腱移植术。

在指深肌腱移植修复时,如指浅屈肌腱完好情况下,移植腱应穿过鞘内移植,若腱鞘已塌陷,则在腱鞘外移植重建滑车。

(2)Ⅱ区:此区单一指浅屈肌腱损伤,可不必修复:指深屈肌腱断裂,已不能直接缝合,指浅屈肌腱完好,可做远侧指间关节融合或肌腱固定。指浅、深屈肌腱均断裂,且不能直接缝合时,应行游离肌腱移植重建指深屈肌腱的功能。

(3)Ⅲ区:伤后时间较短,肌腱回缩不多,无论指浅、深屈肌腱均可直接缝合。时间过久,肌肉已发生挛缩,肌腱相对长度不足则行肌腱移植。

(4)Ⅳ区:腕管内肌腱较多,指浅屈肌腱,指深屈肌腱及拇长屈肌腱全部断裂,仅修复指深屈肌腱和拇长屈肌腱。需行肌腱移植时应将肌腱缝接点置于Ⅲ区与Ⅴ区内。

(5)Ⅴ区:此区内多条肌腱损伤较多见,并常合并有正中神经、尺神经,尺、桡动脉的损伤。经验不足的医生,早期容易漏诊,以致遗留到后期处理。断裂的肌腱无缺损可直接缝合。如肌腱断裂不在一个平面,又因短缩或缺损不能直接缝合时,可将指浅屈肌腱与指深屈肌腱交替移位缝合,拇长屈肌腱可用肌腱近端延长方法解决。

拇长屈肌腱陈旧损伤的修复：拇长屈肌腱在拇指的任何区域断裂，张力不大均可作肌腱直接缝合。受伤时间短，肌肉挛缩较轻，利用屈曲腕关节可克服长度不足，术后经锻炼可达到正常滑动范围。肌腱有缺损，应行肌腱延长、移植或移位术。当各种修复方法均无条件时，也可行拇长屈肌腱远断端的肌腱固定术或指间关节融合术。

2.游离肌腱移植　游离肌腱移植手术适用于手部各区域内肌腱缺损的修复。肌腱缺损部位无明显瘢痕，手指关节被动屈伸良好，手指感觉存在，则可行游离肌腱移植。年龄过大或幼儿不适宜肌腱移植手术，术后效果常不理想。

3.肌腱两期重建手术　肌腱缺损区域有较多的瘢痕，关节被动活动较差，可行肌腱两期重建。第一期用肌腱替代物硅胶条植入屈肌腱缺损处，待假腱鞘形成4周后行第二期手术，取出硅胶条，然后用自体肌腱移植。

4.滑车重建术　屈指肌腱鞘缺损，尤其重要部位的如 A_1、A_2、A_4 等韧带缺损，手指屈曲时会造成肌腱离开指骨呈弓弦状，减少了肌腱的机械效应，致使手指屈伸功能障碍。

滑车重建术要求：①严格掌握手术适应证，避免重建滑车与肌腱互相粘连，影响肌腱的滑动。②重建滑车，以 A_2、A_4 部最为重要，滑车重建并非越多越好，重建滑车本身会增加肌腱周围粘连机会。③重建滑车的松紧很重要，既要允许肌腱在滑车下滑动自如，又要避免重建滑车松弛起不到作用。调节滑车松紧时，可牵拉屈肌腱的近端，以肌腱滑动无阻力，肌腱又不致弓起为宜。④滑车重建后，早期不免与肌腱有些粘连，经一段时间的练习后才能恢复手指的屈伸功能，术前应与病人解释清楚。

术后手指功能位石膏制动，3～4周去除外固定，6周后加大活动强度。

5.同种异体肌腱移植　多条肌腱缺损修复时自体肌腱移植的来源受到限制。随着同种异体肌腱移植免疫学研究的进展，经处理的异体肌腱，组织抗原明显降低，使异体肌腱移植在临床上应用成为可能。

（五）儿童屈指肌腱损伤

儿童或婴幼儿肌腱损伤，多为锐器伤，复合伤较少见。致伤物为玻璃、破碗、水果刀等。肌腱损伤以手指鞘管区和手掌部常见。

1.儿童肌腱损伤特点

(1)诊断有一定困难。检查时由于疼痛恐惧心理，往往不配合医生检查。陈旧肌腱损伤，患儿常用邻指屈曲带动伤指的假屈指动作，容易误诊。

(2)肌腱缝接后，患儿不配合术后功能练习，不宜早期功能活动。手指主被动屈伸活动应在肌腱修复4周后进行。儿童肌腱愈合能力强，粘连机会较成人少，可利用儿童的心理特点，以玩具作为训练工具，有意识地训练手指的屈伸活动。

(3)肌腱缝接时，儿童尤其是婴儿的屈肌腱纤细，缝合材料应选用3-0或5-0无创线，肌腱修复更应遵守无创操作原则。

2.肌腱损伤检查与诊断　较大的儿童肌腱损伤后，常能与医生配合，检查方法同成人肌腱损伤。婴幼儿的肌腱损伤可结合伤口的位置，并仔细观察手指在休息位时的姿势变化，及抓物时手指屈伸活动障碍，是能够明确诊断的。屈指浅、深肌腱同时断裂，手指呈伸直位，仅掌指关节可以屈曲。单独指浅屈肌腱损伤，由于指深屈肌腱存在，常不表现手指屈伸活动障碍。而单一指深屈肌腱损伤，如指浅屈肌腱功能好，近节指间关节屈曲正常，可掩饰指深屈肌腱损伤症状，应予以注意。

3.肌腱修复

(1)新鲜屈指肌腱断裂：只要条件允许，断裂的肌腱均应一期缝合错过一期缝合的机会，肌腱鞘管塌陷,近断端及肌腹短缩,给二期肌腱修复造成困难,很难获得较好结果。术后功能锻炼可用一些能引起儿童兴趣的玩具,以达到肌腱练习的目的。

(2)陈旧性屈指肌腱损伤:因各种原因未能一期缝合肌腱,则需要二期肌腱修复。肌腱移位和肌腱移植术是常用的修复方法。肌腱移植术后效果不理想。粘连率较高常合并有关节挛缩。再者,患儿年龄小,肌腱修复后不配合功能活动,随时间延长可继发骨与关节发育异常。

(六)屈指肌腱修复后早期被动活动

腱鞘区屈指肌腱修复术后,早期有控制地活动,已证实具有促进肌腱愈合,减少粘连作用。

五、肌腱粘连与松解

肌腱修复后,很难避免与周围组织发生粘连。一旦发生粘连,轻则影响肌腱的滑动,重则使肌腱修复手术失败。据相关统计,肌腱端-端缝合后肌腱松解率为30%,缝合后应用有控制地早期活动的松解率为14%~17%,游离肌腱移植的松解率为40%。

(一)肌腱粘连原因与预防

1.粘连原因

(1)任何原因损伤肌腱,甚至肌腱上的针孔,也会发生粘连。

(2)肌腱缝合部位位于裸露的骨面或缺血性组织中,容易发生粘连。

(3)肌腱缝合方法不当,腱端血液循环受到障碍,影响肌腱的愈合,需从周围组织建立侧支循环以取得营养,是粘连的重要原因。

(4)不注意无创操作,如切口选择不当,肌腱暴露时间过长等,也是形成粘连的重要因素。

2.肌腱粘连的预防

(1)肌腱手术切口设计要合理,应避免与肌腱的纵长重叠或平行,以免其切口瘢痕与肌腱形成纵行粘连。切口垂直或斜行越过肌腱,切口与肌腱间只有点的接触,粘连机会和范围可以大为减少。

(2)肌腱缝接部位应置于血液循环良好的组织中,尽量避免与纤维鞘管、韧带、关节囊、骨性管沟、裸露的骨面及瘢痕等缺血性组织接触。如不能避免时,可适当切除部分鞘管或韧带,开阔肌腱通路,改善肌腱营养条件。肌腱基床瘢痕需彻底切除,必要时预先改善皮肤覆盖条件。

(3)肌腱手术应遵守无创伤操作,腱端缝合要光滑,保护腱周组织,术中保持肌腱的湿润,减少肌腱在空气中、热光源下暴露过久,使肌腱表面干燥。

(4)肌腱修复术后避免发生血肿及感染。

(5)利用支具有控制地早期功能练习,是减少肌腱粘连的有效措施之一。

(二)肌腱松解术

肌腱松解术并不比肌腱缝合或游离肌腱移植等手术简单,有时操作要求更高。肌腱松解适应证选择合适,正确的手术操作,有效的功能练习,松解术后大多数病例都能获得良好的结果。操作不当,功能练习不当,反可使肌腱粘连较术前更广泛、严重。

肌腱修复5个月后,肌腱仍有明显的粘连及功能障碍,关节被动活动良好,覆盖肌腱皮肤条件也较好者,可施行肌腱松解术。皮肤瘢痕较多,局部血液循环差,肌腱松解术后,可能会产生更为严重的粘连。关节被动活动差,应加强关节的被动功能练习,而不宜行肌腱松解术。希望利用肌腱松解来恢复关节的活动是不能奏效的。因为,在关节活动范围没有改善之前,松解的肌腱将很快再发生粘连。肌腱松解手术患者年龄不宜过小,婴幼儿的手术应于6岁后进行。由于肌腱松解后需功能练习,年龄小不宜配合,再者术后疼痛,患儿惧怕手指活动致使松解手术失败。

肌腱松解术 24 小时后,即可开始功能练习。要去除敷料,主动屈伸指活动。术后 3～4 天内,每天 2～3 次,每次 2～3 次屈伸患指。4 天后,配合理疗,加大主动活动及被动活动。必要时配合支具练习。

影响肌腱松解效果的因素包括:①覆盖皮肤有较多瘢痕,或患指的神经、血管损伤,术后练习时组织肿胀明显,易再发生粘连。②肌腱有纤维性变,失去正常光泽,或已形成瘢痕索条,肌腱松解后易发生断裂或重新粘连。③肌腱松解与滑车重建若同期进行,为了顾及滑车的愈合,术后需要制动,其结果是松解的肌腱必然再发生粘连。④其他因素,如肌腱松解适应证不当以及不符合手术操作要求等因素,都会影响肌腱松解术的效果。

六、肌腱修复疗效评价

肌腱修复后功能如何,应用统一的科学的方法评价,在临床上有重要的价值。由于肌腱修复前的条件各异,例如肌腱的损伤类型、部位,以及有无合并皮肤、骨与关节、神经、血管等组织损伤;因此评价肌腱修复结果是较困难的,有时即使同样条件下实施手术,其结果也不易相同。目前有数种肌腱功能评定方法,比较起来有的方法简便,且相对较全面,因而被普遍采用。

(一)手指总主动活动度(TAM)评价法

1.手指总主动活动度测量方法　测量掌指关节,近、远侧指间关节主动屈曲度,减去上述关节伸直受限角度之和。总主动屈曲度−总主动伸直受限度＝总主动活动度,即(MCP＋PIP＋DIP)−(MCP＋PIP＋DIP)＝TAM。

2.评价标准　优,屈伸活动正常 TAM>220°;良,功能为健指>75%;中,功能为健指>50%;差,功能为健指<50%,TAM<180°。

(二)被动活动度(TPM)评价法

测量掌指关节,远、近侧指部关节被动屈曲度总和,减去三个关节被动伸直受限的总和。

TAM 和 TPM 评定法能较全面地反映手指肌腱的功能,参照对比手术前、后,主动与被动活动则更有意义。

(马文龙)

第六节　指伸肌腱损伤

一、指伸肌腱分区及解剖特点

指伸肌腱自前臂背侧至手指末节背侧,其走行均位于皮下,仅腕背部肌腱走行于骨纤维鞘内。全程可分为五区。

1.指伸肌腱Ⅰ区　从中节指骨中远 1/3 处至远节指骨基底指伸肌腱止点处。此处仅有指伸肌腱的终末腱。肌腱菲薄、呈膜状。

2.指伸肌腱Ⅱ区　从近节指骨近端 1/3 处至中节指骨中远 1/3 处。此区肌腱呈三束。中央为中央束,两侧为侧腱束。中央束、侧腱束与横行纤维(横束)、斜行纤维(斜束)在近节指间关节背侧构成帽状膜性结构(腱帽)。此处肌腱易受损伤,由于肌腱结构复杂,所以修复困难,疗效差。

3.指伸肌腱Ⅲ区　从腕背横韧带远侧缘至近节指骨近端1/3处。此区为指总伸肌腱的一部分。包括腱联合、掌指关节腱帽等结构。此区肌腱包绕松软的腱周组织,修复疗效较佳。

4.指伸肌腱Ⅳ区　指伸肌腱走行于腕背鞘管内的部分。此区肌腱分别走行于六个骨纤维鞘内。由桡侧至尺侧,肌腱排列为:拇长展肌腱和拇短伸肌腱,桡侧腕长、短伸肌腱,拇长伸肌腱,指总伸肌腱和示指固有伸肌腱,小指固有伸肌腱,尺侧腕伸肌腱。

5.指伸肌腱Ⅴ区　从前臂腱腹交界处至腕背横韧带近侧缘。

二、指伸肌腱的临床检查方法

1.指总伸肌腱　受检者腕关节维持在轻度伸腕位,屈曲远、近指间关节一检查者嘱受检者主动屈伸掌指关节,可在手背处看到指总伸肌腱绷起。指总伸肌腱损伤后,手指掌指关节不能主动伸直。

2.桡侧腕长、短伸肌腱　受检者握拳,掌心向下。检查者将手指置于第2、3掌骨基底。嘱受检者紧握拳或伸腕,可触及肌腱绷起。桡侧腕长、短伸肌腱损伤后,腕关节桡偏伸腕障碍。

3.尺侧腕伸肌腱　受检者腕关节尺偏、背伸,检查者在尺骨茎突远端的凹陷处可触及肌腱张力。尺侧腕伸肌腱损伤,腕关节尺偏伸腕障碍。

4.示指固有伸肌腱　受检者手指握拳,能单独伸直示指。示指固有伸肌腱损伤,手指握拳时,不能单独伸直示指。

5.小指固有伸肌腱　受检者手指握拳。能单独伸直小指。小指固有伸肌腱损伤,手指握拳时,不能单独伸直小指。

6.拇长伸肌腱　受检者五指伸直平放在桌面上,掌心向下。拇指可以做远离其他手指的动作。拇长伸肌腱损伤,拇指指间关节不能充分伸直。

7.拇长展肌腱和拇短伸肌腱　受检者五指伸直平放在桌面上,掌心向下,拇指做远离其他手指的动作。检查者可在鼻咽窝桡侧缘触及肌腱张力。拇长展肌腱和拇短伸肌腱损伤,拇指掌指关节不能充分伸直,拇指外展动作不充分。

8.侧腱束　检查者用拇指和示指置于受检者近节指间关节的两侧,嘱受检者主动屈伸近节指间关节,检查者拇、示指可感觉到肌腱的张力。

9.终末腱　检查者用手固定受检者的近节指间关节于伸直位,嘱受检者主动屈伸远节指间关节,可见远节指间关节主动伸直。

三、指伸肌腱损伤修复及处理原则

(一)Ⅰ区指伸肌腱损伤

1.临床表现　手指远侧指间关节不能主动伸直,呈半屈曲状,形成"锤状指"。

2.诊断要点　新鲜开放性损伤应注意远侧指间关节背侧关节囊的损伤。新鲜闭合性损伤应注意末节指骨有无撕脱性骨折。陈旧性锤状指应注意有无末节指骨撕脱骨折;远侧指间关节的关节面有无创伤性关节炎;关节囊有无挛缩及关节活动度情况。

3.治疗方案及原则

(1)新鲜指伸肌腱Ⅰ区损伤

1)开放性指伸肌腱损伤应一期修复。

2)伴有撕脱骨折超过关节面1/3,且远侧指间关节半脱位的闭合性指伸肌腱损伤,可行手术治疗——撕脱骨片切开复位伸肌腱修复术。

3)闭合性锤状指,不伴有撕脱骨折者;闭合性锤状指畸形,伴有撕脱骨折不超过关节面的1/3且未有移位者。可采用非手术治疗——石膏制动(包括支具制动)。

4)闭合性锤状指,不伴有撕脱骨折者;闭合性锤状指畸形,伴有撕脱骨折不超过关节面的1/3及移位者。可采用支具制动或克氏针贯穿固定术。

(2)陈旧指伸肌腱Ⅰ区损伤

1)远侧指间关节无损伤或创伤性关节炎,关节被动活动正常者,可采用肌腱重叠缝合术。

2)远侧指间关节无损伤或创伤性关节炎,关节活动正常,但断裂肌腱部位无可利用的组织行肌腱重叠缝合者,可采用侧腱束移位术。

3)远侧指间关节有损伤或合并创伤性关节炎,关节活动不正常;或年龄偏大者。可采用远侧指间关节融合术。

(二)Ⅱ区指伸肌腱损伤

1.临床表现　新鲜Ⅱ区指伸肌腱损伤表现为近侧指间关节不能主动伸直(中央束和侧腱束完全损伤)或伸直不协调(中央束和侧腱束不完全损伤)。

陈旧Ⅱ区指伸肌腱损伤:由于中央束和近侧指间关节的背侧腱帽的损伤,两侧侧腱束逐渐从关节背侧滑向两旁,直至滑到指关节轴的掌侧,从而失去伸指功能,造成近侧指间关节屈曲畸形、远侧指间关节过伸畸形,形成"纽孔畸形"如畸形持续存在,则造成近侧指间关节的掌侧关节囊和远侧指间关节的背侧关节囊挛缩。

2.诊断要点　新鲜Ⅱ区指伸肌腱损伤:诊断时要特别注意,分清中央束单独损伤、中央束和侧腱束完全损伤、中央束和侧腱束不完全损伤、侧腱束有无滑脱等情况。

陈旧Ⅱ区指伸肌腱损伤:诊断"纽孔畸形"时,应注意损伤持续时间;中央束和近侧指间关节的背侧腱帽损伤的程度;两侧侧腱束滑脱是否存在可复性;近侧指间关节的掌侧关节囊和远侧指间关节的背侧关节囊挛缩程度;关节主动与被动活动度情况。

3.治疗方案及原则

(1)新鲜Ⅱ区指伸肌腱损伤:开放性损伤均采用手术治疗——肌腱缝合术;闭合性损伤可采用非手术治疗——石膏制动(包括支具制动)。

(2)陈旧Ⅱ区指伸肌腱损伤

1)损伤时间短,单纯中央腱束损伤且缺损不多,被动伸指时两侧腱束仍可滑回手指背侧者,可采用中央腱束修复术。

2)两侧腱束轻度短缩,但近、远侧指间关节被动活动正常者,可采用侧腱束交叉缝合术。

3)损伤时间短,单纯中央腱束损伤且缺损超过0.5cm,被动伸指时两侧腱束仍可滑回到手指背侧者,可采用中央腱束翻转肌腱瓣修复中央腱束或侧腱束中央移位替代中央束。

4)侧腱束损伤已不能利用者,可采用游离肌腱移植修复法。

5)侧腱束完整,但有严重挛缩者。如指背烧伤畸形者,可采用伸指肌腱止点切断术。

(三)Ⅲ区指伸肌腱损伤

1.临床表现　表现为掌指关节不能主动伸直;拇指表现为指间关节不能主动伸直。

2.诊断要点　由于指伸肌腱腱联合的存在,同时区还有食指和小指固有伸肌腱,诊断时要特别注意,特别是在联合腱近端的损伤,仍可有伸直动作,但力量减弱,或伸指不完全,不要漏诊。

3.治疗方案及原则

(1)开放性损伤:均采用手术治疗——肌腱缝合。

(2)闭合性损伤:损伤时间短,肌腱回缩缺损较少者,可采用肌腱缝合术;肌腱缺损较多者,可采用肌腱移植术或肌腱移位术;多条肌腱缺损,肌腱移植选用指长伸肌腱或异体肌腱移植;腱帽滑脱的处理方法以后将叙述。

(四)Ⅳ区指伸肌腱损伤

1.临床表现　表现为掌指关节不能主动伸直;拇指表现为指间关节不能主动伸直。

2.诊断要点　注意肌腱损伤的同时,有无骨纤维鞘管的损伤。

3.治疗方案及原则

(1)新鲜开放性损伤:均采用手术治疗——肌腱缝合。

(2)陈旧性肌腱损伤:常采用肌腱移植术。

(五)Ⅴ区指伸肌腱损伤

1.临床表现　表现为掌指关节不能主动伸直;拇指表现为指间关节不能主动伸直。

2.诊断要点　注意肌腱受损的数目、受损的部位,不要漏诊。

3.治疗方案及原则

(1)新鲜开放性损伤:指伸肌腱腱性部分的损伤应采用一期肌腱缝合术。指伸肌腱腱腹交界部分的损伤,肌腱与肌腹不宜直接缝合者,应采用肌腱移位术。

(2)陈旧肌腱损伤:肌腱损伤缺损较多,或肌腹纤维化者,可采用肌腱移位术。单一肌腱缺损者,可采用受损肌腱与其他正常动力腱编织缝合。肌腱损伤缺损较少,肌腹的收缩和滑动功能正常者,可采用肌腱移植修复术。

(六)拇长伸肌腱损伤的修复

1.临床表现　表现为拇指指间关节不能充分伸直。

2.诊断要点　由于拇长伸肌腱的解剖特点,损伤肌腱易回缩。注意近断端的位置以及肌腱与桡骨lister结节的关系。

3.治疗方案及原则

(1)Ⅰ区肌腱断端回缩不多,一般可直接缝合。如瘢痕连续,可将肌腱重叠缝合。

(2)Ⅱ～Ⅲ区肌腱近断端回缩较多,肌腹常出现挛缩。不可直接缝合。可将拇长伸肌腱从纤维鞘管中抽出置于皮下走直线,克服肌腱长度不足。也可采用示指固有伸肌腱移位重建伸拇功能或肌腱移植术。

(3)Ⅳ～Ⅴ区可行肌腱移位或肌腱移植术。

四、常见指伸肌腱损伤

(一)锤状指畸形

1.伸指肌腱止点切割伤

(1)临床表现

1)外伤史。

2)远侧指间关节背侧皮肤破损。

3)远侧指间关节不能主动伸直。

（2）治疗方案及原则：手术治疗：清创缝合，肌腱修复，石膏或支具将患指固定在近侧指间关节屈曲，远侧指间关节过伸位。远侧指间关节可用细克氏针固定。

2.伸指肌腱止点处撕裂

（1）临床表现：远侧指间关节呈下垂状，不能主动伸直。

（2）诊断要点

1）患指戳伤史，或类风湿关节炎、骨性关节炎，累及远侧指间关节。

2）远侧指间关节呈下垂状，不能主动伸直。

3）X线检查除外末节基底背侧撕脱骨折。

（3）治疗方案及原则

1）保守治疗：用于早期新鲜伤，用石膏或支具将患指近侧指间关节屈曲，远侧指间关节过伸位制动6周。

2）手术治疗：常用于保守治疗失败的晚期修复。远侧指间关节被动背伸良好。在远侧指间关节处将伸肌腱松解，将肌腱瘢痕少量切除或重叠缝合。再过伸位固定。

3）对于关节病变引起的自发肌腱断裂，或远侧指间关节被动背伸不能，可以直接行远侧指间关节融合。

3.伸指肌腱止点处撕脱骨折

（1）临床表现

1）明确外伤史。

2）患指末节肿胀，皮下瘀血。呈下垂状。

3）关节被动活动剧痛，不能主动伸直。

（2）诊断要点

1）患指戳伤史。

2）局部肿胀，皮下瘀血，呈下垂状。

3）局部触痛，不能主动伸直。

4）X线检查可见末节基底背侧撕脱骨折？

（3）治疗方案及原则

1）保守治疗：骨折片较小，占末节指骨基底关节面1/3以下，整复后用石膏或支具将患指固定在近侧指间关节屈曲，远侧指间关节过伸位。

2）手术治疗：如果骨折片超过关节面的1/3，且有明显移位，可行切开复位，内固定。

（二）纽孔畸形

1.概述　伸指肌腱中央腱束损伤，早期依靠侧腱束的作用，仍可伸直近侧指间关节。如果未予及时修复，随着伤指不断地屈伸活动，中央腱束近端逐渐回缩，同时两侧腱束失去与中央腱束间的联系，从近侧指间关节背侧逐渐滑向侧方，一旦滑到指关节运动轴的掌侧，侧腱束不再起伸直作用。相反，每当用力伸指时，滑脱的侧腱束会使近侧指间关节屈曲，远侧指间关节过伸。近节指骨头从断裂的中央腱束中钻出，如同从纽孔中钻出一样，称"纽孔畸形"。

2.临床表现　伸指时，近侧指间关节不但不能伸直，反而屈曲，远侧指间关节过伸。

3.诊断要点

（1）手指近侧指间关节背侧损伤史。

（2）损伤的中央腱束未能及时修复。

（3）伸指时，近侧指间关节不但不能伸直，反而屈曲，远侧指间关节过伸。

4.治疗方案及原则

（1）中央腱束修补术：对于损伤时间短，伸指时向两侧滑脱的侧腱束仍可复位者，可行中央腱束修补。

（2）侧腱束交叉缝合法：适用于两侧腱束已有轻度短缩，但近、远侧指间关节被动活动尚正常者。

（3）游离肌腱移植术：脱位的侧腱束挛缩较重，或侧腱束已不完整，需做游离肌腱移植修补。

（4）伸指肌腱近止点处切断术：适用于两侧腱束完整，但挛缩严重的病例。

（三）拇长伸肌腱自发断裂

1.临床表现

（1）原发病史：桡骨远端骨折，类风湿关节炎等。

（2）拇指指间关节突发性不能主动伸直，沿拇长伸肌腱走行区域不能触到肌腱张力。

2.治疗方案及原则　手术治疗。方法包括游离肌腱移植和肌腱移位术，示指固有伸肌腱移位是较常用的方法。

（四）指伸肌腱自发断裂

中、环、小指指伸肌腱断裂常同时发生，常因类风湿关节炎或滑膜炎而受累。桡骨远端骨折复位不良，也是肌腱磨损是肌腱断裂的原因之一。

1.临床表现

（1）原发病表现：类风湿关节炎病史及腕部骨折史。

（2）中、环指或中、环、小指突发性不能伸直或渐进性伸指活动时伸指动作不完全。

2.治疗方案及原则

（1）滑膜切除。

（2）肌腱重建，行肌腱移植或肌腱移位术。

（3）单独一到两根肌腱在Ⅲ区或Ⅳ区断裂，可以将肌腱远侧断端编到正常的伸指肌腱上。

（五）指伸肌腱腱帽滑脱

1.概述　掌指关节屈曲时，掌指关节背侧，中、环、小指伸指肌腱略向尺侧偏斜。掌指关节处的伸肌腱腱帽，桡侧较尺侧松弛。伸肌腱腱帽容易在此处滑脱，以中、环、小指，特别是环指向尺侧滑脱最为多见。常见病因有：外伤和类风湿关节炎。有时无明显的外伤或疾病史，由于解剖与生物力学的特点，该区肌腱也可发生腱帽滑脱。

2.临床表现

（1）多数病例无明显的功能障碍，屈掌指关节时伸肌腱向尺侧滑脱，伸指时又可复位。局部可有轻度疼痛。

（2）少数病例，由于肌腱滑脱反复发作，产生局部肿痛，严重者会影响伸指功能，屈伸动作不协调。

3.诊断要点

（1）外伤和类风湿性关节炎等病史。或无明显的外伤或疾病史。

（2）症状较轻者，屈掌指关节时伸肌腱向尺侧滑脱，伸指时又可复位。

（3）症状较重者，局部肿痛，伸直活动受限。

4.治疗方案及原则

（1）症状较轻者，可行保守治疗。采用伸指位石膏或支具制动3～4周。

（2）症状较重者，需行腱帽修复术。

1)新鲜腱帽锐器性损伤可直接缝合损伤的腱帽,同时修复损伤的肌腱。

2)指伸肌腱腱帽尺侧挛缩而桡侧松弛者可行腱帽重叠缝合术。松解挛缩的尺侧腱帽结构,将松弛的桡侧腱帽重叠缝合。

3)腱帽桡侧组织已撕破或菲薄,局部组织不能利用者可行指伸肌腱腱帽滑脱修复术。

(六)腕背支持带缺损

1.概述　腕背侧开放性损伤时,位于腕背的纤维支持带损伤,尤其是指伸总肌腱的支持带损伤缺损,伸腕屈指时,指伸总肌腱会像弓弦状绷起。从而影响手指功能。严重时应重建腕背支持带系统。

2.临床表现

(1)腕背部有外伤病史。

(2)伸腕屈指时,指伸总肌腱像弓弦状绷起。

(3)屈伸指活动范围和力量受影响。

3.治疗方案及原则

(1)症状较轻者,可行保守治疗。采用伸指位石膏或支具制动3~4周。

(2)症状较重者,需行腕背支持带修复重建术。

(李红桥)

第七节　狭窄性腱鞘炎

一、桡骨茎突狭窄性腱鞘炎

(一)概述

桡骨茎突狭窄性腱鞘炎是桡骨茎突处,拇长展肌腱和拇短伸肌腱在腕背鞘管处发生疼痛、肿胀,引起的炎症。伸拇及腕尺偏时症状加重。桡骨茎突狭窄性腱鞘炎于1895年由瑞士外科医生 de Quervain 首先报道并详细描述,故此病亦称为 de Quervain 病。

(二)临床表现

1.多见于中老年、手工操作者,女性多见。

2.起病缓慢,也可突发症状。

3.桡骨茎突处疼痛,可向前臂或拇指放射;伸拇及腕尺偏时症状加重。

4.桡骨茎突处可触及结节,似骨性隆起,有明显的压痛。

5.严重者拇指伸展活动受限。

(三)诊断要点

1.病史　多见于中年、手工操作者,女性多见;起病缓慢,也可突发症状。

2.体征　桡骨茎突处疼痛,伸拇及腕尺偏时症状加重;桡骨茎突处可触结节,似骨性隆起,有明显的压痛。

3.Finkelstein 试验阳性　拇指屈曲握于手掌内,腕尺偏,桡骨茎突处疼痛加剧。

(四)发病机制

桡骨茎突狭窄性腱鞘炎的发病机制与局部解剖结构及反复慢性机械刺激有关。桡骨茎突处有一窄而浅的骨沟,上面覆以腕背侧韧带,形成骨纤维性鞘管。拇长展肌腱和拇短伸肌腱通过此鞘管后折成一定角度后,分别止于第1掌骨基底和拇指近节指骨基底。当肌腱滑动时产生较大的摩擦力,尤其是腕尺偏或拇指活动时,折角加大,增加了肌腱与鞘管壁的摩擦。长期反复慢性刺激后,肌腱与鞘管壁结构发生变化,从而产生狭窄性腱鞘炎的临床表现。

(五)治疗方案及原则

1.非手术疗法　适用于早期症状较轻的病例。包括减少局部活动,热敷,外用药物涂抹,类固醇药物鞘管内注射等。

2.手术疗法　适用于桡骨茎突狭窄性腱鞘炎反复发作,经多次局部封闭及其他保守治疗无效,症状严重者。

手术注意事项:沿皮肤纹理做横行切口,术后瘢痕小。注意保护桡神经浅支。彻底松解鞘管内的纤维间隔、粘连带或肉芽组织。术中活动拇指以确认松解程度。避免过多切除肌腱腱鞘而发生肌腱滑脱。检查肌腱有无变异。注意切除多余的迷走肌腱,是手术成功的重要因素。

二、指屈肌腱狭窄性腱鞘炎

(一)概述

指屈肌腱狭窄性腱鞘炎又称"扳机指"。可发生于不同年龄,多见于中年妇女及手工劳动者,亦可见于婴幼儿。前者是由指屈肌腱在纤维鞘管起始部反复摩擦造成,后者多为先天性所致。

(二)临床表现

1.女性发病率高于男性,尤以中老年多见。也可见于婴儿,多为先天性。

2.多发生在拇、中、环指,双手同时发病并不少见。

3.起病多缓慢。早期局部酸痛,晨起或劳累时加重;晚期疼痛持续,并向腕部或手指远端放射。

4.手指屈伸活动时伴弹响发生;婴幼儿拇指末节呈半屈曲位,不能伸直。

5.掌指关节掌侧可触及硬韧结节,局部压痛。

6.病情严重者,手指屈伸活动受限。

(三)诊断要点

1.发病特点　中老年多见,女性发病率高于男性;多发生在拇、中、环指。

2.症状和体征　手指屈伸活动时伴弹响发生;掌指关节掌侧可触及硬韧结节,局部压痛;手指屈伸活动障碍。

(四)发病机制

成年人指屈肌腱狭窄性腱鞘炎确切的病因尚不明确,一般认为是在体质因素及局部退行性变的基础上,手指的过度屈、伸活动,造成的反复机械刺激所致。

病变好发于掌骨头处指屈肌腱纤维鞘管的起始部,拇指则发生在掌指关节籽骨与韧带所形成的环状鞘管处。这些部位的纤维性骨管相对狭窄,指屈肌腱通过此处时受到的机械性刺激而使摩擦力加大,肌腱与鞘管壁结构发生变化,从而产生狭窄性腱鞘炎的临床表现。

指屈肌腱失去原有的光泽,变成暗黄色,呈梭形膨大。发病早期,手指屈、伸时,膨大的肌腱勉强可以通过鞘管的狭窄环,即产生扳机样动作及弹响。严重时手指不能主动屈曲或交锁在屈曲位而不能伸直。

拇长屈肌腱狭窄性腱鞘炎其发病机制与指屈肌腱狭窄性腱鞘炎一致。

(五)治疗方案及原则

1.非手术疗法　适用于早期症状较轻的病例。包括减少关节活动,局部热敷,外用药物涂抹,类固醇药物鞘管内注射等。

2.手术疗法　适用于反复发作、病程较长的狭窄性腱鞘炎,经多次局部封闭及其他保守治疗无效者。同时适用于先天性指屈肌腱狭窄性腱鞘炎观察 6 个月至 1 年后不能缓解者。

手术注意事项:手术切口选用横切口;切开皮肤后注意保护两侧神经血管束,尤其注意拇指桡侧指神经血管束位于掌侧皮下;完全切除腱鞘,充分松解肌腱;术中检查手术效果。术后进行不受到任何限制的屈伸指(拇)活动。

(李海亚)

第八节　月骨坏死

一、概述

月骨坏死又称为 Kienbock 病,是一种以月骨硬化和塌陷为主要影像学特征的疾病,临床主要表现为腕背部疼痛、肿胀、局限性压痛,握力和腕关节活动度减低,并严重危及腕关节的稳定和功能。

早在 1843 年,Peste 就曾报道了腕部月骨进行性骨软骨病的病例,但直到 1910 年,奥地利医生 Robert Kienbock 才较为系统地描述了月骨(无菌性)坏死的临床和 X 线表现,当时由于观察到月骨的塌陷,所以此病被描述为"月骨的软化症"。后人为了纪念 Kienbock 在此病研究中所做出的贡献,遂以其名字命名此病。事实上,随着研究的不断深入,此病曾有多种不同的表述,如月骨缺血性坏死、月骨慢性纤维性骨炎、压缩性骨炎、创伤性骨质疏松和囊性骨萎缩等。但由于很难有一种名称能较全面地概括此病的特点;因此,到目前为止,国外仍然广为采用 Kienbock 的名字来命名。

二、流行病学

本病的发病率较低,到目前为止,无论是国内还是国外都还没有报道此病在人群中发病率的准确数据。但是,普遍认为此病好发年龄为 20～45 岁,男性多发,男女发病比例大约为 2:1,病变绝大多数累及利手侧,且体力劳动者好发此病。

本病可偶见于老年人,但在老年患病者中女性多于男性;所以,有文献推测老年人患月骨坏死的原因与青壮年不同,可能与老年性的骨质疏松有关。本病在儿童非常罕见,且多继发于上肢痉挛性脑瘫或有过度腕部运动病史者(如:早期职业性体操训练);所以,此类患者的患病肢体与利手无明显相关性。

三、临床分期

月骨坏死的临床分期对于该病的治疗选择和预后评判都有至关重要的作用,基于不同的着眼点,对此病有多种不同的分期方法;但是,目前临床最为常用、并被广泛接受的是 Lichtman 分期。分为四期:Ⅰ期病人常在近期有腕关节过伸性损伤,腕关节中度疼痛,常可在数周缓解,X 线片显示月骨的结构和骨密度基本正常,但可有线状或压缩性骨折,体层摄影有助于明确可疑的骨折;Ⅱ期病人临床上表现为反复的腕部疼痛、肿胀和压痛,X 线片表现为月骨与其他腕骨相比骨密度有明显改变,但在大小、形状和解剖关系上基本正常,在此阶段的晚期,前后位的 X 线片可见月骨桡侧的高度有所降低;Ⅲ期病人的临床表现与Ⅱ期大致相同,仅腕关节的僵凝更加明显,X 线片可见整个月骨塌陷,并有头骨的近侧移位和腕部结构的紊乱,在前后位片中可见舟月分离、舟骨旋转和三角骨尺侧偏移,而在侧位片中最明显的表现为月骨的掌背向带状延长;Ⅳ期病人腕关节的疼痛和肿胀可能较轻,但腕关节活动的丧失为其典型表现,X 线片除了Ⅲ期的特点外,主要表现为腕关节全面地退行性改变,包括关节间隙的狭窄、骨赘形成、软骨下硬化、甚至出现退行性囊肿。在此基础上,依据舟骨与周围腕骨的对应关系又将Ⅲ期划分为ⅢA期(舟骨与周围腕骨的对应关系正常)和ⅢB期(舟月骨间关节间隙变宽,舟骨掌屈度加大,三角骨尺侧偏移)。

四、组织病理学改变

由于对Ⅰ期和Ⅱ期的患者获取月骨组织的方式只能依靠术中的针刺或刮匙活检,因此组织样本较少,在镜下可见活骨与坏死骨并存,只是因个体不同而两者的比例有所不同。为了更明确地证实月骨中活骨的存在,研究者大多采用了在术前一周给予四环素(1g/d)的方法,四环素在体内可与钙结合;因此,骨骼组织对注入体内的四环素的摄取可以反映活骨的矿化情况。术中取材后进行不脱钙处理,在荧光显微镜下以 360nm 的紫外线激发,就可看到活骨骨小梁上有黄绿色荧光。

由于在治疗中对于部分Ⅲ期患者采用了月骨摘除的手术,使得对整块月骨的病理学检查成为可能。在所有受检病例中均可见到骨坏死灶,表现为空腔、脂肪坏死和骨质消失。破坏性反应包括坏死骨被破骨细胞型巨细胞所吸收,以及肉芽组织长入坏死区。在Ⅲ期的初期,骨坏死多集中于月骨近侧凸面的中心区;且坏死区的软骨下骨和关节软骨也仅在月骨近侧凸面骨折和塌陷。在几乎所有样本中均可在多个区域观察到连续的三层组织结构,即坏死骨、类骨质(软骨样化生)和肉芽组织。在类骨质区,可观察到由存在于坏死骨表面的成骨样细胞形成的新骨。坏死区和类骨质区的界限可通过 Velaneuva-Goldner 染色清楚地界定。而在晚期的标本,则坏死区与修复区混杂,难以区分,且存在多种形式的骨折和塌陷。

五、病因及危险因素

关于此病的病因有很多推测,到目前为止都还没有定论,普遍认为是创伤后多因素共同作用的结果,其危险因素包括尺骨负向变异、桡骨远端尺偏角、月骨原始血供状况、损伤机制、患者年龄和月骨形态等。虽然也有月骨坏死与痛风、系统性红斑狼疮(SLE)、镰状红细胞贫血和脑瘫所致的腕关节屈曲畸形等有关的个案报道,但不少研究者也明确地指出诸如使用皮质醇激素、血管炎、血管病变、慢性酒精中毒、高凝状态和 Caisson 病等常见的引起其他部位骨坏死的因素与月骨坏死并无明显的相关性,这提示月骨坏死与股骨头坏死的致病病因和发病机制可能不尽相同。

很难有任何一种危险因素能够很充分地解释月骨坏死的病因。目前比较一致的意见是对月骨反复地创伤或应力压迫合并月骨的压缩性骨折会造成月骨内部的血运障碍,并最终导致月骨坏死的发生。

六、影像学检查

由于此病的早期临床表现没有特异性,所以其早期诊断很大程度上有赖于影像学检查。早期 X 线片常不能提供有效的证据,而 CT 则对于骨折的检测更为敏感,近来由于将 CT 的三维重建技术用于腕关节疾病的诊断,使其在表现月骨形态及其与周围各骨的关系方面具有较大的优势。核素扫描是目前认为最敏感的检测方法,其表现为月骨或其周围乃至整个腕关节的核素浓聚和延迟显像,这可能系月骨修复过程中富含血管的肉芽组织以及腕关节的滑膜炎症成像所致。有报道认为核素扫描如果表现为核素聚集减少和延迟显像减弱可能与月骨缺乏再血管化和骨修复有关,从而提示预后不良。尽管此方法的敏感度接近100%,但特异性不高。相比而言,MRI 的特异性较高;因此,有学者建议将核素扫描作为早期筛查方法,而将 MRI 作为确诊依据。

在 MRI 影像中正常的骨髓组织由于富含脂肪和造血细胞而呈现为高信号,如果正常的骨髓组织被坏死骨、炎性组织或其他病理组织(诸如 Gaucher 病等)所取代,则病变区表现为低信号,如果病变发展为硬化和塌陷,病变组织仍为低信号。所以,在月骨坏死的早期,即可发现月骨出现灶性或整体的信号减低。

在评估治疗效果和预后方面,虽然 MRI 的低信号区不能提示坏死区内的组织学内容,也不能区分新生骨和肉芽组织,但如果在矢状位的 T_1 加权像中见到一条低密度弧,则常提示为环绕坏死区的组织反应带。Nakamura 等将月骨坏死患者的月骨 MRI 表现分为 5 级:Ⅰ级为正常(等密度);Ⅱ级为局部区域轻度的信号强度减低;Ⅲ级为较为广泛的轻度信号强度减低;Ⅳ级为低信号中包含有高信号或等信号区;Ⅴ级为广泛的低信号。并认为术后 T_1 加权像的信号强度增加与月骨的 X 线片表现改善显著相关。

七、诊断

月骨坏死的早期(Lichtman 分期的Ⅰ期)症状并不典型,仅表现为局限于月骨部位的疼痛和压痛,X 线片无明显改变,此时非常容易漏诊而错失最佳的治疗期。对于出现这类症状的病人,应结合其腕关节反复外伤的病史(如:矿井内的风钻工人或石材打磨工人都有较长时间的腕关节振动和应力集中病史)优先考虑此病,在有条件的地区,可进行腕关节核素扫描或 MRI 检查来确立诊断。

对于 Lichtman 分期Ⅱ期以上的患者,结合症状、体征和多种影像学检查结果,确立诊断比较容易;但应该注意,对于月骨坏死的病例仅做出诊断还是不够的,一定要准确分期,这样才能选择比较合适的治疗方法,达到较好的治疗效果。

八、治疗

月骨坏死的治疗与其临床分期密切相关,总体而言,Ⅰ期和Ⅱ期的病变仅局限于月骨,尚未引起其他腕骨排列的异常,而ⅢA 期的病人虽有月骨的塌陷和头状骨向近侧移位,但还没有出现月骨周围乃至整个腕关节的骨性关节炎。所以,习惯上,通常将Ⅰ期、Ⅱ期以及ⅢA 期的患者视为早期的月骨坏死,此时的治疗主要是围绕减轻月骨病变来展开的。而ⅢB 期和Ⅳ期的病变除了月骨本身的塌陷和碎裂外,都会出现月骨周围或者全腕关节的骨性关节炎表现,此类病变常被称为晚期月骨坏死。此时,仅仅试图解决月骨的病变就不够了,因为腕关节的骨性关节炎的临床症状要远远比月骨本身的病变症状严重,需要对腕关节的病变进行综合判断和全面治疗,才能取得较为满意的疗效。

1.早期月骨坏死的治疗　治疗的总体原则是减轻月骨应力和改善月骨的血运。具体的治疗方法包括对Ⅰ期的患者采用腕关节制动、使用支具和外固定架等,对Ⅱ期和ⅢA 期的患者采用桡骨短缩/尺骨延长术、桡骨楔形截骨的方法,以减小尺骨负向变异并改善桡骨远端关节面的尺偏角,从而减小通过月骨的应力,或者采用血管或带血运的肌、骨瓣植入术来增加月骨的血供;对ⅢA 期的患者,为了遏制头状骨向近侧移位而对月骨造成更大的压力,同时导致近排腕骨和腕中关节的不稳定,可以采用头钩骨融合术或者头状骨短缩术。

2.晚期月骨坏死的治疗　晚期月骨坏死(ⅢB期和Ⅳ期)的组织病理学改变为较广泛的骨坏死,月骨碎裂和塌陷,以及腕关节全面的退行性改变。这使得试图通过手术方法来挽救月骨的治疗方案难以实施。针对此类患者,几乎没有一种治疗方法能得到广泛的认同,较多使用的手术包括月骨摘除、假体植入、肌腱悬吊、腱球填入、腕关节成形、各种腕骨间关节融合、近排腕骨切除和全腕关节融合等。

除了以上对因治疗方法以外,尚有一些对症治疗,如腕关节神经支切断术,术中所切断的神经有骨间背侧神经、骨间掌侧神经、桡神经和尺神经的关节支。此手术不仅创伤小、恢复快,而且能明显减轻腕关节疼痛,在近期还可基本保持腕关节的活动度和握力,但该术式使腕关节失去了疼痛机制的保护,腕关节骨性关节炎的发生和进展都会较快。所以,此手术适用于年龄较大的患者或者一些有特殊要求的患者(如职业运动员)。

九、预后

对于少年儿童的月骨坏死治疗的效果普遍比较好,无论是治疗后月骨的再生能力,还是整个腕关节在发育过程中适应月骨病变的塑形能力都较强;所以,不少病例可以得到完全的恢复。

对于大多数青壮年的月骨坏死,其预后与病变的严重程度直接相关,多数Ⅰ期和Ⅱ期的患者经过合理的治疗,都能取得比较不错的临床疗效;但对于Ⅲ期和Ⅳ期的患者,虽经过合理的治疗,患侧的腕关节都会或多或少地丧失一定的功能。

对于老年的月骨坏死,由于其骨质疏松等基本病变的存在,致使其治疗效果需与全身的整体治疗情况结合起来综合考虑。

（秦　杰）

第九节　掌腱膜挛缩症

1831 年,Dupuytren 首次介绍了"用掌腱膜切断术治疗皮下挛缩",由于 Dupuytren 认识到屈曲挛缩是由掌腱膜引起,并提出手术松解的方法,所以掌腱膜挛缩症又称 Dupuytren 病或 Dupuytren 挛缩。

一、病理生理

掌腱膜挛缩症与成肌纤维细胞和成纤维细胞有关。根据对筋膜结节中炎性组织超微结构的研究,人们对这种疾病各个阶段的形态学特点有了清楚的了解。Chiu 和 Mc-Farlane 把该病分为 3 期:早期、活动期、晚期,认为成肌纤维细胞是造成手指屈曲挛缩的根本原因。在疾病早期,出现结节,结节在镜下显示在血管周围有大量增生肥大的成纤维细胞。在活动期,结节增厚,关节出现屈曲挛缩,病变组织在镜下主要是成肌纤维细胞。在疾病晚期,形成纤维样增厚组织,在镜下显示在成熟的胶原纤维间质中成肌纤维细胞和成纤维细胞的数量较少。这种分期法与 Luck 提出的分期法相似。Luck 分期法分为:增生期、退化期、残留期。在增生期,结节中以成肌纤维细胞为主;在退化期细胞数量非常多,但单个成肌纤维细胞比较纤细,体积小,沿张力线排列成行;在残留期,结节中细胞数量少,细胞纤细,伴有增厚的胶原纤维束,大体外观像肌腱。成肌纤维细胞的出现和消失与 Darby 等人描述的伤口愈合的情况相似。

　　超微结构、免疫组化和生化分析显示掌腱膜挛缩症的成纤维细胞与正常组织的成纤维细胞一样。在掌腱膜挛缩症的成肌纤维细胞上雄激素的表达有异常,这可以解释为什么掌腱膜挛缩症更容易发生于男性。掌腱膜挛缩症的成纤维细胞数量很大,围绕微血管结构分布,间质中含有较多的Ⅲ型胶原纤维。细胞数量增多可能是在微血管水平局部缺血所致。局部缺血刺激形成大量的成纤维细胞,沿张力线排列,在掌腱膜上形成条索样结构。其机制与缺氧产生大量氧自由基团有关,此外游离脂肪酸浓度和短链脂浓度增高也提示局部组织内有缺氧。

　　变形生长因子 β_1 对调节成纤维细胞变为成肌纤维细胞起重要的作用。血小板起源生长因子和成纤维细胞生长因子刺激增生反应。变形生长因子 β_1 能促进平滑肌肌动蛋白在培养的 Dupuytren 病的成肌纤维细胞和正常掌腱膜成纤维细胞上的表达。变形生长因子 β_1 的出现,对成肌纤维细胞在掌腱膜中的数量的增加起十分显著的作用,从而引起挛缩的发生。

　　病变组织表现为纤维结节和纤维条索,两者具有截然不同的组织学表现。结节是由成肌纤维细胞密集而成,细胞代谢高度活跃。纤维条索则不含成肌纤维细胞,而是由排列紧密的胶原纤维组成,与肌腱相似。电镜分析发现结节中成肌纤维细胞挛缩造成手指屈曲挛缩。结节牵拉到跨越关节的纤维条索上,造成手指近指间关节屈曲挛缩。

二、病因

　　与掌腱膜挛缩症有关的致病因素有许多,如酗酒、吸烟、人类免疫缺陷病毒感染、糖尿病、癫痫、遗传因素、长期的手工劳动等都可能是致病因素,但截至目前为止还不能肯定哪个因素就是病因。

　　掌腱膜挛缩症在北欧人群和澳洲人群中发病率高,而在地中海人群和亚洲人群中发病率很低,于是人们自然而然想到遗传因素可能是致病因素,推测具有常染色显性遗传的规律。组织相容抗原与掌腱膜挛缩症之间有什么关系?在许多掌腱膜挛缩症患者身体内存在人类白细胞抗原,它们之间有什么关系?有关这方面的研究一直在进行,结果尚未得出。

三、病理改变

　　掌腱膜挛缩症的病理表现通常从手掌远侧腱前束上出现结节开始,由于腱前束浅层挛缩造成在远掌横纹与掌指纹之间的皮肤上出现小凹陷,随着病情的进一步发展,腱前束的主要部分受到侵犯,出现腱前纤维条索。一旦螺旋束受累,就会与手指外侧鞘和 Grayson 韧带一起形成螺旋形条索,这些纤维条索引起掌指关节屈曲挛缩。Natatory 条索挛缩引起 PIP 屈曲挛缩,限制手指外展。中央条索位于手指近节,从腱前束分出到螺旋束。手指外侧鞘受累形成手指外侧条索,位于螺旋束的远侧。

四、诊断

　　掌腱膜挛缩症的典型表现多数患者为男性,年龄 40～50 岁,双手受累,无症状,病情进行性发展。

　　最早的特征是在远掌横纹与掌骨头之间出现结节,但是也有不少患者出现结节比较晚。有时患者直到出现纤维条索和关节挛缩后才来求医。结节形成以后,皮肤发生改变,表现为皮肤增厚、皮下脂肪纤维化、皮肤凹陷等。

　　结节退化后纤维条索就形成了。纤维条索一开始在手掌,逐渐发展到手指上。环指最容易受累,其次依次是小指、拇指、中指和食指。腱前条索随着成熟发生挛缩，引起掌指关节屈曲挛缩。手指上出现条索较晚，一旦出现就会引起近指间关节屈曲挛缩。

Dupuytren病是一种全身性疾病，除侵犯手掌和手指以外还会侵犯其他部位。侵犯手指近指关节背侧形成皮下纤维化，称Carrods结节。54％以上的患者有这种特征，预示双手受到累及。身体远端受累部位还包括足底和阴茎。

Dupuytren体质指的是病情严重的患者，患者年龄比较小，双手受累，身体末端受侵犯，病情发展快。单个手指纤维条索则是另一种不典型性表现，患者手指上从来没有出现过结节，而是一开始就形成纤维条索，在手的其他部位有掌腱膜挛缩症的表现。

鉴别诊断：与角化过度病、胼胝、巨细胞瘤、皮肤包含囊肿、类风湿病合并屈肌腱滑车断裂等鉴别。

五、治疗

1. 保守治疗　在疾病早期可以采用保守治疗。向患者介绍有关掌腱膜挛缩症的知识，如疾病发展的过程。对处于疾病早期手部还没有发生屈曲挛缩的患者，指导患者学会定期把手平放在桌面上观察，一旦发现手不能平放在桌面上，就尽快来医院诊治。

在过去有各种不同的非手术疗法，总体的效果一般。在出现手术之前，采用外力撑断挛缩的条索是唯一的解决手指屈曲畸形的方法。采用外固定架延长是一种比较现代的方法，相比掌腱膜切除术而言，复发率很高。其他方法有放疗、二甲基硫酸注射、理疗以及类固醇注射等。虽然现在有些医生仍然采用这些方法，但是没有远期效果良好的客观证据。注射丙酮缩曲安西龙对结节具有软化作用，但注射后1～3年疾病复发率高达50％以上。

在纤维条索内注射胶原纤维酶是一种比较新的方法，这种方法能否顶替手术成为一种有效的治疗手段尚需进一步的研究。

2. 手术治疗　手功能障碍、病情发展快、屈曲挛缩是手术的适应证。具体说来掌指关节屈曲挛缩大于30°，近指间关节屈曲挛缩是手术的适应证。挛缩的掌腱膜切除以后，近指间关节仍然不能伸直就应该同时松解近指间关节。

手术方法有皮肤掌腱膜切除术、根治性掌腱膜切除术、部分掌腱膜切除术以及掌腱膜切断术等。

术中的并发症有神经血管损伤，尽量马上进行修复。术后的并发症有血肿形成、感染、皮瓣坏死、疾病复发等。

3. 理疗　术后理疗的目的是帮助伤口消肿、预防关节僵直，以获得良好的治疗效果。理疗师指导患者进行功能锻炼，使用并及时调整支具。指导患者进行主动运动或进行有外力帮助的主动运动，防止手指关节僵直，改善局部血液循环。给患者佩戴前臂掌托，把指间关节控制在伸直位。对于术前手指屈曲挛缩严重的患者，被动伸直手指时需要小心观察手指血运变化，以免发生手指坏死。必要时逐渐伸直指间关节（逐步调整支具伸直的程度），直到手指能够完全伸直。在这个过程中，要配合使用静态支具和牵引支具。通常术后需要3～6个月恢复期。

六、预后

有关手术治疗掌腱膜挛缩症远期结果的报告有许多。术后患侧手指活动度有明显的改善，可达到健侧的90％以上。复发率为47％～74％，指神经血管受到损伤的几率比较大，有报告手指感觉减退发生率达到 68%。但是患者的满意率达 95%。造成结果不好的危险因素有发病年龄早、PIP 严重受累、小指受累等。术前对患者进行教育使其对术后的情况有清楚地认识非常重要。

（房　波）

第十节　掌指关节交锁

掌指关节交锁,是一种以关节主被动伸屈运动突发障碍,而远近关节面对应关系正常为特征的临床病症。

【功能解剖】

掌指关节由掌骨头、近节指骨基底、掌板、关节囊、侧副韧带及副侧副韧带所组成,具有屈伸、外展内收和环绕回旋运动功能。掌板位于关节掌侧,为纤维软骨,远端附着在指骨基底掌侧面,近端附着在掌骨颈的掌侧;关节屈伸运动时,它与近节指骨基底关节面一起围绕掌骨头关节面移动。侧副韧带和副侧副韧带,起自掌骨头两侧,止在近节指骨基底两侧结节及掌板两侧的边缘部。掌板、近节指骨基底关节面、侧副韧带及副侧副韧带,相互联合,形成一个包绕掌骨头关节面的 U 形结构体:掌板和近节指骨基底关节面为底,侧副韧带和副侧副韧带为侧壁。

【发病机制】

掌指关节屈伸运动,与 U 形结构体在掌骨头关节面上的滑动密切相关,任何阻碍 U 形结体构滑动的病变,如关节囊撕裂、关节内骨赘增生等,都可引发掌指关节运动突发障碍,即关节交锁。也就是说,U 形结构体滑动受阻是掌指关节交锁的根源,病因既可是骨性的也可是软组织性的。

【病因】

先天关节畸形、创伤及退行性变,如关节内索条、关节面不平整、骨赘增生等,均可引发关节交锁。

【分型】

根据病因,Taylor 将交锁分成原发、退行性两型:前者由关节先天畸形所致,后者与关节退行性变有关。以后,Harvey 又提出混合性交锁。此型交锁多与创伤有关,称创伤性交锁也许更为适宜。

根据部位,分手指、拇指掌指关节交锁两类。前者病因多样,后者多与创伤有关。

【临床表现】

（一）手指掌指关节交锁

1.原发性掌指关节交锁　与关节发育畸形有关。包括掌骨头掌面桡侧纵行骨软骨嵴、掌骨头远侧和掌侧关节面交界区横行软骨嵴、关节内纤维束带、关节游离体、掌板内面反折体/横行裂隙/膜状物、掌板内血管瘤、掌骨头桡侧髁突出过大等。

多见于 50 岁以下的成人,女性多于男性,主要累及食指。交锁多突然发作,无明确的诱因。患者就诊前多有交锁反复发作史和自行牵引按摩解锁史。除短指畸形外,其他病因所致的交锁均发生在关节屈曲位,表现为主、被动伸直运动受限,通常差 90°～20°不能伸直到 0°位。掌指关节屈曲运动和两指间关节屈伸运动正常。有时关节桡侧可有局限性压痛。X 线片可见第 2 掌骨头桡侧髁突较大,有桡侧籽骨、关节内游离体和短指畸形存在。但不少病例的 X 线片无异常发现。体层摄影有助于明辨软骨及骨性畸形所在。

2.退行性掌指关节交锁　为关节炎晚期畸形所致。包括骨性关节炎和类风湿关节炎、痛风性关节炎等。

多发生于 50 岁以上,主要累及中指。发病突然,绝少能自行手法解锁。掌指关节屈曲多正常,而主、被动伸直运动受限,差 50°～20°到中立位。个别病例表现为关节交锁在固定位置,既不能伸,也不能屈。两指间关节屈伸运动均正常。X 线片可见关节面不光滑、变形或有骨赘生成。

3.创伤性掌指关节交锁　常有明确的外伤史,或过伸伤或过屈伤,也可发生于扭伤震伤之后。此类交锁既可在伤后急性发作,也可潜伏多时才缓慢而至。病因包括关节囊撕裂、掌板撕裂、关节内骨折、骨折畸形愈合等。关节有明显的活动痛和压痛,有时可见肿胀。

关节既可交锁在屈曲位,表现为伸直受限;也可交锁在伸直位,表现为屈曲受限。X 线片可见关节内骨折或畸形愈合。关节造影对诊断关节周边软组织损伤极有帮助,由此可以推断出关节交锁的原因。

(二)拇指掌指关节交锁

基本都是创伤性交锁。多由背伸暴力所致:掌板近端大部分撕裂,断缘与掌骨头一侧掌凸羁绊,不能回位。主要表现是:掌指关节轻度过伸或中立位,主、被动背伸正常,屈曲受限;关节掌侧有疼痛及压痛;X线片检查,多正常。有时,可见籽骨移向远侧,靠近掌骨头的顶端。

【鉴别诊断】

1.扳机指　此病也表现为手指关节运动受限,X 线片检查也多无异常发现,所以有时易与关节交锁相混淆。但其病变部位不是在关节内而是在关节外,病因为屈指肌腱狭窄性腱鞘炎。此病进展缓慢,关节屈伸运动时常常伴有弹响;运动障碍主要累及指间关节,使之不能充分伸直或屈曲,而掌指关节屈伸运动正常。屈指肌腱鞘管近端皮下,可触及膨大的并随手指关节屈伸运动而上下移动的痛性结节。

2.伸指肌腱滑脱　多有外伤或类风湿关节炎病史,掌指关节主动伸直不充分,但被动伸直运动正常。掌指关节屈曲时,可见到和触及伸指肌腱向掌指关节尺侧滑脱。在急性期,关节背侧有局限性压痛。

3.掌指关节脱位及半脱位　以拇指和示指多见。有明确的强力背伸外伤史,关节呈过伸畸形,不能屈曲运动,X 线片可显示关节掌侧间隙较背侧宽,关节呈脱位或半脱位。有些学者将拇指掌指关节半脱位称之为交锁,这似乎不太适宜,因为半脱位本身就已经表明关节正常的结构关系已丧失,不可能再具有正常的运动功能了。关节半脱位是一种伤情重于交锁的损伤,不应归属关节交锁的范畴。

【治疗】

1.自然解锁　嘱病人正常活动,或同时予以物理治疗。经过一段时间之后,交锁可自然解除,此法成功率极低。

2.闭合解锁　原发性交锁,多有自行闭合解锁经历,再次闭合解锁,成功率甚高。退行、创伤性交锁,如果没有骨赘之类的结构,也可以试行闭合解锁。

3.切开解锁　病因不去除,即使闭合交锁成功,日后仍有复发可能。多次复发者、闭合解锁失败者,可切开解锁:关节侧方或背侧方纵行切口,切断病变侧的侧副韧带或骨性异常,如骨赘等,即可解除交锁。术后,不需制动,手指正常活动。

(郭更田)

第十一节　手部感染的解剖学特点及影响手部感染的因素

一、解剖学特点

(一)手部皮肤特点

手掌侧皮肤厚、韧,皮下与深层组织有致密的纤维结缔组织垂直相连,使掌侧皮肤移动范围小,而与深层骨、关节、腱鞘相连的纤维,又使一旦发生感染则向纵深发展,浸润骨、关节、腱鞘,造成化脓性腱鞘炎。而手背侧皮肤薄,皮下组织松弛,移动性较大,一旦发生感染,易于皮下扩散,形成蜂窝织炎,肿胀明显。

(二)手部的间隙

1.掌中间隙　掌中间隙位于手掌的尺侧,中、环、小指指深屈肌腱的深层,第3、4掌骨和骨间肌肌膜的浅层,桡侧为止于第3掌骨的纵向纤维隔,尺侧为止于第5掌骨纵向纤维隔和小鱼际肌。该间隙远端经蚓状肌管可通向第3~5指掌指关节背侧;近端于腕掌关节水平,经腕管可与前臂掌侧间隙相通。

2.鱼际间隙　鱼际间隙位于拇长屈肌腱和示指指深屈肌腱的深层,拇内收肌浅层,尺侧止于第3掌骨纵向纤维隔,桡侧为第1掌骨。远端通向第1指蹼;近端于腕掌关节水平,可通向前臂掌侧间隙。

3.前臂掌侧间隙　位于前臂远端的指深屈肌腱的深层,旋前方肌,骨间膜和桡、尺骨的浅层。

(三)手部滑液囊

1.桡侧滑囊　包裹手掌的拇长屈肌腱,近端位于肌腱肌腹结合部,远端常与拇长屈肌腱的滑膜鞘相通。

2.尺侧滑囊　位于手掌近端,包裹除拇指外的所有指屈浅、深肌腱,其中示指至环指的滑囊在手掌部形成盲端,不与示指至环指鞘管内的滑膜鞘相通,仅小指滑囊的远端与小指滑膜鞘管相交通。桡、尺侧滑囊在腕部常有小孔相通。

二、扩散的途径

手部感染一旦发生,如果在手背,背侧皮下组织很容易发生肿胀,蜂窝织炎,掌侧感染由于手掌侧皮下组织有很多垂直纤维与深层组织相连,感染容易向纵深扩散,形成化脓性腱鞘炎,而严重的化脓性腱鞘炎又可引起滑囊炎;如感染侵犯到掌中间隙或鱼际间隙,可经过各间隙之间的交通,相互感染,也可向前臂掌侧间隙传播。

三、影响手部感染的因素

(一)局部损伤

各种原因造成手部开放性或闭合性损伤均为手部感染的最直接的原因。如手部皮肤擦伤、烫伤、异物伤;机器伤如利器割伤、电锯伤、电钻伤、挤压伤;严重损伤如爆炸伤、机器绞伤、贯通伤、皮肤套状撕脱伤、枪械伤;以及动物及人咬伤。根据病例资料统计,从1979~1989年10年间,人及动物咬伤后感染的病例从34%下降到2%,手部创伤从35%上升为98%,而近15年动物咬伤的数量又有上升的趋势,而感染病例的百分比随着病例数量的增加而上升。

(二)患者的全身情况

除去以上所叙述的局部原因,患者的全身情况对感染也会造成很大影响。如患者年龄,营养状况,生活状况及心理状况等。随着物质生活的日益丰富,饮食结构的变化,糖尿病的发病率和年轻化都有所增加,而糖尿病也成为感染的一大隐患,肾功能不全、血液系统疾病、动脉粥样硬化、免疫功能低下、某些药物依赖或吸毒等多种情况,均可导致或加重感染。

(秦　杰)

第十二节 手部常见感染

一、皮肤及皮下组织感染

（一）表皮下脓肿

感染发生的位置非常表浅，位于表皮下，脓肿四周软组织炎症浸润不明显，疼痛仅限于炎症局部，很少影响手的功能。治疗将脓肿表面的表皮切除，清理干净脓性分泌物即可。注意脓腔深层是否有小孔与深部组织相通，如感染已经过小孔浸润至皮下，则引致皮下脓肿与表皮下脓肿共存，临床表现为哑铃状脓肿，手术需切开真皮层至脓腔引流方可解决问题。

（二）指蹼间隙感染

典型的病例多继发于体力劳动者手部的胼胝感染，指蹼间隙感染初始发生于手掌，因为手掌侧皮肤厚韧，并与深层组织有纤维索条连续，皮肤不易移动，使得手背侧肿胀明显，这一假象容易造成误诊，而感染后的脓液聚集在掌侧，临床表现为手背侧肿胀，疼痛，压痛却集中在掌侧。

治疗分为全身治疗和局部切开引流。全身治疗除对症应用抗生素，还应治疗其他能够加重感染的疾病，如控制血糖，改善病人身体一般状况；切开引流选择掌侧平行指蹼横行切口，注意保护掌侧神经血管束；感染严重病例背侧掌骨头之间纵行切口。指蹼感染切开引流应及时，因感染可通过蚓状肌管至掌中间隙，引起掌中间隙感染，增加治疗难度。

（三）甲沟炎、甲下脓肿

通常由于手指末节砸伤，末节骨折，甲下血肿，指甲卫生保持不好，异物刺入甲板下方，嵌甲或拔倒刺引起，感染初始时可表现在一侧甲沟；后可经甲下至对侧甲皱襞，可扩散整个甲沟形成脓肿，也可合并甲下脓肿。临床症状为感染侧甲皱襞红肿、疼痛、压痛，脓液形成后局部可有波动感。

早期可保守治疗，脓肿形成后应行切开引流，切口应在感染较重的一侧，切开后将切口两侧的皮瓣掀起，清除脓腔，内充填油纱条，如果感染已侵犯整个甲沟及甲下，需行拔甲术或部分拔甲术。切不可一味要求保留甲板而使引流不充分，感染长期不愈合，需二次手术，严重可造成慢性感染。

拔甲时注意保护甲床，使用扁而圆钝的剥离器剥离，甲板取下后检查甲沟内有无残留碎甲板，以免影响愈合。拔甲后 3～5 个月甲板可重新覆盖甲床。

（四）脓性指头炎

多由指腹处刺伤引起。初期只有轻微疼痛，病情进展较快，患指疼痛随脉搏搏动而跳动，很快出现发热、食欲不振等全身症状，血常规检查可出现白细胞增高。末节指腹由皮肤到指骨的纤维隔分成许多小间隙，而末节指横纹处的横行纤维使末节指腹相对封闭。由于这些纤维隔的存在，使得末节指腹一旦发生肿胀，张力即增高，立刻会引起疼痛；皮下组织与指骨直接衔接，脓性指头炎可引起末节指骨骨髓炎。

脓性指头炎治疗主要为切开引流。切口应选择在指腹侧方，纵行，切口可适当延长。但一般不采用指腹掌侧正中切口和指端鱼口状切口，指腹切口易造成瘢痕，影响指腹感觉；而鱼口状切口虽然引流较通畅，但愈合后会因指腹远端皮肤附着点缺损而形成阶梯状或鱼口状畸形。

如果感染严重，脓肿使指腹掌侧皮肤坏死破溃，则可在掌侧行扩创或切开引流。除切开引流，脓性指头炎的治疗还需辅以全身治疗，对症使用抗生素，病情严重者还可同时配合理疗。

二、深层组织及间隙感染

（一）化脓性腱鞘炎

化脓性腱鞘炎是一种严重的手部感染，目前临床上已很难见到。病因多由于手指掌侧横纹处被刺伤或邻近指蹼感染扩散而引起，血缘性感染较少见。由于鞘管内血管较少，滑液较丰富，除肌腱外内无分隔和其他组织，一旦发生感染，很容易扩散到整个鞘管；如果是拇指拇长屈肌腱或小指屈肌鞘管感染，可通过桡、尺侧滑囊扩散到前臂，鞘管内空间很小，血液循环差，炎症引起的渗出液在狭小的空间内形成较高的张力，这些因素均可造成肌腱坏死，或由于感染后活动受限，治疗时制动，渗出液的吸收，纤维组织增生等诸多原因，对手指功能影响很大。

化脓性腱鞘炎病情凶猛，发展迅速，初期即可出现全身症状，高热、寒战、血常规白细胞增高；典型的局部表现为手指肿胀，僵于屈曲休息位，主、被动过屈或过伸时疼痛剧烈，手指皮肤颜色呈深红色，整个手指鞘管区压痛明显。化脓性腱鞘炎一经诊断，需积极进行全身治疗加局部治疗。

化脓性腱鞘炎手术应在臂丛麻醉或全身麻醉下进行。术中应用上臂止血带，患指不趋血，要求手术在无血手术野进行。病变早期，手指侧方及远侧掌横纹切开皮肤，分别切开 A_1 滑车附近和远指横纹处的鞘管，并开窗，如鞘管内脓液较稀薄，肌腱质地良好，可放置引流管（塑料或硅胶软管），冲洗鞘管内脓液，至冲洗液清亮，缝合皮肤。术后定时或持续冲洗，待感染控制后，拔出引流管，术后石膏固定；病变晚期，手术打开鞘管后，发现脓液黄色、粘稠，肌腱已变性、坏死，保留部分鞘管用作滑车，切除所有坏死肌腱及鞘管，充分引流，开放伤口，内充填油纱条，术后石膏固定，换药至伤口愈合。术后视手指情况第二或第三天开始早期功能锻炼。早期切开引流或晚期扩创引流术均需做脓液细菌培养。

（二）化脓性滑囊炎

化脓性滑囊炎多由于化脓性腱鞘炎引起，单纯性化脓性滑囊炎较少见。临床表现为手掌部红肿、压痛，病情严重时可波及前臂，化脓性滑囊炎全身症状较严重，发热、寒战，甚至可出现精神症状。全身治疗和局部治疗应同时进行。

桡侧滑囊炎切开引流治疗时先在拇指近节侧方切开皮肤并向掌横纹处延长，打开鞘管，注意保护拇指指神经和鱼际支，从拇短屈肌深浅两头间进入，切开滑囊；尺侧滑囊炎时，切口多位于小鱼际桡侧，第 4、5 掌骨间掌侧切开皮肤及掌腱膜，打开尺侧滑囊，合并小指化脓性腱鞘炎时，小指尺侧可切口，打开鞘管。手术充分引流，放置引流管；合并前臂滑囊炎时，可前臂相应切口，充分引流，控制感染。

（三）间隙感染

多数感染继发于化脓性腱鞘炎或皮下脓肿，也可由于异物刺伤直接引起。临床表现为相应部位红肿、压痛；病情严重时可出现全身发热等症状，但比化脓性滑囊炎和化脓性腱鞘炎症状轻，全身治疗加保守治疗，如感染控制不好，则应考虑行切开引流术。

鱼际间隙感染时大鱼际及虎口处红肿，压痛明显，拇指多呈外展位，主被动活动拇、食指均疼痛加剧。切开引流时掌侧切口位于大鱼际纹处，切开掌腱膜，术中注意保护指神经及鱼际支，背侧切口位于虎口，第1背侧骨间肌桡侧，于骨间肌和内收肌之间分离进入感染的间隙；掌中间隙感染时疼痛，红肿位于掌心，有时掌心凹陷消失，而手背肿胀明显于掌侧，第3、4指蹼间隙加大。切开引流手术切口位于手掌中横纹附近，屈肌腱尺侧即为感染的脓腔，切开脓腔，充分引流；前臂间隙感染多继发于滑囊感染或间隙感染，在控制感染来源的同时，前臂远端尺侧方切开引流，于尺侧腕屈肌、尺动脉、尺神经深层与尺骨之间进入间隙。间隙感染切开引流后，伤口内放置橡皮条或油纱条引流，部分开放伤口，制动。积极换药，配合理疗和体疗。

（四）手指关节化脓性关节炎

手指化脓性关节炎多继发于邻近软组织感染,血源性感染或关节直接被异物刺伤较少见。如果临床怀疑血源性感染,需明确感染源,可通过体检,X线片,关节穿刺感染液检查,细菌培养来确定。化脓性关节炎全身症状较轻,手指局部症状严重,红肿,关节微屈,主被动活动疼痛剧烈,皮肤易破溃,但伤口经久不愈合,X线片示病变部位软组织肿胀,关节间隙变窄,晚期关节软骨破坏。

化脓性关节炎治疗应全身治疗加局部治疗同时进行。早期感染的关节可穿刺,抗生素冲洗,如果感染控制不理想,病程持续时间较长,则应选择切开引流,如此时已有坏死骨形成,应在切开引流的同时,行扩创,坏死骨摘除术,开放伤口,放置引流条,术后制动,辅以理疗和体疗,感染控制后,可二期关闭伤口。

（五）骨髓炎

手部骨髓炎多继发于邻近软组织感染,血源性骨髓炎很少见。临床骨髓炎的诊断可以通过X线片,核素骨扫描及病变部位穿刺液细菌培养确定,治疗原则为引流,静脉抗生素及制动。急性和亚急性骨髓炎,死骨尚未形成,可选用全身静脉抗生素治疗,如治疗效果不理想,可同时行局部穿刺;如脓液形成较多,单纯穿刺引流不能使引流充分,需行扩创切开引流,坏死组织清除术;如炎症持续得不到有效控制,会形成死骨,此时转为慢性骨髓炎,手术需行扩创,切开引流,死骨摘除术。摘除死骨遗留的空腔可在感染控制6~8个月后行植骨术;如果手指感染严重,功能障碍明显,可考虑行截指术。

（六）咬伤

人和动物咬伤是最常见的手部咬伤;近十年咬伤的发生率明显上升,其中人咬伤和动物咬伤各占50%,而动物咬伤以狗和猫咬伤最常见,其他动物如马、驴、老鼠、猴子、鱼等偶见。人和动物咬伤有以下特点:人类口腔中含有多种细菌,不洁口腔中的细菌以厌氧菌为多,其中金黄色葡萄球菌和链球菌,以及厌氧类杆菌均与咬伤后的严重感染有关。动物口腔中含有的出血性巴斯德菌与动物咬伤后感染有密切关系。Talen(1999)年统计动物咬伤后感染率可达50%。

牙齿穿透皮肤,将细菌直接植入深部组织,伤口小而深。人咬伤通常发生在人与人争斗,手握拳时,受伤部位常位于掌指关节背侧,可合并伸指肌腱损伤。感染表现为局部红肿,很小的伤口,但肿胀和局部炎症反应很明显。

治疗上小的擦伤用清水及肥皂水注射冲洗,不需要应用预防性抗体;对于一些小的,表浅的伤口可行清创手术,安尔碘冲洗伤口,开放伤口,敷料包扎;深部组织损伤或握拳伤应在满意的麻醉下,彻底扩创,清除所有污染组织,开放伤口,过氧化氢及安尔碘冲洗;如伤口已经感染,则应切开扩创,清除坏死组织,反复冲洗,如感染很难控制,可考虑行截指术。

（甄瑞鑫）

第十三节　足踝痛概述

足部由26块骨及其附着的韧带、肌肉所组成,与髋、膝关节相比,足部解剖结构复杂,疼痛原因各种各样。但是在实际临床中,一些常见疾病,如往往将第一跖趾关节部位的疼痛草率诊断为痛风,采取盲目、持久的治疗。必须首先与拇外翻、类风湿关节炎作鉴别,明确诊断后再进行治疗。不可仅局限于发生病变的部位,更要注重疼痛的性质和特点,判明发病来源非常重要。

一、足踝关节痛

(一)疼痛特点

由于关节滑膜炎、软骨变性、变形引起结构学的破坏,根据疾病、发病时期以及关节病变程度的差异产生的疼痛表现也不一致。

1.发病期　仅在起立或开始行走时出现轻微疼痛,继续步行后疼痛减轻或消失。

2.早期　长时间行走后出现疼痛,安静休息时减轻,有轻度压痛。

3.晚期　行走时持续疼痛,出现跛行。安静休息时也有疼痛,有时引起明显变形,肿胀和活动限制。

(二)主要疾病

1.足踝关节

(1)骨关节炎(OA):由于关节软骨变性引起的病变,与髋、膝等负重关节相比发生率较低。原发性关节炎非常少见,几乎均由于骨折、韧带损伤等外伤后或者关节炎等引起的继发性关节病变。从软骨下骨硬化起始,逐渐形成骨赘,关节间隙狭窄。

(2)类风湿关节炎(RA):由关节滑膜炎引发的病变,炎症从滑膜开始然后向软骨、骨侵袭,最终导致关节破坏、变形直至强直。并且滑膜炎可以引起关节囊、韧带松弛,破坏各关节间支持结构的平衡,造成后足部和中足脚呈扁平状,前足趾张开等多样畸形。

(3)剥脱性骨软骨炎(OCD):由于关节软骨下骨发生血循环障碍引起距骨部分骨软骨剥离,以外伤、体育运动损伤为诱因,根据损伤形态分为各个病期。骨软骨损伤后常向骨关节炎病变发展。

2.距下关节　主要是距下关节的融合,当距下关节的骨、软骨以及韧带发生融合(愈合),造成距下关节活动障碍。由于腓骨肌紧张引起足部跖屈障碍,不能内翻,表现为痉挛性扁平足,该症在10岁前后多见,同样病变也可发生于距舟关节。

3.跖趾关节(MTP)　蹞外翻:在第一跖趾关节,蹞趾呈外翻状态,该病发生与扁平足、前足趾张开有关,出现疼痛时蹞趾内侧滑囊肿胀,足底相当于第二、第三跖骨头部位形成胼胝。

(三)鉴别诊断

1.体检

(1)OA:踝关节内前方部分的关节间隙发生狭窄,到晚期涉及到整个关节。

(2)RA:从后足部起始直至中足到前足部发病率高,同时伴有压痛。

(3)OCD:内翻压力过度时发生,多见于内侧。

(4)距下关节融合:除了该关节外,随着关节病变加重,胫距关节也有类似情况发生。

(5)蹞外翻:第一跖趾关节外翻同时见到足底胼胝。

2.影像特点

(1)OA:普通X线检查可见到关节出现继发性的改变,如骨赘、关节面不平、软骨下骨有硬化表现。要在负重状态下摄片才能掌握关节间隙狭窄的实际程度。

(2)RA:普通X线检查可发现关节间隙狭窄、糜烂、关节破坏以及血管翳和强直等各种各样的变化。前足部的足趾往往发生变形和脱位。

(3)OCD:在普通X线片上可发现距骨滑车的内外侧有骨吸收,通过CT或MRI对病变部位检查来判定病变分期。

(4)距下关节融合:在发生融合(愈合)的距下或距舟关节有骨硬化、骨赘形成,但是CT冠状面扫描能清楚显示融合（愈合）部位的状态，以此判定是骨性愈合还是纤维性愈合。

（5）姆外翻：在负重状态下足部摄片才有意义，以此正确测量、评价姆外翻角度，籽骨摄片也有价值，可由此掌握姆趾内旋变形的程度。

（四）治疗原则

1.骨关节炎

（1）治疗方针：在病变初期、进行期以采取各种非手术疗法为主。药物治疗目的是发挥消炎作用，而辅具疗法对解除加重关节软骨病变的因素，减轻力学载荷有效。从进行期到晚期，则须根据关节软骨的状态酌情考虑采取手术治疗。

（2）非手术治疗

1）药物治疗：首选经口非甾体类消炎镇痛药，关节炎引起的疼痛强烈时可以关节内注射肾上腺皮质激素，也可注射透明质酸制剂。

2）理疗：热疗（热敷，超短波）可以改善局部血供，进行关节活动度训练以此分散对病变局部的载荷，增强肌力训练冀图获得关节的动态稳定（如腓骨长肌、短肌）。

3）辅具治疗：目的在于分散关节载荷和矫正变形，内翻变形时垫入楔形物，增高足底外侧。使用踝关节辅具可以保持关节稳定。

（3）手术治疗：进行期至晚期的关节病变且对以上非手术方法无效者适应手术治疗，根据关节软骨的病变状态选择适宜的手术方法。

1）关节清理术：切除关节内的骨赘、游离体、增生的滑膜等，以改善关节面的适应性为目的，但是对于变形严重的患者不适应施行该手术方法。距下关节融合（愈合）时切除融合部位有效。

2）截骨矫形术：适应于关节软骨基本保留的患者，以改善踝关节的适应性为目的，如有关节不稳定时合并施行韧带重建手术，在外侧关节软骨残存时适应使用胫骨截骨术。

3）关节固定融合术：适应于关节变形和破坏进行性加重的患者，能够确实解除疼痛，获得稳定。与其他负重关节比较，该部位的关节融合固定对机体活动所造成的不良影响相对较少，通常施行踝关节、距下关节、跖跗关节等固定术。

4）人工关节置换术：现在都在进行如何加强骨接触面的研究，希望能够获得坚固而稳定的关节，人工关节置换即是其中之一，但是在本病则严格要求限于60岁以上且轻微内、外翻变形者可施行关节置换。

对于足踝部骨关节炎，根据实际病变情况采取相应的手术方法。与髋、膝关节比较，踝关节融合固定手术的疗效比较稳定，但人工关节置换手术尚存在一个长期疗效的问题，还不能作为常规手术普遍施行。

2.类风湿关节炎

（1）治疗方针：首先要将由 RA 引起的炎症和骨、软骨破坏导致的关节痛与关节破坏或变形等结构学的破坏产生的疼痛进行区别，前者可以先使用 NSAIDs、辅具治疗，而后者则必须施行矫正变形或固定的手术治疗措施。

（2）非手术治疗

1）药物治疗：不必拘泥于局部病变，由于是全身性疾病，进行系统的治疗，使用 NSAIDs、肾上腺皮质激素治疗可较迅速获得镇痛效果。但是要控制 RA 病变还须主要依赖抗风湿类药物（DMARDs）。对关节炎引起的疼痛，严重时可参照上述"骨关节炎"内容处理。

2）理疗：采取热疗（热敷，超短波），可以改善局部血流和肌紧张而使疼痛减轻。另外，如果局部发热、肿胀明显时也可施行冷疗（冰敷）。失用性肌萎缩严重者进行肌力训练有效。

3）辅具疗法：由于变形和挛缩往往在负重时产生疼痛，使用辅具目的主要在于抑制病变加重，其次才是矫正变形,根据变形的部位(后足、中足和前足)及其程度装着适宜的辅具,高度变形时穿着靴型辅具有效。

(3)手术治疗:与非手术疗法相同,首先要将由 RA 引起的炎症和骨、软骨破坏导致的关节痛与关节破坏或变形等结构学的破坏产生的疼痛进行区别。在病变较早期药物治疗无效者可行滑膜切除手术,高度变形时适应施行关节融合固定术或人工关节置换。前足部发生 MP 关节的脱位等高度变形,但变形造成疼痛性胼胝时适应手术治疗。

手术方式除了关节滑膜切除、关节融合固定、人工关节置换外,二趾至第四趾的 MP 关节变形时可施行关节成形术。

针对高度变形的固定融合手术,术后的疗效比较稳定,但是治疗中首先要注重全身性炎症疾病的治疗,其次是控制局部的病变。

3.剥脱性骨软骨炎

(1)治疗方针:详细了解病史很重要,以与曾因明显外伤引起的骨软骨骨折作鉴别。局部坏死和微小外伤是本症发生的机制。治疗主要采取辅具疗法以减轻对病变部位产生机械性压力,如果 MRI 等影像检查确定关节软骨有分离时常采取手术治疗。

(2)非手术治疗

1)药物治疗:口服 NSAIDs 是第一选择。

2)理疗:如合并出现因踝关节外侧副韧带功能障碍引起的不稳定时,须加强肌力训练以冀图获得关节动态稳定(腓骨长肌、短肌)。

3)辅具治疗:以分散对关节的负重为目的,发生内侧病变时在足底外侧垫入楔状板,外侧病变时在内侧使用楔状板。踝内翻、外翻不稳定时穿着踝关节固定辅具。

(3)手术治疗:对新鲜外伤造成的骨软骨骨折,原则上尽可能地进行解剖学复位,采取坚强的内固定。当关节软骨尚未分离时可以使用辅具等非手术疗法为主,同时采取 MRI 检查随访观察,一旦关节软骨出现分离或游离则适应手术治疗。

常用术式有骨软骨块内固定和骨软骨移植等方式,前者针对骨软骨块游离但未发生错位并且骨软骨块较大时,病灶搔刮后用骨钉或可吸收钉进行原位内固定。后者适用于骨软骨块游离但难以再固定者,从其他部位采取相应大小同种组织,病灶处理后移植。

内固定的术后疗效比较稳定,骨软骨移植的长期疗效尚未有文献报道。

4.距下关节融合

(1)治疗方针:首先使用 CT 检查明确诊断融合(愈合)部位是多发性还是单发性,是骨性融合还是软骨韧带性融合,正确掌握疼痛、活动限制、腓骨肌痉挛性扁平足以及踝管综合征等的临床症状。治疗方法原则上以非手术为主,腓骨肌痉挛性扁平足或踝管综合征明确诊断时可以考虑手术治疗。

(2)非手术治疗

1)药物治疗:出现疼痛和炎症时使用口服 NSAIDs。

2)理疗:以抑制腓骨肌痉挛为目的,采取肌肉牵伸治疗,疼痛严重时使用热疗(热敷、超短波)改善局部血供。

3)辅具治疗:融合(愈合)部位的非生理性活动是引发疼痛的原因,可在足底插入垫板以减轻疼痛,疼痛明显时采取小腿石膏固定。

(3)手术治疗:非手术治疗无效或者由于腓骨肌痉挛性扁平足或踝管综合征导致日常活动受限时可以考虑手术治疗。

1)融合部切除术:切除融合部位的骨赘组织可以使距下关节获得活动,为防止再融合,术中使用游离脂肪移植或骨蜡嵌入切除面。但是如果融合部位占关节的 1/2 以上或者伴有关节变性则不适应施行该手术。

2)关节融合固定术:适应于关节面严重不平整或不能施行以上手术的患者。

在未发生关节变性的患者,融合部切除术对解除疼痛和改善关节活动有效,复发率也少。对年长的以及融合面积大的患者要注意距下关节的演变。

5.踇外翻

(1)治疗方针:踇外翻的疼痛往往与变形的严重程度并无关联,变形严重者在行走时仅有轻度疼痛的患者并不少见,所以固然要评价变形的程度,但是应该以疼痛发生的部位为主进行治疗。行走时轻度疼痛者改穿合适的鞋和使用辅具即可解决问题。同样,检查胼胝的部位和实际负重的状态,使用适宜的辅具进行纠正。

(2)非手术治疗

1)药物治疗:口服 NSAIDs 作为第一选择。

2)理疗:由于踇趾 MP 关节外侧关节囊紧张,踇趾内收肌短缩产生踇外翻畸形,进行关节囊韧带和踇收肌的牵伸练习,此外,进行主动踇趾外展动作训练以强化外展肌腱的力量。

3)辅具治疗:在第一趾和第二趾间置入踇外翻矫正辅具,保持踇趾在外展矫正位。足底插入矫正板以分散对形成胼胝的第二和第三跖骨头部位的载荷。

(3)手术治疗:以上非手术治疗无效且疼痛明显者适应手术疗法,变形的程度并不作为采取手术治疗的指征。关于手术的方式有很多报道,根据矫正对象可以大致分为软组织、近节趾骨、MP 关节和跖骨的手术。

1)软组织松解术:主要适应于轻症患者,但是术后变形复发率高,一般不单独施行。

2)矫形截骨术:如果 MP 关节无变性改变者可以采取各种截骨手术,有第一趾近节趾骨或第一跖骨(远端、骨干部、近端)的截骨方法,各有优缺点,需根据患者具体病情酌定。

3)关节融合术:关节病变进行性加重患者采取保留关节的矫正截骨术疗效差,要彻底解决疼痛可选择融合手术,特别适应于从事立位工作或活动量多的患者。

4)关节成形术:适应证与以上关节融合术相同,但是切除跖骨头和近节趾骨的基底部可部分丢失踇趾的支持功能,另一方面,与固定术相比,其能够早期进行活动训练,该手术多用于老年等活动量比较少的患者。

总之,术前准确评估踇趾外翻角度、关节囊以及踇收肌挛缩的程度,酌情选择手术方式,比较而言,矫正截骨术后的疗效较稳定。

(五)对患者的指导要点

1.骨关节炎　以减轻对关节载荷为目的,进行适度休息,限制运动和体重等日常生活指导。急性期症状消失后,结合肿胀和疼痛程度,指导施行强化肌力等理疗。

2.类风湿关节炎　向患者充分说明 RA 是全身性疾病,应该进行系统治疗而不可拘泥于局部病变。对非手术无效的变形、进行性关节破坏者须积极考虑手术疗法。

3.剥脱性骨软骨炎　向患者说明反复轻微外伤可妨碍病灶的愈合,要求限制活动,使用辅具以保持踝关节的稳定。

4.距下关节融合(愈合)　说明融合部位虽然发生了纤维性或软骨性融合,但仍存在关节微小活动,因此成为疼痛的原因,这与骨性融合不相同。

5.踇外翻　绝大多数患者诉说行走时疼痛,首先检查穿着的鞋,建议改穿适宜的鞋。

二、足踝骨性痛

(一)疼痛特点

由于外伤、疲劳等原因使骨和骺软骨损伤引起的疼痛。在急性期表现为炎性疼痛,伴有肿胀、局部发红以及热感,慢性疼痛则由行走载荷等诱发。

(二)主要疾病

1.骨折(外伤、疲劳)　由外伤或者反复机械性刺激引起的病变,出现疼痛、活动限制等功能障碍。根据发生部位和程度的不同采取对应的治疗,然而在发生外伤性骨折时确切掌握受伤机制对诊断、治疗非常重要。

2.骨软骨病　是由于骨骺核缺血坏死引起的病变,其原因多种多样,有循环障碍、骨化障碍、外伤、炎症等各种解说,但尚不统一。骨软骨病包含跟骨骺炎、儿童足舟骨病(第一 Kohler)、跖骨病(第二 Kohler)以及距骨骨软骨炎等,根据发生的部位和年龄不同其预后也有差异,但是一般作为自然治愈的疾病。

跖骨骨软骨炎(Freiberg 不全骨折):多见于 10 岁以上女性,首先发生第二和第三跖骨头的变性,病变持续后向骨关节炎病变发展,这与大部分能够自愈的骨软骨病病变不同。

3.踇副舟骨　由于在胫后肌腱附着于足舟骨的部位存在多余的副舟骨,由此引起的病变。副舟骨的发生率占 10%～20%,通常并不作为异常现象,然而仅在外伤或机械性刺激诱因下产生症状。

(三)鉴别诊断

1.体检

(1)疲劳骨折:好发于第二和第三跖骨骨干部位。

(2)骨软骨病:常在儿童期发病,骺炎在跟骨后方(跟腱附着部)、儿童足舟骨病和距骨病在足舟骨以及跖骨骨软骨炎在第二和第三跖骨头部位分别有压痛。

(3)踇副舟骨:在足舟骨内侧有压痛。

2.影像特点

(1)骨折、疲劳骨折:除外特殊形态的骨折,普通 X 线检查能够做出诊断。但是对疲劳骨折,要注意在发病早期可未能显示出异常,数周后才出现骨折线和骨痂。骨扫描或 MRI 检查能够早期诊断疲劳骨折。

(2)骨软骨病:根据普通 X 线检查能够做出诊断,在与压痛部位一致的骨骺部位可见到骨硬化、不整齐、分节或扁平状等异常。

(3)踇副舟骨:依靠普通 X 线检查能够做出诊断,根据形状可以将其与足舟骨的关联分为完全分离、纤维或软骨性结合、骨性融合 3 类状态。

(四)治疗原则

1.骨折(外伤、疲劳)

(1)治疗方针:详细询问受伤机制确定诊断,充分分析有无血循环障碍、病变不稳定(骨折类型、是否合并韧带损伤)和紧迫程度。疲劳骨折大多是由于体育运动引起发病,与对待骨折相同要求详细问诊,首先考虑消除机械性刺激的原因。

(2)非手术治疗

1)药物治疗:肿胀、疼痛明显时给予 NSAIDs。

2)理疗:对稳定型骨折,在石膏外固定治疗结束后开始康复治疗,进行活动度训练以恢复关节功能,使用热疗(热敷、超短波)改善局部血流,对发生肌萎缩者进行肌力增强训练以获得关节动态稳定。

3)辅具治疗:对疲劳骨折以分散负重为目的使用足底辅具。

(3)手术治疗:外伤骨折手法复位后仍有骨折错位者和不稳定型骨折复位后难以维持者或者关节面骨折错位等适应手术治疗。在疲劳骨折,常有假关节形成、延迟愈合以及复发等,特别是要注意第五跖骨基底部骨折(Jones骨折)往往分散假关节或再次骨折。

手术方式依据骨折的部位和程度而不同,充分分析骨折类型,选择相应内固定,尽可能达到解剖复位和坚强内固定。

距骨骨折,尤其是距骨颈部骨折,因为血供障碍容易发生无菌性坏死,即使骨愈合后也要注意进行较长时间随访观察。内固定不当可有假关节形成,但是一般来说效果良好。

2.骨软骨病

(1)治疗方针:本病是骨骺核缺血引起坏死的病变,但是一旦骨组织修复,基本上不遗留变形,通常能够自然愈合。治疗主要在于减轻骨骺的载荷,防止变形进展,谨慎观察其演变过程。

(2)非手术治疗:在急性期症状加重时,使用石膏外固定、小腿辅具、足底辅具以减小局部刺激和负重。

(3)手术治疗:患有跖骨骨软骨炎(Freiberg病)时,如果出现第二和第三跖骨头严重变形,关节面不匹配可以考虑手术治疗。根据变形程度选择施行关节成形、跖骨头切除或内固定等手术。

3.跗副舟骨

(1)治疗方针:发病机制尚不明了,但静态休息往往会轻快,直至骨生长完成后可自然痊愈,因此,原则上以非手术治疗为主。

(2)非手术治疗

1)药物治疗:炎症、疼痛明显时经口给予NSAIDs。一般给予外用膏药敷贴。

2)辅具治疗:合并外翻扁平足时可以使用足底垫以减轻对胫后肌腱的负荷,疼痛严重时可以采取暂时小腿石膏外固定治疗。

(3)手术治疗:对非手术治疗未有明显效果且日常活动量大的患者可考虑手术治疗。手术方式如下。

1)副舟骨切除术:切除副舟骨,术后外固定数周。

2)钻孔术:经由副舟骨向足舟骨钻空,适应于两骨间有纤维或纤维软骨连接的患者,手术目的与接骨术相同。

3)接骨术:副舟骨骨块较大时可行内固定手术,冀图使其与足舟骨连结,达到骨性愈合。

4)滑液囊切除:胫后肌腱附着部位有滑液囊存在,如炎症明显时可单独切除滑液囊。

关于术后疗效,接骨术后可能有假关节形成,其余手术效果良好。

(五)对患者指导要点

1.骨折(外伤、疲劳)　为预防肌萎缩,指导患者在允许的范围内进行等长运动,但是为防止挛缩在早期进行主动活动度训练十分关键。并且要向患者说明当肌力十分强有力时方可恢复体育运动。

2.骨软骨病　基本属于可自然痊愈的疾病,但要向患者说明跖骨骨软骨炎(Freiberg病)引起的第二和第三跖骨头变形可能以后演变成骨关节炎。

3.跗副舟骨　发生率在10%～20%,由于外伤或机械性刺激发病,可因为微小动作产生疼痛,指导患者避免对局部刺激,终止或限制引起局部紧张的运动。

三、足踝肌肉、肌腱源性疼痛

(一)疼痛特点

肌肉、肌腱以及腱鞘等软组织由于外伤、过度压力引起炎症或结构破坏而产生疼痛。在早期主要是运动时出现疼痛,迁延形成慢性后在通常步行时也发生疼痛。

(二)主要疾病

1.跖筋膜炎　足底跖筋膜起始于跟骨隆突前缘,是由于过度使用牵拉引发的炎性病变。特点是步行时足跟部前下方疼痛或者出现向前足底的放射痛,晨起开始行走时疼痛明显,踝背伸等活动牵伸跖筋膜后得以轻快。

2.腓骨肌腱脱位　腓骨肌腱支持带损伤,腓骨肌腱由肌腱沟滑出,越过外踝向前方脱位。特点是疼痛伴有脱位引起的弹响音,尚有炎症发生。新鲜外伤时外踝部肿胀,可有皮下出血。非外伤引起者常常诉说在长时间行走或站立后发生小腿疲倦感、钝性疼痛。从解剖走行而言腓长肌腱脱位较多见。

(三)鉴别诊断

1.体检

(1)跖筋膜炎:在从跟骨隆突起始的足底跖筋膜部位有压痛。

(2)腓骨肌腱脱位:沿着外踝部以及肌腱走行部位有压痛,并且在踝关节外翻动作时发生脱位,触及皮下有索状物。

2.影像特点

(1)跖筋膜炎:在普通 X 线片上常可以见到附着于跟骨的跖筋膜由于反复受牵拉所产生的继发性骨赘,也可未有异常表现。

(2)腓骨肌腱脱位:普通 X 线检查可发现距骨滑车的内、外侧有骨吸收。MRI 检查能够鉴别造成脱位的原因(先天性、外伤性以及非外伤性等)。

(四)治疗原则

1.跖筋膜炎

(1)治疗方针:终止或限制引发本病的体育运动,改善日常生活习惯,减轻体重等。原则上以各种非手术疗法为主,局部封闭除了产生治疗作用外也有助诊断。药物治疗在于解除炎症引起的疼痛,辅具疗法对减轻跖筋膜的力学载荷有效。非手术治疗无效时也可考虑手术疗法。

(2)非手术治疗

1)药物治疗:首先选用 NSAIDs 以及外用敷贴膏药等,局部封闭具有治疗、诊断双重作用。

2)辅具治疗:穿着特制鞋垫(相应疼痛部位镂空),为避免局部刺激睡眠时穿着夜间辅具。

3)手术治疗:以上非手术治疗无效并且骨赘形成较大者适应手术治疗。手术切除骨赘,常常合并松解或切除筋膜,以缓解足底部肌肉紧张,然而术后活动量大的患者可有复发。

2.腓骨肌腱脱位

(1)治疗方针:造成脱位的原因不外乎肌腱沟或肌腱支持带的问题,充分分析脱位原因十分重要。新鲜外伤时原则上采取非手术治疗,然而习惯性脱位的患者非手术治疗无效,宜考虑手术疗法。

(2)非手术治疗:对新鲜外伤患者,在复位后使踝关节保持轻度内翻位进行石膏外固定。

(3)辅具疗法:有外翻扁平足者使用足底辅具。

(4)手术疗法:以上非手术治疗无效,形成习惯性脱位或者先天性脱位的患者适应手术治疗。

1)肌腱沟成形术(Kelly法):通过腓骨截骨使肌腱和腱沟恢复对应位置。

2)支持带重建术:利用一部分跟腱,重建松弛或断裂的支持带。报道指出术后很少发生再脱位。

(五)对患者的指导要点

1.跟腱炎(周围炎),跖筋膜炎 指导患者终止或限制造成发病原因的体育运动,改善日常生活习惯。

2.腓骨肌腱脱位 先天性、习惯性脱位复位困难者,向患者说明如对生活造成较大影响时可以考虑手术治疗。

四、韧带源性疼痛

(一)疼痛特点

由于外伤或运动等过度紧张、用力使韧带组织产生炎症或者结构上的破坏,因此导致疼痛,急性期的疼痛是以炎症为主,进入慢性期后由于韧带功能不全,导致关节不稳定,形成疼痛的原因。

(二)主要疾病

1.踝外侧韧带损伤 踝关节韧带损伤引起的疼痛可以大致分为外伤后急性期疼痛和经过一定的治疗后迁延的疼痛。在急性期可以产生与韧带损伤严重程度相关的疼痛,以炎症为主,伴有肿胀、压痛、皮下出血。在陈旧性损伤,归咎于韧带功能不全,导致踝关节不稳,反复扭挫伤引发疼痛。此外,由于损伤初期治疗不当可导致整个踝关节疼痛、关节囊粘连以及发生难以处置的反射性交感神经性营养障碍,这些成为韧带损伤后遗留的后遗症。

2.骨间韧带损伤 这里所指的骨间韧带损伤包含跗骨窦综合征,以跟骨和距骨之间韧带损伤为契机,表现后足部外侧不稳定且步行时疼痛为特点的症候群。跗骨窦有距下关节的滑膜和丰富的神经末梢,认为是由于距下关节不稳或炎症刺激该处神经末梢产生疼痛症状。

(三)鉴别诊断

1.体检

(1)踝外侧韧带损伤:根据韧带损伤程度表现为一定范围的疼痛,轻症时损伤仅局限于外踝前方的前距腓韧带,而中度损伤即跟腓韧带损伤时,关节囊也发生广泛撕裂,整个外踝都有压痛。重度损伤时症状弥散至踝关节前部,甚至内踝部位。

(2)骨间韧带损伤:以踝关节外侧部位疼痛为特点,也有后足不稳定感,有时引发小腿部麻木和乏力酸胀感。局部封闭可改善症状,也可作为诊断性治疗措施。

2.影像特点

(1)踝外侧韧带损伤:X线检查距骨在踝内翻张力位下倾斜角>10°,在前方张立位下前移>4mm时诊断为重度关节不稳定,但是注意有个体差异,而与健侧对比很重要。在踝关节造影检查时,如有韧带断裂可见造影剂从关节囊外漏,严重时造影剂可流向腓骨肌腱、距下关节。

(2)骨间韧带损伤(跗骨窦综合征):特点是持续的关节不稳感和疼痛,尽管在踝关节张力位下X线检查未发现关节不稳。距下关节造影可发现滑膜增厚。

(四)治疗原则

1.踝外侧韧带损伤

(1)治疗方针:在受伤后即刻的急性期,正确判断损伤的程度,根据其不同程度采取相应的治疗措施。对轻症患者采取简单固定,保持稳定,进行随访。对中度损伤患者采取石膏外固定,允许步行,数周(4~6周)后解除外固定,开始康复训练。重症患者选择石膏固定或手术治疗。陈旧性损伤由于是韧带松弛所引起,采取充分的非手术治疗,如无效可施行韧带重建术。另外,对于受伤后持续疼痛形成慢性者采取各种非手术治疗,但是要求仔细观察治疗效果,注意避免产生新的诱发疼痛的原因。

(2)非手术治疗

1)药物治疗:首先选用 NSAIDs 以及外用敷贴膏药等,炎症、肿胀明显时可口服 NSAIDs。

2)理疗:在外伤初期治疗后进行增强踝外翻肌(腓骨长短肌)训练,并且强化神经、肌肉本体感觉功能。

3)辅具治疗:初期治疗后使用带有支持装置的绷带或穿着短下肢辅具。

(3)手术治疗:韧带功能不全演变为继发性踝关节骨关节炎的非常少见,因此,手术治疗仅限于以上非手术疗法无效并且以后尚须大运动量的患者。

手术方式有外侧韧带重建术和外侧韧带成形术,前者主要依赖腓骨肌腱重建,后者通过韧带周围瘢痕组织成形。术后可有活动度受限,运动量大的患者可有复发。

2.骨间韧带损伤(跗骨窦综合征)

(1)治疗方针:即使没有外侧韧带损伤等因素引起踝关节不稳的依据,只要有后足部不稳感、持续疼痛就应怀疑发生本病的可能。跗骨窦封闭即可治疗该病,尚有助于明确诊断。

(2)非手术治疗:药物治疗选用 NSAIDs 以及外用敷贴膏药等,如出于明确诊断需要也可对跗骨窦进行封闭治疗。

(3)手术治疗:上述封闭治疗后迅即复发,尤其是疼痛严重时可采取手术治疗,施行跗骨窦搔刮术,搔刮跗骨窦内的神经末梢。

(五)对患者的指导要点

1.踝外侧韧带损伤　外伤后即刻的初期治疗有制动、压迫、抬高等措施,指导患者充分使用非手术方法达到治愈。向患者说明损伤后持续疼痛和肿胀有可能引起关节囊粘连以及反射性交感神经性营养障碍等不可逆性变化。

2.骨间韧带损伤(跗骨窦综合征)　向患者说明如果跗骨窦封闭能改善症状,则有助于诊断。

五、足踝神经性疼痛

(一)疼痛特点

行走时由于足部的末梢神经受压、外伤以及变性引起疼痛,疼痛常在站立、步行时加重,静态休息时减轻。

(二)主要疾病

1.跗管综合征　胫神经通过跗管(由内踝、距骨、跟骨、屈肌支持带围成的骨纤维性管道)时受到挤压引起的病变,发病原因中以囊肿作为特发性因素居多,外伤后组织纤维化,与周围发生粘连,造成对神经的挤压,也可由于距下关节融合所引起。表现为足趾和足底部麻木和疼痛,往往在行走时加重,休息静态下缓解,很少诉说有夜间痛。

2.跖骨痛(Morton 病)　疼痛发生在足底部,尤其是跖趾关节的疾病,近年来基本上认为是一种神经受压的病变,发病原因是跖横韧带与足底间慢性机械性刺激、挤压引起。

(三)鉴别诊断

1.体检

(1)跗管综合征:跗管部位压痛,蒂内尔征(又称蚁走感征)呈阳性,并且常常可以在姆趾外展肌(内侧足底神经)和跗管下方(外侧足底神经)同时出现压痛。患有囊肿时,在其上方有压痛。根据受压神经的不同,所产生的感觉障碍部位也不一样。

(2)跖骨痛:根据解剖学足底神经分布的特点(内、外侧足底神经有交通支),本病好发于第三和第四趾间,其次是第二和第三趾间。压痛多局限于该趾间的足底部,有时也有放射痛,穿鞋尤其是高跟鞋时疼痛加重,脱鞋后感到轻快,因此有笔者指出这与前足部的横轴压力有关。

2.影像特点

(1)跗管综合征:MRI 能发现并显示发病率较高的囊肿情况,如上所述普通 X 线和 CT 检查可以明确距下关节有无融合现象。电生理检查测定胫神经的感觉神经传导速度有助诊断。

(2)跖骨痛:普通 X 线检查可明确跖趾关节有无形态异常,可测定趾神经的传导速度作为辅助诊断,但是不如跗管综合征那样具有临床意义。

(四)治疗原则

1.跗管综合征

(1)治疗方针:除了外伤引起的瘢痕以及肿瘤占位性病变外,非手术疗法大多有效,可采取药物和辅具治疗。

(2)非手术治疗

1)药物治疗:首选 NSAIDs 和外用软膏、敷贴药治疗。症状严重时可口服 NSAIDs,跗管内肾上腺皮质激素和局部麻醉药封闭注射对治疗和诊断多有作用。

2)辅具治疗:对足跟外翻或足弓异常者装着足底辅具。

3)手术治疗:对以上非手术治疗无效、囊肿占位性病变、外伤后骨片或者瘢痕组织引起的神经压迫以及先天性组织异常(如跟距骨融合)等具有明显局部原因的患者适应手术治疗。

跗管开放术:切开屈肌支持带,探查有无直至姆趾外展肌的压迫,解除神经压迫,摘除囊肿,骨融合时切除融合组织。发病原因明确的患者术后疗效稳定。

2.跖骨痛

(1)治疗方针:停止穿着引发疼痛的鞋,采取局部麻醉药注射等非手术治疗。如检查扪及明显的神经瘤则考虑手术治疗。

(2)非手术治疗

1)药物治疗:首选 NSAIDs 和外用软膏、敷贴药治疗。为明确诊断和治疗目的可以使用肾上腺皮质激素和局部麻醉药对压痛部位注射。

2)辅具治疗:足弓异常时穿着足底辅具。

(3)手术治疗:以上局部封闭治疗迅即复发并且疼痛明显的患者可以施行手术治疗。神经瘤切除术做足背切口,由趾间进入,切开跖横韧带,一并切除神经瘤。

(五)对患者的指导要点

1.跗管综合征 往往在步行时加重,指导患者根据实际场合酌情保持静态休息,向患者说明对占位性肿瘤病变(囊肿)、距下关节融合、外伤性后遗症等有手术治疗的可能。

2.跖骨痛 对患者指出由于疼痛加重与穿鞋尤其是高跟鞋有关,脱鞋后改善,实质上与前足的横轴压力有因果关系,在问诊中探明发病原因很重要。

(房 波)

第十四节　常见足踝痛疾病治疗与康复

一、跟腱断裂

新鲜跟腱断裂的外伤原因约 90% 是由于体育运动造成的,其余则是以 55 岁以上年龄患者居多,因为跌倒、坠落引起。

体育运动项目中,网球(主要是击发球时)、羽毛球(击发球)、排球(进攻时引起的击发球动作)、击剑等运动引发损伤约占 60%,在足尖瞬间移动对跟腱产生过度载荷的运动时多见。

治疗方法大致分为手术和非手术治疗两大类,主要区别是肌腱修复所需要的时间长短差异。手术方式分为切开缝合和经皮缝合 2 种,外固定时间在手术治疗时需要 4～8 周,非手术治疗需要 6～10 周。

1.对患者的生活指导　指导患者要获得踝关节的柔软性,特别是踝背伸的活动,即跟腱的牵拉运动,这对预防跟腱断裂非常重要。

2.运动疗法　新鲜跟腱断裂在非手术治疗后的运动疗法与手术治疗(包含陈旧性断裂接受手术治疗患者)的后续运动训练相同。

(1)受伤后即刻训练(伤后 6 周内):在石膏外固定下进行。该时期主要是以上半身、躯干的训练为中心。至于下肢,练习髋关节屈曲与伸展,内收与外展,外旋与内旋,在膝下石膏固定状态下进行膝关节连续屈曲与伸展运动。由于患部已经被石膏固定,所以训练时没有顾虑,髋、膝关节的运动练习可以使固定中的小腿肌肉从早期开始能够得到等长收缩刺激。

由于足趾屈肌群与损伤的跟腱以筋膜相分隔,屈肌腱的滑行运动对防止粘连有作用,因此,在石膏远端外露的足趾也要开始进行主动练习,方法是训练用足趾抓夹、扯拉毛巾。允许不负重或拖步(不离地面)步行。

在受伤后第 5 周起,在配置足跟垫的石膏外固定或辅具固定下允许完全负重步行,采取髋关节轻度外旋姿势步行不易被足趾绊倒,如习惯后也可不用拐杖。

(2)解除石膏后训练:在受伤后 7～10 周期间使用辅具外固定,但是该期间在进行训练时须要解除外固定。在家中每日热浴患肢,进行踝关节的主动运动,特别是坐在浴桶中采取踝关节被动跖屈位。两踝关节交互练习背伸跖屈、内翻、外翻动作。同时通过组合踝关节和足趾,描绘"α""β"字母书写笔顺以练习足部旋转动作,每个字母每次重复 30 遍,每日反复 4～5 次(早、中、晚、入浴中、就寝前)。

(3)解除辅具后训练:在受伤后 11～24 周期间进行。跟腱断裂康复治疗的最大目标是恢复踝关节跖屈肌力,能够完成使用足尖站立动作。这期间应以该目标进行训练。

(4)踝关节中立位训练:大约在受伤后 12 周,当踝关节的背伸能够达到 0°(踝关节中立位)以上时可以开始进行两足尖站立训练。起初方法是从伤后 11 周起,在用两手撑扶桌缘下,练习部分负重足尖站立。在解除外固定后减轻了局部负荷,增添了患者在训练时的心理安定感,这个方法对改善踝关节的活动度和恢复小腿的肌力非常有用。允许在泳池中练习前进、后退等步行。

(5)两足尖站立训练:在受伤后 14～16 周期间。在能够用足尖站立后允许进行慢跑(约 10min 跑 1km)、蹬自行车(10～30min,心率 120/min)、游泳(蛙泳等),然后逐渐提速。在日常生活中练习上台阶动作,努力使用足尖上行,但是下台阶尚须缓慢而行。受伤 14 周后进行踝关节橡皮筋操训练。尚须练习平衡球、半蹲动作,这些不仅对恢复小腿肌力有用,也能有效改善踝关节的活动度。练习体育运动的动作时,可采取两足趾嵌夹固定物,足跟离地呈轻度起跳的训练。奔跑训练中加入一些轻度的冲刺动作。

(6)患足尖单独站立训练:在受伤后 5～6 个月期间。如果能够用患足的足尖单独站立则允许练习原来引起损伤的运动,练习前先充分进行踝关节的背伸牵拉动作。实际训练是采取橄榄球争球时的低位姿势并用力推压墙壁,这种等长运动对牵伸跟腱、小腿三头肌有作用。用手把持固定物,练习两足乃至单足足尖站立,分别持续对腓肠肌外、内侧头进行训练,每日 3 次,每次练习 30 遍。受伤 10 个月左右可恢复肌力和适应灵活的运动。

3.影响愈合的因素和处置　训练进度有男女差异,男性较多进行运动,相对进度快些。也存在年龄差异,在 45 岁以上的患者,肌腱修复和肌力恢复相对较迟缓一些。对体形较为肥胖患者,增加肌腱载荷时要慎重。掌握训练的最终目标是恢复日常生活还是体育运动,以此增减训练量。

肌腱断裂部位与恢复也有关联,肌肉和肌腱移行部位血供丰富,可提前(2～4 周)恢复,相反,附着在跟骨附近的跟腱断裂修复最迟。而在恢复过程中出现局部发热、压痛等肌腱炎性症状时康复延迟,肌腱的狭窄部断裂以及断裂连接部不紧凑(有间隙)时也会延迟愈合。

受伤或者外固定后引起血循环障碍,导致小腿水肿,因此,除了下肢运动训练以外,在安定休息时应该抬高患肢,以尽力改善末梢循环。下台阶时肌腱移行部的不协调以及局部僵硬牵绊感是日常活动最后残留的不适,在受伤 5 个月后随着活动量增加可逐渐自行消失,而受寒时出现这些感觉往往要持续到受伤后 1 年左右,但并不影响训练。

4.训练中的危险因素和理疗及药物治疗　受伤后经过 3～4 个月能够进行跑步,在伤后 4 个月对跟腱采取超声波检查,由于活动量增加,约有 8.6％ 发生肌腱实质的细微损伤,因此,在受伤后 4～5 个月时注意避免过度训练。一旦出现跟腱运动痛、压痛、肿胀以及热感,立即终止较大的活动。这些症状估计 2 周左右可以缓解,然后可以再次进行原来的训练。下肢训练每进行 3d 休息 1d,积极使用冰块冷疗,尚须外用消炎镇痛药,对稳定症状有效。

5.再断裂　根据最近报道,无论手术还是非手术治疗,跟腱再断裂的发生率一般在 2％～10％,发生时间在解除石膏外固定后 1 个月内(受伤后 2～3 个月),尤其集中发生于最初的 1 周内,该段时期内要注意防止跌倒、踩空等,尚有在受伤后 4.5 个月发生再断裂的报道。然后这种可能性基本消除,可以恢复体育运动的训练。有统计认为在仅使用石膏外固定或经皮缝合术后再断裂的发生率相对要高,但合并辅具治疗后,手术和非手术治疗后再断裂发生率无明显差异。

6.辅具疗法　为了防止石膏外固定引起的跟腱短缩或者再断裂,使用配置足跟的小腿辅具。装着时间从解除石膏外固定(受伤后 4～8 周)起的 1 个月,如果再合并使用鞋垫保持踝关节轻度跖屈位则有利于负重练习。

7.肌力的恢复　根据对受伤后踝关节肌力定时测定结果,一般而言患侧小腿三头肌肌力达到健侧的 50％ 以上即可恢复慢跑,如果到 70％ 以上时可参与竞技性体育运动。根据临床经验,受伤后 3～4 个月能够慢跑,经过 6 个月肌力恢复相当于健侧的 75％,能够参与体育运动。

对跟腱皮下断裂在非手术治疗后的康复,在能够达到用两足和患侧单足的足尖站立后再酌情制定相应的训练内容和进度。关于造成当初受伤的动作,必须在康复的最后阶段才能在密切观察下试行练习。

二、跟腱炎(周围炎)

(一)概述

从理论上讲跟腱炎可以分为跟腱自身的炎症和包绕肌腱的腱旁组织炎症,分别称为跟腱炎和跟腱周围炎,但是在临床上两者互为关联,难以明显区别。表现为跟腱部位疼痛,以运动时疼痛为主,常伴有肿胀、局部发红、发热,主要是由于奔跑、跳跃等运动过度用力引起的非感染性炎症。由于疼痛踝关节功能限制,尤其是踝背伸活动限制。约80%发生于单侧,检查时可以进行两侧比较。

跟腱炎病变是由于运动时的过度用力导致跟腱微小断裂或变性引起,进入慢性期后肌腱丧失弹性,有时增粗硬化,活动时常出现捻发音。跟腱周围炎病变是以腱旁组织的摩擦刺激和机械刺激引起的炎症为主,然后导致组织肥厚、粘连。病理检查腱旁组织发生透明软骨样变性,有毛细血管新生,肉芽组织形成。

体检发现跟腱有压痛,踝关节被动背伸时疼痛加重。压痛局限于跟腱附着部位而不是肌腱自身,如有滑液囊炎症时局部隆起呈硬结块。

影像特点是跟腱炎(周围炎)时在跟腱的跟骨附着部可有骨赘形成,MRI能够清楚显示肌肉、肌腱等软组织的变化,一般而言肌肉、肌腱组织在 T_1、T_2 增强像均呈低信号,当有水肿、血肿、变性或腱鞘增生时信号发生变化,提示病变所在,MRI尚能发现跟腱肥厚和滑液囊炎症。

(二)治疗

跟腱炎(周围炎)的治疗原则是终止或限制引发本病的体育运动,改善日常生活习惯,原则上以各种非手术疗法为主,药物治疗在于控制炎性疼痛,使用辅具可有效减轻对跟腱的力学载荷,对于慢性患者可考虑手术治疗。

1.对患者的生活指导 应该使患者明白本病并非仅由于急性外伤引起,尚可以是个慢性演变过程,是由于经常过度使用而产生的障碍。本病发生后必须经过一定时间的静态休息,停止数个月的体育运动,否则容易形成慢性炎,影响治疗和恢复,这点在急性期(初次发病)十分重要。

2.运动疗法 原则上采取非手术治疗,即使手术后也同样需要后续非手术处置。

第1阶段(有重度疼痛时):使用绷带、毛巾等练习足趾伸展屈曲活动。初次发病时要保持跟腱病变部位1~2周的稳定,避免刺激,而反复频繁发生的慢性患者则需保持4~6周的稳定。在该期间仅可进行日常生活的活动。奔跑、跳跃等动作可导致跟腱过分紧张、滑动、牵引以及收缩载荷,禁止进行这些运动。

第2阶段(有轻度疼痛时):进行静态跟腱牵拉。为了增加足底部的柔软性,充分牵拉小腿三头肌和跟腱必不可少。以踝背伸为主,而跖屈及踝内翻、外翻更加重要(参见"跟腱断裂")。训练后对跟腱部位进行冷疗或者用冰按摩。这个时期对跟腱载荷少的游泳和在泳池中行走有积极作用。

第3阶段(基本不痛时):进行两足用力,然后过渡到使用单足尖抗阻训练,同时练习踝关节抗阻运动和跟腱动态牵拉动作。

第4阶段(无痛时):可以开始慢跑等轻松运动,然后进行两足起跳训练,反复间歇性练习不太剧烈的短距离冲刺动作。

第5阶段(恢复体育运动):一般而言,如果不但在运动时,在运动后也不出现疼痛、发红、肿胀以及发热且跟腱周围也无压痛时可以恢复体育运动。恢复运动后须避免增加激烈的运动量以预防复发,运动前后先采取拉伸等准备动作,运动后应该进行冷疗。不仅是小腿和踝关节,包含膝、髋关节等,要使整个下肢获得柔软性,维持并强化其功能,以此减轻对跟腱的载荷。

3.理疗 为减轻疼痛常合并使用理疗方法。采取微电流神经刺激(MENS)治疗,将电极板置于腓肠肌腹部和患部,也可使用肌肉电刺激器(EMS)(低周波)治疗(电极板置于腘窝和足底),超声波治疗则可直接针对患部进行。

4.药物治疗 肾上腺皮质激素和局部麻醉药的局部注射对缓解局部疼痛有效,但是频繁注射可引起肌腱脆弱,有可能导致病理性断裂或感染,为相对禁忌证。

夜间可用消炎镇痛药配合外用膏药以减轻疼痛、肿胀和局部发热。

5.辅具疗法

(1)足底辅具板:使用具有缓冲吸收作用的材料制成足底辅具板或者足跟辅具,垫高鞋跟 1cm 以缓和足跟着地时的冲击。足跟外翻引起的足内旋可增加跟腱的过分紧张,使用内侧楔形足底辅具以纠正足跟一下肢力线,O 形腿可在足底外侧插入楔形辅具以纠正力线。

(2)缠胶带:在运动中踝关节背伸加载于跟腱,而在安静时或者局部症状明显时,使用缠胶带固定踝关节在轻度跖屈位,以减轻伸展产生的压力。

6.手术疗法　以上非手术治疗无效者且疼痛明显时适应手术治疗,手术方式有跟腱内瘢痕切除和跟腱滑液囊切除,前者切除瘢痕组织可促进炎症部位愈合,后者根据滑液囊发生部位切除,也有合并切除跟骨隆突部分。术后活动量大的患者可有复发。

三、踇外翻

近年来踇外翻的发生率有所增加,认为可能与穿着不适宜鞋和出门坐车步行减少以及足部功能软弱有关,本节就其病变进行说明,然后主要对穿鞋问题和辅具治疗进行解析。

1.发病机制　踇外翻是指以第一跖趾关节(MTP,MP)为中心,发生第一趾的近节趾骨外翻、内旋,第一跖骨相对于跖跗关节内翻的骨关节变形。第一跖骨头突出后与鞋帮接触摩擦,导致其内侧的皮肤和滑液囊产生炎症,引起局部发红、肿胀和疼痛。跖趾关节内侧的关节囊和韧带松弛,外侧的关节囊紧张,合并通过踇趾外展肌作用,将内侧关节囊和足底的 2 块籽骨牵向外侧,籽骨可明显外移。踇长伸肌腱和踇长屈肌腱也向外侧移动,因此,各自的背伸、跖屈活动功能丧失,形成内收力。这些作用结果使得在步行中踇趾游离地面受影响,而由第一跖骨头代偿,加重扁平足畸形。然而踇外翻大多伴有扁平足,特别是当足底横弓松弛高度下降时,压力集中于第二和第三跖骨头的底侧,往往因此产生胼胝和疼痛。

引起踇外翻的原因有第一跖骨内翻、穿着不适宜鞋、扁平足、关节松弛、炎症(RA)以及脑性麻痹等。

2.穿鞋指导　穿着不适宜的鞋是产生踇外翻的原因,诊断踇外翻时必须检查日常穿着的鞋具。观察患有踇外翻患者的鞋具,往往鞋的前部宽度小于前足宽度,经常穿着这种鞋后可促使踇趾发生外翻畸形,或者穿着鞋跟增高的鞋,行走时载荷集中于前足部,导致足底横弓松弛,高度下降,前足部横向扩张,形成踇外翻。所以指导患者选用前部较宽、合适足大小的且鞋跟较低(3cm 以下)的鞋。而且,踇外翻时足底横弓塌陷,要求鞋底具有坚实的支撑作用,或者说配置能够牢靠支撑足弓的鞋垫,并且要求鞋跟宽大维持足跟在中立位以免外翻。但是建议使用的鞋并不美观,年轻女性常常难以接受,所以指导平素穿着足部感到较舒适的鞋,根据需要不妨允许偶尔短时间穿着高跟鞋。

3.非手术疗法　对于轻度畸形,即踇趾近节趾骨和跖骨长轴形成的踇外翻角在 30°以内,以及即使有中度以上畸形而没有疼痛、肿胀或者合并有疼痛、肿胀却不愿手术治疗的患者可以施行非手术治疗,具体方法有牵伸、增强肌力以及辅具疗法等。

(1)牵伸方法:踇外翻时由于跖趾关节的外侧关节囊紧张,踇内收肌也有短缩,所以可用手指夹持踇趾向内推压,牵伸跖趾关节外侧的关节囊、韧带和踇内收肌。或可使用较宽的橡皮圈,套入两踇趾做相对分离牵拉,这种方法也有效。

(2)强化足部肌力:经过以上牵伸后,依靠自力进行踇趾外展动作以强化踇趾外展肌腱的力量,使第一跖趾关节在背伸或者跖屈位下进行外展移动,指导患者用手放在踇趾外展肌腹上,确定外展运动时是否出现肌肉收缩。这在轻度畸形时比较容易,但有明显畸形时宜在纠正畸形姿势下被动训练,这种动作每日进行 200 次左右。然而足弓松弛低下,肌力软弱者居多,可采取踩竹棒、足尖或足跟站立动作,或者通过使用足趾夹持小物件等动作强化足部肌力。

（3）辅具：夹趾脱鞋对纠正畸形有作用，也对足部肌力强化有效。矫正畸形的辅具是置于踇趾和第二趾之间，可有效发挥矫形作用。或者在内侧装置辅具，通过将踇趾向内侧牵引的方式纠正畸形，也有组合足底板和绷带的矫形方法。在内侧置放辅具牵引踇趾的方法在术后常使用，以此维持术后位置。

踇外翻时足底横弓的作用丧失，相当第二和第三跖骨头部的皮肤产生胼胝和疼痛，为分散对该部位的载荷，维持横弓的功能宜使用足底插板。

四、踝韧带损伤的非手术疗法

踝关节韧带损伤是平时经常遇到的外伤疾病，发生率在整个外伤疾病中约占12％，其中约90％是踝外侧韧带损伤。以往对踝韧带损伤的治疗并未引起重视，处置简单，疗效也不理想，因此，在日本大多采取手术治疗。然而近年来已经证实并公认，采取系统扎实的非手术治疗能够获得良好的效果，现在非手术疗法已经成为治疗韧带损伤的主流。进行非手术疗法的关键是首先使患者充分了解踝关节韧带损伤的病变状态和治疗，按照医嘱处置，否则难以达到预期的结果。

1.损伤机制　踝关节韧带由内侧韧带、外侧韧带和下胫腓韧带组成，但是由于解剖学的软弱缺陷原因，常因为遭受使踝关节内翻外力而使外侧韧带容易损伤。外侧韧带损伤时最初是踝关节前外侧关节囊发生破裂，继而引起前距腓韧带断裂，随着外力持续增大，先后产生跟腓韧带直至后距腓韧带断裂。治疗过程中关键是不能再施加造成踝内翻的外力。根据损伤程度可以大致分为韧带纤维轻度损伤（Ⅰ度）、韧带部分断裂（Ⅱ度）和韧带完全断裂（Ⅲ度），往往合并有撕脱骨折、关节软骨损伤，撕脱骨折在孩童患者多发，而软骨损伤多见于重度韧带损伤或反复韧带损伤时。

2.治疗　受伤后的初期治疗是在伤后2～3d进行RICE疗法，即休息制动、冷却、压迫和抬高。冷却方法可使血管收缩，对减轻肿胀、解除疼痛有效，患肢抬高可减少血流，有助出血的吸收，压迫可减少出血。然后施行石膏或辅具的固定治疗和运动疗法，对于合并撕脱骨折或软骨损伤患者采取手术治疗。

（1）固定治疗：是使用石膏或辅具在一定期间内固定踝关节，将踝关节固定在韧带断端对接的位置，冀图达到修复。石膏固定主要用于患者对踝关节韧带损伤的病变和治疗不十分理解或者损伤严重仅用辅具固定有所担心时，石膏固定范围从小腿至足尖，固定4周。固定时可外置行走用跟垫，固定后即刻可允许拄拐负重步行。早期负重对改善患者的日常活动以及对损伤韧带的适度载荷有益。也有学者认为外固定时间长些比较妥当，然而这样会引起韧带和骨组织的萎缩，降低力学强度。4周是韧带修复所需要的时间，在然后2～3个月配戴辅具，避免内翻外力，保护修复中的韧带。这样治疗的效果良好，也能有很好的稳定性，大多能恢复原来的体育运动。

（2）辅具治疗：踝部辅具是将条带装在踝关节支撑器具上，条带缠绕踝部可以使关节稳定，缠绕时将支具固定在踝关节的内侧或外侧。使用时最为担心的是该辅具是否能够对抗引发踝内翻的外力，迄今在生物力学、放射学方面的研讨已经作出肯定的结论。有报道对辅具疗法和石膏固定治疗进行比较，结果是辅具治疗对踝关节同样具有稳定作用，与石膏固定时无差异。此外，在足球运动中，使用辅具者比未装着辅具者再度受伤的概率较低。因此，现在已不再仅局限于治疗需要，为预防再度受伤目的而配戴辅具。

Ⅰ度损伤时需要在受伤后持续装着辅具1个月，而Ⅱ～Ⅲ度损伤则需辅具固定3～4个月，而且在受伤2个月内要求全天装着，不能拆除。由于患者常随意卸除辅具，因此，从开始辅具治疗时就要充分说明治疗方针，征得患者理解并按医嘱进行。

（3）运动治疗：是使用辅具或其他支具，在限制踝关节左右晃动下从早期开始进行运动训练，维持肌力和协调性,获得踝关节的稳定,能够及早恢复体育运动和回归社会。

具体内容有抬高患肢、热浴、收缩小腿和踝部肌肉以解除肿胀,热敷后进行被动和主动的跖屈、背伸、内翻、外翻等动作以增强关节活动范围。背伸尚有受限时多采取内翻姿势,这时容易引起再度损伤,可以在牵引下充分练习背伸动作。增强肌力训练可以借助沙袋和橡皮筋进行。增强产生外翻动作的腓骨肌群肌力在对抵抗内翻外力方面非常重要。采取主动运动或者利用沙袋、橡皮筋(管)等抗阻主动运动以增强肌力,背伸肌和跖屈肌之间以及内翻肌和外翻肌之间的不平衡是引起再受伤的原因,训练时应该引起注意。治疗后可有诉说动作时不稳感(功能不稳),尽管张力下 X 线检查稳定性良好,这是由于神经运动器间的协调不良,使用不稳定板进行这种协调训练有效。这些强化肌力、活动范围以及神经—运动器间协调训练也可作为后续康复,在固定治疗结束后进行。

Ferkel 等报道在断裂韧带尚未完全愈合前,早期进行运动可使断端产生炎症,引起滑膜炎、瘢痕组织,成为疼痛的原因,所以早期进行运动疗法时要考虑到出现这种影响的可能。

(甄瑞鑫)

第十五节　断肢与断指再植

一、概述

肢体或手指的离断性损伤是严重的创伤,对人体的功能和心理会造成严重伤害。因此,多少代医生进行了不懈的努力,试图将离断的肢体或手指接活使其恢复原状。随着血管外科的发展,在 20 世纪初,一些学者开始进行小血管吻合技术的研究,为断肢再植奠定了基础。1962 年美国 Malt 和 Mc Khann 成功地接活了一位 12 岁男孩完全离断的上臂,成为世界上第 1 例断肢再植临床成功的病例,但他们于 1964 年才报道。1963 年上海市第六人民医院陈中伟等接活了我国第 1 例前臂完全离断的肢体,并于同年 9 月在罗马举行的第 20 届国际外科学术会议上发表,成为世界医学史上首先报道的病例。1963 年末,北京积水潭医院开始进行兔耳再植的研究,在家兔断耳再植成功的基础上,继而在临床上取得指动脉吻合的成功。1964 年 7 月王澍寰等为 1 例示指完全性离断的 6 岁患儿施行再植手术,再植指 2/3 成活,成为国内外首例取得断指再植大部分成活的病例。日本的 Komatsu 及 Tamai 于 1965 年 7 月进行了 1 例拇指完全离断的再植手术,获得了成功,但 3 年后才作报道。在以后的数年里,断肢及断指再植很快在许多国家的许多医院开展起来,并获得了很好的成绩。目前我国断肢与断指再植无论在数量上还是在质量上均在国际上处于领先水平,在再植的类型、适应证的选择及成活率等方面均有较大突破。

二、急救处理与保存

在发生肢体离断伤的现场做急救处理时,首先应注意伤员有无休克情况,有无其他部位的合并损伤。如有休克或其他危及生命的创伤,要迅速进行抢救。近断端如有活动性出血,应加压包扎。如局部加压包扎仍不能止血时,可应用止血带,但必须记录时间,每小时放松止血带一次,放松时间通常为 10～15 分钟。对于较大的动脉断端出血,如腋动脉位置比较高,不易采用局部加压或止血带止血时,可用止血钳将血管残端夹住止血,但需注意不应过多地钳夹近端的血管,以免血管损伤过多。对不完全离断伤,可使用夹板制动,以便转运和避免加重组织损伤。完全离断的肢体或手指的妥善保存可减慢其组织变性,延长再植时限,为再植成活创造条件。正确的保存的方法应是:用无菌湿纱布包好,再包以无菌的干纱布,置于4℃冰箱冷藏保存。如现场距离医院较远,转运的时间较长或在炎热的季节,为了减慢离断组织的代谢和局部细菌繁殖,可根据条件,将断肢或断指用清洁布类包好后,放于无孔塑料袋内,周围放置冰块,然后迅速转送医院。不可将其直接置于冰块上或冰箱冷冻室内,这样可造成细胞浆的水分冰冻膨胀,致使细胞膜破裂,细胞死亡,将难以再植成活。

三、断肢与断指的分类

断肢是指四肢大肢体的离断性损伤,而断指则是手指的外伤性离断。肢体或手指离断的类型根据其损伤的程度分为两类:

1.完全性离断　离断肢体或手指的远、近两断端之间完全分离,无任何组织相连,或仅有少许损伤严重的组织相连,而在清创时,又必须切除才能再植者,为完全性离断。

2.不完全性离断　伤肢的软组织大部分断裂,断面有骨折或脱位,残留相连的软组织少于该断面组织总量的1,重要的血管断裂或栓塞;或伤指断面仅有肌腱相连,残留的皮肤不超过周径的1/8,其余血管组织均断裂,伤肢或伤指的远端无血液循环或严重缺血,不进行血管修复将引起坏死者为不完全性离断。

临床上,不完全离断容易与某些严重的开放性损伤相混淆,开放性骨折或脱位同时有软组织的断裂,但如果伤肢剩余的软组织超过断面总量的1/4,或伤指残留皮肤超过周径的1/8,尽管须依赖血管修复才能使其远端存活,也不能称为不完全离断,应诊断为伴有血管损伤的开放性损伤或伴有血管损伤的复合损伤。如果伤肢相连的软组织少于断面总量的1/4,或伤指残留的皮肤亦不超过周径的1/8,但其中存有完好的血管,可维持离断远侧的血液循环,不需作血管修复远侧段就能存活,也不能称作不完全离断。

四、离断伤的伤因分析

离断的肢体或手指是否具备再植条件与致伤原因有密切关系。不同的致伤原因造成的伤情也各有不同特点。

1.切割伤　切割性离断一般是由切纸机、铡刀、斧或菜刀致伤,断面整齐,污染较轻,两断端清创短缩很少,血管吻合后通畅率高,再植后功能多较满意。这类损伤适合于再植。

此类损伤中常使医生产生错误认识的是切纸机伤,这类损伤虽然断面整洁,但并不一定具有良好的再植条件。因为切纸的工作程序是将纸张送入刀下,先由重达几百公斤甚至上吨重的"千斤"将纸压住,随后切刀落下,完成切纸过程。如果手指在送入纸张时被压住切断,虽然断面整齐,但手指的指体常因受到较大压力,发生指骨骨折及毛细血管床的损伤,会给再植成活增加困难。

2.电锯伤　由于电锯锯片的厚度、锯齿"开路"及锯片的左右轻度振摆,所以,电锯伤断指断面常造成0.5~1.0cm左右的组织缺损,创面参差不齐,骨质可有局部劈裂。但这类损伤对两断端的血管神经束及肢(指)体本身挫伤多不明显,故两断端经彻底清创后类似切割性离断,虽然有较多短缩,但成功率仍较高,再植后功能恢复也较好。

3.挤轧伤　主要包括各种交通肇事所致的离断伤,机器齿轮及冲压性离断伤,和面机及搅拌机所致的离断伤。这类损伤伤情多种多样,常伴有多发性、粉碎性骨折,断面不规则,两断端组织挫伤严重,污染较重,再植条件差,再植后功能恢复也较差。

4.压砸伤　压砸造成的离断,骨骼及软组织的损伤严重,再植的可能往往较少。也许有某个手指,或断肢(指)的某一节段尚好,可争取原位再植或移位再植,以重建严重损伤的肢体或手的部分功能。

5.撕脱伤　肢体(或手指)被缠入旋转的机器或皮带轮,或被缆绳绕紧绞断,常造成血管、神经、肌肉或肌腱的撕脱,伤情较重,再植条件较差,这类离断伤中个别尚有一定条件者可采用血管移植或血管、神经、肌腱移位吻接法进行再植。

6.爆炸伤　多因鞭炮、炸弹或爆破所致离断,大部分呈毁损性损伤,各种组织损伤、污染较重,断面参差不齐并可伴有其他复合伤,这类损伤一般无法再植。

五、再植的适应证与禁忌证

肢体和手指离断后,经过再植手术,最大限度地为患者恢复功能,这是进行再植手术的目的,再植的适应证应当与再植的目的相统一。同时,再植的适应证又是相对的,随着时代与医学技术的发展而不断变化,伴随着外科技术,特别是显微外科技术的发展,以及对损伤及再植规律认识的不断深化,再植适应证的选择会不断发展。断肢和断指是否适于再植,是受许多因素制约的,包括损伤情况、医生的技术能力、医院条件、患者的经济情况、职业、生活要求、主观意愿及是否合并重要器官的严重损伤等。为此,应对再植的适应证有较全面的考虑。

1.全身情况及年龄因素　肢体或手指离断伤绝大部分发生于青壮年,出于美观及生活和工作的需要,多迫切要求再植。病人伤前一般身体状况良好,多能耐受较长时间的再植手术,如有再植条件,应努力再植。老年患者,因平时多有不同程度的慢性全身性疾病,适应证的选择应从严。对于儿童的断肢和断指要积极再植。因为小儿处在生长发育阶段,对创伤有较强的修复能力,对功能恢复有较强的适应能力。再植成活后,效果多较成人理想。如随便放弃再植,将给他们带来终生残疾。

肢体或手指的离断损伤,有时合并颅脑、胸、腹等其他部位脏器的损伤,在进行再植手术之前,对有无合并损伤应详细地作全身检查。有些病例在受伤的当时或伤后短时间内,脏器合并损伤的体征表现还不显著,虽经检查有时也不能做出肯定诊断。当怀疑有脏器合并损伤时,在进行再植手术过程中,必须密切观察全身情况的变化,一旦发现情况恶化,须及时查明原因,必要时应停止再植手术进行抢救。

离断损伤的病人如果发生休克,要迅速矫正,然后再进行再植手术。这种休克多属于失血性的,因此,需要输血以补充血容量。不适当地应用升压药物,可以掩盖血容量的不足,造成血压一时平稳的假象,使体内重要器官较长时间地处于缺血状态。在休克状态或低血压下进行断肢再植,十分危险,可使休克加重或成为不可逆性,或发生急性肾衰竭。总之,在考虑是否进行再植之前,首先要注意全身情况,在全身情况许可的条件下,再考虑局部条件是否能再植。

对于患有血液系统疾患致血小板功能及出、凝血时间不正常的病人,对于精神状态不正常,如躁狂型精神分裂症的病人,在原有疾病未得到有效控制以前,不应勉强进行再植。

2.缺血时间与再植时限　离断性损伤的组织缺血持续到一定时间,即使重建血液循环也难成活,而组织耐受缺血的时限,迄今为止尚无定论。据动物实验观察,断离的肢体温缺血10小时,组织呈轻度分解变性,10～15小时,断肢组织内糖原明显下降,乳酸急骤增高,组织呈中度至重度变性。国内外有关断肢的多项研究,提示断肢再植的时限,主要取决于骨骼肌缺血后的损害程度。肢体离断组织缺血后,细胞毒性代谢物氧自由基积聚,当接通血管血流再灌注后,随着组织代谢的恢复,氧自由基将破坏细胞膜的结构,导致细胞功能丧失。随着肢体缺血时间的延长,再灌注后释放的氧自由基增加,恢复血流,不仅不能改善肢体骨骼肌细胞的功能,反而会出现更严重的损伤,即所谓的缺血与再灌注损伤。

临床上遇到缺血时间较长的断肢,在再植手术前,可通过一些方法测定骨骼肌变性程度,用以判断再植后成活的可能性。有学者报道,采用磁共振波谱技术,测定离断肢体的骨骼肌组织中,磷酸肌酸与细胞内无机磷的比值,缺血后此值降低幅度明显,这对于判断离断肢体的变性程度以决定是否予以再植具有临床应用价值。另有学者报道,采用荧光发光法,测定肢体离断后室温下保存人前臂屈侧骨骼肌中 ATP 的含量,同时观察骨骼肌在光镜、电镜下的亚显微结构变化。发现人离断肢体骨骼肌中 ATP 含量与骨骼肌变性程度有明显的对应关系。当骨骼肌中 ATP 含量下降 95% 以后,其电镜下发生了不可逆性损伤。因此,根据人骨骼肌中 ATP 含量的变化可以确切地判断肌肉的变性程度,从而为临床判断离断肢体能否再植,提供了一种检测方法。当然,这些还有待于临床实践和实验研究的进一步检验。

季节的变化对再植时限也有影响,在寒冷季节,缺血时间可相对延长;而在盛夏及高温环境下,组织新陈代谢旺盛,变性较快,缺血时限必然缩短。

3.创伤及保存情况　离断的肢体或手指是否具备再植条件与致伤原因有密切关系,在估计再植成活的可能性与再植手术的难易程度时,即应了解致伤原因。一般整齐离断损伤常由于铡刀、切纸刀、电锯、铣床等造成,断面干净,创缘较整齐,创面没有严重的组织捻挫,血管吻合后通畅率高,再植后功能多较满意。而由于搅拌机、和面机、冲压机、制砖机、爆炸伤、交通事故等所造成的多是不整齐离断伤,多为绞断、撕脱、辗轧、压砸性损伤。由于组织损伤范围广泛,伤情较复杂,再植成功率较低,再植后肢体的功能恢复也多不理想,准备再植时,应慎重考虑。

再植的断肢(指)预计其功能应比假肢(指)好,才有再植价值,功能再植才是再植的最终目的,但有些病例在手术前不易肯定其最后功能如何,因此不应轻易放弃再植的机会。儿童因骨骼尚在发育中,不等长的肢体在发育过程中可以有所代偿,所以儿童的断肢即使短缩得较多,也应考虑再植。双下肢离断伤,两侧均可行再植;若一侧已无法再植,只能行另一侧再植时,允许短缩的程度可以放宽。双侧上肢或下肢的离断伤,如损伤严重不能再植,或再植后不能恢复其功能,有时可根据损伤情况,将一侧肢体完整的远端移植至另一侧肢体的近端,以便修复一侧肢体的功能。肩部撕脱性离断的肢体,如臂丛神经从根部抽出,则不宜进行再植。否则,在再植过程中,付出了很大代价,伤员耐受很大痛苦,神经损伤无法修复,最后只能得到一个完全无用的肢体。

总之,再植的适应证是相对的,随着时代的前进及医疗技术的进步会不断有新的变化和发展。

六、再植手术操作程序

一般情况,再植手术的步骤是在清创后先建立骨支架,随后缝合肌腱和神经,然后吻合静脉,再作动脉吻合。

1.清创术　清创术是处理开放损伤的基础。认真清创,对预防感染,减少术后组织粘连,减轻组织瘢痕,促进侧支循环建立,都具有极重要的作用。

为了缩短手术时间,对完全离断的病例,宜分成两组同时清创,一组进行近断端清创,另一组进行远断端清创。清创的第一步是刷洗。用清水和肥皂水刷洗三遍,创面用生理盐水冲洗干净后,进行皮肤消毒。清创不但要清除创面内的异物和污染组织,而且也要清除创面内无生机的组织,特别是肌肉和皮肤。辨别肌肉和皮肤有无生机的重要标准之一,是看其有无血液供应,这在近断端创面比较容易观察,在远断端创面上需靠观察组织的形态改变来判断。

在清创过程中,应先找出重要的动脉、静脉、神经的断端,用 3-0 或 5-0 线作标记,以此为中心,去除周围污染挫伤的软组织,保留肌腱,留待修复。清创后用生理盐水、稀释的碘伏溶液及 3% 过氧化氢溶液反复清洗、消毒创面。可用肝素盐水对离断肢体进行灌注冲洗,断指一般不必灌注血管。

2.骨关节内固定　肢体或手指离断伤,骨支架的连续性已遭到破坏,在进行血管和其他软组织修复之前,需重建骨、关节的连续性。

对一般开放性骨折的处理原则,同样适用于再植手术,但在再植手术中,需将两骨断端缩短,以便于软组织和血管的修复。骨骼的短缩要与软组织情况相一致,短缩不足会造成血管吻接时产生张力,短缩过多,将会影响再植肢(指)体的长度。对于儿童患者,远、近断端骨骼切除时应尽可能地保护骨骺,使再植后不影响骨的生长发育。缩短骨断端的同时,应为接骨创造较好的条件,尽量使两骨端有较稳定和较大的接触面,并便于做内固定及有利于骨愈合。

骨内固定的要求是,骨端要对合准确,断面要紧密接触,固定牢固,不应有成角或旋转畸形。常用的内固定方法有螺丝钉、钢板、克氏针、钢丝或骨栓等,术者可根据具体条件及操作习惯选择。

3.肌肉和肌腱的修复　骨骼内固定完成后,如肌肉、肌腱没有缺损,应争取早期缝合,此时解剖关系比较清楚,操作较简便,有利于功能恢复和骨骼愈合。缝合肌肉时,应注意创面止血,避免术后形成血肿,影响肌肉的收缩功能。缝合肌腱时,可先缝合伸肌腱,后缝合屈肌腱,以便于调节肌腱张力。张力调节过大,术后可能会影响肌腱愈合;张力过于松弛,则会导致伸或屈的力量不足。

离断损伤的所有伸、屈肌腱断裂后,原则上均应早期直接缝合。但根据不同的离断平面,为了减少粘连的机会,有时对功能不重要的肌腱,可以不缝合。如指屈肌腱的修复,一般只缝合指深屈肌腱,而将指浅屈肌腱切除。手指伸、屈肌腱缝合后,手指应处于休息位,说明肌腱张力调节适宜。

4.修复神经　神经修复是再植的肢体或手指恢复运动和感觉的基础。神经修复得好,不但运动功能得以恢复,同时还可恢复痛、触、温觉,而且肢体或手指的外观常恢复得较满意。而神经修复不佳时,不但运动功能丧失,而且断肢(指)干瘪,痛、触、温觉迟钝,常被烫伤或冻伤;有些出现痛觉过敏,使再植的肢体或手指难以使用,成了累赘,有时不得不采用解脱术来解除痛苦。因此,精心细致地修复神经是非常必要的。

神经吻合时,应切除两断端已挫灭的神经组织,调试张力,尽量使其能在无张力下缝合。一般用9-0无创线作神经外膜的间断缝合。当神经缺损时,可采用神经移植的方法进行修复。

5.血管的修复　血管修复是断肢(指)再植成活的关键;因此,要求在血管吻合时做到高质量地操作。

根据清创时两断端已标记的血管数目、位置进行选择搭配,确定准备吻合的血管。吻合前,应再对血管作细致清创,剪除有挫伤的血管断端至正常的管壁处,将远、近两断端各游离出一小段,使之便于安放血管夹及翻转。清除管腔内血块等附着物,去除管口的外膜,用肝素盐水冲洗断端管腔后,即可进行吻合。一般采用二定点端端吻合法,吻接完毕放开血管夹后,即可见到血流通过吻合口使远侧端管腔充盈。

血管吻合的次序,因人而异。有人先吻合动脉,后吻合静脉,认为这样可以缩短一些缺血时间,也可以从静脉断端放掉一些回流的血,带走一些代谢产物,减少术后毒血症的反应。至于短时间内,有限的血流,能否起到冲洗缺血组织代谢产物的作用,还有待进一步的证实。也有一些人先吻合静脉,然后吻合动脉,放松血管夹,建立血液循环后,即不需要人为地再阻断血流,而增加吻合口栓塞及血管痉挛的机会,可以减少出血,并保持手术野的清晰。

在正常情况下,静脉内压力小,血流慢,动脉中压力大,血流快,口径相同的动、静脉,在单位时间内,其血流量却相差很多。临床进行再植手术时,如果有条件,则尽量多修复静脉,以保证有足够的静脉回流通道。再植时静脉修复的数目多,有利于减轻术后肿胀,也增加了预防术后静脉栓塞的安全系数。血流量与血管管径间存在着密切的关系,再植术中具体操作时,应优先和重点吻合较粗的起主要循环作用的血管。

6.皮肤的修复　断肢和断指再植时,应强调一期闭合伤口。缝合伤口张力不宜过大,张力过大可直接影响血液流通,而且也有使伤口边缘坏死裂开可能。为避免缝合皮肤时针线损伤已修复的血管,应选择血管间隙处的皮肤进针缝合。为防止皮肤的环形狭窄,可以在断面两侧皮缘上分别作多处相对的三角瓣,形成几个Z形皮瓣缝合。皮肤过于松弛时,应切除多余的皮肤,以免皮肤臃肿,影响功能及外观。如果皮肤有缺损,可用断层皮片修复,创面上即使有神经干、血管或较细的肌腱,游离植皮多数也可以成活;有时也可利用局部皮瓣转移覆盖创面中无血液供应的组织,再辅以游离植皮覆盖血液供应良好的创面。还可以在再植手术的同时,用游离皮瓣修复创面。

七、术后处理

再植手术的成败,固然取决于术中是否能成功地吻合血管,但如术后处理不正确,常容易导致再植失败。

1.术后护理　患者应安置在安静、舒适的病房中卧床休养。室温应保持在22～25℃。适当抬高伤肢,以利静脉回流,防止和减少肢体的肿胀。应用60W照明灯,距离约40cm照射局部,使局部的血管扩张,以改善末梢血液循环。

术后应密切观察局部血液循环。一般通过观察再植肢体的皮肤或甲床颜色,查看毛细血管充盈反应,以了解血液循环情况。应用皮温计进行局部皮肤温度的测定,利用伤、健侧同部位的皮温与室温之间的差别变化进行比较,以了解血液循环情况;在测量皮温时,应关闭烤灯,使伤、健侧处于相同条件中1～2分钟后再测量,以免环境条件不同造成误差。在术后两天内,应每小时测量一次皮温,两天后改为两小时测量一次,以后视情况逐渐延长测温间隔时间。如果在观察过程中发现伤侧的皮温逐渐下降,与健侧皮温差距逐渐增大,而皮温与室温逐渐接近,表明血液循环发生障碍,应及时处理。

2.注意全身情况及时补充血容量　伤员经受创伤和长时间的再植手术后,常失血较多。低血压容易使吻合的血管栓塞,贫血容易使再植的肢体或手指缺氧,两者直接影响断肢或断指的成活。所以,术后要抓紧时间补充血容量,矫正贫血,并密切注意有无毒血症发生及急性肾衰竭症状。

3.应用抗生素预防感染　断肢再植术后局部若发生感染,可以使吻合的血管栓塞,吻合口破裂或发生败血症等。因此,除要在手术时做到彻底的清创和严格遵守无菌操作外,术中及术后还应及时应用广谱抗生素以预防感染。

4.抗痉挛及抗凝药物的应用　常用的抗血管痉挛药物为罂粟碱,它对血管平滑肌有松弛作用,可使全身血管床呈扩张状态。一般应用5～7天后逐渐减量,不宜突然停药。抗凝药物一般应用低分子右旋糖酐(平均分子量为41000),以降低红细胞之间的凝集作用和对血管壁的附着作用,并可增加血容量,减低血液的粘稠度。由于肝素全身应用后容易引起局部和身体其他部位的出血,又会延迟伤口愈合时间,在一般情况下不主张使用,而在吻合直径2mm以下的小血管时,可慎重使用。

5.再植术后早期血液循环障碍的处理　术后早期由于疼痛、情绪波动、吸烟、寒冷刺激等原因,可引起血管痉挛,发生血液循环障碍。当动脉痉挛时,断肢或断指的皮肤和指甲苍白,指腹塌陷,抬高肢体时皮肤出现花斑,毛细血管充盈时间延长,皮温下降,针刺指端渗血减少或不出血;当静脉痉挛时,伤指皮肤和指甲发紫,指腹膨胀,毛细血管充盈时间缩短,皮温下降,针刺指端渗出紫黑色的静脉血。出现血管痉挛性血液循环障碍后,应及时找出并消除引起血管痉挛的因素。可以采用神经阻滞或即刻静脉注射罂粟碱30～60mg(成人量)。血管吻合口栓塞的临床表现与血管痉挛类同,因此,术后发生血液循环障碍时,如采用解痉及扩张血管的措施无效,则可能为吻合口栓塞,应及早施行手术探查,重新吻合血管。

八、再植后的功能恢复

断肢和断指再植的目的,是为了恢复伤肢或手的功能。在接活断肢和断指后,使伤肢和手恢复更多的功能,是进一步提高再植水平的课题之一。

(一)影响再植功能恢复的原因

提高再植肢体和手的功能,应先了解影响功能恢复的原因,才能找出解决问题的途径。

1.损伤的原因　缺血时间过长,骨骼短缩,肌肉、神经缺损,关节破坏等所致的功能障碍,是由损伤所决定的,而在再植过程中,常无有效方法克服。

2.操作处理的原因　再植过程中,由于处理不当,使能够保存的功能或能够恢复的功能进一步丧失掉。这是需要我们注意避免的,这也是进一步提高再植水平需要注意和解决的问题。

(1)血液循环不良:在再植成活的病例中,血液循环状况有时差别很大。血液循环良好的病例,术后肿胀轻,粘连少,关节活动度大,组织营养良好,神经及肌肉功能也容易恢复。血液循环差的病例,虽勉强成活,但水肿明显而且持续时间很长,肌肉、关节囊和其他软组织由于长时间缺血、水肿而纤维化,发生僵硬及广泛粘连,术后虽经物理治疗,但多收效不大。此类病例,在晚期多不能用修复手术来改进功能。

(2)感染及组织坏死:由于清创不彻底,对没有活力的肌肉或皮肤清除不够,使创面感染,造成血管栓塞、肌腱坏死、骨髓炎等。而没有生机的组织将发生坏死、液化,将加重感染。因感染形成广泛瘢痕,即使侥幸能够成活,也会导致瘢痕挛缩、绞窄、粘连等而严重影响再植肢体和手的功能恢复,往往需做多次复杂的晚期修复手术,才能挽救部分功能。

(3)组织一期修复欠佳:再植的成败关键在于血管的吻合;因此,手术时多集中精力吻合血管,至于对其他组织的修复,则有时草率从事,或对某种组织修复到遇困难时,即放弃早期修复的机会而留作晚期修复,这样势必影响再植的功能质量。

(4)组织粘连:因粘连而影响功能的组织主要是肌腱。在再植病例中,常是数条断裂的肌腱在同一水平吻合,而且多处于骨折及其他断裂的组织之间,愈合后会发生程度不同的粘连。应尽量使吻合点有一个比较理想的基床,以减少粘连发生的机会和减轻粘连的程度。

(5)肌肉缺血挛缩:肢体离断后,肌肉对缺血比较敏感,从肢体离断到重建血液循环,肌肉有部分细胞已发生不可逆变性反应,以致后来发生不同程度的纤维化;肌肉恢复血液循环发生肿胀后,由于肌筋膜等组织的限制性作用,使肌肉没有缓冲的余地,从而发生血液循环障碍,导致缺血性挛缩。再植手术时,除应尽快使离断的肢体重建血液循环外,对缺血时间较长的断肢,应将筋膜腔作切开减压,其中包括手背部肌筋膜的切开,以改善肢体的微循环。术后应用高压氧等治疗措施,对预防或减轻肌肉挛缩有一定的作用。

(6)适应证选择不当:离断肢体损伤严重,虽然能接通血管使其成活,但其他组织没有修复的条件,如肌肉、肌腱、神经等,特别是神经,如肩部离断,臂丛牵拉断裂或从神经根部抽出,这种断肢因损伤平面的血管较粗,再植虽然比较容易接活,但由于神经损伤很难修复;因此,再植肢体也多无法重建功能。又如一侧下肢离断,肢体长度缺损过多,再植后伤肢过短,不一定比合适的假肢优越。类似上述这些断肢,是否应该进行再植,需要慎重考虑。在开展再植积累一些经验和取得一些教训后,对再植的适应证应该恰当掌握,否则会给伤员带来不必要的痛苦。

(二)提高再植质量的措施

再植质量的好坏,主要依靠再植功能恢复情况来评定。提高再植的功能水平,就能提高再植的质量。而再植过程中的每一个步骤,都影响着再植功能的恢复。所以,对每个操作环节都必须高标准的要求。

1.正确的清创与保存　清创彻底可以减小术后局部组织及全身的反应,减少肿胀和感染的机会,愈合后组织粘连轻。

再植的手术时间冗长,对离断肢体或手指的远、近断端清创后,应将暂时不做再植的断肢或断指,用无菌敷料包扎,置于4℃的冰箱冷藏室内保存,以减少热缺血时间和创面污染。

2.高质量地吻合血管　断肢和断指再植成活的关键,在于血管吻合的质量。在血管清创时,要将有损伤的管壁段彻底切除,严格遵循血管吻合的操作原则进行高质量的吻合。

3.重视骨骼、肌腱、神经的修复　血管吻合成功,使再植的肢体和手指获得良好的血液供应。而骨骼、肌腱和神经的修复,则将是功能恢复的基础,再植的目的也正是要恢复功能。只有恢复良好的功能和外观,才是真正意义上的再植成功。

再植清创时要短缩骨骼,以利血管神经的修复。儿童进行再植手术时,应尽力保留骨骼的长度并保持骨骺的完整,以免发育中发生畸形。骨骼固定可选择的方法有多种,选择固定的原则,是尽可能地简化操作程序,在固定可靠的前提下,做到节省时间,对断端创面损伤要小,以防血管神经受到损伤。

所有损伤的组织,如肌肉、肌腱和神经等,应尽可能做一期修复。同时妥善地闭合创面,保证创面能一期愈合。

4.重视再植肢体的康复治疗　康复治疗是促进功能恢复的一个重要措施。离断伤一般损伤多较严重,再植后会有程度不同的肿胀,持续时间较长,易使关节囊、韧带或其他软组织纤维化、僵硬,瘢痕形成和组织粘连也较一般创伤广泛。康复治疗可以促进血液循环、消退肿胀、软化瘢痕、减轻粘连和恢复关节的活动度。

康复治疗的内容,包括光疗、热疗、电疗、按摩、被动和主动的功能锻炼以及使用支具等,可根据具体病例的具体情况和设备条件选择应用。经过系统的早、中期的康复性锻炼,创造了良好的关节活动范围和松软的皮肤及软组织条件,在再植术4~6个月后,可进行择期功能修复性手术。

(三)再植术后的晚期功能修复

由于原始创伤严重,神经功能恢复不全,肌腱粘连,骨不连及关节僵硬,骨骼、肌腱、神经缺损等情况影响功能时可根据具体情况和可供修复的条件,进行肌腱松解,神经、肌腱游离移植,肌腱移位,肌腱固定,植骨及关节固定等手术,进一步改进再植肢体或手指的功能。

(秦　杰)

第十六节　肢体再造

一、拇指再造

拇指在手的功能中占有非常重要的位置,是拇指一手指相捏和握物所必不可少的。如果缺损,即使是部分缺损,在工作及生活中也会带来一定的困难。因此,没有拇指手部即丧失大部分功能。由于先天性拇指缺如,创伤或疾病所造成的拇指缺损,可使拇指功能发生不同程度的障碍,以至完全丧失。功能障碍到一定程度时,需再造拇指重建功能。目前,再造拇指的方法很多。随着人类生活水平及精神文明的提高,以及显微外科技术的发展,再造拇指不单纯是为恢复运动及感觉功能,越来越多地要求要有良好的外形。所以,只要条件允许,再造拇指时功能及美观两方面都要考虑。

（一）拇指功能重建的要求

1.**再造拇指位置及活动度**　再造拇指的位置，应尽量接近对掌位或能做对掌动作。Kapandji 指出，拇指要达到有效的对掌，需要有五度活动范围，腕掌关节活动范围为二度，掌指关节活动范围为二度，指间关节活动范围为一度。所以，在正常拇指列骨、关节结构中，腕掌关节在对掌活动中起重要作用，而掌指关节和指间关节的活动，有助于决定拇指与哪一个手指相对。故拇指关节一旦有缺失，残留拇指关节的活动范围即使良好，无论应用什么方法再造拇指，也难使之完全达到拇指正常的功能。如果残留拇指腕掌关节活动度差，再造时尽可能选用有关节活动的第 2 足趾移植法，使再造的拇指具有一定的活动范围。如果再造拇指没有关节，重建拇指的位置应尽量安置在对掌位，否则，就会影响对掌或握物等功能。此外，如果合并有虎口瘢痕挛缩，应予松解，以免对拇指活动造成影响。

2.**再造拇指的感觉**　再造拇指要有良好的感觉，尤其在末端掌面，即对指时与其他手指相接触的部位，更需有良好的感觉，才能满足功能要求。否则，不但影响捏握功能，还易遭受创伤、烧伤或冻伤。如用踇趾甲皮瓣移植再造拇指，尽可能选择同侧足取踇趾甲皮瓣，这样，可用腓侧趾神经与拇指神经吻合，重建拇指尺侧感觉；而且，踇趾甲皮瓣的缝合切口正好位于再造拇指的桡侧，愈合后的瘢痕不影响再造拇指尺侧的感觉功能。皮管加植骨再造的拇指，外形臃肿，感觉功能差。如果能用其他方法再造拇指时，尽可能不采用此方法。再造拇指如果没有感觉时，可用手部带神经血管的岛状皮瓣转移，或吻合神经血管的游离皮瓣移植，以改善再造拇指感觉。

3.**再造拇指的长度**　长度最多和原拇指一样，一般讲比原来稍短些为好。拇指缺损较多，若采用皮管加植骨法再造拇指，如果过长，末端皮肤血液循环差，又无感觉功能，易发生营养性溃疡，植骨块不愈合或容易骨折。而这种溃疡及骨折愈合比较困难。用示指拇化术再造拇指，由于手掌变窄，指蹼加深，再造拇指虽然在测量时长度和健侧相同，但外观仍会显得过长。反之，如果再造拇指过短，达不到对掌的要求，再造拇指功能也会受到影响。

4.**再造拇指的外形**　随着社会的发展，人们对手的美观要求越来越高。外形上的要求，主要着眼于再造拇指的长度、粗细、活动度及有无指甲。所以只要条件允许，再造拇指的外形应尽可能满足这些要求。

（二）拇指缺损的分类

按拇指缺损分为四度（图 4-1）：Ⅰ度自近节指骨远端缺损；Ⅱ度自掌指关节缺损；Ⅲ度经掌骨水平缺损；Ⅳ度整个拇指包括大多角骨缺损。此分类只作为选择拇指功能重建方法的参考。拇指缺损水平的高低，不是决定采用某种再造手术的绝对指征。

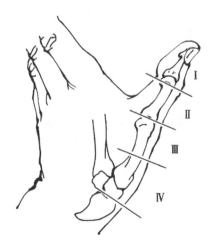

图 4-1　拇指缺损的分类

（三）手术适应证的选择

拇指缺损功能重建的方法有多种,各种方法均有一定的优缺点。因此,适应证的选择十分重要。不应根据术者的局限经验或偏爱,片面地强调某种方法的优越性,而忽略了根据不同情况而选择不同方法的原则。一般根据以下几点:拇指缺损的水平;拇指缺损的局部及周围组织的条件;患者年龄及职业上的要求;患者本人的愿望;术者的技术水平。

1.拇指Ⅰ度缺损的功能重建　这一类损伤,拇指仍保留功能长度。急诊处理这类损伤时,常常需要用皮瓣闭合创面,以尽可能保留伤指的长度,而不应该采用再短缩残端直接缝合的方法。皮瓣的选择应根据拇指残端缺损的情况,如偏尺侧、掌侧、桡侧以及缺损的水平而选用邻指、交臂、胸壁、环指岛状皮瓣或示指背侧岛状皮瓣等方法修复。如果为了职业及美观要求,可Ⅰ期做末节踇趾移植再造拇指。

如果拇指为套状撕脱伤,则可考虑用皮管移植的方法修复或用游离末节踇趾甲皮瓣移植修复。晚期病例,只要残端皮肤良好,功能长度尚可,一般不需要任何治疗。如果职业上的特殊要求,可考虑做末节拇甲皮瓣移植。

这类缺损,如果合并拇指蹼皮肤、拇收肌挛缩而影响残留拇指的对掌功能,则应松解挛缩组织,加深加宽拇指指蹼,以相对地延长残存拇指的长度,改进活动范围。若局部皮肤条件良好,而深部软组织无挛缩或有轻度挛缩,可行Z字成形术松解指蹼。如果软组织瘢痕较多,松解后指蹼间尚有较好的软组织基底,可用游离植皮修复。但缺点是指蹼处明显凹陷不丰满,没有正常拇指蹼的良好外形,因此,个别病例为了照顾外形,创面虽能接受游离植皮,也可应用皮瓣修复。有的病例瘢痕松解后,创面内有肌腱及骨关节组织裸露,不能接受游离植皮,则必须采用皮瓣或皮管修复。修复拇指蹼的理想方法,是用踇趾蹼游离皮瓣移植。

在第1、2掌骨间,因有第1骨间背侧肌和拇收肌,有时单纯松解皮肤常常改善不了拇指蹼的宽度及深度,如果上述肌肉有挛缩或瘢痕化,则更会限制拇指蹼的展宽与加深。因此,在重建拇指蹼时,要切断或切除瘢痕组织,必要时还将剥离第1骨间背侧肌起点及切断拇收肌的止点以展开指蹼。只要有拇长伸肌和拇长屈肌的功能存在,就不会太大地影响拇内收功能。因为,上述两肌收缩的合力能起到拇指内收的作用。

2.拇指Ⅱ度缺损的功能重建　拇指自掌指关节水平缺损,已丧失其功能长度,应施行功能重建术。此类缺损中,由于附着在第1掌骨的内在肌尚存,腕掌关节活动自如,只要延长拇指残端到一定长度,重建的拇指就能发挥较好的功能。如果拇指残端皮肤条件较好,可选用指背舌状皮瓣翻转到掌侧,用植骨延长残拇,再用扁平皮瓣或岛状皮瓣覆盖植骨背侧;也可将残拇用帽状皮瓣提升加植骨植皮法,延长拇指的功能长度;如果伤手合并有其他手指缺损,缺损的手指仅留有一定的长度,可用残指拇化法重建拇指功能;也可采用岛状皮瓣加植骨延长法再造拇指。如果从功能及美观角度上要求,可选用第2足趾游离移植或游离拇甲皮瓣法再造拇指;如果拇指缺损同时合并有虎口或手背瘢痕挛缩,可选用第2足趾或拇甲皮瓣同时带趾蹼或足背皮瓣游离移植来修复,效果更佳。

用皮管加植骨以延长拇指的方法缺点较多,临床上已基本不用。在足趾移植或拇甲皮瓣移植失败时,不得已作为一种补救措施可以应用。

新鲜拇指套脱伤,或在这一水平离断的拇指,因软组织捻挫较严重不能再植时,可利用原拇指的指骨、关节、肌腱,一期用游离拇甲皮瓣再造拇指,其外形及活动度均较理想。

3.拇指Ⅲ度缺损的功能重建　拇指经掌骨缺损。如果残留在第1掌骨上的内在肌如拇短展肌、第1骨间背侧肌等还有功能,而且拇指腕掌关节活动度良好时,可采用示指拇化或其他残指拇化再造拇指。利用手指移位再造的拇指,皮肤感觉和关节活动均比较理想。做带趾趾关节的第2足趾移植再造拇指,也可增加重建拇指的活动度。此水平的新鲜套状撕脱伤,选用拇甲皮瓣移植重建拇指功能,效果也很好。

4.拇指Ⅳ度缺损的功能重建　整个拇指包括大多角骨的缺损。这类拇指缺损,用皮瓣植骨法、手指残端拇化、踇趾甲皮瓣等方法再造拇指,受区均因缺乏可以附着的骨性残端,或因再造拇指的长度不够及没有活动度而不宜选用。可应用第 2 掌骨基底旋转截骨将示指拇化再造拇指。还可采用带足背皮瓣及跖趾关节的第 2 足趾移植再造拇指。

(四)拇指功能重建的方法

1.舌状皮瓣延长法植

(1)适应证:适应于晚期拇指Ⅱ度缺损,残端皮肤松软,质地良好的病例。

(2)手术方法:在拇指残端背侧设计一舌状皮瓣,皮瓣的蒂位于远端,将皮瓣从背侧翻到掌侧。十字切开骨残端瘢痕,显露髓腔。切取带骨膜的髂骨块,修成合适长度,插入拇指残端骨髓腔内,用克氏针固定。髂骨块上的骨膜与拇指残端的瘢痕缝合。舌状皮瓣作为再造拇指的掌侧皮肤,而再造拇指背皮肤缺损,用示指背侧岛状皮瓣或扁平皮瓣修复,此种方法能恢复拇指的长度。

2.帽状皮瓣延长法 Gillies(1957)在拇指残端根部做环行皮肤切开,将远端皮肤做帽状提升,骨残端植骨延长,以增加残端拇指的长度,达到改善拇指的功能(图 4-2)。

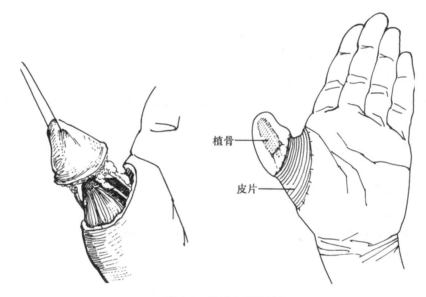

植骨
皮片

图 4-2 帽状皮瓣延长法

(1)适应证:适用于拇指Ⅱ度缺损,残端及周围皮肤更较松软、质地良好的晚期病例。

(2)手术方法:在拇指残端基底做环行皮肤切口。注意分离保护两侧的神经血管束,然后游离提升残端皮肤呈带血管神经蒂的帽状皮瓣。十字切开骨残端瘢痕组织,显露骨髓腔。切取带骨膜的髂骨块,修成合适长度,插入拇指掌骨残端,以延长残留拇指,再用帽状皮瓣覆盖移植的骨块。皮瓣近端所遗留环形创面,取厚断层皮片修复。此种方法简便易行,但若拇指Ⅱ度缺损残端较短则提升长度不够,而且外形有时不够理想,应慎重选用。

3.拇指蹼加深法 加深第 1、2 掌骨间隙,或同时将残存的部分第 2 掌骨切除加深拇指蹼,术后经功能训练可重建拇指夹持功能。

(1)适应证:严重烧伤或冻伤所造成拇指缺损,同时合并其他四个手指缺损,局部条件差不宜做复杂的拇指重建手术者。

(2)手术方法:将拇指指蹼切开加深,其创面取游离皮覆盖。或加深指蹼的同时,切除第 2 掌骨,以加大拇指蹼宽度。也可将指蹼背侧皮肤做一舌形瓣,加深指蹼后用舌形皮瓣重建指蹼。如果示指残端还残留部分指骨,可将示指残端移位到拇指以延长拇指长度。在不具备足趾移植或其他方法重建拇指的情况下,利用此种方法,恢复残手夹捏功能,虽然外观差,但方法简便易行,给患者日常生活会带来不少方便。

4.骨延长法(图 4-3)

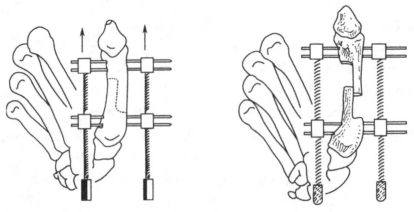

图 4-3　骨延长法

(1)适应证:拇指Ⅰ、Ⅱ度缺损;拇指先天性发育不良、短小畸形。

(2)手术方法:在第 1 掌骨的桡背侧做 1.5～2cm 切口,显露掌骨中 1/3,将骨膜纵行切开约 1cm 以上,用一对克氏针平行穿过掌骨近端,另一对克氏针平行穿过掌骨远端。儿童患者,远端克氏针的穿入尽可能远离骨骺板,以免损伤骨骺而影响发育。然后以阶梯形或横行将掌骨截断,用两枚能旋转的长螺杆连接四枚克氏针,缝合骨膜,闭合伤口。

(3)牵引期:术后 4～5 天,伤口不适反应减轻,开始逐渐牵引。将牵引器螺杆每天旋转延长 1～2 次,每天延长 1～2mm。骨断端缓慢地被加大间隙,术后 20～30 天内完成延长。骨延长应尽可能在短的时间内完成,实践证明,牵引延长越快,骨断端间隙的自行愈合的可能性越大。超过 20～30 天的牵引,将产生骨延迟愈合或不愈合,需行植骨。

5.示指背侧皮瓣加虎口皮瓣瓦合法　应用示指背侧皮瓣加虎口皮瓣瓦合法再造拇指,手术操作简单,增加了拇指的长度并改善功能(图 4-4)。

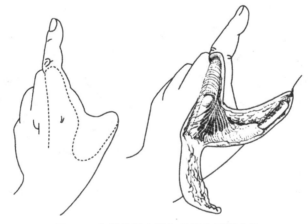

图 4-4　食指背侧皮瓣加虎口皮瓣瓦合法

(1)适应证:拇指Ⅱ度缺损;急诊拇指套脱伤;示指背侧及虎口处供区皮肤完好。

(2)手术方法:设计示指背侧皮瓣和虎口皮瓣,将示指背侧皮瓣和虎口皮瓣掀起后,取髂骨修成 4cm 长的骨块,插入第 1 掌骨骨髓腔内约 1cm。将上述两个皮瓣转移后互相瓦合,包括移植的骨块,形成再造拇指。供皮瓣区创面取皮片移植。

6.岛状皮瓣法

(1)食指背岛状皮瓣与舌状皮瓣法:Wilson 和 Holivish(1962)几乎同时报告了食指背侧带桡神经浅支及第 1 掌骨背动脉的岛状皮瓣应用于临床(图 4-5)。

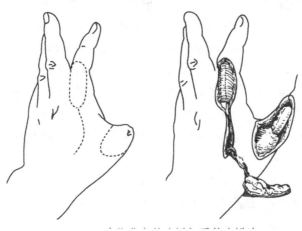

图 4-5　食指背岛状皮瓣与舌状皮瓣法

1)适应证:适用于拇指Ⅱ度缺损,残端皮肤松软,质地良好的晚期病例。

2)手术方法:在拇指背侧设计一舌状皮瓣,蒂在拇指残端,皮瓣从背侧掀起至远端掌侧。十字切开骨残端瘢痕组织,显露骨髓腔,取髂骨块移植并用克氏针固定。在示指背侧设计宽 2.5 长 4.5cm 的岛状皮瓣,其近端可利用的血管、神经蒂长约 6～8cm。皮瓣掀起后转移到拇指背侧。如果术中发现第 1 掌骨背动脉解剖不清楚时,可带着宽 1.5～2cm 内含血管神经束的筋膜组织蒂,将皮瓣转移覆盖拇指背侧创面。供皮瓣区取皮片移植。

(2)神经血管束岛状皮瓣法:Moberg(1955)是利用患手其他手指一侧的皮肤,连同供应它的神经、血管束形成皮瓣,然后移至再造拇指掌面并略偏尺侧(图 4-6)。主要用以改善皮管植骨再造拇指的感觉及血液循环:这种皮瓣常采自中指的尺侧或环指的桡侧。这种方法虽能使再造拇指恢复部分感觉,但是手术后大脑对感觉的定位仍然在中指或环指,经长时间训练后,有的感觉才能转变到拇指上。

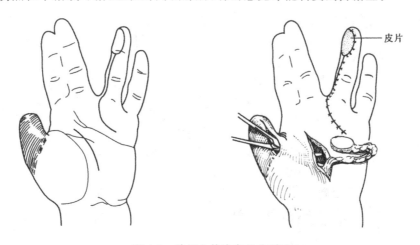

图 4-6　神经血管束岛状皮瓣法

(3)中指尺侧环指桡侧双叶皮瓣法:1986 年 Chen 报告,用指总动脉和指总神经为血管神经蒂的中指尺侧和环指桡侧双叶皮瓣,急诊Ⅰ期再造拇指。获得满意效果。

1)适应证:拇指Ⅱ度缺损,残端软组织条件较差无法应用局部皮瓣的病例;拇指套状撕脱伤,或无条件再植的拇指离断伤。

2)手术方法:套状撕脱伤的拇指或离断不能再植的拇指,去除皮肤,用克氏针将指骨与关节固定回原位;晚期拇指缺损,用髂骨块植骨延长拇指的残端。从中、环指中节相邻面设计所需要的两个皮瓣,皮瓣应远端稍窄,近端稍宽。皮瓣的转移轴位于指总动脉处。在掌心做Z字切口,显露中、环指的指总动脉及神经起始部,并向远端解剖分离指固有动脉、神经至人皮瓣处。沿皮瓣设计线切开并掀起皮瓣,结扎皮瓣远端指固有动脉,切断远端指固有神经,此时两个皮瓣准备完毕。从手掌切口做皮下隧道至拇指残端,隧道要宽松些,也可直接切开皮肤,以便使两个岛状皮瓣能顺利通过。用中指尺侧皮瓣修复拇指指背,环指桡侧皮瓣修复拇指掌侧,缝合皮肤。供皮瓣区取皮片移植。也可利用示指尺侧、中指桡侧双叶皮瓣再造拇指。此种手术简便易行,但该皮瓣切取后将损害供区指端感觉功能,并且重建拇指的感觉仍在供皮瓣指,长时间不易改变。

(4)带桡骨块前臂逆行岛状皮瓣法:以桡动静脉为血管蒂的前臂逆行岛状皮瓣,进行了吻合血管的带桡骨块前臂逆行岛状皮瓣再造拇指,以后也应用带桡骨块前臂逆行岛状皮瓣再造拇指获得成功。

1)适应证:拇指Ⅲ度缺损,腕掌关节有正常活动度;

2)手术方法:在腕横纹上约3cm处,设计出以桡动脉为蒂的,包括桡骨片的长方形骨皮瓣。皮瓣位前臂中1/3为最合适,皮瓣长度略大于再造拇指长度。先在皮瓣蒂部做切口,显露桡动、静脉,并注意保护,同时从皮瓣近端至远端解剖出准备与指神经相吻合的合适长度的前臂外侧皮神经,按设计切开皮瓣、皮下组织,直达深筋膜。从皮瓣两侧向中心作锐性分离,在接近肱桡肌和桡侧腕屈肌间隙时,应在肌膜下向桡骨分离,注意勿损伤从桡动脉发至桡骨的营养血管。在距桡骨茎突上3.5cm处,按移植骨需要的长度,及桡骨的1/2厚度切取骨块,并保护与深筋膜的连续性。当桡骨皮瓣游离后,分离皮瓣近端的桡动脉血管束,并用血管夹夹住,放止血带后观察皮瓣血液循环。如骨皮瓣血液循环仍存在,即在皮瓣近端切断并结扎桡动静脉。形成以远端桡动脉、静脉为血管蒂的岛状桡骨皮瓣。在拇指残端做鱼嘴形切口,解剖出拇指指神经,显露骨残端,然后将桡骨皮瓣旋转180°移至拇指,将倒置后的桡骨块近端插入第1掌骨髓腔内,用克氏针固定,将皮瓣上的皮神经与拇指指神经相吻合,缝合皮肤,供皮瓣区用皮片覆盖创面(图4-7)。

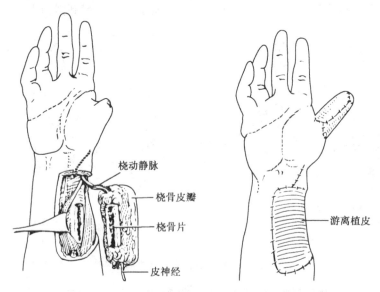

桡动静脉
桡骨皮瓣
桡骨片
皮神经
游离植皮

图4-7　带桡骨块前臂逆行岛状皮瓣法

此法再造的拇指,可恢复拇指大部分功能,但前臂切取一条主要血管桡动脉,对于手的血供会有一定的影响。瑞典产 AGA. THERMOVISION7 82 型红外线热相仪,以及美国休斯公司生产的 Probeye 300 型红外线热相仪检测 20 例正常受试者,压迫阻断桡动脉 2 分钟,手指温度平均下降 2.7℃。同时观察因各种手术完全阻断桡动脉的患者 15 例,平均随诊两年半,结果患侧指较健侧指温度平均低2.83℃。因此,如能用别的方法再造拇指时,尽可能不采用此方法。

7.植骨与皮管移植法　Nicoladoni 使用植骨皮管移植方法再造拇指以来,此方法长时间被用于再造拇指。

(1)适应证

1)急诊拇指套状撕脱伤或各种类型的拇指缺损,因条件所限不能选用其他方法再造拇指者。

2)足趾移植或拇甲皮瓣移植失败时的补救措施。

(2)手术方法:应用植骨皮管法再造拇指,一般需分二或三个阶段进行:

1)拇指残端植骨及皮管形成与移植(图 4-8):在拇指残端做"十"字切开,并向近端剥离形成软组织瓣。取兼备皮质骨与松质骨的髂骨块,并注意保留附着在上面的骨膜等软组织,修成适当长度并略呈弧形,将髂骨块移植至拇指残端,以镶嵌、插入等方法固定,同时将髂骨块上的软组织与拇指残端周围的软组织缝合,以增加植骨的稳定性。必要时可用钢丝和克氏针固定。

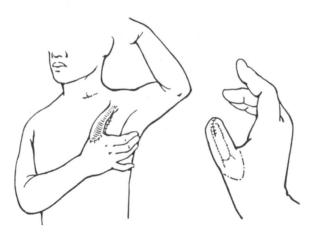

图 4-8　植骨与皮管移植法

在腹部、胸部或上臂一次形成单蒂皮管。设计皮管的宽度应稍大于拇指基底的实际周径。否则,形成的皮管过细,不宜套进拇指残端及植骨块,即使勉强套进,也容易影响皮管的血液循环。但是皮管过大,外形臃肿,易松弛滑动,影响日后拇指捏、握功能。移植皮管所需长度,要比实际拇指需要长 3cm 左右,以防止皮管自然短缩,也便于术后的制动,同时也有利于皮管断蒂前的钳夹训练。

将形成皮管的一端移植到延长的拇指残端。为了使皮管能自受区创面获得充分血液供应,拇指背侧的皮肤应多切除一些,同时将皮管与手连接的一端修成喇叭口状,以扩大皮瓣与受区创面的接触面积。这样,有利于皮瓣愈合,皮管血液循环好,植骨也容易成活。

2)皮管断蒂:皮管移植后一般需 5~6 周断蒂。为了防止断蒂后皮管发生血液循环障碍,造成皮管坏死,断蒂前要通过皮管训练,以促进皮管的血液循环。手术后 2 周可开始训练。开始时,每次可钳夹 5 分钟,每日 5~6 次。钳夹后皮管如无明显血液循环障碍,则可逐渐延长钳夹时间而减少次数,直到连续钳夹 1~2 小时皮管仍不出现血液循环障碍时,即可断蒂。

此种方法虽然能用于各种类型拇指缺损的再造,但手术繁琐,指形粗大,血液循环及感觉均差,易冻伤、烫伤,破溃后不愈合,因此不受医生和患者的欢迎,现已很少采用,除非在足趾移植或拇甲皮瓣移植再造拇指失败,为了减少病人的损失,采用此法作为手术补救措施。皮管的这些缺点,可以通过几项措施加以改进。如果再造拇指粗大、臃肿,可做去脂肪术;或将整个皮管切下,再造拇指上留一层有血液循环的脂肪组织,再从切下的皮管上取断层皮片移植回原创面。皮管的血液循环及感觉功能差,可利用手指的血管、神经岛状皮瓣转移来改善。

8.足趾移植法　有学者首先用第2足趾游离移植再造拇指成功。用这种方法再造的拇指,感觉、活动功能和外形上都有较好的效果。

(1)适应证:拇指Ⅱ、Ⅲ度缺损,或合并虎口或手背皮肤瘢痕挛缩。

(2)术前应注意了解的有关问题:足趾移植成活与否,取决于是否能重建良好的血液循环,而重建拇指的功能能否达到预期的效果,决定于皮肤、神经、肌腱、骨关节等的修复质量。因此,术前必须全面了解供区和受区的各种条件,特别是血管条件。通过触诊检查供区足背动脉,第1跖背动脉,或借助超声多普勒血流计测定血管口径及深浅解剖位置。用 Allen 征检查了解受区桡动脉阻断后手部血液循环是否仍良好。了解供区及受区静脉有无慢性炎症,有无做过多次静脉穿刺或静脉切开的病史。静脉系统如充盈不明显,可用温水泡足看是否能够充盈。此外,还应注意足趾有无严重真菌感染;如有,必须等感染控制后再施行手术。术前精心设计,最好用龙胆紫将切口及动静脉的位置标出,利于术中解剖,以便手术能按计划顺利进行。

(3)手术方法:手术分两组先后进行,一组解剖游离第2足趾。另一组约一小时后开始作受区手术。

1)解剖游离第2足趾:抬高患肢,不作驱血,打好气囊止血带。这样,血管内存有一定的血液,既有利于清楚地分离血管,又可防止创面出血。

①切口设计:从第2足趾根部背侧做 Y 形切口,如果患手同时合并虎口或手背瘢痕挛缩,可根据挛缩松解后皮肤缺损范围设计带足背皮瓣的切口。足背的切口呈 S 形,近端达踝关节处的足背动脉及大隐静脉。在第2趾根部的跖侧做 V 切口,尖端指向足跟,两侧切口在趾蹼处与背侧切口相连图 4-9。

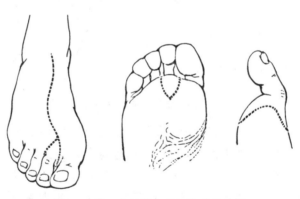

图 4-9　第2上趾游离移植切口示意图

②显露血管:在足背 Y 形切口内,首先探查第2足趾静脉是否与跖背静脉、足背静脉弓及大隐静脉相连。如果没有足够供第2足趾的静脉回流条件,游离足趾手术要慎重。如果有两条以上的跖背静脉与第2足趾相连,然后依次由远向近端解剖游离跖背静脉、足背静脉弓、大隐静脉,直达内踝下。在离静脉主干两侧 0.5cm 处切断结扎其他分支,以免发生主干血管狭窄。必要时保留一条较长静脉分离备用。

将拇短伸肌腱从拇趾跖趾关节水平切断,然后将该肌腱及肌腹向近端掀起,显露足背动、静脉血管束,并结扎切断其有关分支,使该段足背动、静脉游离。然后,沿足背动脉继续向远端解剖,在第1、2跖骨基底间隙,显露第1跖背动脉,沿其走行向远端小心解剖游离。

③解剖神经:在足背切口内分离出腓浅神经皮支保留备用。在跖侧切口内分离出第2足趾两侧的趾底固有神经,并向近端纵行劈开至趾底总神经,根据需要的长度在高位切断备用。

④解剖肌腱：分离第2趾的趾长、短伸肌腱，根据需要高位切断该两条肌腱。在跖侧解剖分离两条趾屈肌腱，并在踝部鞘管处高位切断备用。

⑤截骨：根据再造拇指所需长度，自跖趾关节离断，或在跖骨的适当部位截断跖骨。此时，第2足趾除有大隐静脉和足背动脉与足相连外，其余组织均已离断。放松止血带或血管夹，第2足趾及其血管蒂用温热盐水纱布湿敷。一般经5～10分钟后，第2足趾血液循环即可恢复良好，如果血管有痉挛，可在血管束上滴2%利多卡因药液，以解除血管痉挛。

2)手部受区准备：按设计纵行切开拇指残端，切开瘢痕显露掌骨。根据所需，保留掌骨头或截除部分掌骨。找出拇指掌侧的指固有神经，拇长屈肌腱，拇长伸肌腱。如果拇长屈肌腱已撕脱缺损，可选用环指指浅屈肌腱移位代替。

在腕桡背侧做斜行切口，从第2掌骨基底部开始，经解剖鼻烟窝到桡骨远端掌侧，长约5cm。显露头静脉、桡动脉及伴行静脉。并在该切口与拇残端切口间做一皮下隧道，使其宽度足以容纳移位趾的血管神经蒂。受区准备完毕。

3)足趾移植再造拇指：从足背切口近端将足背动脉和大隐静脉切断，第2足趾完全游离。闭合足背创面。

①骨端固定根据不同情况，采用不同方法处理。有掌指关节存留者，应切除近节趾骨关节面及一定长度趾骨，以便和拇指近节指骨相接。按设计移植包括有跖趾关节的足趾时，应将过长的拇指掌骨适当截除。将两骨端用适当方法固定。

②肌腱修复将趾长屈肌腱与拇长屈肌腱作"8"字缝合。在腕桡背侧切口内，将趾长伸肌腱与拇长伸肌腱在调整张力后用"8"字或编织法缝合。

③指神经修复将趾两侧的趾底固有神经与拇残端掌侧的指固有神经缝合。趾背的腓深神经可与腕桡背侧的桡神经浅支缝合。

④血管吻合：将大隐静脉和足背动、静脉通过皮下隧道，在腕桡背侧切口处穿出，先吻合静脉，后吻合动脉。头静脉与大隐静脉，桡动脉与足背动脉分别吻合。放止血带或止血夹后，再造拇指立即恢复血液循环。

⑤皮肤缝合在吻合血管前，先将再造指与拇指残端的掌背侧皮肤缝合，在血液循环建立后，观察5～10分钟，血液循环无变化后，再缝合腕桡背侧切口。如果缝合口张力过大，影响再造拇指的血液循环时，应切取皮片移植。各缝合口应放置橡皮引流条，以防止局部积血影响再造拇指血液循环。

⑥包扎与制动等再造拇指血液循环平稳后，用大纱布及棉垫包扎伤口和前臂，露出再造拇指末端，以便于观察血液循环情况。用前臂石膏托做功能位制动。

(4)术后处理

1)患者绝对卧床休息10～14天。

2)患肢抬高至心脏水平，持续用烤灯烤照患手，保持室温在22～25℃。室内严禁吸烟，保持大便通畅，以免发生血管危象。

3)密切观察再造拇指的血液循环。

4)罂粟碱肌内注射，每次30mg或60mg，每日四次，连续1周后改为每日两次。低分子右旋糖酐，静脉滴注，每日1000ml，连用1周。

5)术后48～72小时拔除伤口内橡皮条。为了防止刺激患肢诱发血管痉挛，可在拔除引流条半小时前，给罂粟碱30mg加入静脉点滴小壶内或肌内注射。

6)2～3周拆线。4周可去除外固定。如有克氏针内固定时，等6～8周骨愈合后再拔除克氏针。内固定拆除后,可配合理疗,体疗行关节功能锻炼。

(5)术中和术后发生血液循环危象的原因及其处理:血管危象如处理不当或不及时,将导致手术的失败。因此,必须提高对血管危象发生原因的认识和处理的水平。

1)术中危象

①血管痉挛术中由于室温寒冷、疼痛及手术操作等刺激,可致成血管痉挛。当静脉痉挛时,可见静脉变细,管腔内无血液回流。动脉痉挛时,可见动脉变细,动脉口无喷射状出血,或吻合口无血液通过,足趾干瘪苍白。可采用2%利多卡因液滴浇局部,或同时用温热生理盐水湿敷、止痛,或剥离去除痉挛动脉和静脉外膜。如果痉挛仍不能解除,可用稀释的肝素液注入血管内进行液压扩张。

②血管栓塞多见于血管缝合质量较差,血管内膜有损伤,血管吻合口有外膜卷入;供区、受区的静脉曾作过反复、多次穿刺输液导致静脉炎,管腔变窄或堵塞;或血管蒂通过的皮下隧道过窄,以及在张力下缝合皮肤切口压迫血管;或血液凝固性增高等。当血管发生栓塞时,出现的情况与上述血管痉挛类似,同时可以看到血管吻合口中有暗红色血栓行成。如发生血管栓塞,应针对原因及时处理。一般应剪除栓塞的血管吻合口,探明原因给以适当处理后,然后重新吻合。如血管有张力不宜直接缝合,需行血管移植。

2)术后危象:术后血管危象也是由于血管痉挛或栓塞导致。多发生于术后24～48小时。常由于血管吻合质量不佳、室温低、伤口疼痛、体位变动、血容量不足或抗痉挛、抗凝药物使用不合理等原因引起。一旦发生血管危象,应针对原因及时处理,如升高室温、止痛,调整抗凝抗痉挛药物使用,松解外敷料等。如危象仍不能解除,应及时行血管探查。

9.踇趾甲皮瓣法　用踇趾甲皮瓣移植再造拇指。其优点是外形接近于正常拇指,而且供足不减少足趾数。在移植拇甲皮瓣手术的基础上,从1989年以来,我们开展了末节拇甲皮瓣游离移植再造拇指,用以修复拇指Ⅰ度缺损,外形美观,患者更易接受。急诊拇指套状撕脱伤,由于尚保留有骨、关节、肌腱不需要再取骨植骨,更适合用游离踇趾甲皮瓣修复。术后不但外形好,功能恢复也满意。

(1)适应证:拇指Ⅰ、Ⅱ、Ⅲ度缺损;拇指Ⅱ、Ⅲ度缺损,合并虎口或手背皮肤瘢痕挛缩;撕脱或碾压性拇指离断,无条件再植者。

(2)手术方法:手术分两组先后进行,一组解剖游离拇甲皮瓣。约一小时后另一组开始准备手部受区,取髂骨及皮片等手术。临床实践证明,以切取同侧拇甲皮瓣修复拇指缺损为好,其优点为:移植趾血管的位置容易与受区血管吻合。拇指缺损合并虎口或手背皮肤瘢痕挛缩者,可在切取同侧拇甲皮瓣同时,切取第2趾胫侧皮瓣或足背皮瓣,移植修复虎口或手背皮肤创面。同侧拇甲皮瓣内包含有趾腓侧的趾固有神经,移植到拇指后与拇指指固有神经相吻合,可使再造拇指的尺侧感觉恢复好。还有,伤口愈合后的缝线瘢痕留在拇指的桡侧,不妨碍对指。

(3)术后经常遇到问题的预防及其处理

1)供区创面不愈合:踇甲皮瓣供区植皮常常发生坏死,形成长期不愈合的创面,成为此种手术不容忽视的问题。这主要是由于供区的腱周组织及骨膜未能完整地保留,肌腱和趾骨裸露,移植的皮片过厚,创面止血不彻底,压力敷料包扎不紧,踇趾胫侧遗留皮条过窄等原因造成。此外,朱盛修等还提出踇趾供区植皮坏死与第1跖背动脉解剖类型有关,GillbertⅢ型的供区创面植皮坏死率高,其次为Ⅱ型。其原因是Ⅲ型的踇趾血液供应主要来自第1跖背动脉-足背动脉系统,如果切取踇趾腓侧甲瓣后,必然影响踇趾的血液循环,使胫侧皮肤和创面的血供应不足。此外,Ⅲ型跖背动脉的手术操作深在,对侧支血液循环破坏也较多。所以,要针对不同原因采取相应的措施,才能避免或减少这类问题的发生。切取踇甲皮瓣时,保留踇趾胫侧1.5～2cm宽的皮肤,注意将该条皮肤下的底外侧趾固有动脉及趾神经包括在内,以免该处皮肤发生缺血坏死。足背部切开的筋膜、韧带应予缝合。分离血管时,尽可能注意趾骨及跖骨内软组织不要剥离得太多,植皮前要彻底止血,用中厚皮片而不能用全厚皮片植皮。植皮区要加压包扎固定,术后用石膏托制动、在植皮尚未完全成活前,禁止过早下地活动。

2)再造拇指旋后及内收畸形:在拇指残端移植骨块时,注意其位置不能旋后,以免再造拇指与手指相捏时指腹不能相对。如果有虎口瘢痕挛缩时,可用局部转移皮瓣修复虎口,或在切取踇甲皮瓣的同时带上踇趾第1趾蹼或第2趾胫侧皮肤,以修复虎口的皮肤缺损。

3)植骨块骨折或吸收:拇指缺损较多的病例,植骨块随之要加长,易发生骨吸收及骨折。虽可再次植骨,但愈合非常慢。故选择再造方法时,尽量少用植骨法。还有,植骨块不宜过大过粗,否则用踇甲皮瓣包裹困难,而且再造的拇指外形粗大,影响美观。

10.手指残端拇化法　拇指缺损可利用其他手指移位重建拇指。完整的手指移位后,具有关节、血管、神经、肌腱、指甲,能有较好的运动及感觉功能。但不足之处是手指数目不能增加,患者对转移一个完好的手指再造拇指,往往不易接受。如果拇指缺损,同时合并其他手指的部分缺损,可以利用残存手指移位再造拇指。这种再造的拇指也具备良好的感觉功能,并有一定程度的活动范围,而且长度和外形也比较好。此手术操作容易,成功率高,患者多能接受。

二、手指再造

由于手指各有其重要功能,如果缺损,在工作及生活中会带来一定的困难。但手指与拇指不同,个别手指缺损后尚可由其他手指代偿部分功能。手指缺损数越多,在功能上及美观上受影响越大。单个手指或一个手指的部分缺损,只有从特殊工作或美观方面要求,有时才有再造手指的适应证,并不是手指缺损均需行再造手术。多个手指缺损,特别是缺损水平靠近端时,则拇指失去与之能相对的手指,会严重影响手的功能。这类病例,主要从手的功能来考虑是否需重建手指。

(一)手指再造的适应证
再造手指的目的主要是恢复手的捏、握、夹持功能,其次才考虑外形。因手指缺损程度不一,在生活及工作中要求也不相同;所以,要根据患者手指缺损情况、年龄、职业、和工作实际需要,以选择相应的再造方法。

1.单一手指或单一手指的部分缺损。由于其他手指健全,一般功能障碍不大,只有从美观及特殊工作要求考虑,才有重建的需要。

2.多个手指从中节以远缺损,手的功能虽有明显影响,但基本还能完成捏握功能,是否需要重建仍需从功能及美观角度上考虑。

3.2～5指在掌指关节水平缺损或残留手指长度难与拇指对指,有再造手指的必要。

4.拇指和手指全缺损,必须再造手指。

(二)手指功能重建的方法
1.舌状皮瓣延长法　适应证:适用与单一手指部分缺损,残端皮肤松软,质地良好的晚期病例。

2.帽状皮瓣延长法　适应证:主要适应于2～5指缺损,残留手指长度难与拇指对指。残端皮肤松弛,质地良好。

3.骨牵引延长法　适应证:单一或多个手指部分缺损,残留有近节指骨;先天性手指短小畸形。

4.皮管移植法　适应证:适应于急诊多个手指的套撕脱伤,选择个别手指行皮管移植,以保持伤指长度。

5.足趾移植法　适应证:适用于单个手指部分缺损或多个手指及全手指缺损。

(秦　杰)

第五章　关节置换和固定术

第一节　人工肩关节置换术

尽管人工肩关节置换术与人工髋、膝关节置换术在临床上几乎同时开始应用,但无论在实施数量及长期效果方面均不能与人工髋、膝关节置换术相媲美,其主要原因是肩关节活动范围大、患者对生活质量的要求高,而关节重建后的功能康复水平很大程度取决于周围软组织的条件。为避免并发症及改善预后,仔细选择适应证、熟悉肩关节的解剖和力学机制、精确的重建技术都是非常重要的。

一、概述

肩关节特殊的解剖结构使其具有比身体其他任何关节更大的活动度。尽管肩关节通常被认为是一个球窝关节,但较大的肱骨头和较小的关节盂间形成关节,肱骨头并不包容于关节盂内,因此,关节本身并不稳定。盂肱关节必须依靠静力性和动力性的稳定结构才能获得运动和稳定,其中肩袖起到特别重要的作用。有专家认为肩袖不仅能稳定盂肱关节并允许关节有极大的活动范围,还能固定上肢的活动支点。只有通过与支点的反作用,三角肌收缩才能抬高肱骨。无论如何,在肩关节正常的功能性活动中,肩袖必须与三角肌同时收缩才能起到协同作用。

二、假体类型与手术指征

肩关节置换术包括人工肱骨头置换术和人工全肩关节置换术。

人工肱骨头置换术适用于难以复位的粉碎性骨折(Neer 分类法中四部分骨折合并盂肱关节脱位、肱骨头解剖颈骨折或压缩骨折范围超过 40%,以及高龄或重度骨质疏松患者肱骨近端 3 块以上粉碎性骨折者)、肱骨头缺血性坏死、肱骨头肿瘤。

非制约式人工全肩关节置换术适用于肱骨头有严重病损,同时合并肩盂软骨病损但肩袖功能正常者,只有在肩袖失去功能或缺乏骨性止点无法重建时才考虑应用制约式人工全肩关节置换术。

目前,对盂肱关节炎的患者行人工肱骨头还是全肩关节置换术仍存在争议。一般来说,除肩盂骨量严重缺损、肩关节重度挛缩或肩袖缺损无法修补、原发性或继发性骨关节炎、类风湿关节炎、感染性关节炎(病情静止 12 个月以上)者外,应尽量选择行全肩关节置换术。而 Chareot 关节病患者因缺乏保护性神经反射而易使患肩过度使用,肩袖无法修补的肩袖关节病患者的肩盂要承受三角肌—肩袖力偶失衡所产生的偏心负荷,产生"摇摆木马"效应,两者均易导致肩盂假体松动,所以应行人工肱骨头置换术。

三、技术要点

术前病史采集及查体要注意以下几点：患肩活动范围（确定患肩属于挛缩型还是不稳定型，以决定软组织平衡重建的方式及预后）、肩袖功能检查（决定行肩袖修补及全肩关节置换术还是因肩袖无法修补行肱骨头置换术）、三角肌功能检查（三角肌失神经支配是置换术的禁忌证）、腋神经、肌皮神经和臂丛功能检查（作为对照，以确定手术中神经是否受损）。

影像学检查的着重点：应在外旋位（30°～40°）X线片上行模板测量，选择肱骨假体型号；同时摄内旋、外旋及出口位X线片了解肱骨头各方向上的骨赘，有无撞击征和肩锁关节炎；摄腋位X线片了解肩盂的前后倾方向，有无骨量缺损及骨赘。必要时行CT或MRI检查。

麻醉：插管全麻或高位颈丛加臂丛麻醉。

手术时取30°半坐卧式"海滩椅"位或仰卧患肩垫高30°位，肩略外展以松弛三角肌。取三角肌胸大肌间入路，向外侧牵开三角肌，向内侧牵开联合肌腱（或自喙突根部截骨，向下翻转联合肌腱），切断部分喙肩韧带（肩袖完整时可全部切断），必要时切开胸大肌肌腱的上1/2以便显露。结扎穿行于肩胛下肌下1/3的旋肱后动脉，在肱二头肌肌腱内侧约2cm处切断肩胛下肌肌腱和关节囊，外旋后伸展肩关节，切除清理肱骨头碎片及骨赘，上臂紧贴侧胸壁，屈肘90°并外旋上臂25°～30°（矫正肱骨头后倾角），自冈上肌止点近侧按模板方向由前向后沿肱骨解剖颈截骨（画出颈干角）。在截骨面的中心偏外侧，沿肱骨干轴线方向开槽，内收患肢，扩髓。插入试模，假体应完全覆盖截骨面，其侧翼恰位于肱二头肌肌腱沟后方约12mm，边缘紧贴关节囊附着点并略悬垂出肱骨矩。取出试模，显露肩盂，切除盂唇（注意保护紧贴盂唇上方的肱二头肌长头腱）和肩盂软骨，松解关节囊，在肩盂的解剖中心钻孔，将肩盂锉的中置芯插入孔内磨削至皮质下骨，根据假体固定方式不同行开槽（龙骨固定）或钻孔（栓钉固定），安装调试假体，充填骨水泥，置入肩盂假体。然后，向髓腔远侧打入一骨栓，以防骨水泥进入髓腔远端。置入肱骨头假体，肱骨头的中心应后倾25°～30°，并恰好放在肱骨颈上。后倾角度可以根据假体和二头肌沟、小结节的相对位置决定，也可以根据肱骨内外上髁连线决定。关节活动度一般应达到前屈90°、外展90°、外旋90°。总之，应保证肱骨头假体植入合适：①肱骨头在关节腔内对合良好。②肱骨颈长度适当。③不会发生近段肱骨在关节内发生卡压现象。彻底冲洗伤口，复位肩关节，检查关节活动度及稳定性。缝合肩关节囊及肩胛下肌肌腱，将肱二头肌肌腱一并缝合固定，以增强肩关节前方稳定，如后关节囊过松，可将松弛的后关节囊缝于关节盂的边缘。如果术中行大结节截除，应重新用涤纶线原位固定。

四、并发症

1.肩关节不稳定　肩关节是人体活动范围最大也最不稳定的关节，其稳定性主要取决于周围软组织，特别是肩袖的完整性。因此，手术中不但要将假体安放在合适位置，更重要的是要维持肩周软组织的平衡，否则将会发生症状性肩关节半脱位或全脱位以及肩峰下动力性撞击征。据报道，术后不稳定的发生率为0～22%，占所有全肩关节置换术并发症的38%。术中可行前抽屉试验和外展外旋患肩检查前方稳定性，行后抽屉试验和前屈内旋患肩检查后方稳定性，Sulcus试验检查下方稳定性。

2.前方不稳定　以下因素与前方不稳定有关：肩盂和肱骨假体的后倾角度之和为35°～45°，三角肌前部功能障碍，肩胛下肌撕裂，后方关节囊过紧。由于三角肌前部功能障碍会引起难以纠正的显著性不稳，故手术中应竭力避免损伤三角肌。预防措施是经三角肌胸大肌入路时不要切断三角肌起点，显露过程中要时刻牢记腋神经的位置,避免发生损伤。临床上,除非合并肩袖撕裂或喙肩弓损伤,单纯的假体后倾不足并不能导致明显的不稳,而单纯肩胛下肌断裂即会产生术后患肩前方不稳定。术者手术技术不佳、软组织质量差、假体型号过大、术后理疗不当被认为与此相关。此外,肱骨假体偏心距也与肩胛下肌的功能与完整性有关,使用肩盂假体厚垫或大型号的肱骨假体会增大偏置距,增加肩胛下肌缝合后的张力,并可导致肩峰下结构性撞击征。后方关节囊过紧是引起前方不稳定的另一原因,内旋患肩时会迫使肱骨头前移。因此,术中做后抽屉试验时,若肱骨头假体在肩盂上的滑动距离小于其直径的1/2,应考虑松解后方关节囊。

3.后方不稳定　后方不稳定最常见的原因是假体过度后倾。对慢性骨关节炎患者,外旋受限、腋位X线片提示肱骨头半脱位,则表明后方肩盂有偏心性磨损。术前行双侧肩关节CT扫描能更清楚地显示磨损程度,有助于术者正确定位肩盂的中心和锉磨方向。较小的肩盂后方缺损可通过锉低前方肩盂或缩小肱骨假体后倾角度来纠正,较大的缺损则需要选用较大的假体或植骨来填补。陈旧性肩关节后脱位患者常继发肩关节前方软组织挛缩和后关节囊松弛,从而导致后方不稳。因此,对此类患者软组织平衡的目标是:外旋达到40°,中立位时肱骨头假体在肩盂上的滑动距离不超过其直径的1/2。松解前方软组织至与后方结构平衡后,选用大号假体使旋转中心外移可保证肩关节稳定性。适当地减少肱骨假体后倾,即使肱骨头偏离了脱位方向,又使假体内旋时偏置距增大,从而紧张后关节囊,提高肩关节的稳定性。若完成上述操作后仍然存在后方不稳,可行后方关节囊紧缩术。近期,Namba等又提出动力性重建的概念,将冈下肌和小圆肌止点移位到肱骨近端后侧,当上臂内旋前屈时(后脱位的姿势),肌腱被动性紧张防止脱位。此外,不慎切断后方肩袖和关节囊、肩盂假体过小也能引起肩关节后方不稳。截骨时小心保护后方软组织,选用肩盂骨床所能承受的最大前后径假体即可避免。

4.下方不稳定　肱骨假体放置位置过低会引起三角肌和肩袖松弛,继而导致肩关节下方不稳定和继发性撞击征。正常的肩关节,肱骨头可向下移动的距离是肩盂高度的一半。由于肱骨假体被安置于髓腔内,其下移距离也不应超过这一范围,否则不能维持正常的组织张力。

5.肩袖损伤　肩袖损伤的发生率为1%～14%,占全肩关节置换术常见并发症发生率的第2位。术后肱骨头假体不断上移提示冈上肌变薄、肩袖断裂或强大的三角肌和力弱的肩袖之间力偶失衡。对于大多数术后有慢性肩袖损伤症状的患者,可进行严密观察。使用非类固醇消炎药,热敷,加强三角肌、肩袖和肩胛带肌的锻炼常有效。只有当患者症状显著、出现明显的功能障碍或术后发生急性外伤时才考虑手术治疗。

术中避免损伤肩袖的方法:直视下使用骨刀行肱骨头截骨术(至少对肱骨头后方部分);同时避免截骨过低或靠外(损伤上方肩袖),或肱骨头后倾过大时截骨(损伤后方肩袖)。若出现肩袖撕裂,应尽可能修补。术前存在撞击征表现时应同时行肩峰成形术,根据术中修补的情况决定康复进程。

手术中对肩关节病损的旋转诸肌尽可能给予修复,它将直接影响肩关节功能的恢复。对肩关节周围软组织挛缩者应全部松解,必要时可分别采用肩峰成形术或肩锁关节切除成形术,以改善肩峰下间隙或肩锁关节的活动度。

6.假体松动　Cofield等报道全肩关节置换术后10年,翻修率约为11%,而其中肩盂假体松动是主要原因。Torchia等报道Neer型全肩关节置换术后平均随访12.2年,肩盂松动率是5.6%。

与假体贴合的肩盂骨床能更好地传导假体所承受的负荷,从而减少异常应力导致的假体磨损或松动。沿肩盂解剖轴线使用带中置芯的球面锉能减少刮除软骨后手动锉磨造成的反复调试和骨床歪斜,并改善肩盂的倾斜度。

人工肱骨头假体的选择目前有2种:一种是骨水泥型假体,另一种是紧密压配型假体。首先因肱骨近端骨髓腔呈圆形,而不似股骨颈截面为前后略扁的椭圆形,故肱骨假体与髓腔间容易旋转;其次因为上肢是非负重关节,无重力作用,术后可使假体柄有拔出松动的倾向;而髋关节为负重关节,髋关节假体在术后当患者行走时使假体下沉可与髓腔压紧。所以,为防止肱骨假体向上松动,建议使用骨水泥型。在使用骨水泥时最好用骨块作为塞子置入骨髓腔,以防止骨水泥过度向远端髓腔扩散。

假体周围的透亮带与骨质疏松和骨床止血不佳有关,使用现代骨水泥技术,38 例患者中仅 1 例出现超过 50％骨水泥-假体界面的透亮带。脉冲式冲洗、使用蘸有凝血酶的纱布或海绵彻底止血和置入假体后维持加压是其技术要点。

7.术中骨折　术中骨折,主要是肱骨骨折,约占所有并发症的 2％。类风湿关节炎的患者由于骨质疏松,发生率要高一些。仔细显露和精确的假体置入技术是减少术中骨折的关键。术中强力外旋上臂使肱骨头脱位易引起肱骨干螺旋形骨折,所以在脱位前必须彻底松解关节前方软组织,并在肱骨颈处使用骨钩协助脱位。外旋肩关节时,肱骨头后方的骨赘抵在肩盂上也会妨碍脱位;内旋位插入鞋拔拉钩有助于切除骨赘,同时降低后关节囊的张力,利于牵拉肱骨头以显露肩盂。

避免肩盂骨折的方法主要是正确定位肩盂的轴线,这在由于偏心磨损致肩盂变形的骨关节炎患者中尤为重要。在正常的肩盂上,轴线通过肩盂中心并与关节面垂直,此中心点即在肩胛颈水平肩胛骨上下脚连线的中点,由于它不受骨关节炎的影响,且前关节囊松解后易于触及,所以可作为术中定位的参考标志。

8.术后活动范围受限　肩关节置换术后应达到以下活动范围:上举 140°～160°,上臂中立位外旋 40°～60°,外展 90°,内旋 70°,并可极度后伸。术后活动范围受限往往由于软组织松解不够或关节过度充填所致。

手术时可通过松解软组织增加活动范围:肩胛下肌和前方关节囊冠状面"Z"字成形术有助于改善上臂中立位外旋;松解后下方关节囊可改善上举和上举位旋转;松解喙肱韧带有助于增加前屈、后伸和外旋;松解后方关节囊可改善内旋、内收和上举;在上述方法不见效时甚至可以松解胸大肌以增加外旋角度。

关节过度充填一方面是因为假体型号偏大,另一方面可能是假体的位置不当所致。要重建正常肱骨头高度,肱骨假体应比大结节高约 5mm,因此肱骨截骨面应紧贴冈上肌的止点内面,否则假体位置会偏高,使关节囊过度紧张而限制上举,并引起肱骨头周围肩袖肌腱在喙肩弓下发生频繁撞击。此外,假体在髓腔内必须处于中立位。假体击入过深或截骨不当都会导致假体内翻,当前臂悬垂于身体一侧时,肩关节被不协调填充并使得大结节异常突起,导致肩袖松弛、盂肱关节不稳定和动力性撞击征,影响肩关节功能。

9.神经损伤　肩关节置换术后神经损伤的发生率较低,主要为臂丛损伤。切口(三角肌胸大肌间入路)过长是发生损伤的危险因素。术中显露时,上臂处于外展 90°位或外旋和后伸位会牵拉臂丛造成神经损伤。当然,避免神经损伤的前提是熟悉肩关节解剖关系:腋神经在肩胛下肌下缘穿入四边孔,肱骨外旋可增加肩胛下肌离断处与腋神经的距离,利于保护腋神经;肌皮神经可在距喙突根部 5cm 内进入喙肱肌,切断喙突后须避免过长游离联合肌腱。

10.其他　异位骨化和感染的发生率分别为 24％和 0.8％,其预防措施与其他关节置换术相同;肩盂磨损和中心性移位是肱骨头置换术特有的并发症,行全肩关节翻修术即可消除症状。

(马文龙)

第二节　人工髋关节置换术

从 19 世纪中期至 20 世纪早期,髋关节严重的疼痛和功能障碍的手术治疗主要致力于髋关节功能重建,但都未能取得突破性进展。直至 20 世纪早期,生物和无机材料被尝试用于髋关节置换术,先后用过阔筋膜移植、金铂等作为关节问置衬膜,象牙、玻璃、黏性胶体作为假体材料,但这些都以失败而告终。到了20世纪60年代,Charnley所研制的金属股骨头与超高分子聚乙烯髋臼,并以骨水泥固定,取得了巨大突破性的成功,使全关节置换术进入新纪元。近几十年来,全世界众多的关节专家致力研究人丁髋关节置换术的许多问题,如新型假体材料、设计假体类型、远期松动、假体选择适应证及如何延长人工关节的寿命等方面进行了大量的工作,这些研究成果最终使大量的临床患者受益。

目前的研究结果已经清楚显示,和髋关节返修术相比,初次髋关节置换术成功的机会最大,因此慎重选择好合适的患者、正确的假体和掌握精确的手术技巧极为重要。本节主要介绍现代人工髋关节置换术嗣术期处理,介绍特殊类型的髋关节置换术、髋关节返修术的技术及术后并发症的处理等方面。

一、围术期处理

人工髋关节置换术围术期处理包括术前制定手术计划、手术方式的选择、假体选择、术前患者综合评价、术前准备、术中处理、术后并发症防治和术后康复等各个方面,是影响手术成功与否的关键。

(一)手术适应证

人工髋关节置换术的目的为解除髋关节疼痛,改善髋关节的功能。疼痛为髋关节置换术的主要手术适应证,而非活动受限、跛行、下肢不等长。对于采取了保守治疗或其他手术治疗髋关节仍有夜间痛、活动痛和负重痛,严重影响患者工作或需服用止痛药物,生活质量下降则需要考虑行人工髋关节置换手术治疗。

详细手术适应证为:

1.股骨颈骨折　包括:新鲜股骨头颈骨折;头下型或经颈型股骨颈骨折预计发生骨折不愈合、股骨头缺血坏死可能性较大者;未经治疗的陈旧性股骨颈骨折,头臼均已发生破坏明显伴有疼痛影响髋关节功能者;经过其他手术内固定治疗或保守治疗骨折不愈合,股骨头发生坏死者均可进行人工髋关节置换。对于老年患者髋臼形态良好,功能活动要求不高者可行双极股骨头置换,其手术时间短,出血少,恢复快。对于身体一般情况好,功能要求高者尽量进行全髋关节置换。

2.股骨头缺血性坏死　发病原因包括创伤性、酒精性、激素性、特发性等。对于股骨头缺血坏死一二期,股骨头、髋臼外形良好,关节间隙正常,应尽量采用保守治疗或钻孔减压,截骨改变力线以改善症状。对于疼痛不能缓解,病变持续发展,或病变已达三四期,髋臼股骨头已有破坏者可考虑行全髋关节置换术。一般不考虑进行人工股骨头置换。

3.髋关节骨性关节炎　又称退行性骨关节炎,多见于老年人,髋臼常常受累,对于有关节疼痛和关节功能障碍的患者可行全髋关节置换术。人工股骨头置换的效果不佳是由于髋臼软骨退变的病理没有纠正。

4.先天性髋关节发育不良　先天性髋关节发育不良的患者在出现严重的关节疼痛和关节功能障碍时可采用人工全髋关节置换术进行治疗,常需使用特用小号假体。对于年轻患者伴有关节疼痛、肢体不对称并强烈要求矫形的患者可以考虑进行全髋关节置换。

5.类风湿关节炎　髋关节类风湿关节炎较膝关节少见,多发生双侧,同时伴有下肢其他关节病变,一般情况差,若发生关节疼痛和关节功能障碍严重,全髋关节置换常常是唯一的治疗方法,但手术效果和术后康复不理想,手术围术期处理相对困难,手术难度也大。

6.强直性脊柱炎　对于强直性脊柱炎伴有髋关节功能障碍、关节疼痛的患者关节置换术也是唯一的治疗的方法,但与类风湿关节炎相比,强直性脊柱炎的患者平均年龄更轻,由于脊柱活动受限制,对于髋关节的要求更高,活动度更大,术后远期发生松动的概率更大。

7.髋关节骨性强直 髋关节融合术后和髋关节感染、外伤术后发生融合是髋关节骨性强直的主要原因。髋关节骨性强直引起持续严重的腰痛或同侧膝关节疼痛以及髋关节融合术后不愈合和畸形愈合（屈曲大于 30°，内收大于 10°或外展畸形等），可考虑进行人工全髋关节置换术。对于无腰痛和关节痛的年轻女性患者出于功能和美观要求也可考虑进行全髋关节置换术。

8.骨肿瘤 位于髋臼和股骨头颈下的低度恶性肿瘤，如骨巨细胞瘤、软骨肉瘤，可考虑进行全髋关节置换。转移性髋关节肿瘤术后、髋关节良陸破坏性疾病，如色素绒毛结节性滑膜炎等可考虑进行全髋关节置换术。股骨颈原发性或转移的恶性肿瘤或病理性骨折，为减轻患者痛苦，可以手术置换。

9.关节成形术失败 包括截骨术后、髋臼成形术、股骨头置换术、Ginllestone 切除成形术、全髋关节置换术、表面置换术等。关节痛为再置换术的主要指征。全髋关节置换术后发生假体松动、假体柄断裂、假体脱位手法复位失败，髋臼磨损而致中心性脱位等造成关节疼痛者是进行全髋关节返修术的主要指征。

（二）手术禁忌证

髋关节感染或其他任何部位的活动性感染和骨髓炎是髋关节置换术的绝对禁忌证。任何可能显著增加后遗症发生危险的不稳定疾病也是人工髋关节置换术的绝对禁忌证，因为关节置换术存在很多并发症，病死率高达 1%～2%，因此术前应当对患者进行术前评估、详细的全身检查、内科会诊，纠正心、肺、肝、生殖系统或代谢系统疾病。相对禁忌证包括神经系统疾病、外展肌功能不全、神经营养性关节炎等。

过去认为 60～75 岁的患者最适宜做人工髋关节置换术，但现在的年龄范围已经被放宽很多，高龄并非是手术禁忌证，因为随着人口老龄化的发展和对生活质量的高要求，许多老年人需要进行手术治疗。而一些年轻的患者对功能和外观的强烈要求，如强直性脊柱炎、类风湿关节炎、先天性髋关节发育不良等。

（三）假体的选择

正确选择假体类型是手术成功的关键，也是患者术后生活质量的保证，所以作为手术者应该掌握各种关节假体的优缺点，根据患者的一般情况、年龄、骨骼形态和质量选择假体进行手术。

假体按照关节结构分为人工股骨头、人工全髋关节、双杯表面置换型人工关节等；按照固定方式分为骨水泥固定型人工关节和生物学固定型人工关节。

1.人工股骨头假体 人工股骨头假体主要分为单极假体和双极假体 2 种。单极假体主要有 Thompson 型和 Moore 型 2 种。单极人工股骨头置换术具有费用低、手术时间短、可早期活动、减少老年患者长期卧床并发症等优点，缺点是容易引起髋臼磨损、穿透。双极假体又称双动头假体，是由 Bateman 首先发明，属于人工股骨头与全髋关节假体之间的中间型假体。其设计特点是在 22mm 股骨头外层增加了一金属髋臼杯和聚乙烯衬垫。髋关节活动同时由人工股骨头假体与聚乙烯内衬之间以及髋臼金属杯与髋臼之间两个界面分担，减少了假体对髋臼软骨面的磨损、穿透作用。

人工股骨头置换主要适用于高龄股骨颈骨折的患者，对于 65 岁以上，头下型或 Gorden 3 型、4 型股骨颈骨折，极有可能发生骨折不愈合、股骨头坏死，需再次手术，身体状况或经济状况不适宜进行全髋关节置换的患者可进行人工股骨头置换。由于人工股骨头置换相对全髋关节置换手术耗时短，出血少，术后活动时间早，所以我们建议对于身体状况差、对活动要求不高的患者可进行人工股骨头置换。

2.人工全髋关节假体 全髋关节假体分为股骨假体和髋臼假体两部分。股骨假体是用来代替原有的股骨头颈部的部件，按照部位分为头、颈、体和柄 4 部分。股骨头一般由钴铬钼合金、钛合金、陶瓷等材料制成，头的直径分 22mm、2mm、28mm、32mm 等几种，目前临床常用 22～28mm 活动头。

股骨颈为假体头与颈连接的部分，呈圆柱形。有不同的长度可供选择，以更好地控制关节松紧度。假体头颈的比例一般以 1∶1.5 为宜，颈过粗可导致和髋臼假体的碰撞，妨碍关节活动，颈过细易于折断。有些假体设计有颈领部，可防止假体下沉，底面和股骨距紧密相贴，而有些假体则依靠假体的股骨近端体柄部紧密连接防止假体下沉。

体、柄部是假体插入股骨干骺端及髓腔内的部分。按形状可分为直柄、弯柄、符合股骨解剖曲度的解剖柄等。解剖型股骨假体在于骺端有一后弓,骨干部有一前弓,与股骨的几何形状相应,所以有左右之区分。直柄型假体体部的横截面有椭圆形、楔形、菱形等多种设计,相应的柄部远端有圆形、楔形、菱形,有些假体柄部设计有纵型沟槽,可以防止假体旋转,也可以帮助骨水泥的牢固附着。选择骨水泥型假体柄时要注意假体与骨之间应留有空隙,以便于填充骨水泥,一般以 4mm 为宜,骨水泥过薄容易造成断裂而发生假体松动。有的骨水泥假体柄设计有自锁孔,使骨水泥充填其间,以利于固定。生物型假体的体、柄部设计为股骨假体近端有多孔表面型和紧密压迫型。多孔表面的材料多使用钛铝矾合金和钴铬合金,而紧密压迫型假体材料现在研究多集中于生物活性陶瓷如羟基磷灰石。多孔表面可允许自身骨的长入,紧密压迫型是利用假体与骨之间紧压配合以达到生物学固定的目的,适合与较年轻的患者,不适用于骨质疏松症的患者。

特制型股骨假体主要用于恶性或良性侵袭性骨和软组织肿瘤施行保肢手术时,可置换整个股骨,即同时可置换髋和膝关节。也用于髋关节返修手术进行定制股骨假体,常常需要进行术前 CT 扫描和计算机扫描设计的 CAD/CAM(计算机辅助设计/计算机辅助制造)技术。

髋臼假体可分为骨水泥固定、无骨水泥固定和双极型假体 3 种。最初用于骨水泥固定的髋臼为厚壁的聚乙烯帽,并在塑料里埋入金属线标志以便在术后 X 线上更好地判断假体位置。骨水泥固定髋臼适用于老年人和对活动要求低的患者,也可用于一些肿瘤术后重建及髋臼需广泛植骨时。由于骨水泥型髋臼假体的使用寿命不长,开始在年轻的、活动量大的患者中采用无骨水泥固定髋臼假体。无骨水泥固定髋臼假体整个外表均为多孔表面以利骨长入,用髋臼螺钉固定髋臼假体现在比较常见,虽然有损伤骨盆内血管和脏器的危险,但是它提供了稳定的初始固定模式。有的假体设计了在假体外表有臼刺和棘,在一定程度上提供了旋转稳定性,但仍不如螺钉稳定。多数髋臼假体是由金属外壳和配套的聚乙烯内衬组成,金属外壳的外径在 40～75mm,聚乙烯内衬用锁定的方式贴近金属外壳中,内衬与金属外壳的偏心设计使关节获得最大的稳定性。

3.双杯表面置换型人工关节　表面置换型假体的设计原理是尽量少切除骨质,仅进行表面置换,更符合解剖生理要求。目前这种手术还出于临床研究水平,仅在有限的几家医疗中心用于一些精心筛选的病例。Wagner 和 Amstutz 仍在继续研究和改进这种假体的设计和应用。虽然目前的结果表明术后失败率较高,但尚不能完全放弃。如果股骨头表面置换时将股骨头血供的破坏控制在最低点,作为一种半关节置换术对年轻患者来说是有益的,可以作为一种过渡手术方式,使返修变得更加简单。

髋关节表面置换的合适人选为年龄较轻(<55 岁)、活动较多、因髋部疾病需进行全髋关节置换的患者,具体为:

(1)年轻强直性脊柱炎患者,髋关节强直。

(2)先天性髋关节半脱位、髋臼发育不良患者,可解除疼痛,恢复或部分恢复肢体长度。

(3)年轻患者股骨头坏死,轻度塌陷和囊性变,具有一定的骨质以承担表面假体。

表面置换对于过度肥胖,活动过于积极的患者不适合。其优点为:

(1)保留了大部分股骨头,无须处理股骨髓腔,为翻修手术保留了足够的骨质。

(2)假体直径较大,减少了术后脱位的发生率。

(3)保持了股骨正常的应力传导,减少了由于应力传递改变引起的全髋关节置换术后大腿疼痛。

(4)使用金属假体,避免了由于使用聚乙烯假体产生磨损颗粒而导致的晚期松动。但是,金属-金属的关节配伍仍有有关问题没有澄清。在常规 THA,目前的金属-金属配伍算不上是个好选择,但在表面置换却不得不采用。

(5)金属假体更为耐磨,使假体使用寿命增加。

但是由于缺乏长期随访,对长期的磨损率、使用寿命缺乏统计。另外,表面置换手术操作并不复杂,但需要经验丰富的医师进行手术,以取得尽可能好的效果。

(四)术前准备

人工关节置换手术难度大,对患者的一般情况的了解、手术器械、手术室、手术者的技术和经验有一定的要求,因此做好详细的手术前准备是手术成功的关键之一。

1.患者的术前准备　尽管目前对手术患者的年龄的限制放宽了,但在某些疾病仍然要考虑好年龄因素,因为这是决定术后远期疗效和手术并发症的因素之一。

做好术前患者评估也很重要,因为术后可能发生一些并发症,患者的全身情况是否能够耐受大手术,老年患者特别是心肺疾患、感染和血管栓塞,是进行人工髋关节置换的必须要考虑的因素之一。在术前进行全面的内科检查,包括实验室检查、心血管多普勒检查、肺功能检查,是医生在术前发现和处理各种问题必须完成的前期工作。

体格检查包括脊柱和上下肢的检查,做切口的部位应检查髋关节周围软组织有无炎症,记录髋关节活动范围,术前运用 Hams、Iown、Judet、Andersson 等评分法记录髋关节状况有利于评价术后功能恢复。目前国内外最常用的评分法是 Hams 评分法,建立统一的评价标准有利于结果的标准化。

术前应拍摄髋关节 X 线片、股骨干的正侧位片、骨盆平片以了解髋臼窝是否有缺损、髋臼有无发育缺损、股骨髓腔有无狭窄或增宽、骨皮质的厚度和质量。对于返修病例和先天性髋关节脱位的患者特别要注意髋臼的骨质量。髋臼的缺损可能需要行结构性植骨,必要时还要进行髋臼的 CT 扫描。术前了解髓腔的宽度对术中扩髓有指导,必要时植入直柄型股骨假体或特制细柄假体。每家器械公司会提供相应的透明塑料模板,可以在 X 线片上进行测量,可获得最佳匹配和颈长的假体,从而保持肢体等长和股骨偏距相等,减少术中的重复步骤而缩短手术时间。

患者术前若需服用非类固醇消炎药物应该在术前 1 周停用,以减少术中的出血。有泌尿系疾病和肺部疾患需要在术前纠正,减少术后感染和并发症的发生。

术前对患者术区皮肤的准备很重要,手术开始之前 12h 之内(越早越好)进行术区备皮,对肢体、会阴区、患侧半骨盆到髂嵴至少 20cm 的范围进行备皮,并用安尔碘消毒,无菌单覆盖。笔者所在医院的经验是术前晚备皮,消毒,无菌单包裹,术晨再次消毒后送手术室。适当地进行肠道准备可以有利于手术的顺利进行和预防感染。

2.手术室的准备　手术室的无菌是至关重要的,因为关节置换的术后感染常常是灾难性的,手术中暴露较大,时间长,同时体内植入异体材料。在关节置换的早期阶段术后感染常常高达十几个百分点。近十几年来,采用了各种方法来减少术后感染率并取得了较好的效果。

需要不需要在层流手术间进行手术目前是有争议的,我们认为,手术室的一切准备都是为相对无菌环境下顺利开展手术做准备,为降低感染率,人工关节置换需要在层流手术室进行,以尽量减少手术室空间存在的尘粒和细菌。手术间建筑成完全或半完全封闭的空间,外界空气经过滤装置通向手术间或手术台周围,滤过的空气所含微粒(包括微生物)应少于每升 35 个以下。空间换气为间歇性,每小时 20～25 次。层流手术室建设费用较高,是关节置换术无菌环境的保证。

人工关节手术器械的灭菌准备要严格于普通手术,常常需要进行二次高压灭菌。在教学单位,手术过程常有参观者,建议减少人工关节手术的参观或建立手术直播间以满足学生的需求,避免进入手术室带来细菌。

患者术前进行预防性抗生素使用,大多数骨科医生建议广谱抗菌药物应该在手术开始之前的短时间内静脉运用,使得术中药物保持组织内高浓度,预防性使用抗生素比单独使用空气净化系统抗感染的作用大。

手术开始之前,应按标准摆放患者体位,如采用侧卧位,骨盆体位架应挤靠于耻骨联合或髂前上棘上,并且一定要固定可靠,否则术中难以确定髋臼假体的位置。

患者皮肤消毒常用安尔碘或碘酒加酒精,要注意会阴部的消毒和无菌单的缝合固定,以免术中滑脱造成污染。我们采用整个患肢的消毒有利于术中定位和避免污染,常常在采用侧卧位时在手术台前侧摆放一个无菌袋,这样在处理股骨时可将小腿置于袋中而不会污染手术台的无菌术野。

术中采用脉冲冲洗器可使伤口内细菌减少,也可更好地冲洗伤口内的血块和碎屑,以减少术后感染。我们还采用双手套操作、防水手术衣、术中空气清洁机来减少污染。

3.麻醉和自体输血　硬膜外麻醉或腰、硬联合麻醉的方式对人工髋关节置换术来说已达到要求,但是对老年人来说,可能全身麻醉更加安全,这就取决于患者的身体条件而非麻醉师或手术者的习惯。手术前对患者的全身情况有充分的了解,如糖尿病患者需在术中检测血糖,使用胰岛素控制血糖;术前纠正贫血和低血钾;长期接受激素治疗的患者,术前、术中和术后应静脉给予激素,以防止肾上腺皮质功能危象的发生。

随着关节置换的器械发展和术者经验的积累,人工髋关节手术时间相对较短,手术中失血少,但是在返修术和双侧髋关节置换术中,出血量可达 1000ml 以上,术中、术后输血常常为治疗方法之一。对于单纯血红蛋白低于 80g/L,有一定的临床症状时需要进行输血治疗。采用术中洗涤红细胞的自体血回收方法可以使异体输血量减少,主要用于返修术、双侧同时置换、Paget 病、先天性髋关节脱位、类风湿关节炎等患者。白体引流血回输仍有一些问题要解决,如引流血的成分有异于自体血、污染问题、回输量的问题等。

(五)手术入路

人工髋关节置换术可采用的入路很多,主要有前方入路、侧方入路、后外侧入路和后方入路。这与术者的习惯有关。各种入路均有优缺点,本节简要介绍各入路的方法和注意事项。

1.前方入路　又称为 Smith-Peterson 入路、前髂股入路,适用于几乎所有的髋关节手术。

体位:仰卧,术侧臀下垫枕。

切口:起自髂嵴中点,经髂前上棘,向下沿股骨干延长 10cm。

暴露:外旋下肢,牵开缝匠肌,暴露阔筋膜张肌和缝匠肌间隙,寻找股外侧皮神经,该神经自髂前上棘远侧 4~5cm 处跨过缝匠肌。向内侧牵开该神经,自阔筋膜张肌和缝匠肌间隙劈开阔筋膜,结扎并切断肌间隙内的血管。自髂骨嵴拨开阔筋膜张肌的髂骨止点,暴露股直肌及其间隙,结扎并切断股外侧动脉的升支。自髂前上棘、髋臼上部及髋关节囊游离股直肌,内收外旋髋关节,用 Hohmann 拉钩牵开股直肌和髂腰肌,暴露关节囊,切开关节囊后,即完成了髋关节的暴露。

注意事项:本入路有时要切断缝匠肌的髂前上棘止点以改善暴露,有时还要游离臀中、小肌的髂骨止点,亦可行大粗隆截骨改善暴露。缝合伤口时需要注意股外侧皮神经,有时候不慎缝合术后有股前外侧区的麻木。

2.侧方入路

(1)Watson-Jones 入路。

体位:仰卧,术侧臀下垫枕。

切口:以大粗隆为中心,做一直切口,跨大粗隆后部,切口略偏后可以改善暴露。

暴露:经阔筋膜张肌和臀中肌之间隙,切开阔筋膜,向前后牵开阔筋膜,结扎并切断肌间隙内的血管。

牵开臀肌,暴露前关节囊。外旋髋关节,松解股外侧肌止点,游离前关节囊,部分切断臀中肌大粗隆止点前部,用 Hohmann 拉钩牵开,暴露关节囊并切开,外旋外展髋关节,使之脱位。

注意事项:如果需要更大的显露,可从粗隆上游离臀中肌腱的前部纤维,或施行大粗隆截骨术,并将其前上部分及臀中肌的附着点向近端翻转。这样的方法可以保护臀中肌的附着点并利于术后再附着。

(2)Hams 入路。这是 Hams 推荐的可广泛显露髋关节的外侧切口,这个切口中股骨头可向前或向后脱位,但需要行大粗隆截骨术,有可能造成骨不连或大粗隆滑囊炎,同时,异位骨化的发生率要高于其他切口。

体位:侧卧位,抬高患髋,外展 60°。

切口:以大粗隆为基底,自髂前上棘后 5cm 处做一"U"形切口,沿股骨干下延 8cm。

暴露:自远端向近侧切开髂胫束,在大粗隆水平以一指深入髂胫束深层,触及臀大肌在臀肌粗隆上的止点,在该止点前约一指处切开阔筋膜,即可暴露出深层的臀中肌。为改善关节后侧的暴露,自大粗隆中部水平,斜形切开已向后翻开的阔筋膜,再向内向近端沿臀大肌纤维方向劈开臀大肌约 4cm,贴着前关节囊插入一骨膜起子至髋臼,向前牵开髂胫束和阔筋膜张肌前部。向远侧游离股外侧肌起点,在关节囊和骨外展肌群间插入一骨膜起子,自股外侧肌结节远侧 1.5cm 处,向内向上至股骨颈上面,凿下大粗隆。自大粗隆分离关节囊上部,切断梨状肌、闭孔内肌的股骨止点,直视下切除近端的前后关节囊。自股直肌深部插入一钝 Benner 拉钩,拉钩前部抵住髂前上棘。向上翻开截下的大粗隆及其上附着的外展肌群,暴露关节囊上部和前部。在髂腰肌和关节囊之间插入一拉钩,暴露出关节囊前部和下部。切除术野中暴露出的关节囊。伸直、内收、外旋股骨,向前脱出股骨头。屈曲、外旋股骨,切断髂腰肌,暴露整个股骨头。暴露髋臼时,将大粗隆向上牵开,屈膝,内收、屈曲、内旋髋关节,向后脱出股骨头。

注意事项:术后缝合切口时,髋关节尽量外展,同时外旋 10°,将截下的大粗隆向远侧移位,固定于股骨干的外侧面。

(3)Hardinge 入路。Hardinge 观察到臀中肌的强有力的肌腱附着于大粗隆并绕过大粗隆尖端,改进了前入的外侧切口,避免了大粗隆截骨术。

体位:取仰卧位,并使患髋大粗隆靠近床边,同时使臀部稍离开手术台缘。

切口:以大粗隆为中点做后 Lazy-J 切口。

暴露:沿切口方向切开阔筋膜,在大粗隆中央线切开。向前方牵开阔筋膜张肌,并向后方牵开臀大肌,显露股外侧肌的起点和臀中肌的止点。斜向经过大粗隆切开臀中肌的肌腱,保持臀中肌后侧部分的肌腱仍附着于大粗隆。向近端沿臀中肌纤维方向切开至其中后 1/3 交界处。远端沿股外侧肌纤维方向向前切至股骨的前外表面。提拉臀小肌与股外侧肌的前部的腱性止点。外展大腿,显露髋关节囊的前部。按需要切开髋关节囊。在关闭切口时,用双股不吸收缝线修复臀中肌的肌腱。

3.后外侧入路 又称 Cibson 入路,是 Gibson、Kocher 和 Langenbeck 首先描述和推荐的髋关节后外侧入路。该入路不需要将臀中肌从髂骨上剥离,并且不影响髂胫束的功能,术后恢复较快。

体位:侧卧位。

切口:切口的近端始于髂后上棘前 6~8cm。在髂嵴的稍远处,沿臀大肌的前缘切开,继续向远端延伸至大粗隆的前缘,然后沿股骨轴线切开 15~18cm。

暴露:从切口的远端向近端至大粗隆沿纤维方向切开髂胫束。然后外展大腿,用手指插入髂胫束切口近端的深面,可触及臀大肌前沿的沟,沿着沟向近端切开臀大肌。将大腿内收,将相邻组织向前后翻开,暴露大粗隆及附着其上的肌肉。

然后,钝性分离将臀大肌的后缘从邻近的梨状肌的肌腱上分开,切断臀中肌及臀小肌在大粗隆的止点,注意要保留部分肌腱,以便关闭切口时缝合。将这些肌肉向前方牵开,这时可以看到髋关节囊的前上侧。在髋关节囊的上部沿髋臼至粗隆间线连线上的股骨颈轴线切开关节囊。屈髋屈膝,并内收、内旋大腿,使髋关节脱位。

Gibson改进型后外侧切口入路不切除关节囊前方,虽未很好地显露髋臼,但该切口已经足够脱出股骨头及放入假体,且使髋关节脱位的发生率下降。

4.后方入路　Moore的切口入路被称为南方显露。

体位:侧卧位,患者健侧在下。

切口:切口始于髂后上棘远端约10cm处,平行臀大肌纤维向远端及外侧延长切口至大粗隆的后缘,然后平行股骨干向远端切开10～13cm。

暴露:沿皮肤切口方向切开深筋膜,钝性分离臀大肌的纤维。在切口近端松解时要注意不要损伤臀上血管。向近端牵开臀大肌的近侧纤维,显露大粗隆。将部分远端纤维向远端牵开,沿远端切口走行方向分离肌肉于股骨粗线的止点,显露坐骨神经,并小心牵开之(如术者对此切口熟练掌握后,即没有必要显露坐骨神经),切断骶丛至股方肌和下孖肌的小分支,其中包含至髋关节囊的感觉神经。下一步,显露并切断子子肌和闭孔内肌,如有必要,也可切断梨状肌附着于股骨的肌腱,将这些肌肉向内侧拉开。这时关节囊的后部即可得到很好的显露,从远端到近端沿着股骨颈方向切开髋关节囊直至髋臼缘,将关节囊远端从股骨分离,屈髋及膝关节90°,内旋大腿,将髋关节从后方脱位。

(六)手术技术

人工髋关节手术技术要求高,涉及手术入路、截骨、髋臼的处理、股骨的处理、骨水泥及非骨水泥假体的安置、脱位及复位的要求等方面,特别在返修病例和类风湿关节炎、先天性髋关节脱位及髋臼发育不良等特殊问题方面要求的手术技术也一样,本节简要阐述人工髋关节置换手术的一般手术技术。

1.截骨及髋臼的处理　完成髋关节的暴露和脱位后,首先要确定股骨颈的截骨线位置。可以显露小粗隆上缘,用电凝刀或骨刀浅浅地划出截骨线,截骨线一般位于粗隆间线的近侧,术前也可用模板测定柄的大小和颈长,用假体试模确定出股骨颈的截骨线位置。一般在小粗隆上缘1.5～2cm用摆锯截断股骨颈,如果截骨未达到股骨颈外侧与大粗隆的结合部(在有些大粗隆比较粗大的患者常常会出现),则还需要在大粗隆内侧多切除一些骨质,即作另一纵向外侧截骨,否则粗隆容易发生骨折。取出的股骨头可以用作自体骨移植之用。

取出股骨头后即开始进行髋臼的显露和处理,关节囊的切开有利于髋臼的显露,如果不够满意,可切断臀大肌的股骨止点,在股骨上的腱端保留1cm以利术后将肌肉缝合。髋臼的显露有赖于在髋臼前缘、髋臼后柱和髋臼横韧带下放置牵开器,但要注意邻近的血管和神经,避免损伤这些结构。完全切除髋关节盂唇及任何残留的关节囊,将软组织牵入髋臼并将其紧贴髋臼缘切除,切除髋臼内包括圆韧带的所有剩余软组织,偶尔髋臼横韧带有增生肥厚则需要将其切除,这样可以使髋臼能容纳较大的髋臼锉,但需要注意保持刀尖不要切入过深,因为闭孔动脉分支从其下面通过,如果损伤,将很难止血。用骨刀咬除任何突出于髋臼骨性边缘的骨赘,否则无法正确判断髋臼内壁的位置,髋臼假体的位置就可能安装过度偏外。

不管是骨水泥固定还是非骨水泥固定的髋臼假体,其髋臼的处理是一样需要除去关节软骨和磨削髋臼这一步骤的。使用髋臼磨削时,股骨颈断端应根据切口选择方式向前或向后充分牵开以使磨钻不受阻挡地从前下方放入髋臼,否则磨钻偏向后上方,会过多磨削髋臼后上方的软骨下骨。用最小号髋臼锉开始逐步加大型号磨削髋臼软骨面,保证所有软骨被磨掉,磨削面均匀渗血,寻找髋臼内软骨下囊肿并用小刮匙将其清除。用股骨头颈部的松质骨填入囊腔或骨缺损区,用打入器或磨钻反磨压紧植骨。用髋臼假体试模检查髋臼假体与白床的对合情况,以及假体的植入方向,然后植入无骨水泥、骨水泥或双极髋臼假体。

2.无骨水泥固定的髋臼假体植入 髋臼假体的大小由最后使用的髋臼锉的直径来确定,假体和髋臼的紧密相接触提供了一定的稳定性,但需要用栓、钉或螺丝钉加以固定,但需要注意不能使用比髋臼锉大很多的假体来增加初始稳定性,否则假体不能完全匹配,也可能造成髋臼骨折。

髋臼假体的前倾角和倾斜角可以使用髋臼假体定位器来确定。一般最佳倾斜角为 45°,最佳前倾角为 10°～20°。如果股骨假体为解剖型设计,并已经将前倾角设制人股骨颈,则可将髋臼假体的前倾角置于 10°～150°髋臼假体的过度前倾可导致前脱位。如果采用直柄型假体,可将髋臼假体前倾角调成 20°。保持定位器的方向将假体打入髋臼时应检查患者保持完全侧卧位,当假体完全打入时,打击的声音会发生改变,同时通过假体上空隙探查假体是否与骨质密切接触。如果两者之间仍有空隙,则需要进一步打入假体,或重新磨削髋臼,选择合适假体。

经髋臼假体安装螺丝钉有损伤骨盆内外血管、神经的危险。将髋臼分为 4 个象限,即以髂前上棘与髋臼中心的连线与通过髋臼中心的垂直线分成的 4 个区,分别为前上、前下、后上和后下。在前上象限内打入的螺丝钉最危险,很容易损伤髂外动、静脉,而穿过前下象限的螺丝钉容易伤及闭孔神经和血管。应尽量避免在这两个象限内拧入螺钉。经过后上象限拧入螺钉较为安全,一般采用直径 6.5mm 自攻螺钉,螺钉头埋入假体上的螺钉孔,以免影响聚乙烯内衬的植入,螺钉可以借助双侧骨皮质固定达到坚强固定。经过后下象限的螺钉可能穿过坐骨切迹,损伤到坐骨神经和臀上血管,术中用手指可在坐骨切迹附近摸到螺钉,避免损伤。

打入螺丝钉后测试假体的稳定性,假体和骨质之间应该无活动度,冲洗髋臼内面,安装聚乙烯内衬。可在安装试样复位后最终选定内衬的偏心度和偏心旋转位置,防脱位角偏置方向(偏距中心)常置于髋臼上缘或后上缘,以保证关节的稳定性。

3.骨水泥固定髋臼假体植入 大多数骨水泥固定的髋臼假体表面带有数个预制的:PMMA 突起以保证假体周围形成一层 3mm 厚的骨水泥套,假体的大小既可用聚乙烯臼外径表示,又可用聚乙烯臼外径加上 PMMA 占位突起的距离表示,故磨削后髋臼的大小应与包括占位突起在内的假体外径一致,否则假体不能完全与髋臼匹配。

在髂骨和坐骨软骨下骨板上钻多个 6mm 孔以利骨水泥进入,也可在髂骨和坐骨处钻 12mm 孔,而两者之间另钻 6mm 孔。钻骨洞时,应注意不能穿透骨盆内壁,否则骨水泥进入盆腔会损伤血管、神经,植骨或用金属网加强修补。彻底擦干髋臼,止血。用骨水泥枪注入骨水泥,先填髋臼底部的骨洞,再填髋臼骨面,然后用加压装置填紧。

用合适的假体定位器植入髋臼假体,假体的边缘应该保持和髋臼骨缘相吻合。没有 PMMA 的假体不能过分加压,否则髋臼会陷入髋臼内,骨水泥分布不均;而有 PMMA 假体可以加压,待骨水泥固化后,卸下定位器,更换球形挤压器置入臼内以在骨水泥完全硬化过程中保持压力。

骨水泥完全硬化后,用挤压器在新植入假体周围多处挤压以检查稳定性。如果假体存在松动必须取出重新置换。任何突出边缘的骨赘或骨水泥必须清除,否则术后可导致碰撞和脱位。

4.非骨水泥固定的股骨假体植入 非骨水泥固定的股骨假体有直柄和解剖型等不同类型,直柄型需用直的髓腔锉扩大髓腔,解剖型柄需要用软钻扩大髓腔。髓腔钻应从最小号逐渐增大直径直到感到磨到坚硬的骨皮质,特别当磨至比模板确定的假体型号小一号之时应该注意,不要过度磨削髓腔,判断轴向髓腔钻在髓腔内的稳定性,钻头顶端不应在任何平面发生倾斜。轴向扩髓时,必须在大粗隆内侧开槽,以顺利完成扩髓,否则有可能发生股骨假体内翻。解剖型假体扩髓一般需要一定程度的过度扩髓以适应解剖型假体体柄的轻微曲度。

处理股骨近端股骨颈内侧残留的松质骨,锉的方向应与髓腔钻的轴向完全一致,避免过度前倾。将髓腔锉打入的过程中要控制其前倾。每个尺寸的髓腔锉只能打入一次,最后一个髓腔锉完全打入后,锉的上缘达到股骨颈的截骨线,再敲击时不应有任何移动,如有移动表明其不稳定,可加大一号锉磨或改用骨水泥固定的假体。

采用带颈领的柄有必要精确处理股骨颈,而用无领柄时该步骤无关紧要。股骨颈截面的最终位置应与术前模板确定的小粗隆上方截骨的平面一致。

多数全髋系统中头颈试样均可安装于假体髓腔锉柄上,根据选定的股骨头直径和高度,在髓腔锉上安装试模,术前下肢有短缩的患者还需要加大股骨头高度才能延长下肢长度。

如果颈长合适就可以进行髋关节复位,冲净髋臼内的任何碎屑,复位时应避免暴力。复位成功后,正确判断关节稳定性,做髋关节各方向的被动活动,检查下肢长度,极限活动时有无股骨和髋臼的相碰击。能完全伸直并外旋40°以及屈曲至少90°并内旋45°是髋关节稳定性所必需的。如果髋关节很容易脱位并且股骨头可很容易牵离髋臼大于数毫米,则应该改用长颈假体。

如果髋关节稳定性可以接受,就可以取出试模,安装最终选定的假体。假体的插入要保持前倾角,用打入器将假体柄打入髓腔,勿用暴力,否则可造成股骨骨折。如果有颈领的假体没有完全和截骨平面接触,宁可让其偏高也不冒股骨骨折的风险。如果出现股骨骨折,必须取出假体,将骨折用钢丝固定或环抱器固定再打入假体,如假体不稳定必须换用长柄假体或骨水泥型假体。

5.骨水泥固定的股骨假体植入　骨水泥固定适用于65岁以上患者,并且股骨皮质薄或骨质疏松,不能达到可靠的紧压配合固定。其扩大髓腔的步骤和非骨水泥固定的假体相似,但骨水泥固定的假体对髓腔的要求不像非骨水泥固定型那样严格,为保证有足够的骨水泥充填假体与髓腔之间的缝隙,与骨水泥固定假体配套的髓腔锉应该较假体略大。

准备填入骨水泥之前应该冲刷髓腔,清除碎屑和血块,然后用骨栓或塑料栓堵塞髓腔远端,以便于加压充填骨水泥,防止骨水泥进入股骨远段。栓的位置应该位于假体末端1~2cm处,如果过分偏远,将给返修术清除骨水泥造成极大的困难。最好用脉冲冲洗器彻底冲洗髓腔并用于纱布擦干血液,用纱布保护周围组织以阻挡骨水泥的溢出。

用骨水泥枪将骨水泥注入髓腔,骨水泥枪应从髓腔远端向近端边注边退,依靠骨水泥的压力将喷嘴逐渐退出髓腔,将选定的假体柄插入股骨髓腔,使假体完全进入髓腔。在假体上持续加压,直至骨水泥完全硬化。清除所有骨水泥碎屑,检查假体的稳定性。复位后检查活动度及稳定性同非骨水泥固定型假体的植入。

关节复位后,保留的关节囊可修复,如果没有保留关节囊可直接修复软组织,重建周围切断的组织和大粗隆,仔细重建软组织有利于增加术后髋关节的稳定性。在阔筋膜深层放置负压引流管,缝合阔筋膜,逐层缝合皮下和皮肤。

6.髋关节表面置换术假体植入　充分暴露髋臼后,切除髋臼后缘所有可能阻碍股骨头脱位的骨赘,将其脱位。髋臼假体是半球形金属假体,假体大小术前须根据X线测量片确定,较所用的最大号髋臼磨削器大1~2mm,这样假体植入初期稳定性甚好。所用股骨假体的型号应根据股骨颈直径决定,髋臼假体应与股骨假体相对应。在整个股骨头处理过程中不应破坏股骨颈皮质的完整性,以免导致股骨颈骨折。首先在导引器指导下顺股骨头颈的中轴线打入一支导针,并用环形测试器检查证实。用空心钻沿导针打入,套上与金属杯内径相同的环形铰刀,切除股骨头侧面的软骨面,切除破坏的骨质及增生缘。注意避免导针偏心或偏轴而错误铰切。然后,换上杯高指示环,切除残留头的穹顶,用股骨头阴锉将头磨到正好套入金属杯为止,切忌磨得太多以免术后发生股骨颈骨折。用股骨头外形接触测量器检查磨削后的股骨头,如磨削后的股骨头上有囊性变,可用刮匙刮除,刷洗削磨好的股骨头,擦干,在股骨头上钻3~4个直径为3mm、深

0.5cm 的骨孔,将调好成团的黏固剂填入金属杯内和头骨孔内,迅速用持杯器将杯套在股骨头上,金属杯的中心与股骨颈的轴线必须一致,用金属杯加压器压紧金属杯,使金属杯与骨质紧密相贴;将自金属杯周围和顶孔溢出的黏固剂刮除。待黏固剂固化后去除加压器。复位、检查髋关节活动有无异常,逐层缝合。

二、髋关节翻修术

人工全髋关节置换术已成为重建髋关节功能的重要方法,全世界每年开展全髋关节置换术已超过 50万例,15～20 年生存率达 90%。随着该项技术的广泛开展,由于患者自身因素、假体的机械磨损及生物学因素等引起假体松动的发生率随之增加,其中约有 10% 需要进行翻修。且随着时间的推移,假体失败的病例逐渐增多。

(一)髋关节置换术后翻修的原因

全髋关节置换术后翻修的原因主要是无菌性松动、骨溶解;其次为感染、假体断裂、复发性脱位等,这些均导致假体位置的改变(假体处于非生理位置)和股骨或髋臼的骨缺损。患者出现髋部疼痛,髋关节功能明显受限,下肢畸形而不得不寻求医疗帮助。

影响髋关节假体无菌性松动的因素很多,现在国内外文献较一致地认为:人工关节磨损产生微粒碎屑启动了由巨噬细胞介导的炎性反应,最终导致假体周围的溶骨,进一步产生假体松动。巨噬细胞、破骨细胞、成骨细胞、成纤维细胞等多种细胞参与这一反应,在假体周围形成界膜,并释放肿瘤坏死因子(TNF-δ)、白介素 1(IL-1)、白介素 6(IL-6)等多种溶骨因子,最终导致假体周围骨溶解,进一步产生髋臼侧和股骨侧假体松动、下沉。因此,改进假体设计,提高手术技巧,寻求新型材料以减少聚乙烯磨屑及假体各组件之间的磨损是今后的研究方向。

感染引起的炎症性松动也是全髋关节置换术后翻修的主要原因。感染松动需要先去除原来的假体,经过足够、有效的消炎后方可植入新的全髋假体。感染性松动处理十分棘手,易导致感染迁延不愈或感染扩散,严重者不得不行患肢截肢术。故在决定患者需进行全髋翻修手术时排除感染引起的失败是绝对必要的。做出正确合理诊断的关键不是单用临床检验,而是临床症状和检验的正确结合。在绝大多数情况下,根据病史、红细胞沉降率及 C 反应蛋白水平检查能诊断或排除感染。

假体断裂和复发性脱位主要与人工关节的设计和选择不当、手术技术错误以及术后不正确的练功与外伤有关,一般在手术后近期内发生。随着生物材料和假体设计的改进、手术方法的正确选择,以及成熟的手术技术和术后正确指导性练功与活动,这些全髋关节假体置换术后近期的并发症是可以避免的。

(二)髋关节置换术后需要翻修的临床表现

疼痛是需要翻修手术患者最突出的症状与主诉。全髋关节术后经历一个疼痛缓解、消失期后,又重新再现疼痛症状,经过一段时间的对症治疗,疼痛症状未能缓解,或者症状继续加重,往往提示假体松动的可能。单纯假体松动所致的疼痛特点是静止、卧床休息不引起疼痛,搬动患肢和活动时引起明显的疼痛。感染性髋部疼痛是静息痛、夜间痛,负重时疼痛加剧是其重要的特点。假体断裂和复发性脱位一般发生在手术后不当的功能锻炼或运动时突发性患髋疼痛。疼痛发生在臀部或腹股沟部,很可能是由于髋臼假体松动。大腿外侧部位疼痛,并向小腿前内侧发射,往往是股骨假体柄松动。

髋关节功能活动受限是需要翻修手术患者的另一症状。单纯或感染假体松动的患者髋关节功能活动受限是逐步加重。

(三)髋关节置换术后需要翻修的 X 线影像学评估

假体松动是关节置换失败的最主要原因。假体周围出现一个连贯的直径大于 2mm 以上透亮区,尤其在随访过程中,透亮区不断增宽,那么 X 线影像学诊断假体松动是无疑的,但还是要结合临床症状。

如果骨水泥型假体与骨水泥明显移位,或骨水泥断裂或碎裂,或假体断裂或变形,那么假体松动是肯定的。当然 X 线表现必须与临床症状相结合,如果假体单纯地下沉 2mm,而患者没有疼痛和髋关节功能障碍,一般不考虑假体松动,但要定期随访。

生物学固定假体在 X 线影像学上除了显示骨吸收、骨溶解等晚期并发症表现外,还有一些特殊现象,例如柄假体下沉、柄远端局限性股骨皮质增厚、假体柄尖端远处髓腔内骨增生、髓腔封闭或假体柄表面光滑部分周围出现骨硬化线,这一些在 X 线影像学上的表现都说明假体柄的远端承受较大的应力,假体柄松动。

髋关节置换术后需要翻修的病例,术前必须通过 X 线影像学检查对髋臼侧和股骨侧骨缺损的情况进行评估,做到术前心中有数。髋臼缺损的分类目前普遍接受的是 D'Antonio 提出的 AAOS 分类方法,共分为 5 型:Ⅰ 型为节段性骨缺损(边缘性、中央型),指髋臼边缘性或内侧壁骨缺损;Ⅱ 型为腔隙性骨缺损,指髋臼变深,但边缘仍存在,可分为髋臼上、前、内、后或整个髋臼变深;Ⅲ 型为混合性骨缺损,指兼有节段性骨缺损和腔隙性骨缺损;Ⅳ 型为骨盆不连续,指髋臼前、后方向骨缺损;Ⅴ 型为关节融合,指髋臼无骨缺损,但整个髋臼腔充满骨组织。

股骨侧骨缺损较常用的 2 种方法是 AAOS 和 Paprosky 分类方法。AAOS 共分 5 型:Ⅰ 型为节段性骨缺损,系指股骨的支持骨壳有缺损,位置可以在近端、中间或大转子;Ⅱ 型为股骨骨缺损,表现腔隙性骨缺损,骨缺损发生松质骨与皮质骨内层的缺损,股骨的外壳不受影响;Ⅲ 型为混合性骨缺损,指兼有节段性骨缺损和腔隙性骨缺损;Ⅳ 型为股骨对线不良,则用于评估 Paget 病、髋发育不良与脱位等患者需要行全髋关节置换术;Ⅴ 型为股骨干不连续,可因假体周围有骨干或骨折不连接而需要做髋关节翻修术。Paprosky 分类方法考虑股骨干的支持能力,是专为广泛涂层非骨水泥股骨假体而设计的。

(四)髋关节置换术后需要翻修的手术治疗

髋关节翻修手术成功取决于 3 个因素:①完整地取出原来的髋臼和股骨侧假体;如果是骨水泥型假体,需要取出所有的骨水泥以及骨水泥与骨质间纤维假膜。②髋臼和股骨侧骨缺损的重建。③植入新的髋臼和股骨假体,并且得到有效、可靠的固定。

翻修手术时,完整地取出原来的髋臼和股骨侧假体的同时,需要尽量地保护髋臼和股骨侧骨质,避免造成骨质缺损的加重,甚至导致髋臼或股骨骨折。对于骨质吸收、骨质缺损严重的病例,取出髋臼和股骨侧假体并不困难。但是在翻修手术病例中,许多需要使用特殊的薄的骨凿或电锯分离假体与髋臼、股骨骨质之间的连接,方可取出原来的假体,而且手术操作应轻柔。如果原来髋关节置换使用的是骨水泥型假体,翻修手术时,需要取出所有的骨水泥以及骨水泥与骨质间纤维假膜。这时要求手术光源理想,手术者要有耐心,必要时应使用 C 臂机在透视下清除残留的骨水泥或假膜。因为手术时髋臼或股骨髓腔内如遗留少许骨水泥或假膜,会导致翻修假体植入方向偏离正确的角度或假体植入不能得到可靠的固定。

在行人工全髋关节翻修时,髋臼骨缺损的处理十分重要,与髋臼假体的稳定性有着密切的关系。恢复髋臼的骨性结构,可根据髋臼缺损的 AAOS 分类采取不同的方法。对 Ⅰ 型节段性骨缺损,由于髋臼的边缘及内侧壁骨缺损,需行大块结构骨植骨且使用螺钉或髋臼钢板固定。对于 Ⅱ 型腔隙性骨缺损,其髋臼前后柱及顶部、骨侧壁等骨性结构均完整,而髋臼顶深而薄,故宜行颗粒骨打压植骨;而 Ⅲ 型混合型骨缺损和 Ⅳ 型骨盆不连续性骨缺损,除行打压颗粒性骨植骨外,必须应用髋臼重建钢板或金属钛网重建髋臼,以加强髋臼的强度。Ⅴ 型关节融合型,手术的关键是寻找到髋关节真臼和真臼底的位置,磨锉真臼时不应过深对于髋臼腔隙性缺损,可用移植骨块、碎屑性移植骨、骨水泥或特殊形状的假体来修复缺损。

如果髋臼杯与宿主骨接触面积大于 50%,可选用非骨水泥髋臼杯,并且需用螺钉固定。对此类骨缺损,用骨水泥髋臼杯和髋臼顶环,与不用骨水泥髋臼杯相比,手术成功率近似,两者在骨质吸收和骨块迁移方面临床结果相似。如果髋臼杯与宿主骨接触面积小于50%,就应用带有顶加强环的髋臼杯,并且需用骨水泥固定;也可用打实移植骨的骨水泥技术来固定。对非包容性缺损或节段性缺损来说,为获得对假体的支持,骨块重建是必需的。结构性移植骨块需用螺钉固定,固定之前,需将移植骨块的形状进行修整,以获得与宿主骨之间最紧密的接触。由于结构性移植骨可因骨吸收和塌陷而致手术失败,所以应尽量增大髋臼杯与宿主骨的接触面积。髋臼杯跨越移植骨与宿主骨接触非常重要,这样可使移植骨与宿主骨形成桥式连接而保护了移植骨。由于异体骨的骨诱导能力差,所以在应用结构性移植骨的同时,应用自体碎屑骨,并将其植于宿主骨和异体骨交界面,以增加骨融合发生的可能性。对此类缺损而言,骨水泥与非骨水泥髋臼杯在治疗效果上相同;但若移植骨对髋臼杯的支持面大于50%,建议用骨水泥髋臼杯,同时加用髋臼顶环,可取得良好效果。

对于股骨侧骨缺损,也可以根据骨缺损的类型采用不同的方法。股骨轻度的腔隙性缺损采用压紧颗粒骨植骨,范围较大的腔隙性缺损采用压紧颗粒骨,还需用金属网罩加强。股骨侧节段性骨缺损,采用结构性骨植骨。为了促进骨愈合,可加用自体碎屑骨移植,有时自体碎屑骨不足,将白体碎屑骨与异体颗粒骨混合后移植。股骨近端严重的节段性骨缺损或混合型缺损时,只能采用长节段的异体结构骨移植。

翻修术股骨假体选择,通常应选择广泛涂层或全涂层的加长假体,并且长度至少要超过原来假体尖部一个皮质骨的直径,通常使用长度为170cm,甚至220~230cm,例如多组合式假体(S-ROM),目前在临床使用较多。对于采用结构性骨植骨的病例,除了移植骨块较小外,一般使用骨水泥型假体置换。

(李海亚)

第三节　人工膝关节置换术

一、概述

进入20世纪70年代后,随着大量相关学科的飞速发展,人工膝关节置换术迎来了发展的快车道。以假体设计为中心,从单纯铰链式到半限制型,进而发展到非限制型假体。由于新的假体设计、新材料、新技术和新方法的发展,人工膝关节置换作为一项成熟的治疗方法,在更多疾病及更大年龄范围中得到推广应用,并相应减少并发症,成为广泛接受的经典手术之一,已被广大患者和医生所接受。随着老龄化社会的到来,骨与关节疾病的发病日益增多,全膝关节置换数量急剧攀升,手术量已居人工关节首位。在发达国家,全膝关节置换术已是全髋置换的2~3倍。

1.限制型(铰链式)人工膝关节　20世纪40年代后期,单轴运动的铰链式人工膝关节开始应用于临床试验。为增加稳定性,胫/股骨假体均有长柄插入髓内;为更好地固定铰链式假体,假体柄表面呈孔隙状,期望骨长入以辅助固定。60年代起,几乎所有的完全限制型假体均改用骨水泥固定。铰链式人工膝关节本身具有良好的内在稳定性,对关节周围韧带等软组织的功能完整性要求低,下肢力线易于掌握,手术操作简便易行。随着铰链式人工膝关节假体应用于临床,出现一系列并发症:铰链断裂、假体松动、术后感染比例惊人,假体失败率高达20%~30%,使用寿命最长不超过10年。经过几十年的改进,铰链式人工膝关节在翻修手术和复杂的初次置换、肿瘤患者的保肢假体中仍占有一席之地。

2.半限制型人工膝关节　20世纪50～60年代设计的铰链式假体绝大部分为单轴铰链型,假体只允许膝关节单一平面上的活动,因而不符合正常膝关节的生物力学,会导致假体-骨水泥-骨组织界面应力异常集中,产生大量磨屑和假体松动断裂、感染、骨折等并发症。并且一旦假体失败,无法施行补救性的翻修术。研究者逐步认识到膝关节的活动非常复杂,增加活动轴,抛弃了单轴铰链结构,改用连结式结构,使得假体具有一定范围内的多平面活动能力,兼顾屈伸与旋转,关节面采取金属对塑料,提高了假体存活率。这类假体尽管总体效果仍远不及非限制型假体,但其良好的内在稳定性被充分利用,发展成旋转铰链膝、球心膝及与表面置换"杂交"的高限制性膝(CCK)等。在软组织平衡非常困难、内外侧副韧带功能丧失的病例,尤其是翻修病例,以及肿瘤患者的保肢手术中可以轻易矫正畸形。

3.膝关节表面置换　吸取铰链式人工假体的教训,1969年英国Gunston的多中心型膝采用金属-高分子聚乙烯材料组合,用骨水泥固定,具有划时代的意义。20世纪70年代发明了许多种最大限度减少限制性的膝关节表面置换假体。它要求内、外侧副韧带功能较好,能提供完好的膝关节稳定性。由于设计理念的不同,全膝关节假体即双髁置换假体,主要分为后交叉韧带保留型、牺牲型和替代型3种。

前交叉韧带不保留已成为大多数研究者的共识,而后交叉韧带保留还是替代的争论一直没有停息过。主张保留后交叉韧带的理由是保持膝关节的本体感觉,利于控制膝关节的位置和运动;保持生理状态下股骨后滚,减轻假体表面的摩擦力,进而减小界面剪切力,延长假体寿命;模拟生理情况下运动学机制,改善全膝置换术后步态,尤其下楼梯时明显。但最近的动态X线研究显示:保留后交叉韧带的假体并没有复制正常膝关节的运动机制,相反许多病例因为后交叉韧带的张力不正常,屈曲时股骨髁前移,反而减少了屈曲活动度,加大衬垫的磨损。新一代的后稳定型假体改进凸轮-立柱机制,防止高屈曲度时脱位,允许膝关节更好地活动。精确判断后交叉韧带的情况对术后假体寿命、关节功能至关重要。现今多数厂家的假体都能在术中由后交叉韧带保留型改为后方稳定型,一般的,后稳定型假体对于技术要求更低,纠正畸形效果更可靠,年手术量在20台以下的医生,推荐选用后稳定型假体。

4.活动半月板假体　固定半月板膝假体很难同时满足少限制性、高活动度和低接触应力的要求。平坦的聚乙烯平台对膝关节活动限制程度小,但屈膝活动中股骨髁对平台是点接触,局部压应力大,加重聚乙烯磨损,影响其寿命。但聚乙烯平台关节面杯状曲度,增加接触面积,固然可以减少磨损,但同时也限制假体活动,引起假体-骨水泥界面剪切应力增加,导致松动。以低接触应力膝假体(LCS)为代表的滑动半月板假体模拟半月板功能,膝关节活动时聚乙烯垫能前后移动及旋转,可增大接触面积,减少压应力负荷,延缓磨损,同时具有一定的活动限度(稳定性),减少假体松动率。理论上,滑动半月板型假体更符合膝关节的复杂的运动生物力学特点,广受膝关节外科大家的推崇,但到目前为止,固定半月板假体仍是主流。

5.非骨水泥固定假体　实践证明,绝大多数骨水泥固定型假体的临床效果是令人满意的。但是,骨水泥本身存在一些缺陷,碎屑可引起远期假体松动已经得到临床证实。随着选择全膝关节置换术患者年龄降低,要求更大的活动度、更长的使用寿命。随着非骨水泥髋关节假体的成功,膝关节假体置换也自然开始非骨水泥固定。长期临床证明,胫骨平台假体的骨长入情况也远不如骨水泥可靠,因此要求术后推迟负重4～6周。现阶段的随访资料并未显示非骨水泥假体具有优势,但随着技术的进步,年纪轻、骨质好的患者应首选非水泥固定型假体。

二、初次全膝关节置换术

(一)初次全膝关节置换术的适应证

手术适应证选择是否正确是影响临床效果的首要因素。人工膝关节置换术的主要适应证是解除因严重关节炎而引起的疼痛,无论其是否合并有明显的畸形,经过保守治疗无效或效果不显著的病例。包括:①各种炎性关节炎,如类风湿关节炎、骨性关节炎、血友病性关节炎、Charcot 关节炎等。②终末期创伤性关节炎。③大范围的骨坏死不能通过常规手术修复。④少数老年人的髌骨关节炎。⑤感染性关节炎遗留的关节破坏(包括结核)。⑥大面积原发性或继发性骨软骨坏死性疾病。⑦骨缺损的补救,如肿瘤相关疾病。

全膝关节置换术并不是一种十全十美的手术方式,因为膝关节置换后假体的使用寿命有限,并且与患者活动水平呈负相关关系,因此常适用于年龄较大的、有较多坐立生活习惯的患者。该手术也适用于比较年轻的,如类风湿关节炎、强直性脊柱炎等患者,多关节受累致严重功能障碍的,可明显改善生活质量。

全膝关节置换术的目的是解除疼痛、改善功能、纠正关节畸形,以获得一个长期稳定、无痛、有良好功能的膝关节。对于有中度关节炎有不同程度疼痛,估计未来畸形加重,可能影响到拟行人工关节置换术的预期效果时,畸形可作为手术适应证。当膝关节屈曲挛缩超过 30°合并有明显步态障碍难以恢复伸直时,将需要手术治疗。在软组织平衡非常困难,内、外侧副韧带功能丧失的病例,尤其是翻修病例,以及肿瘤患者的保肢手术多数需采用限制型假体。同样,当内翻或外翻松弛严重时,必须使用半限制型假体以防止继发的冠状面上的不稳定。在未达到这种松弛程度之前时可以采用非限制型假体,无冠状面限制,活动度更大,有更长的使用寿命。

(二)初次全膝关节置换术的禁忌证

全身和局部关节的任何活动性感染应视为膝关节置换的绝对禁忌证。此外下列情况也属禁忌:①患肢周围肌肉、神经、血管病变。②膝关节已长时间融合于功能位,没有疼痛和畸形。③严重骨质疏松或骨缺损可能导致内植物不稳定。④全身情况差,合并有严重内科疾病,未获有效治疗。相对禁忌证包括年轻患者的单关节病变、术肢有明显的动脉硬化、术区有银屑病等皮肤病性或神经性关节病、术后活动多、肥胖症、手术耐受能力低下等,这些因素在术前均需仔细考虑。此外,患者精神不正常、对人工关节不理解等将会严重影响手术效果。

(三)初次全膝关节置换术的术前评估与准备

手术成功与否有赖于五方面的因素:①病例选择。②假体设计。③假体材料。④手术技术。⑤术后康复。良好周密的术前评估与准备是取得全膝关节置换术成功的关键之一。通过术前评估充分了解患者的总体情况,选择适于患者特殊需要的假体类型和尺寸,预防围术期并发症的发生。病情越复杂,术前评估与准备越严密,越周详。

1.下肢力线　正常解剖情况下,在站立位,髋、膝、距小腿关节中点成一直线——下肢机械轴线;同时,经膝关节胫骨平台的水平轴与地面平行。股骨解剖轴与下肢机械轴在膝关节中点相交,形成平均为 6°的外翻角。精密的术前测量为术中准确截骨提供依据,保证下肢力线与下肢机械轴重合。和人工全髋关节置换术不同,人工全膝关节置换术对手术技术的要求很高,前者可容许 5°~10°甚至 20°的误差,而后者下肢力线只要有 5°的误差就明显影响手术效果,缩短假体寿命,10°骨关节炎患者很少出现下肢其他关节同时受累的情况,但严重的类风湿和强直性脊柱炎患者,术前必须对双下肢髋、膝、距小腿及双足的功能和结构,其他关节是否有畸形,力线是否正确等作评估。对那些严重下肢力线不正常,而又不能在膝关节置换同时矫正的畸形,应先行手术矫正。

2.髌股关节　股四头肌的力线与髌腱延长线之间存在一个外翻角(Q 角)。所以,髌骨在生理情况下就存在向外侧移位的倾向,股骨外侧髁也比内侧髁高。膝关节骨关节炎患者中普遍存在髌骨外倾、外移,其他病例也不同程度存在外侧支持带紧张,手术中髌骨都有脱位的可能。为改善髌骨运动轨迹,必须重建正确的髌骨—滑车轨迹:①股骨前外侧截骨较多。②股骨远端外旋 3°截骨。③髌骨假体稍偏内。术前摄髌骨轴线位 X 线片,充分了解髌股关节,完善的术前准备才能有的放矢,避免不必要的髌骨外侧松解。

3.软组织平衡　软组织平衡是膝关节置换术成功与否的关键,必须予以充分的重视。毫不夸张地说,全膝关节置换术实质是软组织手术。相比之下,髋关节周围丰富的肌肉能自动调节软组织的平衡,保证关节的稳定性,而膝关节的软组织平衡完全取决于手术本身。无论如何延长术后制动时间和肌力训练都不能纠正软组织的失衡。全膝关节假体除铰链式假体和高限制性假体设计上较少依赖膝关节本身的稳定结构外,其他部分限制性假体与表面置换都要求膝关节本身的稳定结构,尤其是内、外侧副韧带的功能至关重要。内、外翻畸形导致相应的内、外侧副韧带被牵长而松弛,术中要求对侧软组织松解或者合并同侧韧带的紧缩,其软组织松解的程度和范围由内、外翻畸形的程度决定。

(四)初次全膝关节置换的手术入路

1.经典的全膝关节置换手术入路　是经膝前正中皮肤切口,髌旁内侧入路。皮肤切口以膝正中切口最常用,也可行外侧切口或旁内侧切口。膝正中切口从髌骨上缘以上 5cm 至胫骨结节内侧连线,切皮时膝关节半屈曲位,皮下组织滑向两侧而增加暴露。该切口暴露最充分,兼顾内外,瘢痕小,出现愈合不良或感染时不易直接通向关节腔。若局部既往有切口,横行的瘢痕一般无影响,纵行的则应采用原切口,以免新旧两切口间皮肤坏死。

经股内侧肌髌骨止点旁切开关节囊绕向髌骨内缘,向上延纵轴切开股四头肌肌腱内侧 1/3,向下延长至胫骨结节内侧。屈膝 90°,将髌骨向外侧翻开,暴露整个膝关节前部。切除髌下脂肪垫,切除前交叉韧带,用 Hohmann 拉钩将胫骨平台撬出,充分暴露。

该入路是最经典的全膝关节置换术入路,至今为大部分医生采用。它的暴露较清楚,术中可以根据需要方便延长,很少有胫骨或股骨的并发症。切口远离重要血管神经,相对安全。但该入路髌骨外翻,损伤了股四头肌和髌上囊,干扰伸膝装置,造成一系列髌股关节的问题,如术后易出现髌骨脱位、半脱位。

2.股内侧肌下入路　在髌骨内侧缘中点处向下切开关节囊直至胫骨结节上缘内侧。向上,在股内侧肌髌骨止点下方关节囊缝合一针,作为术后关闭关节囊的标志。屈膝,寻找股内侧肌肌腹向前牵开并翻转,确定其在内侧髌旁支持带的腱性移行部分,保持肌腹张力,"L"形切开关节囊。向外翻开或仅牵开髌骨,其余暴露同上。

股内侧肌下切口被认为是最符合生理解剖学的一种入路,可完整保护伸膝装置,是影响髌股关节稳定性和运动轨迹最低的方法。髌骨血供保护较好,有一定抵抗感染的能力。行此切口的患者术后疼痛较轻,由于不触及髌上囊,术后粘连较少,伸膝力量恢复很快,可以明显减少患者卧床时间,从而减少并发症的产生。但股内侧肌下入路周围重要的血管神经较多,切口的延长有一定限制,髌骨翻转困难,故过度肥胖、股骨过短、骨关节肥大性改变、骨质疏松及翻修手术患者不宜行此手术入路。

3.经股内侧肌入路　同样的,从髌骨内上极向下切开关节囊直至胫骨结节上缘内侧,在膝关节屈曲状态下,在股内侧肌髌骨止点,向内上方沿股内斜肌肌纤维将其分开。其余同上。

该切口较股内侧肌下切口容易翻转髌骨,兼顾髌股关节稳定性好的特点。轻度干扰伸膝装置,术后粘连较少,恢复快。其暴露难易程度介于髌旁内侧切口与股内侧肌下切口之间,在患者的选择上也有同样的限制。此外,切口经肌腹,疼痛明显,止血困难,易出现血肿引发感染,关闭切口前应注意止血。

4.外侧入路　严重膝外翻的患者为避免内侧入路造成膝关节不稳,同时很容易损伤髌骨与皮肤血供,多采用外侧入路。经髌骨外侧缘直切口切开皮肤、皮下及外侧支持带。膝关节屈曲 60°,由髌骨外上缘切开,向下延伸,于 Gerdy's 结节截骨,连同与其相连的髂胫束、胫前肌一起掀起,作为关节囊切口的外侧缘。骨膜下行外侧副韧带、腘肌腱松解。必要时切除腓骨头,注意保护腓总神经。

该入路技术要求高,暴露困难,对患者选择严格,多数情况翻转髌骨困难。但是该入路松解外侧软组织,将切口与外侧关节囊、支持带松解切口合二为一,能最大限度地保护髌骨血供。经过髂胫束,对股四头肌和髌上囊影响小;术中髌骨内移,胫骨内旋,最大限度地保护伸膝装置,对严重膝外翻患者特别适用。

(五)初次全膝关节置换的手术方法

人工全膝关节置换假体众多,设计理念各不相同,但目前一致认为人工全膝关节置换术后膝关节应外翻5°～7°,误差不超过2°;正常胫骨平台有3°～5°的内侧角。人类对如此之小的角度变化总是力不从心,经常截骨角度过大或过小。相反,手术者总是对垂直角度非常敏感,很容易截成标准的直角。利用这一特性,现行大部分人工膝关节置换术都要求术后胫骨平台假体与胫骨纵轴垂直,同时将股骨髁假体放置在轻度外旋位,与股骨内、外后髁连线成3°～5°角以弥补内倾角。因此,多切除一些股骨内侧髁后方的骨质,既可保证术后屈膝位膝关节内外侧间隙的对称和内外侧韧带稳定,更能改善髌骨滑动轨迹。

总的来说,人工全膝关节置换术时应该注意:①截骨是手段,软组织平衡是目的,尽量少切除骨质。②膝关节屈曲间隙等于伸直间隙,内侧间隙与外侧间隙平衡,术后无过伸。③屈曲位与伸直位膝关节均稳定,胫股、髌股关节运动轨迹良好。④术中使用定位器械,确保假体精确对位,对线与下肢力学轴重合,所有畸形完全矫正。⑤假体应尽量符合患者的实际解剖大小与形态。⑥骨质缺损处尽量用植骨块充填。⑦现阶段尽量采用骨水泥型假体,应用现代骨水泥技术。⑧内、外侧副韧带功能不全者改用半限制性或限制性假体。

1.膝周软组织松解　人工全膝关节置换术最常见的病因是骨关节炎和类风湿关节炎。骨关节炎病例85%以上合并膝内翻畸形,而类风湿关节炎病例则超过60%合并膝外翻畸形。因此,详细的术前检查,周密的术前计划,尤其是负重位膝关节XY线片是获得软组织平衡的前提条件。人工全膝关节置换术究其根本是一种软组织手术,截骨是手段,软组织平衡是目的。膝周软组织松解不仅是手术入路的一部分,更是手术成功的关键所在,绝不可能用截骨纠正软组织调整的错误。无论是间隙技术还是等量截骨技术,没有软组织的松解平衡,再好的截骨都是缘木求鱼。

2.股骨侧截骨与假体安装　通常情况下,股骨截骨定位绝大部分医生采用髓内定位系统。只有在股骨骨折异常愈合、骨髓炎、Paget's病等少见的远端股骨弯曲畸形和同侧全髋关节置换术史、仍有内置物存留等股骨髓腔有占位的情况下才采用髓外定位系统。由于使用器械的不同和关节病的不同,在股骨远端截骨时远端截骨模板常常会与股骨外髁或内髁先接触上;如果试图将整个截骨模板完全坐在两个髁上,就可能造成截骨错误。为避免此类情况发生,术中必须注意关节病的类型,合理使用髓内定位确定股骨远端截骨模板的正确位置,多数情况下截骨模板只能与一侧股骨髁接触。

股骨髁截骨是人工全膝关节置换术中最复杂、最容易犯错的步骤之一,因为股骨髁远端截骨角度决定术后膝关节的外翻角度,厚度决定伸直间隙的宽度;股骨髁前后截骨的位置与厚度决定屈曲间隙的宽度;股骨髁外翻截骨的度数决定内、外侧间隙的平衡和髌骨轨迹的优劣。多因素彼此制约,错综复杂,很容易顾此失彼。原则上,股骨髁截骨厚度应与所置换假体对应部位厚度一致,外翻、外旋度数以术前、术中测量为准,要求假体置换后不改变膝关节线位置及周围韧带的张力。

为保证弥补胫骨平台正常的3°～5°内倾角,股骨截骨应外旋3°～5°。另外,适当外旋股骨髁假体,也使得髌骨滑槽向前外侧旋转,膝关节"Q"角减少,减少外翻趋势,有利于屈伸膝关节时髌骨在滑槽内的上下移动。在此之前必须先进行软组织松解,保证软组织平衡。股骨外旋截骨的度数很难精确定位,因为解剖标志不一致,病理情况下可能相互矛盾。可以确定股骨外旋截骨的定位标志。

(1)股骨后髁连线。直观易懂,但骨关节炎时后髁常被侵蚀,且内侧重于外侧,从而限制其参考价值。

(2)股骨髁间窝前后连线(Whiteside线)的垂线。在股骨髁发育不良和膝外翻患者可靠性欠佳。

(3)胫骨干轴线。即下肢力学轴,牵引后是一个可靠的参考,据此截骨有助于屈曲间隙平衡。

（4）股骨内外上髁连线。相对最稳定，能最大限度地恢复股骨生理性的旋转。内上髁的中心位于内侧副韧带浅层的近端起点和深层的近端起点之间的小沟内，股骨外侧远端最突出的一点即为外上髁，两者连线即为内外上髁连线。

通常术中均须同时采用几种不同的方法分别确定股骨外旋角度，相互印证，相互比较，最大限度地避免误差，提高截骨精度。

3.胫骨侧截骨与假体安装　胫骨截骨采用髓内定位系统组件简单，定位过程不受距小腿关节异常情况的干扰，在准确性和重复性方面要优于髓外定位系统，但同时破坏了髓腔结构，增加术中出血、脂肪栓塞的概率。髓外定位系统根据胫骨结节、胫骨嵴和距小腿关节这3个容易扪及的体表解剖定位标志，操作简单易行，并发症少，尽管在准确性、重复性方面不如髓内定位系统，仍为绝大部分手术医生所采用。国人中胫骨呈弧形，骨干向前外侧弓形突起的情况不少，在老年女性中较为常见，影响髓内定位系统的放置。笔者的体会是这类情况下用髓外定位系统，以胫骨中下1/3胫骨嵴作为定位点，能保证与下肢承重轴一致，具有不可替代的作用。

胫骨平台截骨要求后倾角一般5°~7°，厚度与胫骨假体厚度相等，一般8~12mm。胫骨上端骨质强度较好，承重能力较强。越远离关节线，骨质强度越小，因此在实际操作中尽可能保留胫骨近端高强度的骨质，避免截骨过多引起术后假体下沉松动。另一方面，截骨过少会残留增生硬化骨，骨水泥或非骨水泥假体均不能牢固固定；减少胫骨近端的截骨量和骨赘清除、软组织松解，使替换假体相对过厚，无形中增加关节线与胫骨结节距离，提升关节线，造成低位髌骨，进而增加髌骨假体的磨损。

理想情况下，胫骨平台假体能完全覆盖住胫骨近端截骨面，不存在前后、内外偏移余地。但厂家提供假体尺寸毕竟有限，而人群实际数据变化较大。因此，假体安装前应彻底清除骨赘，避免误导。笔者倾向性的原则是宁小勿大，宁外勿内，宁后勿前，但绝不能突出超过胫骨平台骨皮质边缘。

4.髌骨置换　全膝关节置换术后约50%的并发症与髌骨置换有关，因此，适应证与假体选择是否合适，手术技术是否熟练可靠，对术后效果影响极大。与胫骨、股骨髁截骨不同，髌骨截骨缺乏很精密、可重复性强的定位系统，现在仍主要依靠医生的经验和手感。正确掌握髌骨截骨厚度、截骨面内外翻及前后对线是手术成功的关键。

髌骨假体安放无论是圆弧形还是解剖型髌骨假体，以能充分覆盖髌骨切割面为前提，尽量偏内侧放置。这样假体顶端（相当于正常髌骨中央嵴）位于髌骨内侧，能更好地模拟正常髌股关节咬合面偏内的解剖结构，减少行外侧支持带松解的概率。

（六）活动半月板全膝关节置换术

目前人工全膝关节后10年以上的假体生存率已达到90%以上，被越来越多的骨科医生和患者所接受。但是对于年龄较轻、活动量较大的患者效果并不满意，特别是聚乙烯磨损导致的骨溶解仍然是膝关节置换术晚期失败的主要原因。为了解决假体设计上低接触应力和自由旋转之间的矛盾，20世纪70年代末产生了第一代可活动半月板的Oford和低接触应力的LCS膝关节假体，这种关节十分接近正常膝关节的解剖特征，避免了相当一部分患者的聚乙烯磨损和假体松动。

固定半月板膝假体设计中最大的难点在于同时兼顾低接触应力与假体界面剪切力的矛盾。平坦的聚乙烯平台对膝关节活动限制程度小，但屈膝活动中对平台是点接触，局部压应力大，加重聚乙烯磨损，影响其寿命。另一方面，若聚乙烯平台设计为关节面杯状曲度，增加了接触面积，同然可以减少磨损，但同时也限制假体活动，引起假体-骨水泥界面剪切应力增加，导致松动增加。降低摩擦力、减少磨损要求增大接触面积，降低假体界面剪切应力、减少松动要求减小接触面积，通常固定半月板假体设计只能在两者间寻找妥协。

活动半月板人工全膝假体针对这一矛盾,尽可能地符合膝关节的生物力学要求,杯状聚乙烯衬垫底面平整光滑,与胫骨假体金属底托可以自由旋转和前后移动,兼顾膝关节的屈曲、旋转灵活性,同时降低衬垫的磨损、假体界面应力,进而延长假体寿命。同时,活动半月板假体设计使行走中的旋转力和剪切力通过活动半月板的相对移位而转移至软组织,这种情况与正常的膝关节很相似。不同厚度的活动半月板聚乙烯衬垫通过改变半月板的厚度调整膝关节韧带的张力,依靠韧带张力来维持正常膝关节的稳定性,从而获得更自然的功能和更长的假体寿命。长期的临床随访结果都表明:尽管活动半月板全膝关节置换手术复杂,但先进的假体设计理念随着人们认识的加深,必将获得越来越广泛的好评。

三、全膝关节翻修术

今天人工全膝关节置换术已成为临床常用的手术,据估计仅美国和欧洲目前全年膝关节置换例数就有 20 万～30 万例。通过近 30 年的不断改进和提高,感染、假体断裂、关节脱位等严重发生率已经大大减少,10 年以上的临床优良率已在 90% 以上。随着这项医疗技术的广泛推广应用,翻修术病例的绝对数字将会不断增加。在今后的 10～20 年内,我们将面临呈几何级数增长的翻修病例。如何提高翻修假体成功率,改善翻修术后功能,延长假体使用寿命对每个关节外科医生都是巨大的挑战。

(一)翻修术前评估

全膝关节置换术术后各种并发症,如感染、疼痛、假体松动、断裂、关节半脱位、脱位、关节不稳、活动受限及严重的假体周围骨折等都可能行翻修手术。但是,并不是每一个病例都适合翻修手术,有的行关节融合术、关节切除成形术,甚至有时截肢术更适合患者。作为失败的人工关节置换术的补救措施,翻修术手术效果明显不如第一次手术,术后并发症多见,因此术前应慎重考虑。同时,许多病例不能一蹴而就,有时需要分阶段多次手术以完成翻修准备,如全膝置换术后深部感染多采用二期手术翻修。

1.全膝关节翻修术的适应证　全膝关节置换术术后各种并发症采用非手术疗法及常规手术不能解决的病例都是翻修手术潜在的患者,但必须具备几个条件:①伸膝装置和膝关节周围软组织完好,或部分受损可以修复。②没有无法修复的大段骨缺损。③无神经、肌源性疾病。④全身情况允许,无严重内科疾病引起的手术禁忌证。⑤依从性好,心理、家庭、经济等无明显不稳定因素的。

2.全膝关节翻修术的禁忌证　凡引起初次全膝关节置换失败因素未能去除的病例,如过度肥胖、抵抗力低下、神经肌源性疾病无明显好转,不能满足以上要求都会影响翻修手术的效果,建议用融合术等手术替代。依从性差、心理素质不稳定、对手术期望值过高都是相对禁忌证。

(二)翻修手术的原则

通常翻修术关节软组织平衡操作困难,范围广、程度重,同时与骨缺损相互影响,处理非常困难,必要时应选择内在稳定性较好的限制型、半限制型假体以弥补软组织的缺陷。无论一期置换,还是二期置换,术后均需要使用抗生素 3～6 个月,甚至更长时间。对软组织条件较差者,必要时可切除髌骨缝合切口。

二期翻修术多选用后交叉韧带替代型,如后稳定型假体。对于以伸膝障碍为主的病例,可适当多切除一些股骨髁远端的骨组织来解决;而过伸畸形多因假体不稳或骨缺损造成,实质是伸直间隙相对过大,而不是由于后关节囊松弛。因此,无须松解后关节囊,也不必过度切除股骨后髁增大屈曲间隙,更不能一味选用更大的假体,同时减小屈曲与伸直间隙。否则屈曲间隙过紧,同时关节线抬升,形成低位髌骨。翻修术后屈膝功能很差,正确的处理方法应根据屈曲间隙选择假体并放置在前后中立位,伸直间隙缺损多少就用金属垫块或植骨垫高多少。一般的缺损在 10mm 以下用金属垫块,10mm 以上者需用自体或异体骨块。同样的,内外翻畸形也可用同样方法主要对骨和假体处理,重点解决假体的对位和固定等问题。施行诸如韧带松解、紧缩等软组织平衡术来重建关节稳定性的效果往往欠佳。另外，翻修手术难度大，要求手术医生十分熟悉膝关节韧带结构，并时刻关注关节线的改变，兼顾髌骨运动轨迹。除非患者年轻、术后活动量大，否则不宜采用铰链型限制型假体。

（三）翻修手术中骨缺损的处理

如何处理骨缺损是返修手术面临的最大问题。根据皮质骨完整程度，又可分为包容型和节段型 2 种。前者是指外周皮质骨基本完整，只是大块松质骨缺损；后者是指包括皮质骨、松质骨整块骨缺损。严重骨缺损常见于各种原因，包括感染、无菌性松动、假体力线不正、继发股骨髁上或胫骨上端骨折等引起的初次全膝关节置换术失败患者。对严重包容型骨缺损只需填塞足量的自体、异体骨即可，而对严重节段型骨缺损，通常需要采用对应部位的冷冻异体骨进行移植。

大块异体移植骨通常包含有许多皮质骨成分，最终很难会完全被自体骨组织替代。为增强它们抗疲劳断裂的能力，防止应力集中，整段异体骨需要获得坚强的固定。固定方式可通过假体长柄穿过植骨块插入自体骨髓腔实现，一般认为插入骨髓腔内的假体固定柄长度应至少在骨干直径的 2 倍以上。如有困难，也可采用移植骨块的加压钢板内固定。异体移植骨被机体爬行替代是有一定限度的，过大、过远、皮质骨多都会使爬行替代到一定范围就终止。这个移行区机械强度最低，骨折通常发生在这一区域，以术后 3 年左右为高峰。

假体固定应采用长柄加骨水泥固定，如有自体骨移植，应尽量将自体移植骨放置在异体骨和移植骨床之间，同时避免将骨水泥或软组织带入到移植骨和移植骨床，防止骨不长入。大块移植骨，尤其是股骨侧，常需修整以适应假体，这样会露出较大面积松质骨，术后有可能加速移植骨血管再生、重吸收现象，从而引起再置换失败。因此，为防止这种现象，有人提出用薄层骨水泥覆盖修整后外露的松质骨。术后避免负重至少 3~4 个月，直至 X 线检查自体、异体骨结合面无任何透亮线存在，或两者结合部有骨痂桥接，均提示已经愈合。

四、全膝关节置换术后并发症的处理与预防

近 20 年来，全膝关节置换发展迅速，目前在发达国家已经成为对严重膝关节病变外科重建的常规手术。大量的全膝关节置换必然带来相应的并发症，给患者和社会带来巨大的痛苦，也严重影响手术医生和患者对该手术的接受程度。由于膝关节周围肌肉少，位置表浅，假体作为异物也会影响局部组织对损伤的耐受性，因而术后局部并发症的发生率较高。关节内感染、假体松动等严重并发症无论对医生或患者都是一场灾难，一直是患者顾虑手术的主要原因。只有充分认识到全膝关节置换术后并发症的原因和病理生理过程，采取有效措施控制发生率，并且在并发症出现后及时、有效、妥善处理，才能提高全膝关节置换手术水平，延长使用寿命，促使更多的患者接受这一手术。

（一）全膝关节置换术后感染

感染也许是全膝关节置换术最具灾难性和最昂贵的并发症，常引起关节的疼痛和病废，以致手术完全失败。与全髋关节置换不同，膝关节软组织少，轻微的感染很容易扩展至整个膝关节，深部感染所有保守治疗几乎均无效，个别病例甚至需要截肢，多数感染病例最终需要再次手术去除假体和骨水泥。随着对其认识的深入、假体设计和手术技术的日益完善，预防性抗生素、层流过滤手术室、抗生素骨水泥和伤口处理技术的进展，感染发生率由早期的 1%~23% 降至目前的 1%~1.5%。根据病变累及的范围，全膝关节置换术后感染可分为浅层感染（未累及关节囊）和深部感染（累及关节腔），其处理方法稍有不同。

对全膝关节置换术后效果不理想的患者，尤其是那些术后膝关节持续疼痛、活动受限和假体松动的患

者,都应提高警惕,首先排除感染的可能。红细胞沉降率增大、C反应蛋白指标增高,一般无临床参考价值。X线平片上出现的假体透亮线仅作为诊断感染的参考。放射性核素扫描对诊断术后深部感染有较高的特异性和准确性,尤其是放射性核素标记的白细胞扫描更为敏感而准确。关节穿刺局部组织细菌培养是诊断感染最直接依据,同时穿刺液涂片作细菌革兰染色、白细胞计数和分类及细菌药物敏感试验。

1.保守治疗　根据病变累及的范围,一般浅层感染多采取保守治疗。对于深部感染患者,感染扩散累及关节腔,且多为年老体弱者,有多种内科疾病,处理十分棘手。一般的,单纯抗生素治疗适用范围极为有限,仅适用于术后2周内发生的早期革兰阳性菌感染。细菌对抗生素极度敏感,患者在感染48h内即得到及时有效的治疗,而且没有假体松动;或者病情严重,一般情况极差无法耐受手术治疗的患者做姑息治疗。这种方法疗效不确切,治愈率只有6%~10%。

2.暴露与清创　取出假体、骨水泥等异物,彻底清创,是控制感染的最可靠方法。一般情况下,无论医生还是患者都将该术作为治疗全膝关节置换术后感染的首选。一期翻修术仅适于革兰阳性菌感染,术前明确病原学诊断和药敏,术中采用敏感抗生素骨水泥固定翻修假体,成功率低于70%;二期翻修术成功率高达97%,感染复发率低,常作为衡量其他治疗方法的参考标准。但住院时间长,需要2次手术,伤口瘢痕增生、软组织挛缩,关节僵硬,影响翻修术后的关节功能。

根据患者术前关节活动度:医生可大致估计术中显露关节的难易。一般来说,术前膝关节活动度越差,术中关节显露就越困难。选择原切口作为手术入路,避免在切口周围做过多的游离,松解髌上囊、膝关节内外侧间沟内的组织瘢痕、粘连的纤维组织和脂肪。切口宜大,暴露充分,特别注意保护胫骨结节髌腱止点,防止撕脱。对于股四头肌挛缩、暴露极端困难的病例,直接做股四头肌"V-Y"手术入路也是改善膝关节显露的较好方法,同时也须预防无意中对髌腱可能造成的损伤。

如何准确估计清创的范围、骨质缺损程度及术中截骨范围是处理感染性膝关节翻修病例最重要的步骤之一。清创既要干净,彻底清除坏死组织和病灶,尤其是松质骨中的小脓肿,但是又不能任意扩大,人为造成过多的骨缺损。第一次清创,放置抗生素骨水泥临时假体时清创的标准可以稍宽些,不必过分要求每个地方都掘地三尺,尽量多保留骨质,尤其是外侧骨皮质。因为有了外侧皮质作支撑,包容性骨缺损处理起来比节段性骨缺损容易得多。

3.假体取出与放置临时假体　清除假体的顺序依次为股骨髁、胫骨平台和髌骨。取出原有假体及骨水泥时,应保护周围骨质及韧带结构。假体取出有时是很困难的,尤其是没有松动的股骨假体带有长柄,一般多需要骨凿、电锯等特殊器械。在分离假体固定面时,用骨凿千万不要硬性撬拨,防止局部支撑部骨组织的压缩性骨折。聚乙烯平台取出多较方便,问题常常出在取出固定良好的股骨髁和平台金属托时。对此,笔者常用交替敲打法加以解决。先用最窄的摆锯沿假体与骨交界的骨水泥层锯开,中途要不断用生理盐水冲洗,防止温度过高。待除柄体外的所有假体与骨组织都已分开,用锤子向金属假体远端分别左右、前后交替敲打,反复数次后,假体反复扭曲,与骨水泥逐渐脱离,待击打的声调变化后,说明假体已松动。这时可装上假体固定器,小心向外击打,拔除假体。此法总结为"欲进先退"。注意操作要轻柔,强行拔出假体有时会导致大半个股骨髁都掉下来,这时处理起来就异常困难了。

对少数柄体固定十分坚固者,有时需用金属切割器来离断柄体与平台的连接部,然后再处理柄体。在切割金属时,需要用纱布严密盖住周围术野,以减少金属碎屑进入组织,同时用冷水冷却。髌骨残余骨质薄,全聚乙烯髌骨假体去除困难时切不可强行撬拨,宜用摆锯沿截骨面切断假体,再适当钻孔,取出3个固定桩。

4.翻修假体的放置　二期关节置换时截骨平面应选择在成活的自体骨处。术前根据可能的截骨平面准备合适长度的异体移植骨。移植骨大小应按照残存的自体骨和软组织情形来选择。尽量使异体骨与自体骨在两者的结合部位直径保持一致。多数翻修术病例的后交叉韧带和内、外侧副韧带有破坏。翻修假体选择的原则是在综合关节稳定性和骨质缺损程度的前提下,尽可能选择限制程度小的假体,通常情况下均选用后稳定性假体。若侧副韧带也有病变或缺损,半限制型假体或旋转铰链型假体可能是最好的选择。

5.全膝关节置换术后感染的预防　在膝关节这一身体表浅部位内埋藏大块金属异物和骨水泥等材料,增加了感染的机会和严重性。许多微生物能在异物表面产生一层多糖蛋白质复合物保护膜,造成假体周围厌氧菌和需氧菌共生环境,逃避机体的抵抗作用。除非去除假体,否则这类感染病灶很难控制。全膝关节置换术后感染原因很多,相应的预防措施也要从消灭传染源、控制传播途径和保护易感区域着手。增加全身、局部抗感染能力。

(1)消灭传染源:理论上各种急性感染和慢性感染急性发作均是手术禁忌证,应排除手术。因此,术前应首先控制远处感染病灶,缩短术前不必要的住院时间。同时,术前预防性地使用抗生素十分有效,可显著降低感染率已成为广泛共识,这也是最重要的感染预防方法。理想的预防性抗生素应具备:对葡萄球菌、链球菌等人工关节置换术后常见感染菌高度敏感,组织穿透性好,半衰期长,毒性小,价格便宜。抗生素可根据全膝关节置换术后感染的细菌学经验和药敏试验选用,多以头孢类为主,可合并氨基糖苷类,严重时或对青霉素过敏者,改用万古霉素。预防性抗生素仅术晨使用,特殊情况如类风湿关节炎、长期使用激素或免疫抑制剂的病例提前1～2d使用。静脉给药多在术前15min内,以头孢曲松钠等半衰期长的药物为佳,双膝手术或手术时间长还可在中途加用一次。术后预防性抗生素使用时间意见仍未统一,一般主张术后维持3～7d,常规每8h一次。

含抗生素骨水泥在体内可持续释放抗生素,保持相当时间内局部药物在有效浓度以上。因此,全膝关节翻修术、既往膝关节周围有感染史的患者可常规使用含抗生素骨水泥,类风湿关节炎、长期使用激素或免疫抑制剂患者也主张使用。因骨水泥聚合产热,部分抗生素会分解,故一般多用万古霉素、妥布霉素或庆大霉素。抗生素添加量以不超过总量的5%为宜,避免显著降低骨水泥强度。

(2)控制传播途径:随着术前预防性抗生素的常规使用,以及长期大宗病例的随访分析,目前对空气隔离式手术颇有微词。一般认为,尽管层流手术室设施昂贵,但为保证质量,仍有必要使用。同时,国内外均已达成共识,人工关节置换,特别是全膝关节置换不能遍地开花,应在有相当硬件、软件和人员条件下完成。

严格的术前备皮消毒、粘贴塑料手术薄膜合并碘液擦洗可显著降低感染的发生率。手术室管理包括手术室紫外线消毒,控制手术室人员数目,减少人员在手术室内随意移动,采用防水手术巾、双手套操作,术中抗生素盐水冲洗均可达到控制传播途径的目的。用含抗生素盐水冲洗枪冲洗伤口可减少伤口污染物,保持创面湿润,及时清除血痂、磨屑、骨水泥等异物,也是预防感染的常规手段。

(3)保护易感区域:早期感染多由于伤口内形成的血肿或切口延迟愈合、皮肤坏死等引起;晚期感染大部分为血源性途径感染所致。术中无损伤手术操作,不作皮下广泛分离,避免因一味追求小切口而反复牵拉皮肤。及时冲洗手术野,关闭切口前彻底止血,避免血肿形成等均可保护局部皮肤软组织,避免由外到内的细菌侵蚀。出现切口愈合问题及时处理,早期植皮或皮瓣转移。术后除注意常规的各种伤口局部护理外,关键在于提高机体抵抗力,及时使用预防性抗生素治疗,控制身体其他部位的感染灶,防止血源性感染的发生。术后1年以上切不可放松警惕。对有关节肿胀的患者,如怀疑有感染的可能,应先分层穿刺进行细菌培养,而不要盲目切开引流开放换药。在进行拔牙和各种侵入性内镜检查、置管时,也应常规使用抗生素预防。

(二)深静脉栓塞及其预防

下肢深静脉栓塞(DVT)和肺栓塞是术后常见的并发症,同时也是术后早期的主要致死原因。据文献报道如不做预防性治疗,将有 40%～60%患者发生术后深静脉血栓,0.1%～0.4%有致命性肺栓塞。即使采用了适当的预防方法,全膝关节置换术后下肢深静脉血栓发生率仍高达 11%～33%。在某些高危人群,如老年、女性、吸烟、糖尿病、高血压、肥胖、小腿水肿、下肢静脉曲张、心功能不全及以往有深部静脉血栓者,发生率更高。以往研究认为人工膝关节置换术后深静脉血栓现象多见于欧美人种,黄种人少见。但近年来随着全膝关节置换术广泛开展,术后 DVT 的发生率正在逐步上升,并已与欧美人种接近。分析原因可能与亚洲人饮食结构的西方化以及医疗卫生水平提高使更多老年患者能够接受手术治疗等因素有关。

大部分深静脉血栓患者早期无自觉症状,体检时可发现小腿、踝部肿胀,表浅静脉充盈,皮肤颜色改变,皮温升高。一般而言,依靠临床表现做出诊断往往时机已晚。肺栓塞典型症状是气短、胸痛和咯血。临床上几乎找不到典型病例,很难判断是否发生。据报道只有不到 1/4 的肺栓塞临床怀疑对象经客观检查得到证实。通气/灌注肺扫描是一种有效的肺栓塞筛选方法,而血管造影则是唯一的确诊手段,但费用昂贵,又是有创检查,应限制其使用。

深静脉血栓形成和肺栓塞的预防主要有:①机械方法。使用弹力长袜、下肢持续被动活动(CPM)、术后早期活动等。②药物方法。经长期临床使用,低分子肝素被证明能有效抑制血栓形成,很少影响凝血功能,因此使用过程无须经常检测出血时间,现已广泛使用,成为术前常规之一。此外,对于高危患者,有必要服用小剂量华法林、阿司匹林等。术前 1 天服用 Smg 华法林,手术当晚服用 10mg,随后依据 PT 和 APTT 检查结果,使剂量个体化,直至患者下床活动。有充足的证据表明局部区域麻醉较全身麻醉能明显减少术后下肢深静脉血栓的形成。这可能与前者能区域性阻滞交感神经,引起下肢血管舒张,血流增加有关。这些预防措施相当有效,有报道能使术后静脉造影 DVT 阳性率从 84%下降至 57%。对哪些患者需要进行常规的抗凝治疗,预防性治疗需维持多长时间,目前意见不一。笔者认为如果不加区别地对所有患者都采用预防性治疗。不但增加医疗费用,也增加药物特别是华法林不良反应的发生机会。由于膝关节周围软组织较薄,缺乏富有弹性的厚实肌肉包裹,对血肿的耐受性较差,为减少伤口出血机会,使用预防性抗凝药物应推迟至术后 24h 以后。同时,术前使用抗凝药物,麻醉师因顾虑椎管内出血而坚持使用全麻,得不偿失。因此,65 岁以上患者术后常规使用低分子量肝素抗凝 5～7d,其他 DVT 高危患者在血液科指导下可术前即开始使用多种抗凝剂。

(三)切口愈合不良与皮肤坏死

伤口愈合不良包括伤口边缘坏死、伤口裂开、血肿形成、窦道形成和皮肤坏死,其主要有 2 类因素:①全身因素:患者存在高危因素例如糖尿病、类风湿关节炎长期服用激素或免疫抑制剂,抑制了成纤维细胞的增生;肥胖患者皮下脂肪过多,膝关节暴露困难;营养不良、吸烟等都会减少局部血供,减轻炎症反应,影响切口愈合。②局部因素:以手术操作为主,如肥胖患者组织过度剥离和牵拉;一味追求小切口,皮肤过度牵拉或皮下潜行剥离;止血不彻底,血肿形成;外侧髌骨支持带松解术降低膝关节外侧皮肤的血供,继而影响皮肤愈合;术后功能锻炼过早、过强,不仅降低伤口氧张力,影响组织愈合,而且容易导致伤口持续渗血、渗液,引起感染。此外,皮肤切口应尽可能沿用旧手术切口,不应在其边缘再做平行切口,以防皮肤坏死;皮肤切口长度不应过短,以免术中屈膝状态下操作时两侧皮缘张力过大。

一旦发生伤口持续渗液、伤口红肿等愈合不良迹象时,应予以迅速及时处理,否则可能很快引起深部感染。明显的伤口边缘坏死、皮肤坏死、窦道形成,特别是伤口裂开,要及时进行清创、闭合伤口,必要时植皮。较小的血肿可行保守治疗,或穿刺、冷敷和加压包扎。张力高的较大血肿,影响皮肤血运或有自行破溃形成窦道的危险时,需在无菌手术条件下清理。

对直径 3cm 以内的小范围表浅皮肤坏死,其原因主要是局部血供不良,单纯换药耗时长,容易出现痂下感染,继而发展到关节深部感染,故而应积极切痂,清创缝合,皮肤多能延迟自行愈合。大范围的表浅皮肤坏死,则需行二期皮肤移植。少数膝前软组织全层坏死,露出关节假体的则需要进一步的皮肤、皮肤筋膜瓣和皮肤肌肉瓣等转移修复,常用内侧腓肠肌皮瓣。

(四)髌骨相关问题

髌股关节应力巨大,通常情况是体重的2~5倍,下蹲时高达体重的7~8倍。很多研究都支持在全膝关节置换同时做髌骨置换,除能明显缓解膝前疼痛、改善上下楼能力外,肌肉力量、关节稳定性也明显增高。尽管是否常规置换髌骨的争论还在持续,但仔细分析历年来发表的相关文献,髌骨置换病例已越来越多。髌骨置换无疑会带来许多并发症,如髌骨骨折、髌骨轨迹欠佳甚至脱位,还有假体松动、假体断裂、髌韧带断裂、软组织过度增生发生撞击等相关并发症日益突出,几乎占全膝关节置换术后并发症的50%左右。

1.髌骨骨折　初次全膝关节置换术后发生髌骨骨折很少见,但类风湿关节炎,特别是翻修术后容易出现。通常与截骨不当、髌骨异常受力和血供受损有关。髌骨置换后最好能恢复原有髌骨厚度,残存不应小于15mm。髌股关节关系异常,假体偏厚、股骨髁假体太靠前、过伸位放置都会使股四头肌张力和髌股关节压力异常增大;假体位置不当、力线不正或半脱位也使髌骨内部应力分布不均,导致骨折。常规内侧髌旁入路已经切断髌骨内上、内下以及膝上动脉,切除外侧半月板、髌下脂肪垫时还可累及膝外下动脉。术中膝外侧支持带松解时特别容易损伤膝外上动脉,引起骨质缺血性坏死,最终导致髌骨骨折。从保护髌骨血供角度出发,应注意保留髌下脂肪垫;外侧支持带松解时避免损伤膝外上动脉,距离髌缘2cm左右,以免损伤髌骨周围血管网;不用中央固定栓较粗的髌骨假体。

髌骨骨折治疗的关键是平衡髌股关节周围软组织。Ⅰ型骨折:假体稳定,伸膝装置完整。一般用保守治疗效果好,很少有并发症。Ⅱ型骨折:假体稳定,伸膝装置破裂。可行伸膝装置修补+髌骨部分或全部切除术,一般有伸膝无力、活动受限等并发症。Ⅲ型骨折:假体松动,伸膝装置完整,其中Ⅲa型髌骨残余骨床质量好,Ⅲb型髌骨残余骨床质量差,多残留较严重的并发症。①髌骨上下极骨折,如未累及伸膝装置,用管形石膏固定4周,若累及则需切开复位内固定,术后辅助支架治疗。②髌骨内、外缘骨折,多与假体旋转、肢体对线不当或膝外侧软组织挛缩等有关。若髌骨活动轨迹正常,骨折片轻度移位可予保守治疗。骨折片移位较大的,切除骨折片,松解膝侧方支持带。③髌骨中段横形骨折,若不涉及骨—骨水泥界面,骨折移位不明显的,用管型石膏固定4~6周;若髌骨假体松动,或膝前疼痛、伸膝装置功能失常持续1年以上者,可行软组织松解、部分髌骨切除或伸膝装置修复等手术。④水平剪切髌骨骨折,多发生在骨与假体交界面,常引起残存骨质破坏,影响翻修假体的固定,因此多行髌骨部分切除术,用筋膜等组织覆盖。

2.髌骨弹响征　最初报道的髌骨弹响征主要见于全膝关节置换术患者。最近有资料认为这种弹响现象可同样出现在只置换髌股关节的患者,只是两者在发生机制、出现症状的位置上有所区别。后者多是由于股骨假体滑槽下端向后延伸不够,或者髌骨上极本身结构如骨赘等因素,造成髌骨过度陷入髁间窝,使得在伸膝过程中出现髌骨上极与股骨滑槽下端的撞击现象。治疗多采用关节切开或关节镜下的增生纤维组织清理术,必要时行髌骨返修术。

3.髌韧带断裂　髌韧带断裂发生率为0.1%~2.5%,断裂部位通常在胫骨结节附近,发生原因与术后髌韧带血供改变、摩擦,或由于手术操作过程中韧带周围或止点部位广泛剥离,或由于术后膝关节活动受限,患者接受按摩推拿受力过大所致。长期卧床的类风湿关节炎患者有严重的骨质疏松,暴露膝关节时易造成胫骨结节撕脱骨折,尤其是长期屈膝挛缩或强直的病例和糖尿病、红斑狼疮等疾病累及结缔组织,造成韧带病变脆弱,股四头肌挛缩,非常容易造成本已骨质疏松的胫骨结节撕脱骨折。

髌韧带断裂是治疗效果最差的术后并发症之一。临床应以预防为主,加强术中规范操作,切忌使用暴力。髌韧带断裂的治疗方法有许多,如石膏制动、肌膜缝合、骑缝钉固定、半膜肌加强、异体肌膜或合成材料移植等,但至今仍没有令人完全满意。即使用半膜肌移植修复,术后仍会出现髌韧带松弛、伸膝装置无力、膝关节不稳、关节活动范围差等并发症,严重影响了全膝关节置换术的临床效果。

(五)假体周围骨折

全膝关节置换术后可发生在胫骨干、股骨干,也可发生股骨髁或股骨髁上,大部分骨折发在术后平均3年左右。

摔倒等轻微外伤常常是骨折的诱因,而骨质疏松则是引起术后假体周围骨折的最危险因素,特别是类风湿关节炎、长期服用激素、高龄及女性患者。由于假体材料的弹性模量远远大于骨,在假体尤其是柄的远方形成应力集中区,特别是假体位置不当引起局部应力遮挡,更易导致骨折。神经源性关节病造成膝关节不稳,术后关节纤维性粘连,采用按摩等方法做抗粘连治疗时用力不当,即可造成骨折。当然,手术操作不当也是假体周围骨折的重要原因:①过多修整股骨髁前方皮质骨,使该区域骨质变薄;或截骨过多形成股骨髁前方骨皮质切迹;或假体偏小、后倾,前翼上缘嵌入到股骨皮质内,使之强度减低,形成股骨髁上薄弱点,受到轻微外伤即造成骨折。②术中软组织过分松解,或膝关节外侧支持带松解影响血供,使假体周围骨重建不足,甚至局灶性坏死。③假体安放位置欠佳,对位对线不良,膝关节活动中产生有害的侧方力、剪切力。④假体无菌性松动,聚乙烯磨屑致骨溶解。在诸多因素中,力学因素是最直接的原因,轴向和扭转应力联合作用是导致骨折的直接力量。骨折线常穿过骨结构薄弱处,发生部位与假体类型有关,例如股骨干骨折多发生在带髓内长柄的假体柄端附近;而不带柄的股骨假体,骨折多位于股骨髁。

保守治疗适应于骨折无移位或轻度移位但能通过手法复位并保持稳定的病例,骨折端间距小于5min,成角畸形小于10°。骨折粉碎程度较轻的患者,也可采用保守治疗,以骨牵引、石膏外固定等方法制动至少3个月。保守治疗骨折不愈合,畸形愈合率较高,而且长期局部制动,多引发膝关节功能障碍。因此,对无保守治疗适应证,或经保守治疗3~6个月骨折不愈合,或骨折同时伴有假体松动者,应选择切开复位内固定术。

手术方法包括髓内针固定、钢板固定和定制假体等。目前许多学者报道采用逆行髓内固定方式来治疗膝关节置换术后的骨折。

逆行髓内钉手术时间短,操作简单,无须破坏骨折附近的骨膜组织,固定确切,可以早期术后活动。术中取髁间窝中点为进针点,在牵引复位下将髓内针击入股骨髓腔,透视下确定骨折对位对线情况。一般来说,髓内针近端应抵达股骨中下1/3,保证在骨折近远端均有至少2个锁钉。在能植入的前提下,髓内针越粗越好,有利于增强稳定性。但是,后方稳定型假体髁间窝封闭,亚洲人许多假体很小,髁间窝的宽度不允许植入髓内钉,都只能髓外固定。常规钢板内固定操作困难,技术要求高,术中需剥离较大范围的软组织,影响局部血供,并且对骨质疏松患者很难获得坚强内固定。如骨折部位偏向近端,可使用髁钢板,通过调整螺钉在髁上的拧入位置,很好地起到骨折整复、固定作用。最近,不少学者引入 LISS 钢板系统固定,不剥离骨膜,螺钉只穿透一侧骨质,同时与钢板紧密锁钉,操作简便,稳定性好,遗憾的是价格昂贵,限制其广泛使用。术前仅根据 X 线片有时很难确定假体是否已有松动,因此手术均应同时准备翻修手术器械和假体。若骨水泥面受累,合并假体松动,宜选用大块自体或异体骨植骨加长柄假体翻修。小心骨水泥操作,避免骨水泥渗入骨折间隙,影响骨折愈合。

五、微创全膝关节置换术

微创技术是 20 世纪后半叶兴起的一项新的外科技术,以最小的侵袭和生理干扰达到最佳的外科疗效,较现行的标准外科手术方法具有更佳的内环境稳定状态。微创技术强调的不仅是小切口,而是在获得常规外科手术效果的前提下,通过精确的定位,减少手术对周围组织的创伤和对患者生理功能的干扰,达到更小的手术切口、更轻的全身反应、更少的瘢痕愈合、更短的恢复时间及更好的心理效应的手术目的。随着影像学技术、导航系统及骨科器械的发展,骨科微创技术在临床上将会获得越来越广泛的应用。

尽管手术切口的长度对患者有一定的诱惑,但是手术技术的改变并不仅局限于满足美容的需求。不以任何方式扰乱和破坏伸膝装置(QS)是微创全膝关节置换手术的根本。经股四头肌肌腱或股内侧肌的传统切口虽可以使手术的显露变得更容易,但对这些肌腱或肌肉的扰乱和破坏会延迟其功能的恢复,并将影响膝关节的活动度。因此,微创全膝关节置换手术,不仅仅是皮肤切口小,或关节切开得更短,而是通过一个不干扰股四头肌的入路而进行的关节置换手术。这意味着手术创伤更小,术中术后失血更少,术后康复更快,早期功能更好。MIS-TKA有别于传统的TKA,在操作技术上有下列要求和特点:①皮肤切口通常缩小至6～14cm。②伸、屈膝帮助手术显露。③"移动窗口"技术。④股内侧肌的保护。⑤髌上髌下关节囊的松解。⑥不翻转髌骨,避免关节脱位。⑦特定的截骨顺序。⑧缩小配套器械的尺寸。⑨截骨后分次取出截骨片。⑩小腿悬垂技术。

目前有关微创全膝关节置换术优点的报道较多,但多为一家之言,尚存争议。总结各家报道,以下观点基本达到共识:①在整个手术过程中,尽量减少手术对周围组织的创伤和对患者生理功能的干扰,术中出血少,有利于术后机体功能的康复。②这种切口会使髌骨提升或移位,但不会外翻,提高髌骨运行稳定性。③减轻术后疼痛,保护膝部降动脉,减少股四头肌瘢痕,从而使术后股四头肌肌力较好。④患者可以早期离床活动,缩短住院时间。

六、计算机导航下全膝关节置换术

人工膝关节置换术经过不断地改进和完善,已逐步发展成为经典的治疗膝关节疾患的手术,取得了公认的临床疗效。但是,仍有5%～8%的失败率,与假体松动和失稳等有关。髌股关节疼痛和屈曲受限等并发症则占20%～40%,而高达50%的早期翻修术与力线不当、假体摆位不当和关节失稳等有关。影响人工膝关节置换术临床中远期疗效的因素主要表现在两方面:一是三维立体空间上的准确定位截骨与假体植入;二是伸屈膝关节等距间隙及韧带等软组织平衡和稳定。通过文献分析得出以下结论:第一是重建的下肢力线应控制在额面上膝内外翻3°以内;第二是膝关节胫、股骨侧假体的旋转摆位应控制股骨侧假体在相对于后髁轴线外旋3°～6°,平行于股骨上裸轴线;第三是保持置换的膝关节在屈伸位动态过程中的等距间隙和韧带平衡稳定。然而,传统的手术方法通常是用手工髓内外定位导向装置来进行画线定位截骨,术者仅凭肉眼和手感辅以术中X线片来判断假体摆位植入时下肢力线和韧带平衡等情况,有时会因为诸多的人为因素影响手术的精确度,即便是有经验的医生,有时也会发生超过30°的下肢力线不良等结果,以及旋转摆位与关节平衡问题,术中仍会出现难以估量的因素。因此,传统手术方法的精确度问题往往困扰着手术医生。计算机辅助外科手术系统的临床应用要追溯到20世纪80年代,至2004年,计算机辅助人工膝关节置换手术系统已普遍应用于欧洲和北美,澳大利亚和日本等国也有临床应用报道,目前正成为关节外科的热点之一。

计算机辅助人工膝关节置换手术系统的主要原理是借助于导航子和红外线立体定位装置,术中标定股骨头、膝和踝的中心,在屏幕上实时地显示出下肢正侧位的机械力线,模拟和监控假体置换。人工膝关节置换手术系统具有可用性、安全性和稳定性,可达到1°和1mm的精确度。与传统手术比较,在下肢力线重建方面有所提高。近期(2002～2007)一系列临床研究结果表明,计算机辅助系统手术在下肢力线正确重建、假体的选定和准确摆位植入、韧带平衡、取得置换关节屈伸过程中的等距间隙等方面达到了传统手术难以达到的定量标准,提高了手术质量。手术后的近期疗效满意,中远期疗效还要经过一定时间的随访才能做出评估。尽管如此,计算机辅助人工膝关节置换手术系统在临床上已越来越广泛地得以开展和应用。

(王鸿雁)

第四节　人工全肘关节置换术

一、概述

肘关节置换术是一种消除关节疼痛和畸形、恢复关节原有功能的新型手术。到目前为止,随着经验的积累、假体材料和设计的更新,肘关节置换术已越来越获得医患双方的认可,临床治疗获得了满意的疗效。

如下标准可评判肘关节置换术是否理想,即术后肘关节必须无痛、稳定、可活动、耐用、失败后可补救并具有可重复性。肘关节假体必须尽可能的小,并且有尽可能多的骨组织覆盖,术中必须保留肱骨的内外上髁和鹰嘴,假体应有提携角。大多数学者认为设计假体的提携角和内在松弛度十分重要。术中切除的骨组织越少,将来补救或重建手术将越容易进行。理想的肘关节置换术必须尽可能少地去除骨质,必须利用支撑骨提供稳定的假体固定,假体关节间组件要少,假体必须用化学惰性材料制成并经久耐用,假体要易于植入,植入后留下的死腔最少,假体应很容易地得到而无须定制,假体植入后不引起任何疼痛,并且能使关节获得较好的稳定性和活动度。

二、关节假体的类型

1.完全限制性、金属对金属的肘关节假体　包括 Stanmore、Dee、McKee、GSB Ⅰ（Gschwend、Scheier 和 Bahler）及 Mazas 的设计。完全限制性肘关节置换术通常有金属对金属的铰链,并用骨水泥固定。由于限制性假体容易发生松动和断裂,因此极少被采用。但在补救肘关节时,由于有骨质广泛缺损,采用有稳固肱尺关节连接的假体比较合适。

2.半限制性的假体　包括 Mayo、Pritchard-Walker、Tri-Axial、Coonrad-Morrev、GSB Ⅲ、Schlein 的设计,这种假体有一定的松弛度,能够完成内、外侧方和旋转运动,有利于外力的消散。通常由 2～3 部分组成,由金属对高分子聚乙烯材料构成关节,其关节连接可通过锁针或咬合匹配装置而建立。

3.非限制性假体　包括肱骨小头-肱骨髁、London、Kudo、Ishizuki、Lowe-Miller、Wadsworth 和 Souter 的设计。这些假体中的大部分没有连接部件,力图模仿肘关节正常的解剖关系。这种假体恢复了关节前部的联系,有单一的旋转中心。所有表面重建或非限制性假体均要求具有完整的韧带和前部关节囊结构,以及静态下的正确对线关系。关节面置换也可进一步分为两组:一组是维持肱骨和前臂在额状面正常关系的手术,另一组是重新恢复尺骨髓腔与肱骨髓腔对线关系的手术。如果骨缺损或关节囊和韧带结构破坏广泛,通常不能应用这种假体。

三、手术适应证

肘关节重建手术的目的是通过缓解疼痛而恢复肘关节的功能,并恢复肘关节的活动度和稳定性。术前应考虑两方面的因素:一是患者的选择,二是假体的选择。若肘关节稳定、无痛,并保留中等程度或功能性的活动度,通常不需要采用肘关节置换术治疗。

不伴有关节疼痛的关节畸形和功能丧失并非手术的绝对适应证,由肘关节不稳导致的肌肉无力和不适可以成为手术的相对适应证,尤其是创伤性关节炎的患者。Coonrad 提出全肘关节置换术的首选适应证是关节疼痛、关节不稳和双侧肘关节的僵硬。类风湿关节炎伴有 X 线可见的关节破坏,单纯施行桡骨头切除和滑膜切除术不能奏效时,通常被认为是手术适应证,特别是对因肘关节疼痛性不稳和疼痛性僵硬造成关节活动受限的患者。肘关节骨性或纤维性强直,固定于一个功能极差的位置亦被认为是肘关节置换的一个适应证。对于肘关节类风湿关节炎患者,只有在内科治疗失败后,并且病变的发展超过滑膜切除术所能解决问题的阶段时,才考虑采用关节置换术。也可作为一种翻修术用于治疗任何类型肘关节成形术后失败者。由肿瘤、创伤或感染导致骨质缺失也是此手术的适应证。最适合采用全肘关节置换术治疗的病例是患有严重的类风湿关节炎、肘关节疼痛明显、功能丧失伴关节结构的改变。但由于有较高的并发症发生率,要极慎重地做出施行肘关节置换术的决定。

在选择假体时,要根据肘关节周围关节囊-韧带结构的状态、肌肉组织的完整性和肘关节骨组织的保留情况作综合的判断。通常保留的骨组织越多,肘关节就越稳定,肘关节也就越适合采用表面关节置换术或非限制性假体置换术。对于肘关节韧带和关节囊广泛损伤、肌肉萎缩和骨组织缺失过多的患者,应更多地采用限制性的假体。

四、手术禁忌证

既往有肘关节感染病史者是绝对禁忌证。由于 Ewald 设计的是头-髁假体,因此他认为曾经接受过筋膜间置或其他生物材料间置的肘关节置换术,以及曾经接受过铰链式关节假体置换术治疗的病例是使用头-髁假体的绝对禁忌证。非限制性表面关节置换术的相对禁忌证包括:骨质缺损过多(如有巨大的类风湿性骨囊性变)、尺骨滑车切迹骨质缺失,及创伤性和退行性关节炎。Coonrad 认为肘关节感染、需要非坐位长时间使用肘关节者、伴有同侧肩关节强直和关节神经营养性病变均为手术禁忌证。Morrey 等报道对于创伤后肘关节退行性关节炎患者,全肘关节置换术的疗效并非始终是可靠的,但这并不总是全肘关节置换术的禁忌证。

五、并发症

1.极少需要手术处理的并发症　①神经麻痹;②切口问题;③肱骨骨折;④尺骨骨折。

2.通常需要手术处理的并发症　①神经嵌入;②肱三头肌问题;③关节僵硬。

3.通常需要采用肘关节翻修术处理的并发症　①假体松动(半限制性假体);②关节不稳(非限制性假体);③感染;④假体机械疲劳;⑤断裂和松动。

限制性和半限制性假体置换的主要并发症是假体松动,松动通常发生于肱骨假体。半限制性肘关节假体中肱骨假体的松动曾经是进行翻修术的最主要原因,现发生率已降至 5% 以下。Morrey 将 Coonrad-

Morrey 半限制性假体置换术后假体松动率和感染率的降低归功于假体前翼的改进、手术方法的完善，以及对肘关节解剖和功能的进一步了解。根据 Morrey 超过 400 例半限制性假体关节置换术的经验，提示半限制性假体对于各种各样的肘关节疾患都是可靠的植入性装置。

肘关节不稳包括关节脱位或半脱位是非限制性假体置换术后翻修治疗的最主要并发症，有报道其平均的发生率为 95～10%。

肘关节置换术后的深部感染可通过去除假体和所有骨水泥来治疗。Morrey 和 Bryan 的研究显示，有时可通过一系列的清创术和抗生素治疗来挽救植入的肘关节假体。常见的术后感染的危险因素包括先前接受过肘关节手术、先前有肘关节的感染、精神病、类风湿性肘关节炎Ⅳ级、术后伤口引流、术后 10 天出现伤口自发渗液，以及因任何原因进行再次手术。肘关节感染的患者必须接受清创术以挽救假体，也可接受关节切除肘关节置换术或关节融合术。

大多数的研究者，尤其是 Morrey 和 Bryan 曾推荐一些措施以减少肘关节假体植入关节置换术其他并发症的发生，特别是感染、肱三头肌损伤、尺神经损伤和伤口愈合方面的并发症。这些措施包括：①采用尺骨鹰嘴尖端内侧的直切口；②从尺骨鹰嘴骨膜下剥离肱三头肌，但不切断其肌腱；③将尺神经前置；④切口内至少留置一条负压吸引管；⑤开始时将肘关节固定于完全伸直位。

六、手术方法

1.人工全肘关节置换术

（1）Coonrad-Morrey 全肘关节置换术：Coonrad-Morrey 假体是一种半限制性铰链式假体，由一个高分子聚乙烯假体衬套和钛金属组成。肱骨和尺骨假体柄的形态适合各自的髓腔，三角形的肱骨假体柄的基底部与肱骨髓腔的形状一样变为扁平状。假体柄的增粗有助于达到牢固的内固定。假体的加长柄、外形和柄远侧前部的凸缘可增加假体柄的抗扭转能力。肱骨髁间区域的骨组织必须小心地切除，以便使肱骨假体能紧密地植入。通常在肘关节完全屈曲的情况下完成全部假体的植入，并形成关节。如有需要，可暂时去除假体的轴，使人工关节连接分离。各部分假体也可分别植入，然后再形成关节连接。右侧和左侧的假体均分别有普通和小号两种型号。同时备有相应的试模。当假体植入合适时，假体的旋转中心靠近肘关节的解剖中心。但这种假体相对较大，对体型较小的患者来说，匹配不够理想。

（2）头-髁全肘关节置换术：头-髁假体是用于关节表面置换的假体，包括有三个固定点的金属肱骨假体和塑料的尺骨假体。目前已有适用于右肘和左肘的假体。肱骨假体按其外翻角可分为 4 类（5°、10°、15°和 20°）。聚乙烯假体有两种规格。尺骨假体的固定柄有两种，即细柄和普通柄，假体的聚乙烯部分有三种厚度：3mm、6mm 和 9mm。同时还有一种较大的假体（比普通型号大 15%）。根据术前 X 光片制成模板，这对选择合适的假体大有帮助。尺骨假体带有一金属盘状结构并带有一个外展的、髓腔内固定的长柄，用于加强假体的固定，并可在假体受到扭转载荷时防止塑料假体发生扭转。这种假体主要用于类风湿性肘关节炎患者的治疗。对于有下列情况的患者不推荐采用这种假体，即曾经有脓毒感染者、曾接受铰链式假体植入关节置换术者、有巨大的类风湿性骨囊肿样病变者、曾接受筋膜间关节置换术者、滑车切迹骨质不足或骨缺损过多者。如果关节假体复位后，活动中不能维持合适的关节连接，应使用限制性关节假体。

2.肘关节翻修术

由于肘关节置换术后可发生许多并发症，如假体松动、假体疲劳断裂、假体脱位或关节感染，因此肘关节的翻修术将无法避免。假体设计和骨水泥技术的改进有助于减少假体的松动；选择合适的病例（肘关节活动度较小者，如类风湿关节炎患者）施行肘关节置换术亦有助于减少假体的松动；若在半限制性假体的两部分假体之间允许有肘关节的外翻、内翻和旋转活动，也有助于假体吸收应力。

若出现假体松动,可采用不同种类的假体进行翻修。去除植入的假体后可造成类似于关节切除术的情况,应修整残留的骨质,施行筋膜间关节置换术或关节融合术。由于瘢痕形成、挛缩和骨质质量较差,使人工肘关节翻修术的难度大大增加。

假体脱位、假体关节的不匹配或断裂均可造成肘关节置换术失败。当假体关节的连接部分发生疲劳断裂,通过更换聚乙烯假体可达到修复的目的。同样,若假体发生断裂或脱位,可采用翻修术来替代。在翻修术中要十分小心地处理软组织和骨质。若骨组织出现缺损,应采用定制假体或进行同种异体骨移植来达到满意的疗效。

(李建林)

第五节　人工指关节置换术

一、概述

人工指关节主要用于掌指关节和近侧指间关节的置换。制作材料有硅橡胶和金属两种,硅橡胶人工指关节的近、远期疗效均较好,临床应用的种类也较多,主要有 Swanson 式、茎片式和关节囊式。金属人工指间关节有铰链型轴式和球臼式,其疗效次于硅橡胶人工指关节。

二、适应证

1.类风湿性关节炎,关节强直、畸形者。
2.陈旧性掌指关节或近侧指间关节骨折与脱位,导致关节强直、功能障碍者。
3.不能用软组织手术纠正的关节偏斜而其关节动力正常者。
目前由于人工指关节的材料、设计和固定等问题尚未满意解决,应严格掌握适应证。

三、禁忌证

1.局部有感染性病灶存在者。
2.关节部位无良好的皮肤覆盖,软组织以瘢痕替代者。

四、手术方法

1.人工掌指关节置换术　手术在臂丛神经阻滞麻醉下进行。采用掌指关节背侧纵弧形切口,如为类风湿性关节炎多个掌指关节受累,拟一次手术完成者,可采用掌指关节背侧横切口。关节外粘连予以松解,纵行切开腱帽或从伸肌腱中央劈开,横行切开关节囊,增厚的滑膜要切除,很好显露掌骨头和近节指骨基底。在掌骨颈平面截骨,切除掌骨头约 1cm,截骨时掌侧应多切除 1mm 以利于关节屈曲。选用适当型号的髓腔扩大器扩大掌骨远端与近节指骨的髓腔。选择与髓腔扩大器同样型号的人工掌指关节,分别插入髓腔内,试行关节伸屈活动,感到满意后,彻底止血,修复关节囊和伸肌腱,缝合伤口。术后用石膏托固定掌指关节于伸直位 3 周,然后进行关节功能锻炼。

2.人工近侧指间关节置换术　指神经阻滞麻醉,采用近侧指间关节背侧纵弧形切口。从伸指肌腱的中央腱束正中劈开,要注意避免损伤中央腱束的抵止点。切除近节指骨远端 0.5～1cm,扩大髓腔后插入人工指关节。术后用石膏托固定患指 2～3 周,去除固定后进行关节功能锻炼。

人工指关节断裂和感染是人工指关节置换术失败的主要原因。因此,提高人工指关节材料性能和预防及控制感染是提高疗效的关键。

（马文龙）

第六节　人工全踝置换术

一、生物力学

1.踝关节的运动　距骨体滑车关节面的角度值为 90°～105°,胫骨下端关节面的角度为 50°～55°,因此踝关节在矢状面的屈伸运动范围大约为 45°～55°,其中背伸活动约为 1/3(10°～20°),而跖屈活动约为 2/3(25°～30°)。踝关节在矢状面的屈伸运动轴,自内踝顶端至外踝顶端,即由内上向外下倾斜,其与胫骨纵轴之夹角为 68°～85°(平均 79°),由于踝关节屈伸运动轴是倾斜的,当踝背伸时足尖朝向外,当踝跖屈时,足尖朝向内,即在水平方向上发生足外旋及内旋的旋转活动,约为 13°～25°(平均 19°)。踝关节运动的方式是由距骨体滑车关节面的形状来决定的。距骨体滑车是圆锥体,其基底在腓侧,腓侧的曲率半径大于胫侧,故屈伸活动时腓侧运动范围比胫侧长,而发生水平方向上的旋转活动。

此外,踝关节的运动与距下关节及足的运动是联合的。当踝关节跖屈时,足内翻、内旋,足内侧缘抬高、外侧缘降低、足尖朝内,称为旋后;当踝关节背伸时,足外翻、外旋,足外侧缘抬高、内侧缘降低、足尖朝外,称为旋前。

在下台阶时,踝关节屈伸活动最大,走上坡路(约 10°)时展收活动最大,其次是走 15°下坡路时。而旋转活动不因地面情况不同而有差异。

2.步态周期中踝关节的运动　负重期(从足跟触地到足尖离地)占步态周期的 60%,其中第一期为抑制期(足跟触地),踝关节轻度跖屈;第二期为中期(全足放平),踝关节在此期开始时为跖屈,当重心超过负重足后立即转为背伸;第三期为推进期(从足跟离地到球部着地,进而到足趾离地),踝关节跖屈。

摆动期占步态周期的 40%,第一期即加速期(足趾离地),踝关节跖屈;第二期为中期,踝关节背伸;第三期为减速期(足跟触地之前),踝关节轻微跖屈。

二、假体设计原理及假体类型

在 20 世纪 70 年代初,髋、膝关节疾患而引起关节畸形、疼痛、功能障碍的患者,得到了人工全髋关节和人工全膝关节置换术的治疗,从而解决了患者关节畸形、疼痛及功能障碍。在这项成功经验的鼓舞下,为了解决踝关节疾患而进行了踝关节人工假体的设计和研究。踝关节假体与人工髋、膝关节假体的设计有很多共同之处,因此高分子聚乙烯—金属的组合同样是人工踝关节假体的重要首选材料,人们期待着人工全踝关节置换术既可以缓解踝关节疼痛、矫正畸形,同时又可以保留踝关节的活动功能。

第一个采用现代材料制成的踝关节假体,是由 Lord 和 Marotte 在 1970 年开始使用的,其设计逐渐与踝关节生物力学相结合,以得到临床更好的效果。

RichardSmith 是最早介绍踝关节置换的人之一。他试图通过球一窝关节保留踝关节的位置和后足的活动,然而临床发现这种假体本身很不稳定,影响行走时的稳定性。Kirkup 继续这项研究,采用 Bath 和 Wessex 假体,通过高分子聚乙烯和金属关节组合,使踝部韧带紧张,为假体的稳定性提供保证。

目前采用的踝关节假体多种多样,既有两个部分组成的限制性关节、半限制性关节以及非限制性踝关节假体,又有由三个部分假体带有一个可自由滑动的垫组成的踝关节。前者包括限制性关节,如 Mayo 踝(1976);半限制性踝,如 Mayo 踝(1989)和伦敦皇家医学院医院踝;非限制性踝,如 Bath 和 Wessex 踝。后者是北欧型全踝关节假体(STAR),由三部分组成,解决了踝关节滚动的问题并已取得优良结果,它克服了对旋转运动的限制,防止骨与骨水泥界面的应力增加。

踝关节假体的设计要求:①活动度:屈伸活动范围至少达到 70°,轴向旋转活动超过 12°,否则踝关节假体会由于本身限制程度较高而出现术后假体松动;②稳定性:要求踝关节假体必须有良好的内在侧方稳定性;③关节面的顺应性:正常踝关节除屈伸活动外还可轴向旋转,因此要求关节面顺应性不宜太高,即少限制性,这样减少关节扭力传到假体固定界面,减少假体松动需关节周围有较完整的韧带和骨组织结构保护以防止关节半脱位,关节面顺应性小的假体,载荷易集中,假体磨损增加,反之,关节面磨损明显减少,但是假体固定界面承受应力增大,使术后假体容易松动,因此设计出带活动负重面高分子聚乙烯衬垫的三部件组成的假体以减少术后松动。

在过去的 10 年里,非骨水泥型踝关节置换已被采用。在此之前,骨水泥型假体已在 1986～1989 年开始使用,从 1990 年起人们已开始使用非骨水泥型假体。通过骨水泥型假体(TPR)和非骨水泥型假体(DePuy 公司;STAR 假体 Link 公司)的随诊比较,骨水泥型的翻修率和关节融合率明显高于非骨水泥型假体,结果表明非骨水泥型踝关节置换优于骨水泥型假体。其原因有三:其一,对踝关节采用骨水泥固定方法比其他负重关节更难,由于解剖特点向胫骨内压入骨水泥几乎是不可能的;其二,骨水泥可能进入关节后侧从而影响关节活动,若游离可引起关节表面的磨损;其三,只有胫骨最远端的 1～1.5cm 能用于施放骨水泥,在其上均为脂肪性骨髓。

目前 Kofoed 和 Stirrup(1994)的报道证实踝关节置换的疗效已超过了关节融合术。踝关节置换术在缓解疼痛、改善功能、较低的感染率及未继发距下关节骨性关节炎等方面有更出色的临床表现。通过几十年的不断实践不断改进,踝关节置换术已经从实验室和偶然的成功阶段发展到有使用价值并能耐久使用的阶段,但我们也必须清醒地看到我们仍然正处在踝关节置换的起步阶段,需要我们再接再厉,继续工作、实践。

三、适应证

1.类风湿关节炎踝关节疼痛残留功能极差者。

2.踝关节疼痛和退变者,活动严重受限。

3.距骨骨质尚好,踝关节周围韧带稳定性完好者。

4.内、外翻畸形<10°者。

5.后足畸形可以矫正者。

四、禁忌证

1.相对禁忌证

(1)踝关节区域的深部感染或胫骨感染。

(2)有严重功能障碍的类风湿关节炎患者中发现有严重后足外翻畸形,踝穴严重破坏,踝穴有严重的内外翻畸形,严重的骨质疏松和关节骨性破坏。

(3)难以控制的活动期关节炎,如银屑病性关节炎等。

(4)对术后运动程度要求较高者,如参加慢跑、网球等运动。

2.绝对禁忌证

(1)距骨缺血性坏死(尤为坏死范围超过距骨体一半以上者),无法重建的踝关节复合体力线异常。

(2)Charcot 关节炎。

(3)神经源性疾病导致足部感觉丧失。

(4)小腿肌肉功能丧失。

(5)退行性骨关节炎造成骨质严重丢失或踝关节侧副韧带缺损。

(6)胫距关节畸形超过 35°。

(7)病人对术后康复没有信心。

(8)不能配合术后康复训练者。

(9)对术后运动程度要求极高者,如进行跑跳等剧烈运动。

五、手术操作及注意事项

1.术前准备　①最新的踝关节 X 线片(正侧位);②确认跟距关节的退变范围;③通过 X 线观察胫骨和距骨的骨质情况;④观察并记录步态及疼痛情况、功能和活动情况。

2.手术操作　病人仰卧位,使用气囊止血带,患侧臀部垫高,有利于踝关节持续处于轻度内旋位。取踝关节前内纵行弧形切口。自踝上 10cm 经踝关节中点延向第 1 跖骨,自胫前肌腱与踇长伸肌腱间显露踝关节,使用固定导向器,使力线对位杆在前后和侧位上与胫骨长轴平行。距骨和胫骨截骨准备完毕后,安装距骨假体(距骨帽),然后用专用打入器打入并打紧,打入胫骨假体,注意打入方向应与胫骨长轴垂直,胫骨假体的前缘不要低于胫骨截骨面的前缘。放入滑动核试模,检查踝关节活动度和紧张度后选择合适厚度的滑动核假体进行安装。

胫骨端假体有三个型号:小、中、大号,材质为钴铬钼合金,超高分子聚乙烯有 5 个型号(6~10mm)。

六、术后护理

1.术后用行走石膏固定。

2.抬高患肢 2 天后间断负重行走 10 分钟。

3.3~4 周后(非骨水泥型)去除石膏。

4.注意锻炼足部肌肉和小腿后肌肉。

5.术后 3~6 个月踝关节可能肿胀,可用弹力绷带间断固定或间断抬高患肢。

6.术后 12 个月疗效基本稳定。

七、并发症与预防

1.感染　手术切口皮肤坏死而致浅层或深层的感染。浅层感染:换药;深层感染:换药＋皮瓣移位。

2.伤口皮肤延迟愈合　采用前方正中纵行切口,从伸踇长肌外侧入路很容易导致皮肤切口出现坏死和潜在皮肤坏死,若稍向内移在伸踇长肌和胫骨前肌之间进入,愈合率提高。

3.踝部骨折(内踝或外踝)　类风湿关节炎骨质疏松和放入滑动衬垫时强力牵拉而致,或在截骨中损伤内外踝而骨折。

4.滑动衬垫不稳定或半脱位　有踝关节内外翻畸形时很难矫正,术后可能造成滑动衬垫不稳定或半脱位,此时宜改为关节融合术。

5.腓骨撞击　可能引起踝关节剧烈疼痛,可能是由于后足进行性外翻,可以切除外踝远端使症状暂时缓解,若要彻底解决需要行三关节融合术。

6.放射学松动　明显的放射学松动与良好的临床结果共存。安放胫骨假体时,在踝穴内要保持假体的水平和对称。

7.临床松动　有症状的临床松动最常发生于后足有未矫正的外翻畸形或以前有踝关节楔形成角畸形,为不正常应力持续作用的结果。

8.伴有踝关节半脱位的外踝应力骨折　由于后足有严重外翻畸形,最终出现外踝应力性骨折,而导致胫骨假体完全移位和踝关节半脱位,这是一个灾难性并发症。

（郭更田）

第七节　人工跖趾关节置换术

一、概述

治疗跖趾关节疾患的手术方法通常包括关节切除成形术、关节融合术以及关节置换术。关节切除成形术可造成踇趾短缩,肌力减弱,引起推进动力降低,发生转移性跖痛症以及趾间关节"cock-up"畸形。关节融合术虽有良好的疗效,但对手术技术、内固定类型的要求极高,术后恢复时间较长.并且导致邻近关节应力增加并发疼痛,穿鞋类型也受到很大限制。因此,患者接受此手术相当困难。

用单柄硅胶假体置换 Keller 成形术后缺损的近节趾骨基底,明显提高了 Keller 成形术的治疗效果。但这种假体与其他关节的半关节假体一样存在着与对侧关节软骨面和骨组织的磨损,其次是硅胶本身的磨损。对假体进行多次改进,研制出新一代带金属垫圈的双柄铰链式硅胶假体,国外文献报道较多,而国内则报道较少。新一代人工跖趾关节置换术(TMPA)在我国才刚刚起步,矫形骨科从 2002 年开始施行TMPA,主要见于类风湿前足畸形、踇僵症、老年性踇外翻畸形伴有严重的骨关节炎以及跖骨头坏死等疾病,其短期疗效令人鼓舞。

二、手术适应证

1.类风湿前足畸形。

2.踇僵症。

3.老年性踇外翻畸形伴有严重的骨关节炎。

4.跖骨头坏死。

5.踇外翻手术失败者。

6.适用于行跖趾关节融合术或关节切除成形术的患者。

7.无感染及周围神经血管病变。

三、手术方法

第1跖趾关节背内侧切口,Y形切开关节囊,切除滑囊及第1跖骨头内侧增生骨赘,显露第1跖趾关节。松解并切断踇内收肌及关节囊外侧部分,切除约6rnm厚的跖骨头远侧骨组织,截骨面应有10°外翻以恢复正常的外翻角度(其他跖骨截骨面则垂直于跖骨纵轴)。切除近节趾骨基底及周围的骨赘,截骨面垂直于趾骨纵轴。两截骨面的间隙宽度相当于假体的铰链部分大小,约8～10mm。根据假体的型号,用相应的髓腔扩大器和电钻,逐级扩大跖骨、近节趾骨髓腔,并使髓腔成方锥形,与假体柄一致。选择合适尺寸的假体,分别插入跖骨和趾骨髓腔,假体铰链部远近两端与截骨面紧密相贴。紧缩内侧关节囊,使两侧软组织张力平衡,跖趾关节稳定。外侧各趾跖趾关节进行假体植入可以在第1跖趾关节置换术的同时进行。若伸肌腱挛缩,则需行Z字延长术。若第1、2跖间角大于15°,应行第1跖骨基底截骨,BIOFIX可吸收拉力螺钉或金属螺钉内固定术,矫正跖骨内翻畸形。若伴有其他足趾畸形,可同时行跖趾关节成形术如跖骨头切除术等。缝合各层,关闭伤口,加压包扎。

四、术后处理

卧床休息,患肢抬高3～4天减轻肿胀。术后第1天开始做跖趾关节的被动和主动屈伸活动,术后1周可下地行走。若合并截骨术,则应制动6～8周。术后预防性使用抗生素3～6天,术后2周拆线,患者术后6个月内不允许穿窄鞋或高跟鞋。

五、术后并发症

主要术后并发症有:感染,伤口愈合不良,跖、趾骨边缘骨折,人工假体松动、脱位、断裂和跖趾关节反应性滑膜炎。

六、临床结果

人工跖趾关节置换术(TMPA)在缓解疼痛、增加关节活动度、改善步态方面具有明显的优势。但在人工假体发展的早期阶段(20世纪60～70年代)也存在着假体断裂、反应性滑膜炎和骨溶解等并发症。

Swanson 可屈曲铰链式趾关节假体是新一代双柄可屈曲铰链形假体,尤其是采用压配合固定的垫圈,放置在假体的近端及远端,保护假体在关节活动时不受骨床的腐蚀、磨损、切割等破坏。通过报道 303 例未带金属垫圈的 TMPA 患者中骨端的过度生长为 15 例(5%),反应性滑膜炎、骨溶解以及骨床的腐蚀共 6 例(2%),其并发症发生率为 11%。而带金属垫圈的 94 例 TMPA 患者术后 30 个月,无假体断裂以及假体周围骨吸收或硬化。

北京积水潭医院矫形骨科 TMPA 患者在足的外形(足趾的长度及力线)、步态(推进动力)以及关节功能(稳定性和活动度)方面明显优于 Keller 术后患者,尤其是降低了 Keller 术所致的转移性跖痛症。HVA 从术前平均 40.5°减少到术后 16.5°,跖趾关节 ROM 从术前平均 35.5°增加到术后平均 44.5°。并发症 3 例(4 足),包括伤口迟延愈合 2 足、假体脱位 1 足、反应性滑膜炎 1 足。

TMPA 手术可缓解疼痛、增加关节 ROM,并提高其稳定性。与其他手术比较,在改善步态(活动能力)、改进足外观(足趾长度)、维持力线、便于术后康复以及减少转移性跖痛症等方面优势明显。但 TMPA 不适于从事跑步、网球等运动的患者,也不适于穿后跟高度大于 5cm 的高跟鞋的患者。本组随访时间较短,远期疗效尚有待于进一步观察。

（毛军胜）

第八节　肩关节固定术

一、概述

肩关节固定术开始于 19 世纪末,多用于脊髓灰质炎所致的上肢麻痹及结核引起的关节破坏。由于手术非常成功,在此后的数十年中适应证不断扩大,后来锁骨也包括在固定手术范围内。

为防止关节内病灶扩散,肩关节结核固定手术一般主张单纯在关节外进行,而随着抗结核药物的问世,现已无此必要。不进行内固定的肩关节固定术需要较长时间的肩人字石膏固定,而且单纯外固定很少能维持肩关节完全稳定,内固定可维持固定面接触,促进融合发生,因此,现在一般主张术中进行内固定。坚固的内固定后即不必再同时使用石膏、夹板及外固定架,以促进肢体尽早恢复功能。

Brett 主张以胫骨片髓腔内植入方法将肱骨头固定于肩胛盂并连同肩峰一起融合。此后不久,Putti 及 Logroscino 将切下的肩峰及肩胛岗倒置放于肱骨近端凿出的骨槽中进行固定。1951 年,Charnley 报告在 Putti 手术方法的基础上,应用外固定加压支架、肩人字石膏治疗 4 例病人的结果。一年之后,Brittain 报告了将胫骨架于肩胛骨腋缘和肱骨干近端的单纯关节外肩肱固定手术方法,内收肩关节可对移植物纵轴加压使其位置更为牢固,但固定常因移植物的骨折或吸收而失败。

1957 年,Carroll 建议以钢丝襻连接肩胛盂、肱骨头,从而可在术后变化上肢的位置。手术操作包括:肩胛盂、肱骨头、肩峰的下面去皮质,肩峰自根部凿下,并使其方向朝下,以 22 号钢丝穿过肱骨头和肩胛盂前上 1/4 象限,自喙突下方穿出肩胛颈。如有必要,Carroll 建议术后第二天调整患肢的位置以获得最大的功能。1959 年,Hucherson、Rountree 和 Rock-wood 建议应用胫骨或骨库异体骨行关节内固定术。

1961 年,Moseley 及后来 May(1962)介绍螺丝钉固定肱骨头至肩胛盂的手术技术。同年,Davis 及 Cottrell 建议术前用斯氏针临时固定肩关节以确定关节固定的理想位置。他们还报告应用连接三角肌蒂的肩峰骨瓣移植、螺丝钉内固定的固定技术,术中病人取半坐位(沙滩椅位),经肩峰切口。1964 年,

Charnley 和 Houston 改良了 Charnley 的压缩固定技术,肩胛颈和肱骨近端各固定一枚斯氏针,中间由横杆连接。1970 年,AO 学派发表了钢板螺丝钉固定技术,无须肩人字石膏固定,病人可自由活动。1975 年,Be/tran、Trilla、Barjau 设计了加压螺丝钉加腓骨髓内植骨融合技术。Riggins 则主张加压钢板固定外固定和骨移植的突出优点。Kostuick、Schatzker 利用后方附加另一加强钢板的固定技术,使 18 例融合均取得成功。Rybka、Raunio 及 Vainio 报告 41 例类风湿关节炎固定成功率为 90%,他们行关节内固定术,同时行胸—臂夹板外固定,允许除肩关节以外的上肢关节自由活动。Uematsu 将后方融合技术稍事改良,并与内固定结合应用。在更新的报告中,Richards 等介绍了弹性骨盆重建钢板无骨移植关节固定术。1983 年,Schroder、Frandsen 报告应用 Charnley 式外固定架加压关节固定术,16 例病人中 15 例愈合。外固定架平均固定时间为 5.5 周,肩人字石膏平均固定时间为 12 周。1989 年,Nagano 等报告一种外固定架技术,允许术后调整位置,同时在透视引导下经皮穿入一枚加压螺钉,行内固定和术后位置调整。1992 年,Morgan 和 Cassells 报告首例关节镜辅助下肩关节固定,经皮螺钉内固定,术后 6 周愈合。

二、手术适应证

虽然肩关节周围肌肉完全麻痹时,关节固定术可以在总体上改善其稳定性,但一般情况下,肩关节固定术要求肩周肌肉如肩胛胸肌或斜方肌应该具有一定功能,肘关节的功能也应该考虑,尤其对于风湿性关节炎患者更是如此。肩关节固定的特殊适应证包括保守治疗无效的肩关节感染、麻痹性关节不稳、外伤后臂丛损伤性麻痹、严重的无法修复的肩袖损伤、肩关节置换失败后的补救手术、不适合关节置换的关节炎、习惯性脱位以及局部肿瘤引起的肩关节不稳。

同侧肘关节强直或融合是肩关节固定的禁忌证,对侧肩关节固定后也不主张再进行肩关节固定术。

由于肱骨的纵向生长主要发生在近侧骨骺,此骨骺于 18～22 岁闭合,在骨骺闭合前肩关节固定可能引起生长停止,但这一危险性实际上比理论上要小。虽然某些研究建议肩关节固定术的最小年龄为 10～12 岁,在一项对 102 例手术的研究中,生长停止仅发生于 1 例 11 岁病人。1977 年,Markin 随访 7 例病人自童年至成年,手术方式是关节内融合术加斯氏针内固定治疗连枷肩,所有患者均愈合,并未见到外展角度减少;手术时要去除所有肩胛盂和肱骨头骨骺的软骨。对于 6 岁以上儿童,有无法恢复的连枷肩而肩胛胸肌功能良好、可主动屈肘、手部存在感觉时,要尽早进行手术。最近的研究也证实儿童麻痹性疾患行肩关节固定的治疗效果良好。

三、关节固定角度

有关肩关节固定时上臂的合适位置历来引起争议。1974 年,Rowe 认识到减少外展和屈曲的优越性。在对 71 例肩关节固定患者进行研究后,Cofield 和 Briggs 发现肩内旋的角度是决定手术成功的最重要因素,此组病例均应用内固定,只有 1 例应用了附加的固定措施,82% 的患者认可他们的手术效果,这一比例并不随时间推移而降低。1987 年,Hawkins 和 Neer 对 17 例肩关节固定患者进行分析,提出了肩关节可接受的固定位置,他们建议外展 25°～40°,屈曲 20°～30°,内旋 25°～30°。1987 年,Jonsson、Lidgren 及 Rydholm 介绍了运用云纹照相精确测定肩胛骨和肱骨位置的方法,利用这一方法可以对手术的功能结果进行回顾性分析。他们确定的肩固定理想位置应该是外展、屈曲、内旋均 20°～30°,同时他们发现,旋转的角度是决定功能是否理想的关键因素。

外展角度可在术中测量肱骨与身体夹角实时测出,这一角度可在术前专门测定,在前后位 X 线片上以脊柱为标志测得,不能以肩胛骨脊柱缘为标志来确定。屈曲角度是指患者仰卧时肱骨与地平线所形成的角度。一旦确定外展及屈曲的角度,应屈肘 90°,手放于同侧胸前,介于胸骨与腋窝之间,进一步屈肘时可使拇指尖触及面颊。1964 年,Charnley 和 Houston 介绍了上臂的位置要求,最初上臂位置为 45°外展、45°屈曲、45°内旋;前臂中立位时屈肘可使拇指触及鼻。随着外展、屈曲角度调整至 30°,屈肘时拇指应能触及面颊。Davis 和 Cottrell 则建议在术前通过盂肱关节穿针来确定理想固定位置。

在选择手术方法时应牢记,将肩峰包括在手术区可显著增加关节固定时盂肱关节的接触面积。牢靠的内固定可以省去植骨和外固定。

四、关节外固定术

单纯关节外固定术现已罕用,如下方法常作为补充共用,总的来说,应该尽量与关节内融合术以及内固定技术相结合使用。

关节外固定术的手术方法一般以 Watson-Jones 手术方法为标准,肩关节外侧行 15cm 长纵切口,以肩锁关节为中心。通过骨膜下解剖技术,显露肱骨上 1/3、锁骨外 1/3、肩锁关节区域和肩胛骨外 1/3,切断三角肌在锁骨、肩峰、肩胛冈和锁骨外端上的起点,去除肩峰、锁骨上下面的骨皮质,显露出松质骨。在肩关节囊附着点略下方的肱骨大结节向外掀起一宽 2.5cm 长 5cm 的骨瓣,在肩峰突、锁骨的外端造成不完全骨折,并使其远侧向下成角偏斜,在外展上臂时将肩峰和部分锁骨外端插入掀起的肱骨骨瓣下。也可外加髂骨移植。

术后处理:肩人字石膏将肩关节固定于理想位置,8～12 周后肘腕关节可开始运动,但在坚固愈合前必须维持某种固定。

除 Watson-Jones 方法外还有 Putti 手术方法,手术一般采取侧卧位,切口起自肩胛冈内侧,沿肩胛冈向外至肩峰,然后沿肩外侧转向下终于三角肌止点。骨膜下剥离,完全显露肩胛冈,但不累及肩锁关节,沿肩胛冈基底由内向外至肩峰,用骨刀将肩胛冈凿下,然后沿肩峰后缘将其分成两片,前方的一片仍与肩胛骨相连,后层则作为移植骨的远端部分。沿其纤维走行,纵行劈开三角肌,显露关节囊和肱骨干上 5cm,结扎切断动脉及腋神经,切断腋神经可造成三角肌麻痹,但在肩关节固定后三角肌的功能已不再需要,因此,并不造成严重功能障碍。在肱骨干掀起以骨瓣,基底向下,大小约 3cm×2cm,并且包括皮质全层。肩关节外展 45°～50°,将移植骨远端插入肱骨骨瓣的开口,将骨瓣压平并使之与骨面贴附,用数针不吸收缝线将肱骨骨瓣固定于肩峰的粗糙骨面上。

五、关节内关节固定术

据 Steindler 介绍,单纯关节内固定术在多数病人也不足以取得理想疗效,但配合螺钉固定、松质骨植骨则可获得良好疗效。

关节内关节固定术多采用 Steindler 手术方法,切口起自肩胛冈,弯向远侧,沿肱骨头下方走向前侧,后转向近侧终于喙突。将皮瓣向上拉起,显露肩峰突,辨认三角肌自肩峰至肱骨附着点间的中线,切断三角肌,切断肩峰,并将与之相连的肌瓣共同牵拉向下方。纵行切开关节囊,显露盂肱关节,清除所有关节盂及肱骨头软骨,外展肩关节,修整去除软骨后的关节面,使之相适应。在肱骨头与肩峰突间钻孔,用不吸收线缝合固定,维持肩关节良好的功能位置。将肌瓣自后侧缝至肩胛冈,使其作为防止术后早期脱位的软组织床。

术后处理:与关节外固定术相同。

关节内固定术有诸多的改良方法,在 Brett 手术方法中,移植骨块贯穿肩关节而将关节固定,Leveuf 和 Bertrand、Hucherson 以及 Rountree 和 Rockwood 也进行了类似手术,但他们在打入植骨前先去除了关节面软骨。

Brett 手术方法:肩关节外侧 5cm 长皮肤切口,纵行切开三角肌,显露肱骨头,在剥离筋膜和骨膜后,维持肩关节在合适的固定位置直至手术结束。通过肱骨头穿肩关节至关节盂做一可通过移植骨块的隧道,自胫骨取一直的皮质骨块,约 6mm 宽,并有足够长度,将骨块打入隧道。

术后处理:与关节外固定相同。

六、关节内外联合固定术

关节内外联合固定方法以 Gill 手术方法为代表,手术完毕后无须应用内固定。

采用背外侧半环形切口,起自肩峰下 1～2cm,绕过肩部,在此切口的中部向远侧再做一 5cm 延长切口。将三角肌自肩峰分下,切除肩袖上部及关节囊,保留 1～1.5cm 的组织残端。显露完成后,去除肩峰上下面的骨皮质,保留其近端的骨膜。然后清除肩胛盂与肱骨头的软骨,纵行劈开肱骨头,将一较薄的前外部分拉向外侧,自剩余部分去除一底向上的楔形骨质,形成的间隙在肩外展时容纳去皮质的肩峰。缝合附着于牵开的前外侧骨片上的关节囊残端至肩峰上面的筋膜、骨膜瓣。

术后处理:与关节外固定相同。

我们在传统的肩关节内外融合技术的基础上设计了松质骨加压螺栓再附加张力带钢丝固定的融合方法。肩峰和锁骨远端均做截骨处理,包括在融合范围之内,部分螺纹的松质骨加压螺栓对融合面施加横向的压力,而张力带钢丝有助于克服上肢重力所造成的垂直方向剪力,并使肩峰截骨块与肱骨接触。手术获得了良好的疗效。

七、外固定架加压关节固定术

Charnley 介绍了外固定架加压肩关节固定方法。1964 年,Charnley 和 Houston 改良了这一方法,使肩关节位置调整更容易,他们报告的 X 线片显示平均随访 6 年半的 23 例病人中,22 例成功固定,而余下的 1 例临床表现稳定、无不适症状,但 X 线片显示未成功固定。Schroder 和 Frandsen 报告应用 Charnley 和 Houston 方法的 16 例病人中 15 例固定成功,另 1 例患者经再次手术进行松质骨植骨后愈合。

Charnley 和 Houston 基本手术方法如下:首先,在病人清醒状态下预制肩人字石膏的躯干部分。以肩峰为中心行马刀样切口,去除肩峰下方和关节盂上方的骨皮质和软骨,去除肱骨头关节面软骨,并使关节复位;切除大结节,并切除肱骨头部分骨质,使其向上半脱位接触肩峰下面和关节盂上部,切除骨质植于固定处周围,自肩峰后上部向肩胛颈、肩胛盂窝穿一 4mm 斯氏针。在肱骨外科颈从后外侧与骨面垂直打入另一枚同样的斯氏针,将可调式固定夹和连接杆安装成外固定支架,将其与斯氏针相连并调整好固定角度,固定预制的肩人字石膏并加工完整,调整外固定架、加压。

术后 5～6 周后去除固定架,更换石膏,在术后 12 周去除第二次石膏固定,并检查肩关节稳定性。固定应维持到关节固定牢固。

AO 学派将双钢板坚强内固定技术用于肩关节固定。Stark、Bennett 和 Tullos 报告应用此方法的 15 例患者中 14 例取得成功,他们注意到此方法的主要优点是不需外固定架或管形石膏固定,可以早期开始功能锻炼。其他的研究也支持此项方法。其缺点是融合牢固后可能需二次手术取出内固定。其基本方法如下：

切口起自肩胛冈,跨过肩峰直至肱骨的近 1/3。显露肩胛冈、关节盂窝和肱骨近端 1/3,然后去除关节盂、肱骨头软骨,再去除肩峰下面及肱骨外侧拟与肩峰相接触处的骨皮质。必要时行肩峰截骨以增加固定钢板与骨面接触。钢板置于肩胛冈、肩峰和肱骨近 1/3 的表面,首先以三枚长螺钉将钢板固定于肩胛颈,然后按 AO 标准技术将近侧的其余固定螺钉打入肩胛骨。将肱骨向上内移位,接触肩峰和关节盂,并保持良好固定位置。用两枚螺钉穿透肱骨头、关节盂至肩胛颈,固定钢板远端的上部。至少再用两枚螺钉将钢板固定至肱骨。如钢板固定后融合部位未达完全稳定,可自后侧再加一辅助钢板固定肩胛冈和肱骨。必要时加用植骨。

术后数日内开始肘、腕和手部功能练习,但应避免使固定处受到应力。

有人认为应用 AO 钢板折弯困难,内固定物突出,因此主张应用有弹性的骨盆重建钢板固定,固定后可以不将钢板取出。

Uematsu 应用内固定方法自肩关节后路行关节内外联合固定术。其基本方法如下：

切口自肩胛冈中部沿肩胛冈向外,终于肩峰以远 2.5cm 处,总长 10～12cm。将三角肌、斜方肌自肩胛冈上分离,显露冈上、下肌,并将其拉开。自肩胛冈外 1/3 向外至肩胛切迹及肩峰外 1/3 做一斜形截骨,不要进入肩锁关节。如能保留三角肌附着点,截下的骨块可作为带蒂骨瓣应用,否则只能作为游离骨块植骨。在离其大结节的止点 1.5cm 处切断冈上、下肌的腱性部分,然后去除所有肩胛盂窝及肱骨头软骨,并去除肩胛盂后部的骨皮质。将上臂置于 20°外展、30°前屈、40°内旋位,各角度在术中以身体为标志确定。然后打入三枚 ASIF 松质骨螺钉,穿肱骨头至肩胛盂进入肩胛颈。自后方固定肩峰植骨块。

术后第二天,病人站立位行肩人字石膏外固定。石膏维持 3 月或至 X 线片显示愈合牢固,然后开始上肢的康复。

Cofield 介绍了一种前路固定方法,基本操作如下：

行前上方肩带状切口,如肩锁关节有病变,切除锁骨外端 1.5cm。将上臂置于外展、前屈、内旋 45°。屈曲和外展可能需要调整至 30°,以使前臂中立位时拇指可触及鼻。清理骨面以增加接触面积。将两枚 1/8 英寸的斯氏针穿肱骨头至肩胛盂,对骨质疏松或感染病例,改用带垫环的松质骨螺钉,通过肩峰至肱骨头打入第三枚螺钉。如感染严重或组织缺损多,则应用加压外固定架;如骨块情况良好,采用钢板螺丝钉固定,但须扩大显露肩胛冈,将三角肌缝至斜方肌,以遮盖钢板。

术后使用骨盆带辅助固定,上肢管型石膏,将肘关节固定于 90°,术后 1～2 周给予塑料肩人字支具固定,直至 12～16 周后固定处愈合。

八、并发症

对所有的肩关节固定手术,术后近期的并发症包括感染和皮肤坏死,并不常见,肘关节活动障碍有报告,但多为暂时性。术后远期并发症包括骨不连、畸形愈合、固定物引起的疼痛、肩锁关节退行性关节炎等。肩关节固定后也可发生肩胛上神经卡压。这些并发症都不常见,而文献报告固定的成功率都在 90%以上。

（李艳宝）

第九节　肘关节固定术

一、手术适应证

虽然保持肘关节的活动是重要的,全肘置换尚未像髋、膝、肩置换那样被普遍接受。肘关节活动障碍在某种程度上可被邻近关节的功能所代偿。由于肘关节是非持重关节,筋膜成形或关节切除成形在周围肌肉功能良好的情况下,通常比关节固定有更好的疗效。

肘关节固定适用于不适合全肘置换或关节成形的疼痛性关节炎患者,尤其对上肢力量要求高者,如体力劳动者。肘关节固定也适用于持续性感染,包括结核感染。肘关节结核曾经是关节固定最主要的适应证。肘关节固定也是肱骨远端严重的、不能修复的粉碎性关节内骨折的一种治疗选择。全肘置换失败后也可行肘关节固定作为补救手术。

二、关节固定角度

单侧肘关节固定,功能位要求在 90°。1992 年,O'Neill 等报告在 10 例健康人员,用支具分别将肘关节模拟固定于 50°、70°、90°、110°,确定肘关节固定时上肢其他关节的代偿能力。发现固定于 90° 对个人卫生活动最方便,而 70° 时对个人卫生以外的活动最理想,没有一种最佳的固定角度适合于所有活动。术前应用夹板将肘关节固定于不同角度模拟关节固定的方法,也被其他数位学者所推荐。

由于会引起较严重功能受限,双侧肘关节固定很少有适应证。如确有必要,一肘须固定在 110° 使其可触及嘴,另一肘应固定在 65°,以方便个人卫生,肘关节的功能位置可随病人职业不同而有所变化。

三、手术要点

由于肘关节的特殊解剖结构及前臂的长力矩,肘关节的固定有一定难度。要使肘关节固定术成功,固定骨须有一定质量,即使必须切除桡骨头以恢复旋前、旋后功能,内或外固定及骨移植也是必须的。Hallock 报告的早期肘关节固定技术中,将鹰嘴切除嵌入肱骨远端后部。Steindler 则应用胫骨移植嵌入鹰嘴尖,并用螺钉将其固定于肱骨远端。

Steidler 手术方法的基本要点如下:肘后外侧切口,骨刀切下三头肌在鹰嘴突的止点,尽量彻底清除增生的滑膜,保留其他组织。然后去除鹰嘴半月切迹及肱骨滑车的软骨面,并清理软骨下骨面。同时,另一手术组在胫骨上部取下 1.5cm 宽、9cm 长的移植骨片。在肱骨下部后面做出容纳移植骨的骨床,并在鹰嘴尖处做一骨槽,屈肘情况下将骨片插入骨槽,然后再伸肘关节至需要的固定角度,将其固定于肱骨后骨床,用 1~2 枚螺钉将植骨固定于肱骨,并将取于胫骨上端的松质骨填塞肱尺关节。

术后行长臂石膏将肘关节固定于屈曲 90°,前臂中立位。术后 8 周可更换为支具固定至骨性愈合。

Brittain 介绍了利用两条胫骨骨片移植,交叉成 X 形锁定肘关节的固定技术,此手术操作中不会碰到重要的解剖结构,但自后方穿入第二块植骨时,不要使其太向前突出。他认为这一手术的安全范围是相当大的,因为肘的神经血管在屈肘时已向前方移位。

Koch 和 Lipscomb 报告 17 例应用各种方法的肘关节固定,只有 8 例是成功的,而其中所有 5 例应用改良 Brittain 手术方法的病例均取得成功。因此可以认为 Brittain 手术融合率较高,下面就其手术方法介绍如下:

患者仰卧位,屈肘 90°,自胫骨上段取两片 7.5~10cm 长、8mm 宽的移植骨片。在肘后做 12.5cm 长切口,沿此切口分离至骨面,显露并保护尺神经。在鹰嘴突上钻两个纵行排列孔,第一孔离鹰嘴尖 6mm,第二孔距鹰嘴尖 1.8cm,用骨刀凿通两孔,钻孔的目的是防止骨劈裂。将骨刀向近端打入 7.5cm 跨过肘关节,方向与肱骨纵轴线基本一致而稍斜向前方。在肱骨的鹰嘴窝稍近侧,同样方法钻孔。在保留第一把骨刀的同时,与尺骨长轴一致、与肱骨长轴基本垂直稍斜向后的方向打入第二把骨刀。通过保留第一把骨刀,打入第二把骨刀时可以避开前一骨刀,从而避免植骨块在隧道中互相阻挡。取出第一把骨刀,换一稍厚骨刀,轻轻摇动扩大植骨孔,用持骨钳将骨块送入 1.3cm 以上,然后将其打入植骨道。同样方法打入第二块植骨,由于打入植骨较紧,局部骨面可能发生一定碎裂,但由于事先打孔,可避免严重劈裂。术后处理与 Steindler 手术方法相同。

Staples 设计了一种肘关节固定方法,通过广泛显露骨面,增加与髂骨植骨块的接触,并用螺钉将骨块固定于肱、尺骨。手术方法要点如下:通过后切口显露肘部,骨刀切下部分尺骨鹰嘴,将三头肌腱分为内外两部分,并将其与附着的鹰嘴骨块向近侧拉开。去除肘关节的软骨面,将肱骨远端后面凿成一平整骨面,并使此平面与尺骨近端残留骨面相适应,关节间填入碎髂骨片,植骨上端与肱骨间由一枚螺钉固定,凿下鹰嘴复位,通过一枚长螺钉穿过鹰嘴、植骨下部及尺骨上端而固定。术后处理与 Steindler 手术方法相同。

Arafiles 报告 11 例肘关节结核病例固定获得成功,手术包括桡骨头切除、关节清理、滑膜切除及将三头肌鹰嘴骨块插入肱骨近端相应骨道并用螺钉固定。手术中不进行骨移植,但主张在固定时将尺神经向前移位。Arafiles 手术方法基本要点如下:以鹰嘴为中心行肘后直切口,显露尺神经并将其拉开,劈开三头肌腱至滑膜以及肌腱在鹰嘴上的止点,自后方行滑膜切除,将伸、屈肌联合腱自内外上髁切下,尺肱关节脱位,切除二头肌粗隆以近的桡骨头部分,并行前方滑膜切除术,用锯将鹰嘴修成三角形,然后在鹰嘴窝处做出三角形的间隙以容纳修整好的鹰嘴。将鹰嘴的骨端插入肱骨上修好的腔隙,去除多余的骨质。由肱骨至尺骨斜行打入一枚骨螺钉。术后长臂石膏固定肘关节至术后 3 个月,再用可拆夹板固定 1 个月。

AO 学派推荐采用内外固定相结合方法进行肘关节固定,外固定加压器械与松质骨螺钉结合应用,螺钉将鹰嘴固定于肱骨上。手术方法的基本要点如下:自后侧显露肘关节,去除肱骨远端及鹰嘴的所有软骨和滑膜,将尺骨近端修整成方形的平台支架,并将肱骨远端切割出与之相适应的形状。然后在二头肌粗隆水平切除桡骨头,用一枚斯氏针自鹰嘴打入肱骨髓腔以暂时保持固定的位置,再用加垫的松质骨螺钉固定。然后在肱骨上打入另一横向斯氏针,上加固定架并加压。术后 6~8 周去除外固定架及斯氏针,更换长臂石膏至临床及 X 线均显示固定牢固。

Spier 应用宽 AO 钢板折弯成 90°固定肘关节使关节成功融合。他也建议切除桡骨头并将肱骨、尺骨鹰嘴截骨形成与 AO 手术方法相类似的形状。1992 年,McAudiffe 等报告对高能骨折、开放骨折、伴有骨缺损的感染性外伤的 15 例患者应用 AO 加压钢板技术进行肘关节固定术,除 1 例因严重感染而截肢外,所有患者均固定成功。

四、并发症

肘关节固定的并发症包括延迟愈合、不愈合和畸形愈合等,应用外固定架时可引起神经血管损伤。由于肘后皮下组织少,后路手术有可能发生固定器械引起的疼痛和皮肤坏死等。

(李艳宝)

第十节　髋关节固定术

世界上第一例成功的髋关节固定术是由德国的 Husener 于 1894 年报道的。后来发展出了许多种髋关节固定的手术方法,早期是关节内手术,需要手术后大范围的固定,通常是使用髋人字石膏固定,后来有人尝试使用髂股骨移植的关节外固定术。而 Farkas 是通过股骨转子下截骨来预防下肢运动时力通过长股骨力臂传到髋关节,从而减少了不愈合的发生率。Watson-Jones 等人于 20 世纪 30 年代引入了内固定方法。Charnley 尝试过使用螺丝钉从股骨头顶部加压固定的同时,通过使股骨头中心性脱位到骨盆内来增加其稳定性。这些早期的内固定方法不愈合率仍然很高,并且需要长期外固定制动。1966 年,Schneider 设计了一种使用蛇型钢板固定的方法,明显地提高了髋关节的融合率。

一、适应证和禁忌证

由于人工髋关节置换术具有缓解疼痛、保持关节活动和稳定性以及双下肢等长等优点,使之成为了治疗损毁性髋关节的标准手术之一,而适应或要求做髋关节固定术者较过去明显减少。既使如此,因为髋关节融合后可以得到一个稳定的可负重关节,故仍是骨科重要手术之一。髋关节固定术手术适应证应从以下几个方面考虑:

1.髋关节疾患

(1)伴有严重疼痛的原发性、继发性骨关节炎。

(2)髋关节全关节结核。

(3)陈旧性化脓性感染伴畸形愈合。

(4)麻痹性髋关节脱位。

(5)髋关节成形术后失败者。

2.年龄　年龄过大或过小均不宜行髋关节固定术,一般适用于 20～40 岁年轻患者。

3.相邻部位病变　同侧膝关节、对侧髋关节和腰骶部功能要正常,否则会影响融合髋的代偿功能。双侧髋关节病变者,不宜两侧均行髋关节固定术,同侧膝关节已经强直者不宜做髋关节固定。

髋关节固定术的绝对禁忌证是髋关节的活动性化脓性感染,在控制感染 12 个月后才可以行关节固定术。

相对禁忌证包括严重骨质疏松、医源性骨量稀少、神经源性髋关节疾患如夏科病等。

二、髋关节固定的角度

髋关节固定术在操作上有一定难度,其固定角度不当可导致手术失败或造成患者行动不便,故准确掌握髋关节固定角度十分重要。

髋关节固定的角度因人而异,对髋关节屈曲角度一般主张在 30°左右;而外展位置有人主张 5°～10°,但是多数人认为以外展中立位为佳,或有 5°以内的内收;对内外旋转角度一般认为是以旋转中立位或 15°以内的外旋为佳。在儿童期间行髋关节固定术,因髋关节屈肌及内收肌力较伸展、外展肌强,故易出现髋关节屈曲内收畸形,不宜采用成人的固定角度,而应置于髋关节伸 0°位及轻度外展位。

三、固定方法

(一)使用松质骨螺丝钉固定的关节固定术

这是 Benaroch 等为青年患者设计的一种简单的髋关节融合方法。

手术入路:通过前外侧入路,从前方切开关节囊,将股骨头脱位,去除关节两侧关节面上的关节软骨和坏死的骨组织,至骨表面渗血。

固定方法:将下肢放在能够使股骨头和髋臼达到最大接触的位置上,从髂骨内侧骨板的内表面剥离软组织,从髂骨内侧表面向外通过髋臼旋入一枚或两枚松质骨螺丝钉将股骨头衔住,在拧紧螺丝钉使股骨头与髋臼窝接触面间加压之前,先做股骨转子下截骨,以减小长股骨杠杆臂的传导的力。这种手术术后内收平均进行性增加约 7°,大多数是发生在术后 2 年中。因此,髋关节应该融合在屈曲 25°、外展中立或 1°～2° 的外展位上。术后使用髋人字石膏固定,至 X 线显示有牢固的骨性融合为止。

(二)髋关节加压螺丝钉固定的关节固定术

使用髋关节滑动加压螺丝钉固定,并在加压螺丝钉的近端要用 2～3 枚松质骨螺丝钉辅助固定。这种方法最能满足以下原则:①确保髋关节融合于合适的位置,以到达最大限度地延迟下腰痛的出现并使其严重程度减小到最低;②使术后制动时间最短且能加快愈合;③如果患者有要求还可以将其改变为全髋关节成形术;④保留外展肌群而又不明显地改变髋关节的解剖;⑤避免使用大的可能损伤外展肌群的内固定物。

手术入路:采用髋关节 Watson-Jones 切口,在臀中肌与阔筋膜张肌之间分开,从股骨大转子上将臀中肌前 1/3 剥离以增加髋关节的显露。从关节囊上剥离下股直肌的反折头。从前侧切开关节囊,将髋关节脱位。股骨头脱位后,用刮匙和髋臼锉将髋臼窝表面上所有残留的软骨和软组织清除掉,并使关节面制成出血的松质骨面。切除股骨头的软骨,尽量保留其健康骨质同样使其表面渗血。

固定方法:两侧关节表面处理完后,将股骨头复位入髋臼中,将髋关节置于需要的固定位置上。如果头、臼之间未能完全密合,存在有间隙可以从髂骨切取松质骨碎片填塞间隙中并将其锤紧。显露股骨近端的外侧部分,在外展肌止点下 2.5～3cm 处将股骨外侧皮质钻一个孔,在 X 线控制下,通过股骨头中心穿一根导针经过头臼界面进入髋臼上方髂骨区域,通常选用 150°角的加压髋螺钉。然后像治疗股骨转子间骨折一样选择合适的加压髋螺丝钉和相应的钢板,在加压髋螺钉近端再安放 2～3 枚松质骨螺丝钉以增加固定的稳定性。常规缝合切口,单侧髋人字石膏固定。

术后点地负重 8～10 周,在 X 线显示有骨性愈合的征象时,改换小型髋人字石膏,以解放出膝关节并进行膝关节功能锻炼,在术后 4～6 周开始从部分负重逐渐过渡到完全负重。12～14 周后重新摄 X 线片复查愈合情况,如果仍然不能确定有稳定的愈合,则换另一个小型髋人字石膏,或使用支具固定 4～6 周。在术后 18 个月去除内固定。

(三)使用眼镜蛇形钢板固定的髋关节固定术

自从将 Schneider 发展的眼镜蛇形钢板用于髋关节固定术以来,这种方法不断被改进,使用眼镜蛇形钢板的髋关节固定术需要较复杂的手术操作,但是其却有术后可以立即离床和部分负重的优点。与其他手术相比,这种手术的不愈合率很低。但有一个缺点就是产生了一个垂直向远端的应力,以致较小的创伤就可以引起股骨骨折。

手术入路:在大腿外侧沿股骨干走行方向做一个直的纵形切口,下方到大转子远端 8cm 处,打开阔筋膜张肌。将股外侧肌的起点行人字形切开,并行骨膜下剥离,使该肌向下翻转 6cm,分辨并显露臀中间肌的前后边缘,用摆动锯做大转子外侧截骨,使近端骨块带有臀中肌和臀小肌止点。借助股骨大粗转子端的骨块将外展肌群向上拉开,并用两枚大的斯氏钉穿过大转子并固定到髂骨翼维持其位置。

固定方法:在髂耻隆起与髋臼上端的坐骨切迹之间做横行髋骨截骨,用骨凿和刮匙清除股骨头上方负重表面和髋臼上所有残留的软骨和硬化的骨皮质。用钝的弯骨凿放在截骨处将半骨盆远端部分和股骨近端部分向内侧错开一个髋骨厚度的距离,并将远端半骨盆撬起1cm。在每个髂前上棘上穿入一根斯氏钉,用量角器确定下肢的内收和外展。将髋关节置于25°屈曲、内外旋中立位及内收和外展中立位上。将一个9孔眼镜蛇型钢板适当折弯与相应部位骨的轮廓一致,近端用一枚4.5mm的皮质骨螺丝钉将钢板固定到髂骨上,将AO加压器固定到钢板的远端,加压以确保髋关节处有满意的骨接触后,将钢板固定在股骨上。在股骨大转子近端骨块中心钻一个4.5mm的孔,在近端股骨钻孔并通过眼镜蛇型钢板的第三或第四个孔拧入一枚3.2mm的双侧皮质骨螺丝钉,用一枚带垫圈的4.5mm皮质骨螺丝钉将股骨大转子复位固定。在髋关节周围填塞所剩下的带皮质骨的松质骨,摄前后位骨盆X线片检查钢板、螺丝钉和髋关节的位置。彻底冲洗伤口后逐层缝合切口,留置引流管。术后不需要制动。

在术后第二天或第三天鼓励患者部分负重活动。使用双拐部分负重行走6周。

(四)股骨头缺失的髋关节固定术

1.大转子与髋臼融合的髋关节固定术　1931年,Abbott和Fischer为髋关节感染后股骨头和颈完全破坏的患者设计了一种髋关节固定的手术方法。这种方法也被用于股骨颈不愈合、股骨头坏死、股骨头置换术失败的患者。手术一般包括矫正畸形、在完全外展条件下固定髋关节以及通过股骨转子下截骨确定最后的位置几个阶段。

矫正畸形:为矫正严重的畸形,首先从髂骨上将股骨大转子游离下来,用穿过股骨远侧干骺端的斯氏钉强力牵引股骨,逐渐将下肢牵引到完全外展位置上,使得大转子与髋臼接近,这样在固定时两者就可以相互接触到。

在完全外展位固定髋关节:通过前侧髂股入路暴露髋臼和股骨近端,从前上方切开关节囊,行髋关节清理,清除所有的髋臼窝内软骨到出现正常的松质骨,加深髋臼以利于更好地容纳股骨大转子。从股骨颈基底切除颈残留部分,去除大转子表面的软组织和骨组织直到有出血的松质骨。使下肢完全外展,将大转子插入准备好的髋臼中,用自体髂骨移植填满大转子与髋臼窝接触面间任何残留的间隙。这一术式与一般髋关节固定术相比,髋关节外展固定角度大,为保证髋臼窝与大转子间骨面准确对合,一般需要外展45°,某些病人则需要外展70°～90°,然而,外展的角度必须充分以使相对的骨面获得牢固的加压。术后用髋人字石膏固定。

通过转子下截骨确定最后的位置:当临床和X线证实融合牢固后,切开髂股切口远侧部分,在股直肌和股外侧肌之间切开骨膜。在小转子下5cm处横行截骨,截断股骨干的3/4,小心使股骨内侧皮质骨折。内收并使股骨干轻度向内侧移位,以使骨折近端部分的内侧皮质能嵌入骨折远端的髓腔中,通常不需要内固定。Abbott等喜欢将髋关节固定于5°～10°的外展、35°屈曲及10°外旋的位置上。

双侧髋人字石膏固定,如果石膏的X线通透性可以令观察满意的话,患者可以制动到截骨处愈合牢固为止。

2.股骨近端与坐骨融合的髋关节固定术(Bosworth髋关节固定术)　这是Bosworth于1942年发表的一种用于股骨头严重病损或缺失的髋关节固定方法,它将股骨近端与坐骨融合。

通过髋关节外侧入路暴露股骨近端,在刚好位于坐骨结节水平近端截断股骨干,使远端内上方形成一个尖端。牵开股骨,钝性分离显露坐骨结节的远外侧部分。在坐骨结节适当的部位剥离表面,用大刮匙刮出一个沟槽。然后屈曲髋关节约90°,在坐骨沟槽中放一块大的骨块垫,伸展髋关节到约30°将股骨端插入坐骨槽中,将原来覆盖坐骨剥离部位的骨膜和纤维组织如袖套样包裹股骨干的末端。

术后使用双侧髋人字石膏固定到 X 线显示有骨性融合为止。

(五)全髋关节置换术失败后的髋关节固定术

1984 年,Kostuik 和 Alexander 报道了成功使用蛇型钢板和前侧 AO 动力加压钢板为 14 例全髋关节成形术失败的患者进行髋关节固定术。

通过外侧入路暴露髋关节,取出移植假体,清理髋臼和股骨颈到露出出血的松质骨面。向头侧翻开外展肌群,暴露髋臼上方的髂骨。将已切除的残端置入髋臼中,用蛇型钢板于术中调整其形状,使其近端与髂骨、远端与股骨外侧皮质相贴附,以固定骨盆和股骨,使髋关节位于 5°～10°外展、旋转中立位和 15°屈曲的位置上。为适当地安放股骨,也可以按 AO 推荐的方法做骨盆截骨。与通常的内收位置相反,可以通过轻度外展髋关节来克服因股骨头缺失引起的双下肢肢体不等长。钢板固定后在固定部位周围放一些髂骨松质骨植骨。用松质骨螺丝钉将大转子固定到要融合的部位再行加压固定,然后在股骨干前方安放 AO 动力加压钢板,并将上端预弯成与髂骨轮廓一致的形状。安放负压引流管后关闭切口。

从术后 1 周开始用单髋人字石膏固定到 X 线提示固定部位有牢固的融合为止。

四、髋关节融合术后的全髋关节成形术

将关节固定术转换成全髋关节成形术的最常见原因是疼痛或者是因为制动或固定位置不正确引起术后广泛的功能丧失。这种手术对术者的技术要求较高,并发症和失败的发生率也较高并且功能改善不确切。Reikeras、Bjerkreim 和 Gundersson 在他们做的 46 例手术中,效果最好的病例是患者做关节融合时年龄较轻,并且关节融合的时间相对较短。这 46 位患者在做改换手术之前无一人使用拐杖,做完关节成形术后有 10 人使用双拐、24 人使用单拐。但是大多数患者对他们获得的功能改善、灵活性的提高和就坐能力的提高是满意的。

(李艳宝)

第十一节　膝关节固定术

膝关节固定术是由维也纳的 Albeert 教授于 1878 年首创的,他将其用于治疗脊髓灰质炎引起的膝关节不稳,Hibbs 于 1911 年将膝关节固定术用于膝关节结核的治疗上。Key 于 1932 年报道了使用外固定的膝关节固定术。1948 年,Chapchal 首次报道了使用髓内固定的膝关节固定术,有 85% 的患者获得了牢固的融合。1948 年,Kuntscher 报道了一种使用长髓内钉的膝关节固定术,髓内钉从股骨大转子向下到达胫骨的远端,这与目前所使用的手术方法相似。

一、适应证

由于膝关节成形术的发展进步,膝关节固定术的适应证已经非常少了,通常多用于那些不适于全膝关节成形术的患者。

少数情况下也用于患有严重单关节疾患的青年患者,因为有时考虑到他们的体重、职业或活动量,关节固定术比关节成形术更适合他们。

　　其他的适应证包括：保守治疗失败的急性或慢性膝关节感染；感染后疼痛性膝关节强硬、结核、创伤、脊髓灰质炎或其他神经肌肉疾病造成的膝关节不稳定或严重的畸形；股骨远端和胫骨近端肿瘤的保肢治疗和为股骨发育不良患者获得肢体的长度。

　　目前最常见的适应证是全膝关节成形术失败后的补救。Kohn 指出有 2% 的首次膝关节置换术后和 8% 的膝关节置换翻修术的患者需要接受膝关节固定术治疗，膝关节固定术是全膝关节置换术失败后最主要的救治手术。

　　膝关节固定术融合成功率目前可以达到 80%～98%。适当的选择病例有助于提高融合率，利于减轻术后的疼痛。

　　患者不愿意接受膝关节固定术原因包括：担心术后引起公众的注意、乘坐公共交通工具困难、在影剧院和体育馆坐座时难于伸腿以及摔倒后站起困难等。因此，在术前应该将这些情况跟患者介绍清楚，并获得患者的同意。一些患者可以在术前试验性地制动下肢（如用管型石膏或夹板），以让患者自己决定是否能够应付融合后的膝关节功能，这也许对患者的心理是有益的。Harris 等比较了膝关节周围肿瘤患者做截肢术、固定术和关节成形术后的功能，发现这三种手术的术后走路速度和效率相近，而关节固定术患者肢体最稳定，可以完成绝大多数体力活动和娱乐活动，但是他们坐座困难，并且他们比关节成形术患者对自己的腿更感到羞怯。

二、膝关节固定的角度

　　Charnley 为美容方面考虑，主张将膝关节固定于完全伸直的位置。但是一般认为还是应该将膝关节固定于屈曲 0°～15°、外翻 5°～8° 和外旋 10° 的位置为好。

三、手术方法

　　膝关节固定术有很多方法，可以按所用的固定方式进行分类。骨量的多少和骨的质量对选择合适的固定方式和决定是否需要植骨是非常重要的。手术方法的选择也取决于患者的情况和术者的经验。

（一）使用外固定加压的膝关节固定术

　　使用外固定加压进行关节固定的优点包括：使用方便、通过融合部位可获得稳定的加压以及可在感染性或神经病性关节疾患的远端和近端实施固定。缺点包括：有外固定针道感染的可能、患者对外固定架适应较难以及往往需要提早拆除外固定架而又进行石膏固定制动等。

　　使用加压的关节固定术通常适于骨丢失较少、松质骨表面积较大并且有足够的皮质骨的患者，这样可以有很好的骨接触并且还可以耐受加压。

　　使用加压固定的首次膝关节固定术的融合率在 98.5% 左右，使用单侧、双侧和环形等不同固定装置进行的关节固定术，其融合率从 30%～100%。虽然使用单平面和双平面外固定的并发症都较多，但是两者的融合率相同，尽管有关外固定器设计方面的生物力学在不断进步，融合率不断提高，但是当患者局部有过多次手术史、膝关节成形术失败后以及伴有大量骨丢失的膝关节成形术术后感染时，膝关节的融合也是很难达到的。

　　切口的选择：一般使用膝关节横切口，但是当需要广泛暴露时，可以使用膝关节前纵切口，关节成形后的关节固定术可以使用正中线切口，如果原切口适合也可以使用原切口。

　　骨接触面的处理：用电锯与胫骨纵轴垂直横行切除胫骨上表面的软骨层和 1cm 厚的骨片。去除适当大小的股骨远端骨片,以使其粗糙的骨面与胫骨表面在需要固定的位置上相接触。对全膝关节成形术失败后的病例,不要再从股骨和胫骨上切除骨质,只要彻底清除交错不齐的表面,获得尽可能多的接触就行。

置入相应的外固定装置的固定钉,旋紧固定架使其可以获得45kg的加压力。

使用加压外固定架时,要结合使用长腿管型石膏。如果外固定架很牢固时,也可以不用石膏固定。术后6～8周去除外固定架,继续使用长腿管型石膏固定,逐渐负重,石膏在牢固融合后拆除,这通常再需要6～8周。

如果使用多针双平面固定器时,分别在股骨远端和胫骨近端平行横穿三根克氏针,如果骨接触表面足够,通常这种固定就可以满足需要。如果有前后方向的不稳定,可以在膝关节上下多加几个半侧针,将这种针与原固定针成角穿入,将所有的针与固定架相连并加压。也可以使用三角形的固定架,这时用6.5mm的半侧针与前后和内外侧面成45°穿入,这种结构即牢固又稳定,患者更容易耐受。这种固定的牢固的程度足可以让患者早期负重,应该在3个月后取出固定架。

(二)使用髓内钉的关节固定术

髓内钉固定方法最适于当患者有广泛的骨质缺失,而使得大面积的松质骨不能经受加压固定的情况,如在肿瘤切除术后或全膝关节成形术失败后。

髓内钉固定的优点包括:可以立即负重、易于康复锻炼、无钉道感染并发症和融合率高等。髓内钉固定的融合率可达100%。髓内钉固定的缺点包括:手术时间较长、血液丢失较多、严重的并发症较多和较难获得正确的对线。

随着长骨骨折髓内钉的发展,一些公司现在能够提供商品化的膝关节固定的髓内钉,也可以定做与股骨或胫骨髓内钉相似的膝关节固定的髓内钉,这些新型的髓内钉有在近端和远端用螺丝钉锁住的优点。另外有一种专为膝关节融合设计的短的带锁髓内钉,它可以避免为插入长髓内钉时做第二个切口,并可以避免长期外固定给患者带来的不便。

切口选择:如果原来有切口,就按原切口进入,否则使用膝关节前侧直切口。

骨接触面的处理:可以使用全膝关节成形术中使用的截骨定位器帮助切除胫骨和股骨表面,尽量少切除骨组织,切除髌骨以备需要植骨时使用。

髓内钉的置入:在大转子处做另外一个切口,找到转子间窝,用弯锥在骨上开口。然后用钝头扩髓钻将股骨近端髓腔打开,顺髓腔通入一根球形头的导针到膝。同样用钝头扩髓钻打开胫骨髓腔,插入球形头的导针到胫骨远端的干骺端。逐渐扩大胫骨髓腔,需要扩髓的量通常从术前的胫骨和股骨正侧位X线片上测量决定。将髓内钉从大转子处套入导针顺行插入。维持关节固定部位的压力,避免当髓内钉穿入胫骨时使股骨与胫骨分开,钉在膝关节处应该向外侧弯曲以重建正常的外翻角和更接近下肢的正常轴线。将髓内钉一直穿到胫骨远端干骺端。钉头不要止于骨干处,因为这样可能引起应力集中,造成胫骨的疼痛或骨折。将针尾埋入大转子尖下避免刺激外展肌。最后将髌骨和按常规取得的自体髂骨填塞在关节固定处周围。如果使用带锁髓内钉,可以在股骨侧和胫骨侧置入锁钉。在髋部和膝部放入负压引流管,缝合两处切口。加压包扎伤口,用后侧石膏夹板从臀到足趾固定。

引流管在术后2～3天拔除,指导患者进行髋关节的外展、屈曲锻炼和踝关节的锻炼,允许点地负重,4～6周后只要能耐受就可以逐渐增加负重,一直扶拐行走到临床和X线愈合为止。

(三)使用钢板的膝关节固定术

这是一种膝关节融合的方法,但是使用的人并不多。与外固定器相比,双钢板固定可以避免钉道感染和钉的松动,并且可以早期负重。Lucas等于1961年报道了使用两个互呈直角安放的长钢板固定的膝关节固定方法,18例膝关节中有17、例关节获得了融合。Nichols等于1991年成功地使用双动力加压钢板为

11 例患者做了膝关节固定术,均获得了融合。两块钢板要交错安放,这样可以减少钢板边缘骨折的危险。

如果膝关节有广泛的感染和急性感染时,他们不主张使用双钢板,但是如果是低度感染,细菌培养为阳性不能作为使用双钢板固定的禁忌证。

切口选择:做一个长髌骨旁内侧切口,暴露股骨、胫骨、膝关节和髌骨深面。

骨接触面的处理:切除髌骨,放置好以备后用。用锯将股骨远端和胫骨近端的所有关节面切除,全膝关节成形术的截骨定位器对骨切除是很有帮助的。

钢板置入:股骨和胫骨可以临时用斯氏钉贯穿固定。用钢板折弯器将两个宽的 8～12 孔 AO 钢板折成适应股骨和胫骨前侧及内侧(或外侧及内侧)轮廓的形状。在干骺端使用全螺纹松质骨螺丝钉。将髌骨制成小片填塞到关节边缘周围任何缺损处,或用螺丝钉将其固定到关节固定部位。逐层缝合切口,长腿管型石膏固定。

术后只要患者能够耐受就可以让患者部分负重行走,在以后的 10～14 周中逐渐增加负重。一直带石膏到融合牢固为止。钢板在彻底融合后取出。

(王鸿雁)

第十二节　脊柱固定术

脊柱固定术是指采用各种方法使椎间骨性融合以使脊柱获得稳定的手术。该手术可治疗许多脊柱疾病,如脊柱结核、各种感染、骨折、先天性和发育性畸形、退行性疾病以及椎间盘疾患等。

脊柱固定术的历史可以追溯到 20 世纪初。1911 年,Albee 首先提出大块植骨固定法,将所须固定的各棘突从中间劈开,从胫骨取下一骨条嵌于劈开的棘突内。同期 Hibb 提出碎骨块移植固定法。1931 年,Gibson 采用后路“H”型植骨。1948 年,Cleveland 等在后融合中将融合范围超出了椎板和小关节突的外侧缘。1958 年,Moe 推荐将椎间小关节面破坏,并在椎板植骨,以增加融合的效果。1953、1959、1964 年,Watkins 报告了横突间植骨行椎间融合。此后 20 年间脊柱融合术一直是脊柱外科领域的常用手术。

近年来,由于脊柱复位、固定器械的发展,使得脊柱固定术的应用范围有所减少,但脊柱融合术却明显增加,由于植骨融合与各种内固定手术联合应用可极大地改善机械固定的牢固程度,有效防止内固定器械发生折断和失败的危险,因此,脊柱固定术仍是脊柱外科的基本手术之一。

一、脊柱融合的材料和方法

(一)骨移植

植骨融合是经典的脊柱固定方法,包括自体骨、异体骨和异种骨。可分为结构性植骨和非结构性植骨。结构性植骨应选用皮质骨,非结构性植骨常选用松质骨。

1.自体骨　自体骨无免疫源性,易于成骨,融合率高,安全,是临床常用植骨融合材料,也是检验其他各种融合材料的标准。但自体骨移植也存在来源有限、手术创伤增大、失血增加、手术时间延长、术后感染机会增加以及术后供骨区可有疼痛等缺点。自体骨取材部位有髂骨、胫骨、腓骨及肋骨。髂骨可取较大量的松质骨,是脊柱融合、尤其是后路融合极好的植骨材料,同时髂骨也可取带三面皮质的植骨块,用于前路支撑性植骨融合。胫骨、腓骨和肋骨只能取皮质骨,适用于前路支撑性植骨融合,其强度优于髂骨。

自体骨植入体内后数周至数月植骨块内逐渐被宿主骨掺入替代,这一过程称为骨整合。骨整合过程分为五期,第一期是炎症反应期,植骨块植入后立即发生炎症反应,术后第一周急性炎症细胞侵入植骨块;第二期是肉芽组织形成期,发生在术后第二周;第三期是血管化期,血管化的同时,前成骨细胞增殖并营养植骨块,在血管化过程中,宿主接触植骨块的抗体,开始发生免疫反应;第四期是骨诱导期,在此期,前成骨细胞集中到植骨区后,开始分化为成骨细胞,植骨块诱导宿主细胞开始沉积新骨,目前认为植骨块的BMPs是主要的诱导介质;第五期是骨传导期,也是骨塑形改建期,Goldberg和Stevenson将此期描述为"毛细血管、血管周围组织、前成骨细胞长入植骨块的三维过程",植骨块成为宿主组织长入的支架,不同种类的植骨块此过程不同,可持续几个月到数年,植骨块逐渐重塑形,变为稳定、能负重的骨质。

松质骨和皮质骨的血管化过程和骨诱导过程不同。皮质骨的血管化不如松质骨,一般整合缓慢且不完全。在诱导期,松质骨首先诱导宿主的前成骨细胞转化为成骨细胞,在植骨块上沉积新骨,因此在重塑形之前,松质骨块要比周围的宿主骨更致密,重塑形后植骨块的密度开始降低;而皮质骨则首先诱导破骨细胞分化和聚集,先破骨吸收,然后再沉积新骨。因此,皮质骨在新骨沉积之前,支撑强度先降低。

用髂前上嵴切取的自体髂骨行脊柱融合获得了很好的临床结果,是金标准。Brodke和Zdeblick报告51例用自体髂骨行颈椎前路融合的病人,单节段融合成功率为97%,双节段和三节段的融合成功率分别为94%和83%,71%病人临床结果为优,21%为良,6%为可,只有1例(2%)结果为差。

自体腓骨也可用于脊柱融合,Whitecloud和LaRocca报告19例用自体腓骨行颈椎前路融合的病例,X线显示全部融合。Emery等报告38例病人用自体腓骨行颈椎前路融合,37例获得坚强的骨融合。

2.异体骨 除自体骨外,临床医生最常使用的是同种异体骨。同种异体骨取材方便,来源丰富,减少了外科手术的风险。但是,异体骨存在以下问题:①存在传染疾病的风险;②存在免疫源性;③处理方法不同则具有不同的骨诱导活性、骨传导活性以及物理特性。异体骨传播疾病的风险一直使医生有所顾虑,尤其是肝炎和艾滋病等传染性疾病。因此,在取材时供体如果有下列情况应予以排除:近期曾使用过抗生素、癌症病史、病毒性疾病、肝炎、类风湿关节炎、代谢性骨病、胰岛素依赖型糖尿病、结核、疟疾以及接受过输血。对供体应进行细致的检查,美国组织库协会指南要求检测下列指标:HIV抗体、B型肝炎表面抗原、ABO/Rh血型、梅毒、C型肝炎抗体、B型肝炎核心抗体、巨细胞病毒、HIV-PCR。严格遵守上述原则可大大地减少疾病传播的危险。

前面我们介绍了自体骨移植后的体内骨整合过程,异体骨的整合过程与自体骨有些不同。异体松质骨炎症反应剧烈,血管化和骨诱导延迟,骨传导过程中毛细血管长入的比较少。Goldberg和Stevenson推测发生上述情况的原因是异体骨中活性BMP丢失,但新鲜冰冻异体骨能保留部分BMP。由于缺少BMP,异体骨只能为骨整合提供支架。在各种植骨块中,异体皮质骨骨整合最慢,最不完全。Goldberg和Stevenson报告植入5年后的异体骨内仍有大量的坏死骨。Enneking和Mindell观察了异体骨植骨后4～65个月的组织学改变,取出了16例植骨块,包括皮质骨和松质骨,结果表明在松质骨-松质骨界面上,植骨块-宿主骨的愈合速度比皮质骨-皮质骨界面快很多。皮质骨-皮质骨界面整合早期先形成外骨痂,使植骨块和宿主骨先连在一起,在内部愈合之前,外骨痂愈合已很好。而在松质骨-松质骨界面内愈合速度比皮质骨快很多。异体松质骨整合过程中不形成外骨痂,而是骨内发生成骨细胞和纤维血管反应,迅速形成宿主和植骨块骨小梁的修补性骨愈合。

异体骨整合缓慢、不完全,据分析与主要与异体骨含有的Ⅰ型和Ⅱ型主要组织相容性复合抗原引起宿主的免疫反应有关。组成骨的细胞、胶原、基质和矿物质等具有潜在的免疫源性,多数研究表明免疫反应可明显地影响异体骨在脊柱的融合率,通过深度冰冻、冻干或二次消毒可减少异体骨的固有免疫源性,从而明显改善融合率。在犬的动物实验中,Bos等在植骨时进行组织相容性配型,他们认为行HLA配型会改善异体骨植骨的结果,结果发现配型接近的异体骨的植骨结果和自体骨一样好,配型非常不符的异体骨整合不好。目前认为主要组织相容性复合体在异体骨移植的免疫反应中肯定起一定的作用。

经冻干或深冻处理后，异体骨的强度可能会受到影响，有些作者认为深冻对骨的力学强度并不产生明显影响，Pelker 等的研究显示，异体骨深冻至 $-196\,℃$ 其力学性质并无变化。而冻干则会减少异体骨的抗扭和抗折强度，Pelker 等研究表明，冻干骨的抗扭强度比深冻骨低 39%。但在抗压强度方面，两种处理方法的异体骨在临床上都能接受。

结构性异体骨移植主要用在前路，起支架作用，可横跨几个脊柱节段，或者充当椎体间移植物。后路放置的移植骨容易移动，一般不能充当负荷结构。结构异体骨前路移植替代了自体骨移植，取得了令人满意的融合率，尽管发现相当多的病人在腰椎发生植骨块压缩，但是在胸椎却没有发生植骨块压缩的报告。对于起支架作用的前路异体骨移植的病人，后路辅助使用节段器械可得到满意的畸形矫正及良好的融合率。

异体骨与自体骨结合应用也是一种比较好的方法。王继芳等用异体股骨环＋自体髂骨行腰椎前路融合，取得了良好的临床结果。这种结合被称为生物活性杂合融合器，与脊柱融合器具有类似的功能，异体股骨环具有支撑作用，同时可作为骨整合的支架，自体骨可具有诱导活性，融合率明显高于单用异体骨。

另外，有两种经特殊处理的异体骨，一种是自溶性抗原去除的同种异体骨，也称 AAA 骨，这种异体骨经自溶消化去除骨细胞，氯仿甲醇抽提去除移植抗原，0.6mol/L 盐酸脱钙以利于吸收，因此，该骨疾病传播危险及免疫源性均大大降低，而且新骨长人及降解速度明显加快，有利于融合。另一种是脱钙骨基质（DBM），作为同种异体骨研究的一个分支，DBM 的研究目前很活跃。DBM 传染疾病的风险和免疫源性均小于异体骨，而 DBM 最大的特点是具有骨诱导活性，目前认为 DBM 的骨诱导活性是由于脱钙使骨诱导因子（尤其是 BMP）更容易释放。但 DBM 没有力学强度，因此，主要用作附加骨诱导物。

Zdeblick 和 Ducker 对比了用自体骨和冻干异体骨行颈椎前路融合，不用钢板，自体骨病人单节段坚强融合率为 92%，而异体骨只有 78%，两组假关节发生率都是 5%。双节段融合病人自体骨为 83%，异体骨融合率仅为 37%，异体骨骨块塌陷更常见。随访中 30% 异体骨块高度减少 2mm 以上，而自体骨只有 5%。但术后 2 年两组的临床结果没有明显差别，也有研究显示自体骨和异体骨的融合率没有明显差别，如 Brown 等评价了 53 例异体骨椎间融合病人和 45 例自体骨椎间融合的病人，融合率分别为 66% 和 69%。

由于腓骨骨块有很好的结构支撑性能，异体腓骨最近被用来代替髂骨骨块。MacDonald 等报告 36 例行异体腓骨颈椎前路融合，随访 2 年，融合率为 96%。Martin 等评价了 289 例用异体骨行颈椎椎间融合的病人，随访最少 2 年，269 例单节段融合的融合率为 90%，18 例双节段融合病人的融合率为 72%。Fernyhough 等对比异体腓骨和自体腓骨，自体腓骨组融合率为 73%，异体腓骨融合率为 59%，Eleraky 等对比自体髂骨和异体腓骨，报告融合率为 98.8%，两组没有差别。

3.异种骨　异种骨移植后会引起较强烈的免疫反应，而且愈合缓慢，会影响手术的效果，因此，用异种骨行脊柱融合的报道相对较少。异种骨多为牛骨，多用于颈椎融合，且须附加钢板。目前唯一商品化的异种骨是 Kiel 骨，取自新鲜的小牛骨，通过部分去除骨内蛋白而制成。经试验和临床证实，Kiel 骨在兔或人体的体内抗原反应很弱，但没有发现骨诱导作用。早在 1969 年，Cantore 等就用 Kiel 骨行颈椎前路融合。1975 年，Ramani 报道 65 例用 Kiel 骨行颈椎前路融合，共 73 个间隙，随访 2～5 年，发现没有骨性融合，但临床结果尚可。一些试验及临床研究均证明，异种骨脊柱融合后不能形成骨性融合，而是形成纤维融合，有些需要再次手术，但多数临床结果与自体骨及异体骨的临床结果没有明显的区别。

（二）脊柱融合中的生物性替代材料

近年来开发了相当多的生物合成物质充当骨移植的替代物，包括羟基磷灰石（HAP）、磷酸钙陶瓷、磷酸钙水泥、生物玻璃等。用于脊柱融合的材料有烧结的羟基磷灰石陶瓷和磷酸钙陶瓷。

羟基磷灰石(HA)是组成骨矿物相的主要成分,自 20 世纪 70 年代成功合成羟基磷灰石陶瓷后,到目前为止,羟基磷灰石陶瓷仍然是生物相容性最优良的人工骨替代材料。多孔羟基磷灰石植人体内后可作为骨长入的支架,另外,HA 也可作为骨诱导因子的载体。磷酸钙陶瓷包括磷酸四钙、磷酸三钙(TCP)等,其中 β-TCP 降解速度最快,尤其受到注意。

用 HA 或 β-TCP 能否代替骨行脊柱融合早就为人们所注意。1985 年,Cook 等就用 HA 对狗行颈椎椎间融合术。此后更多的作者研究了 HA 和 β-TCP 行脊柱融合的可行性,目前 HA 已用于临床,包括颈椎前路融合、腰椎前路融合、腰椎后外侧融合以及脊柱侧弯融合等。β-TCP 行脊柱融合仍在动物实验水平。

HA 行前路融合的一个问题是材料容易碎裂。Cook 等在动物实验中使用的是致密 HA,23 例动物中有 9 例 HA 碎裂并突出,其余 4 例动物的 HA 也部分碎裂。Zedblick 用羊实验,用 HA 行颈椎前路融合的效果,结果显示无内固定情况下颈椎前路植入的 HA29％发生碎裂,14％脱出。2003 年,McConnell 等用 HA 为 29 例病人行颈椎前路融合,术后随访发现 HA 碎裂率高达 89％,下沉达 50％。因此,一些作者主张将 HA 作为骨诱导物的载体应用于脊柱融合,或者与钢板联合应用。Thalgott 用多孔 HA 和致密 HA 行颈椎前路融合,AO 钢板固定,随访 2 年,没有钢板断裂、HA 碎裂以及假关节形成,术后病人疼痛平均减轻 75.8％。他们还用 HA 行腰椎前路融合,同时行腰椎椎弓根固定,共 20 例病人 32 个节段,随访 3 年,93.8％的节段和 90％的病人获得坚固的腰椎融合。临床成功率为 80％,66.7％的病人恢复了工作。有学者认为附加内固定后,可用 HA 行颈椎和腰椎前路融合。

但一些研究表明,HA 无论用于颈椎融合还是腰椎融合,效果并不比自体骨差。1989 年,Senter 等报告 84 例用致密 HA 行颈椎前路融合的病例,无内固定,症状减轻 70％,结果与自体骨无差别。

目前,随着骨诱导因子在脊柱融合中的应用,许多作者研究将 HA 及 TCP 作为诱导因子载体的可行性。Boden 用 HA 复合骨髓、自体骨和骨诱导蛋白促进腰椎后外侧融合,结果表明 HA 复合骨髓行腰椎后外侧融合效果不好,HA 复合自体骨的融合结果与自体骨相同,而 HA 复合骨诱导因子效果最好,说明 HA 是一个很好的骨诱导因子载体。

(三)骨融合诱导物:BMP

BMP-2 是一种低分子糖蛋白,具有骨诱导活性,在许多动物模型中它都能诱导骨形成,由于椎间融合器的开发和应用,人们似乎找到了一种很好的 BMP 载体,因此,应用 BMP 促进脊柱融合成为最近两年脊柱融合的前沿课题,2002～2003 年度是用这种材料行脊柱融合在临床应用的关键时期,目前已有几篇多中心临床研究的报告,为美国 FDA 的批准前临床研究。

自 1993 年,对 rhBMP-2 促进脊柱融合的有效性进行大量的动物实验研究,无论用兔子、狗、羊、山羊、猴子等的脊柱融合模型都显示 rhBMP-2 能明显促进脊柱融合。1996 年,Sandhu 等报告在羊腰椎植入含 rhBMP-2 复合的胶原海绵的钛融合器,成功获得腰椎融合。植入填有自体骨的 Cage 只有 33％获得融合,而植入含有 rhBMP-2 的 Cage 全部成功融合,形成牢固的骨性融合。在随后的一个研究中,一个锥形的柱状融合器填充两种不同剂量的 rhBMP-2,载体为胶原海绵,对照组只放入胶原海绵,植入恒河猴体内。所有 5 个植入了含有 rhBMP-2 的 Cage 的恒河猴,L_5～S_1 前路融合成功,而没有生长因子的对照组的 2 只动物都没有融合。

在一个临床前的研究中,将含有 rhBMP-2 的柱状冻干异体骨环或自体髂骨植入恒河猴体内,早在植入后 3 个月,X 线就显示 rhBMP-2 组的动物出现融合,6 个月后无论 X 线还是组织学都显示 rhBMP-2 组全部牢固融合。

第一个证明了 rhBMP-2 在脊柱融合中临床应用价值的是一个有 14 例病人的多中心研究。所有病人均为单间隙脊柱退行性病变,病人随机行锥形钛融合器＋牛胶原海绵＋rhBMP-2 和融合器＋自体髂骨治疗。11 例病人植入带 rhBMP-2 的融合器,3 例植入带自体骨的融合器作对照。BMP 组由于不用取骨,平均住院日比自体骨组短(2~3.3 天),手术时间(113.4~202.0 分钟)和出血量(95.5~166.7ml)也少。11 例 rhBMP-2 组病人中 10 例在术后 3 个月获得融合,6 个月时所有 11 例均融合。对照组 3 例病人,术后 12 个月只有 2 例融合,rhBMP-2 组,CT 重建扫描显示术后 6 个月和 12 个月融合器内和前方有连续的新骨生长。

2002 年,Johnsson 等报告用成骨蛋白-1(OP-1,即 BMP-7)促进腰椎后外侧融合,与自体骨对比,无内固定,共 20 例病人,随机分为两组,分别用 OP-1 和自体髂骨进行融合。术后通过立体放射法测量脊柱椎体的三维活动,OP-1 组和自体骨组的 X 线结果没有明显区别,融合率也没有区别。OP-1 植入没有发生并发症。学者认为植入 OP-1 并未获得比自体骨更好的骨性融合结果。

2002 年,Boden 等报告用重组入 BMP-2 行人腰椎后外侧融合,共 25 例病人,随机分组:自体骨＋TSRH(5 例),rhBMP-2＋TSRH(11 例),rhBMP-2 无内固定(9 例)。rhBMP-2 的载体为 60％HA＋40％TCP,每侧腰椎放 10cm 载体,负载 20mg 万 rhBMP-2。病人为单节段椎间盘病变,有Ⅰ度或更轻的滑脱,都有下腰痛,可有或没有腿痛,保守治疗至少 6 个月无效。平均随访 17 个月,通过 X 线片确定融合率,自体骨＋TSRH 组融合率为 40％(2/5 例),rhBMP-2 组(不论是否有内固定)为 100％(20/20)。统计学证明 rhBMP-2 组病人获得更好和更快的临床结果。

2003 年,Burkus 等报告用 rhBMP-2 行腰椎椎间融合,共 42 例病人,随机分为 2 组,试验组为两个柱状融合器(LT-CAGE)＋rhBMP-2＋可吸收胶原海绵,对照组为同样的融合器十自体髂骨。术后 6、12、24 个月行平片和 CT 扫描观察椎间的骨诱导模式和融合过程。rhBMP-2 组病人术后 6 个月 X 线显示有骨诱导现象,术后 6 个月融合器内的骨密度平均增加 142 单位,术后 12 个月增加 228.7 单位,本组 18 例病人术后 6 个月在椎间隙内、融合器外有新骨形成,到 24 个月,本组所有病人在融合器外均有新骨形成。而对照组融合器内的骨密度平均增加仅 42 单位,10 例病人(10/20,50％)在融合器外有新骨形成。

上述最新临床研究结果证明,用 rhBMP-2 促进脊柱融合是一个有前途的方法。但目前尚未获得临床应用的批准。

(四)椎间融合器

椎间融合器这种新型的脊柱前路融合方法在脊柱融合中的应用越来越广泛。McAfee(1999)指出,最近 5 年,全世界共植入了大约 8 万个腰椎间融合器,单在美国,估计每月就植入 5000 个融合器。在我们医院目前每年植入病人体内的各型融合器大约 200 例,估计随着手术经验的提高和普及,在未来几年内,全国范围内的植入例数会有显著的增加。

目前流行的前路植骨融合手术有许多缺点:融合失败率较高,手术困难,植骨会引起许多问题,融合以前植骨会吸收,力学强度不足等等。椎间融合器似乎为解决这些问题提供了一个较好的手段。

椎间融合器的历史应追溯到 20 世纪 80 年代初期,1983 年,Bagby 为治疗马的颈部晃动综合征开发了一种椎间融合器械,称为 Bagby 笼,不锈钢制成,长 30mm,直径 20mm,壁上有 2mm 的小孔,以利于骨长入。研究表明用这种器械治疗的马,神经功能改善,一些马不但延长了寿命,也延长了运动年限。随后,1986 年,Bagby 和 Kuslich 合作开发了第一代应用于人体的腰椎椎间融合器,即 BAK 融合器。之后数位作者相继开发出几种不同类型的融合器,包括:Bagby 和 Kuslich 融合器,螺纹椎间融合器,Ray 融合器,Harms 钛网融合器和 Brantigan 方形或圆形融合器。融合器材料主要有钛合金、碳纤维以及高分子 PEEK。目前有数家公司提供市售的融合器。

对融合器的体外力学研究证明,融合器能增加脊柱的稳定性,抗压强度、疲劳强度和拔出强度都很高。Babgy 报告,平行植入两个 BAK,脊柱伸屈稳定性增加 81％,侧弯稳定性增加 484％。BAK 的抗压强度达

3152.5kg,在 90.7～997.9kg 负载下,疲劳试验达 100 万～500 万次,脊柱后方平均拔出力为 58.1kg,而经后路腰椎椎间植入方形骨栓的拔出力仅为 12.5kg。

人们也对不同类型的融合器进行了对比研究。Rapoff 等对比 TIBFD 和 BAK 融合器,发现在新鲜冷冻并解冻后的人尸体脊柱上,植入后的抗扭力和最大拔出力两组相同。Kanayama 等通过力学试验评价了不同类型的融合器,试验了 2 个 BAK 融合器、2 个 BAK proximity 融合器、2 个 Ray 融合器、2 个 TIBFD 融合器、1 个 Harms 钛网融合器、2 个 Harms 垂直钛网融合器、2 个 Brantigan 方形碳纤维融合器、1 个圆的大 Brantigan 前路腰椎椎间融合器、1 个异体股骨环和 2 个异体骨骨栓,测试了轴向压缩、扭转、屈曲和侧弯试验(5N・m)。该研究结果表明各种融合器在稳定性方面没有明显区别;Harms 钛网垂直融合器、Brantigan 融合器、异体股骨环、异体骨栓抗压强度没有区别;4 个带螺纹的融合器的抗压强度比其他融合器高。

动物实验研究表明,椎间融合器能提高融合率,提高脊柱的稳定性,而且组织学研究表明融合器内有连续的骨小梁经过,形成骨性融合。Cunningham 等对融合器长期结果进行了研究,对 6 例马用不锈钢 Bagby 融合器行前路椎间融合,经过平均 14 年的随访(8～15 年),结果证明融合成功,组织学研究表明融合点形成成熟的小梁骨。Grobler 用狒狒对 BAK 融合器进行了研究,14 只 BAK 中 13 只获得骨性融合,1 只部分融合,而 14 只用异体骨植骨的对照组中,4 只未愈合,6 只部分愈合,只有 4 只坚固愈合。

在对植入椎间融合器后椎间隙高度和神经根管体积的研究中,Chen 等在 9 例有神经根管狭窄的新鲜冷冻腰椎中植入融合器,注入硅胶测量神经根管体积,发现植入融合器后,神经根管体积和后侧椎间隙高度明显增加,神经根管体积 $L_4 \sim L_5$ 增加 23%,$L_5 \sim S_1$ 增加 22%,后侧椎间隙高度 $L_4 \sim L_5$ 增加 37%,$L_5 \sim S_1$ 增加了 45%。

上述研究为融合器的临床应用提供了基础,自 1994 年开始,数种融合器开始进行临床试验,1996 年,FDA 批准了第一个融合器-BAK。数个多中心研究对临床应用椎间融合器的结果进行了分析。

Ray 在 FDA 临床试验中对适应证的选择确定了 6 个标准:严重的背部疼痛;退行性腰椎病伴疼痛;没有椎间隙和全身的感染;患病节段没做过融合术;相邻椎间隙没有退行性改变;没有滑脱,或仅有 I 度滑脱。另外,背痛必须超过 1 年而且保守治疗无效,椎间隙高度和椎间活动度必须都减小,病人椎间隙高度不超过 12mm。McAfee 选择病人更保守,只给椎板切除术后的病人或椎间隙狭窄神经根管受压的病人用融合器,对仅有椎间盘 MRI 改变或只是椎间盘造影结果阳性的病人不用融合器,而且只用于单间隙病变。现在植入椎间融合器的适应证与上述标准相似。

目前临床应用椎间融合器的时间还很短,长期随访结果尚不确定,但一些多中心的初步研究结果已经显示出很好的前景。Kuslich 等在一个对 BAK 的多中心研究中,总结了平均随访超过 4 年的 196 例病例,结果表明总的融合率为 2 年 91.7%、4 年 95.1%,其中 39.5% 的病人在术后 3 个月恢复工作,4 年后,62.7% 的病人恢复了工作。并发症发生率为 13.8%,有 8.7% 的病人需要再次手术,3.1% 的病人因融合器的原因而行二次手术。学者认为腰椎椎间融合器在 4 年内效果良好,并发症发生率很低。

在对颈椎融合器的研究中,Hacker 总结了 BAK 的多中心临床应用结果,共 344 例病人,随访 1～2 年,结果表明总的融合率为 97.9%,并发症发生率为 11.8%,没有病人需要再次手术。

总之,椎间融合器行脊柱椎间融合是行之有效的方法之一。

椎间融合器植入术手术方法(以枢法模-丹历腰椎融合器为例):常规后路显露椎间隙,用 15 号手术刀片从后纵韧带和椎间盘的纤维环左、右对称各切开一矩形切口,用咬骨钳加以修整。用神经根拉钩和神经剥离器牵开并保护硬膜囊和神经根,用抓取钳将短撑开器插入椎间隙,将撑开器沿扁平方向插入椎间盘的矩形切口内,将撑开器旋转 90° 以恢复椎间隙的高度,将撑开器完全插入椎间隙内并暂时留在椎间隙内。

用相同的方法在对侧椎间隙内插入长撑开器。确认神经根保护完好,用保护套筒套入长撑开器,将保护套筒上的刀刃插入椎间盘,把冲击帽套在保护套筒上,用小槌敲击冲击帽直到套筒端面与椎体完全贴紧,用拔出器将长撑开器取出。在保护套筒内插入绞刀,并绞至设定位置。根据选用 Cage 融合器的长度来决定在绞孔前是否需要安装垫圈。可用套筒手柄把稳保护套筒,在绞孔过程中至少要抽出绞刀以排出碎骨和椎间盘组织三次。用预先从髂嵴或手术过程中切除的松质骨将 Cage 融合器填满,并用冲头压紧。把填满松质骨的 Cage 插入保护套筒并往下旋至设定位置。旋转抓取钳,使手柄与脊柱垂直,抓取钳上的标志一定要与保护套筒上的槽口在同一条直线上,以确保 Cage 上的大孔面能完全嵌入上下椎体内,取出抓取钳和保护套筒。移走短撑开器,重复上述步骤安装对侧 Cage。在植入第二个 Cage 后,检查第一个 Cage 的位置是否改变,确保在插入保护套筒时已植入的 Cage 没有移动。术后 1 周内病人可开始活动,术后 1 个月内活动时应带腰围。

(五)促进脊柱融合的方法:电和磁场

用电治病的历史很漫长,早在公元 1 世纪,医生和学者 Largus 就让病人站在一个湿的海滩上,靠近一条电鱼,用来治疗头痛和痛风。用电刺激促进骨折愈合和治疗骨不愈合也不是一个新内容。1841 年,Hartshorne 就报道用电刺激治疗一例胫骨不愈合病人,这是用电治疗骨不愈合的第一例临床报告。近代由于骨的电敏感性的发现,对电刺激促进骨愈合和生长的研究有了迅速发展。1971 年,Friedenberg 等报告直流电刺激(DCES)治愈 1 例骨不愈合,是现代医学的第一例报告。1974 年,Bassett 等第一个报告用感应电耦(电磁刺激)治疗骨不愈合的方法。目前电刺激治疗长骨骨不愈合已被广泛接受。

在提高脊柱融合率方面,电刺激作为一种辅助手段也获得研究。1974 年,Dwyer 和 Wickman 报告了第一个关于电刺激促进腰椎融合的临床研究,用可植入的 DCES 成功治疗了前路和后路融合以及脊柱骨折不愈合,自此,电刺激作为促进腰椎融合辅助手段受到了广泛的关注。1987 年,美国 FDA 批准把骨生长电刺激器作为脊柱融合的辅助手段,以增加融合成功率。

目前临床上有三种常用的电刺激方式:DCES(直流电刺激)、PEMFs(脉冲电磁场)和电容耦联电场。DCES 在体内植入阴极,阴极直接与脊柱的植骨块接触,刺激距离为阴极周围 5～8mm,刺激面积可通过调整阴极线圈而增加,阴极由一个植入的电池供电,提供 9 个月的直流电,电源和阳极常规植入皮下组织,刺激治疗完毕后可取出;PEMFs 通过在金属线圈上通以具有特定周期和强度的交流电来产生磁场,在体外作用于植骨融合处,线圈放病人佩带的支架内,每天带 6～8 小时,共 3～6 个月。在电容耦联方式中,将两个充电的金属板连在一个电压源上,产生电场,电容板通常带 9 个月,或者直至脊柱坚强融合后。

已有许多证据证明电能会影响生物系统,电刺激成骨以及骨的压电特性也已经被认识,但电诱导骨形成和愈合的准确机制远未弄清楚。

1960 年,人们发现了骨的生物电现象,骨的生长区和修复区呈电负性,骨的静止区为中性和电正性。在此基础上人们又认识了骨的压电性,即骨的压力区呈电负性,张力区为电正性,研究证明这些电势受施加的机械应力和应力增加的速度的影响,不受细胞活性的影响。因此,这种电势被称为应力诱发电位或应力相关电位。大量的研究证明,当将直流电施加到骨上时,在负极出现骨生成,这种电诱导骨生成只发生在特定的电流范围内,电流达到 54A 即足以刺激骨生成,当电流超过 54A 骨量会逐渐增加,上限为 204A,当电流超过 204A 时,组织坏死则超过骨生成。阴极刺激成骨的活性区在绝缘区和导电区的连接点上,约为 0.02mm^2。

DCES 诱导骨形成有多种理论。一般认为 DCES 在活体上诱发骨生成的基础是骨组织和阴极界面上的电化学反应。阴极电流刺激产生如下化学反应:$2H_2O + 4e^- + O_2 = 4OH^-$。也有一种理论认为阴极消耗氧,产生氧自由基,局部组织氧压下降,pH 值升高,而低组织氧压被证明是骨发生的良好的环境因素。

还有人认为阴极附近的骨细胞周围环境的化学改变会激发生物改变,导致成骨反应,试验研究证明阴极附近的电化学反应介导了骨细胞的增殖和集中,从而产生成骨。电能还会直接影响骨和软骨的活性,直接诱导的一个可能的机制是激活细胞内的 AMP 循环,激发细胞内第二信号系统,进而激活细胞内的许多协同增强酶,影响特定的生理反应。目前已经清楚知道的是,机械应力作用于骨会导致在成骨点产生 AMP 循环。Norton 等提供了电流或电场激活环 AMP 第二信号系统的证据,他们证明用脉冲电场刺激骨骺软骨细胞会显著增加 AMP 循环的量。另一个理论由 Spadaro 提出,他认为最初的成骨反应是植入电极的微动导致的,电刺激只起辅助作用。许多组织培养和体内研究证明软骨组织对特定的电刺激产生反应,增加胸腺嘧啶的产生和硫酸根的摄入,改变核酸代谢循环。当生长板软骨被脉冲电流刺激,可以观察到软骨增加。随后的实验确定生长板软骨可以被电场刺激而分化,增加基质产生,但目前对这一影响的确切分子机制尚不清楚。

1986 年,Nerubay 等用猪进行的动物实验证明 DCES 能增加后路融合率。1990 年,Kahanovitz 和 Arnoczky 用狗模型做的 DCES 促进脊柱后路融合的研究确定了上述结果,术后 4 和 6 周,在刺激组和对照组之间没有明显的区别,但术后 12 周,系列高分辨率 X 线片证明刺激组所有动物都完全骨性融合,而对照组没有 1 例融合。组织学检查结果与 X 线结果相同,结果有明显的统计学意义。长期结果显示所有受刺激的动物都获得了坚强的骨性融合,对照组则没有融合,没有术后并发症。

Dwyer 和 Wickham 率先开始 DCES 促进脊柱融合的临床研究,最初的临床研究证明了 DCES 促进脊柱融合的作用,在此之后的研究证明植入的 DCES 装置可以增加前路和后路的脊柱融合率,而且可以成功治疗脊柱假关节和不愈合,融合率高达 85%。1988 年,Kane 报告了第一个大宗的多中心研究结果,研究了植入性 DCES 治疗各种脊柱疾病行后路脊柱融合的效果。该研究进行了三种不同的临床试验来评价融合率。在第一个试验中,病人在多个医学中心行后路腰椎融合时接受 DCES,设对照组,刺激组的融合成功率为 91%,对照组为 81%。结果有统计学差异。第二个试验是一个随机前瞻研究,电刺激治疗脊柱融合的"困难"病例,至少符合下列 1 条就定义为"困难"病例:①以前曾做过 1 次或 1 次以上的脊柱融合手术;②Ⅱ级以上的脊柱滑脱;③多节段融合需要大量植骨;④其他融合失败的危险因素,包括躯体肥胖等。刺激组的融合成功率为 81%,对照组为 54%。结果有统计学差异。第三个试验为"困难"病例行后路脊柱融合术,辅以植入性 DCES,无对照,融合率为 93%。

1996 年,Rogozinski 发表了他们的研究结果,检查了电刺激促进带内固定(尤其是椎弓根固定)的脊柱融合的有效性。所有病人行后外侧融合,用自体骨,用脊柱椎弓根钉棒系统固定,平均随访时间为 20.5 个月。刺激组的融合率为 96%,对照组为 85%,刺激组病人的融合率明显高于对照组。在高危险的亚组,电刺激组的融合率也比对照组高很多,这些危险因素包括:曾行融合手术、吸烟、多节段融合。结果显示:DCES 作为内固定的辅助治疗能够提高融合率,包括在高危险的亚组。

PEMFs 和电容耦联电场刺激骨生成的确切机制尚不清楚。Bassett 等认为 PEMFs 会导致与骨形成有关的纤维软骨钙化增加,随后使这种组织优先血管化。与直流电刺激相反,PEMFs 影响已分化的骨细胞,而不是干细胞。这些影响包括骨折点血管化增加、成骨细胞骨形成加速、破骨细胞吸收骨受抑制。分子生物学研究证明电磁场刺激对各种基因的转录产生影响。Yonemori 等报告 PEMFs 只有在有克氏针的情况下才能刺激髓腔内成骨,由此作者认为电刺激可能不是直接或一开始就促进成骨,而是改变和增加机械刺激或骨折刺激产生的成骨反应。

1984 年,Kahanovitz 等用狗所做的实验证明 PEMFs 促进脊柱后路融合无效,该研究发现电刺激早期会加速脊柱融合,但长期结果与对照组没有明显区别。1994 年,第二个动物实验研究也证明 PEMFs 没有明显促进脊柱融合。1997 年,ITO 等报告对狗后外侧腰椎融合+内固定+PEMFs 刺激的实验结果,结果表明加用 PEMFs 对骨密度有一点促进作用,但没有统计学意义。而 Glazer 等也在 1997 年报告了 PEMFs 对兔脊柱融合的作用,刺激组接受 PEMFs 刺激,每天 4 小时,共 6 周。使用的 PEMFs 刺激器由 Orthofix 设计,与在人身上所用的一样。进行 X 线检查、生物力学测试、组织学检查分析,双盲下对所有标本行大体评价。X 线分析证明刺激组坚固融合率更高,刺激组融合处脊柱的坚硬度比对照组高 37%,统计学差异显著。但作者也指出,预测刺激组融合块的长期结果是否会比对照组好很困难,可能两种植骨块的最终结果是相同的。

1990 年,Mooney 报告了一个多中心研究结果,病人行前路或后路腰椎椎间融合术后接受非侵入性的 PEMFs 治疗,该研究是一个随机双盲的前瞻性研究,用 X 线片确定融合是否成功,病人最少随访 12 个月。结果证明,持续用电刺激的病人成功融合率达到 92.2%。间断用电刺激的病人成功融合率接近安慰剂组,总融合率为 64.9%。1989 年,Simmon 等报告了一个多中心研究的结果,用 PEMFs 刺激治疗脊柱不愈合的病人,持续用 PEMFs 刺激的病人成功融合率为 76.7%,间断用 PEMFs 刺激的病人坚固融合率为 44.4%。2002 年,Linovitz 等报告了他们双盲、随机、带安慰剂对照组的研究结果,研究了电磁刺激对初次无内固定的腰椎脊柱手术病人的影响。病人行单节段或双节段腰椎融合,无内固定。磁场装置用单线圈,每天刺激 30 分钟,共 9 个月。刺激组病人佩带能进行刺激的装置,对照组佩带无功能的安慰剂装置。由一组放射专家、脊柱外科医生、理疗师对 X 线片进行双盲评价,从 3 个月到 12 个月。术后 9 个月,刺激组融合成功率为 64%,对照组为 43%,有统计学意义。

1999 年,Goodwin 等报告了一个关于电容耦联电刺激腰椎融合的随机双盲前瞻性研究,结果表明刺激组病人融合成功率为 84.7%,对照组为 64.9%,统计学有显著性差异。学者认为该研究证明电容耦联电刺激能够促进脊柱融合,没有严重的并发症。

许多研究都证明电刺激对脊柱融合有明显的促进作用,目前可将其用于融合困难的病例,如脊柱融合失败病例、吸烟病例以及多节段融合病例。

(六)内固定在脊柱融合中的作用

目前,许多外科医生在做脊柱融合时使用各种类型的内固定,目的是在融合时减少关节的活动,促进愈合,同时减轻术后的疼痛和致残,另外还可以矫正畸形,在植骨块愈合过程中保持脊柱的正常形态。多年来,医生多使用粗钢丝固定腰椎的棘突。但近年来由于脊柱内固定器械的发展,各种内固定器械均可用于脊柱融合术,有关内容在此不再详述。

二、上颈椎固定术

上颈椎包括枕颈关节和寰枢关节。上颈椎固定术可用于治疗上颈椎骨折(寰枢椎骨折等)、结核、肿瘤、类风湿和发育性畸形等,融合方法有许多种,多采用后融合术,下面简要加以介绍。

(一)枕颈融合术

枕颈融合术有以下几种。

Cone 和 Tuner、Willard 和 Nicholson、Rogers 等介绍的融合方法基本相同,目前一般结合使用,该手术通常在枕颈关节水平有其他骨性畸形时例如 C_1 后弓缺如时使用,融合可扩大至枕骨。Robinson 和 Southwick 改良该手术,将 $C_2 \sim C_3$ 钢丝穿过椎板,而不穿过棘突。

Wertheim 和 Bohlmon 手术的特点是钢丝在枕外隆突水平而不是在枕骨大孔水平穿过颅骨,而且钢丝只穿过颅骨外板而不穿过颅骨内板,因此减少了损伤上矢状窦的危险。

Koop 等手术将枕骨骨膜片反折,为移植骨提供一层有成骨作用的组织,不需要使用内固定。

预制成形金属棒和钢丝固定的枕颈融合能立即获得枕颈关节的稳定,患者术后可带颈托活动,能避免使用 HALO 制动。Smith 等用预制成形的钢板替代金属棒行枕颈关节固定术。

枕骨到 C_2 后路钢板固定术是内固定技术在上颈椎后路融合中的应用,适应证多为寰枢椎不稳定。

前路枕颈融合术极少应用,只适用于少部分不能行后路融合术的极度不稳的颈椎。该手术入路是颈椎前路融合术入路向头侧的延伸,可达到枕部颅底及所有椎体的前方。Andrade 和 Macnab 用该方法治疗须行椎板广泛切除的类风湿关节炎、创伤性四肢瘫、椎管内转移肿瘤、先天性畸形等。

1.Robinson 和 Southwick 手术 自枕骨粗隆上方 2.0cm 至颈 4 做后正中切口,切开皮肤和皮下组织达枕肌,骨膜下显露整个术野并向两侧解剖直至枕骨外隆突水平,干纱布条填充止血,用自动拉钩将枕部和颈部肌肉牵开。在枕骨大孔上方约 7mm,中线两侧 10mm 处钻两个圆孔。用骨膜剥离器自枕骨大孔从颅骨内板上钝性剥离硬脑膜,将钢丝穿入枕骨上的圆孔,再从枕骨大孔穿出。如果 C_1 后弓完整,在后弓的两侧各穿一钢丝,在 C_2 与 C_3 椎板下穿钢丝,每侧一根钢丝。从髂骨上取骨块,骨块应含皮质和松质骨,在骨块上以适当的间隔打孔以备穿钢丝。将颈椎上的钢丝一端穿过髂骨块上的孔,再将植骨块紧贴枕骨、C_2 与 C_3 椎板,拉紧钢丝使植骨块牢固固定,在皮质骨周围放置一些松质骨碎片以促进融合。检查骨片和钢丝的位置,确保硬脊膜及椎动脉未损伤。冲洗伤口,放置引流,并分层闭合伤口。根据术前的不稳定程度与固定后的稳定程度,可选用石膏背心或者支具固定。

2.Wertheim 和 Bohlmon 手术 术前将病人放在一个可旋转的支架或者用小脑手术的头托上进行颅骨牵引,可获得脊柱的稳定,置患者于俯卧位,摄侧位片以确定力线是否合适。手术入路同前,显露清楚后,在枕骨大孔上方 2cm 的枕外隆突两侧用高速钻石钻头做一骨槽,于中央形成一骨嵴。用巾钳在嵴上穿一个只通过外板的骨孔,将 20 号钢丝的两端穿过此孔形成钢丝环,另一 20 号钢丝也呈环状穿过寰椎椎弓,再将第三根钢丝穿过枢椎棘突基底预制的骨孔并环绕之。依量好的长度与宽度,在髂后上棘切取全厚骨块,再水平分为两片,每块上钻三个孔。将枕骨去除一层皮质骨,用钢丝将移植骨片固定在颈椎两旁,在这移植骨块周围放置松质骨。放置引流,分层闭合切口。术后戴硬颈托或者用 HALO 石膏背心固定 6～16 周,然后再戴软颈领 6 周。

3.Koop、Winter 和 Lonstein 手术 取仰卧位,用头-盆环固定患者,再将患者俯卧,调整头-盆环,使头颅轻度后伸。做中线切口,椎板完整则锐性分离显露椎板,如果脊椎后部结构有缺损,注意不要显露硬脊膜。仅显露需要融合的椎板,将已显露的椎板去除一层皮质,再将含皮质松质骨的髂骨块放在已去除一层骨皮质的椎板表面。然后剥离枕骨骨膜,并做一底边附着于枕骨大孔边缘的三角形骨膜瓣,将该骨膜瓣向尾端翻转以覆盖椎板并缝合固定。然后用气动钻将枕骨及其余显露的椎板去除一层皮质,把含皮质-松质骨的自体髂骨条覆盖在其上方,放置引流条后分层闭合切口。患者取仰卧位,用 HALO 石膏固定。术后用 HALO 石膏固定至 X 线检查证实植骨愈合为止,通常约需 5 个月。侧位屈伸位 X 线片可见到骨愈合时,可去除 HALO 石膏,再戴软颈领一个月。

4.预制成形金属棒和钢丝固定枕颈融合术 采用前述方法显露枕骨及上位颈椎,切口近端分离到枕外隆突上方,侧方分离到枕外隆突两侧。用钢丝制一个形状合适的不锈钢棒的模板。在枕骨大孔上方 2.5cm、中线侧方 2cm 的颅骨上钻孔,每侧两个。钻孔时注意避开横窦及乙状窦,每侧的两孔之间至少留 10mm 完整的皮质骨以保证固定牢靠。在中线两侧的两孔之间穿钢丝,注意保护硬脑膜,再于上位颈椎的椎板下穿钢丝。按照模板将金属棒弯成合适的形状,通常需要有 135° 的头颈角,并有轻度的前凸。可使用 Bend Meister(枢法模)弯金属棒,再将钢丝牢固地固定在钢棒上。将椎板及枕骨去除皮质后,进行自体松质骨移植。术后戴颈领或者枕颈支具直到融合稳定。

5.枕骨到 C_2 后路钢板内固定术 使用两个 1/3 管的 AO 管状钢板或两个 AO 重建钢板,一侧一个,跨

过枕骨和 C_2 的后方。钢板按照枕颈结合部后方的角度预弯。如果手术需要,内固定的范围可以超过 C_2。先将一根 1.2mm 的克氏针穿入 C_2 侧块或者椎弓根中。用双球管透视确定克氏针的位置。将预弯的钢板在每侧套进克氏针内,放在枕部,在枕骨上确定螺丝钉的进钉点。用两枚 3.5mm 的皮质骨螺丝钉将钢板固定在枕骨上,通常螺丝钉每侧为 10mm 长。用 2mm 的攻丝在枕骨内外板上攻出螺纹,使用带挡板的套管引导钻头在枕骨上钻出所需深度的孔,调整孔的深度,拧进螺丝穿透内板。从 C_2 侧块上去掉克氏针,钻两个孔,上两枚螺丝钉,也可以使用中空自攻螺丝钉套进克氏针固定。为了能固定 C_1 椎弓,也可用椎板下钢丝通过钢板上的螺丝孔收紧固定。在枕骨与 C_2 棘突之间铺上含皮质骨的松质骨以便融合,在钢板周围也填塞植骨。术后用颈部支具固定到颈椎融合为止,一般需 8～12 周。一般不需要头环背心固定。

6.**经咽外途径前路枕颈融合术** 手术过程中病人躺在旋转架上并持续牵引。取右侧入路,切口自下颌角上缘至环状软骨以下,沿切口分离颈阔肌和颈深筋膜,切开胸锁乳突肌前缘,注意保护副神经,向外牵开胸锁乳突肌,向内牵开气管前带状肌,显露颈动脉鞘,切断肩胛舌骨肌,分离并保护二腹肌和舌下神经,钝性分离咽后间隙,分离甲状腺上动静脉、舌动静脉和面动静脉,继续钝性分离,在中线触及寰椎前弓和前结节。用手指向上探及枕骨基底部,不要继续向上分离,在咽的下方插入宽直角拉钩拉开,工字形切开前纵韧带,在椎体前分离肌肉,暴露 C_1 前弓,C_2 和 C_3 椎体。术野宽约 4cm,这样能避免损伤舌下神经。用刮匙将枕骨基底和上位颈椎椎体前表面作成粗糙面。从髂骨取松质骨片贴于椎体的前表面进行融合。骨片的厚度不超过 4.2mm,防止过度隆起压迫咽部。缝合颈阔肌和皮肤,在咽后放置引流条,持续引流 48 小时。术后将病人置于旋转架上持续牵引 6 周,床旁放置气管切开包,预防上气道梗塞。然后戴头环架进行早期活动,至术后 16 周骨性融合为止。

(二)寰枢融合术

常用的寰枢融合术有以下几种,Gallie 手术、Brooks 和 Jenkins 手术以及经关节 C_1～C_2 螺丝钉固定术。

Gallie 手术的优点是只有一根钢丝穿过寰椎后弓,但是,在拧紧钢丝时会使不稳定的 C_1 椎体向后移位,最后融合在一个脱位的位置上。其适应证为 C_1～C_2 复合体不稳定。

Brooks 和 Jenkins 手术的适应证与 Gallie 手术相近,其优点是钢丝固定后,可对抗颈椎的旋转、侧弯和后伸运动,植骨块稳定,其缺点是需要在 C_1 和 C_2 椎板下穿钢丝,危险较大,但是在治疗有向后移位的 II 型齿状突骨折时要优于 Gallie 手术。

经关节 C_1～C_2 螺丝钉固定术是近年来的内固定技术进步的结果,但是由于内固定技术复杂,因此,解剖学和力学方面的并发症也较多,因此,这种手术最好由有经验的脊柱专科医生施行。该手术的适应证为 C_1～C_2 不稳定和齿状突骨折,与其他手术相比,该手术的优点是不需要 C_1 环必须完整,但是要求术者对 C_1～C_2 关节的解剖有透彻的了解,以避免在用螺丝钉固定时发生并发症,而且术中要有透视设备。

1.**Gallie 手术** 从枕部到第 4 或第 5 颈椎水平做一后正中切口,显露寰椎后弓和 C_2 椎板,从骨面上去除所有的软组织。从 C_1 弓的上表面向外暴露时,在成人不要超过 1.5cm,在儿童不要超过 1cm,以免损伤椎动脉。通常不必要去除 C_1 和 C_2 的皮质。在寰椎弓深面从下向上,穿过一根 20 号钢丝襻,将钢丝末端穿进钢丝襻就可以抓住 C_1 弓。从髂峰上取一块含皮质骨的松质骨植骨块,安放在钢丝襻下,使其与 C_2 椎板和 C_1 弓相接触。将钢丝的另一端穿过 C_2 棘突,并拧紧钢丝,固定植骨块。冲洗伤口,安放负压吸引管后逐层缝合伤口。术后用头环背心或颈胸脊柱支具固定。一般固定 12 周,使植骨块牢固愈合。12 周后摄屈伸位 X 线片,观察融合情况。

Fielding 介绍了几种 Gallie 手术的改良术式。

2.**Brooks 和 Jenkins 手术** 后正中切口显露 C_1 至 C_2。用粗针头在颈椎中线两侧,按照从头向尾的方向穿过 2-0 缝线,先将缝线从寰椎后弓深部穿过,然后再从枢椎椎板深部穿过。稍后穿两根双股 20 号不锈钢钢丝时,用这两根缝线作为引线。也可以使用编织绳替代钢丝增加柔韧性和力量。从髂嵴上取两块大约 1.25cm×3.5cm 的长方形全厚植骨块,将其削成有斜面的形状,以正好能植入到寰椎弓与枢椎两侧椎板之间的间隙中为准。压住植骨块,并维持椎板间隙的宽度,将两侧的双股钢丝或编织绳拧紧,固定植骨块。冲洗伤口,安放负压引流管后逐层缝合伤口。术后处理与 Gallie 融合术相同。

3.经关节 C_1 至 C_2 螺丝钉固定术　后正中切口,显露 C_1 至 C_3 后部,在 C_2 下关节突的下内缘,确定关节螺丝钉进钉的标记点。用 2mm 钻头通过后内侧面的峡部钻入,从 C_2 关节的上关节面后侧部分穿出,再进入寰椎的侧块,钻头应该钻透 C_1 侧块的皮质。测量所需的螺丝钉的长度,攻丝后,通过 C_1 至 C_2 关节拧入适当的螺丝钉。也可以在透视下先穿入一根克氏针作导针,然后拧入空心螺丝钉。旋入螺丝钉时一定要小心,避免损伤椎动脉。安插完螺丝钉后做传统的后路融合术,可以采用 Gallie 手术方法,也可以采用 Brooks 手术方法。如果 C_1 后弓不完整时,在拧入螺丝钉之前,先将 C_1 至 C_2 关节的皮质去掉,用松质骨移植,然后再拧螺丝钉。术后用颈领固定 8~12 周即可。

三、颈椎固定术

(一)前路固定术

颈椎前路固定术中,颈 2~3 固定术由于位置较高,手术难度及方法与下位颈椎有所不同,下位颈椎前路固定术有以下三种基本术式,每种术式植骨技术各不相同。包括 Cloward 手术、Robinson 和 Smith 手术及 Simmons 手术,另外,Bailey 和 Badgly 手术使用长植骨块嵌入椎体间的骨槽中,Feilding 等发现采用该手术行多节段颈椎融合效果满意。如果不取髂骨,Whitecloud 和 LaRocca 采用自体或异体腓骨植骨行颈椎前路固定术。

下面分别予以介绍。

1.前路颈 2~3 融合术　做气管切开,插管麻醉。切口起自下颌骨中线的左侧,向后至下颌角,然后向外弯向胸锁乳突肌的后缘,到颈部的基底,最后弯向前下越过锁骨,止于胸骨上凹。显露胸锁乳突肌、咽、甲状腺、下颌骨边缘和颌下三角。沿中线切开椎前筋膜。结扎切断甲状腺上动脉。切断并翻转茎突舌骨肌和二腹肌,辨认并保护喉上神经和舌下神经。向内牵开咽喉部,向外牵开颈外动脉,辨认颌下三角的底部。保持良好的牵引,暴露颅底和寰椎前弓。如要扩大显露区,可切除颌下腺,通过向前及向右旋转下颌骨使颞颌关节向前移位。此时可见环椎前弓,齿状突,和两侧的椎动脉。于 C_2 和 C_3 椎体前面开槽,深达齿状突后皮质平面,用小刮匙刮除齿状突的松质骨使之成为空壳。从髂嵴取植骨片,将其修剪成骨槽大小。骨片上端做成鞍型,一端凸起置于齿状突槽内,另一端贴在环椎前弓。用鞍型骨片支撑齿状突前皮质和环椎前弓的下部,骨片用钢丝固定,钢丝穿过椎体下部皮质。钢丝放好后,使用小量骨水泥覆盖边缘,防止突入咽后部。术后戴颈托或颈部支架,病人可起床活动。颈领一直带到椎体完全融合为止,一般为 4~6 个月。

2.Cloward 手术　该手术使用环钻在椎间隙处钻孔,然后用刮匙刮除椎间盘和增生的骨赘,再用环钻在髂骨上取相同大小的环形植骨块嵌入颈椎的骨窗中。取左侧入路至颈椎前方,X 线定位后,于椎体前面分离颈长肌,用拉钩将前纵韧带和颈长肌牵开。垂直椎体前面,在椎间隙水平插入导针,沿导针用环钻钻孔,在钻孔时最好暂停数次,检查钻孔的深度,取出环钻和钻芯,去除侧方游离的软骨碎片,并潜行刮除上下方的横嵴,确定纤维环的破裂口,去除间隙内的纤维环、髓核碎片和骨赘,充分减压。于髂前上棘后约 2cm 处做纵切口,深达阔筋膜,T 形切开阔筋膜,切口横行部分在髂嵴下 2cm,分开肌纤维,骨膜下暴露髂骨外板,根据颈椎须融合的椎间隙的数量,用环钻取一块或数块植骨块,此方法不剥离髂嵴附着的肌肉,术后不适感较少。分层缝合髂嵴切口。确定椎间隙的深度,用撑开器撑开椎间隙,插入植骨块,植骨块必须比钻孔深度短 4mm,去除撑开器,将植骨块再沉入 2~3mm,在植骨块前缝合前纵韧带和颈长肌。

3.Robinson手术　该手术切除所选椎间隙的椎间盘及软骨组织,植入取自髂骨的马蹄形三面皮质骨骨块。手术取左侧入路至颈椎前方,直达椎管的中线。垂直切开并牵开椎前筋膜,可见前纵韧带和骨赘。在一个椎间盘插入针头然后摄侧位 X 线片定位。选择需要清除和植入骨片的椎间隙,然后按操作步骤进行减压。使用内镜可以为术者和其助手可提供良好的照明及术野,可安全地切除椎间盘的后部、游离碎片或需要切除的骨赘。尽可能保留后纵韧带,若发现后纵韧带有破损,则在上面切开一个小孔探查椎管,清除游离的椎间盘碎块。从侧方进到钩突进行椎体切除术。充分减压后,处理终板直到软骨下的骨组织出血。取髂骨三面皮质骨的马蹄形植骨块。骨块的位置是松质骨面向后,并与椎体头尾侧的后缘稍呈角度,便于镶嵌。牵开椎体,敲进骨块,使其皮质部分凹进椎体前部皮质后 1~2mm。使用牵开器,骨片也应很紧密地放置进去。松开牵开器,用 Kocher 钳夹紧骨片检查是否合适。重复这个操作处理其他椎间隙。分层缝合伤口,放置柔软密闭持续引流管。术后第一天可拔除引流,第二天允许病人下地。颈领固定 4~6 周,摄片检查植骨片情况。在去颈领前,摄颈椎伸曲位片,证实植骨片没有移位。

4.Simmons手术　该手术常规切除椎间盘和骨赘后,采用梯形(拱石形)髂骨块植骨,手术取左侧入路,在暴露的椎间盘上插入针头摄片定位。用 Simmon 设计的骨凿和骨刀在椎体上切出一个梯形或矩形骨窗,在上方的椎体斜向上,下方的椎体斜向下,深度为 1.2cm。骨凿操作时要小心保持前后方向,防止向外。用咬骨钳和刮匙修整骨窗,然后从后向前切除椎间盘。切除这个间隙快结束时,请麻醉师牵引头架,拉开椎间隙,彻底切除椎间盘和骨赘,直到椎体和脊髓交界处。加深骨槽一直到椎体的后部皮质,并使骨槽的每个角呈方形。牵引头架,使间隙打开至少 3mm,然后测量这个矩形深度。从髂嵴取一个大小适合骨槽的矩形骨片。其尾端向上和向下斜 14°~18°。强力牵引颈部将骨片置入骨槽。松开牵引,骨片牢固地锁在骨槽内。两个水平的融合可在上下椎体扩大骨槽并扩大植骨片。术后支架固定下可早期活动,支架固定直到骨融合。因为植骨相当稳定,术后疼痛较其他方法轻。

5.Baley 和 Badgley手术　取左侧入路到达颈椎前方,在切开椎前筋膜之前要定位。定位后,自中线纵行切开椎前筋膜,确认要融合的椎体,从上一个椎体的顶端到下一个椎体的底端之间的椎体前方,做一个宽 1.2cm,深 4.7mm 的骨槽。切除椎间盘和要融合椎体下面和上面的软骨板。切除软骨板后,取髂骨并将松质骨片置入处理好的椎间隙中,髂骨植骨片嵌入骨槽内。减少颈椎过伸程度,使植骨片牢固地嵌入骨槽内。植骨片不能突出于椎体的前表面。咽后放置引流条或引流管,通过伤口的低处引出。分层间断缝合伤口。术后戴颈托或颈部支架,病人可起床活动。颈领一直带到椎体完全融合为止,一般为 4~6 个月。

6.腓骨支撑植骨颈椎融合术　采用 Robinson 手术入路,在前纵韧带上切除一个矩形组织,于每一个须切除椎间盘的间隙,切除纤维环的前部。用刮匙和垂体钳去除椎间盘的前 1/2~2/3,使用磨钻去除残余的椎间盘,向后一直到后纵韧带,再切除上下椎体。骨槽的宽度应限制在两侧钩突之间。钩突的内侧部分可切除,但是不能切除钩突的外侧,因为容易损伤椎动脉。在每一个水平,行椎体切除和椎间盘切除。椎体的后部皮质和后纵韧带可磨薄后去除。完成减压后,用一个全节段的腓骨作支撑植骨。把腓骨植骨片放在植骨区两侧椎体上已准备好的槽内。使骨片交锁在骨槽内。2/3 的植骨片向后紧贴在椎体的前面。摄片检查植骨片的位置,逐层缝合伤口,放置持续引流管。术后根据内固定类型选择骨牵引持续固定或HALO 外固定,腓骨植骨片一般需要 1 年才能融合,因此有必要延长固定时间。

（二）后路固定术

颈椎后路融合术多用于颈椎骨折或脱位等损伤的治疗，主要有以下几种：

三根钢丝后路融合术可以在全麻或局麻下安全施行。其适应证为伴有后侧不稳定和前侧脊髓或神经根受压的颈椎椎体骨折，也可在前路减压支撑植骨后联合行后路融合。

斜行关节钢丝固定术是 Robinson 和 Southwick 手术的改良。其适应证为颈椎椎体骨折同时后侧结构缺损无法用棘突钢丝固定时，或者需要增加抗旋转稳定性的情况下。这种手术也可以在有椎板或棘突骨折，或前期已经行椎板切除术的情况下采用。

坚强内固定的后路颈椎固定术是内固定技术发展的产物，当颈椎严重不稳定或后部结构缺损时，使用棘突间钢丝固定存在一定的局限性，所以坚强的内固定术得以应用。使用坚强内固定器械的后路颈椎固定术已经有许多报道，植入物有后侧钢板螺丝钉和带钩钢板，这些植入物具有单运动节段坚强固定的优点，所以减少了融合范围，增加了术后颈椎的活动度。此外，Harrington 和 Luque 器械也通过节段关节钢丝固定加以改进，而用于一些骨折和脱位，可以获得稳定的固定。这种手术的适应证为有棘突损坏的颈椎骨折或骨折脱位，曾行椎板切除术而需要坚强内固定以促进融合的患者。

1.三根钢丝后路融合术　取颈后正中切口，显露准备融合节段的上下各一个棘突，向两侧分离直到关节的外侧缘。在一个棘突上做一个标记，摄侧位 X 线片准确的定位。在准备扎钢丝的棘突基底部钻孔，为避免将钢丝穿入椎管内，钻孔的位置要在椎板融合线的后方。从上位棘突的孔中穿入一根 20 号钢丝，在棘突上缘缠绕一圈，将其再穿过下位棘突的孔中，并在其下缘缠绕一圈，小心将两个末端拧在一起。在准备融合节段的上椎体和下椎体的棘突孔中穿入 22 号钢丝，为固定植骨块做准备。从后侧髂嵴上取一块足够大的植骨块，可以将其分成两块安放在融合处的两侧。再取松质骨条放在植骨块下方。在植骨块的两端钻孔，将钢丝穿过骨孔，拧紧钢丝将植骨块固定到椎板和棘突上。剪断钢丝并将残端拧弯。抓住一个椎体的棘突，向上提起以试验其稳定性，用钢丝捆绑在一起的节段应该作为一体活动。摄侧位 X 线片证实钢丝的位置和融合的节段正确后，彻底用抗生素冲洗伤口，放置负压引流管，并逐层缝合切口。术后可用颈部支架固定。最好在仰卧位用小重量牵引 24～48 小时，而后改用颈椎支架固定。颈椎支架固定 8～12 周，然后摄侧位屈伸位 X 线片。当有融合的证据和侧方屈伸位片显示稳定后可以去掉颈椎支架。

2.斜行关节钢丝固定术　按照三根钢丝固定术的方法显露颈椎后部，一定要显露关节的外侧缘以利于操作。X 线确认准备融合的节段后，在侧块上通过下关节钻一个孔，与水平方向呈 45°角。用起子将小关节撬开，通过关节上的孔穿过一根 20 号或 22 号不锈钢钢丝，用小止血钳夹住，在对侧关节同样穿一根钢丝，将两侧的钢丝绕过下方完整的棘突，再穿过植骨块后扎紧。安放负压引流管后，逐层缝合伤口。术后用头环背心或牢固的颈部支架固定 8～12 周，或者 X 线侧位屈伸位片证实颈椎稳定为止。

3.坚强内固定的后路颈椎固定术　后路骨膜下显露关节边缘。去除关节囊，确认侧块的边界，包括上关节面、下关节面、外侧边缘和内侧沟。在侧块中心的内侧 1mm 处选择进钉点。在 C_3～C_6 节段，应该按照向外侧倾斜 25°～35°，向头侧倾斜 15°（与关节面平面平行）的角度在侧块上钻孔。在 C_2 节段为避免损伤椎动脉，应该按照向内偏斜 10°～25°，向上偏斜 25°的角度钻孔。钻孔攻丝后，安放预弯的颈椎后侧钢板，并用适当长度的皮质骨螺丝钉将其固定。在安放钢板前，将关节面上的软骨去除，并在关节处植入松质骨。在仅有颈椎脱位的情况下，内固定可以局限在一个活动节段。对更不稳定的骨折和骨折-脱位，内固定范围应该延伸到两个活动节段，在损伤节段上和下分别用螺丝钉固定。颈椎后路钢板螺丝钉固定术中可能受损伤的结构有椎动脉、脊髓和神经根。通过术前 CT 片仔细辨认椎动脉的位置。神经根位于上关节突的前外侧部分，如果通过侧块的螺丝钉太偏内侧或太偏头侧就有意外损伤神经的可能。术后用颈部支架固定，一般不须环背心固定。如果不用外固定，可能会导致后侧钢板螺丝钉松动和螺丝钉断裂。

四、胸、腰、骶椎固定术

(一)椎间固定术

腰椎椎间融合术适应证很多,包括感染清创术、结核、肿瘤切除、脊柱后凸的矫正、脊柱侧凸、骨折后神经压迫和后路融合无法达到固定目的等。少数情况下,也可以治疗脊柱滑脱和椎间盘突出等。行椎间融合术可取前入路,也可取后入路。

前路椎间融合术比后路椎间融合术手术时间短,失血量少,不损伤后侧结构,可彻底切除椎间盘。前路椎间融合术的植骨材料各家选择不同,包括自体髂骨、肋骨、异体股骨、椎间融合器等。

使用复合骨环行腰椎前路椎间融合术,取得了一定的效果。复合骨环由异体股骨和自体髂骨松质骨组成,既能提供支撑力量,又具有诱导活性,符合前路椎间植骨对生物学和生物力学的基本要求。

后路椎间融合术通常不单独使用,而是与后路固定术、椎板减压术和后路髓核摘除术同时应用,使用的融合材料与前路融合没有明显区别。

1.前路椎间固定术(ALIF) 经腹膜后入路到达椎体,辨认腰大肌、髂动静脉及左侧输尿管。如果融合超过 3 个椎间隙瀚尿管牵向左侧。触诊确定骶骨岬。把左髂动静脉牵向左侧,暴露腰骶椎间盘。在暴露 L_4 椎体间隙时,把动静脉和输尿管牵向右侧。切开前纵韧带形成基底在左侧的韧带瓣。缝合韧带瓣作标记并牵开保护静脉。用薄骨刀从椎体软骨板上分离椎间盘和纤维环,再用垂体钳和刮匙将其切除。向后彻底清除椎间隙直到后纵韧带。用骨刀切除椎体的软骨板直到骨面出血。在椎体对面做切迹并仔细测量大小。自髂骨翼取植骨片,为了坚固的嵌塞可使其略大于切迹。过伸脊柱,插入多个植骨片,然后解除过伸。关闭切口。术后第三天在床上开始锻炼,直腿抬高不受限制。术后第五天,允许起床,使用腰围制动行走。出院前摄片作为判断植骨情况的参照标准。3 个月后摄站立位的屈曲和过伸位 X 线片,检查融合是否成功。术后第 6 和 12 个月重复摄片,断层摄片对判断假关节是否存在很有帮助。

2.前路复合骨环椎间融合术 根据手术需要可采用经腹膜腔入路或经腹膜外入路。充分显露腰椎前部的组织。为避免损伤血管和神经,有利于椎间隙的显露和准备,应将欲显露的椎间隙水平的腰动脉钳夹、结扎和切断,将椎体前的腹主动脉、下腔静脉、髂血管、下腹神经丛等整体向侧方推开。根据需要显露需要融合的腰椎间隙后,将椎间盘连同软骨板下骨质一并切除,软骨板下骨质仅切除 1~2mm,以免影响植骨的稳定性。精确测量准备完毕的椎间隙,用电锯在复温 30 分钟以上的冷冻干燥同种异体皮质骨环上截取大小和形状符合要求的骨环,骨环的长度应比椎间隙高度多 2~3mm,以保证骨环植入后的稳定性。在髂前上棘上取松质骨,剪成尽可能小的碎块,填满骨环中心的髓腔并捶紧。根据复合骨环的形状,自椎间隙的前外侧将其慢慢捶入椎间隙,至椎间隙的前 2/3 椎体间,并且在其周围充填碎骨块。缝合前纵韧带,冲洗伤口,严格止血,逐层缝合切口。术后处理同前手术。

(二)后侧和后外侧固定术

脊柱后侧和后外侧固定术的指征与 Hibbs 和 Albee 时代完全不同了,现在已极少单独应用后侧和后外侧融合术来治疗脊柱疾病,通常是用于内固定器械的辅助融合。

脊柱后侧和后外侧融合术遵循的基本原则是 Hibbs 在 1911 年提出的。Hibbs 指出融合是靠将大量的小骨片重叠放在椎板、棘突和关节面之间实现的。在胸椎,融合区一般向外侧延伸到横突尖,这样,此处的椎体后部皮质和松质骨能融合成一个很宽的骨块。

通常的融合方法包括 Hibbs 手术及其改良手术、Albee 手术、横突间植骨融合术以及峡部裂植骨融合术。Hibbs 手术和 Albee 手术是较早用于脊柱融合的手术方法,Albee 手术是在病变节段的棘突间嵌入植骨块并使之融合,而 Hibbs 手术则融合椎板和关节突,其关键是融合四个点——两侧的椎板和两侧的关节突。目前 Albee 手术应用较少,而 Hibbs 手术应用则较广,并有较多的改良方法。

脊柱后侧和后外侧融合的适应证包括:①脊柱骨折、脱位经整复复位后或用后路器械复位固定后,为克服造成骨折脱位复发的屈曲和轴位力,可行 Hibbs 和改良 Hibbs 脊柱后融合术,使脊柱达到持久的稳定;②脊柱结核病灶清除后,行后路植骨可稳定脊柱并有利于病变的愈合;③生长发育期的进行性脊柱侧弯,经支具纠正或病情不严重者,可做单纯的脊柱后融合,如须行后路器械矫形者,可于矫形后行 Hibbs 和改良 Hibbs 脊柱后融合术,对于严重脊柱侧弯并有神经功能障碍,行脊髓旷置后可在旷置的对侧行脊柱后融合;④由脊柱退行性变、外伤、某些手术后或其他原因造成的脊柱严重性失稳者,脊柱后融合可作为选择的治疗方法之一。

1.Hibbs 脊柱固定术　沿着棘突切开皮肤及皮下组织,用环形骨膜剥离器剥离棘突和椎板。彻底切除棘突上的骨膜和韧带,劈开棘突,并用 Hibbs 咬骨钳清除。从外侧关节面上切除关节软骨和皮质骨,融合区的外侧关节突不能损坏。但是融合区的关节突必须处理,这一点很重要,否则会影响整个融合过程。用骨膜剥离器剥离椎小关节的关节囊,用骨凿凿除下位椎节的上关节突,用尖嘴咬钳咬除其关节软骨面。用窄鹅眉凿在小关节突、椎板和棘突的骨皮质上掀起一薄层骨片,自切取骨片根部向上、下翻转,盖在椎间的软组织上。在关节突下的隐窝用圆凿切割骨碎片,置入切除关节软骨后留下的空隙或把棘突的碎片填入空隙。剥下关节隐窝的皮质骨,然后用碎骨片填塞。也可用骨凿从椎板取骨片填在椎板间隙内与两侧的未经处理的骨质接触。用棘突的碎片在椎板上架桥。从后侧髂嵴取大量植骨片植骨,也可使用骨库骨,尤其是因为脊柱裂局部的骨质不够使用时。植骨片不能超越椎板的边缘,因为突出端可引起刺激和疼痛。如果要切除髓核,暴露前就要切好骨片,保留到使用。游离剩余的黄韧带成瓣状,基底在中线,牵开暴露神经根和髓核,切除髓核后,还回黄韧带保护硬脊膜。在植骨片上方严密缝合骨膜、韧带和肌肉。然后仔细缝合皮下组织,消除死腔,闭合切口。手术过程中最重要的一点是准备好广泛新鲜的松质骨床,接受植骨。这意味着彻底切除关节面,关节间部,椎板和棘突。术后常规引流 12～36 小时,卧硬板床 3 个月,3 个月后可戴石膏围腰保护下床,有后路器械固定者可以提前下床。如为结核病灶清除后后路融合,起床时间应视结核病变情况而定。

2.Albee 手术　按常规方法显露棘突、椎板、小关节突。显露应包括融合部位上下各 1 个椎板。切除相邻两棘突间的韧带组织,将基底部用咬骨钳咬出豁口,椎板和关节突关节凿成粗糙面,深达松质骨。取髂骨骨块,大小根据术中植骨床确定,通常为 5cm×2cm×3cm 全厚髂骨,将其一侧皮质骨切除,保留一侧皮质骨。植骨块两端各咬一豁口使之呈 H 形。将 H 形植骨块的松质骨面朝下,H 形的上下豁口与棘突基底部的豁口相互嵌紧。在放植骨块时,须将两棘突撑开,以利植骨块放入。剩余骨块放在 H 形骨块两侧,以增加植骨范围。

3.横突间融合术　取棘突连线旁开 3～4cm 即骶棘肌外侧缘纵形直切口,也可取弧形切口,后者切口下端向内弯,抵于髂后上棘,这样有利于取髂骨。切开皮肤和皮下组织,抵腰背筋膜,于骶棘肌外缘将其切开。术者以手指在切口深处触及横突后,沿其后侧用骨膜剥离器自内向外骨膜下剥离,这样就能显露横突,向内侧剥离显露横突内后方的关节突关节。在切口下方确定髂后上棘,显露髂后上棘及临近的部分髂嵴和髂骨板。用骨凿取植骨块。如果拟取前侧髂骨,则应于俯卧位之前切取。用自动拉钩充显露横突。根据需要显露 2～3 个横突和骶骨。横突变异较大,粗细和长短均可不一样。应先用骨膜剥离器将其表面残留的骨膜和韧带组织切除干净。用小型骨凿将横突表面皮质骨凿除,或用咬骨钳咬除,骶骨面也应制成粗糙面。将髂骨切取下的骨条植于相邻两横突间及骶骨面上。将髂骨碎骨片植于关节突间及其周围,尽量使植骨与骨床贴紧。为使较大的植骨块牢固地固定于棘突上,采用一枚螺丝钉将较大的植骨块与横突固定。

4.腰椎椎弓峡部植骨融合术　取后正中切口,以病变节段为中心,切开皮肤和皮下组织,显露应包括上下各一个正常椎板。按照常规方法显露棘突、椎板和关节突关节。将关节突关节囊切开,包括椎板间黄韧带外侧部纤维组织一并切除,上位椎节下关节突即充分显露。用骨凿将下关节下部截除1~1.5cm。关节面和下位椎节的上关节突即可显示,其峡部即在上关节突下方,如有崩裂可清晰显露。将显露的峡部崩裂的两断端纤维组织切除,用小骨凿将两端切除显露出新骨面,上关节面应切除并凿成粗糙面。将取自髂骨的植骨块切除一侧皮质骨,修剪成"凸"样,将植骨块凸部嵌入峡部缺损处,两臂分别置于上下关节面的骨面上,其余碎骨片置于骨块周围。

(三)后侧和后外侧融合术后的处理

脊柱固定术后通常让病人卧床休息12~24小时,然后开始活动。但对于卧床休息时间、使用何种外固定架或是否应使用外固定架意见不一。具体选择取决于疾病情况、融合的位置和程度以及医生的个人经验和喜好。如果要融合腰骶区并且术后主要目的是制动,融合术后几天可使用石膏或塑料背心。另外,可行一侧的下肢牵引,但即使这样固定,腰骶区也不是真的不活动。固定要持续到病人感觉很舒适或X线片证实融合很牢固为止。术后3~4个月,摄仰卧位、左侧弯和右侧弯前后位X线片、前曲后伸侧位X线片,以确定植骨片是否融合。在没用器械融合固定的情况下,愈合过程需要一个很长的时间,即使应用内固定器械,植骨片融合也需要1年以上。

五、微创脊柱固定术

腹腔镜和胸腔镜(VATS)在普通外科和胸部外科领域已比较成熟,将这种技术引入脊柱外科,开创了前路椎体间融合的微创方法,具有减少解剖分离从而降低术后疼痛、可以早期活动和早期出院的优点。Obenchain于1991年首先报道经腹腔镜椎间盘切除术,随后Mathews、Zucherman、Zdeblic、McAfee、Regan、Yuan等率先开展经腹腔镜腰椎前路融合的基础和临床研究。1999年,Regan、Yuan、McAfee报道了一个多中心的研究结果,总结了自1994年11月~1996年12月美国10所医学中心的19位医生所做的240例经腹腔镜腰椎前路融合病例,与同期所做的开放手术进行对比。结果表明,腹腔镜手术住院时间短,出血少,但手术时间相对较长,并发症两组无明显差别,并发症发生率为20%左右,主要包括感染、血肿、假体移位、下肢疼痛、肺炎、泌尿系并发症、血栓、切口疝椎间盘突出、脊柱滑脱等。这种方法确实为完成前路椎体间融合并保持椎间隙的撑开提供了一个有效的方法,但是,这些技术看起来还需要一个经验积累的过程。VATS和腹腔镜的操作应由对这些有技术有经验的外科医生施行,以减少腰椎前路椎体间融合操作时的潜在的灾难性并发症。手术的成功主要靠正确的诊断和病例的选择。近来,有关使用基因重组入类骨形成蛋白的内镜和关节镜后路融合技术正在发展,据报道这些方法十分有效并且安全,而且损伤小。

腹腔镜下脊柱前路融合术:

术前一定要做好改行切开手术的准备。病人取Trendlenberg仰卧位,以便使小肠向头侧移开,双上肢固定在身体两侧,腰椎垫高,以便术中透视,用布带将病人固定在手术台上。手术小组一般包括一名普外科的腹腔镜专业医生、一个脊柱外科医生和一名助手。准备标准腹腔镜器械,腹腔镜手术需要注入CO_2;一般用0°和30°镜。用标准的5、10、18mm直径的套管,骨科器械应与套管直径一致,套管须有密闭圈,防止漏气。

1.L_5~S_1的显露　先将腹腔充气,约15mmHg,然后将病人头侧向下倾斜20°~30°(Trendlenberg仰卧位)。一般做四到五个入口,关节镜入口在肚脐头侧约5～10cm的腹中线上,也可在肚脐周围,放10mm穿刺锥。经此入口放入0°或30°关节镜后,在直视下做其他入口。在肚脐和耻骨连线的中点,腹壁下动脉外侧各穿入5mm穿刺锥作为工作入口,在耻骨联合上缘穿入18mm穿刺锥,该人口正对着L_5～S_1椎间隙。通过两个工作入口放入牵开器,将小肠向上牵开,将乙状结肠向左牵开,找到髂总动脉分叉和两侧的输尿管,向两侧牵开髂总动脉,从右侧沿中线切开乙状结肠系膜和后腹膜。钝性分离,显露L_5～S_1椎间隙和骶正中动静脉。用血管夹结扎骶正中动静脉并加以保护。

2.L_4～L_5的显露　　与显露L_5～S_1一样显露后腹膜,切开后腹膜,比显露L_5～S_1向近侧移3cm左右,显露出腹主动脉和下腔分叉处,将乙状结肠系膜牵向左侧,显露左侧髂总动静脉,游离并牵向右侧,显露椎间隙,为牵开左侧髂总动静脉,必要时可结扎切断腰横动静脉、腰降动脉和髂腰动脉。牵开腹主动脉、下腔静脉和髂总动静脉后,可以显露L_4～L_5椎间隙。如果腹主动脉和下腔静脉分叉在椎间隙上方,则可按照显露L_5～S_1的方法显露L_4～L_5椎间隙。

3.切除椎间盘和融合　　显露清楚椎间隙后,在椎间隙上穿一根克氏针,透视,一方面确定椎间隙是否正确,一方面确定手术入口与椎间隙是否在一条线上,如不在一条线上,应做适当切开,否则会妨碍安装融合器或植骨块。用专用的器械彻底切除椎间盘。可用椎间融合器,也可用植骨块进行融合。选择合适大小的植骨块或融合器塞入椎间隙内。一般每个间隙平行放两个融合器,融合器内塞入松质骨。

4.关闭切口　　放好融合器后,将腹腔充气压力降低至10mmHg,仔细止血。用可吸收缝线缝合后腹膜。在入口仔细止血,皮内缝合长度超过10mm的切口,防止发生切口疝。

六、脊柱融合并发症

(一)颈椎前路融合并发症

Macnab总结了颈椎前路融合术的并发症。手术时处理颈部的每一个解剖结构都存在失误的可能性。同时他强调手术指征选择不当以及手术技术差也会导致治疗结果不满意。手术效果不好的原因包括:

1.适应证选择错误　　心理因素可表现为颈部疼痛,因此,术前必须仔细检查病人,排除歇斯底里因素或慢性焦虑状态,否则手术会无效。颈椎和腰椎椎间盘的退行性疾病可能是多发的,有时检查时表现为单个节段症状,如果按单节段病变治疗,短时间内其他节段也可能会出现症状,这样手术的长期效果就会不好,因此,如果病人神经症状明显,但缺乏定位特征,检查病人的疼痛时应更加仔细。目前,对神经根、脊髓受压症状明确的单节段病变行椎体切除及融合术治疗效果最好,对于较少见的没有神经根压迫症状的局限性椎间盘病变行椎体切除及融合术效果也很满意。而对多节段椎间盘退行性病变的治疗结果还不令人满意,单纯为解除疼痛而行两个以上节段的融合术,效果可能较差,最多能改善症状而没有可能获得治愈。

2.定位错误导致手术节段选择错误　　术中必须在椎间穿针,然后摄片,确定手术节段选择正确,片中必须包括第一、第二颈椎,标记针针尖必须朝向头侧,以使针尖扎在椎体上,避免扎入硬膜囊。也可以在术前用亚甲蓝定位。

3.手术操作失误　　牵开器使用不当可损伤喉返神经,食管或喉。应该在颈内动脉内侧进行分离,这样可避免损伤交感神经。喉返神经在甲状腺下动脉进入甲状腺下极处进入气管食管沟内,左侧入路可减小损伤喉返神经的可能性,而右侧入路在C_6椎体的下部可能损伤喉返神经,如选用右侧入路,术中应确认并保护该神经。在切除椎间盘后部碎片及骨赘时手术器械可能撕裂硬脊膜,应特别小心。必须正确测量移植骨大小,使之在植入时可紧密地嵌在椎体间,防止植骨块脱入椎管内。

4.手术时机选择错误　　选择手术时机很重要。如果神经根的传导明显受损,应立即手术;对于只有主观临床表现的病人,应延迟手术。如果一个病人有明显的神经症状,持续超过1年,在近6个月内症状没有改善,Macnab建议行硫喷妥钠疼痛实验和椎间盘造影。如果确定是神经根或脊髓受压,应立即行颈椎前路减压及椎体融合术。

5.术后并发症　前路手术最好放引流,以避免发生咽后血肿,导致气道受阻,通常放负压吸引。

一个并发症是植骨块脱出,向前脱出较常见,会压迫食管、气管等,Whitehill等报告了1例髂骨植骨块脱出造成了迟发食管穿孔,发生在术后2个半月,首发症状是吞咽困难,移植骨下端明显侵及食管。向后脱出会压迫脊髓,产生严重后果。植骨块脱出常见于治疗颈部后部不稳定型移位骨折时。由于椎间盘退行性病变而行融合术时,如果后侧韧带完整,稳定性好,则植骨块很少会脱出,当因各种原因后侧韧带的稳定性丧失时,则植骨块会脱出,对于这类病人,应常规行前路和后内侧固定,并且必须行前路融合术。在植骨块形状方面,矩形植骨块比圆形植骨块固定得牢固,因此,脱出的危险相对较小。如果植骨块脱出的程度没有超过宽度的50%,或者没有引起吞咽困难,则不必再手术。通过外固定植骨块如能愈合,脱出部分的骨质会吸收,移植骨将骨化。如果愈合延迟,应相应地延长外固定时间。

前路器械固定也会发生并发症。锁紧型钢板的使用减少了螺丝松动及食管或气管穿孔的危险性。该型装置也避免了在双侧皮质上钻孔,因此,减少了在钻孔和拧螺钉时损伤脊髓的危险性。

多节段螺钉会损害椎体的血供,术后可发生椎体塌陷。

前路椎体融合术后不融合较少见,然而多节段椎体间融合术,假关节发生率却稍多。文献报告单节段融用自体骨不融合率有3%~7%。多节段融合最好不要使用异体骨,否则不融合率会明显地增加。即使用自体髂骨,两节段椎体融合得不融合率也达为12%~18%。不融合最常发生在3节段融合术中,最好的治疗方法是颈椎后路融合术。发生不融合的典型部位是植骨块的尾侧。Zdeblick等对35例前路颈椎椎体切除融合术后发生不愈合的病人再次行前路减压及自体骨植骨术,结果表明,对前路颈椎融合术后还有持续症状的病人再次手术可达到满意的效果。

(二)胸腰骶椎固定术失败形成假关节的处理

脊柱固定术后融合失败会形成假关节,而且比较常见,术前必须向患者讲清楚。

一般来说脊柱融合的假关节发生率在10%~20%。Cleveland等分析了594例腰骶部融合的病例,119例出现假关节,发生率为20%;如果只计算椎体间融合的病例,假关节发生率为12.1%。Ralston和Thompson研究了1096例脊柱固定术,假关节总的发生率为16.6%。Prothero、Parkes和Stinchfield复习了430例融合术,假关节发生率为15.1%。也有的研究结果与上述不同,如DePalma和Rothman复习了448例融合病例,术后随访5~17年,假关节总的发生率仅为8.7%;而另一个单节段融合的研究结果表明,假关节发生率高达30%。不管使用何种融合方法,融合时必须精确地操作,才能得到最佳的融合率。

假关节的发生与融合的部位和范围有一定关系。Cleveland等研究发现,在融合L_5和S_1时,假关节发生率为8.3%;如融合范围扩展至L_4时,假关节发生率达15.8%;当融合范围扩大到L_3时,假关节发生率则高达26.6%。由于上述原因,Bosworth建议腰骶区融合时,一次手术最大的融合范围应是从L_4到S_1,除非手术时非常需要行更广泛的融合,否则其他需要融合的节段应二期融合。

据统计,假关节病例中50%没有症状。Bosworth复习了101例假关节病例,43例无疼痛。DePalma和Rothman将39例假关节病例与39例没有假关节的病例相比较,发现牢固融合的病例结果稍好,但是两者没有明显的差别,两组病人中均是有的人有疼痛,有的没有疼痛。当术后存在假关节时,姑且假设融合术后的疼痛是由假关节引起的。虽然在某些情况下即使成功修复了假关节,疼痛还继续存在,但如果局部存在严重的疼痛,修复假关节还是有指征的;如果没有疼痛或很轻,是否修复假关节则还存在争论。

下列一些表现有助于诊断假关节:①融骨区有锐利的局限性疼痛和压痛;②畸形和疾病继续发展;

③弯腰摄片显示融合骨块有局部的移位;④手术探查融合骨块存在移位。同位素骨扫描显示假关节摄取量增加,对诊断有一定的帮助。可摄前后位断层片检查两边外侧方的融合情况,但脊柱内固定器械会明显地妨碍融合骨块的影像检查。Cobb 和其他一些人指出手术探查是检查融合骨块是否牢固的唯一方法。

1948 年,Cleveland、Bosworth 和 Thompson 描述了脊柱固定术后假关节的修复方法,将植骨片放在一侧椎板的后面、关节面的外侧缘和横突的基底部。Watkins 在 1953、1959 和 1964 年详细地描述了腰椎和腰骶椎后外侧融合术,该手术用碎骨片融合小关节、关节间和横突的基底部,并把大骨片放在横突的后面。当融合范围包括腰骶关节时,植骨片延伸到 S₁ 椎体的后面。该手术的适应证包括脊柱融合后假关节形成、先天性或手术造成的椎板缺损或脊柱滑脱和椎板切除术后因不稳定造成的疼痛等。手术可采用单侧或双侧入路,一般常用双侧入路,手术范围包括一个或多个关节,手术时使用 McElroy 设计的器械会很有帮助。Wiltse 在 1961 年、Truchly 和 Thompson 在 1962 年、Rombold 在 1966 年及 Wiltse 等在 1968 年均描述过改良 Watkins 手术的方法。包括纵行劈开骶棘肌,融合椎板、关节面和横突等。假关节修复后常需要使用内固定促进融合。

1.Ralston 和 Thompson 手术　沿原切口骨膜下暴露融合区。如果缺损区很大,并且充满了致密的纤维组织,则骨膜下剥离会很困难。如果缺损区狭窄,由于缺损区表面不规则,假关节线在矢状和冠状平面会弯曲,则会很难定位。处理附着的纤维组织是关键因素。牢固融合病例的融合块上皮质表面很光滑,纤维"骨膜"很容易剥离,而假关节上的纤维组织与假关节紧密附着,通过上述不同可进行鉴别。用钝性器械如刮匙压迫假关节时,可见假关节活动。彻底清除假关节区融合块上的纤维组织。当缺损区跨过融合骨块,可见其向两侧关节突延伸。仔细探查关节突,切除所有的纤维组织和残余的关节软骨,直至骨面出血。如果缺损区宽,可切除填塞的纤维组织直至深达 3～6mm,保护下面的硬脊膜。彻底重新修整缺损区的边缘,如果缺损窄,活动范围小,可适当切除其间的软组织,以免影响固定。在中线的两侧开一个宽 6mm、深 6mm 的骨槽,纵行跨过缺损区。在缺损区的两侧融合块上及缺损区内突出的骨碎片的基底,将骨面凿成鱼鳞状。从融合块的上方、下方或者髂骨上取植骨片或骨碎片,最好取髂骨,将植骨片紧密地填塞在关节突、假关节缺损处和纵行骨槽处。在假关节线上放置小植骨片并将每个植骨片嵌入鱼鳞状皮质骨碎片的下方。

2.Watkins 手术　在骶棘肌外侧缘做皮肤纵行切口,跨过髂嵴后切口弯向内侧。用骨刀剥离切断骶棘肌在髂嵴上的附着点,取薄层髂骨骨板。骨膜下继续剥离暴露后侧髂嵴,连同骶骨关节一同切除,取足够的骨做一或两个植骨片。切除髂嵴可方便术野的显露。向中线牵开骶棘肌,剥离横突背侧的肌肉和韧带附着点,切除关节囊后显露关节面。用骨刀切除关节面上的软骨,并向下削平,使植骨片在每一个水平能紧密地贴在关节面、关节间和横突基底上。用小骨凿或骨刀将关节面连起来,从关节面、骶椎上缘和横突上取碎骨片。将切下的髂嵴纵行劈开成两块,将一块修剪成合适大小,填入受骨区,将其松质面紧密地贴在脊柱上。剩下的另一块留待对侧使用。最后在植骨片周围填塞取自髂嵴的松质骨碎骨片。用骶棘肌覆盖融合区,缝合伤口。术后处理与后路椎体融合术相同。

（李红桥）

第二篇　脊柱骨科

第六章　病人评估及脊柱外科概要

第一节　病史及查体

一、病史

(一)脊柱退行性疾病

1.询问病史　是患者评估中最重要的一环。

(1)可获得初步诊断及需进行的鉴别诊断。

(2)指导体格检查及需使用的辅助检查。

2.脊柱的疼痛

(1)机械性与非机械性疼痛

1)机械性疼痛往往与活动相关,休息可缓解,一天内随活动增多可进行性加重。

2)非机械性疼痛的病因往往为肿瘤和(或)感染,与活动无关,晚上加重,休息或制动不能缓解。

(2)轴性与神经根性疼痛

1)轴性疼痛通常比较弥散:颈椎疾患会出现肩胛部或肩部牵涉痛,腰椎疾患会出现臀部或大腿后方疼痛。

2)神经根性疼痛通常出现相应皮节支配区的感觉异常、麻木或无力,有神经根紧张体征(表6-1)。

表 6-1　神经根紧张体征

		表现
颈椎	Spurling 征	颈部后伸并向患侧旋转,引发上肢神经根性疼痛
	压迫试验	轴向下压头部复制疼痛
	牵拉试验	牵拉头部能缓解疼痛
	肩外展试验	将患肢抬高能减轻疼痛
腰椎	Lasegue 征	患肢抬高,髋关节屈曲<60°即可引起下肢神经根性疼痛(非腰背痛)
	Bowstring 征	成功引发患者下肢疼痛症状、Lasegue 征阳性后,此时将膝关节屈曲,如果屈膝能消除患者疼痛,该体征为阳性

续表

	表现
Frajersztajn 征（对侧 SLR）	将不痛的健侧下肢抬高，引起腰背痛及患侧下肢疼痛（一般提示椎间盘游离脱出或较大块脱出）
股神经牵拉试验（反 SLR）	患者侧卧位或者俯卧位，髋关节伸展，会牵拉股神经引起 L_3 或 L_4 支配区疼痛

3.脊髓病（图 6-1）

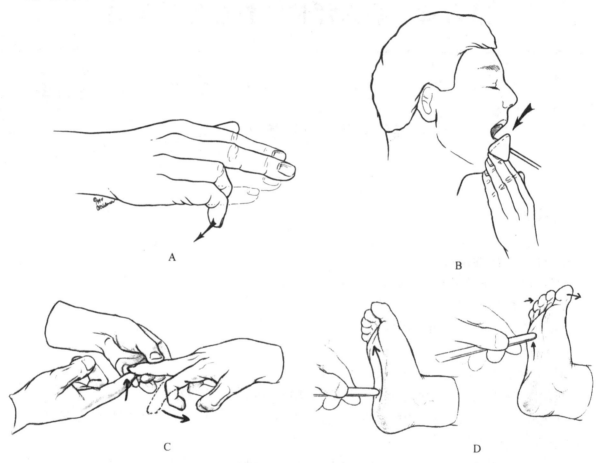

图 6-1　脊髓病的运动功能检查

（1）其疼痛症状模糊不清、特征不明，因此患者往往存在较长时间的感觉、运动功能受损症状，但其表现含糊不清。

（2）非皮节分布的颈部、上下肢疼痛，或某颈神经皮节分布区疼痛。

（3）行走慢、宽基步态。

（4）上肢精细活动障碍，在早期可注意到系纽扣困难。下肢会出现功能障碍及痉挛。晚期可有大小便功能障碍。

（5）可出现病理长束征（表 6-2）。

表 6-2　脊髓病体征

长束征及病理反射	检查方法（激发试验）及结果
Lhermitte 征	颈部屈曲，引起电休克样感或上下肢的放射性感觉异常
手指逃逸征	嘱患者伸直双手手指并将手指并拢，此时患者尺侧手指不能合拢，处于外展状态
下颌反射亢进	轻敲下颌出现反射亢进，提示脑干部上运动神经元损害，主要涉及咬肌、颞肌与第 V 对脑神经
Shimizu（肩胛肱骨反射）	轻敲肩胛冈尖部及肩峰引起肩上抬，提示上颈椎脊髓受压
桡骨膜反射倒错	轻敲肱桡肌腱，出现手指痉挛屈曲而不是正常应出现的腕背伸，该反射阳性提示 C_6 节段脊髓受压
Hoffman 征	中指保持背伸状态，突然弹拨中指指尖、背伸远侧指间关节（DIP），引起手指及拇指屈曲
Babinski 征	从脚后跟向第 5 足趾轻划足底外侧缘，踇趾向上背伸，余趾呈扇形展开
阵挛	用力被动牵张肌肉，出现非自主性的肌肉节律性收缩

（二）脊柱创伤性疾病

1.任何创伤病人首先应检查 ABC（气道、呼吸和循环）。

2.应追溯其受伤机制。

3.应记录疼痛情况及神经症状。

（三）脊柱畸形

1.畸形和疼痛是最常见的两种主诉。

（1）小孩的主诉中疼痛更为常见，可能的病因有脊髓或脊柱肿瘤、Scheuermann 病、脊柱滑脱症。

（2）成人脊柱畸形引起的疼痛往往位于凸侧，早期主要因为肌肉疲劳，后期因发生退行性变畸形凹侧亦出现疼痛。

2.青少年脊柱侧凸病人，应询问病史、家族史、月经史、发现畸形的时间及畸形进展情况。

二、体格检查

（一）视诊

1.检查冠状面和矢状面有无明显畸形

（1）冠状面

1）从第 7 颈椎吊一铅垂线，观察有无脊柱侧凸。

2）观察骨盆有无倾斜。

3）观察双肩是否等高。

4）观察双肩胛骨隆起情况。

5）观察肋骨隆起情况。

（2）矢状面平衡和局部畸形情况

1）正常颈椎前凸：20°～40°。

2）正常胸椎后凸：20°～45°。

3）正常腰椎前凸：40°～60°。

2.观察有无皮肤或皮下病变

(1)神经纤维瘤病人可有牛奶咖啡斑。

(2)后正中线上毛发、局部凹陷或红斑提示可能存在隐性脊柱裂。

3.神经功能受损的病人注意观察肌肉萎缩情况。

(二)触诊

1.骨骼触诊　棘突、髂后上棘"腰窝"、肩胛骨及肋骨、髂嵴、骶尾骨、大转子和坐骨结节。

2.软组织触诊　注意有无肌肉痉挛及疼痛触发点：斜方肌、菱形肌/肩胛提肌、椎旁肌、臀肌、梨状肌、坐骨神经。

(三)活动度

1.颈椎　屈 $45°$（下颌可触及胸壁）、伸 $75°$、侧屈 $40°$、旋转 $75°$。

2.胸腰椎　屈 $80°$（亦可测量弯腰时手指尖离地面距离）、伸 $40°$、侧屈 $40°$、旋转 $45°$。

(四)神经根功能的检查

1.感觉检查

(1)四种感觉功能的检查（反应脊髓内不同的传导通路）。

1)按脊髓内不同感觉传导通路进行相应的各种感觉功能检查。

2)轻触觉用棉签检查。

3)温度觉用两管分别装热水、冷水的试管检查。

4)本体感觉检查从末节趾骨或踇趾开始，从远到近对大关节逐一检查。

(2)应注意感觉功能障碍是否按皮节分布（提示神经根病变）（表 6-3），或呈手套/袜套样套式分布（提示神经内科疾病）。

表 6-3　感觉皮节分布的解剖定位

神经根	皮节分布
C_5	上臂外侧
C_6	大拇指
C_7	中指
C_8	小指
T_1	前臂内侧
T_4	乳头
T_{10}	脐部
L_1	腹股沟
L_2	大腿前方
L_3	膝部
L_4	内踝
L_5	踇趾
S_1	足小趾
S_2	大腿后方
$S_3 \sim S_5$	肛周

2.运动检查(图 6-2)

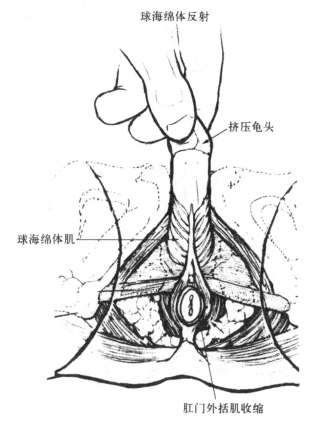

球海绵体反射

挤压龟头

球海绵体肌

肛门外括肌收缩

图 6-2　球海绵体反射用以判断脊髓休克是否已近结束

(1)肌力分级:5 级正常、4 级可对抗轻阻力、3 级可以对抗重力、2 级不能对抗重力、1 级有肌肉收缩、0 级没有肌肉收缩。

(2)神经根支配的运动/反射功能(表 6-4)。

表 6-4　运动功能检查

神经根	支配肌肉	反射
C_5	三角肌、肱二头肌	肱二头肌腱
C_6	肱二头肌、腕伸肌	肱桡肌腱
C_7	肱三头肌、腕屈肌	肱三头肌腱
C_8	手指屈肌	
T_1,T_2	手内在肌	
$T_2 \sim T_{12}$	肋间肌、腹直肌	腹部 Beevor 征——刺激腹壁时腹肌不对称收缩引起脐移位
$L_1 \sim L_3$	髂腰肌	
L_4	胫前肌	膝腱
L_5	𧿹长伸肌	胫后肌腱
S_1	腓骨肌,腓肠肌	跟腱

(五)特殊的激发试验

1.Adson 试验　用于检查胸廓出口综合征。上肢外展、后伸及外旋,头转向检查侧,触摸桡动脉搏动,如果脉搏消失、症状复制，为阳性。

2.骶髂关节检查

(1)Patrick 试验：髋屈曲、外展以及外旋，引起骶髂关节部位疼痛。

(2)Gaeslen 试验：患者下肢垂于床缘外(髋后伸)，引起同侧骶髂关节疼痛。

3.Shober 试验 正常腰椎伸展度>5cm。患者直立，在髂后上棘上方 10cm 做一标记，嘱患者弯腰后再测量该距离，若该值<15cm，提示强直性脊柱炎可能。

4.Waddell 征

(1)查体没有发现器质性病变。

(2)下述体征中如果发现有三个或更多，提示患者装病。

1)压痛表浅或非解剖节段分布，并与检查结果不相符。

2)模拟旋转或轴向施压试验：让患者站直、脚并拢，然后旋转骨盆或从头顶部下压。这些动作不应引起疼痛。

3)仰卧位进行直腿抬高试验明显阳性，但坐位伸膝进行直腿抬高检查(Flip 征、倾倒试验)为阴性。

4)不按解剖学分布的肌力下降及感觉异常。

5)检查时患者反应过激。

（赵　勇）

第二节　脊柱影像学及辅助检查

一、影像学检查

(一)概述

1.脊柱影像学检查方法有：普通 X 线片、CT、MRI、骨扫描、脊髓造影检查、血管造影检查、椎间盘造影检查(表 6-5)。

表 6-5　影像学检查

检查方法	适应证和优势	局限性
X 线片	创伤、肿瘤、感染、畸形和退行性疾病的初筛检查	无特异性 骨丢失超过 30%～40%X 线片上才会有阳性发现
CT	可进行横断面扫描、并进行多平面以及三维重建 优势：能显示骨组织细节，对骨折检查较好，能鉴别致压物的质地(软性椎间盘突出压迫/硬质的增生骨赘、骨化物压迫)	对脊髓及软组织病变准确性差 观察范围窄 有放射损害

续表

检查方法	适应证和优势	局限性
脊髓造影及 CT 脊髓造影检查	在脑脊液中注射水溶性显影剂,可清楚显示硬膜囊 硬膜囊或神经根袖出现压迹提示硬膜囊外肿物可能,如有充盈缺损提示囊内病变	为侵袭性操作 如病变引起造影剂中断,则该部位远端无法显像观察 脊髓造影 CT 检查提高了椎间孔/侧隐窝狭窄以及椎间盘突出诊断的准确性,CT 横断面及多平面重建图像能很好地显示侧隐窝及椎间孔
MRI	大多数脊柱脊髓病变的首选 使用脉冲 RF 激发,MRI 通过探查质子从激发态回归基线的能量释放进行成像 准确 观察范围宽 可提供多平面图像 非侵入性 没有放射线暴露	骨组织的观察不如 CT 畸形较重的情况下整体结构判断有时较困难 花费高 检查环境封闭、显得压抑 肥胖病人检查困难
骨扫描(^{99m}Tc,^{67}Ga 柠檬酸盐,^{11}In 标记白细胞扫描)	适合检查肿瘤全身骨转移 分辨急性或陈旧性峡部骨折	无特异性
椎间盘造影术	诱发试验可判断患者症状是否因该节段椎间盘病变引起 复制出相同性质、相同分布区域的腰/颈痛方能判断为阳性 椎间盘撕裂时,可见造影剂经过纤维环破裂处溢出椎间隙 适应证:持续性腰背痛但无放射痛(怀疑椎间盘源性疼痛)、脊柱融合手术前的评估	该技术存在争议,应有选择性使用风险包括:感染、术后神经根性疼痛、头痛、医源性椎间盘退变或突出

2.详细询问病史和全面查体,得到初步临床诊断,据此选择合适的影像学检查方法及检查时机。而辅助检查可对病史采集、体格检查获得的信息进一步判定。

3.充分了解各种影像学检查对不同疾病诊断的敏感性、特异性和准确性,是选择合适检查方法的基础。

(1)急性颈痛或腰背痛、合并神经根病变。

1)非手术治疗一般能获得一定改善。

2)一般推迟到症状出现后 4~6 周才进行诊断性影像学检查,但在创伤、神经功能损害进行性加重、怀疑肿瘤或感染时,检查不能延迟,而应早期进行影像学检查。

(2)如果仅根据影像学结果进行疾病的诊断,而不结合患者的临床表现,则会出现很高的诊断假阳性率。

1)普通 X 线片显示几乎所有个体 40 岁之后都有脊柱老化和退行性改变(图 6-3)。

2)颈椎 MRI 结果表明:无临床症状、但 MRI 显示有椎间盘突出的比例,<40 岁个体为 14%、>40 岁为 28%;无临床症状、但 MRI 显示有椎间盘退行性疾病的比例更高,<40 岁个体为 25%、>40 岁为 56%。

3)腰椎 MRI 结果表明:无临床症状、但 MRI 显示有椎间盘突出的比例,20~39 岁的个体为 21%、>60

岁为 36%。

　　60 岁以上人群 MRI 显示有椎管狭窄但并无临床症状者,其比例为 21%;所有年龄段超过 50%其 MRI 上会发现有椎间盘膨出、但无临床症状。

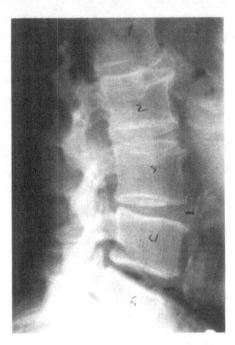

图 6-3　腰椎侧位片显示 L_4～L_5 椎间盘真空征,提示该节段椎间隙塌陷、椎间盘退变

(二)MRI(图 6-4)

1.禁忌证:颅脑内有含铁的金属内植物、眼内有金属物、内耳有内植物、安装有起搏器。

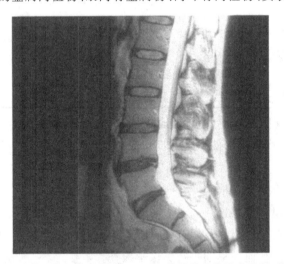

图 6-4　腰椎 MRI(T_2 矢状面)提示 L_4～L_5 及 L_5～S_1 椎间隙信号强度降低、椎间盘高度轻度降低

　　2.除非使用特殊的成像技术或内植物为钛质而非不锈钢材质,否则金属内植物周围的成像效果很差。

　　3.T_1 及 T_2 加权成像能很好地显示组织特性(表 6-6)

表 6-6　人体各种组织的 MRI 表现

组织类型	T_1 信号	T_2 信号
骨皮质	低	低
肌腱/韧带	低	低
透明软骨	中	中
自由水	低	高
脂肪	高	低
脓肿	中	高

(1)重复时间(TR):射频脉冲(RF)的时间间隔。

(2)回波时间(TE):RF 和记录之间的时间间隔。

(3)T_1 加权成像:短 TR(400～600ms),短 TE(5～30ms)。

(4)T_2 加权成像:长 TR(1500～3000ms),长 TE(50～120ms)。

4.特别适合 MRI 的检查指征

(1)术后瘢痕与椎间盘突出复发的鉴别:进行钆增强 MRI 扫描,因瘢痕组织血运丰富 T_1 加权像可被增强,而复发椎间盘无增强。

(2)感染与肿瘤鉴别:脊椎骨髓炎中,椎间盘会出现病损出现 T_1 加权信号降低、T_2 加权信号增高。而脊柱肿瘤其椎间盘组织一般没有明显损害,但是应注意椎体会出现上述类似信号改变。

(3)压缩性骨折与病理性骨折鉴别,一般很难区分。

1)病理性骨折:累及整个椎体、椎弓根通常受累、有软组织包块、形成椎管内压迫。

2)骨质疏松压缩性骨折:很少累及椎弓根、只累及部分椎体。

(4)脊髓损伤:MRI 可区分脊髓水肿和出血,脊髓水肿 T_2 为高亮影、T_1 信号降低,出血则 T_1、T_2 均为高亮信号。

5.椎间盘退行性变的 MRI 表现

(1)纤维环放射状撕裂表现为由髓核向外周延伸的裂缝,后方纤维环内的高亮影(HIZ)提示放射状撕裂,可能具有临床意义。

(2)终板 Modic 改变

1)1 型:T_1 低信号、T_2 高信号,可能存在脊柱节段性不稳和疼痛。

2)2 型:T_1 高信号、T_2 信号正常,其机制为终板周围骨髓脂肪样变,很少出现临床症状。

(3)3 型:T_1、T_2 均为低信号,为脊柱退变晚期、椎间关节硬化改变,脊柱节段活动降低。

二、电生理学检查

(一)肌电图(EMG)和神经传导速度检查(NCS)

1.EMG/NCS 只能够检查神经根内的运动神经束功能情况。但神经根出现病变时,神经根内所含的运动神经纤维束、感觉神经纤维束和自主神经纤维束均可能会受累。

2.周围神经的肌肉复合动作电位波幅降低程度与神经根压迫性疾病所引起的轴突退变程度成正比。

3.多根神经根受累时,如腰椎管狭窄征,周围神经的肌肉复合动作电位改变更为明显。

4.发生在神经近端的局部病损,如神经根压迫性疾病,外周神经传导速率或潜伏期可能并不会受影响。

5.神经根病变的电生理检查金标准是针电极肌电图

(1)急性神经根病变最早期的 EMG 表现是募集期运动单元动作电位数量减少。

(2)早期会出现多相位数量的增多。

(3)在神经根损伤后数日内,可能会观察到在萎缩肌肉中 C7 或 Sl 神经根 H 反射潜伏期延长及 F 波出现率降低。

(4)自发的肌肉电位活动、震颤电位,以及 F 波阳性是急性神经根病变的标志。

(5)巨大电位、时程延长、多相动作电位提示神经再支配。

(6)当神经根病变恢复后,多相电位相数减少,但是运动单元电位仍较正常未受累及的肌肉波幅大、时限长。

6.EMG/NCS 适应证

(1)临床表现提示神经疾患,如前角运动神经元病、神经卡压综合征、颈椎管狭窄等。

(2)影像学和临床证据不相符、但高度怀疑患者存在神经根病变时。

(3)神经损伤表现进行性加重或恶化时。

(二)体感诱发电位和运动诱发电位

1.体感诱发电位检查从周围神经到脊髓后柱的感觉通路。

2.是最常用的术中监测保护脊髓的技术。

3.皮肤体感诱发电位在术中使用能够监测神经根功能。

4.运动诱发电位可用来评估脊髓内运动通路,特别是前路手术可能会损伤脊髓前部时。

（赵　勇）

第三节　脊柱及脊柱内固定系统的生物力学

一、基本概念

1.脊柱功能单位　由椎间盘、相邻的椎体、小关节突关节复合体组成。

2.脊柱稳定性

(1)生理负荷下,脊柱功能单位既不会出现异常应变,也不会出现过度运动,神经结构得以获得保护。

(2)除脊柱功能单位稳定性外,相关肌肉紧张、胸腹腔压力及肋骨框架的支撑对脊柱稳定性的保持也发挥重要作用。

3.脊柱的矢状面平衡

(1)依靠颈椎前凸、胸椎后凸、腰椎前凸和骶椎后凸维持。

(2)负重轴线通过 C_1、C_7、T_{10} 和 S_2。

二、运动学

(一)颈椎

1.寰枕关节(枕骨～C_1)　屈/伸 13°(点头动作)、侧屈可达 8°、轴向旋转可达 4°。上述运动可互相耦合,如抬下巴动作时会伴有寰枕关节的后伸运动。

2.寰枢关节($C_1 \sim C_2$)　轴向旋转约为 45°、前屈/后伸有 10°、不能侧屈。

3.下颈椎

(1)屈曲/伸展:由于小关节突关节在水平面上成 45°因此矢状面上屈伸运动度较大。$C_2 \sim C_3$ 为 8°、$C_3 \sim C_4$ 为 13°、$C_4 \sim C_5$ 为 12°、$C_5 \sim C_6$ 为 17°、$C_6 \sim C_7$ 为 16°、$C_7 \sim T_1$ 为 9°。

(2)侧屈:约 6°,与旋转活动耦合,侧屈时棘突旋向凸侧。

(3)轴向旋转:约 50%的旋转活动发生在下颈椎。

(二)胸椎

1.肋骨和小关节突关节陡直的关节面限制了运动度。

(1)屈曲/伸展:可达 75°,屈曲幅度大于后伸,节段越向尾端屈曲度越大。

(2)轴向旋转:达 70°,节段向尾侧延伸,旋转度逐步减小。

(3)侧屈:可达 70°。

2.节段越向尾端,屈曲/伸展和侧屈活动度越大,但旋转度越小。

3.侧屈时会伴随一定幅度的旋转活动,上胸椎侧屈时棘突旋向凸侧,但在中下胸椎耦合活动不明显。

(三)腰椎

1.屈曲/伸展　屈曲/伸展活动度为 85°,屈曲大于后伸,节段越向尾端,屈/伸活动度越大。

2.侧屈　活动度为 30°。

3.轴向旋转　腰椎小关节关节面的矢状位走向限制了腰椎旋转度,旋转度最小的节段是 $L_5 \sim S_1$。

三、脊柱不稳的生物力学和内固定

(一)枕骨-颈椎

1.寰枕不稳

(1)测量齿突尖到枕骨基底的距离来判定:正常值为 4～5mm,屈/伸活动时移位超过 1mm 为异常。

(2)Power 比值可判断寰枕关节前脱位(图 6-5),该值是颅底点至 C_1 棘突椎板线的距离除以枕骨大孔后缘(颅后点)到 C_1 前弓后缘的距离,如果>1 表明寰枕关节前向不稳。

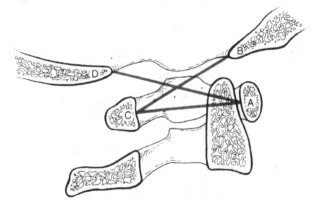

图 6-5　Power 比值(BC/DA)>1 提示寰枕关节前向不稳,其计算方法是颅底点与 C_1
棘突椎板线的距离除于枕骨大孔后缘(颅后点)与 C_1 前弓后缘的距离

2.颅底凹陷症

(1)McGregor 线:齿状突尖突入枕骨大孔超过 4.5mm 即为异常。

(2)Ranawat $C_1 \sim C_2$ 指数：<13mm 即为异常。

(3)Redlund-Johnell 枕骨～C_2 指数：男性<33mm、女性<27mm 即为异常。

3.寰枢关节（$C_1 \sim C_2$）不稳

(1)寰椎横韧带对维持稳定非常重要

①寰齿间隙（ADI）：ADI>3mm 提示横韧带断裂，ADI>Smm 提示横韧带和翼状韧带均断裂，儿童>4.5mm 为异常。

②脊髓可容纳空间（SAC）：ADI>10mm 或 SAC<14mm 脊髓会有受压。

(2)寰椎骨折时，侧块向侧方移位总和>6.9mm，提示横韧带断裂。

4.C_2 骨折

(1)齿状突骨折会引起 $C_1 \sim C_2$ 不稳。

(2)C_2 椎弓根或 Hangman 骨折（创伤性 C_2 滑脱），引起屈曲不稳定。

（二）上颈椎的固定

1.后方固定方法

(1)椎板下钢丝技术：Brooks 椎板下钢丝技术较 Gallie 技术坚强，特别是抗旋转和抗向前平移的稳定性（图 6-6）。

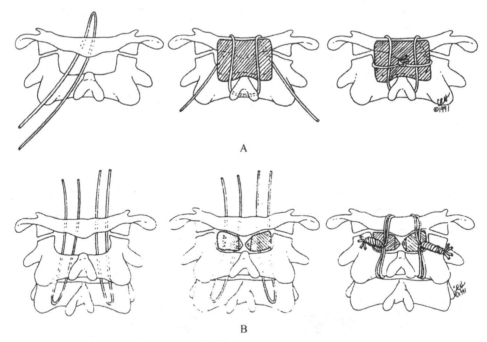

图 6-6　Gallie 及 Brooks 椎板下钢丝技术
A.为 Gallie 技术；B.为 Brooks 技术

(2)经关节突关节螺钉固定技术：固定坚强，特别是抗旋转稳定性。

(3)枕颈钢板固定或 Luque 棒固定：比钢丝技术坚强。

(4)C_1 侧块螺钉/C_2 椎弓根螺钉技术：是生物力学上最坚强的固定。

2.前方齿状突螺钉技术　生物力学上两枚螺钉固定更坚固，但一枚螺钉固定临床上可能也已足够。

（三）下颈椎的生物力学

1.White 及 Panjabi 临床下颈椎稳定性评估。

(1)维持稳定的解剖结构：前方稳定结构（纤维环、前后纵韧带、椎体），后方稳定结构（黄韧带、小关节突关节及关节囊、椎板及棘间韧带）。

（2）下颈椎临床稳定性评估表，总分≥5分即被认为不稳定，评分项目如下：

前方结构破坏：2分

后方结构破坏：2分

矢状面上相对位移超过3.5mm：2分

矢状面上相对旋转成角超过11°：2分

神经根牵拉实验阳性：2分

脊髓损伤：2分

神经根损伤：1分

椎间盘异常狭窄：1分

预期罹受危险负荷：1分

2.因韧带断裂引起下颈椎动力位片矢状面相对位移＞3.5mm或旋转成角＞11°即提示不稳定。

3.在脊柱骨性结构破坏，如颈椎垂直压缩和屈曲压缩损伤的情况下，此时后柱结构的完整性决定脊柱整体结构的稳定性。如再行椎板切除术或关节突关节切除术，将进一步加重颈椎不稳。如行椎板切除术，稳定性会进一步丧失18%，且C_2或C_7这两个节段的椎板切除术对颈椎稳定性的影响更大。如行椎板切除加关节突关节切除术，稳定性会进一步丧失60%。如行双侧关节突关节部分切除术，切除范围超过50%亦会引起不稳。

（四）颈椎融合术

1.颈椎前方融合术

（1）颈椎前路减压手术引起所有前方韧带破坏的话，脊柱节段的稳定性将减少52%。

（2）如行颈椎前路椎体间融合，颈椎的屈曲稳定性可完全恢复。

（3）Smith-Robinson型椎间植骨融合可恢复55%的颈椎后伸稳定性。

（4）骨密度会影响植骨块的抗压强度。

（5）前路椎体间融合联合钢板内固定能增加颈椎后伸稳定性。

2.颈椎后方内固定

（1）棘突间钢丝固定：能恢复33%的屈曲稳定性，但不同的钢丝固定技术获得的稳定性不同。

（2）小关节突穿钢丝、捆绑植骨块固定融合：获得55%的屈曲稳定性。

（3）经关节突关节穿钢丝固定：获得88%的屈曲稳定性。

（4）后路侧块钉棒内固定：屈曲（92%）和后伸（60%）稳定性最高。

（5）椎弓根螺钉技术：很容易侵入椎弓根内壁，可在透视监控下进行，也可先行椎板、椎间孔切开术再行颈椎弓根螺钉置入。

3.颈椎支具

（1）软颈围：佩戴比较舒适，但不能维持稳定。

（2）费城颈托：佩戴后仍会有正常值30%的屈曲、后伸活动，抗旋转及侧屈能力差。

（3）四柱矫形器：能很好地维持中段颈椎的稳定性（可有正常值20%的活动）。

（4）颈胸支具：胸-枕-下颌固定支具（SOMI），能很好地控制上段颈椎的屈曲活动（C2～C5），但不能有效地限制后伸。

硬质颈胸支具（Yale型），能很好地控制屈曲/后伸，只能轻度控制旋转，并只能控制50%的侧屈。

（5）Halo架：是控制所有方向上颈椎活动最好的器械，特别能控制上颈椎活动，但不能维持牵张矫形的力量。

（五）胸椎和胸腰椎内固定

1.脊柱的支持结构

（1）前方:前、后纵韧带,椎间盘,椎体。

（2）后方:黄韧带、关节突关节、椎弓根、肋椎-肋横突关节复合体。

2.与胸腰段相比,胸椎生物力学上较为坚固,活动度较小;因脊柱节段力学强度的变化,胸腰段应力较为集中。

3.胸椎或胸腰椎创伤

（1）脊柱稳定性,Denis 三柱理论

1）如果两柱或两柱以上被破坏,则认为脊柱不稳定。

2）如果中柱被破坏,脊柱也被认为是不稳定的。但因为有胸廓的保护,T8 节段以上的中柱破坏,对脊柱稳定性意义不大。

3）三柱划分

前柱:前纵韧带、前方纤维环、椎体的前半部分。

中柱:后纵韧带、后方纤维环、椎体的后半部分。

后柱:椎弓根、关节突关节、椎板、棘突、棘间韧带和棘上韧带。

（2）压缩骨折:前柱破坏。由于椎体终板强度比椎间盘弱,因此髓核组织可能会突入到椎体内。该类骨折在存在骨质疏松的老年病人中更为常见。

（3）爆裂性骨折:前柱和中柱被破坏。中柱结构向后移位容易造成神经损伤。

（4）骨折/脱位:三柱均受破坏。为剪切/平移、屈曲/牵拉、屈曲/旋转损伤,手术时需要重建后方稳定性。

4.胸腰椎骨折的内固定

（1）目的

1）早期活动。

2）防止晚期出现畸形和疼痛。

3）通过牵张/后伸进行复位,可获得脊髓的间接减压。

4）内固定能增加愈合率。

（2）Harrington 棒:通过牵引和过度后伸进行纠正,依靠前纵韧带牵张进行骨折复位。能有效抗轴向负荷,但抗扭转力较差。

（3）Luque 棒:抗旋转稳定性有提高,但不能抗轴向负荷。

（4）经椎弓根器械:是最坚强的固定方式,能获得最短节段的固定融合,是胸腰椎骨折的金标准。

（5）前路融合手术:伴有神经损伤脊柱骨折的首选入路。在后路内固定术后,根据病情可再辅以前路融合手术。前路植骨融合辅以前路钢板固定,效果与前方植骨加后方椎弓根器械固定相当。

5.胸腰椎脊柱畸形

（1）脊柱侧凸:脊柱侧弯、伴有棘突尖旋向凹侧,经常可以发现胸椎正常后凸角度减小、椎体后部楔形变。

手术矫形原理:

1）凹侧撑开矫形将增加胸椎后凸。

2）凸侧压缩矫形将减小胸椎后凸。

3)扳正及平移矫形技术:悬臂梁扳正及节段固定可以矫正冠状面及矢状面畸形。

4)旋转-去旋转技术通过脊柱整体的移位也能获得冠状面及矢状面畸形的矫正。

(2)后凸畸形:前柱压缩、后柱牵张损伤会引起后凸畸形,而后凸畸形出现后会使重力力臂增加,畸形将会加速进展。同时偏心应力会影响软骨生长(压缩应力减少前方生长、牵张应力促进后部生长)。

后凸畸形的矫正有多种内固定器械:

1)轻度、柔软的后凸进行可以单用后路压缩棒技术。

2)较严重的后凸畸形最好使用前、后路联合手术进行融合及内固定,后路内固定器械使用悬臂梁技术并施加压缩力以纠正后凸。

(六)腰椎和腰骶椎

1.稳定性

(1)前方稳定结构:前纵韧带、椎体、纤维环。

(2)后方稳定结构:主要为关节突关节。

此外,竖脊肌、腹肌和腰大肌等肌肉对脊柱整体稳定性具有重要作用。

2.下腰椎和腰骶椎疾患

(1)椎间盘和关节突关节退变:椎间盘由纤维环及髓核构成,纤维环的胶原纤维呈斜形排列,提供轴向抗压稳定性和$40\%\sim50\%$的抗扭转稳定性;髓核是胶冻样内核,好似球轴承,可以改变旋转中心。

椎间盘内压力:坐位时,椎间盘承受的负荷是体重的2倍;站立位,椎间盘承受的负荷较坐位降低30%;侧卧时,椎间盘承受的负荷较坐位降低50%;仰卧时,椎间盘承受的负荷较坐位降低$80\%\sim90\%$。

椎间盘退变造成的影响:瞬时旋转中心向后移动、关节突关节承受的应力增加、椎间盘退变会影响脊柱功能单位的运动(纤维环放射状撕裂等椎间盘早期退变将降低脊柱屈曲、侧弯和旋转的稳定性;而椎间盘退变晚期,椎间隙高度丢失骨赘形成,脊柱的刚度增加)。

关节突关节:提供抗旋转稳定性,承重负荷低于20%。

(2)脊柱滑脱:腰骶交界区脊柱的刚度发生急剧改变,峡部骨质较为坚强,但易于发生疲劳骨折,特别是后伸损伤。髋关节屈曲挛缩、继发腰椎前凸加大,将会造成S_1上关节突和L_4下关节突对L_5峡部的"钳夹效应"。

(七)椎弓根内固定的生物力学

1.解剖　椎弓根为一皮质骨圈,从T_9到L_5,椎弓根的横径从7mm增加到1.5cm,上下径约为1.5cm,椎弓根内径为其外径的80%弱,所使用的椎弓根螺钉直径应比椎弓根的内径略小,从入点到椎体前缘,椎弓根的深度为$45\sim50$mm。

2.椎弓根螺钉的设计和生物力学　影响椎弓根钉抗拔出强度最重要的影响因素是螺钉的外径。较深的螺纹设计会增加抗拔出强度,但螺钉内径的降低会降低其抗弯强度。进钉越长,其抗拔出强度越大。螺纹的形状对抗拔出强度影响不大。

3.横联结构　下述情况下建议使用横联结构可以增加整体结构的抗扭转力:内固定系统不够坚强、使用三角固定技术时、骨质疏松。

(八)骶骨内固定

1.种类　有Galveston技术、骶髂螺钉技术、骶骨螺钉、骶骨内棒(Jackson棒)、Dunn-McCarthy棒(经由S_1椎孔)

2.骶骨使用螺钉进行固定优于使用钩系统,但单行S_1螺钉进行骶骨固定失败率较高(螺钉容易拔出)。

S_1螺钉置入技术:向前内侧、朝向骶骨岬进钉,恰位于骶骨上终板下方。该方法最安全,生物力学性能较佳。

S_2 螺钉置入技术；其力量较弱，但能够增加整体稳定性，螺钉外倾 30°～40°。如果朝向外侧进钉，需避免穿透骶骨前皮质以免伤及髂静脉、腰骶干和乙状结肠。

(九)内固定的强度及刚度

坚强的内固定会增加融合率，但也可能会引起内固定相关的骨质疏松(应力遮挡效应)，坚强内固定引起的应力遮挡约为 15％，使用时要保证坚强内固定带来的好处超过其应力遮挡效应带来的负面影响。

(毛军胜)

第四节　植骨和植骨替代品的生理学

一、骨形成的过程

1.骨生成　间充质细胞分化成成骨细胞。

2.骨诱导　生长因子诱导骨形成。

3.骨传导　在支架结构上进行骨爬行替代。

二、自体骨、异体骨植骨的骨整合

(一)移植骨整合的生理学机制

1.从宿主植骨床和自体植骨块中招募未分化的前体细胞。

2.死亡的细胞、手术创伤、去皮质、低氧张力及低 pH 值等原因使细胞内物质释放，前体细胞受到化学趋化及诱导。

3.从自体植骨块来源的成骨细胞可以直接成骨。

4.未分化的前体细胞受化学因子作用(骨诱导)分化为成软骨细胞和成骨细胞，化学因子有：前列腺素类、生长因子类转化生长因子(TGF-β)、成纤维生长因子(FGF)、血小板衍生生长因子(PDGF)、胰岛素样生长因子(IGF)、骨形态发生蛋白(BMP-2、BMP-7)。

5.骨传导作用：提供新骨生长依附的支架，血管和细胞长入。

(二)自体骨移植

1.特点　骨生成、骨诱导和骨传导三者均有，不会传染疾病，不会出现免疫反应，但会出现供区并发症，提供的数量受限。

2.种类　单纯皮质骨、皮质-松质骨、松质骨、带血供植骨。

(三)异体骨移植

特点：只具有骨传导以及很弱的骨诱导作用、存在传播疾病和产生免疫反应的危险、骨整合较慢、感染率较高，但可提供多种形态的植骨块、不存在植骨供区并发症。

三、脊柱植骨融合的影响因素

1.患者因素：年龄、吸烟、糖尿病、骨代谢疾病。

2.解剖部位因素:手术节段是颈椎、还是胸椎、腰椎,前路、还是后路植骨融合。

3.手术情况:初次手术还是翻修手术、融合的节段数量多少、是否进行内固定、手术技术精细与否(细致地进行去皮质操作、修整准备好移植骨)。

4.植骨的类型(自体还是异体骨植骨)及数量是否充分。

5.术后是否支具保护。

6.一些药物会影响植骨融合:非甾体类抗炎药、化疗药物。

7.放射治疗会影响融合。

8.电刺激可能促进融合。

9.超声可能促进融合。

10.手术恢复脊柱的正确力线排列能促进融合。

四、植骨材料的大体分类

1.替代品　取代自体骨移植。

2.扩充剂　与自体骨移植联合使用,扩充骨传导和骨诱导物的数量。

3.增强剂　一些生长因子,联合使用可以提高融合率,但不能单独使用。

五、脊柱后路成功融合所需条件

1.重建脊柱稳定性,要求坚强的内固定。

2.需要有骨生成、骨诱导、骨传导效应。

3.异体骨与自体骨比较

(1)在成人,自体骨移植优于异体骨。

(2)小孩胸腰段融合时可以使用异体骨移植,但自体骨仍较异体骨佳。

(3)异体骨植骨愈合较慢。

(4)所有年龄段,颈椎后路融合手术中不要使用异体骨移植。

(5)即使进行了坚强的器械内固定,成人脊柱后外侧融合中异体骨植骨有很高的骨吸收危险。

(6)异体骨可以作为自体骨植骨的扩充剂。

(7)脱矿骨基质、磷酸钙或硫酸钙陶瓷可以用作自体骨植骨的扩充剂。

六、脊柱前路融合

1.成功的融合需要脊柱保持稳定以及骨传导作用。

2.脊柱稳定是获得融合的最重要因素,比骨诱导和骨传导作用更重要。如果进行结构植骨,植骨块不仅需要良好的生物学相容性,还要具有生物力学稳定性。多孔结构及具有骨诱导效应的植骨能促进愈合及植骨整合。

3.颈椎前路融合

(1)自体骨融合率优于异体骨,而且能减少植骨块塌陷的发生率。

(2)在辅以内固定的情况下,颈椎单节段前路手术可使用异体骨支撑植骨,但多节段手术使用异体骨假关节形成率较高。

（3）使用钢板内固定可降低假关节形成率。

（4）多节段手术需要进行结构性支撑植骨。

（5）三面皮质的髂骨移植骨是金标准，腓骨可用于长段的植骨。此外，自体骨联合钛质 Cage 植骨融合效果也很好。

4.胸腰椎前路融合

（1）稳定性是胸腰段前路植骨融合的关键。

（2）异体骨支撑植骨加自体松质骨移植，其效果与自体骨支撑植骨相同。

三面皮质的自体髂骨植骨是金标准，而异体骨移植（腓骨）整合慢。可使用术中所取肋骨作为补充，而带血供的肋骨植骨能提高融合率。还可使用钛质 Cage 或 Harms 钛网加自体松质骨移植，以及异体股骨骨环加自体松质骨植骨。

七、实验中的骨移植替代物

（一）骨髓和骨祖细胞

骨髓中干细胞的数量：年轻人 5 万个细胞中有 1 个干细胞，老年人 200 万个细胞中才有 1 个干细胞，自体植骨中含有成骨细胞。

（二）组织工程技术能提高融合率

1.骨传导材料　可分两种，一种材料无结构支撑作用，仅提供种子细胞或因子的载体，如脱矿骨基质（DBM）、胶原、多聚物及非结构性陶瓷材料；另一类除发挥载体作用外，还是结构性置换物（陶瓷、碳纤维、钽金属材料）。

（1）DBM：骨组织经酸处理后留下生长因子和蛋白质，去除了骨中矿物质。1965 年 Urist 首先报道 DBM 能诱导骨形成。各种 DBM 产品有：Grafton™骨胶、骨泥、骨板（NJ）、Dynagraft™生产的能够在人体体温下加固的反相聚醚共聚载体、Osteofil™热塑性水凝胶胶原基质载体（FL）、Allomatrix™硫酸钙颗粒（TN）。

（2）陶瓷：具有一定生物力学强度，但抗折断、抗张力强度较弱。单用该材料进行前路移植而不使用内固定，是不恰当的选择。可与 BMP 交联并缓释。

陶瓷材料的临床应用：

（1）脊柱前路手术使用，需与 Cage 或钢板联合使用。1988 及 1990 年 Yamamuro 等报道使用生物活性的无孔陶瓷、1994 年 Matsui 等报道使用氧化铝陶瓷、1995 年 Thalgott 等报道使用的珊瑚多孔羟基磷灰石陶瓷及前路钢板固定。

（2）填补骨缺损（椎体成形术、后凸成形术）。

（3）脊柱后路手术使用：需要辅加骨诱导材料（植骨扩容剂、BMPs）。

2.骨诱导生长因子　在系列的动物实验中，纯化、浓聚的蛋白质或重组入生长因子能安全有效地促进骨形成，如 BMPs、TGF-β，针对人类的临床研究还在进行中。还有一类是自体生长因子，如从血液中得到一些生长因子，如 PDGF、TGF-β 亦有骨诱导作用，但有关基础和临床研究尚少。

（毛军胜）

第七章　颈椎

第一节　颈椎先天畸形

　　枕颈移行部与腰骶部是脊柱畸形常发区。颈椎先天异常主要有颅底凹陷、寰枕融合、寰椎后弓缺如或形成不全、齿突发育不良、先天颈椎融合等。各种畸形可合并发生,可伴有小脑扁桃体、小脑下叶和脑干疝入椎管内的 Chiari 畸形等神经畸形的发生。

　　理解颈椎先天畸形应了解形态发生学知识。在胚胎的第 3 周中胚层形成于腹侧外胚层和背侧外胚层之间,中胚层进一步发育分化成体节。体节是形成中轴骨、躯干肌和真皮的原基,其中枕节 4 对,颈节 8 对,胸节 12 对,腰节 5 对,骶节 5 对,尾节 8～10 对,共 42～44 对。在胚胎的第 4～5 周,腹侧偏内的体节细胞分化成生骨节细胞,形成节段排列的生骨节。生骨节进一步分化为头尾两部分,头侧半与相邻的生骨节尾侧半相融合形成椎体,生骨节中间的细胞则分化形成椎间盘。椎体和椎弓各有左右两个原发骨化中心,最终左右相互融合形成完整的椎体和椎弓。枕节最终发育融合成为枕骨和枕骨大孔的后缘部分。第 1 颈节头侧半与枕骨生骨节融合形成枕髁,并参与齿突尖的形成。寰椎的分化不同于其他椎体,其有 3 个骨化中心。前方 1 个骨化中心形成前弓,2 个侧方骨化中心形成侧块并向后相互融合形成后弓。本应形成寰椎椎体的生骨节细胞与寰椎分离形成齿突体部,故寰椎没有椎体。齿突体部有左右两个原发骨化中心,至胎儿 7 个月时融合成 1 个骨化中心。出生时齿突与枢椎体以软骨相连,至 7～12 岁时才完全骨性连接。齿突尖部则由第 4 枕节或部分第 1 颈节间充质细胞形成,在 3～6 岁才出现骨化中心,12 岁时与齿突相融合。

　　颈椎先天异常主要有后头部痛,颈部活动受限(特别是旋转运动受限),短颈等颈椎症状,可合并脑干、小脑和上位颈髓损害的表现。脊髓空洞症应与脊髓多发硬化症等相鉴别。

　　骨性异常可通过 X 线摄影、CT 等诊断,而 MRI 对神经系统异常的检查是十分有用的。

一、颅底陷入症

【概述】

　　属于头颈移行部的形成异常,表现为枕骨大孔周围颅底向上凹陷,枢椎向头侧移位。常与寰枕融合同时发生。齿突尖端突入颅内压迫延髓,其神经损害症状表现多样。

【临床表现】

　　症状多出现于中年以后,以小脑脑干,下位脑神经和上位颈髓,以及血管受损为主。常表现为构音障碍,吞咽困难,眼震,小脑运动失调,上下肢的感觉运动障碍等。

【诊断标准】

在头颈的 X 线摄影片上有多种测量方法用以诊断颅底凹陷。侧位片上：McGregor 线、Chamberlain 线、McRae 线。（图 7-1）。正位片上：双乳突连线（BML）、二腹肌沟连线（BVL）（图 7-2）。

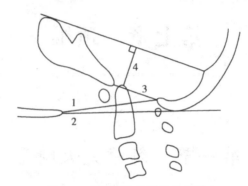

图 7-1　颅颈侧位像测量示意图

1.Chamherlain 线；2.McGregor 线；3.McRae 线；4.Klaus 高度指数

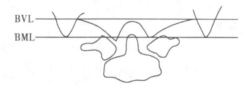

图 7-2　双乳突线（BML）和双二腹肌沟线（BVL）示意图

Chamberlain 线：由枕骨大孔后缘至硬腭后缘的连线。正常情况下齿突尖不应高出该连线 3mm，若超出则提示颅底凹陷。

McGregor 线：硬腭后缘与枕骨下缘最低点的连线，若齿突尖高过此线 4.5mm 则提示颅底凹陷；在 X 线枕骨大孔后缘显示不清时可用。

McRae 线：枕骨大孔前后缘的连线，齿突尖不应高于此线，反之则为颅底凹陷。

Klaus 高度指数：由枕内隆突向鞍结节后突连线，测量齿突尖至此线的距离。若此距离小于 34mm，则提示颅底凹陷。

双乳突连线：双乳突尖的连线。正常齿突尖不高于此线 10mm，不低于此线 3mm。

二腹肌沟连线：两侧乳突内缘与颅底交点的连线。若寰枕关节中点连线与此线距离小于 10mm，则提示颅底凹陷。

对于侧位 X 片测量标记不清楚的情况，CT 和（或）MRI 更能直接观察到颅底凹陷、齿突进入枕骨大孔、神经组织受压的情况，有助于明确诊断（图 7-3）。

MRI 评价神经状况可测量脑髓交界角，Bundschuh 等研究表明若 CMJ 角度＜135°时会出现神经压迫的症状和体征。

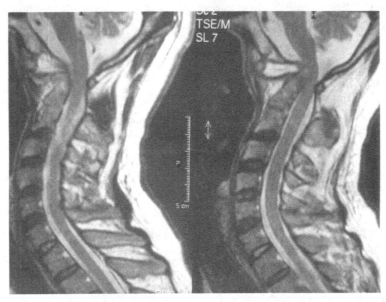

图 7-3 MRI T$_2$ 加权像。示齿突突入枕大孔，枕大孔狭窄，神经受压，延髓-颈髓角变小，C$_1$ 后弓亦压迫神经组织

【治疗方法】

对于无症状的颅底凹陷患者应密切观察随访，嘱其避免外伤。对出现神经症状的患者，应早期积极进行手术治疗，以获得较好的疗效。手术方式取决于神经压迫因素之所在。对大多数病例可行后颅底和寰椎后弓切除的后方减压，同时行固定融合术。对前方齿突严重压迫延髓的病例应行前方经口减压固定术。

二、枕骨大孔周围畸形

【病因病理】

枕骨大孔周围骨性畸形为骨发育不良造成，其主要引起各种形式的枕骨大孔受侵狭窄而导致出现神经症状。先天性枕骨大孔周围畸形往往由枕骨发育过程中分节不良引致。

枕骨髁发育不良指双侧或单侧枕骨髁发育异常，使枕寰关节异常的畸形。其可同时发生寰椎侧块发育不良，引起明显颈椎侧凸。单侧的枕骨髁发育不良可引起头颈侧弯。严重的双侧枕骨髁发育不良可导致枕颈关节不稳定，甚至出现神经症状。

副枕椎或枕骨椎体化表现为枕骨大孔周围的异常骨性突起，其为下枕体节与头侧不融合所形成。副枕椎可与寰椎相关节甚至相融合。副枕椎可造成枕骨大孔狭窄，不对称性的副枕椎还可造成斜颈。

枕骨第三髁是指枕大孔前缘颅底正中形成的一骨性突起，与寰椎前结节或齿突相关节，使枕颈运动受限或异常，也可能造成枕大孔狭窄。

枕骨髁的内移中置可由发育引起，但更多的见于软骨发育不全的患者，可引起枕大孔横径狭窄。

【临床表现】

枕骨大孔周围畸形可无任何症状。多表现为头颈活动不良或枕颈区的疼痛，以及头颈侧弯。枕大孔狭窄可出现枕骨大孔区综合征，表现为脊髓，上位颈神经根，下位颅神经和小脑的病损。

【诊断标准】

普通 X 线检查可提示异常状态的存在，汤氏位（额枕 30°位）拍片可粗略显示枕骨大孔，但由于病变深在，难以明确显示。CT 扫描及重建可明确畸形的确切情况和枕骨大孔的狭窄程度。若枕骨大孔横径小于

19mm,即可明确枕骨大孔狭窄。在冠状面,两侧寰枕关节面延长线交角(Fisher 角)正常应在 125°左右,若大于 130°即表明枕骨髁扁平,发育不良。MRI 检查则可明确神经的损害程度。

【治疗方法】

无症状者可不予治疗,应注意有无其他畸形的存在。对出现斜颈进行性加重,明显枕颈不稳定,或出现神经症状的患者应积极行手术治疗。以固定融合,神经减压为主要目的。

三、寰椎畸形

寰椎畸形多与其他畸形共同存在。

1.寰椎椎弓发育不全　寰椎由前后弓及两侧块构成。前后弓均可发生缺损,而以后弓更为常见。

前弓发育不全一般无显著临床意义。后弓发育不全可表现为椎弓裂隙、部分缺损、游离后结节、甚至整个后弓缺如。寰椎后弓的缺损会影响上颈椎手术的选择,如寰枢椎融合术中常用的 Gallie、Brooks 等术式将变得不可能,有时被迫扩大手术范围行枕颈融合术。

侧块发育不全相对少见,常与枕骨髁发育不良并存。侧块发育可能会影响寰枕关节的运动和稳定性,可出现枕颈区痛或寰枕关节不稳定。单侧侧块发育不全可导致骨性斜颈。

无症状者可不予治疗,定期观察。对出现神经症状并有不稳定表现的患者,或斜颈进行性加重者,应行固定融合术。

2.寰枕先天融合　又称为寰椎枕化。寰椎与枕骨的先天骨性融合,系胚胎期寰枕分节不良造成。可表现为寰椎整体,或前后弓、侧块等的部分融合。可有短颈、低发际、颈椎活动受限等表现。仅一侧侧块的不对称融合可引起斜颈的发生。寰枕融合常合并发生颅底凹陷、Chiari 畸形、其他椎体先天融合等畸形。寰枕融合使寰枢间的应力增加,特别是在合并 C_2、C_3 先天融合时(Klippel-Feil 畸形),容易发生寰枢间的脱位和不稳定,从而出现相应的症状。

无症状者可不与治疗,但应密切观察,避免外伤和过度增加颈部负荷的运动。对出现神经症状并有不稳定表现的患者,或斜颈进行性加重者,应行固定融合术。

3.寰椎后小桥　又称为 Kimmerle 畸形,为寰椎后弓上跨越椎动脉和枕下神经的弓形骨性小桥形成。该小桥可为双侧或单侧形成,可完全或部分骨化。寰椎后小桥无临床上的意义,可认为是正常的变异。无须进一步治疗。

4.寰齿融合　系寰齿间分离不全所引起。由于寰齿关节的旋转运动占到整个颈椎旋转运动的 50% 以上,故寰齿融合将显著减小头颈的旋转运动。但这种情况十分罕见。更多的是寰椎与游离齿突骨或齿突小骨融合,所以并不影响寰枢间的旋转。如果齿突骨与残余齿突的分离位于寰椎横韧带之下,则会产生寰枢椎不稳定。

无症状者可不与治疗。有寰枢椎不稳定者应行固定融合术。

四、齿突形成异常,齿突骨

【病因病理】

齿突与枢椎椎体分离成为齿突骨。其他尚有齿突短小至消失的不同程度的齿突形成异常。

Creenberg 将齿突形成不全归为 5 型。

1 型　齿突骨:齿突发育完整,未与枢椎体融合到一起形成。有观点认为系齿突骨折不愈合造成。可造成寰枢椎不稳定。

2型 终末骨：齿突尖骨未与齿突融合到一起形成。由于终末骨与齿突的分离位于寰椎横韧带之上，故一般不会引起寰枢椎不稳定。有时可见终末骨与寰椎相融合。

3型 齿突体缺如：齿突体部骨未发育形成。有观点认为是个体发育早期齿突骨折不愈合，同时损伤齿突体血供使之被吸收所致。可造成寰枢椎不稳定。

4型 齿突尖缺如：齿突尖部骨未发育形成，一般不引起临床症状。有时若残留齿突过短，也可出现寰枢椎不稳定。

5型 齿突缺如：齿突体部骨和齿突尖部骨均未发育形成。有观点认为其成因与齿突体缺如相同。可造成寰枢椎不稳定。

有时可见其他齿突畸形如齿突纵裂，表现为齿突左右未融合，有一裂隙存在，为齿突左右骨化中心未融合所致。一般无临床症状。

该症在 Down 综合征患者中多见，成人中齿突骨的发生多认为是儿童期齿突骨折不愈合，假关节形成导致。寰枢椎不稳定，特别是寰椎向前半脱位可造成脊髓症状，出现高位颈髓受压表现。

【临床表现】

如果没有寰枢椎不稳定或脱位发生可无任何症状。寰枢椎不稳定或脱位时可出现颈项不适疼痛等表现。若神经受累，则可出现典型的高位颈髓受压的表现。如四肢麻木，本体感觉下降，肌张力增高，腱反射亢进，病理反射阳性，行走不稳，闭目难立征阳性等。由于病损位于颈髓，不会出现下位脑神经受损的表现。而闭目难立征阳性，睁眼可以站稳的表现可与小脑疾病相鉴别。

【诊断标准】

颈椎侧位和开口正位 X 线片可提示本病，CT 扫描及重建可确诊，可见齿突不连和缺如的程度。应注意 5 岁以下儿童齿突与枢椎之间为软骨连接，避免误诊。

过屈过伸侧位 X 线片可发现寰枢椎不稳定和半脱位。由于游离的齿突骨与寰椎前结节相连而一起移动，常用的测量寰齿前间隙（ADI）判定寰枢椎不稳的方法显然不适用。可测量寰椎前结节后缘与枢椎前缘延长线的距离，若成人大于 3mm，小儿大于 4～5mm 便可判定寰枢椎不稳定和半脱位。测量枢椎椎体后缘与寰椎后弓前缘的距离，其代表了椎管容纳颈髓神经的有效空间（SAC）。若该距离小于 13mm，则颈髓神经受压受损的可能性极大。MRI 像可发现脊髓压迫和神经变性改变。

该病与陈旧齿突骨折假关节形成鉴别困难。

【治疗方法】

对出现神经症状且不稳定或有脱位存在的情况应行复位后的寰枢椎后路固定融合术。对难以完全复位的情况，在保证充分的神经减压和脊柱序列恢复的情况下，也可行寰枢椎后路固定融合术。对持续前方存在神经压迫后路手术方法不能解除者，可考虑经口入路的前方减压，固定融合术。

对未出现神经症状但有不稳定或有脱位存在，或枢椎椎体后缘与寰椎后弓前缘的距离接近 13mm，也应行寰枢椎固定融合术，以避免严重神经损伤的发生。

对单纯齿突尖缺如的 4 型齿突形成不全，或只有终末骨的 2 型齿突形成不全，若没有寰枢椎不稳，则无需手术治疗。

对 1、3、5 型可引起但尚未出现寰枢椎不稳的患者，是否行预防性固定融合术尚有很大争论。应充分权衡利弊，并与患者及其家属充分讨论后再作出决定。若选择保守治疗，应密切观察，限制特定的活动，避免外伤。

五、颈椎先天融合（Klippel-Feil 综合征）

1921 年 Klippel 和 Feil 描述了先天性颈椎融合，表现为椎体/椎弓的融合（可伴有形成不全、椎管狭窄），及其导致的短颈、低发际、颈椎活动受限等三联征，故又称为 Klippel-Feil 综合征。先天融合可发生在颈椎的任何节段，可以是两节段也可以是多节段融合，可以是椎体也可以是椎弓融合，但以 C_2、C_3 间融合最为多见。椎体先天融合是由发育期分节不全引起。

【临床表现】

很多畸形者本身无任何表现和感受，常在颈部意外受伤拍片或体检透视时"偶然"发现。短颈、低发际、颈椎活动受限为 Klippel-Feil 综合征的典型三联征，但三者同时具备的比例不足 50%。融合椎上下的椎体由于过度代偿负荷增加，易发生退变，从而引起相关的临床表现。对常见的 C_2、C_3 融合，可导致寰枢椎不稳定，出现相关局部和神经症状。对其他节段则可加速椎间盘退变，促使增生形成和椎管狭窄，使颈椎病较早发生。

该症常常合并发生斜颈，高位肩胛骨及脊柱侧凸等先天畸形。有人认为 Klippel-Feil 畸形的发现只是"冰山的一角"，因为该综合征并发其他畸形和病损的比率较大，特别是神经系统、泌尿生殖系统、心血管和消化系统等，耳聋和耳畸形也可见到，其临床意义可能远远超过骨融合畸形。

【诊断标准】

单纯 X 线检查就可作出明确诊断。但除了确定椎体融合外，还应注意邻近节段的继发改变，应明确有无不稳定或椎管狭窄的情况发生，有无神经症状的存在。

【治疗方法】

对无症状偶然发现者，可定期观察无须治疗，但应仔细检查以发现或排除其他畸形病症。

对已经出现周围组织退变引起局部症状者，可与对症保守治疗，密切观察避免外伤。对已经出现颈椎神经症状者，应按照颈椎病或颈椎不稳定进行积极治疗。

六、颈肋

【病因病理】

颈肋与腰肋一样，属发育阶段退化不全形成的畸形肋骨。颈肋多见于 C_7，偶可见于 C_6，可单侧或双侧发生。大多数颈肋不引起临床症状，多为偶然发现。依其形态可分为 4 型：Ⅰ型颈肋短小，刚超过横突；Ⅱ型颈肋超出横突较多，末端游离；Ⅲ型颈肋几乎完整，并以纤维带与第一肋软骨相连；Ⅳ型颈肋完整，以肋软骨与第一胸肋相连。

【临床表现】

多数颈肋患者无任何临床表现。少数颈肋可造成臂丛神经或锁骨下血管受压迫而出现相应的临床表现，是胸廓出口综合征的病因之一。其神经症状呈丛性分布，而非颈椎病神经症状的根性或髓性分布，同时可伴有血管症状，可与颈椎病相鉴别。

【诊断标准】

X 线检查可明确诊断。超声检查可了解受压血管血流状况。臂丛牵拉试验，Waternburg 征等有助于诊断的确立。

【治疗方法】

症轻者可保守治疗，症重保守治疗无效者可行颈肋切除，神经血管松解术。

七、颈椎体半椎体畸形

【病因病理】

颈椎半椎体畸形是胚胎期形成障碍,"阻滞椎"的结果。

【临床表现】

与其他节段的半椎体畸形一样,残存的椎体可与邻近的椎体融合,造成颈椎的后凸或侧凸,或发生斜颈。

【治疗方法】

对有神经症状或进展性的病症应行手术治疗。

八、颈椎椎板裂

【病因病理】

与其他节段椎板裂一样,颈椎椎板裂是两侧骨化未融合的结果。

【临床表现】

颈椎椎板裂较少见,多无症状。其表现可为棘突未闭,棘突缺如,半侧甚至整侧椎板缺如。较大的椎板缺损可能引起颈椎不稳定。也可能伴发脊髓脊膜膨出。

【治疗方法】

伴发脊髓脊膜膨出者应多学科合作行手术治疗。

(房　波)

第二节　颈椎病的分类及诊断治疗原则

近年来在颈椎病的研究方面虽做了大量工作,但至今仍缺乏一种为大家所能接受的、合理的分类标准。因此,在诊断、疗法选择和预后判定等方面也难以取得较为一致的意见。

事实上,由于每例颈椎病患者的病理生理与病理解剖的特点不同,其症状与体征当然差异较大。反之,取两份颈椎退变及骨刺生长相似的 X 线片,再去追查患者的临床特点,亦可发现其临床表现相距甚大。由此看来,要想全面地、正确地判定患者的病情,必须对其分类与分型加以研讨。

在临床上,对颈椎病分型方法很多,各有其优缺点,现就临床常用而容易掌握的分型方法介绍如下。它是根据患者的症状或症候群特点来确定的一种分型法。首先归纳患者的症状特点,看其是由于椎管内及其邻近何种组织受累,再将此受累组织冠以"型"即谓之。

按上述标准,一般将其分为以下各种类型:

Ⅰ颈型——以颈部症状为主。

Ⅱ神经根型——主要累及颈脊神经根而出现上肢症状。

Ⅲ脊髓型——因脊髓受压而引起四肢运动及感觉障碍。

Ⅳ椎动脉型——表现为椎动脉供血不全及椎动脉周围交感神经受刺激症状。

Ⅴ食道压迫型——以吞咽困难为主要表现。

Ⅵ混合型——具有前者两组以上症状者。

现将以上各型分述于下。

一、颈型颈椎病

最为常见,以颈部症状为主。

1.病因、病理与发病机制　在颈椎退变开始,主要表现为髓核与纤维环的脱水、变性与张力降低,进而继发引起椎间隙的松动与不稳。常于晨起、过劳、姿势不正及寒冷刺激后突然加剧。椎节的失稳不仅引起颈椎局部的内外平衡失调及颈肌防御性痉挛,且直接刺激分布于后纵韧带及两侧根袖处的窦椎神经末梢,并出现颈部症状。主要表现为局部疼痛、颈部不适感及活动受限等;少数病例可因反射作用而有一过性上肢(或手部)症状,其范围与受累之椎节相一致。当机体通过调整及代偿作用,并使颈部建立起新的平衡后,上述症状即消失。因此,大多数病例多可自愈,或仅需采取一般性治疗措施即可。

2.临床特点　①年龄:以青壮年为多。个别也可在45岁后首次发病,后者大多属于椎管矢状径较宽者。②症状:以颈部酸、痛、胀及不适感为主,患者常诉说头颈不知放在何种位置为好。约半数病人颈部活动受限或被迫体位,个别病例上肢可有短暂的感觉异常。③体征:颈部多取"军人立正体征"(即颈部自然伸直,生理曲度减弱或消失),患节棘突间及两侧可有压痛,但多较轻。④X线片:除颈椎生理曲度变直或消失外,于侧位动力性片上多显示椎间隙松动及梯形变。

3.诊断标准　①主诉颈、肩及枕部疼痛等感觉异常,并伴有相应的颈部症状。②X线平片上显示颈椎曲度改变,动力性侧位片上见椎节不稳与松动(多为轻度梯形变)。③应除外颈部扭伤、肩关节周围炎、风湿性肌纤维组织炎、神经衰弱及其他非因颈椎间盘退变所致之颈、肩部疼痛。

4.治疗原则　①以非手术疗法为主,包括自我牵引、理疗、按摩、中草药外敷、颈围外用及颈椎牵引等均可奏效。②避免与消除各种诱发因素,尤应注意睡眠及工作体位,防止外伤、劳损及寒冷刺激。对屈颈位工作及易复发者,可戴颈围。③非特殊情况,切勿采用手术疗法。

5.预后　均较好。只要注意保护颈部,避免各种诱发因素多可痊愈。如继续增加颈部负荷,尤其颈部体位不佳者,则有可能使病程延长或进一步发展。

二、神经根型颈椎病

较为多见,主要表现为与脊神经根分布区相一致的感觉、运动及反射障碍。

1.病因、病理与发病机制　主要由于髓核的突出与脱出,后方小关节的骨质增生,钩椎关节的骨刺形成,以及其相邻的3个关节(椎体间关节、钩椎关节及后方小关节)的松动与移位,这些均可对脊神经根造成刺激与压迫。此外,根管的狭窄、根袖处的粘连性蛛网膜炎和周邻部位的炎症与肿瘤等亦可引起本病所出现的各组症状。

由于其发病因素较多,病理改变亦较复杂,视脊神经根受累的部位不同,其症状各异。如果前根受压为主者,则肌力改变(包括肌张力降低及肌萎缩等)较明显;以后根为主者,则感觉障碍症状较重。但在临床上两者多并存,此主要由于在狭小的根管内,多种组织密集在一起,均难有退缩的余地。因此当脊神经根一处受压,于根管相对应的另一处亦可出现高压状态;此一方面是由于应力的对冲作用,另一方面也是由于在受压情况下局部血管瘀血与充血所致。因此,感觉与运动障碍两者可同时出现,但由于感觉神经纤维的敏感性较高,因而更早地表现出症状。

引起各种症状的机制是：①各种致压物直接对神经根的压迫、牵拉以及继发的反应性水肿，此表现为根性症状；②通过根袖处硬膜囊上的窦椎神经末梢支而表现出颈部症状；③在前两者基础上引起颈椎内外平衡失调后以致对邻近神经肌肉的牵连性症状（如前斜角肌、胸锁乳突肌等）。

2.临床特点　①根性痛：最为多见，其范围与受累椎节的脊神经分布区相一致，此时必须将其与干性痛（主要是桡神经干、尺神经干与正中神经干）和丛性痛（主要指颈丛、臂丛和腋丛）相区别。与根性痛相伴随的是该神经分布区的其他感觉障碍，其中以麻木、过敏、感觉减弱等为多见。②根性肌力障碍：以前根先受压者为明显，早期肌张力增高，但很快即减弱并出现肌萎缩征。其受累范围也仅局限于该神经所支配的范围。在手部以大小鱼际肌及骨间肌为明显。亦需与干性及丛性肌萎缩相区别，并应与脊髓病变所引起的肌力改变相鉴别。必要时可行肌电图或诱发电位等检查。③腱反射改变：即该脊神经根所参与的反射弧出现异常。早期呈现活跃，而中、后期则减退或消失，检查时应与对侧相比较。单纯根性受累不应有病理反射，如伴有病理反射则表示脊髓本身亦同时受累。④颈部症状：视引起根性受压的原因不同而轻重不一。因髓核突出所致者，多伴有明显的颈部痛、压痛及颈椎挤压试验阳性，尤以急性期为明显。而因钩椎关节退变及骨质增生所致者则较轻微或无特殊发现。⑤特殊试验：凡增加脊神经根张力的牵拉性试验大多阳性，尤以急性期及后根受压为主者。颈椎挤压试验阳性者多见于髓核突出、髓核脱出及椎节不稳等病例，而在钩椎增生及椎管内占位性病变所致者则阳性率较低。⑥X线片改变：视病因不同而可表现椎节不稳（梯形变），颈椎生理曲线变异，椎间孔狭窄，钩椎增生等各种异常现象中的一种或数种。

3.诊断标准　①具有较典型的根性症状（麻木、疼痛等），且其范围与颈脊神经所支配的区域相一致；②压颈试验与上肢牵拉试验多为阳性；③X线片可显示颈椎生理曲度改变、不稳及骨刺形成等异常所见；④痛点封闭无显效。诊断明确者勿需做此试验；⑤临床表现与X线片上的异常所见在节段上一致；⑥应除外颈椎骨骼其他实质性病变（结核、肿瘤等），胸腔出口综合征，腕管症候群，尺神经、桡神经和正中神经受损，肩关节周围炎、网球肘、肱二头肌腱鞘炎等以上肢疼痛为主的各种疾患。

4.治疗原则　①非手术疗法如头颈牵引、颈围制动及药物均有明显疗效；②手法操作亦有一定疗效，但应轻柔，切忌操作粗暴而引起意外；③具有以下情况者方考虑手术：经正规非手术疗法3个月以上无效者；临床表现、X线片所见及神经学定位相一致，有进行性肌肉萎缩及剧烈疼痛者；虽对非手术疗法有效，但由于症状反复发作影响工作、学习和生活者；④术式以颈前路侧前方减压术为宜，不仅疗效较佳，且对颈椎的稳定性影响不大。颈后路通过切开小关节达到减压目的的术式虽有疗效，但因术后易引起颈椎成角畸形而逐渐为大家所放弃。因颈椎椎节不稳或颈椎间盘突出所致者，可行椎体间植骨融合术或髓核摘除术。

5.预后　①单纯性颈椎不稳症、颈椎间盘症及髓核突出所致者预后大多良好，治愈后少有复发。但髓核脱出已形成粘连者则易残留症状。②钩椎关节增生引起者，早期及时治疗预后多较满意。如病程较长，根管处已形成蛛网膜下腔粘连时，则易因症状迁延而欠满意。③骨质广泛增生所致根性痛者，不仅治疗复杂，且预后较差。

三、脊髓型颈椎病

虽较前两者明显少见，但由于其症状严重，且多以"隐性"形式发展，易误诊为其他疾患而延误治疗时机。它主要是压迫或刺激脊髓而出现髓性感觉、运动与反射障碍的，故称为脊髓型颈椎病。多见于中老年者，男多于女。

1.病因、病理与发病机制　因颈椎病所致脊髓受压（或刺激）的主要病理机制有以下4种。

（1）动力性因素：主要由于椎节的不稳与松动、后纵韧带的膨隆、髓核的后突、黄韧带的前凸以及其他有可能突向椎管对脊髓致压,并又可因体位改变而消失。

(2)机械性因素:指因骨质增生及髓核脱出后形成粘连无法还纳者,这是在前者基础上对脊髓形成持续压迫的主要原因。

(3)血管因素:脊髓血管及其血供量像脑部血管一样,具有十分惊人的调节能力,以维持脊髓在各种复杂活动中的血供。如果某组血管遭受压迫或刺激时则可出现痉挛、狭窄、甚至血栓形成,以致减少或中断对脊髓的血供。视缺血的部位不同,而于其相应支配区表现出各种脊髓缺血症状,严重者则有可能出现不可逆转的后果。在临床上具有代表性的部位包括脊髓前中央动脉受压引起下肢重于上肢的四肢瘫,沟动脉受压引起的脊髓中央管前方缺血而出现的上肢瘫(也可波及下肢),软脊膜缺血时主要引起脊髓的刺激症状,脊髓后动脉闭塞主要引起感觉障碍,如因颈段大动脉受阻则可引起脊髓的严重受损。

(4)椎管先天性发育性狭窄:国内外学者均证实椎管矢状径狭窄是构成脊髓型颈椎病发生与发展的主要因素之一。从病因学角度来看,其亦是前三者的病理解剖学基础。

由于上述因素而易使处于骨纤维管道中的脊髓组织遭受刺激与压迫。早期,多系在椎管狭窄的基础上因动力性致压物对脊髓本身或脊髓前动脉或沟动脉等的刺激而出现肌张力升高、反射亢进及感觉过敏等症状,并且有较大的波动性。如压力持续不消,不仅症状与体征逐渐加重,且可形成难以逆转的后果。

2.临床特点

(1)锥体束征:为脊髓型颈椎病的主要特点,其产生机制是由于致压物对锥体束(皮质脊髓束)的直接压迫或局部血供的减少与中断之故。临床上多先从下肢无力、双腿发紧(如缚绑腿感)、抬步沉重感等开始,渐而出现跛行、易跪倒(或跌倒)、足尖不能离地、步态拙笨及束胸感等。检查时可发现反射亢进,踝、膝阵挛及肌肉萎缩等典型的锥体束症状。腹壁反射及提睾反射大多减退或消失,手部持物易坠落(此表示锥体束深部已受累),渐而呈现为典型的痉挛性瘫痪。

锥体束在髓内的排列顺序由内向外,依序为发至颈、上肢、胸、腰、下肢及骶部的神经纤维,视该束纤维受累之部位不同可分为以下3种类型。

1)中央型(上肢为主型):即由于锥体束深部(近中央管处,故称中央型)先被累及,因而上述症状先从上肢开始,以后方波及下肢。此主要是由于沟动脉受压或遭受刺激所致。一侧受压表现一侧症状,双侧受压则双侧出现症状。

2)周围型(下肢为主型):指压力先作用于锥体束表面而下肢先出现症状,当压力持续增加波及深部纤维时,则症状延及上肢,但其程度仍以下肢为重。

3)前中央血管型(四肢型):即上、下肢同时发病者。此主要由于脊髓前中央动脉受累所致。

以上3种类型又可根据症状之轻重不同而分为轻、中、重三度。轻度指症状出现不久的早期阶段,患者仍可工作;中度指症状逐渐加重,且已失去工作能力,但个人生活仍可自理;如已卧床休息、不能下地及失去生活自理能力者则属重度。一般重度者如能及早除去致压物,仍有恢复希望。但如继续发展以致脊髓出现变性时,脊髓功能则难以获得完全逆转。

(2)肢体麻木:此主要由于脊髓丘脑束同时受累所致。该束纤维排列顺序与前者相似,自内向外为颈、上肢、胸、腰、下肢和骶段的神经纤维,因此其出现症状的部位及分布与前者相一致。

在脊髓丘脑束的痛、温觉纤维与触觉纤维分布不同,因而受压迫后的反应性亦有所差异,即痛、温觉障碍明显,触觉可能完全正常。此种分离性感觉障碍,易与脊髓空洞症相混淆,临床上应注意鉴别。

(3)反射障碍

1)生理反射异常:视病变波及脊髓的节段不同,各生理反射出现相应的改变包括上肢的肱二头肌、肱三头肌和桡反射、下肢的膝反射和跟腱反射,早期多为亢进或活跃,后期则减弱或消失。此外腹壁反射、提睾反射和肛门反射可减弱或消失。

2）出现病理反射：以 Hoffmann 征及 Rosolimmo 征阳性率高；其次出现踝阵挛，髌阵挛及 Babinski 征等。

（4）自主神经症状：临床上并非少见，可涉及全身各系统，其中以胃肠、心血管及泌尿系统为多见，且许多病人是在减压术后当症状获得改善时，才追忆可能因颈椎病所致。可见术前如不详细询问，则常难以发现。

（5）排便排尿功能障碍：多在后期出现，起初以尿急、排空不良、尿频及便秘为多见，渐而引起尿潴留或大小便失禁。

（6）屈颈试验：此种类型最怕屈颈动作。如突然将头颈前屈，双下肢或四肢可有"触电"样感觉。这主要是由于在前屈情况下不仅椎管前方的骨性或软骨性致压物可直接"撞击"脊髓及其血管，且硬膜囊后壁向前方形成的张应力更加重了对脊髓的压迫。

（7）X 线平片改变：一般多有以下特点：①椎管矢状径小：按比值计算，多低于 1：0.75；绝对值也多小于 14mm，约半数患者椎管矢状径可在 12mm 以下。②骨刺形成：约 80％以上病例于患节椎体后缘有较明显之骨刺可见，其矢状径自 2mm 至 8mm 不等，一般以 3～5mm 者居多。③梯形变：多见于年纪较轻尚未形成骨刺之病例，主因突出或脱出之髓核及椎节不稳所致。此外，患节有骨刺形成的病例，其邻节亦多伴有程度不同的梯形变征。④其他改变：某些病例可伴有后纵韧带钙化、先天性椎体融合（以颈 3～4 为多）及前纵韧带钙化等异常所见。此种异常与本型症状的发生及发展亦有密切关系。

3.诊断标准　①临床上具有脊髓受压表现：分为中央型（症状先从上肢开始，故又可称上肢型）、周围型（症状先从下肢开始，故又称为下肢型）及中央血管型（上、下肢同时出现症状，又称为四肢型）。三者又可分为轻、中、重三度。②X 线片：多显示椎管矢状径狭窄、骨质增生（骨刺形成）、椎节不稳及梯形变等异常所见。③应除外其他疾患：包括肌萎缩性脊髓侧索硬化症、脊髓肿瘤、脊髓空洞症、脊髓痨、颅底凹陷症、多发性神经炎、继发性粘连性脊蛛网膜炎（易伴发）、共济失调症及多发性硬化症等。④腰椎穿刺及脊髓造影检查：腰穿时，一般多显示蛛网膜下腔不全阻塞征。对个别诊断困难者，可作脊髓造影；但应选择刺激性较小的造影剂（国内以 Omnipaque 为多用）；注意除外假阳性及假阴性结果；仔细观察并除外枕大孔处肿瘤（并非罕见）。⑤其他辅助检查：根据病情需要，可选择性作体层摄影、CT、MRI、数字减影或其他特殊检查。

4.治疗原则

（1）非手术疗法：仍为本型的基本疗法，尤以中央型（上肢型），约近半数病例可获得较明显的疗效。在进行中应密切观察病情，切忌任何粗暴的操作及手法。

（2）手术疗法：凡具有下列情况之一者应考虑手术。①急性进行性颈脊髓受压症状明显，经临床检查或其他特种检查证实者，应尽快手术；②病程较长、症状持续加重而又诊断明确者；③脊髓受压症状虽为中度或轻度，但经非手术疗法治疗 1～2 个疗程以上无改善而又影响工作者。

手术入路：视病情、患者状态及术者技术等情况而选择最为有效的手术入路及术式。①以锥体束受压症状为主者，原则上采取前方入路；②以感觉障碍为主、伴有颈椎椎管狭窄者，则以颈后路手术为主；③两种症状均较明显者，视患者首发症状是运动障碍或感觉异常及术者习惯等而酌情选择先行前路或先行后路减压术，3 个月后根据恢复情况再决定是否需另一入路施术。

手术术式：①因髓核突出或脱出者，仅行髓核摘除术即可。患节局部酌情选择植骨融合或人工椎间盘植入或明胶海绵填入后仰伸位固定（6～10 周）。椎节不稳者则应行植骨融合术。②因骨刺压迫脊髓者，可酌情选择相应之术式切除骨赘（局部切骨减压术、潜式减压术等）。施术椎节之范围视临床症状而定，原则上应局限于受压之椎节，切忌单纯凭 X 线片所见而决定减压范围的片面观点。③伴有严重椎管矢状径狭窄者,一般先行后路减压术或椎管成形术。目前以开门术及半椎板扩大切除椎管成形术为多用。

5.预后 ①因椎间盘突出或脱出所致者预后较佳,痊愈后如能注意防护则少有复发者。②中央型者对各种疗法反应收效较快,预后亦多较满意;椎管矢状径明显狭小伴有较大骨刺或后纵韧带钙化者,预后较差。③重度者,尤其是脊髓接近完全变性者,预后最差。④伴有全身严重疾患或主要脏器(肝、心、肾等)功能不佳者,预后亦差;对此种病例选择手术疗法时应持慎重态度。

四、椎动脉型颈椎病

其发病率与前者相似,因其中大多患者是由于椎节不稳所致,易为非手术疗法治愈或好转,故住院及施术者较少。本型易与多种疾患相混淆,在椎动脉造影前常难以确诊。

1.病因、病理与发病机制 本病是由各种机械性与动力性因素致使椎动脉遭受刺激或压迫,以致血管狭窄、折曲而造成以椎-基底动脉供血不全为主要症状的症候群。其发病机制有:

(1)动力性因素:主要由于椎节失稳后钩椎关节松动及变位而波及侧方上下横突孔,以致出现轴向或侧向移位而刺激或压迫椎动脉引起痉挛、狭窄或折曲改变。此种因素最为常见,多属早期轻型。

(2)机械因素:主要由于某些固定致压物所致。包括:①钩椎骨质增生:由于钩椎关节在颈椎诸关节中是退变最早的部位之一,因此骨质增生亦较多见。增生的骨刺除直接压迫侧后方的脊神经外,椎动脉亦易受压,加之横突孔这一骨性管道使椎动脉失去退缩与回避的余地,从而构成其病理解剖的主要特点之一。其部位以颈椎退变的好发部位,即颈5~6、颈4~5和颈6~7为多见。②髓核脱出:由于椎体侧后方钩突的阻挡,椎间隙内的髓核不易从此处突出压迫脊神经或椎动脉。但当它一旦穿破后纵韧带进入椎管内时,则有可能达到椎间孔处,在压迫脊神经根的同时,压力亦有可能传递至椎动脉。③钩椎关节囊创伤性反应:后方小关节囊创伤反应主要影响脊神经根,而钩椎关节囊壁滑膜的肿胀、充血及渗出则减少了横突孔的横径(对椎动脉的影响较之矢状径为重要),可直接或通过椎动脉周壁的交感神经纤维而引起椎动脉痉挛与狭窄。

(3)血管因素:此种因素不仅较为复杂,且易变性大。主要表现为:①血管动力学异常:本病多见于中年以后,除因颈椎本身的退变因素外,与血管的弹性回缩力减弱亦有直接关系。一方面由于年龄因素的作用,另一方面与颈椎的活动量大,尤其是旋转、前屈等均使椎动脉处于被牵拉状态,从而加速了血管的退变。②动脉硬化性改变:中年以后全身动脉可出现程度不同的硬化性改变,椎动脉亦不例外,其程度与年龄成正比。如果血管壁上再出现粥状斑(椎动脉为好发部位之一),则加速这一病变过程。③椎间隙间距改变对椎动脉的影响:在诸节椎间隙退变的同时,由于各个间距变狭以致引起椎动脉相对过长,此不仅直接破坏了椎动脉本身与颈椎骨骼之间原有的平衡,且易出现折曲、增粗及弯曲等改变,以致血流受阻。④血管变异:解剖材料表明椎动脉及椎静脉(丛)易出现变异,包括横突孔的分隔(少数可分成2~3个)、环椎上方椎动脉沟的返祖(骨环形成)、矢径及横径的改变、血管数量的差异、两侧血管的不对称及口径不一等与本病的发生及发展有着直接关系。

以上数种因素可同时出现,或以某一种为主。其中由于椎节不稳及局部创伤性反应所致者,易通过局部制动等有效措施而使症状消除。而因增生的骨刺等机械因素引起者则多为持续性。如在同一病例数种发病因素并存,当通过治疗后其中属于可逆性因素已经消除,而症状随之消失或明显减轻,则说明其他因素并非占主导地位,其预后较佳。但如果采取各种疗法后症状并无明显缓解时,则表明机械性致压物为本病例发病与发展的主要原因,在除外其他疾患基础上多需手术疗法。

2.临床特点

(1)因椎-基动脉供血不足所引起症状:椎动脉分为 4 段,其中任何一段病变引起缺血时,均可出现各种相似的症状,主要表现为以下几项:

1)偏头痛:为多发症状,约占 70%,常因头颈部突然旋转而诱发,以颞部为剧,多呈跳痛或刺痛状。一般均为单(患)侧,有定位意义;如双侧椎动脉同时受累则表现双侧症状。

2)迷路症状:主要为耳鸣、听力减退及耳聋等症状,其发生率约为 80%～90%。这是由于内耳动脉血供不足所致。

3)前庭症状:多表现为眩晕,约占 70%。其发生、发展及加剧与颈部旋转动作有直接关系。

4)记忆力减退:约半数病例出现此种现象,往往在手术刚结束(椎动脉减压性手术),患者即主议"头脑清楚了"。

5)视力障碍:约有 40%的病例出现视力减退、视力模糊、复视、幻视及短暂的失明等,此主要由于大脑枕叶视觉中枢,第 3、4、6 颅神经核(位于脑干内)及内侧束缺血所致。

6)精神症状:以神经衰弱为主要表现,约占 40%,其中精神抑郁者较多,欣快者较少。多伴有近事健忘、失眠及多梦现象。

7)发音障碍:较少见,约占 20%。主要表现为发音不清、嘶哑及口唇麻木感等;严重者可出现发音困难,甚至影响吞咽。此主要由于延髓缺血及颅神经受累所致,此种症状更多见于侧索硬化症者。

8)摔倒:系椎动脉痉挛引起锥体交叉处突然缺血所致,多系突然发作,并有一定规律性。即当患者在某一体位头颈转动时,突感头昏、头痛,病人立即抱头,双下肢似失控状发软无力,随即跌(坐)倒在地。发作前多无任何征兆,在发作过程中因无意识障碍,跌倒后可自行爬起。其发生率约占本型病例的 5%～10%。

(2)自主神经症状:由于椎动脉周围附有大量交感神经的节后纤维,因此当椎动脉受累时必然波及此处的交感神经而引起自主神经系统平衡失调。临床上以胃肠、呼吸及心血管紊乱症状为多;个别病例可出现 Horner 征,表现为瞳孔缩小、眼睑下垂及眼球内陷等。

(3)颈椎病之一般症状:由于这是属于颈椎病中之一型,因此必然具有颈椎病之一般症状,如颈痛、后枕痛及颈部活动受限等。如病变同时波及脊髓或脊神经根时,则出现相应的症状。对颈部症状应注意检查,其是除外椎动脉第 1 段、第 3 段和第 4 段供血不足的主要根据之一。

(4)X 线改变:可发现钩椎增生、椎间孔狭小(斜位片)或椎节不稳(梯形变等)及椎骨畸形等异常所见。

3.诊断标准　①有上述椎-基底动脉缺血征(以眩晕为主)和(或)曾有猝倒病史者;②旋颈诱发试验阳性;③X 线片显示椎体间关节失稳或钩椎关节骨质增生;④一般均有较明显的交感神经症状;⑤除外眼源性和耳源性眩晕;⑥除外椎动脉第 1 段(进入第 6 颈椎横突孔以前之椎动脉)受压所引起的基底动脉供血不足;⑦除外神经官能症与颅内肿瘤;⑧本病确诊,尤其是手术前,应根据椎动脉造影;椎动脉血流图及脑血流图仅有参考价值,但不宜作为诊断依据。

4.治疗原则

(1)非手术疗法:为本型的基本疗法,90%以上病例均可获得疗效,尤其是因颈椎不稳所致者,大多可痊愈而不留后遗症。

(2)具有以下 3 种情况者方考虑施术:①有明显的颈性眩晕或猝倒发作;②经非手术疗法治疗无效;③经椎动脉造影或 MRA 证实者。

5.预后　本病预后大多良好,尤以因椎节不稳所致者。症状严重经手术治疗之病例预后亦多满意,罕有复发者。

五、食道压迫型颈椎病

1.病因、病理与发病机制　主要由于颈椎间盘退变时引起前纵韧带及骨膜下的撕裂、出血、机化、钙化，以致最后骨刺形成。由于椎体前方为疏松的结缔组织和富于弹性的食道，其缓冲间隙较大，一般不至于出现症状，但如果出现下列情况时则易引起食道吞咽受阻。

(1)骨刺过大：如骨刺过大，并超过椎体前间隙及食道本身所承受的缓冲与代偿能力时，则可出现食道受压症状。

(2)骨刺生成迅速：如因外伤等因素致使椎体前缘骨刺迅速形成，其长度虽较前者为小，但由于该处软组织来不及适应与代偿致使局部平衡失调而易出现症状。

(3)食道异常：临床上可遇到仅4～5mm长的骨刺亦表现吞咽障碍症状的病例，此主要由于食道本身可能有炎症存在(或食道周围炎)，当然也与患者本人的精神因素、食道的活动度及局部反应程度等有直接关系。

(4)解剖部位特点：症状出现与否及出现早晚、程度等与食道的节段亦有密切关系。在环状软骨(相当第6颈椎处)与隔膜部的食道较为固定，因此较小的骨刺即可引起症状。

2.临床特点

(1)吞咽障碍：早期主要为吞服硬质食物时有困难感及食后胸骨后的异常感(烧灼、刺痛等)，渐而影响软食与流质饮食。按其吞咽障碍程度不同分为：①轻度为早期症状，表现为仰颈时吞咽困难，屈颈时则消失；②中度指可吞服软食或流质者，较多见；③重度仅可进水、汤者，但少见。

(2)其他颈椎病症状：单纯此型者少见，约80%病例尚伴有脊髓或脊神经根或椎动脉受压症状。因此应对其进行全面检查以发现其他症状。

(3)X线平片及食道钡餐检查：于X线平片上显示椎体前缘有骨刺形成，典型者呈鸟嘴状。其好发部位以颈5～6最多，次为颈6～7及颈4～5椎节。约半数病例其食道受压范围可达2个椎间隙。钡餐吞服透视下(或摄片)，可清晰地显示食道狭窄的部位与程度。食道的狭窄程度除与骨赘的大小有关外，且与颈椎的体位有关。当屈颈时，食道处于松弛状态，钡剂容易通过；但仰颈时，由于食道处于紧张与被拉长状态，以致使钡剂通过障碍程度加剧。

3.诊断标准　①吞咽困难：早期惧怕吞咽较干燥之食物。颈前屈时症状较轻，仰伸时加重。②X线平片及食道钡餐检查：显示椎节前方有骨赘形成，并压迫食道引起痉挛与狭窄征。③应除外其他疾患：包括食道癌、贲门痉挛、胃十二指肠溃疡、癔症和食道憩室等疾患。必要时可采用纤维食道镜检查。

4.治疗原则　①以保守疗法为主，包括颈部制动，口服硫酸软骨素片，控制饮食(软食或流质)，避免各种刺激性较大的食物及各种对症疗法。有低热、怀疑食道周围炎者，可给予广谱抗生素。②伴有其他类型颈椎病需手术治疗者，可在术中将椎间隙前方骨赘一并切除。③单纯此型经保守疗法无效者，可行手术切除，但对老年者施术应注意全身状态。

5.预后　单纯型者预后均较好(包括非手术治疗及手术切除者)。

六、混合型

本型视原发各型之组合不同而有明显差异。由于此型症状复杂，故诊断常感困难，在鉴别诊断上应注意。治疗措施需全面考虑，以防顾此失彼，尤应注意此组患者年龄多较大，全身状态欠佳，任何粗暴操作及手术更易发生意外和并发症。本型之预后一般较单一型者为差。

(王祥强)

第三节　颈椎病的非手术疗法

非手术疗法是中西医结合的综合疗法,其内容包括颈椎牵引、理疗、手法按摩、推拿、针灸、药物治疗、休息、围领或颈托及医疗体育等。可根据不同情况选用其中一种或两三种方法,同时施行或交替应用之。非手术疗法,不仅有可能使颈椎病症状明显减轻,而且也可治愈,尤其对早期病例。同时非手术疗法也是手术疗法的基础,主要适用于神经根型、交感神经型和椎动脉型颈椎病、早期脊髓型颈椎病,年迈体弱或心、肝、肾功能不良、不能耐受手术者,有严重神经官能症或精神失常兼有颈椎病者,颈椎病的诊断尚不能完全肯定、需要在治疗中观察者,手术后恢复期的患者。

一、非手术疗法的基本原则

(一)非手术疗法是颈椎病的基本疗法

颈椎病是在人体退变的基础上,由于各种附加因素加速形成的,因此,为停止、减慢或逆转这一过程,必须采取一系列预防与治疗措施。诸如药物、手法及物理疗法,纠正不良坐姿与不良睡眠体位等。

(二)非手术疗法是手术疗法的基础

1.非手术疗法是手术治疗前的必经阶段　①稳定病情、延缓其发展速度;②为术前准备提供时间,包括气管推移、床上大小便训练及术中体位训练等;③证实非手术治疗无效或无显效而必须进行手术治疗;④增加对诊断及手术适应证选择的可信性。

2.非手术疗法有利于手术本身　非手术疗法尽管对脊神经根等主要压迫物无法缓解,但可逆转局部的可逆性病理生理改变,诸如局部水肿、列线不正等,从而有利于手术操作。

3.非手术疗法是术后康复的主要措施。

(三)非手术疗法应符合颈椎的生理解剖学基础

颈椎由于其解剖位置和生理功能的特殊性,任何粗暴操作不仅无法达到预期的效果,而且容易造成以下不良后果。

1.易发生意外损伤　在实施治疗过程中,由于操作不当,以致超过颈部骨骼与韧带的正常强度,可使患者突然出现神经症状,甚至瘫痪。或是由于颈部病变已造成椎节失稳,稍许用力即出现脱位或骨折而压迫颈髓或脊神经根。

2.易加速病变进程　任何超过颈椎骨关节生理限度的操作,均可能引起局部创伤性反应,从而加速颈椎退行性变的进程。

3.对实施手术不利　凡在术前进行过粗暴操作者,不仅术中出血多,恢复时间长,植入物也易滑出。因此,对此种病例手术时必须十分小心,准备工作更应充分。

(四)正规非手术疗法的要求

1.目的性明确　对每例病人首先要根据诊断及分型确定治疗目的,再按此目的决定拟采取的措施。

2.计划周密　对一般颈型者较简单,毋需复杂的计划,但对于病情复杂,或已在基层采取某些疗法未见到显效者,应该在充分估计其局部病理改变的基础上,筛选相应的治疗措施,制订周密的治疗计划。

3.循序渐进　本病相当多见,且常在门诊治疗,易形成"应付"状态。为了避免这一现象,每位病人应有相对固定的医师接诊。如此,既有利于病情恢复,又可对其预后及转归有一充分估计。

4.多种疗法并用的问题 某些疗法并用可以起到相辅相成的作用,但也有一些作用强烈的疗法如大重量牵引、重手法推拿、椎管内硬膜囊外腔封闭等疗法不宜同时并用。应根据患者病情及病程改变所处的具体阶段选择其中一种或几种,切忌随意更换疗法。

(五)非手术疗法治疗过程中症状加重的原因

1.方法选择不当 每种类型颈椎病的治疗均有其相应的要求,如对脊髓型颈椎病如果望于牵引疗法,当然成功率不大。

2.疗法掌握不当 每种疗法在具体使用上均有其相应的要求,并按其具体要求结合病情灵活掌握。例如对伴有黄韧带肥厚之颈椎病患者,如果在牵引时采取仰颈位,当然无效了。反之,对一个椎管前方巨大骨刺者,也不应采用头颈前屈位牵引。

3.诊断错误 将非颈椎病误诊为颈椎病加以治疗,亦有某些病例既有颈椎病又伴有其他严重的疾患,单纯作为颈椎病或其他疾患处理。

4.病情发展。

二、颈椎病的自我疗法

指患者可以自行掌握的治疗技术与保健知识。包括:纠正与改善睡眠和工作中的不良体位,自我牵引疗法,围领的制作与使用,以及各种药物的合理使用等。

(一)自我疗法的临床意义

为采用正规的非手术疗法打下基础,有利于改善门诊的拥挤状态,可提高患者的医学科普知识,可降低颈椎病治愈后的复发率,减轻患者本人及单位的经济开支。

(二)自我疗法的实施

确定诊断后,根据其病情特点和具体条件不同,选择相应的方法,并在实施过程中,依据病情变化再加以修正与调整。

1.改善与调整睡眠状态 人一生有1/5～1/3的时间在睡眠中度过,因此注意改善与调整颈椎在睡眠中的体位和诸有关因素,则可起到预防与治疗作用。主要应注意以下几个方面。

(1)枕头:枕头是维持头颈正常生理曲线的主要工具。颈椎的生理前凸是维持椎管内外平衡的基本条件。

枕头高低的选择:颈椎的生理前凸是维持椎管内外平衡的基本条件。因此枕头不宜过高或过低,应根据不同的病情适当调整枕头的高度。

枕头的形状:以中间低、两端高之元宝形为佳。

枕芯充填物的选择:以质地柔软的鸭绒枕较好,尤其冬季。亦可根据当地物产情况与个人经济条件选择相应的填充物。

综上所述,理想的枕头应该是:质地柔软,透气性好,符合颈椎生理曲度要求的元宝形枕头。

(2)睡眠体位:理想的睡眠体位应该是使胸部及腰部保持自然曲度、双髋及双膝呈屈曲状,如此可使全身肌肉放松。

(3)床铺的选择:应该选择有利于病情稳定、保持脊柱平衡的床铺。一般情况下,应选择以木板为底的硬板床为宜。

2.纠正与改变不良体位 不良的工作和生活体位是本病发生、发展与复发的主要原因之一,因此必须引起重视。

（1）定期改变头颈部体位：即对某种职业需要头颈仅向某一个方向（以前屈及左右旋转为多）不断转动或相对固定者，应让其向某一方向转动过久之后再向另一相反方向转动，并在短短数秒钟内重复数次。其时间间隔不宜超过 30 分钟。

（2）定期远视：长时间低头近距离看物，不仅影响颈椎，而且也容易引起视力疲劳，甚至诱发屈光不正。因此，每当伏案过久后，应抬头远视半分钟左右，待眼睛疲劳消退后继续工作。

（3）调整桌面高度与倾斜度：对某些需长期伏案工作的颈椎病患者，可定做一与桌面呈 $10°\sim30°$ 的斜面工作板，此有利于调整坐姿及降低颈椎间隙内压应力。

（4）注意纠正在日常生活与家务劳动中的不良体位：从晨起穿衣、刷牙、洗脸、扫地、取物以及打电话、炒菜、烧饭等几乎每项活动均涉及脊柱的姿势是否正确。

3. 自我牵引疗法　双手十指交叉合拢，将其举过头顶置于枕颈部，之后将头后仰，双手逐渐用力向头顶方向持续牵引 $5\sim10$ 秒钟，如此连续 $3\sim4$ 次即可起到缓解椎间隙内压力，既有利于使后突之髓核还纳，也可改变椎间关节之列线。

4. 家庭牵引疗法　指可在家庭、办公室进行牵引的方法。

（1）治疗原理：①制动作用；②有利于突出物的还纳；③恢复颈椎的正常列线；④使颈部肌肉松弛；⑤使椎间孔牵开，从而缓解其对神经根的压迫与刺激作用；⑥可使椎动脉的折曲缓解；⑦减轻局部的创伤性反应。

（2）牵引方法：按牵引时体位不同可分为坐位牵引、卧床牵引、半卧位牵引；按照牵引时间不同可分为间断性牵引、持续性牵引、半持续性牵引；根据牵引重量不同可分为轻重量牵引、体重重量牵引、大重量牵引；根据牵引方式不同可分为四头带牵引、头颅牵引弓牵引、充气式支架牵引、机械牵引装置。

（3）牵引疗法的实施：根据上述介绍，可用于自行掌握的牵引方法较多，但真正较实用、经济及简便的是以下两种：

1）坐位牵引法

①牵引用具

牵引带：一般用薄帆布或厚棉布制成，有大、中、小三种规格。

牵引弓：似一般水桶上方之铁弓样，其间距分为 30cm、35cm、40cm 三种规格，一般用粗铁丝或细铁元弯折而成。中央有一向上凸突，用以绑缚牵引绳，两端为钩状以固定及挂住牵引带。

牵引绳：应选择表面经过上蜡处理的专门用作牵引的蜡绳，使滑车阻力降低到最小限度。

滑车及其固定装置：宜选用小巧灵活，一端带螺丝钉的医用滑车。将其固定于"丁"字形木架上，或是根据房间情况固定于门、窗或墙壁上。

牵引重量：标准的铁制重量锤最好，在一般家庭及办公室内亦不妨就地取材，可用沙袋、砖头或其他小重量的物品代用。一般 $1.5\sim2$ kg 即可。

②牵引方法：先将牵引带装至牵引架上，并将重量放好，之后将牵引带拉向头颈处，自头顶上方套至颌颈部，后方则持住后枕部。

③牵引要领及注意点：牵引带的两端分开挂至牵引钩上，使其间距为头颅横径的 1 倍。如过窄则影响头顶部的血液回流；而过宽，则因颌部力点过于集中而易造成局部皮肤受压。牵引力线应根据病情而定。对早期轻型病例，以颈椎自然仰伸位为佳。髓核突出或脱出及椎体后缘骨刺形成者不宜前屈，而以椎管狭窄及黄韧带松弛或肥厚为主者则不宜仰伸。牵引重量一般不应超过 2.5kg。牵引物的高度以距地面 $30\sim35$ cm 为宜。

牵引时间及疗程根据病情而定，不宜过短。每一疗程以 $3\sim4$ 周为宜。

2)卧位牵引法

①用具:基本上与前者相似。但若在床上牵引,应选择一可用于牵引的床铺,除要求下方为木板外,于牵引侧可固定牵引滑车(或选用挂钩式牵引架)。

②牵引方法:将牵引用具挂至或绑缚至床上,并根据牵引力线要求而选择相应的水平,床头升高10cm,患者仰卧于床上,将牵引带从头顶部套至颌颈处,并按前法将其置于颏下部牵引之。枕头高低应与牵引力线相一致。

③牵引要领及注意点:除前节所述各有关项目外,对年迈、反应迟钝、呼吸机能不全及全身状态虚弱者,在睡眠时不宜持续牵引。

(三)自我疗法过程中的情况判定

如出现下列情况应及早就医:①症状加重者;②无原因出现剧痛或原疼痛突然加剧者;③突然步态失稳者;④体重明显减轻者;⑤突然跌倒者;⑥出现无法解释的症状或反应者;⑦症状毫无好转者。

如出现下列情况可考虑终止治疗:①症状完全消失,对工作、生活无任何影响者;②症状大部分已消失,仅局部尚有稍许疼痛或不适感,但不影响正常工作及家务劳动;③症状改善到一定程度即停滞不前,经2～4周以上观察无加重者,可考虑终止治疗。

三、其他牵引疗法

(一)大重量牵引

这是近年来国内外颇为流行的一种简便疗法,即利用接近体重一半的重量对患者头颈部作短暂时间牵引,以恢复颈椎列线及椎间隙宽度,使向椎间隙后缘突出的髓核还纳,从而达到对脊髓、脊神经根及滋养血管的减压作用。但如适应证选择不当或操作失误有可能发生意外。

1.适应证　①根型颈椎病:对四种情况疗效甚佳,即因椎节不稳造成者;因髓核突出或脱出造成者;症状波动较大者及早期病例。②脊髓型颈椎病:对由于椎节不稳,或髓核突出等造成的脊髓前方沟动脉受压中央型者疗效较佳。但此种类型如操作不当易发生意外或加重病情,故操作者必须有经验,并密切观察锥体束症状变化,一旦恶化立即中止。③椎动脉型颈椎病:对钩椎关节不稳,或以不稳为主伴有骨质增生所致的椎动脉供血不全者疗效为佳。④颈型颈椎病:仅用于个别症状持续不消者。

2.禁忌证　①年迈体弱全身状态不佳者;②颈椎骨质有破坏性改变者;③拟行手术者;④枕-颈或寰-枢不稳者;⑤炎症;⑥外伤者;⑦其他:牵引后有可能加重症状者,如落枕(颈部扭伤)、心血管疾患等。

3.具体操作　①机械式:即采取一般的牵引装置,附加一弹簧秤或压力计,于牵引过程中根据需要增加牵引重量,一般在20kg以内为妥,持续时间不宜超过1.5分钟。随时注意患者有无不良反应,隔0.5～1分钟后再次牵引,如此重复3～5次。②电动式:某些产品带有电脑,可将牵引重量、牵引时间、间隔时间(放松时间)等预先编制程序,之后将牵引带放于患者颌颈部,启动开关即按程序自动操作,最后自动停止。此种牵引方式虽较方便,但在计算重量时宜从小重量开始,最大不应超过45kg,每次持续10～15秒,间隔1～1.5分钟,共3～4次即可。③重量悬吊式:即利用滑车与重量直接牵引,此法虽较简单易行,但重量的加减和间隔时间难以掌握,一般少用。

4.注意事项　①本疗法属于一种专门技术,操作者不仅对牵引方法要有全面了解,而且应具有颈椎病的基本知识;②牵引前除一般检查及记录有关事项外,应常规摄颈椎正位与侧位动力性片,以除外其他病变及便于治疗前后的对比观察;③牵引后症状加重者应中止,尤其在 X 线片上显示椎体前阴影增宽,此表示已对前纵韧带造成损伤;④采用机械及电动牵引用具时,对其电器及机械性能应有全面了解,以防中途发生故障而引起意外。

（二）医院牵引疗法

医院牵引疗法与家庭牵引疗法相似,在医院内多采用卧床牵引。适用于症状严重或需术前准备及观察的病例。

（三）颅骨牵引

主要用于颈椎骨折脱位等外伤性病例,在颈椎病情况下较少用。

1.适应证　必须采取牵引疗法的颈椎病、而下颌等牵引处皮肤过敏或其他特殊情况无法利用皮肤牵引者。

2.牵引方法　①穿钉部位:先通过两侧乳突划一冠状线,再从鼻尖到枕外粗隆划一条矢状线。自两线相交之中点向外各 4～5cm 处即为牵引弓的入口。②操作步骤:术前剃光头、清洁皮肤,按常规局部消毒,铺单及局部麻醉后,作一小切口,直达骨外板。选用安全钻头钻穿颅骨外板(切勿进入内板,钻孔方向应与牵引弓上钉尖方向相一致)。之后将牵引弓两侧之钉尖插入此孔,旋紧固定螺丝,以防滑脱。牵引重量视病情而定,在颈椎病情况下 1.5～2kg 即可。床头抬高 10cm,作为反牵引力。

3.注意事项　①保持钉尖刺入处的清洁与干燥,一般无需纱布包扎,但切忌污染。②24～48 小时后牵引弓有可能松脱,因此每隔 1～2 天将牵引弓上的螺丝上紧半圈。但切勿用力,3 周后终止。③万一牵引弓滑出而又需继续牵引时,可将局部消毒后,更换另一消毒的牵引弓放入。

四、颈部固定与制动

指通过石膏、支架等用品使颈椎获得制动与固定而达到治疗目的的措施。

（一）目的与作用

局部安静;保持正常体位;避免外伤;恢复平衡;术前准备;术后康复。

（二）固定与制动的方式及其适用范围

1.石膏类　①石膏颈围:适用于一般轻型颈椎病及手术后远期病例。②颌—胸石膏:为从下颌至上胸部的石膏。此种石膏可限制颈椎正常活动量的 60%～80%,因此适用于神经受压、症状明显的根型、脊髓型及椎动脉型者。亦用于颈椎前路手术后(一般持续 3 个月左右)。③头-颈-胸石膏:即自头顶至颈、胸廓的石膏,可限制颈椎活动量的 90% 以上,主要用于各种需绝对限制颈部活动的伤患。除颈椎骨折脱位外,尚适用于上颈椎不稳者,颈椎后路广泛切骨减压手术者,及颈前路开槽式减压植骨术后骨块滑脱者的早期病例等。④带头之石膏床:即在一般石膏床上端将长度延至头顶。视病情需要可仅背侧单面石膏床,或腹、背侧均有的两面组合式石膏床。主要用于颈椎严重不稳者(多为上颈椎合并瘫痪者)的术中(保持体位)及术后(需采用头-颈-胸石膏而又不能起床者)。

2.支架类　①塑料颈围:适用范围同一般颈围。②双塑料片撑开式颈围:适用于因椎间盘突出与脱出所造成的脊神经、脊髓及椎动脉受压者。③颈椎牵引支架:多用金属加以海绵垫等物制成,于头颈部附有牵引装置,其原理分为充气式与机械式两种。应用范围同前。④气囊式颌—胸支架:其最大优点是患者可下地走动,且可在牵引下对颈部施术,并便于术后观察。故多用于颈椎骨折脱位病例。

五、理疗

（一）理疗的作用

消除神经根及周围软组织(关节囊、韧带等)的炎性水肿;改善脊髓、神经根及颈部的血液供应和营养状态;缓解颈部肌肉痉挛,增强颈椎牵引效果,并改善颈部软组织血液循环;延缓或减轻椎间关节、关节囊、韧带的钙化和骨化过程;增强肌肉张力,改善小关节功能;改善全身钙磷代谢及自主神经系统功能。

(二)常用的理疗方法

1.离子导入疗法　应用直流电导入各种中西药物(盐酸普鲁卡因、碘化钾、陈醋、冰醋酸、威灵仙等)治疗颈椎病,有一定治疗效果。其中以直流电陈醋导入或陈醋、威灵仙同时导入疗效较好。

2.高频电疗法　常用的有超短波、短波及微波等疗法,通过其深部电热作用,改善脊髓、神经根、椎动脉等组织的血液循环,以利其功能的恢复。应用得当可收到良好的效果。

3.石蜡疗法　利用加热后的石蜡敷贴于患处,组织受热后,局部血管扩张,循环加速,细胞通透性增加,有利于组织水肿的消散,血肿吸收。此外,尚有消炎、镇痛、解痉等作用,多应用于神经根型及脊髓型颈椎病。

4.其他　近年来我国医务工作者还创用了许多中西医结合理疗方法和新医疗法。如冰醋酸、中药导入。此外,睡热炕也是很好的物理疗法。

六、中西医结合的按摩、推拿疗法

按摩、推拿疗法是祖国医药学的一个重要组成部分。治疗时,凭借医生的手和简单的器械在身体的一定部位或穴位,沿经络循行的路线,气血运行的方向,施以不同手法,达到预防和治疗疾病的目的。临床实践证明,按摩、推拿疗法是颈椎病有效的治疗措施。

(一)按摩、推拿疗法对颈椎病的治疗作用

疏通脉络,止痛止麻;加宽椎间隙,扩大椎间孔,解除神经压迫;松解神经根及软组织粘连,缓解症状;缓解肌肉紧张及痉挛,恢复颈椎活动;对瘫痪肢体进行按摩,可以减少肌肉萎缩,防止关节僵直和关节畸形。

(二)按摩、推拿手法

大致可分为两类:

1.传统的按摩、推拿手法:可参阅有关专著,此不赘述。

2.旋转复位手法:应用于颈椎小关节紊乱、颈椎半脱位等疾患,临床上发现有棘突偏歪,X线片上见有双凸、双凹、双边等脊柱旋转表现的病例。

确定偏歪棘突:病人端坐于20cm高的矮凳上,颈向前屈。医者以双手拇指依次由上而下、由下而上反复触摸颈椎棘突的两侧,上下左右比较棘突偏歪情况,有时棘突偏歪不明显而能发现棘突的一侧较隆突,也认为有棘突偏歪现象。然后在该棘突附近寻找压痛点,有压痛点者,更有治疗意义。

旋转复位法具体操作:以颈5棘突向右偏歪为例加以说明。医者立于患者后方,以左手握住装有橡皮头之"T"形叩诊锤的交接部,锤柄向左后方,锤之一端斜置于颈5棘突之右侧,尖端指向右前方。医者拇指把住锤之另一端,令病人屈颈并向后靠于医者之胸腹部,放松颈部肌肉,医者右手掌置于患者左侧下颌角部用力将其头部向右侧旋转,同时利用左拇指及身体的力量推动叩诊锤将颈5棘突推向左侧。在旋转过程中,一般可以听到清脆的响声,此时再查看棘突偏歪现象已消失,表明棘突偏歪已得矫正,而患者即感症状已经好转。旋转完毕后,按揉两侧颈项肌,并点揉双侧风池穴。在旋转过程中,病人往往感到左侧颈项部肌肉轻微疼痛,且不一定出现响声,应以矫正棘突偏歪为原则。倘棘突偏歪未能矫正,可重复上述操作一次。若偏歪棘突已被矫正,病人仍有部分症状,可加用左右被动旋转头颈部及作左右两侧屈颈手法,往往可进一步改善症状。

术后 3 天内,患者应当限制颈部活动,于睡眠时使用低枕,无须特殊处理。部分患者于旋转复位后,棘突偏歪及症状可能复发,可再次施用手法。复发频繁及疗效不够满意者,需改用其他方法治疗。

(三)按摩、推拿的禁忌证

颈椎骨质破坏性疾病(结核、肿瘤等);急、慢性炎症性疾患;颈椎骨折、脱位和颈椎畸形,尤需注意排除寰枢椎的发育畸形;颈椎椎管狭窄症及椎间孔明显狭窄者;颈椎严重骨质增生,或椎体间有骨桥形成者;尚不能除外椎管内肿瘤、粘连性蛛网膜炎或脊髓变性疾病患者;患有严重高血压、动脉硬化症及脑供血不全者。

(四)按摩、推拿时注意事项

决定采用按摩、推拿治疗时,必须明确诊断,排除禁忌证。操作时,手法宜轻柔和缓,不宜猛烈而急骤地旋转头部,以免发生寰枢椎骨折、脱位或椎动脉在寰椎上面被枕骨压伤,致使颅底脑部及脊髓循环受累。更不宜作侧方用力的推扳手法。禁忌在麻醉下进行颈椎按摩、推拿。

七、药物治疗

药物在本症的治疗中可起到辅助的对症治疗作用。现将常用的药物简单介绍如下:

1.解热镇痛剂　疼痛严重者可口服阿司匹林、消炎痛、炎痛静、抗炎灵等。

2.扩张血管药物　如菸草酸、血管舒缓素、地巴唑等,可以扩张血管,改善脊髓的血液供给。

3.解痉类药物　如安坦片、苯妥英钠等药,可解除肌肉痉挛,适用于肌张力增高,并有严重阵挛者。

4.营养和调节神经系统的药物　常用的有谷维素、刺五加糖衣片、健脑合剂、朱砂安神丸、柏子养心丸等,可调节神经系统的功能。维生素 B_1、维生素 B_{12} 等有助于神经变性的恢复,但不需长期应用。

5.局部应用的药物　①水针疗法:水针是指将某些药物进行穴位注射或痛点注射,对消除疼痛、麻木、头晕、失眠等症状有较好的效果,常与其他治疗方法配合应用。常用的药物有:0.5%～1%盐酸普鲁卡因加强的松龙混悬液、维生素 B_1、维生素 B_{12}。②外用止痛搽剂:本类药物局部应用对减轻因肌肉筋膜炎和肌肉劳损所引起的疼痛有良好的效果。常用的有红花油、辣椒软膏、正骨水、扶他林乳膏等。③外敷药及熏洗药:此法对消除肌肉酸痛有一定疗效。市售成药有坎离砂、熏洗药。

6.中药治疗　中医根据辨证施治,多采用散风祛湿、活血化瘀、舒筋止痛等法,对减轻疼痛、麻木、头晕等症状有一定疗效。

(赵　勇)

第四节　颈椎病外科治疗中手术方式选择

目前颈椎病的手术根据入路分为前路和后路。前路手术的目的是彻底解除脊髓和神经根的压迫,稳定颈椎。后路手术的目的是扩大椎管,解除脊髓的压迫。从手术术式选择的角度可以把颈椎病分为两大类:①脊髓多节段受压(3 个或 3 个以上节段),尤其是 MRI 上显示脊髓腹背侧均受压者,如发育性和退变性颈椎管狭窄、OPLL,应当采用后路椎板成形术(双开门、单开门);②脊髓单节段或 2 个节段受压而椎管比值等于或大于 0.75 者、颈椎后凸畸形或有明显不稳定者,采用前路减压、椎体间植骨融合术。对于伴有局限性椎管狭窄的脊髓型颈椎病、局限性后纵韧带骨化应采用椎体次全切除实践证明,脊髓型颈椎病合并发育性颈椎管狭窄者如果采取前路减压,往往出现减压范围不够、减压不彻底、容易复发或甚至无效等现象。因此,术前仔细阅片,确定是否存在发育性颈椎管狭窄,选择合理术式,是提高手术疗效的重要因素。

一、前路手术术式及适应证

1.椎间盘切除＋椎体间植骨融合术   这是颈椎病的经典术式,包括切除病变节段的椎间盘组织和上、下软骨板、突入椎管的髓核组织和后骨刺、椎体间植骨重建椎体间稳定性。后纵韧带不要求常规切除,应当仔细分析术前 MRI 影像学资料,如果判断有后纵韧带肥厚或者有游离的髓核组织突破后纵韧带进入椎管,则应当切除肥厚的后纵韧带或者切开后纵韧带取出游离的髓核组织,做到彻底减压。传统的植骨材料为自体髂骨(三面皮质骨),也可以使用人工植骨材料如同种异体骨、人工骨(包括珊瑚、羟基磷灰石、硫酸钙、磷酸钙等)。

使用钛板内固定具有维持和恢复椎间隙高度、维持植骨块位置、提高融合率等优点。目前国内外使用的钛板分为限制型和非限制型两类系统。限制型钛板系统由于螺钉和钛板之间为完全刚性锁定,螺钉和钛板形成了一个完整的刚性结构,可以达到上、下位椎体和植骨块之间的完全稳定,最适合于颈椎外伤以及有明显节段性不稳定情况下使用。但是当植骨界面因为界面吸收而出现高度降低时,由于螺钉和钛板是一个完整的刚性结构,因此可以出现植骨界面的应力遮挡而影响骨性融合效果。非限制型钛板系统由于允许螺钉和钛板之间有一定的角度和平行移动节段或双节段融合不需要同时使用,因此当发生植骨界面吸收时,螺钉和钛板之间的角度和位置可以随着椎间隙高度的降低而轻微变化,从而避免出现植骨界面的应力遮挡而影响骨性融合效果,最适合于颈椎病手术。

另外,近年来出现的椎间融合器具有提高植骨融合率、维持和恢复椎间隙高度等优点。根据形态 cage 可以分为圆柱形和矩形两类,圆柱形 cage 由于对终板有明显的切割作用,植入后很容易发生 cage 下沉,导致椎间隙塌陷,因此近年来已经很少应用。矩形 cage 由于不存在终板切割作用,因此近年来得到广泛应用。一般来讲,单节段或双节段融合不需要同时使用钛板,但是如果同时合并使用钛板固定,则固定更加牢固,理论上术后不需要任何外固定。如果实施 3 个或 3 个以上节段的融合,尤其是进行后凸矫正时,则必须加以钛板固定。cage 的材质分为钛合金和聚醚醚酮(PEEK)两类,后者为 X 线可透光性,而且弹性模量更接近骨组织,因此近年来应用更为广泛。

手术适应证:①由于椎间盘突出、后骨赘等压迫神经根或脊髓导致的神经根型颈椎病和脊髓型颈椎病;②由于椎间盘退变造成节段性不稳定导致的交感型颈椎病和椎动脉型颈椎病;③由于椎间盘退变造成的颈椎退变性后凸畸形,导致脊髓腹侧受压的脊髓型颈椎病,需要校正后凸畸形者。

2.椎间盘切除＋椎体次全切除术＋椎体间大块植骨融合术   此术式为前一种术式的扩展,切除范围包括上、下节段的椎间盘、后骨赘以及中间的椎体,再行椎体间植骨重建稳定性,最后实施钛板内固定。植骨可以选用自体髂骨(三面皮质骨)、自体腓骨。近年来多数学者采用钛网(笼)内填自体松质骨(一般是切除的椎体)或者同种异体骨,来代替自体髂骨,也取得了很好的融合效果。

手术适应证:①由于严重的后骨赘造成节段性退变性椎管狭窄,压迫脊髓导致的脊髓型颈椎病;②孤立型后纵韧带骨化导致脊髓局部受压;③严重的节段性退变性椎管狭窄合并退变性后凸,需要减压同时校正后凸畸形者。

椎体次全切除术的手术节段可以包括一个椎体或者两个椎体,但是如果切除更多的椎体,虽然从减压的角度来讲,可以较好地解除脊髓腹侧的压迫,但是颈椎运动功能却可以因此而受到严重损害,所以必须慎重。

3.椎间盘切除＋人工椎间盘置换术   这是近年来开始应用的一种新型手术。其目的是切除病变的椎间盘后,植入可以活动的人工椎间盘来代替传统的椎体间植骨融合术,实现保留运动节段、减少相邻节段椎间盘退变的目的。

目前在我国主要使用的是 Bryan 人工椎间盘系统。Bryan 椎间盘系统假体采用复合材料制成,上下终板为钛合金材质,表面凸起并呈微孔状,便于骨质长入实现生物固定。上下终板之间是人工髓核,为高分子材料聚氨酯,具有高耐磨性。最外层的鞘是由聚氨酯材料组成,具有半透膜性质,连接上下终板,将髓核包在其中,并灌满生理盐水。

手术适应证:由于椎间盘突出造成神经根或脊髓受压而导致的神经根型颈椎病和脊髓型颈椎病,不伴有明显的椎间隙狭窄、局部后凸畸形、节段性不稳定。

以上介绍的三种手术方式的适应证为一般原则,在临床实践中还应当根据患者的实际情况灵活应用。例如,如果一位患者为 $C_{3\sim4}$ 和 $C_{5\sim6}$ 椎间盘突出造成脊髓受压,即跳跃式脊髓压迫,表现为两个病变椎间盘中间夹着一个相对正常的椎间盘,如果采用前路减压+融合术,就应当将 $C_{3\sim4}$、$C_{4\sim5}$ 和 $C_{5\sim6}$ 椎间盘全部融合,否则中间的 $C_{4\sim5}$ 椎间盘就会因为受到较大的额外应力而过早退变、突出,再次压迫脊髓或神经根而产生症状。如果采用前路减压+人工椎间盘置换术,就可以保留 $C_{4\sim5}$ 椎间盘。另外一种比较少见的情况是两个病变椎间盘中间夹着两个相对正常的椎间盘,即双节段跳跃式压迫,一般保留中间的椎间盘,仅仅对病变的节段进行减压和融合,当然,人工椎间盘置换术可能是更好的选择。

二、后路手术术式及适应证

1.后路椎板成形术(单开门、双开门) 此术式为颈椎后路减压的经典术式。通过扩大椎管空间,使脊髓后移,从而达到脊髓减压的目的。虽然开门后椎板固定的方式有很多种,但是基本原理相同,即防止再关门。此术式的优点是:减压充分,可以较好地保留颈椎的活动。

手术适应证:①脊髓型颈椎病伴有发育性颈椎管狭窄;②多节段退变性颈椎管狭窄导致脊髓腹背受压;③连续型或混合型颈椎后纵韧带骨化。

2.后路椎板成形术+侧块(椎弓根)钛板螺钉内固定、椎板间植骨融合术 此术式为前一种术式的扩展,即在进行椎管扩大的同时,应用颈椎侧块螺钉固定技术或经椎弓根螺钉固定技术进行后路固定和植骨融合。目前国内外可以使用的颈椎后路内固定器械分为钉-板系统和钉-棒系统两类。由于钉-棒系统占据的空间比钉-板系统少,因此更有利于植骨。

手术适应证:具有前一种术式的适应证同时伴有明显的节段性不稳定;轻度后凸畸形,术前过屈过伸 X 线片显示后凸畸形在后伸位时可以自行矫正。

3.后路椎板成形术(单开门、双开门)+神经根管扩大术 此种术式为颈椎后路椎板成形术的扩展。即在进行椎管扩大的同时有选择性地切除某些节段的部分或全部小关节,扩大神经根管,解除神经根的压迫。一般切除小关节的内侧 1/3 或 1/2,即可显露 5～8mm 长度的神经根。达到脊髓和神经根的同时减压。一般不需要同时进行内固定,但是如果切除范围达到或超过小关节的 1/2,就会对颈椎的稳定性造成影响,需要同时进行后路内固定和植骨融合。

手术适应证:具有第一种术式的适应证同时伴有比较明确的神经根损害的症状和体征;椎管狭窄特别严重,如严重的退变性颈椎管狭窄、严重的 OPLL 造成椎管有效容积明显减少,特别是神经根管入口也明显狭窄时,为了防止开门后脊髓后移造成神经根过度牵拉而出现神经根损害的症状,如颈 5 神经根麻痹,可以选择性地进行神经根管减压。

三、后路、前路联合手术术式及适应证

指在一次或分次麻醉下完成颈椎后路、前路的减压＋融合术。手术方式可以是上述前路、后路术式的组合。手术适应证:①存在发育性或退变性颈椎管狭窄同时合并巨大椎间盘突出、骨刺形成、孤立型 OPLL 导致脊髓腹背受压同时脊髓前方局部压迫特别明显的脊髓型颈椎病;②存在发育性或退变性颈椎管狭窄需要后路减压,同时伴有明显的颈椎后凸畸形,术前颈椎过屈过伸位 X 线片显示颈椎后凸在过伸位不能自行矫正而要前路手术矫正者。

手术可以在一次麻醉下先行后路减压,然后再实施前路手术。也可以分次手术,即先行后路减压,根据患者病情恢复情况在 3~6 个月后再实施前路手术。由于存在颈椎管狭窄,先进行颈后路椎板成形术,可以扩大椎管的储备间隙,使脊髓向后方退移,然后再完成前路减压、融合、固定,可以大大减少术中对脊髓的刺激,降低损伤脊髓的机会。如果先行前路手术,由于存在椎管狭窄,脊髓受压严重,储备间隙极其狭小,如有操作不慎,极易损伤脊髓。实践证明,一次麻醉下前后路手术与单纯后路或前路减压手术相比,可以获得更快、更充分的脊髓功能的恢复,降低再手术的可能。而且治疗周期短、总体费用将比分期手术降低许多,更有意义的是为患者争取到了宝贵的时间,使脊髓功能的恢复更快、更好。由于近年来医疗科技的迅猛发展,医疗服务的进步和手术技巧的熟练与提高,使医疗安全性大大提高,手术并发症并没有因此而增加。但是对于老年患者(70 岁以上)和心、肺功能下降以及合并糖尿病的患者,应避免前后路一期手术。

四、颈椎病手术治疗中的问题

1.充分减压与颈椎功能的保护　充分减压是保证颈椎病手术疗效的关键因素之一。术前仔细分析致压物的性质和部位,判断有无椎管狭窄、后纵韧带骨化、椎间盘突出是否已经突破后纵韧带进入椎管、后骨刺的范围等,有助于做到充分减压。前路减压属于直接减压,即直接去除致压物,后路减压是间接减压,即通过扩大椎管,使脊髓后移,从而避开致压物。因此,前路减压应当包括所有的致压物,即病变节段的后骨刺、突出的椎间盘、肥厚的后纵韧带,遇有椎间盘突入椎管者应当切开后纵韧带,取出游离的椎间盘组织。后路手术属于间接减压,其原理是利用颈椎生理前凸与脊髓形成的"弓弦原理",当后路减压后脊髓向着张力小的方向移动,从而避开前方的压迫,实现减压。因此后路减压必须做到多节段,即从 C_2 或 C_3 到 C_7 或 T_1,才能够做到充分减压。

但是过分减压可能对颈椎的功能造成很大影响。目前常用的颈椎前路和后路手术,在解除神经系统的压迫、稳定颈椎的同时,又对颈椎的功能造成损害。前路融合后相邻节段的退变加快已经引起人们的注意,后路减压后颈部伸肌装置受到破坏,患者长期存在颈部僵硬、疼痛等症状。研究结果表明,颈椎前路融合术对颈部运动功能的影响是明显的,北京大学第三附属医院(原北医三院)一组 66 例颈椎前路融合术后患者,平均随访 10.5 年,相邻节段不稳定发生率为 72.73%,颈部症状明显者为 48%。Baba 报告一组 106 例前路术后患者,平均随访 8.5 年,有 17 例由于相邻节段退变引起症状复发或加重而再次手术。但是研究发现颈椎后路椎管扩大术对颈部运动功能也有明显的影响,Satomi 报告平均随访 7.8 年,单开门术后颈椎总活动度减少 50%。陈维善发现术后 2 年,颈椎总活动度减少 25%,北医三院一组病例随访 3 年,颈椎总活动度减少 15%。另外术后颈部疼痛症状与颈椎运动改变也有一定的关系,北医三院一组资料发现,52 例患者中有 42 例术后出现颈部疼痛症状,伴有明显的颈椎运动幅度减小。文献报告,单开门术后患者有

长期颈背痛的占 45%～80%，并与颈椎运动幅度减小呈正相关。

　　文献报告，前路减压与节段有关，节段越多，颈椎总活动度越少，而后路减压与术式有关，颈椎总活动度减少 15%～50%。由此可见，前路和后路手术都对颈椎的运动功能产生影响，前路的影响与融合节段数量有关，后路则与手术术式有关。相邻节段退变加快是前路远期随访中最主要的问题，颈部僵硬与轴性症状则是后路手术后长期存在的问题。因此在颈椎病手术治疗过程中，必须严格掌握手术适应证，合理选择减压节段和手术术式，在减压充分的前提下做到最大限度地保护颈椎的功能。近年来问世的人工颈椎椎间盘，其设计理念是在前路减压的同时保留颈椎的运动节段，但是确切疗效有待于长期观察和随访。

　　2.内固定、椎间植骨与植骨替代物　　椎间盘切除、自体髂骨植骨融合术是颈椎病手术治疗的经典术式。良好的植骨技术是取得满意融合效果的前提。因此植骨床的处理、植骨材料的选择、术中内固定的应用环节就显得更为重要。实践证明，保证植骨床与植骨块有良好而足够的接触面是融合成功的基本条件。内固定虽然可以稳定植骨节段，维持椎间隙的高度，提高融合率，但是不能代替植骨技术。因此应当避免依赖内固定而忽视植骨界面的处理。虽然自体髂骨仍然被认为是椎间植骨材料的金标准，但是由于髂骨取骨存在许多并发症，人们一直在寻找椎间植骨的替代物。同种异体骨、羟基磷灰石、珊瑚磷灰石、磷酸钙等材料都被人们用来作为椎间植骨的替代物。临床研究证实，只具有骨传导作用的可以降解的磷酸钙人工骨，虽然在融合效果方面与自体骨接近，但是速度远不如自体骨。近年来出现了含 BMP 的异体骨和人工骨，虽然实验室研究结果证实了可靠的融合效果，但是临床应用的效果如何有待于进一步的观察和研究。

（叶茂林）

第五节　颈间盘突出症

一、定义

　　颈椎间盘突出症指下位颈椎间盘髓核突破纤维环甚至后纵韧带，向后方压迫脊髓或向后外侧压迫颈神经根，最终产生相应的局部症状及神经症状。此病好发于 30～50 岁，男性略多于女性，好发节段发生率由高到低依次为 $C_{5/6}$、$C_{6/7}$、$C_{4/5}$。

二、病因

　　颈椎间盘突出症的致病原因较多，主要与椎间盘退变、慢性劳损和外伤等因素有关。

三、病理

　　颈椎间盘突出症的主要病理改变是髓核与纤维环的变性改变。髓核水分逐渐减少，并被纤维组织代替，其弹性降低、体积皱缩、纤维环血管增生并出现玻璃样变，使其胶原纤维变性、韧性降低，造成整个椎间盘高度降低。纤维环弥漫向周围膨隆，形成椎间盘膨出。但其受到外伤和慢性劳损时，变性纤维环局部可形成裂口，部分髓核可通过纤维环缺损处突出，形成椎间盘突出。突出的髓核可穿破后纵韧带，进入椎管内形成游离碎片，并可在椎管内上下移行。

四、临床表现

本病多见于青壮年,男性略多于女性。主要临床症状取决于所压迫的组织及压迫程度。间盘向后方突出可压迫脊髓,引起脊髓功能障碍;向后侧方突出可压迫相应神经根,产生神经根刺激病症,甚至功能障碍,患者可出现上肢放射性神经疼痛,或感觉运动障碍。如椎间盘突出位于脊髓腹侧和脊神经根之间压迫脊髓和神经根,两者受累的症状和体征同时出现,但有时可因剧烈的根性疼痛而掩盖脊髓压迫症。

症状:①颈部症状:可伴有枕部、背部、肩部、肩胛间区的疼痛不适感。疼痛可引起颈椎活动度受限,以后伸时更为明显。②神经根症状:患者可有一侧(少数双侧)向上肢的放射性疼痛,严重者前臂及手部感觉麻木减退,上肢、手部肌肉无力甚至萎缩。③脊髓症状:患者多诉手、臂甚至躯干及下肢麻木感,手部精细动作不能,行走不稳,"踩棉花感",重者可出现大小便障碍。

查体:①局部表现:颈椎正常活动度为屈曲60°,伸展50°,左右旋转60°,左右侧屈50°。在急性期颈椎各向运动受限,屈伸可有向肩背部或上肢的放射性疼痛。②神经学检查:当神经根受刺激时,可出现Spurling征阳性。相应神经根支配的部位感觉下降,肌肉无力,腱反射低下(表7-1)。当脊髓灰质受压时,可出现相应髓节运动感觉障碍,因此上肢肌力、感觉、反射体检对于神经定位极有价值。当脊髓传导束受侵,患者可出现步态异常,压迫节段以下肌张力增高,腱反射亢进,Hoffmann征阳性,Waterberg征阳性,Babinski征阳性,手部精细动作不能,甚至大小便障碍等。

表7-1　受累神经根相应的临床表现

间盘节段	受累神经根	反射低下或消失	主要受累肌肉	感觉障碍区
$C_{4/5}$	C_5	肱二头肌反射	三角肌、肱二头肌	上臂外侧
$C_{5/6}$	C_6	桡骨膜反射、肱二头肌反射	伸腕肌、肱二头肌	前臂桡侧及拇指示指
$C_{6/7}$	C_7	肱三头肌反射	屈腕肌、伸指肌、肱三头肌	中指
C_7/T_1	C_8		屈指肌、手内在肌	前臂尺侧及环小指
$T_{1/2}$	T_1		手内在肌	上臂内侧

五、影像学表现

X线平片:一般要拍标准的7张片子,包括正侧位,双斜位,过屈过伸侧位,开口位。观察骨质情况,有无增生和畸形,陈旧骨折,骨破坏,骨新生灶,序列是否正常,颈椎椎管是否狭窄,神经根管是否狭窄,有无颈椎不稳定,半脱位等。颈椎退变多不严重,可有颈前屈消失或出现后凸,相应节段间盘高度可能下降。

MRI:一般应有T_1、T_2的矢状位和横断位的4张片子,必要时加做T1像的Ga-DTPA增强。T_1加权像:形态观察;T_2加权像:病变性质判断。Ga-DTPA增强:炎症,肿瘤等为高信号表现。突出的髓核呈蘑菇状、半球形、腊肠形,或者梭形。根据其与后纵韧带的关系,分为后纵韧带下型、后纵韧带间型及硬膜外型。脊髓受压变形,严重者可见髓内异常信号,提示脊髓水肿或变性。

脊髓造影及CTM:脊髓造影可以动态观察脊髓受压情况,CTM可以在横断面观察脊髓受压情况,并测量扁平率。扁平率小于0.45容易出现脊髓受压的临床症状,小于0.30预后则不乐观。脊髓前后径在5mm以上,脊髓横断面积在50mm²以上,术后效果良好。CTM可更好地显示脊髓形态及骨性结构,利于与骨赘、骨化的后纵韧带造成的压迫进行鉴别。

六、鉴别诊断

根据临床表现及影像学辅助检查较容易作出诊断,但要证实神经学检查与影像学表现的节段一致性。需要与以下疾患相鉴别:①颈肋:特有的 X 线表现,前臂及手尺侧疼痛及运动障碍。②腕管综合征:主要表现为正中神经支配区的运动感觉障碍,有夜间痛,腕部正中神经处 Tinnel 征阳性。③尺神经炎:尺神经支配区功能障碍,小鱼际及骨间肌萎缩,肘部尺神经沟 Tinnel 征阳性。④冻结肩:肩关节主被动运动受限,伴有疼痛。⑤脊髓肿瘤:利用 MRI、CT 等影像学检查可行鉴别。

七、治疗

保守治疗,适于无明显神经功能障碍:休息;制动;牵引;药物治疗;功能练习。对于有痉挛步态,手部精细动作不能,排尿障碍等脊髓功能障碍者及有神经根症状而系统保守治疗无效的患者要进行手术治疗。

（**毛军胜**）

第六节 斜颈

头部倾斜向一侧,同时向对侧旋转的畸形统称为斜颈。根据病因不同,斜颈可分为先天性斜颈和后天性斜颈。先天性斜颈包括肌性斜颈和骨性斜颈(上颈椎畸形、楔形椎、融合椎)。后天性斜颈包括:①神经性斜颈;②炎症性斜颈;③外伤性斜颈(骨折脱位);④特发性斜颈。

一、先天性斜颈

(一)先天性肌性斜颈

斜颈中最多见,多首见婴幼儿期。该症曾是整形外科的代表性先天疾病,现在发病率有所下降。

【临床表现】

一侧胸锁乳突肌内肿块形成,头部向患侧倾斜,面部则转向对侧。当被动矫正头面部旋转畸形时可见患侧胸锁乳突肌紧张,此时容易作出诊断。

【治疗方法】

本病 90% 有自然愈合趋势。按摩、徒手矫正是不可行的。对有胸锁乳突肌肿块的患儿,应指导母亲,在哺乳和卧位时使用斜颈枕或沙袋将患儿的头部保持在矫正位,并定期观察。若观察 6 个月以上,胸锁乳突肌有短缩变硬,可触及挛缩的条索状物时,为预防面部不对称和骨骼变形的发生,应行手术治疗。手术时将胸锁乳突肌在胸骨和锁骨的附着部,及短缩的腱样组织切断或切除。由于有再发的可能性,术后的管理十分重要,应将头颈固定在正常位置。

(二)先天性骨性斜颈

上颈椎的种种骨性畸形(齿突异常、寰枕融合、融合椎、楔形椎、颅底凹陷等)都会造成斜颈。

【诊断标准】

放射学检查可发现原发病灶。倾斜侧胸锁乳突肌一般无紧张挛缩和硬索条。

【治疗方法】

治疗应以原发病为主。较轻可代偿的斜颈可暂不治疗,密切观察。斜颈进行性加重,或伴有神经症状应手术治疗。

二、后天性斜颈

(一)痉挛性斜颈

为神经元性斜颈,由颈部肌肉异常挛缩引致。

【病因病理】

为中枢神经损害,属椎体外系运动障碍,也可有心因性因素。

【临床表现】

本病性别差异不明显,多慢性起病,活动及感官受刺激后可加重,睡眠后症状消失,斜颈缓解。重症患者可有肌肉明显疼痛。

【治疗方法】

本症部分患者可自发痊愈。应行神经外科,神经内科,精神科多科诊治。药物治疗有镇静剂、多巴胺、多巴胺受体兴奋剂/阻滞剂等,电刺激疗法和肉毒菌素局部注射也能获得近期的疗效。手术主要有硬膜下颈神经前根、副神经切断术,选择性颈肌切除术,立体定向脑手术等。

(二)炎症性斜颈

小儿多为咽喉部的感染性炎症病灶波及颈椎使韧带等组织松弛引致斜颈(Crisel 于 1932 年首先报道,故称 Grisel 症候群)。在成人往往是颈椎的类风湿关节炎病引起寰枢关节半脱位。其特征性表现是头颈部的痛性活动受限。在影像学上,前者表现为咽后软组织的扩大,后者则以寰枢关节破坏为特征。

(三)旋转固定

【病因病理】

外伤,炎症等致使寰枢椎不对称性半脱位引起。

【临床表现】

此处椎管较为宽阔,故本症很少出现脊髓症状,而以疼痛为主要表现。患者自己以手支撑固定头部来医院就诊为其特征性表现,急性期多有剧烈疼痛。小儿多见。

【诊断标准】

冠状面断层 X 线片可诊断,显示旋转性半脱位以重建 CT 为最佳。

【治疗方法】

轻症患者数日后可自行缓解。可辅助使用颈椎支具,止痛剂等。持续颈椎牵引对大多数早期患者有效。对有骨折,难以复位,或复位后再发/反复发作的病例应行 $C_{1/2}$ 固定融合手术。

（王　震）

第七节　颈椎后纵韧带骨化症

一、概述

后纵韧带解剖学特点:位于椎体和椎间盘的后方,垂直走向,头侧起自枢椎,沿各椎体后面止于骶管。在颈椎,后纵韧带可分为两层,其浅层为一坚强韧带,自颅底垂直下行,在侧方延伸达椎间孔。其深层呈齿状,椎体钩椎关节的部分关节囊即始于此层。

此韧带组织可有新生异位骨结构形成乃至最后骨化,导致椎管椎间孔狭窄,压迫脊髓及神经根,临床出现脊髓损害及神经根刺激症状,称为后纵韧带骨化症(OPLL)。

Key 和 Polger 分别于 1938 年和 1921 年以"后纵韧带钙化"为题进行过报道,Tsukimoto 于 1960 年从尸解病理证实为后纵韧带骨化性改变,1964 年寺山等将其命名为后纵韧带骨化。因其在日本发病率较高,因而有人称之为"日本人病"。

颈椎 OPLL 在日本的发病率为 1.7%～2%,我国发生率为 0.54%～8.8%。

二、病因

颈椎 OPLL 的发生有系统因素和局部因素,系统因素包括年龄、饮食、糖及钙代谢异常、激素功能障碍和基因变异等;局部因素包括椎间盘退变,椎体不稳定等。

1.骨代谢相关因子的作用　颈椎 OPLL 的发病是一个连续过程,Ono 通过病理研究发现其演变过程为后纵韧带内间叶细胞对各种生长因子反应而增殖,引起纤维性和非纤维性组织(主要是粘多糖)增加,分化为软骨,然后钙化,血管长入后进而骨化,形成成熟的板层骨。生长因子在颈椎 OPLL 发生中的作用备受重视,BMP-2 可诱导脊柱韧带成纤维细胞分化为软骨细胞,TGF-β 在异位骨化的晚期阶段刺激骨形成。OPLL 在非胰岛素依赖型糖尿病、甲状腺功能减退、肥胖症、钙代谢异常患者中发病率较高。Ishida 研究证明降钙素在体外可直接刺激后纵韧带骨化患者的韧带细胞成骨分化,其分化还受到甲状旁腺激素、前列腺素 2 等骨相关激素的调控。

2.基因基础　流行病和家族史的研究提示颈椎 OPLL 发病机制中基因易感性。自 1981 年日本公共健康福利部调查了 347 个家庭,证明颈椎 OPLL 与年龄相关,有基因遗传倾向,并推测为常显性遗传。有直系亲属间发病率为 23%,是一般人群发病率的 6 倍(3.7%)。1998 年 Koga 研究认为颈椎 OPLL 的基因可能位于第 6 对染色体上 HLA 复合体附近。

3.局部因素与间盘退化之间的关系　Epstein 等人研究发现韧带骨化与椎间盘异常应力分布密切相关,骨化进展通常发生在后纵韧带拉伸作用下的椎间盘变形区。他分析了 50 例脊髓、神经根受压的患者病因为进展型颈椎退变合并发育性后纵韧带骨化,在 CT 可以看到有节段性标点样骨化钙化灶。这种早期后纵韧带常和进展型颈椎退变结合在一起,说明后纵韧带骨化可能由颈椎退变所致。

总而言之,OPLL 发病机制比较复杂,是系统因素与局部因素共同作用的结果。

三、病理

颈椎后纵韧带骨化的主要病理改变包括以下几个方面：

1.后纵韧带内有异常的骨化组织,骨化多呈连续性,但在椎间盘水平骨化组织常有中断现象,由纤维软骨组织连接。

2.骨化的后纵韧带增宽增厚,使椎管变窄,对脊髓或神经根产生不同程度的压迫性损害;骨化的后纵韧带也可能首先压迫脊髓前动脉。

3.骨化的后纵韧带与硬脊膜常发生粘连,有时粘连很紧,甚至使硬膜骨化。后纵韧带骨化区的颈椎节段稳定不动,但骨化间断处及非骨化区的颈椎节段活动代偿性增强,产生节段性不稳,退行性改变发生早而且明显。

4.脊髓发生病理性改变。脊髓受压变扁,呈新月形。神经组织数量减少,前角细胞数量也减少。白质中可见脱髓鞘现象。

四、临床表现

颈椎后纵韧带骨化的发生及发展均缓慢。后纵韧带肥厚是骨化的前提条件。因此,颈椎 OPLL 压迫脊髓的主要原因是骨化组织下方的非骨化韧带组织肥厚,引起后纵韧带骨化灶向椎管内横向和纵向生长,使椎管容积变小,压迫脊髓和神经根,甚至阻断脊髓前动脉。

临床表现上,颈椎 OPLL 与椎管狭窄症十分相似,其症状通常是逐渐发展并加重。椎管减少 20%(有人认为 40%)以上是出现脊髓症的前提,椎管减少 50% 可产生严重脊髓症状。故而,OPLL 患者发病多在中年以上。我们应该认识到,并非所有 OPLL 患者都一定会出现脊髓症。

1.局部症状　患者颈部局部症状多不重,活动度正常或受限,多以后伸受限为明显。

2.发病特点　多数患者出现脊髓压迫症状才来就诊。其特征是不同程度的慢性进行痉挛性四肢瘫痪,多从下肢开始出现症状,典型的主诉为"行走不稳,踩棉花感",进而出现上肢无力,麻木,手笨拙等症状,表现为中央颈髓综合征,严重者可有括约肌功能障碍,出现排尿困难或小便失禁,腹胀或便秘。

也有一些患者先从上肢出现症状,向下肢发展。部分患者有明显的外伤后病情加重史,在摔跤或挥鞭伤后,病情迅速进展,甚至出现截瘫。

3.查体　可出现上肢受损相应节段感觉减退,肌力下降,反射低下,其以下节段出现病理反射如 Hoffman 征阳性。有截瘫表现者可出现感觉障碍平面。下肢肌力可增高,腱反射亢进,Babinski 征可为阳性。有括约肌功能障碍者其肛周反射减低。

五、影像学检查

1.X 线表现　颈椎后纵韧带骨化在颈椎侧位表现为沿着椎管前缘走行、粗细不均、长度不一的骨化致密影,典型者骨化影前缘与椎体后缘间有宽窄不等的间隙。其经典分型为 4 型：

(1)连续型:骨化灶跨越数个椎体,在间盘水平前方略凹陷,后方稍隆突。此型最多见,可占半数以上。

(2)间断型:或分节型,骨化灶不连续,在椎间盘水平呈中断现象。

(3)混合型:骨化灶呈连续型与间断型两种表现。

（4）孤立型：也称局限型，此型最少见。

2.CTM（椎管造影后CT）　造影后的CT对于OPLL不仅有确诊作用，而且可对脊髓受压情况进行测量。骨化灶表现为椎体后缘正中或偏侧凸起的骨化影，其形状可呈圆形，椭圆形，平台形，甚至不规则的菜花形。同一病人在不同层次上其形状也可改变。骨化影与椎体后缘可有低密度的间隙，不同层面骨化块的厚度也不同。通过CTM可测量脊髓扁平率（脊髓纵径与横径之比），如小于0.40其预后较差。普通CT平扫也可诊断OPLL，但不利于对脊髓的观察。近年来CT扫描重建技术已经逐渐取代了体层扫描，对于OPLL的诊断以及分型起到了很大的帮助。

3.MRI　OPLL表现为椎体后方与硬膜囊前方低信号区，相应的脊髓有压迫与变形。MRI可直观地观察脊髓的整体观，约25％的OPLL髓内有信号改变，这对于脊髓症的诊治与预后评价很有价值。

六、治疗

仅影像学诊断，而无脊髓受损症状者，可不予治疗，但要告知患者避免受伤。有脊髓压迫症状和体征，呈进行性加重者，应尽早手术减压。可采取的术式有：

1.颈后路椎管扩大成形术，间接解除压迫，可保持可动性。其适应证为多节段压迫者。

2.颈前路减压，骨化灶漂浮或切除，植骨固定融合术。其适应证为孤立型单阶段压迫者。但有因手术刺激骨化灶继续生长的可能。

（赵　勇）

第八节　强直性脊柱炎

一、概述

强直性脊柱炎（AS）是一种主要侵犯中轴骨骼，引起疼痛和进行性僵直的慢性炎症性的疾病，该疾病主要侵犯骶髂关节，脊柱和髋关节，受累的脊柱和关节有迅速发生屈曲畸形骨性强直的趋势。强直性脊柱炎过去被认为是类风湿关节炎的一部分，但现代的研究表明强直性脊柱炎是一种独立的疾病，在风湿病学中将其称为血清学阴性的脊柱关节病。强直性脊柱炎的确切发病机制还不完全清楚，但与感染，遗传和自身免疫功能障碍有关。强直性脊柱炎有明显的家族聚集现象，与HLA-B27密切相关，强直性脊柱炎病人中有88％～96％的HLA-B27呈阳性，流行病学研究表明遗传是一个发病因素。但HLA-B27阴性的人群中也会有强直性脊柱炎发生，说明其他因素如环境对疾病的发生也可能是必需的因素。有研究表明肠道肺炎克雷伯杆菌感染与疾病的活动有直接的联系。

二、病因病理

强直性脊柱炎患者初期呈进行性炎症反应，主要发生在脊柱关节，也常发生在髋关节和肩关节，很少影响到周围关节。早期的组织病理改变发生在骶髂关节，单纯的骶髂关节炎并不常见，病变沿脊柱向上发展。炎症的原发部位在韧带和关节囊的附着处，早期局部充血、水肿和炎性细胞浸润，肉芽组织形成，然后很快纤维化和骨化,继发的骨化和修补的新生骨导致骨质硬化和关节强直。脊柱的最初损害是椎间盘纤维环和椎体边缘连接处的肉芽组织形成。纤维环外层形成的韧带骨赘不断发展成相邻椎体的骨桥,小关节软骨破坏和椎体终板软骨新生骨的形成,造成小关节强直和椎体方形变,形成 X 线所见的典型的竹节样改变。随着病变的发展,椎体前方变短后方相对拉长,使脊椎正常生理曲线破坏产生后凸,这就是驼背产生的病理基础。再加上患者喜欢屈髋屈膝仰卧或枕高枕,以减轻疼痛和不适,这是驼背产生的诱发因素。在病程早期驼背是可复的,患者平卧后驼背可自行矫正或减轻,劳累后驼背可加重,休息后可减轻。当疾病发展小关节破坏硬化后,畸形便成为固定的。患者站立行走时,身体重心前移,在重力的牵引作用下畸形可进一步加重。由于肋骨横突关节强直,使胸廓的活动度消失,患者只能靠膈肌活动来维持换气。晚期患者严重的后凸畸形使胸壁和腹壁靠近,胸腹腔脏器受压,产生呼吸,循环和消化系统功能障碍。

三、临床表现

典型的强直性脊柱炎的发病年龄在 15～20 岁。无明显诱因出现腰背疼痛和僵硬,疼痛可涉及臀部或大腿后部,僵硬以晨起明显活动后可有所缓解。随着病情的发展,轻微的体力劳动即可出现腰背疼痛,休息后也不缓解,腰背活动受限加重,逐渐出现胸腰椎后凸的驼背畸形。晚期患者整个脊柱强直,头部前伸,颈部强直,双眼不能直视前方,不能回头视物。双髋屈曲畸形,加重了驼背的程度。由于胸廓活动受限,呼吸功能下降。由于脊柱强直,易发生骨折。少数病人晚期会出现马尾神经功能障碍。强直性脊柱炎患者早期缺乏特异性的体征,主要表现为骨突部位的压痛,如跟骨、大转子、髂嵴、棘突和胸肋关节等部位,骶髂关节应力试验(Gaenslen 征)阳性提示骶髂关节病变。晚期患者可见胸腰椎明显的后凸畸形,站立位患者胸椎后凸增加,腰前凸减少,髋关节的固定屈曲畸形也较常见。脊柱活动度明显下降甚至消失,腰椎活动度检查 Schober 试验可提示腰椎活动度明显下降。胸廓活动度下降,扩胸度明显下降甚至为 0。强直性脊柱炎的关节外表现最常见的是急性前葡萄膜炎,典型表现是单侧急性发作,眼痛,畏光,流泪和视物模糊。临床实验室检查有 80% 的患者会出现血沉增快,RF 阴性,血清肌酸磷酸激酶升高是疾病活动的较敏感和特异的指标。HLA-B27 检测阳性对诊断强直性脊柱炎有意义,但并不能作为确诊的指标。影像学检查在疾病早期阳性结果很少,放射性同位素骨扫描能在 X 线改变出现之前证实骶髂关节炎。典型的强直性脊柱炎 X 线改变最早出现在骶髂关节,1966 年制订的强直性脊柱炎纽约诊断标准将骶髂关节 X 线改变作如下分期:0 级:正常骶髂关节;Ⅰ级:可疑或极轻微的骶髂关节炎;Ⅱ级:轻度骶髂关节炎,局限性的侵蚀,硬化,关节边缘模糊,但关节间隙无改变;Ⅲ级:中度或进展性骶髂关节炎,伴有以下一项或以上变化:近关节区硬化,关节间隙变窄或增宽,骨质破坏或部分强直;Ⅳ级:严重异常,骶髂关节强直,融合,伴或不伴硬化。早期脊柱的 X 线改变表现为胸腰椎椎体前角呈方形,椎体骨质疏松经常伴有椎体终板凹度减少。椎体旁骨化表现为韧带骨赘形成,在纤维环处形成,在椎体间形成骨桥,晚期形成脊柱竹节样改变。脊柱的后方结构包括椎间关节囊,棘间韧带,棘上韧带和黄韧带也会受到侵犯形成骨化,在 X 线上呈电车轨样改变。晚期胸腰段脊柱出现均匀的后凸,正常的生理性弯曲消失。强直性脊柱炎患者上颈椎可出现反常的过度活动,出现寰枢椎不稳定。强直性脊柱炎患者周围关节随着炎症的发展会出现骨量减少,关节侵蚀和骨化,后期出现关节融合。在周围关节中髋关节比其他关节更容易受到炎症的侵蚀破坏,引起双侧对称性关节间隙狭窄,软骨下骨不规则骨化,髋臼和股骨头关节面外缘骨赘形成,晚期出现髋关节强直。

四、诊断标准

强直性脊柱炎典型病例临床特征突出,本病主要依靠临床表现来诊断。具有诊断意义的临床特征包括炎性脊柱痛（40岁前发病，隐袭起病，持续3个月以上，有晨僵活动后减轻），胸痛，交替性臀部疼痛，急性前葡萄膜炎，滑膜炎（下肢为主，非对称性），肌腱端炎，X线示骶髂关节炎，有阳性家族史。1984年修订的强直性脊柱炎的诊断标准如下：临床标准：①下腰痛持续至少3个月，活动后可缓解；②腰椎在垂直和水平面的活动受限；③扩胸度较同年龄性别的正常人减小；确诊标准：具备单侧3～4级或双侧2～4级骶髂关节炎，加上临床标准中的至少1条。

　　强直性脊柱炎的治疗目的是缓解疼痛和僵硬感。有研究表明强直性脊柱炎患者患病20年后仍有85％以上的患者每天有疼痛和僵硬感，超过60％的患者需要使用药物治疗。通过应用非甾体类药物可以很好的控制疼痛和僵硬感，但药物治疗的目的是使病人能够参加正规的运动锻炼计划，定期做运动锻炼对减少或防止畸形和残废是最重要的治疗方法。嘱患者必须直立行走，定期做背部的伸展运动。睡硬板床并去枕平卧，避免卷曲侧卧。劝患者戒烟，定期做深呼吸运动以维持正常的胸廓扩展度。游泳是强直性脊柱炎患者最好的运动方式。经常性的运动锻炼和非甾类药物成功的治疗了大多数患者，但仍有部分患者需使用糖皮质激素和抗风湿药物（如：柳氮磺胺吡啶、甲氨喋呤等）。

五、治疗方法

　　大多数强直性脊柱炎患者不需要进行外科治疗，外科治疗适用于严重的固定屈曲畸形，脊柱骨折和脊柱椎间盘炎。强直性脊柱炎导致的固定屈曲畸形并不是都需要矫正，伴有严重疼痛和神经功能障碍的固定屈曲畸形是手术的适应证。当屈曲畸形进展终止后疼痛并不是患者最严重的症状，但当患者脊柱出现的代偿性屈曲时常引起疼痛，特别是在颈椎保留一定的活动度出现过度前凸时。由于患者的脊柱处于融合固定的状态，在没有出现骨折和椎间盘炎时一般很少出现神经功能障碍。只有那些严重的屈曲畸形使患者不能向前直视，对日常生活带来严重限制的病例才需要手术矫正畸形。对脊柱严重的屈曲畸形同时伴有髋关节固定的屈曲畸形的病例，当髋关节有足够的活动度时，可以代偿脊柱的畸形，因此在进行脊柱矫正手术之前需先行髋关节置换手术。脊柱矫正术前对患者的脊柱的整体畸形情况和脊柱的平衡状况进行评价，有助于帮助术者选择最佳的截骨位置。术前应确定脊柱畸形的主要位置，在此位置截骨可以获得最大的矫正效果。胸腰椎后凸畸形的患者可以分为两类，一类是单纯胸椎存在后凸畸形颈椎和腰椎前凸正常，另一类是整个胸腰椎存在后凸畸形腰椎前凸消失。对第一类患者只需要在胸椎的主要畸形部位进行截骨来矫正畸形，对第二类患者建议使用腰椎的伸展性截骨来矫正畸形。现在常用的截骨方式主要有开放和闭合楔形截骨两种方式，同时配合以坚强的内固定和植骨融合。主要采用的是经椎弓根的闭合楔形截骨的方式，术中采用微型电动磨钻磨除双侧椎弓根，然后经椎弓根在椎体内行楔形截骨，在截骨完成后闭合截骨面，行椎弓根螺钉内固定。此种截骨方式在椎体内完成，避免了经椎间截骨导致术后椎间孔变小易产生神经根的嵌压。此种方法使脊柱短缩，避免了对脊髓和前方血管的牵拉，且截骨后接触面为松质骨，稳定性强易于术后愈合。该方法使用微型磨钻进行截骨，有利于术中对截骨面的止血，减少了术中的出血量，且使用磨钻避免了使用骨刀等器械进行截骨时因震动产生脊髓损伤的可能性，但需要术者有熟练使用磨钻的经验。因强直性脊柱炎患者多存在明显的骨质疏松，不能提供坚强内固定所需的骨质，因此有时需要延长固定的节段以分散应力降低内固定失效的风险。因强直性脊柱炎患者脊柱强直，截骨处应力集中，因此术中需进行可靠的植骨融合，以降低术后植骨不愈合，假关节形成和内固定失效的风险。此类手术术后患者需佩戴定做的胸腰支具，以减少因术后患者下床活动产生的应力降低手术失败的风险。因椎体的宽度有限，因此单椎体截骨所能提供的矫正度数有限。

　　强直性脊柱炎患者由于脊柱处于强直状态无活动性即使是发生轻微的损伤，也很容易发生脊柱骨折。

这种骨折是继发于全面的骨质疏松和脊柱韧带骨化的病理性骨折,脊柱因为广泛融合失去正常的弹性而不能吸收损伤的能量。骨折最常发生在胸腰结合部,其次是颈中段,由于骨量减少和畸形的存在,X线有时很难发现这种骨折,CT有助于诊断隐性骨折。严重的强直性脊柱炎骨折极不稳定,前方和后方韧带结构的骨化使脊柱变成一个僵硬的环,因此不会发生单柱骨折,一旦发生即为三柱骨折,极不稳定。强直性脊柱炎脊柱骨折伴随神经损伤的发生率高,有文献报道此类骨折合并脊髓损伤的发生率是普通人的两倍。由于骨折的不稳定性因此对此类骨折应积极采用手术治疗,且因为骨质疏松的存在因此较传统的骨折固定要延长手术固定的节段,同时注重术中的植骨融合。有些学者建议同时行前路植骨融合,术中也可以用骨折部位作后凸畸形的矫正。术后需要使用支具外固定直至骨折的完全愈合。

在强直性脊柱炎患者中脊柱椎间盘炎的发生率有报道为5%,有的学者报道可以高达23%。脊柱椎间盘炎可以无症状,但大多数患者会出现疼痛伴有畸形加重。现在大部分学者认为脊柱椎间盘炎是由于骨折慢性骨不愈合所形成的假关节。脊柱椎间盘炎的治疗原则与急性骨折类似,但应注意脊柱椎间盘炎在假关节部位是否存在局部狭窄,如存在狭窄可能在手术固定的同时需行减压手术。

强直性脊柱炎患者累及颈椎常见的问题为寰枢椎半脱位,不稳定的枢椎下方的骨折畸形,寰枕关节破坏,固定的颈椎或颈胸连接处后凸畸形。由于颈椎坚固融合导致枕颈连接处应力增加,此外横韧带炎症反应和其骨性附着点的充血也容易导致寰枢椎脱位或半脱位。对有明显神经压迫症状的寰枢椎不稳定患者需手术治疗,建议使用Brooks法或Callie法。如伴有寰枢椎不稳定的强直性脊柱炎患者的颈椎保留有一定的活动度,在术中可同时应用Magerl法,以加强寰枢椎的固定强度,提高融合率。但如果此类患者的颈椎僵直在前凸位,在施行Magerl手术时可能因缺乏入针角度而导致手术无法进行。寰枕关节破坏,其轻微的持续的活动可导致剧烈的疼痛,当药物治疗和颈托固定不能控制疼痛时,要进行枕颈融合术,具体术式建议采用枕颈钢丝固定或枕颈钢板固定。强直性脊柱炎患者出现颈椎后凸畸形,可导致视野显著受限,严重的可出现开口困难和颏触胸畸形。颈胸连接处的骨折容易被漏诊导致继发的颈椎后凸畸形,对严重的后凸畸形可采用截骨术矫正后凸畸形,但此术式难度较大风险高,需做好详细的术前评估和设计,并由有经验的医师施行。

六、预后和康复

强直性脊柱炎是一种炎症性疾病,主要引起疼痛和进行性僵硬,对该疾病应予以足够的重视,争取做到早期诊断。对早期患者应予以非甾类抗炎药物治疗控制炎症,避免炎症对关节造成进行性破坏导致晚期的脊柱强直,对早期患者应予以合理的指导包括保持适当的姿势和伸展锻炼以预防脊柱畸形的出现。对晚期患者出现严重的脊柱屈曲畸形可采用外科手术矫正畸形改善患者的生活质量。

(赵　勇)

第九节　类风湿性脊柱炎

一、概述

类风湿关节炎(RA)是一类以关节炎为主要临床表现的系统性自身免疫性疾病。类风湿关节炎的病因和发病机制尚不完全清楚,其基本病理特点是血管炎和滑膜炎。关节内滑膜血管增生,形成血管翳,导致滑膜增厚,渗出增多,分泌多种细胞因子,侵犯软骨引起骨质损害,对其周围的肌腱、韧带、腱鞘和肌肉等组织也可侵蚀,从而影响关节的稳定,容易发生关节畸形而引起功能障碍。血管炎亦可侵害周身各器官组织,形成系统性疾病。本节侧重讲述脊柱受累所致疾患。

二、临床表现

类风湿关节炎的关节病变的表现形式通常为:晨僵,关节肿胀,关节痛及压痛,关节畸形和关节功能障碍。类风湿关节炎早期常侵犯手和腕部关节,其他的如足踝关节、肘关节、肩关节、膝关节、髋关节、胸锁关节和脊柱关节等。类风湿关节炎的关节外表现主要为类风湿结节、血管炎、肺纤维化、胸腔积液、心包炎、贫血、肾脏损害、干眼症等。临床实验室检查主要有血沉增快,而且与类风湿关节炎的病情活动相一致;C反应蛋白增高,目前认为C反应蛋白是评价类风湿关节炎活动性最有效的实验室指标之一;类风湿因子阳性等。类风湿关节炎的影像学表现早期为关节周围的软组织肿胀,局限性骨质疏松,关节间隙狭窄和骨质侵蚀;晚期表现为关节脱位,畸形和强直。几乎所有患者手和(或)腕部均受累,早期表现为关节周围肿胀和局限性骨质疏松,晚期表现为关节间隙狭窄,骨质侵蚀等,晚期特征性的表现为手和腕部关节脱位畸形,如兰花指畸形和鹅颈畸形。近来认为患者足部的小关节受累同样常见,且可出现在手腕部关节受累之前。其他的如肘关节,肩关节和膝关节受累也较为常见。类风湿关节炎患者脊柱受累较多且较严重,以颈椎受累最为常见,胸腰椎受累者少见。颈椎虽可全段受累,但以寰枢椎最为常见,常表现为寰枢椎脱位和齿状突骨质侵蚀,下颈椎主要表现为椎间隙和小关节间隙变窄,及颈椎的半脱位。

类风湿关节炎累及脊柱以颈椎受累最为常见,胸腰椎受累者少见。大多数颈椎类风湿关节炎患者临床表现为相对良性的过程,少数患者发展为进行性的颈椎不稳定,引起相邻的神经或血管的损害。传统观点认为仅有进行性的神经损害才需要外科治疗,但近来的研究表明对神经的进行性损害应采取更积极的态度。一些作者认为对颈椎不稳定应尽早融合,即使在没有神经损害的情况下,早期融合可以使神经功能得到改善,这对预防类风湿患者产生进行性的畸形产生好的影响。

颈椎的解剖学和力学特点使颈椎容易受到类风湿的侵害。正常颈椎有32个滑膜关节(14个关节突关节,10个钩椎关节,5个椎间关节,2个寰枕关节,1个寰齿关节),横韧带在齿状突基底后方形成一个真性的滑膜关节。类风湿肉芽性滑膜炎可导致韧带肿胀和断裂,关节软骨缺失及骨侵蚀,后果是导致韧带松弛及不稳定。颈椎的这些炎症性变化与外周关节类风湿的病理改变基本是一致的。颈椎的任何节段都可受到类风湿炎症的侵害,但最常受累的是枕寰枢关节。类风湿关节炎引起的颈椎不稳定的最常见类型是寰枢椎半脱位,其次是寰枕关节不稳定,颅骨下沉等。寰枢椎不稳定主要是由于横韧带,翼状膜,齿状突尖端组成的韧带复合体被破坏而松弛的结果。类风湿炎症有侵犯齿状突周围组织的倾向,这种齿状突周围炎症性的翳膜的形成妨碍寰枢关节的完全复位,横韧带的薄弱和逐渐断裂,以及寰枢关节边缘和齿状突的侵蚀,引起寰枢椎向前方的半脱位,当脱位大于10~12mm时,提示整个韧带复合体的破坏。这种半脱位的进一步发展将引起脊髓在齿状突和寰椎后弓之间受到压迫。颅骨下沉的发生是由于骨与软骨被侵蚀的结果,当双侧侧块破坏塌陷使颅底相对颈椎产生下沉,齿状突陷入枕骨大孔。类风湿关节炎对寰椎以下颈椎的影响主要是由于椎间关节,韧带,钩椎关节受到炎症的影响产生破坏和关节炎,引起韧带松弛,常影响到多个节段,引起"阶梯"样的改变。

类风湿关节炎在颈椎的表现是多种多样的,最早期最常见的症状是颈部或枕后疼痛,也可有眶后部和颞部疼痛。疼痛在伴有半脱位时在颈部活动时加重,特别是在颈部屈曲和旋转时,患者可有在颈部屈曲时有头部向前滑脱的感觉。当出现脊髓压迫时患者会出现上运动神经元和下运动神经元体征,病理反射阳性。患者常有无力,下肢疲劳,行走不稳,手不灵活等主诉,当出现椎基底动脉供血不全时,可出现耳鸣,眩晕,复视等症状,也可产生感觉迟钝,缺失,本体感觉丧失或延髓受压症状,晚期可出现膀胱或直肠功能障碍。对患者都应该仔细进行神经系统体检,注意患者有无锥体束症,病理反射,及本体感觉异常。

对类风湿关节炎在颈椎的放射学表现常采用颈椎的前后位,开口位,过屈过伸侧位 X 线片检查,有助于了解患者有无颈椎侵犯,病变部位和有无颈椎不稳定的存在。早期表现有齿状突侵蚀,寰椎以下颈椎半脱位,小关节侵蚀破坏,椎间隙变窄,骨赘形成。寰枢椎半脱位,颅骨下沉等表现倾向出现于病程晚期。现在由于 CT 技术的发展,颈椎的 CT 重建在显示颈椎病变更为清晰准确。MRI 可以清楚的显示脊髓和延髓受压的情况,对临床上怀疑有脊髓受压的类风湿患者可以协助诊断。脊髓造影和 CTM 可以弥补 CT 在神经显像上,及 MRI 对骨结构显像上的不足,在积水潭医院也作为术前的常规检查。

颈椎不稳定有 4 种类型:①单纯寰枢椎半脱位;②颅骨下沉,通常伴有寰枢椎半脱位;③寰椎以下的颈椎半脱位;④以上 3 种类型的复合形式。成人过屈过伸侧位 X 线片上寰枢间隙 ADI 变化>3mm 即被认为不正常,若>10～12mm 则认为整个寰枢韧带复合体不完全断裂。X 线片上显示脊髓受压的危险因素有:①寰枢椎半脱位>9mm;②脊髓的可利用间隙(SAC)≤14mm;③较小程度的颅骨下沉;④寰枢椎侧方半脱位>2mm。颅骨下沉通常采用 Mc Gregor 法,在硬腭后缘和枕骨鳞部外板最低点间做一连线,若齿状突尖部超过此线 4.5mm 以上则提示有齿状突上移。对于寰椎以下颈椎半脱位,White 等认为>3.5mm 的移位考虑为颈椎不稳定。SAC≤14mm 被认为是判断神经系统病变的更准确的指标,特别是在下位颈椎。对评价脊髓延髓交界处(CMJ)的压迫通常采用 MRI 进行测量,Bundschuh 等研究表明若 CMJ 角度<135°时会出现神经压迫的症状和体征。

三、诊断标准

目前我国常用的类风湿关节炎的诊断标准为美国风湿病协会 1987 年修订的标准:①晨僵:关节内或关节周围晨僵,每日至少持续 1 小时,至少持续 6 周;②3 个或 3 个以上关节炎:14 个关节区(双侧近端指间关节,掌指关节,腕,肘,膝,踝和跖趾关节)至少有 3 个同时出现肿胀或积液至少持续 6 周;③手部关节关节炎:腕,掌指关节,近端指间关节至少 1 个肿胀,至少持续 6 周;④对称性关节炎:身体双侧相同关节区同时受累(近端指间关节,掌指关节和跖趾关节区受累可不是完全对称的);⑤类风湿结节:关节伸侧,关节周围或骨突部位的皮下结节;⑥类风湿因子:阳性;⑦影像学改变:手及腕部前后位片示有骨质侵蚀或骨质疏松。符合上述 7 项中的 4 项者可诊断类风湿关节炎。

四、治疗方法

对类风湿关节炎患者的寰枢椎半脱位应早期发现,密切随访观察。目前对寰枢椎半脱位到什么程度是不可接受的,及何时是对类风湿关节炎患者的寰枢椎半脱位进行外科固定手术的最佳时机仍没有定论。部分未经治疗的寰枢椎半脱位患者会发展成为更为复杂的不稳定类型并出现颅骨下沉。一些研究显示早期寰枢椎融合能稳定整个枕寰枢关节复合体,使患者不发展成为颅骨下沉。一些医生认为寰枢椎有 9mm 的动态半脱位时,不管是否存在神经系统体征即需要外科手术治疗。一些医生认为采用 SAC 作为评价指标相关性更好,当 SAC≤14mm 需要外科手术治疗。对合并颅骨下沉的寰枢椎半脱位需同时进行枕骨大孔减压,寰椎后弓切除和寰枕融合,以缓解脊髓延髓交界处的压迫。部分早期进行枕颈融合术后的患者寰椎以下的颈椎半脱位的发生率较高,对已行枕颈融合术后的患者应密切随访以观察有无寰椎以下的颈椎半脱位的发生,有些需再次进行手术治疗行全颈椎固定融合术或枕颈胸融合术。类风湿关节炎患者寰椎以下的颈椎半脱位可以单独存在,对移位>3.5mm以上的应考虑行外科固定融合手术。

对于寰枢融合的方法 Magerl 法是采用寰枢椎经关节突内固定,该方法是通过枢椎关节突靠近尾侧处为入针点,向前外上方经寰枢椎关节间隙用螺钉固定寰椎的侧块,该方法要求术者对局部解剖非常熟悉,并且在透视的监控下进行。有医生认为该方法对手术操作要求高,对螺钉的位置十分挑剔,且手术范围内有椎动脉和脊髓存在,手术风险大。近年来随着导航技术在脊柱外科的应用,这一技术使手术的安全性和精确性都得到了大大的提高。在这一术式中采用的是 AO 公司的 3.5mm 的半螺纹空心螺钉,由于为空心螺钉,在固定前可用细导针先行固定,待确认位置满意后再进行螺钉固定,避免了直接用螺钉固定位置不满意后无多余的空间改道,易造成螺钉松动影响固定效果。根据生物力学的分析,Magerl 法同其他几种寰枢椎固定方法相比在控制侧屈和旋转方面效果最好。Brooks 法是在寰枢椎后弓下穿过钢丝,再取两块单皮质髂骨条用钢丝固定于寰枢椎后弓间,也可用于枕颈固定。Brooks 法在控制屈伸方面可以提供较大的强度。积水潭医院采用 Sofamor 公司的钛缆替代钢丝进行固定,钛缆较为柔软,两段之间的连接段易于塑性比以往穿钢丝更为容易,且减少了损伤硬膜和脊髓的风险,而且该系统提供的扭力计可以提供牢固的固定,操作简单,也避免了过去使用钢丝过度用力拧紧使钢丝折断的风险。对存在寰枢椎半脱位的患者,我们通常先将患者的颈部置于后伸位,使用钛缆先对脱位进行复位并用钛缆临时固定,再用 Mayfield 头架将下颈部改为屈曲位以提供 Magerl 法的入针角度,避免了以前因先行复位而导致颈部后伸使 Magerl 法因背部的遮挡丧失了入针角度的缺点,在 Magerl 法固定后,再松开临时固定的钛缆,取两块单皮质髂骨条用钛缆固定于寰枢椎后弓上。此方法在临床应用中取得了很好的效果。根据生物力学的分析,积水潭医院采用的两种方法相结合,在控制上颈椎的屈伸,侧屈和旋转的活动上均能提供较大的强度。由于手术采用两条单皮质髂骨条植骨,而且用钛缆固定,融合作用确实可靠可以提供稳定牢固的融合。

对于寰椎以下的颈椎半脱位过去常采用棘突间钢丝固定的方法,但由于类风湿关节炎患者多接受长时间的激素治疗,骨质较差,因此我们推荐使用能够提供生物力学上较强固定的颈椎侧块螺钉技术和椎弓根螺钉技术,越来越多的医生采用以上两项技术对下位颈椎脱位进行固定。但由于颈椎结构复杂,局部有脊髓和椎动脉等重要的解剖结构,手术难度和风险均较大,因此要求术者有丰富的经验,且需要术中利用透视进行监控。随着导航技术在临床上的应用,大大提高了手术的安全性和精确性,降低了手术风险。

对于颈椎类风湿关节炎术后一般我们采用费城式颈托制动 3 个月。有些医生认为颈椎类风湿关节炎患者大多病程较长,且大多数都接受过长期激素治疗,骨质疏松普遍存在,骨质较差难以承受坚强内固定,因此建议术后使用 Halo-Vest 架固定,认为 Halo-Vest 架外固定有利于提高融合率,减少术后并发症的发生。因此我们建议对此类患者术前应对骨质进行评价,对严重骨质疏松的患者术后应用牢固的外固定可以减少内固定失效的发生率,提高融合率,给神经系统提供改善的机会。

五、预后和康复

对颈椎类风湿关节炎的自然病程目前还没有统一的认识,大多数观点认为患者的颈椎病变是进行性的,部分患者会出现进行性的颈椎不稳定,既而出现神经系统的损害,因此对于颈椎不稳定的患者应予以密切关注,对那些出现颈椎不稳定,经治疗不能缓解疼痛的患者或伴有神经系统损害的患者应给予外科手术治疗。但类风湿关节炎的颈椎不稳定不同于一般类型的病变,术前对患者的整个颈椎进行认真评价,了解有无下颈椎不稳定的存在,如同时存在下颈椎不稳定应将其包括在手术融合范围之内。对术后的患者应密切随访,了解行上颈椎固定融合的患者有无下颈椎进一步不稳定的发生,了解融合效果,以保证取得良好的临床效果。

(宗瑞强)

第十节　破坏性脊柱关节病

破坏性脊柱关节病是指在长期透析患者发现的一类特有的脊柱和软组织病变。随着透析疗法的广泛开展,破坏性脊柱关节病的患者在发达国家逐渐增多,在中国随着经济水平的发展,这种疾病也不再罕见。破坏性脊柱关节病(DSA),以下简称 DSA,好发于颈椎,多在 $C_{4/5}$ 以下,腰椎次之。胸椎发病者较少。破坏性脊柱关节病在透析 5 年以上的患者中占 20%～30%,患者年龄越大,透析时间越长,发病几率越高。

一、病理

1984 年 Kunz 首先报道了这类疾病。病理表现为来自于胶原纤维亲和力高的 β_2 微球蛋白的淀粉样肽沉积在椎间盘、椎间关节软骨、终板和终板下骨等组织,激活巨噬细胞和破骨细胞,造成组织破坏。而没有一般脊柱病变常见的骨质增生是破坏性脊柱关节病的特点。淀粉样肽同样也可沉积在后纵韧带和黄韧带等韧带部位,造成这些部位增生膨隆。

典型的破坏性脊柱关节病病变进展分为 3 个阶段,首先是椎体前缘部位骨质的侵蚀,继而椎体终板,终板下骨破坏,最终椎间隙消失,融合。椎间隙破坏也可以引起脊柱不稳定的发生,包括椎体向前或者向后滑脱,脊柱后凸变形。

除了典型的 DSA 病变外,还可以有各种各样的脊柱病变存在。以下几种病变在临床治疗上有较重要意义。

1.DSA 同时伴有脊柱滑脱和脊柱后凸畸形;

2.脊柱淀粉样肽沉着造成椎管内韧带肥厚,椎间盘膨隆等软组织病变引起椎管狭窄;

3.齿突周围的软组织增生性病变造成齿突骨折,寰枢椎关节脱位等一系列寰枢关节病变。

二、症状

颈椎不稳定或者后凸变形,可以有因椎管狭窄造成的脊髓症状,包括明显的颈部疼痛或者上肢放射疼痛;椎管内增生可以造成椎管狭窄,脊髓压迫,产生脊髓型颈椎病的症状。

齿突周围,韧带和滑膜组织丰富,淀粉样肽易于沉着。齿突背侧中心是增殖性病变发生最高的部位。随着病变的进行,由于骨侵蚀,可能发生齿突骨折,进一步造成寰枢椎脱位。一般来讲,如果有寰枢关节造成的脊髓压迫,通常也合并下位颈椎的压迫。也有单独的上颈椎压迫病例存在。

三、诊断

有长期透析病史,X 线上表现为不伴骨质增生的椎体前缘部位骨质侵蚀,椎体破坏病变的患者可以诊断为破坏性脊柱关节炎。需要和感染性脊柱炎鉴别。如果有颈椎病的症状,可以行 MRI 检查。

四、治疗

表现为颈部疼痛、神经根症状或者轻度脊髓症状的患者可以使用颈托。由于组织结构停止破坏,脊柱获得稳定的患者并不少见。

保守治疗无效和重度脊椎病是手术治疗的适应证。由于椎管狭窄造成的神经症状,可以行后路减压椎管扩大成形术。脊柱不稳定或者明显后凸变形可以行后路减压,并使用钢板进行内固定。对于前方压迫严重患者,是前方固定减压的适应证,但是由于骨质脆弱,容易产生变形和假关节,因此如果可能,尽量避免单纯前路手术。对于局部后凸严重的患者,应该前后方的固定联合应用,实际上,对于长期透析造成的合并症,从全身状态出发,后路手术更加有利。单纯植骨对于此类患者容易造成迟延愈合或者不愈合,因此一般都使用内固定器械。

对于合并上颈椎压迫者,可以追加寰椎椎弓切除,如果合并寰枢椎半脱位,可以加用 Magerl 法进行寰枢椎固定(表7-2)。

表 7-2　局部病变和手术选择

部位	病变		术式
上位	脊髓压迫	寰枢关节脱位　无	寰椎椎弓切除
	寰枢关节脱位　有	寰椎椎弓切除＋Magerl	
下位	韧带肥厚		后方椎管扩大术根据病例可以加
	韧带肥厚＋DSA		
	颈椎症		用后方固定
	DSA 局部后弯,不稳定		后方固定合并前方减压固定术

(宋洁一)

第十一节　脊髓损伤

【概述】

脊髓损伤的原因有多种,外伤是首要原因,以胸腰段为最多。脊柱肿瘤、结核、感染可压迫脊髓或椎管内肿瘤压迫脊髓均可致脊髓损伤,本节叙述外伤性脊髓损伤。

【诊断步骤】

（一）病史采集要点

1.年龄。

2.受伤原因、体位、外力的方向、力量。

3.伤后是否有意识障碍。

4.伤后神经功能情况,包括麻木、肢体活动情况、大小便情况,伤后神经功能变化情况:加重、好转或无改变。

5.伤后如何急救、运输、处理。

6.伤前神经功能情况,是否存在麻木、肢体活动不灵便、无力等。

(二)体格检查要点

临床神经学检查是可靠的检查方法,应定期重复检查。包括感觉、运动(肌力、肌张力)、括约肌与反射4项。

1.感觉   损伤平面以下的触、痛觉、双侧同部位对比,以感觉减退或丧失的最I高平面为上界,上肢、下肢按神经根,躯干按肋间,由远而近检查。

2.运动   检查上下肢各肌与腹肌。记录各关节活动的肌力。上肢与下肢的肌张力。

3.反射   深浅反射与病理征:肱二、三头腱、桡腕、髌腱反射,腹壁、提睾、阴茎海绵体、肛门反射,Hoffmann 征、Babinski 征、髌阵挛。

4.括约肌功能   带指套插入肛门中,问其肛门感觉,令其收缩肛门括约肌。

(三)辅助检查要点

1.正侧位 X 线片是最基本的检查,主要观察椎体压缩、爆裂、脱位程度,压缩椎体后上角突入椎管的程度,关节突移位,棘突间距,椎之间的侧方移位。

2.CT 主要观察椎体爆裂情况,椎管有无骨折块突入椎管及程度,有无椎板骨折及是否下陷入椎管内,关节突骨折及移位。

3.MRI 显示软组织较好,可明确是否有椎间盘和韧带损伤,能清楚显示脊髓、脑脊液的改变。

4.诱发电位检查:体感诱发电位可检查脊髓中感觉通道的传导功能,临床应用较方便,对脊髓损伤的诊断有参考价值。电刺激器运动诱发电位在清醒时无法进行,可用磁刺激器。运动诱发电位可直接反映脊髓运动功能。

【诊断对策】

诊断要点

根据受伤病史、临床症状体征与影像学检查诊断并无困难。

定位诊断很重要,通常脊髓损伤平面与脊椎损伤平面是相一致的。可依据感觉平面、肌肉瘫痪与反射改变来确定损伤平面。

1.定位

(1)颈 1~3 节段损伤:完全损伤呼吸肌完全瘫痪,患者常在伤后即死亡。不全损伤以下颌骨下缘为分界,以下感觉减退,有枕部与耳部麻木或疼痛。

(2)颈 3~5 节段损伤:肋间肌和膈肌均瘫痪,不能进行自主呼吸,如不及时抢救,人工辅助呼吸,可立即死亡。

(3)颈 4~8 及胸 1 节段损伤:C_4 节段损伤,自锁骨下肩部以下感觉丧失,上下肢肌肉均瘫痪。C_5 节段损伤,颈及肩前外侧三角区以下感觉丧失,斜方肌可以耸肩外,三角肌以下四肢肌肉皆瘫痪。C_6 节段损伤,上臂外侧前臂背外侧一部分感觉保存,上肢以下及躯干以下感觉丧失。三角肌及肱二头肌可收缩,能肩外展、屈肘,余肌肉瘫痪。C_7 节段损伤,感觉上臂与前臂内侧以远丧失,肱二头肌、桡侧腕长伸肌正常,旋前圆肌、桡侧腕屈肌、指浅屈肌、指深屈肌、拇长屈肌的肌力减弱,肱三头肌及手内肌瘫痪。肱三头腱反射减弱或消失。C_8 节段损伤,前臂内侧、小鱼际、4~5 指,躯干及下肢感觉丧失,手内肌瘫痪或肌力减弱。胸 1 节段损伤,腋下感觉消失,上臂内侧感觉减退,躯干以下感觉消失,除手内在肌拇收肌、骨间肌、蚓状肌肌力减弱外,上肢各肌正常,肋间肌以下瘫痪。

(4)胸$_{2\sim12}$节段损伤:T_2 节段损伤,腋窝以下感觉减退,乳头以下消失。感觉平面定位:T_4 乳头线,T_6 在剑突水平,T_7~T_8 在肋下,T_9 至脐上,T_{10} 至脐下,T_{11} 在下腹,T_{12} 在腹股沟韧带以上。腹壁反射在 T_6 节段损伤时完全消失,T_{10} 节段损伤则上中腹壁反射存在,下腹壁反射消失,T_{12} 节段损伤,则提睾反射与下肌腱反射消失。

（5）腰_{1~5}节段损伤：L$_1$节段损伤，自腹股沟以下失去感觉，髂腰肌及下肢肌肉均瘫痪。L$_2$节段损伤，大腿前中 1/3 及以下感觉消失，髂腰肌、缝匠肌、股薄肌肌力减弱，其他下肢肌瘫痪。L$_3$节段损伤，大腿下 1/3 及以下感觉丧失，股四头肌及内收肌群肌力减弱，膝以下诸肌瘫痪。L$_4$节段损伤，小腿内侧感觉减退，小腿外侧以下感觉丧失，股四头肌、股内收肌群肌力减弱，膝以下各肌瘫痪。L$_5$节段损伤，小腿外侧感觉减退，小腿后下方、足背足底及会阴区感觉丧失。胫前肌、拇背伸肌、胫后肌、臀中肌、阔筋膜肌张力减弱，股后肌群及腓骨肌瘫痪。

（6）骶_{1~3}节段损伤：S$_1$节段损伤，小腿后侧及足底感觉减退，屈大腿后侧及会阴鞍区消失。臀中肌、阔筋膜张肌、胫后肌、半腱半膜肌肌力减弱，股二头肌、屈拇肌、屈趾肌及足内肌瘫痪，呈跟形足畸形。S$_2$节段损伤，大腿后侧感觉减退，足底及会阴鞍区消失，小腿诸肌包括伸趾与屈趾肌肌力减弱，足内肌瘫痪，括约肌功能障碍。S$_3$节段损伤，大腿后上 1/3，会阴鞍区，阴囊、龟头感觉障碍，直肠括约肌瘫痪，肛门反射，球海绵体反射减弱。

2.临床分类　根据损伤程度其余损伤脊髓的部位可分为以下类型。

（1）完全性脊髓损伤：损伤平面以下感觉、运动完全丧失，排尿排便功能障碍。圆锥损伤，仅为括约肌失控，骶区感觉和运动丧失。

（2）不完全性脊髓损伤：损伤平面以下感觉或与运动功能，或括约肌反射不完全丧失。但必须包括骶区感觉存在。

（3）脊髓震荡：为轻度脊髓损伤，开始即呈不完全截瘫。并且在 24 小时内开始恢复，至 6 周时，恢复完全，其与不完全脊髓损伤之区别在于前者可完全恢复，而后者恢复不全。注意与脊髓休克概念鉴别。

（4）脊髓中央损伤综合征：上肢瘫痪重，下肢瘫痪轻，感觉不完全丧失，括约肌可无障碍或轻度障碍。

（5）脊髓半损伤：脊髓半侧遭受损伤，伤侧平面以下运动障碍，对侧感觉障碍。

（6）前脊髓损伤综合征伤平面以下大多数运动完全瘫痪，括约肌功能障碍而深部感觉位置觉保存。

（7）后脊髓损伤综合征：深感觉丧失较运动功能障碍严重。伴根性神经痛。

（8）无骨折脱位脊髓损伤（见后）。

（9）圆锥损伤：可分为 3 类：①脊髓、圆锥、神经根损伤，临床表现为脊髓平面损伤；②腰骶神经根圆锥损伤；③单纯圆锥损伤.支配下肢的腰骶神经根无损伤，仅表现为圆锥损伤即肛门会阴区感觉障碍，括约肌功能障碍，球海绵体反射和肛门反射消失。

（10）马尾损伤可为完全损伤或不完全损伤。

【治疗对策】

（一）急救与运送

脊髓损伤多由脊柱损伤所引起，脊柱稳定性大多丧失，急救与运送的要点是保持脊柱相对稳定，以避免使脊髓遭受再次损伤。一旦发现病人瘫痪，应当至少 3 人将病人平移动至担架上，颈椎损伤需 1 人固定头部，不使扭转。

（二）治疗原则

早治疗，复位骨折脱位，综合治疗，预防及治疗并发症，功能重建与康复。

（三）非手术治疗

1.药物治疗　甲基强的松龙（MP）是治疗急性脊髓损伤临床最常用的药物，尽管有争论，它是目前被认为治疗有效的药物。但必须在伤后 8 小时以内应用，超过 8 小时应用则无效，用量及用法如下：首次 MP 30mg/kg，15 分钟内静脉输入，间隔 45 分钟，然后 5.4mg/（kg·h），连续 23 小时，静脉滴入。如超过 8 小时,可小剂量应用,地塞米松或甲基强的松龙,在急诊室即开始使用,前者为 20mg,1 次/d,3 天后逐渐减量,连续使用 5～7 天,后者为 15mg/(kg·d),分 4 次使用,3 日后逐渐减量,5～7 天停药。

单唾液酸神经节苷酯(GM-1)是另一种临床认为有效的药物,其用法是伤后 72 小时内应用,GM-1 静注 100mg,静注或滴注,1 次/日,连续 20～30 天为一疗程,可与 MP 联合应用,即伤后先用 MP,然后用 GM-1。

应用 20％甘露醇(1g/kg,1 次/6 小时,连用 5～7 天)脱水治疗。

2.预防及治疗并发症　脊髓损伤死亡主要原因是并发症,如褥疮感染、泌尿系感染和肺感染等,因此预防并发症是治疗截瘫自始至终必须重视的问题。

3.高压氧治疗　脊髓损伤早期应用效果较好,有条件者于伤后 4～6 小时使用,以 2.5 个大气压的高压氧治疗,每天 1～2 次,每次 1～2 小时。

4.康复　四肢瘫与截瘫病人,经过康复训练,积极锻炼,做到自己翻身、起坐、下床、上轮椅及部分生活自理及出户外,都是可以做到的,而且为了尽早离床活动,康复进行应早,治疗与康复同步进行,病人除脊髓功能可能得到恢复外,生活功能的依赖性可以明显减少,生活自理程度增加。

（四）手术治疗

复位脊柱骨折脱位,稳定脊柱是治疗脊髓损伤的重要原则。颈椎骨折脱位应尽早用颅骨牵引或 Hallo 架固定。手术常是复位、减压、内固定同时进行。如患者全身状况允许,尽量在伤后 24～48 小时进行。对于进行性脊髓功能障碍及小关节绞锁脱位,是急诊手术指征。

【脊髓损伤的评价】

1.Frankel 分级法　1969 年由 Frankel 提出。其将损伤平面以下感觉和运动存留情况分为五个级别:

等级　　功能状况

A　损伤平面以下深浅感觉完全消失,肌肉运动功能完全消失。

B　损伤平面以下运动功能完全消失,仅存某些包括骶区感觉。

C　损伤平面以下仅有某些肌肉运动功能,无有用功能存在。

D　损伤平面以下肌肉功能不全,可扶拐行走。

E　深浅感觉、肌肉运动及大小便功能良好,可有病理反射。

Frankel 法对脊髓损伤的程度进行了粗略的分级,对脊髓损伤的评定有较大的实用价值,但对脊髓圆椎和马尾损伤的评定有一定的缺陷,缺乏反射和括约肌功能判断,尤其是对膀胱、直肠括约肌功能状况表达不够清楚。

2.国际脊髓损伤神经分类标准　国际脊髓损伤评分标准是参照美国国家急性脊髓损伤研究会(NASCIS)评分标准制定出的一种用积分的方式来表达脊髓损伤严重程度的方法。其将脊髓损伤程度进行量化,便于进行统计学处理比较和学术间相互交流。国际脊髓损伤神经分类标准被认为是迄今最为先进的脊髓损伤评分方法。

(1)感觉评分:正常感觉功能(痛觉或触觉)评 2 分,异常 1 分,消失 0 分。每一脊髓节段一侧正常共 4 分。确定人体左右各有 28 个感觉位点,正常感觉功能总评分 224 分。28 个感觉关键点为:C_2 枕骨粗隆,C_3 锁骨上窝,C_4 肩锁关节部,C_5 肘窝桡侧,C_6 拇指,C_7 中指,C_8 小指,T_1 肘窝尺侧,T_2 腋窝顶部,T_3 第 3 肋间(锁骨中线),T_4 第 4 肋间(锁骨中线),T_5 第 5 肋间(锁骨中线),T_6 剑突水平,T_7 第 7 肋间(锁骨中线),T_8 第 8 肋间(锁骨中线),T_9 第 9 肋间(锁骨中线),T_{10} 脐水平(锁骨中线),T_{11} 在 T_{10} 与 T_{12} 之间,T_{12} 腹股沟韧带中点,L_1 大腿前面 T_{12}～L_2 之间,L_2 大腿前面中点,L_3 股骨内髁,L_4 内踝,L_5 足背第三跖趾关节,S_1 足跟外侧,S_2 窝中点,S_3 坐骨结节,S_4、S_5 肛周区。

（2）运动评分：根据肌力评分法，肌力分 0～5 级。确定人体左右各有 10 组关键肌，正常运动功能总评分为 100 分。C_5 肱二头肌，C_6 桡侧伸腕肌，C_7 肱三头肌，C_8 中指末节屈肌，T_1 小指外展肌，L_2 髂腰肌，L_3 股四头肌，L_4 胫前肌，L_5 伸拇长肌，S_1 腓肠肌。

【X 线无异常的颈脊髓损伤】

X 线无异常的颈脊髓损伤（SCIWORA）是指 X 线未发现明显的骨折脱位，但存在颈脊髓损伤。多见于儿童与中老年人。两群人损伤的机理不同。儿童颈椎 SCIWORA 见于 6 月至 16 岁儿童，多因车祸、高处坠落、牵拉等严重。由于脊柱弹性较大，可发生脊髓损伤而无骨折脱位，可表现为脊髓中央损伤、完全脊髓损伤与不完全脊髓损伤。值得注意的是约一半病例在伤后至脊髓损伤出现有一个潜伏期，时间自数小时至 4 天。中老年人 SCIWORA 以 50 岁以上多见，轻微损伤如摔倒、碰伤等后天损伤占大多数，亦可发生于交通事故或高处坠落等，伤后即发生瘫痪，中央脊髓损伤约占 2/3。X 线片、CT、MRI 等影像学检查，多数患者存在椎管狭窄、前纵韧带损伤、椎间盘突出、后纵韧带出血、棘上韧带断裂等。

治疗方法选择应根据患者 MRI、CTM 或造影显示的椎管内脊髓受压情况决定治疗方案。对于脊髓存在明显压迫的患者，应选择手术治疗。对于发育性椎管狭窄而影像学又无明显脊髓压迫的患者，是否需手术治疗值得探讨。椎管普遍狭窄，椎管内压力高，对神经恢复不利，如短期内神经功能无明显恢复或恢复不满意也应考虑手术。对于无压迫及发育性椎管狭窄的患者，则保守治疗。

手术时机选择，只要患者一般情况允许，应尽早手术，解除压迫，以促进神经功能的恢复。对于存在压迫，但因各种原因在急性期未手术而进入亚急性或慢性期的患者，也应积极手术，能为神经功能恢复提供良好的机会。

手术方式选择与脊髓型颈椎病或椎管狭窄相似。单个或 2 个节段的压迫选前路，大于 2 个节段或发育性椎管狭窄选后路。由于无明显的骨折脱位及脊柱不稳可不考虑内固定，但也可根据手术需要选择。

（王祥强）

第八章　胸腰椎

第一节　椎管狭窄

一、颈椎管狭窄

【概述】

颈椎管狭窄是指构成颈椎管各解剖结构因发育性或退变性因素造成骨性或纤维性退变引起的一个或多个平面管腔狭窄,导致脊髓血液循环障碍、脊髓及神经根压迫症状的病症。好发部位为下颈椎,以颈$_{4\sim6}$节段最多见,发病缓慢。

【诊断步骤】

(一)病史采集要点

1.年龄　颈椎管狭窄症多见于中老年人。

2.感觉障碍　患者始发症状为四肢麻木、过敏或疼痛。四肢可同时发病,也可以一侧肢体先出现症状,但大多数患者先从上肢开始,尤以手臂多发。躯干部症状有第2或第4肋以下感觉障碍,胸、腹或骨盆区发紧,谓之"束带感",严重者可出现呼吸困难。

3.四肢活动　感觉障碍之后常出现四肢无力、僵硬活动不灵活。大多数从双手持力差、持物易坠落,下肢无力、沉重、脚落地似踩棉花感开始,重者站立行走不稳,逐渐发展严重者可出现四肢瘫痪。

4.大小便障碍　一般出现较晚。早期为大小便无力,以尿频、尿急及便秘多,晚期可出现尿潴留、大小便失禁。

(二)体格检查要点

1.颈部　颈椎活动受限不明显,颈棘突旁或其旁肌肉可有轻压痛。

2.感觉　躯干及四肢常有感觉障碍,但不规则,躯干可以两侧不在同一个平面,也可能有一段区域感觉减退,而腰以下正常。深感觉如位置觉和振动觉仍存在。

3.反射　浅反射如腹壁反射、提睾反射多减弱或消失。肛门反射常存在,腱反射多明显活跃或亢进,Hoffmann征单侧或双侧阳性,下肢肌肉痉挛侧可出现Babinski征阳性,髌、踝阵挛阳性。

4.肌力及肌张力　四肢肌肉萎缩、肌力减退,肌张力增高。肌萎缩出现较早且范围广泛,尤以发育性椎管狭窄患者明显。

(三)辅助检查要点

1.X线片　目前公认的诊断颈椎管狭窄方法主要有两种:①Murone法,即利用颈椎标准测位片测量椎体后缘中点至椎板、棘突结合部之间的最小距离即椎管矢状径,小于 12mm 为发育狭窄,小于 10mm 为绝对狭窄。②比值法,即利用椎管矢状径和相应椎体矢状径(自椎体前缘中点至椎体后缘中点连线),三节以上的比值均小于 0.75 者为发育性颈椎管狭窄。还可见颈椎生理前屈减少或消失,椎间隙变窄,椎体后缘骨质增生,椎弓根短而厚及内聚等改变。

2.CT 扫描　可清晰显示颈椎管狭窄程度及改变,如椎体后缘增生,后纵韧带钙化,椎弓根变短,椎板增厚,黄韧带增厚等。CT 尚可通过测量椎管与脊髓的截面积来诊断颈椎管狭窄,正常人颈椎管横截面积在 200mm^2 以上,而颈椎管狭窄者最大为 185mm^2,平均要小 72mm^2,椎管与脊髓面积之比值正常人为 2.24：1,而颈椎管狭窄者为 1.15：1。

3.MRI 检查　本病 MRI 表现主要为椎管均匀狭窄;黄韧带退变增厚,形成褶皱并突入椎管内,多节段受累时表现为搓衣板状影像;椎间盘突出伴骨赘形成,单节段受累者呈半月状、多节段受累时为花边状影像;黄韧带皱褶和椎间盘突出并压迫硬膜和脊髓,导致狭窄的椎管在某些节段形成前后嵌夹式狭窄,呈现蜂腰状或串珠样改变。

4.椎管造影　椎管造影对于确定颈椎管狭窄部位和范围及手术方案制定具有重要意义。主要有两种表现:完全梗阻时正位片呈毛刷状,侧位片上可见呈鸟嘴状;不完全梗阻时可见碘柱呈节段性充盈缺损,外观呈串珠状,提示椎管前方及后方均有压迫。

【诊断对策】

(一)诊断要点

1.病史及症状　患者多为中老年,发病慢,逐渐出现四肢麻木、无力行走不稳等脊髓受压症状,往往从下肢开始,双脚有踩棉花感觉、躯干部"束带感"。

2.体征　患者呈痉挛步态,行走缓慢,四肢及躯干感觉减退或消失,肌力减退,肌张力增高,四肢腱反射亢进,Hoffmann 征阳性,严重者存在踝阵挛及 Babinski 征阳性。

3.影像学结果　X 线片及 CT 显示椎管矢径小于 12mm,椎管与椎体矢径比值小于 0.75。椎弓根变短,关节突增生、肥大突入椎管内。MRI 示椎管矢状径变窄,脊髓呈蜂腰状或串珠样改变。椎管造影示完全或不完全梗阻,不完全梗阻者呈节段性狭窄改变。

(二)临床类型

1.发育性颈椎管狭窄　颈椎在胚胎发生和发育过程中由于某种因素造成椎弓发育过短,导致椎管矢状径小于正常长度。幼年时无症状,但随发育过程和其内容物逐渐不相适应时则出现狭窄症状。

2.退变性颈椎管狭窄　是最常见的类型。中年以后脊柱逐渐发生退变,其发生的迟早和程度与个体差异、职业、劳动强度、创伤等有关。其病因主要是颈椎间盘退变、椎体后缘骨质增生、黄韧带肥厚、椎板肥厚、小关节肥大。这些因素均可导致椎管容积减少,脊髓受压。此时如遭受创伤,即使轻微创伤引起某个节段骨或纤维结构破坏,使椎管内缓冲间隙减小,而发生相应节段颈髓受压。

3.医源性椎管狭窄　该症因手术引起,主要因手术创伤及出血瘢痕组织形成,与硬膜囊粘连并造成脊髓压迫;椎板切除过多或范围过大,未行骨性融合导致颈椎不稳引起继发性,创伤性和纤维结构增生性改变;颈椎前路减压植骨术后,骨块突入椎管;椎管成形失败。

4.其他病变和创伤所致的继发性颈椎管狭窄　如颈椎病、颈椎间盘突出症、颈椎后纵韧带骨化症、颈椎肿瘤、结核和创伤等。但这类疾病是独立性疾病,颈椎管狭窄只是其病理表现一部分,故不宜诊断为颈椎管狭窄。

(三)鉴别诊断要点

1.脊髓颈椎病　是颈椎间盘退变或骨赘引起的脊髓压迫症状,好发于 40～60 岁,常为多节段病变,以侵犯锥体束为主,表现手足无力、下肢发紧、行走不稳、手握力差、持物易坠落,有时感四肢麻木,脚落地似踩棉感。重者行走困难,大小便失禁,甚至四肢瘫痪。与颈椎管狭窄症难以鉴别,行 MRI 检查多能诊断。

2.颈椎后纵韧带骨化症　仅以临床症状及体征难以鉴别,须借助影像检查。在侧位 X 线片上可见椎体后有钙化阴影,呈长条状。CT 上可见椎体后方有骨化块,脊髓压迫症状常较严重。

3.椎管内肿瘤　表现为脊髓进行性受压,患者症状有增无减,从单肢发展到四肢,感觉及运动障碍同时出现。X 线片可见椎间孔扩大,椎弓根变薄,距离增宽,椎体或椎弓根破坏。如瘤体位于髓外硬膜下,脊髓造影可见杯口样改变。脑脊液蛋白含量明显增高。CT 或 MRI 检查对鉴别诊断有帮助。

4.脊髓空洞症　好发青年人,病程缓慢,痛温觉与触觉分离,尤以温度觉减退或消失更为突出,脊髓造影通畅。MRI 可确诊,见颈髓呈囊性改变、中央管扩大。

5.肌萎缩型脊髓侧索硬化症　系运动神经元性疾病,病症先上肢后下肢,呈进行性、强直性瘫痪,无感觉障碍及膀胱症状。椎管矢径正常,脊髓造影通畅。

【治疗对策】

治疗原则:本病以手术疗法为主,除非症状较轻的早期,否则难以改变本病病理解剖基础。手术应做到有针对性地进行致压节段的减压。

(一)非手术治疗

主要用于早期阶段及手术疗法前后。以颈部保护为主,辅以药物及一般对症治疗。牵引疗法适于伴有颈椎间盘突出及颈椎节段性不稳的病例。推搬及推拿疗法对此种病例应视为禁忌证。平日注意颈部体位,不可过伸,更不宜长时间或突然屈颈,尤其是在有骨刺情况下,易引起脊髓损伤。

(二)手术治疗

1.手术方式

(1)前路减压术:前路减压术分两类:一类为摘除椎间盘突出物,把凸向椎管的髓核及纤维环彻底刮除;另一类是摘除硬性突出物减压,把凸向椎管或根管的椎间盘连同骨赘一起切除或将椎体开一骨槽,并同时植骨。

(2)后路减压术

1)全椎板切除脊髓减压术

①局限性椎板切除椎管探查减压术:一般切除椎板不超过 3 个,术中切断束缚脊髓的齿状韧带。脊髓受挤压明显时,可以不缝合硬脊膜。

②广泛性椎板切除减压术:适于发育性或继发性颈椎管狭窄症者,颈椎管矢径小于 10mm 或在 10～12mm 而椎体后缘骨赘大于 3mm 者或脊髓造影显示颈髓后方有明显受压且范围较大者。一般切除颈$_{3～7}$的 5 个椎板,必要时可扩大切除范围,如关节突增生明显压迫神经时,应部分切除关节突。本术式可直接解除椎管后壁压迫,减压后颈髓后移可间接缓解来自前方的压迫。术后瘢痕广泛形成和收缩,导致术后早期功能恢复满意,远期症状常可加重,还因颈椎后部结构切除广泛而致颈椎不稳,甚至前凸或后凸畸形。

2)一侧椎板切除脊髓减压术:该手术目的在于既能解除颈髓压迫、扩大椎管,又能保留颈椎后路大部分稳定结构。其椎板切除范围从棘突基地部至外侧关节突基底部保留关节突。纵向切除长度为颈$_{2～7}$。该手术术后可保证颈椎的静力和动力学稳定,有效持久的保持扩大椎管的容积,术后瘢痕仅为新椎管周径的1/4。

3)后路椎管扩大成形术:该手术分为单开门和双开门两种方法。单开门指椎板向一侧翻开并将其悬吊于下位棘突尖部。双开门指切除所要减压棘突,在正中部切断椎板向两侧掀开,扩大椎管将咬除的棘突或髂骨取骨用钢丝固定在两侧掀开的中间。开门术后椎管矢状径增大且呈椭圆形,瘢痕组织较少与硬膜粘连故不致压迫脊髓,同时保留椎板可进行植骨融合使椎管稳定性增加。

4)棘突悬吊术:该术式首先咬除部分棘突,在小关节内缘作双侧全层椎板切开,把最下端的棘上和棘间韧带去除,黄韧带也去除。在靠近最下端的邻近棘突上做一骨槽。在最下端棘突上用钢丝或丝线同邻近棘突上骨槽缝合在一起,使之成为骨性融合,两侧放上脂肪。此法实质是保留棘突完整和连续性的双侧椎板减压术,由于保留椎管后方骨性结构并使其呈漂浮状,可向后方移动,因而获得疗效。

2.后路手术并发症　手术暴露椎板前过程中可出现局部麻醉针头过深致误伤脊髓或误将麻药注入硬膜外腔;由于枕颈部血管丰富,止血不确切或手术时间长时出现血容量急剧下降;少数出现椎节定位错误。进入椎管后可出现硬膜损伤、脊神经根损伤、脊髓损伤,少数手术超过颈4以上者可出现睡眠性窒息,表现为低血压、心动过缓及呼吸机能不稳,可因呼吸机能完全障碍而死亡。术后可出现颈深部血肿、脑脊液漏、植骨块脱落、切口感染、皮肤压迫坏死及颈椎不稳和成角畸形。

二、胸椎管狭窄

【概述】

胸椎管狭窄系指由于发育或退变因素引起的胸椎管矢状径或椎管横截面容积变小,导致脊髓或神经根受压,并出现相应的症状和体征。本病以下胸椎为主,以胸$_{6\sim12}$最为常见,其次为上胸椎。导致胸椎管狭窄常见原因有黄韧带骨化、椎体后缘骨赘、椎板增厚、关节突增生肥大、后纵韧带骨化、发育性椎管狭窄等原因。

【诊断步骤】

(一)病史采集要点

1.年龄　本病发生于50岁以上的中老年人。

2.起病与发展　起病缓慢,一旦发病多呈进行性加重,缓解期少而短,病情发展快慢不一,快者数月即发生截瘫。

3.感觉障碍　起初可出现下肢的麻木,双下肢可同时发病也可先一侧发病再累及另一侧。半数病人可出现假性腰椎根性综合征,表现为腰腿疼痛,可放射至臀部及下肢,疼痛多不严重。也可出现胸神经根受损症状,表现为胸背部烧灼样或刺激症状,向前及外侧沿肋间神经放射,咳嗽时加重,易误诊为心脏病,半数病例有胸腹部束带感或束紧感,胸闷、腹胀,如病变平面高而严重者有呼吸困难。

4.四肢活动　早期表现为下肢麻木、无力发凉、僵硬不灵活,双下肢可同时发病也可先一侧发病再累及另一侧。半数病人有间歇性跛行,行走一段距离后症状加重,需弯腰或蹲下休息片刻后才能行走。较严重者站立及行走不稳,需持双拐或扶墙行走,严重者截瘫。

5.大小便障碍　大小便功能障碍出现较晚,多为解大小便无力,尿失禁少见。

(二)体格检查要点

1.步态　多呈痉挛步态,行走缓慢。

2.胸椎　多无畸形,偶有轻度驼背、侧弯,70%患者胸椎压痛明显,压痛范围较大,棘突叩击痛并有放射痛。

3.感觉　大多数胸椎管狭窄症表现为上运动神经元损害体征,查体可发现受损部位以下皮肤感觉减退或消失,常见胸部及下肢感觉减退或消失,胸部皮肤感觉节段性分布明显,准确检查有助于确定狭窄上界。

4.反射　表现为膝、跟腱反射亢进,腹壁反射及提睾反射减退或消失,Babinski等病理征阳性,可有髌阵挛或踝阵挛等上运动神经元损害表现。如病变位于下胸椎,由于脊髓腰膨大或圆锥受到压迫,可表现广泛下运动神经元性损害,此时可出现膝、跟腱反射减弱,病理征阴性。少数患者同时存在上、下神经元损害症状。

5.肌力及肌张力　常见肌力减退,肌张力升高,病变位于下胸椎可有肌肉萎缩,肌张力减低。

（三）辅助检查要点

1.X线片　一般可显示不同程度的退变性征象,椎体骨质增生可以很广泛,也可为1～2个节段;椎弓根短而厚;后关节增生肥大、内聚、上关节突前倾;椎板增厚,椎间隙变窄。在这些征象中侧位片上关节突肥大增生突入椎管,是诊断本症重要依据。平片另一突出征象为黄韧带骨化和后纵韧带骨化。个别患者可显示脊椎畸形如圆背畸形连续几个椎体呈前窄后宽,脊髓节段分节不全,脊椎隐裂,棘突分叉,侧弯畸形等。

2.MRI　MRI可清楚显示压迫脊髓的病因、脊髓受压的程度及脊髓损害状况。由于可以较大范围显示脊柱和脊髓的情况,MRI是目前确定诊断及鉴别诊断最有价值而快捷的方法,但是MRI对于骨性结构的显示尚有不足之处。因此,对确定有胸椎管狭窄拟行手术治疗,需要进一步了解椎管狭窄的更详细情况时,可在MRI检查基础上对压迫部位再加作CT平扫。

3.CT检查　CT扫描可清晰显示胸椎狭窄的程度和椎管各壁的改变。椎体后壁增生、后纵韧带骨化、椎弓根变短、椎板增厚、黄韧带增厚、骨化等可使椎管矢径变小;椎弓根增厚内聚使横径变短;后关节突增生、肥大、关节囊增厚骨化使椎管呈三角形或三叶草形。

4.脊髓造影　可确定狭窄部位及范围,为手术治疗提供比较可靠的资料。完全梗阻时只能显示椎管狭窄下界,正位片常呈毛刷状,侧位片呈鸟嘴状常能显示主要压迫来自后方或前方。不完全梗阻时可显示狭窄全程,受压部位呈节段状充盈缺损。

5.皮质诱发电位检查　不完全截瘫或完全截瘫病例其皮质诱发电位均有改变,波幅峰值下降以至消失,潜伏期延长。椎板减压后皮质诱发电位出现波峰恢复,截瘫好转。皮质诱发电位可用于术前检查脊髓损害情况,且术后皮质诱发电位波峰出现预示脊髓恢复较好。

6.奎氏试验及化验检查　腰穿时可先做奎氏试验,多数呈不完全梗阻或完全梗阻,部分患者无梗阻。脑脊液检查:蛋白多升高,细胞计数偶有升高,糖和氯化物正常,细胞学检查无异常。

【诊断对策】

（一）诊断要点

1.患者为中年人,无明显原因,逐渐出现下肢麻木、无力、僵硬不灵活等截瘫症状,呈慢性进行性或因轻外伤而加重。

2.清晰的X线片显示胸椎退变、增生,特别注意侧位片有关节突肥大、增生,突入椎管,侧位断层片有无黄韧带骨化和(或)胸椎后纵韧带骨化。并排除脊椎外伤及破坏性病变。

3.脊髓造影呈不完全或完全梗阻。

4.CT可见关节突关节肥大向椎管内突出,椎弓根短,无黄韧带骨化或胸椎后纵韧带骨化致椎管狭窄。

5.磁共振可显示椎管狭窄,有无椎间盘突出及脊髓改变。

根据以上各点诊断无困难,仅根据1、2、5项即可明确诊断。

（二）临床类型

胸椎管狭窄症狭窄的平面、范围以及压迫主要来自何方有所不同,治疗方法也不同。为指导治疗,选择正确治疗方法进行如下分类:

1.单椎关节型　椎管狭窄病理改变位于一个椎间及关节突关节。截瘫平面,X线片关节突肥大等表现,脊髓造影,CT等改变均在同一平面。占病例的10%。

2.多椎关节型　胸椎管狭窄病理改变累及连续的多个椎节,以 5~7 个椎节,约占病例的 80%。此组病例的临床截瘫平面多在狭窄段的上界,脊髓造影完全梗阻者多在狭窄段的下界,不完全梗阻则显示其多节段狭窄,狭窄段全长确定主要依据 X 线侧位片上关节突肥大增生突入椎管的椎节数或由造影完全梗阻为下界,截瘫平面为上界计算其椎节数。磁共振可显示狭窄段。

3.跳跃性多椎关节型　约占病例的 6%,例如上胸椎有 3 椎节狭窄,中间 2 节无狭窄,下胸又有 3 节狭窄,即胸$_{2~4}$胸$_{6~8}$狭窄都在胸椎。截瘫平面在上胸椎者为不完全瘫痪,下端狭窄较严重,截瘫也较严重,脊髓造影显示不全梗阻。MRI 可显示椎管狭窄和全长。

4.后纵韧带骨化型椎管狭窄　此型椎管狭窄既有后纵韧带压迫又有后面及侧后椎管壁增厚的压迫。

5.伴椎间盘突出型　见于单椎关节型及多椎关节型合并有椎间盘突出,患者多有轻微外伤史,脊髓造影、MRI 显示突出之压迹在脊髓前方,但同时伴后方压迫。

（三）鉴别诊断要点

1.胸椎结核　一般都有结核病史和原发病灶,脊柱 X 线片可见椎体破坏,椎间隙变窄和椎旁脓肿阴影。患者多有消瘦、低热、盗汗和血沉增快。

2.肿瘤　胸椎转移性肿瘤全身状况很差,可能找到原发肿瘤,X 线片显示椎体破坏。与椎管内良性肿瘤鉴别较困难,X 线片无明显退行性变,可有椎弓根变薄、距离增宽、椎间孔增大等椎管内占位征象,造影显示髓内肿瘤呈杯口状改变,胸脊液蛋白量增高显著。

3.（单纯）胸椎间盘突出　往往缺少典型临床症状,需脊髓造影、CT、MRI 等特殊检查才能区别,在椎间盘平面有向后占位的软组织影,多有明显外伤史。

4.脊髓空洞　多见于青年人,好发于颈段,发展缓慢,病史长,有明显而持久的感觉分离,痛温觉消失,触觉和深感觉保存,蛛网膜下腔无梗阻、脑脊液蛋白含量一般正常,MRI 显示脊髓内有破坏灶。

5.肌萎缩性及原发性侧索硬化症　尽管有广泛的上运动神经元和下运动神经元损害的表现,但无感觉和括约肌功能障碍。

外伤性硬膜外血肿、单侧后关节突骨折、蛛网膜囊肿

有明显外伤史,起病急,X 线片无异常,造影时注意区别。

【治疗对策】

治疗原则:对退变性胸椎管狭窄,目前尚无有效的非手术疗法,手术减压是解除压迫恢复脊髓功能唯一有效方法。因此一旦确诊,即应尽早手术治疗,特别是脊髓损害发展较快者,应尽快手术。

1.手术途径选择

(1)后路全椎板切除减压术是首选方法,可直接解除椎管后壁的压迫,减压脊髓轻度后移,间接缓解前壁的压迫;减压范围可按需要向上下延长,在直视手术操作较方便和安全;合并有旁侧型椎间盘突出者可同时摘除髓核。

(2)以后纵韧带骨化为主要因素的椎管狭窄,尤以巨大孤立型后纵韧带骨化,后路手术效果不佳,会引起症状加重,应从侧前方减压切除骨化块,可解除脊髓压迫。

(3)胸椎管狭窄合并中央型椎间盘突出时,从后路手术摘除髓核很困难,且易损伤脊髓及神经根,也以采用侧前方减压为宜。侧前方入路可切除后纵韧带骨化块、严重椎体后缘增生骨赘和摘除突出的髓核,还可以切除一侧椎弓根、后关节、椎板及黄韧带以充分减压。中下段胸椎侧前方减压术因脊髓大根动脉 10% 来自左侧肋间动脉,故以选择右侧入路为好。如从左侧入路,应注意保护肋间动脉及根动脉,切勿轻易结扎。

(4)有的胸椎管狭窄患者同时存在严重的颈椎或腰椎管狭窄,均需手术治疗。若狭窄段互相连续可一

次完成手术。若狭窄段不连续,一次手术难以耐受者,要分次完成手术,先行颈椎后行胸椎或先行胸椎后行腰椎手术。

2.手术方法　常用手术方法包括全椎板切除脊髓减压术、整块半关节突椎板切除减压术、侧前方减压术、椎板关节突增厚伴椎板切除。手术方式选择应依据上述原则进行。

3.治疗效果　治疗效果以截瘫完全恢复为优;恢复自由行走,括约肌完全主动控制,但肌力不及正常或有麻木感,存在病理反射为良;减压术后感觉运动及括约肌功能有进步,但不能自由行走,需要拐杖辅助或尚不能起床者为进步;较术前无进步者为差;术后病情加重由不完全截瘫成为完全截瘫者为加重。

三、腰椎管狭窄

【概述】

先天发育性腰椎管狭窄症源于先天椎管发育不全,以至椎管本身或根管矢状径狭窄而致使脊神经根或马尾神经遭受刺激或压迫并出现一系列临床症状者。因后天伤病而引起的椎管狭窄属于继发性(或获得性)椎管狭窄。

临床上腰椎椎管狭窄症是导致腰痛或腰腿痛最为常见的疾病之一,是一种慢性、进行性硬膜囊及马尾神经受累疾病,是由椎管或根管狭窄引起内容物受压而出现相应的神经功能障碍。最常见发病节段腰4、5,其次是腰5骶1和腰3、4,常常呈对称性发病。

【诊断步骤】

(一)病史采集要点

1.年龄　发育性椎管狭窄症虽多属胎生性,但真正发病年龄多在中年以后,主要因退变所致者发病年龄要大于前者10～15岁,因此多见于老年人。

2.间歇性跛行　此表现是腰椎管狭窄的一个典型临床表现,即走路一定距离后出现一侧下肢或双侧下肢的麻木、疼痛、酸胀、无力等感觉,大多在股外后至小腿外后或外前,停止走步或稍前弯腰后则下肢症状消失,然后在向前走至一定距离后又出现上述症状,经休息又缓解。随病情发展行走距离越来越短,坐或蹲踞频率越来越高,休息时间越来越长。腰椎管狭窄压迫马尾神经可发生马尾性间歇性跛行,其可分为姿势型跛行和缺血性跛行。姿势型跛行发生于长时间站立不动或伸腰时,发病后只要改变体位,将身体前屈或蹲下或弯腰行走痛即消失,患者常保持弯腰动作,症状出现与伸腰有关,因腰伸时黄韧带突出增加,加重压迫程度。病人俯卧及仰卧均可增加疼痛,只有侧卧位屈膝才能缓解疼痛。缺血性跛行发生于行走或下肢活动时疼痛呈肌肉痉挛性,发生于两小腿前外侧的肌群较多。停止行走或停止下肢活动疼痛即消失。这种发病与腰椎伸直无关,改变体位将不受影响,但与血内的氧张力有明显关系。

3.腰腿痛　多数患者有长期下腰背、臀部及大腿后部疼痛史,随病情发展疼痛位置下移至小腿前外侧,常伴有感觉异常或局部麻木。有些患者有鞍区麻木、胀感和针刺样疼痛感觉。部分侧隐窝狭窄患者出现较典型的坐骨神经痛,压迫腰5神经根时从臀后、股外后至小腿前外足背麻木疼痛,压迫骶1神经根时,麻木疼痛位于足外缘、小腿外后及股后外至臀部,症状持续且相对固定,无明显走路加重、休息缓解表现。

4.大小便及性功能　少数患者可出现性功能与大小便功能障碍。

(二)体格检查要点

1.症状、体征分离　主要表现为症状重、体征轻。病人自述症状明显,到医院检查时由于等待休息,而症状消失,医师体检时常无阳性体征,这是中央型腰椎管狭窄的一个特点。

2.腰部局部体征　腰椎前凸减少,矢状位上变得平直,患者常有脊柱侧弯,病变处有压痛,椎旁肌有痉挛,腰后伸受限。

3.感觉、反射、肌力　可出现受损神经支配区域皮肤感觉减退或消失,反射减弱消失,若脊髓锥体束受压可出现病理征阳性及踝阵挛阳性,同时可出现肌力减退改变。

4.腰椎过伸试验　病人背向医生站立,髋膝伸直,做腰背后伸,检查需扶住病人背部,协助其后伸,在站立时无症状,后伸10～20秒出现一侧或双下肢酸麻者为阳性,此乃因后伸时腰黄韧带向内挤压腰椎管变小影响血供而出现症状。腰椎过伸试验阳性是本症的重要体征。

5.弯腰试验　嘱患者加快步行速度则疼痛出现,如果继续行走患者需要弯腰来减轻疼痛。该实验阳性提示腰椎管狭窄。

6.直腿抬高试验　直腿抬高试验多为阴性,无明显放射疼痛。侧隐窝狭窄患者可出现直腿抬高试验阳性。

7.屈颈试验　多为阴性。

(三)辅助检查要点

1.X线片　可见椎管矢状径小,椎板、关节突及椎弓根异常肥厚,两侧小关节移向中线,椎板间隙狭窄。侧位片上可测量椎管矢状径14mm以下者示椎管狭窄,14～16mm为相对狭窄,在附加因素下可出现症状,也可用椎管与椎体比值判定是否狭窄。椎弓根上切迹矢状径变短,大多小于5mm,在3mm以下者即属侧隐窝狭窄症,上关节突冠状部内缘内聚亦提示可能有侧隐窝狭窄性改变。

2.CT检查　观察关节突肥大,椎板增厚特别是侧隐窝情况,仅显示椎管及根管断面形态不易了解狭窄全貌。

3.MRI　可显示腰段椎管情况,硬膜后方受压节段黄韧带肥厚,腰椎间盘膨出或突出或脱出,马尾有无异常,脊神经根是否受压等可清楚显示腰椎管全貌。

4.脊髓造影　椎管狭窄可出现尖形中断、梳状中断及蜂腰状改变,基本可了解狭窄全貌;侧隐窝狭窄可出现神经根显影中断,提示侧隐窝狭窄或神经根受压,但不易与椎间盘突出症所致压迫区别,本检查属侵入式检查方法。

5.皮质诱发电位　做股、胫、腓3神经的皮质诱发电位,皮质诱发电位较临床体征更敏感,中央型腰椎管狭窄症可无临床阳性体征,但腓总或胫后神经皮质诱发电位可有改变,潜伏期或波幅降低。特别是股神经皮质诱发电位,对腰椎管狭窄症的节段长度有重要意义,其改变表示狭窄累及腰3～4神经。

【诊断对策】

(一)诊断要点

1.腰椎管狭窄症诊断　诊断应注意区分是中央型腰椎管狭窄还是侧隐窝狭窄症,还是两者混合。

(1)中央型腰椎管狭窄症

1)中年以上患者出现长期腰骶部疼痛、两侧性腿不适、马尾神经性间歇性跛行。

2)静止时体检无阳性发现,腰椎过伸试验和弯腰试验阳性,直腿抬高试验阴性,腰椎间及椎旁无明显压痛。

3)X线片可见椎管矢状径小,椎板、关节突及椎弓根异常肥厚,两侧小关节移向中线,椎板间隙狭窄。侧位片上可测量椎管矢状径14mm以下者示椎管狭窄,14～16mm为相对狭窄,在附加因素下可出现症状,也可用椎管与椎体比值判定是否狭窄。

4)CT、MRI及脊髓造影:显示腰椎管矢状径变窄及硬膜囊受压明显。

(2)侧隐窝狭窄症

1)中年以上患者腰腿痛、间歇性跛行、根性症状。

2)体征类似腰椎间盘突出症,小腿相应神经支配区麻木,踇趾背屈肌力减弱(腰5),跟腱反射减低或消失(骶1)等,直腿抬高可阳性,可有椎旁压痛。

3)X线片可见椎弓根上切迹矢状径变短,大多小于5mm,在3mm以下者即属侧隐窝狭窄症,上关节突冠状部内缘内聚亦提示可能有侧隐窝狭窄性改变。

4)CT、MRI及脊髓造影显示侧隐窝狭窄,神经根受压。

临床医生应注意侧隐窝狭窄症常常与中央型腰椎管狭窄症合并存在。另外MRI、CT及脊髓造影虽然在诊断腰椎管狭窄症中有重要意义,但这必须是在与临床表现相符的情况下才具有重要诊断意义。仅有影像学改变而无临床表现时不能诊断腰椎管狭窄症;若临床症状及体征很明显,而影像学检查显示病变不重时也应诊断为腰椎管狭窄症。因此当影像学表现腰椎管内改变的轻重与临床并不完全一致时,临床医生应根据临床表现结合影像学阳性所见做出诊断,不可仅凭影像学改变做出临床诊断。

2.腰椎管症狭窄长度　腰椎管狭窄不会仅一个节段,常是多个节段。腰4受累最多,其次腰3、腰5,再次腰2。长度取决于:

(1)临床症状有无大腿前或前外侧疼痛,膝腱反射是否降低。

(2)MRI腰椎管狭窄症段是否达腰3,甚至腰2。

(3)皮质诱发电位股神经者是否有病理状态。

具有以上三项者表示狭窄段达腰3及腰2。

3.并存疾病　腰椎管狭窄症常并存腰椎退变性滑脱,以腰4最多,腰3次之,对此应检查滑脱椎间隙稳定性;此外还常并有腰椎间盘突出症,这些并存症是腰椎退变的一部分,应一次处理。

(二)临床类型

临床上一般将腰椎管狭窄症分为以下两大类:

1.先天发育性椎管狭窄症　本型称为原发性腰椎管狭窄症,临床上又可分为以下两种类型:

(1)特发性腰椎管狭窄症:其特点有椎管矢径狭小,尤以中部;多节椎管发病,一般在两节以上;椎板头侧缘矢径与椎板尾侧缘矢径比值正常在1以下,如大于或等于1则为发育性椎管狭窄。占所有病例的1%～2%。

(2)软骨发育不全性腰椎管狭窄症:临床少见,其为本病诸多症状中的一种表现。

2.后天获得性腰椎管狭窄症

(1)退变性腰椎管狭窄症:是最常见的一种类型,占病例的60%。椎间关节退变起源于椎间盘膨出、椎间隙狭窄、椎体后缘增生、黄韧带肥厚、小关节增生肥大、椎间节段性失稳、水平位移等均可造成椎管内马尾神经受压。临床上本型又可分三种类型:

1)中央型:病变主要位于椎管,临床上常见。

2)周围型:其病理改变位于根管;可一侧性或双侧性,以后者为多见。

3)退变性脊椎滑脱:因椎节松动以致引起腰段或腰骶段以纤维性管道狭窄为主、骨性管道狭窄为次的椎管狭窄,并引起马尾或根性症状。

(2)创伤性腰椎管狭窄症:指因腰椎骨与关节外伤本身及其后骨痂生成,骨折片移位及增生性反应等均可引起。此型临床上亦较多见。

(3)医源性腰椎管狭窄症:指因腰骶部各种手术,包括椎板切除术或脊椎融合术或内固定及髓核溶解等均可能因骨质增生或骨痂形成而引起椎管或根管狭窄。

(4)混合型腰椎管狭窄症:指多种因素共存者,大多是以轻度先天发育性为主伴有退变性及椎间盘突出等任何两种以上混合并存者。

（5）其他腰椎管狭窄症：指上述几种原因外的各种病因如氟骨症、畸形骨炎及特发性脊柱侧凸等均可引起椎管狭窄。

（三）鉴别诊断要点

1.腰椎间盘突出症　两者最易混淆，鉴别主要依据单纯腰椎间盘突出症一般不具有长期腰骶部疼痛、两侧性腿不适、马尾神经性间歇性跛行、静止时体检无阳性发现的临床表现；腰椎间盘突出症根性症状剧烈且出现相应的体征改变；屈颈试验及直腿抬高试验多阳性而椎管狭窄时则阴性；必要时可行 1VIRI 或脊髓造影检查予以鉴别。但应注意二者常常伴发。

2.坐骨神经盆腔出口狭窄症　本症特点是腰部多无症状，腰椎后伸范围正常；压痛点主要位于环跳穴处；有典型的坐骨神经干性受累症状；如与腰椎管狭窄症并发可出现腰椎管狭窄症临床表现。

3.马尾肿瘤　早期难以鉴别，中后期主要表现以持续性双下肢及膀胱直肠症状为特点；疼痛呈持续性加剧，尤以夜间为甚，非用强效止痛剂不可入眠；腰穿多显示蛛网膜下腔梗阻、蛋白定量升高及潘氏试验阳性等；鉴别困难者可借助其他特殊检测手段，MRI 检查有确诊价值。

4.腰段继发性粘连性蛛网膜炎　本病与腰椎管狭窄症有一定关系，椎管尤其是根管长期受压可并发此病，并多从根袖处开始，逐渐发展至全蛛网膜下腔。因此对一个长期患腰椎管狭窄症患者如拟手术，则无需一定要术前与本病鉴别，可术中根据硬膜囊状态决定是否行蛛网膜下腔探查术。

5.下肢血管功能不全　此类患者也可有间歇性跛行，患者常有吸烟史或者糖尿病史，足背动脉搏动减弱或消失。还可通过以下方法鉴别：让患者骑一个固定自行车，椎管狭窄症者不会因运动而出现症状发作或加重，而下肢血管功能不全患者则会随着下肢运动、对血液供应需求增加而出现相对供血不足的疼痛症状。

6.其他需鉴别的疾病　本病尚需与下腰椎不稳、增生性脊柱炎、腰椎其他先天畸形、腰椎感染性及慢性腰肌劳损等疾病鉴别。

【治疗对策】

治疗原则本病轻型及早期病例非手术治疗，无效者则需行手术扩大椎管。大多数患者可通过保守治疗获得较好疗效，仅有 10%～15%的患者需要手术治疗。

（一）非手术治疗

腰椎管狭窄症系慢性疾病，有急性加重者常因走路过多，负重或手提重物，劳累引起，腰椎管内软组织及马尾神经根可能有水肿，对此应卧床休息，腰部理疗，按摩等有助于水肿消除，而慢性腰椎管狭窄症者可练习腹肌，使腰椎管生理前突得到暂时减轻，从而缓解症状，此仅对早期病例有效，如伴有急性腰椎间盘突出症，除休息外可行牵引治疗，但单独腰椎管狭窄症牵引无效。此外还可使用活血化瘀及神经营养药物。

（二）手术治疗

1.适应证

（1）非手术疗法无效者，此组大多系继发性腰椎管狭窄症患者。

（2）经常发学者，凡发作频繁，已影响工作及日常生活的病例。

（3）根性症状较明显者，宜及早手术，以免继发蛛网膜粘连。

2.常用术式及其选择

（1）因黄韧带肥厚所致者，仅行黄韧带切除术即可。

（2）一般性骨性椎管狭窄者，对症状严重者应行椎管扩大减压术。

（3）侧隐窝狭窄者，在确认神经根受压后，取扩大开窗或半椎板入路，凿去小关节突内半，再沿神经根向下切除相邻椎板上缘，以扩大神经根管，直到神经根充分松解为准。术中不宜挤压神经根。

（4）单纯小关节变异、肥大者，应将向椎管内突出的骨质切除，术式与前者。

（5）合并椎间盘突（脱）出症者，应术中一并摘除。

（6）术中发现硬膜囊增厚、纤维变、搏动消失甚至变形者，可将硬膜切开，在蛛网膜中观察。如有粘连物或蛛网膜本身已肥厚时，则应将蛛网膜切开探查并行松解术。

（7）伴有椎节不稳者，可行椎弓根钉固定术或椎体融合术或者并用。一般病例于术后 2～3 周下地活动；对内固定确实者多在术后 1～2 天下床行走。

（毛军胜）

第二节　脊柱侧凸

一、特发性脊柱侧凸

【概述】

脊柱侧凸是指脊柱向侧方弯曲在冠状面上形成的脊柱畸形。脊柱侧凸可分为非结构性与结构性两类。特发性脊柱侧凸（AIS）是结构性脊柱侧凸最常见类型。病因不明，通过排除法获得诊断，可能与遗传因素、褪黑激素水平低等有关。

【诊断步骤】

（一）病史采集要点

1.年龄　发生于 18 岁以下，以青少年为多。

2.脊柱畸形　是否存在胸椎和（或）腰椎畸形。

3.疼痛　是否存在胸腰椎疼痛及上肢和下肢疼痛。

4.大小便功能　是否有失禁或潴留等。

（二）体格检查要点

1.脊柱畸形　畸形的部位、是否有剃刀背。冠状位不平衡的估计。肩的高低与不对称。

2.Adam 前屈试验　是一种易行而敏感的临床检查方法。

3.侧凸柔软性检查　让患者向病变侧或对侧侧屈，临床也能估计侧凸的柔软性。

4.神经功能检查　虽然脊柱侧凸的神经并发症非常少见，但仔细的神经功能检查是必不可少的。腹壁反射的不对称，可能是脊髓空洞症仅有的异常表现。脊柱本身异常，如脊髓栓系综合征或脊髓纵裂引起的神经功能障碍，能通过细心的检查发现。单侧或双侧肌力下降而没有感觉异常，可能是脊髓灰质炎和肌营养不良。皮肤存在牛奶咖啡斑提示为神经纤维瘤病。

5.骨骼发育成熟情况评价　记录患者的第二性征，如乳房发育、阴毛、声音改变及系列的身高变化。

6.下肢检查　长度、大小及对称情况。足部畸形等。

7.检查冠状位平衡情况。

（三）辅助检查要点

X 线检查：摄直立位全脊柱后前位及侧位片，包括胸廓及骨盆。Cobb 角是用于测定脊柱侧凸程度的标准方法。为准确测定脊柱弯曲的进展程度，必须保证每次测量在相同的节段，并列表便于比较。卧位侧屈摄片对脊柱的柔软性，手部 X 线片通过显示指骨、尺桡骨的生长情况来精确估计病人的骨龄。摄骨盆片了解骨骺出现情况及三叉软骨闭合情况，判断骨龄。

一般无需 MRI 或 CT 检查，为排除其他病变可考虑。必要时诱发电位与肌电图检查可排除神经病变。

【诊断对策】

（一）诊断要点

1.AIS 的诊断是通过排除法获得。AIS 常在青少年起病，偶有家族史，通常呈渐进性进展，一般无神经损害，极少数出现腰痛。根据病史、临床症状体征与影像学检查，排除其他类型的脊柱侧凸。

2.X 线影像特征　脊椎结构性无明显改变，少数早发性脊柱侧凸的顶椎可有轻度楔样改变；侧弯弧度呈均匀性改变，不会出现短弧或锐弧；具有一定的呈均匀变化的柔韧性；胸弯以右侧凸多见；前凸型脊柱侧凸多见；椎体大多是转向凸侧，后柱转向凹侧。

3.X 线片测量　前后位片测量各侧凸的 Cobb 角。测定颈，铅垂线与骶骨垂线的距离。Risser 征估计骨骼成熟度。测定椎体的旋转度。侧位片测量后凸或前凸角度，测量矢状位平衡等。侧屈位片决定侧凸分型、柔软度及融合节段。

4.侧凸进展的危险因素

骨骼的成熟度：三叉软骨开放、Risser 征 0～1、月经前。

弯曲部位：胸弯进展小于腰弯。

弯曲角度：大的角度更易进展；成熟脊柱进入成年后每年进展约 1°；胸腰弯和腰弯的角度大于 40°，成年后进展（特别冠状位失代偿）。

（二）临床分类

1.根据脊柱侧凸发病时的年龄可分为婴儿型脊柱侧凸（0～3 岁）、儿童型脊柱侧凸（4～9 岁）、青少年型脊柱侧凸（10～16 岁）。

2.根据顶椎的位置可分为单个主胸弯、胸腰椎主侧凸、单个主腰弯、胸腰双主弯、胸椎双主弯、颈胸段主侧凸、多个互补性脊柱侧凸。

3.根据 King 分类可分为

King I 型：胸弯和腰弯均超越骶骨中线，呈"S"型，腰段弯曲大于胸段弯曲，胸弯的柔软性大于腰弯；若胸段弯曲大于或等于腰段，则腰段弯曲比胸段更僵硬。

King II 型：胸弯和腰弯均超越骶骨中线，呈"S"型，胸段弯曲等于或大于腰段弯曲，胸弯的旋转大于腰弯，卧位 Bending 相腰弯的柔软性大于胸弯，稳定椎常为 T_{12} 或 T_{11} 或 L_1。

King III 型：胸段弯曲，继发的腰弯不超越中线，且腰弯呈非结构性，侧屈相腰弯非常柔顺，站立位上腰弯一般无旋转。

King IV 型：为一累及较多脊椎的长胸弯，顶椎通常在 T_{10}，L_4 倾斜进入该长胸弯内，外观畸形明显，但 L_5 仍位于骶骨中央。

King V 型：双重胸段侧弯，上下胸弯均为结构性，T_1 向上胸弯的凹侧倾斜，且在 Bending 相上表现为结构性弯曲，T_6 常为两弯的交界椎。临床上常有左肩升高。

（三）鉴别诊断要点

1.先天性脊柱侧凸　是由于脊柱胚胎发育异常所致，发病较早，多在婴幼儿期被发现，为脊椎的结构性异常和脊椎生长不平衡，X 线摄片可发现脊椎有结构性畸形。

2.神经肌源性脊柱侧凸　可分为神经源性和肌源性两种，前者包括上运动神经元病变的脑瘫、脊髓空洞等和下运动神经元病变的小儿麻痹症等。后者包括肌营养不良，脊髓病性肌萎缩等。

3.神经纤维瘤病并发脊柱侧凸　其 X 线特征为短节段的成角型的后凸型弯曲，脊椎严重旋转甚至发生脊柱旋转脱位、椎体凹陷等,当临床符合两个以上的标准时即可诊断。①发育成熟前的病人有直径5mm以上的皮肤咖啡斑6个以上或在成年后的病人直径大于15mm;②2个以上任何形式的神经纤维瘤或皮肤丛状神经纤维瘤;③腋窝或腹股沟部皮肤雀斑化;④视神经胶质瘤;⑤2个以上巩膜错构瘤;⑥骨骼病变,如长骨皮质变薄等;⑦家族史。

4.间充质病变并发脊柱侧凸　如马方综合征、Ehlers-Danlos综合征等可以以脊柱侧凸为首诊。马方综合征的特征表现为:①本病多发生于青年;②有家族史,或家族性猝死者;③眼部病变:晶状体脱位、半脱位;④心血管病变:有主动脉根部增宽,动脉夹层或动脉瘤,主动脉关闭不全及二尖瓣脱垂等表现;⑤骨骼异常:肢体细长、韧带松弛、脊柱侧凸及漏斗胸等。具备上述特征中的两点或两点以上就可诊断马方综合征。Ehlers-Danlos综合征通过详细体检可以提示,如韧带松弛、鸡胸或漏斗胸等。

5.骨软骨发育障碍并发脊柱侧凸　如多种类型的侏儒症,最常见的是脊椎干骺发育不良,这类患者与代谢性疾病患者不同的是他们的临床生化检查是正常的。脊椎干骺发育不良,因为累及脊柱和四肢长骨的生长,因而表现为躯干的缩短。

6.代谢障碍疾病合伴脊柱侧凸　如各种类型的黏多糖病,黏多糖脂质沉积症、高胱胺酸尿症、成骨不全等。黏多糖病是一种由于酶缺陷造成的酸性黏多糖不能完全降解的溶酶体累积病。

7.合并脊髓病变的脊柱侧凸　如Chiari畸形伴/不伴脊髓空洞。

8."功能性"或"非结构性"侧凸　这类脊柱侧凸可由姿态不正、神经根刺激、下肢不等长等因素所致。如能早期去除原始病因,脊柱侧凸能自行消除。

9.其他原因的脊柱侧凸　如放疗,广泛椎板切除,感染,肿瘤均可致脊柱侧凸。

【治疗对策】

(一)治疗原则

防止畸形的发展及矫正畸形。

(二)治疗方案

1.保守治疗

(1)观察:小于20°的侧凸,大多数不进展,根据进展的危险因素决定4~6个月摄片复查。

(2)支具治疗:弯曲轻(20°,45°)以及骨骼未发育成熟(Risser征),而侧凸有加重的危险时,支具治疗是适应证。支具治疗的目的是稳定脊柱弯曲在目前的程度,直到骨骼发育成熟。矫正畸形不是支具的主要目的。顶椎位于T_7(含T_7)以下的胸椎及腰椎侧凸适合用臂下的Boston支具。而顶椎位于T,以上的侧凸,需用带一个腋环及下颌托的Milwaukee支具。患者每天带支具最少20小时。每4~6个月摄片一次,监测侧凸变化,并注意处理支具引起的任何并发症。去除支具的时间,一般通过观察骨龄,当骨发育达到成熟及有明显第二性征出现,可结束支具治疗。

2.手术治疗

(1)手术指征:尽管已用支具,患者侧凸仍进行性发展,应该考虑外科治疗,其他外科治疗的适应证包括:未发育成熟,进行性侧凸,侧凸40°~50°;侧凸大于50°;明显的躯干失代偿;胸腰弯和腰弯的角度大于40°,伴冠状位失代偿。

(2)入路选择:①前路矫形手术:主要用于侧屈X线片显示腰椎能良好去旋转和水平化的腰椎侧凸和胸腰椎侧凸。单纯的胸椎脊柱侧凸(特别是青少年特发性脊柱侧凸的King Ⅱ型和King Ⅲ型),Cobb角小于90°且侧弯较柔软,也是前路手术指征。严重的脊柱侧凸和伴有明显后凸的病人应当属于前路矫形的禁忌证。②后路矫形手术:各种需要手术治疗的脊柱侧凸都可以通过后路三维节段性内固定进行矫形。胸段的柔软脊柱侧凸<70°可行单纯后路矫形内固定,大于90°的脊柱侧凸多需先行前路松解,而70°~90°的

病人则根据畸形僵硬程度、侧凸类型等决定是否先行前路脊柱松解。

对于角度较小、柔韧度大于 50% 和 Cobb 角小于 70°的脊柱侧凸可以通过一期后路内固定矫形。对于 70°～90°的柔韧性好的神经肌源性脊柱侧凸也可一期矫形。脊柱僵硬、侧屈位 X 线片被动矫形差或残留角度大于 40°以及站立位 Cobb 角大于 90°的脊柱侧凸需行一期前路松解,术后牵引。Risser 小于 1,仍然具有生长潜能的年幼患者为避免后路内固定后出现曲轴现象,需先行一期前路骨骺阻滞再行二期后路矫形内固定。

(3)畸形矫正:外科治疗的主要目标是防止侧凸的发展与获得一个平衡的脊柱,矫正畸形应为次要地位。通过仔细融合病变脊柱节段能达到治疗目的。必须牢记,应用脊柱内固定器械的目的是保持弯曲矫正及利于融合。脊柱内固定器械不应该是外科治疗的集中点。基本原则是融合区应该包括整个病变的节段,即自颅侧稳定椎至尾侧稳定椎。

三维矫正的概念是目前脊柱侧凸矫正广泛接受与取得良好效果的方式。其通过多钩或多椎弓根钉、双棒及两棒的中间连接达到。矫正技术去旋转矫形、后路平移矫形、后路原位弯棒矫形与撑开与压缩矫正等。需进一步强调的是,仔细的脊柱融合才是外科手术最重要的目标,这一目标不能因使用任何方法及任何器械而削弱。

(4)并发症:早期并发症包括脊髓与神经根损伤、出血、感染等。晚期包括假关节形成、曲轴现象、未融合节段的退变加速、感染等。其中防止脊髓损伤与减少术中出血是脊柱侧凸矫形最重要的方面。

任何手术操作都必须尽最大努力保护脊髓。术中唤醒实验可提示脊髓损伤与否。当畸形矫正完成后,唤醒患者,要求其活动双足,如果不能活动,提示瘫痪存在,必须采取措施。如果患者能活动足部,该实验的优点是它的可靠性。但术前准备或麻醉控制不恰当,可能影响试验的实施和其有效性。由于术中多次实施试验较困难,因此,要知道在手术哪一步损伤神经是不可能的。

术中体感与运动诱发电位监测能在整个手术过程中使脊髓不同神经束的功能得到重复或持续的监测。神经损伤能得到及时发现,以便医生能采取适当的措施来防止永久性损伤发生。

术中自体血回收可减少异体输血量。

【术后观察及处理】
1.按常规观察引流并可在 48 小时内拔除。
2.术后次日即可下床站立和行走,佩戴支具。
3.若术中椎弓根钉安置不良,术后胸部 X 线检查及腹部检查以排除重要血管和内脏损伤。
4.定期随访矫正度有无丢失或内固定失败等并发症。
5.逐渐加大活动量,6～12 个月恢复至正常。

二、先天性脊柱侧凸

【概述】
先天性脊柱侧凸分为椎体形成不良(Ⅰ型),椎体分节不全(Ⅱ型)和混合型。混合型包括形成不良、分节不全并肋骨畸形。通过影像学检查充分认识畸形椎体异常的解剖关系和部位。

【诊断步骤】
(一)病史采集要点
1.年龄　发现畸形的时间。
2.脊柱畸形　是否存在胸椎和(或)腰椎畸形。

3.疼痛　是否存在胸腰椎疼痛及上肢和下肢疼痛。

4.大小便功能　是否有失禁或潴留等。

5.其他先天性畸形　先天性中枢神经系统畸形、泌尿系统畸形或心脏异常。

（二）辅助检查要点

因为30%～40%的患者合并椎管内异常,如脊髓空洞、脊髓栓系、脊髓纵隔等,MRI对发现这些异常非常重要。患者畸形严重时MRI也不能获得清晰图像时,往往需要行脊髓造影检查。CT薄层扫描与重建对判断畸形的类型也有帮助。超声检查的泌尿系畸形很有帮助。

【诊断对策】

（一）诊断要点

根据病史、临床症状体征与影像学检查,诊断较容易。根据X线影像及CT检查,明确畸形的部位、分型、侧凸的角度、代偿弯的角度及柔软度等。

估计侧凸进展,需考虑下列因素:畸形类型、部位、数量、初发现时畸形严重性、脊柱两侧生长的潜能等。

（二）临床分类

1.椎体形成不良　椎体形成不良（先天性脊柱畸形Ⅰ型）可以是典型的分节完全、单一椎弓根、楔形半椎体,或与相邻椎体融合的封闭型半椎体。分节完全的单一半椎体进展最快,而上下椎间隙均封闭的完全封闭型半椎体畸形进展很慢。而两侧交替出现半椎体的畸形常常出现代偿而使脊柱的轴线相对正常。此外,畸形在早期常进展缓慢,青春期可迅速加重。

2.椎体分节不全　分节不全（先天性脊柱畸形Ⅱ型）。常见于胸椎,多为两个或数个椎体的一侧有骨桥相连,椎体间常有正常的椎间盘。因骨桥的阻碍,骨桥侧生长慢而成凹侧。骨桥连结的椎体越多,畸形越重,相邻椎体间的椎间隙越宽,畸形越明显。

虽然形成不良和分节不全是不同的分类,但两种畸形常合并出现,根据不同的组合,病变进展常不相同。85%的患者到成年存在进展。在不能确定病变进展的速度之前,常需密切观察畸形进展情况。

（三）鉴别诊断要点

先天性脊柱侧凸诊断无困难,主要注意与结核后遗症及肿瘤不对称破坏鉴别。

【治疗对策】

（一）治疗原则

原则上应该早期处理,阻止不平衡的脊柱生长,防止畸形的发展,同时矫正或不矫正畸形。

（二）治疗方案

1.非手术治疗　密切定期观察畸形的进展。对先天性脊柱侧凸有效的非手术治疗方法不多,支具只对少数长节段与柔软的侧凸有效,对短节段成角的控制不佳。而大多数患者为短而僵硬的畸形。支具治疗:①畸形较柔软,长弧形侧弯;②牵引或向对侧弯时畸形能部分纠正;③对侧弯上下发生的代偿性侧弯是有效的。应用支具后侧弯仍进行性加重时,则应停用支具。

此外支具可作为手术矫正中的辅助治疗。

2.手术治疗　主要有四种手术方式:后路融合术、前后路融合术、凸侧骨骺阻滞术、半椎体切除术。

（1）后路融合术:简单安全,曾被认为是治疗先天性脊柱侧凸的经典方法。手术需要融合整个侧弯节段以及两侧椎板,常需要取自体髂骨和部分使用异体骨。单纯行凸侧椎板融合起不到治疗作用,期望凹侧自行生长以矫正畸形的想法是不现实的,这种手术不能控制侧弯的发展,反而可能由于曲轴现象而加重脊柱旋转畸形。对年龄大的儿童（<10岁）,增加内固定器械,可同时矫正畸形。

（2）前后路融合术：增加前路手术切除椎间盘及软骨终板，可减少假关节的形成与曲轴现象。后路可同时器械矫正。适应 Risser 分级为 0 级或三角软骨未闭合的幼儿。

（3）凸侧骨骺阻滞术：前后路凸侧骨骺阻滞术是在凸侧行前路半侧椎体骨骺固定和后路半侧突间关节融合术，保留凹侧的生长潜能，随着凹侧的生长，使侧凸自发矫正。适应为年龄小于 6 岁、涉及节段小于 7 个、凹侧有生长潜能的患儿。

虽然可阻止多数侧凸的进展，但侧凸的进展还取决于凹侧生长能力，疗效不确定，且矫形能力差、外固定时间长。而且需要前后路手术同期进行，较复杂，不适合严重长节段脊柱侧凸。如果凹侧存在未分节的骨桥，则不会自动矫正。

该术式也可同时于凹侧进行器械撑开或凸侧压缩。

（4）半椎体切除术：半椎体是先天性脊柱侧凸致畸因素之一，半椎体的存在导致脊柱产生弯曲并进行性加重。半椎体切除是一种理想的治疗方法，该术式既可控制弯曲发展，又能矫正弯曲。手术可通过前后路两次手术完成，一期前路切除半椎体、椎间盘，完成脊柱松解，二期后路器械矫形固定；也可同期前后联合手术。由于前后路手术创伤大，手术过程繁琐，且前路手术后脊柱相对不稳定，改变体位时有损伤脊髓的风险。因此，近年很多医生采用单纯后路半椎体切除固定术。内固定方面，目前常用的是椎板钩和椎弓根钉，椎弓根钉固定牢固，矫正畸形及维持矫正的效果好，是理想的选择。

1）适应证：半椎体切除术的适应证仍存在争议，并无统一看法，手术医师根据自己的经验对手术适应证的把握也不尽相同。主要为：①腰骶段的半椎体；②伴有后凸畸形的半椎体侧弯畸形；③侧弯明显，成角大，或畸形进展快。患者年龄越小，脊柱柔韧性越好，矫正效果越好，融合范围也相对短。建议在 2～5 岁时手术较为安全。在继发的代偿性侧凸尚未形成结构性改变之前手术。

2）禁忌证：半椎体伴对侧分节不良，单纯半椎体切除矫正畸形困难。复杂畸形，单纯半椎体不能解决。

3）并发症：硬膜、脊髓和神经损伤，内固定松动、椎弓根切割，不融合，畸形加重等。

4）手术难点和注意事项：先天性脊柱侧凸常可合并椎管内异常。McMaster 统计 251 例先天性脊柱侧凸，46 例合并有脊髓异常，占 18.3%。其中脊髓纵裂最常见，为 41 例。Blake 等对 108 例行 CTM 检查，发现脊髓异常发生率高达 58%，其中脊髓纵裂占 21%。鉴于先天性脊柱侧凸合并脊髓异常比例较高，对拟行手术治疗的患儿应常规行 MRI 检查，以免遗漏脊髓异常。目前对合并有椎管内异常者，尤其是椎管内纵隔，脊髓纵裂等，如有神经症状，在脊柱矫形前应先行合并疾患的治疗，防止脊髓的进一步损害。手术难点在于半椎体的切除，特别是胸段，脊髓不能牵拉，要完全切除半椎体，有时困难，椎体出血一般可用骨蜡，当用磨钻切除椎体时，可减少出血，大量的出血往往来自于椎管内静脉丛，有时止血困难。可用棉片、明胶海棉及胶原蛋白海绵止血。术中采用控制性降压，可减少出血量，有条件进行自体血回输。

保护好椎前的血管很重要，在切除半椎体前，要将半椎体侧面及前面完全骨膜下剥离并用撬板保护，骨膜下剥离可减少出血。尽可能将半椎体切除不但可获得好的矫形，也可减少复发，如确实困难时，可保留部分椎体，但该侧的上下椎间盘（包括软骨板）必须切除，显露软骨下骨，只有植骨融合后，畸形才不会继续加重。

选择融合节段非常重要，融合节段错误，术后畸形将加重。先天性脊柱侧凸与特发性不同，融合节段的选择仍没有大家公认的标准，依据患者年龄、畸形类型、侧凸程度、代偿性弯曲结构性改变程度及稳定程度等情况确定，与医生的经验有很大的关系，术前应根据全脊柱站立正侧位及仰卧左、右侧屈位 X 线片，确定融合及内固定水平。一般来说所有的结构性病变节段必须包括在融合的节段内。对于幼儿，融合范围可能只需半椎体的上下各一个节段，甚至只需单侧固定；对较大的儿童需双侧固定，当上下代偿性弯曲形成结构弯时，必须将固定延长包括所有结构病变的节段，一般远端应固定至稳定椎或稳定区。长节段固定主要用于年龄大,畸形程度重,代偿性弯曲伴有明显结构性改变者。

矫正主要通过第一根棒的加压力量来完成,第二根棒的撑开矫形力量有限。第二根棒可增加脊柱与内固定间的稳定性,保持矫形效果。

术中进行诱发电位监测脊髓功能,减少脊髓损伤的机会。

【术后观察及处理】

术后常规使用抗生素预防感染,引流管于24~48小时内拔除。术后1周在支具保护下逐步活动。术后需支具保护半年。

(毛军胜)

第三节　腰椎间盘突出症的临床表现

一、症状

1.腰痛　腰椎间盘突出症的患者大多数有腰痛,腰痛可在腿痛之前发生,也可在腿痛之后出现,单纯腰痛者仅占1.4%,腰痛伴腿痛者占89%。腰椎间盘突出症患者约有70%有过急性腰部扭伤或反复扭伤史,腰部扭伤可导致纤维环的撕裂,引起椎间盘突出,突出的椎间盘组织刺激了后纵韧带中的窦椎神经而引起腰痛。部位主要在下腰部及腰骶部,可表现为钝痛、刺痛或放射痛。腰痛可以缓慢发生,逐渐加剧,往往处于某一体位或姿势时症状加重,卧床休息时可减轻。一少部分可发病急骤,疼痛严重,呈持续性,强迫体位,腰背肌痉挛,夜不能寐,服一般止痛药物难以奏效,此类患者椎间盘突出往往是破裂型或游离型。

2.下肢放射痛　$L_{4\sim5}$、$L_5\sim S_1$椎间盘突出症占腰椎间盘突出症的95%以上,因此以坐骨神经痛为主要表现的占大多数。表现为由腰部至大腿及小腿后侧的放射痛或麻木感,直达足底部,一般可以忍受。重者则表现为由腰至足部的电击样剧痛,且多伴有麻木感。疼痛轻者仍可步行,但步态不稳,呈跛行,腰部多取前倾状或手扶腰以缓解对坐骨神经的应力;重者则卧床休息,并喜采取屈髋、屈膝、侧卧位。凡增加腹压的因素均使放射痛加剧。由于屈颈可通过对硬膜囊的牵拉使脊神经刺激加重(即屈颈试验),以致使患者头颈多取仰伸位。放射痛的肢体多为一侧性,仅极少数中央型或旁中型髓核突出者表现为双下肢症状。

二、体征

1.腰椎侧突　是一种为减轻疼痛的姿势性代偿畸形,具有辅助诊断价值。如髓核突出在神经根外侧,上身向健侧弯曲,腰椎凸向患侧可松弛受压的神经根;当突出髓核在神经根内侧时,上身向患侧弯,腰椎凸向健侧可缓解疼痛。如神经根与脱出的髓核已有粘连,则无论腰椎凸向何侧均不能缓解疼痛。

2.腰部活动受限　腰椎正常活动度为前屈90°,后伸20°,左、右侧屈各30°,左右旋转各30°,当突出物不大而纤维环尚完整时,对脊柱的活动影响较小,通过保守治疗仍可恢复脊柱的运动,倘若突出物直接将神经根顶起,前屈可增加神经根的张力和刺激而产生疼痛,从而使前屈受限。当腰椎有侧凸时,躯干向凸侧屈会明显受限,而向凹侧屈不受限制。突出物较小,一般后伸不受限,若突出物大或髓核游离到椎管时,后伸同样也会受到限制。

3.压痛及骶棘肌痉挛　89%患者在病变间隙的棘突间有压痛,其旁侧1cm处压之有沿坐骨神经的放射痛。约 1/3 患者有腰部骶棘肌痉挛,使腰部固定于强迫体位。

4.神经系统表现　①感觉异常:受累神经根分布区可出现感觉过敏、减退或消失。L_5 神经根受压常有小腿前外侧及足背感觉减退。S_1 神经根受压,则为小腿后外、足跟部及足外侧感觉减退。L_4 神经根受压为小腿前内侧感觉减退。也有椎间盘突出较大,将相应平面的神经根压迫外,还会压迫下一节段的神经根,可表现为双节段神经根受损的征象。②肌力下降:受累神经根所支配的肌肉发生萎缩,肌力减退,极少有完全瘫痪。腰 4、5 椎间盘突出者,压迫腰 5 神经根,常有伸跗及伸第二趾肌力减退,严重者偶有足下垂。腰 5 骶 1 椎间盘突出者,压迫骶 1 神经根,可使跗跖屈力减弱。腰 3、4 椎间盘突出者,小腿前内侧感觉减退。据此,也可以通过检查肌力判断病变的部位,有助于定位。③反射异常:约 70% 的患者出现反射的改变,表现为反射减弱或消失。跟腱反射消失表现为 S_1 神经根变化;膝腱反射减弱或消失,表现为 L_4 神经根变化;若马尾神经受压,除了跟腱反射消失以外,还会出现肛门反射消失。

5.直腿抬高试验及直腿抬高加强试验　正常人神经根的滑动度为 4mm。当神经根受压或粘连时,活动度减小。患者仰卧,膝关节伸直,被动抬高患肢,肢体抬高到 70° 以内时,出现坐骨神经痛并有阻力,即为直腿抬高试验阳性。同法当下肢缓慢抬高出现坐骨神经痛时将下肢降低少许使放射痛消失,用手将踝关节背伸,若再次出现同样的现状即为直腿抬高加强试验阳性。本试验是腰椎间盘突出的重要体征,80% 患者会出现。

6.股神经牵拉试验和跟臀试验　①股神经牵拉试验:俯卧,屈膝 90°,将小腿上提,出现大腿前面疼痛即为阳性。②跟臀试验:俯卧,握踝使足跟向臀部靠拢,若出现髋关节屈曲,骨盆离开床面,大腿前方痛即为阳性。

7.屈颈试验　患者取坐位或半坐位,双下肢伸直,向前屈颈引起患侧下肢的放射痛即为阳性。

8.腓总神经压迫试验　患者仰卧,患者髋及膝关节屈曲 90°,然后逐渐伸直膝关节直至出现坐骨神经痛时,将膝关节稍屈使坐骨神经痛消失,以手指压迫股二头肌腱内侧的腓总神经,如出现由腰至下肢的放射痛为阳性。此试验在腰椎间盘突出症时为阳性,而其他肌肉因素引起的腰腿痛时为阴性。

三、辅助检查

1.X 线平片　尽管常规 X 线平片检查不能直接反映出腰椎间盘突出,但可以看到脊柱侧凸、椎体边缘的骨赘、椎间隙的改变等脊椎退变的表现,也能发现有无移行椎、脊柱隐裂、脊柱滑脱、椎弓根崩裂等因素存在,同时能排除脊柱结核、肿瘤等骨病,对鉴别诊断非常重要。

2.椎管造影　椎管造影可以间接地显示出腰椎间盘突出的部位、突出的程度。造影时神经根显影中断或硬膜囊的受压对腰椎间盘突出和神经根管狭窄的诊断很有意义,但对极外侧型椎间盘突出不能显示。目前多选用水溶性碘剂,具有副作用较小、排泄快等优点。

3.CT 和 MRI 检查

(1)CT 检查:CT 片上椎间盘是低密度影,骨呈高密度影。①膨出型:在椎体后缘以外有一长弧形的低密度影,较少压迫神经根和硬膜囊;②破裂型:椎体后缘以外有形态不规则的一团中密度影,原因是髓核水分丢失;③游离型:除有破裂型的表现外,在椎间隙水平以外可见到髓核组织,可压迫神经根和硬膜使其移位,硬膜变形。但 CT 有局限性,对软组织的成像不如 MRI 清晰。

(2)MRI 检查:MRI 是一种非创伤性检查,是利用原子核磁显像,在人体目前主要是以氢核质子在磁场中的变化作为信号来源。体内不同组织含水量不同,在 MRI 上信号即不同。含水量的软组织,其信号高于韧带、骨骼等含水量低的组织。MRI 显示椎管内病变分辨力强,该检查能清楚显示椎管内病变。

4.肌电图检查 肌电图检查可记录神经肌肉的生物电活动,借以判定神经肌肉所处的功能状态,从而有助于对运动神经肌肉疾患的诊断,对神经根压迫的诊断,肌电图有独特的价值。椎间盘突出节段和肌电图所检查各肌肉阳性改变的关系为:腰4、5椎间盘突出主要累及腓骨长肌和胫前肌;腰5骶1椎间盘突出主要累及腓肠肌内侧头和外侧头;腰3、4腰间盘突出累及的肌肉较多,股四头肌等可出现异常肌电位。

(叶茂林)

第四节 腰椎间盘突出症的诊断

依据患者的病史、症状、体征及相关的辅助检查即可确诊。值得注意的是,在诊断过程中不能片面强调影像学检查,当影像表现为椎间盘突出时,而无临床表现时就不能诊断为腰椎间盘突出症;当有典型临床表现时,往往有椎间盘突出的影像学表现。由于 CT 扫描具有一定距离间隔,有时并不能正确反映出病变部位,因此在有典型的临床表现,而 CT 检查无阳性表现必要时需行 MRI 检查。另外还应注意高位腰椎间盘突出症的病史采集和体格检查,以免引起漏诊。

对于腰椎间盘突出症的诊断一定要明确椎间盘突出的平面明确定位,以免手术范围过大所造成的不良后果。对患者进行检查时切记要与神经根及马尾神经肿瘤、下肢的血管病变、股骨头坏死、腰椎弓根崩裂和脊柱滑脱症、腰椎结核、腰椎管狭窄相鉴别。

(郑玉宽)

第五节 腰椎间盘突出症的治疗及预防

腰椎间盘突出症的治疗分为非手术治疗和手术治疗,绝大多数腰椎间盘突出症能经非手术治疗使症状消失。

一、非手术治疗

非手术治疗是腰椎间盘突出症的首选方法,其适应证包括:①初次发病,病程短的患者;②病程虽长,但症状及体征较轻的患者;③经特殊检查发现突出较小的患者;④由于全身性疾患或局部皮肤疾病,不能施行手术者;⑤不同意手术的患者。

非手术治疗方法包括如下几种:

1.卧床休息 临床实践证明,大多数腰椎间盘突出症患者卧床休息可使疼痛症状明显缓解或逐步消失。腰椎间盘压力在坐位时最高,站位居中,平卧位最低。在卧位状态下可去除体重对椎间盘的压力。制动可以解除肌肉收缩力与椎间各韧带张力对椎间盘所造成的挤压,处于休息状态利于椎间盘的营养,使损伤纤维环得以修复,椎间盘高度得到一定程度的恢复;利于椎间盘周围静脉回流,去除水肿,加速炎症消退;避免走路或运动时腰骶神经在椎管内反复移动所造成的神经根刺激。因此可以说卧床休息是非手术疗法的基础。

患者必须卧床休息直到症状明显缓解。有些患者虽经卧床休息数周或更长时间但症状得不到改善,其原因是并未完全卧床休息,还像正常人一样从事家务劳动或工作,或症状稍减轻便恢复工作,从而使症状时轻时重,迁延发作。卧床休息是指患者需全天躺在床上,让患者吃饭、洗漱以及大小便均在床上。特别是行腰椎手法治疗之后,在最初绝对卧床休息几天是必要的。

2.牵引疗法　牵引的方法有多种,有手法牵引、重力牵引、机械牵引等。牵引时患者可取卧位(仰卧或俯卧)、坐位或站位。牵引疗法的机制有如下几个方面:①减轻椎间盘压力,促使突出椎间盘不同程度的回纳;②促进炎症消退,牵引时可使患者脊柱得到制动,减少运动刺激,有利于充血水肿的消退和吸收;③解除肌肉痉挛,疼痛使腰背部肌肉痉挛,腰椎活动受限,间歇使用牵引可解除肌肉痉挛,使紧张的肌肉得到舒张和放松,促使腰椎正常活动的恢复。

3.推拿疗法　推拿即按摩,是祖国医学的组成部分。推拿治疗颈椎病、腰椎间盘突出症取得良好疗效。由于具有方法简单、舒适有效、并发症少等优点,已作为治疗腰椎间盘突出症的综合疗法之一。推拿治疗腰腿痛的作用机制包括如下几个方面:①促进病变部位毛细血管扩张,血流量增加,新陈代谢加快,有利于组织的恢复。②促使淋巴回流加速,加强水肿吸收,对渗出起到治疗作用。③镇痛作用。研究证明,推拿可促使体内镇痛物质内啡肽含量的增加,致痛物质单胺类减少。恢复细胞膜巯基及钾离子通道结构稳定性,从而使疼痛症状缓解。推拿还可对神经系统产生抑制调节作用,起到镇痛效应。④推拿按摩牵引,可能使部分突出椎间盘尤其以髓核突出为主者部分回纳,至于完全复位尚缺乏客观依据。⑤调整突出腰椎间盘与神经根的位置关系。⑥松解神经根粘连,促进神经根周围炎症的消退。

推拿时手法宜轻宜柔用力均匀,避免粗暴。临床上时有报道,一些患者推拿后症状加重,不得不行手术治疗。有的推拿后出现神经损伤,如马尾综合征等,应用时需慎重。

4.硬膜外类固醇注射疗法　硬膜外腔时位于椎管内的一个潜在间隙,其中充满疏松的结缔组织,动脉、静脉、淋巴管以及脊膜经从此通过。在硬脊膜及神经根鞘膜的表面,后纵韧带及黄韧带的内面有丰富的神经纤维及其末梢分布。这些纤维都属于细纤维,主要来自于脊神经的窦椎支。椎间盘纤维环及髓核突出后,在其周围产生炎症反应,吸引大量的巨噬细胞和释放大量的致炎物质。这些致炎物质作用于窦椎神经和神经根从而产生腰痛和腿痛。硬膜外类固醇注射可减轻症状,但并不能改变脱出髓核对神经根的压迫,其本身有导致椎管内严重感染的危险,应慎用。

5.髓核化学溶解法　1964年,Smith首先报道用木瓜凝乳蛋白酶注入椎间盘内,以溶解病变的髓核组织来治疗腰椎间盘突出症。20世纪70年代此法风行一时,但到80年代却落入低谷。由于其操作复杂,疗效不如手术确实,并发症较多,甚至有的患者用药后死亡,目前已很少应用。国内有些医师应用胶原酶,且以椎间盘外注射为主。椎间盘外硬膜外间隙较大,胶原水解膨胀时疼痛较轻。但胶原酶对正常纤维环有无损伤作用尚无相应严谨的实验观察。另外,椎间盘外注射止痛的机制尚不明确,是否有抗炎作用有待研究。

6.经皮腰椎间盘切除术　经皮腰椎间盘切除术是近二十几年发展起来的一项新技术。1975年,Hijikata率先采用此方法治疗腰椎间盘突出症取得成功。目前已有许多国家推广使用此技术治疗腰椎间盘突出症,文献报道其成功率为70%～94%。我国近几年也开始应用这项技术,治疗结果的优良率为80%～97%。国内外临床应用结果表明,经皮腰椎间盘切除与传统的手术相比较,具有创伤小、恢复快、不干扰椎管内结构、不影响脊柱稳定性、并发症低、操作简单、疗效满意等优点。经皮腰椎间盘切除术对破裂型和游离型疗效较差,不应广泛用于单纯纤维环膨出者,其远期疗效尚待观察。

7.经皮激光腰椎间盘切除术(PLDD)　PLDD的操作与经皮腰椎间盘切除术相似,它是利用激光产生的热能使椎间盘组织汽化、干燥脱水、减轻髓核组织对神经根产生的张力和压力,缓解神经根性症状。它并不是机械性切除腰椎间盘组织。多数学者的研究结果表明,疗效明显低于化学溶解疗法。该技术同样为非直视下手术,且设备昂贵,其安全性、有效性和效价比还需进一步观察。

8.内镜下腰椎间盘切除术(MED)　内镜技术应用于脊柱外科使得经皮腰椎间盘切除术避免了盲目性,可以在影像系统监视下进行精确定位、适量切除和有效减压。因入路不同分为三种类型:①后外侧经椎间孔入路椎间盘镜,可工作区间包括椎间孔外,经椎间孔到达椎管内,通过此入路可处理极外侧型、椎间孔内和旁中央型椎间盘突出;②前路腹腔镜,适用于包含型椎间盘突出且不伴有腰椎管狭窄者,其优点是无椎管内操作,术后残留腰痛减少,从前向后减压可达椎管,还可以同时行椎间融合术,但对游离型突出无效;③后路椎间盘镜,即标准椎板间椎间盘手术入路,适用于单节段旁中央突出、脱出及椎管内游离型椎间盘突出等,还可同时进行侧隐窝扩大等椎管减压术。由于成像系统的良好监控,创伤小,对脊柱稳定性影响小,恢复快,近期优良率高。但因显露局限、技术难度大、手术难以彻底,远期疗效还有待观察。

二、常规腰椎间盘突出症的手术治疗

大多数腰椎间盘突出症患者通过非手术疗法可取得良好效果,需手术治疗的只是一小部分,占10%~15%。对于这部分患者,及时恰当的手术治疗,能迅速解除其痛苦,恢复劳动力,远期效果良好。但如处理不当,也可发生严重并发症。手术的原则是,严格无菌操作,用最小的创伤,达到足够的暴露,尽管保留骨和软组织结构,仔细妥善地去除病变,术后早日下床活动,以增进饮食,利于身体健康。对椎间盘突出症以及同时合并腰椎管狭窄症者,大多可以单侧暴露,可做半椎板或开窗切除。要防止遗漏突出椎间盘以及对椎管狭窄减压不充分。

1.手术适应证　①症状重,影响生活和工作,经非手术治疗3~6个月无效,或症状严重,不能接受牵引、推拿等非手术治疗者。②有广泛肌肉瘫痪、感觉减退以及马尾神经损害者(如鞍区感觉减退及大小便功能障碍等),有完全或部分瘫痪者。这类患者多属中央型突出,或系纤维环破裂髓核脱入椎管,形成对马尾神经的广泛压迫,应尽早手术。③伴有严重间歇性跛行者多同时有腰椎管狭窄症,如X线平片及CT显示椎管狭窄,且与临床症状吻合,均宜及早手术治疗。④急性腰椎间盘突出症,根性疼痛剧烈无法缓解且持续性加重者。

2.手术禁忌证　①腰椎间盘突出症合并重要脏器疾患,不能承受手术者;②腰椎间盘突出症初次发作,症状轻微,经非手术治疗可获缓解,对其工作和生活影响并不明显者;③腰椎间盘突出症诊断并不明确,影像学也未见有椎间盘突出特征性表现者。

3.术前准备　①全面体检,明确诊断及患者全身状况:除物理检查与X线平片外,酌情选择其他特殊检查。在目前情况下,一般均选择CT或MRI检查,以防误诊或漏诊。有时尚需应用脊髓造影检查。其他检查包括心、肝、肾、肺功能的各种化验和仪器检查,以早期发现重要脏器疾患,并应注意患者有无出血性倾向和各种药物的过敏史等。②向患者交代病情:由于术中与术后均需患者密切配合,因此应向其交代手术的大致程序,并提出相应要求与术前、术中、术后注意事项。但注意避免增加患者精神负担。③手术方案设计:应根据诊断及具体病情,由主治医师负责设计手术方案及具体操作程序。包括特种器械的准备、术前用药、麻醉选择、术中可能发生的意外及其处理对策、术后对护理的特殊要求及抢救药品的准备等均应充分考虑,并落实到具体执行者。④体位训练:如术中取俯卧位,术前应俯卧训练数日,并练习床上大小便。

4.麻醉和体位　依手术者的经验与习惯,可以应用硬膜外麻醉、全麻、局部浸润麻醉等。手术多取俯卧位或侧位,如取俯卧位,应以气垫或软枕垫于胸腹部,避免受压。

5.手术操作　①切口:正中或微偏向患侧的纵行切口,一般应包括临床诊断病变椎间隙上下各一腰椎棘突。②暴露椎板:切开皮肤及皮下组织后,单侧病变行单侧椎板暴露,中央型或双侧椎间盘突出全椎板暴露。沿患侧棘突切开韧带及肌腱。切开时刀锋应紧贴骨面。用骨膜剥离，一直分离到关节突外侧。经填塞止血后放入椎板牵开器，即可清楚地暴露手术野。③椎间盘暴露：先探查最可疑的腰椎间盘。一般腰5骶1椎板间隙较宽，不必咬除椎板骨质。以长柄小刮匙或薄而窄的骨膜剥离器分离黄韧带上下缘附着点，黄韧带之上缘附着于上位椎板中分之前，分离时较困难，分离时小刮匙或薄骨膜剥离器紧贴椎板前内向上分离。用血管钳夹住黄韧带下缘稍向后牵引，于直视下紧靠外侧纵行切开黄韧带用神经拉钩将黄韧带牵向内，即可暴露硬脊膜及外侧的神经根。如黄韧带增生肥厚影响暴露时可切除黄韧带。以神经剥离器从"窗"孔的外侧从上往下向内分离神经根，尽量勿损伤较大的血管，如遇出血，可用棉片压近血管的上下端，以神经牵开器将神经根拉向内侧，即可见到突起的白色椎间盘。突出明显的椎间盘常将神经根压扁并向后顶起，往往与神经根有粘连。有的椎间盘突出处纤维环已破裂，将神经根粘连分离后，髓核自行脱出；少数髓核组织游离于后纵韧带下，要注意探查。如椎间盘不突起可做椎间盘穿刺并注入生理盐水，若仅能容纳 0.5ml 以内，则此椎间盘无病变，应注意检查神经根管有无狭窄，并探查另一间隙。腰 4、5 椎间隙较小，常需切除腰 4 椎板下缘一部分骨质，才能按上法牵开黄韧带。有时因合并严重退行性变，黄韧带和椎板异常肥厚，关节突肥大，需行黄韧带和单侧椎板切除；有时尚需切除关节突的前内侧部分始能暴露侧方神经根。骨窗的扩大重点在外侧，突出的椎间盘常在关节突之前，因此骨窗向外扩大不够常会找不到突出的椎间盘，或切除椎间盘时将过度牵拉神经根，导致神经根牵拉性损伤。为避免神经根及椎前静脉损伤，手术应在直视下进行。为保护术野的清晰，常用带有侧孔的吸引器去吸渗血，并用带有肾上腺素生理盐水棉片填塞。④髓核摘除：用神经牵开器或神经剥离器将神经根或硬膜胶囊轻轻牵向内侧，即可暴露突出的椎间盘。纤维环完整者，用尖刀切开突出纤维环，用髓核钳取出髓核，尽可能将椎间盘内碎片都取出。如椎间盘突出位于神经根内侧，尤其在较大的突出，神经根牵向内侧较困难，不必勉强将神经根牵扯向内侧，可就地进行摘除。应用髓核钳时，必须将此器械插入椎间盘内以后再张口夹取，以免损伤神经根。若在术前定位部位未发现突出时，必须找出相应神经根并追溯到椎间孔部，观察有无神经根嵌压、神经纤维瘤或极外侧型椎间盘突出。如临床表现及特殊检查定位清楚，手术发现又吻合者，可不必再探查另一间隙，否则应扩大探查范围。⑤闭合伤口：术后常规放置引流 24～48 小时。分层缝合。

6.术后处理　①术后患者腰部围一小中单，在搬动和翻身时，医护人员应扶持中单，保持腰部稳定，减轻损伤和疼痛。②术后 24 小时内严密观察双下肢及会阴部神经功能的恢复情况。如有神经受压症状并进行性加重，应立即手术探查，以防因神经受压过久出现不可逆性瘫痪。这种情况多因椎管内止血不完善、伤口缝合过紧、出血引流不畅以致神经受积血压迫所致。有时因椎管狭窄未完全解除，手术水肿炎症反应，可导致神经受压甚至截瘫。③术后 24～48 小时拔除引流条。④术后常有小便困难，必要时扶持患者下床小便，尽量不做导尿。如 3 天内无大便或腹胀者，可服用通便药物。⑤术后 24 小时，开始做下肢抬高练习，1 周后做腰背肌训练。术后 12 天拆线，卧床至少 3 天。以后可离床适当活动，3 个月后恢复正常活动。

7.远期疗效评价　对于常规腰椎间盘髓核摘除手术的治疗效果，有些学者曾经持怀疑的态度。其理由主要有以下几个方面：髓核摘除后腰椎间隙会变窄，导致纤维环松弛、椎间关节不稳，引起腰痛；椎间高度变窄将导致椎间孔高度变小，可能会压迫神经根，引起根性疼痛；髓核摘除后局部所受应力增大，可导致骨质增生，椎管狭窄。以上这些方面似乎都提示常规腰椎间盘手术尽管可以获得较好的短期疗效，但长期效果不会令人满意。但国内侯树勋对 1000 例单纯行髓核摘除术患者，经过 12.7 年的长期随访，发现腰椎间盘常规手术的远期疗效与国外 Davis 等的 8 年随访结果近似，客观地反映了腰椎间盘突出症经典手术的确切疗效。

三、重建技术

腰椎融合术后相邻椎间盘退变加速、融合节段假关节形成等导致的术后顽固性腰腿痛已经引起人们的关注。旨在重建椎间盘生理功能的异体椎间盘移植、人工椎间盘置换、人工髓核技术的尝试以及将基因治疗策略用于延缓或逆转椎间盘退变的实验研究是人们关注的新课题。

异体椎间盘移植因其易于早期退变、移位等问题，目前尚难临床应用。人工髓核假体（PDN）置换适用于少数纤维环相当完整、椎间隙高度＞5mm 的腰椎间盘突出和椎间盘源性下腰痛患者，近期疗效（2～4 年），包括症状缓解、椎间隙高度恢复等较满意。其主要问题是假体移位和术后残留腰腿痛。材料的研发和制作工艺有待进一步深入。人工全椎间盘置换（ADR）目前可以考虑的适应证主要是腰椎间盘源性下腰痛，腰椎间盘切除术后失败综合征，而一般腰椎间盘突出应被视为禁忌证，因为大多数腰椎间盘突出症经常规减压和（或）融合术后长期疗效良好。任何一项技术适应证的选择是首要问题，因为如果适用于这种技术的情况极少或者有其他更安全、简单、有效的方法可使用，那么这种技术的广泛应用就应慎重。如果将此技术应用于腰椎间盘突出症，甚至主要应用于年轻腰椎间盘突出症患者，从长远看明显不妥。由于人体椎间盘结构和功能的复杂性，生物材料、制作工艺以及假体界面固定技术等均难以达到对其期望寿命的要求，而且潜在的并发症和昂贵的价格问题也显而易见。

四、腰椎间盘突出症手术的内固定指征

腰椎间盘突出症行椎间盘切除术时是否需行内固定，在脊柱外科领域有很大的争议。显然，椎间盘突出是引起腿痛的主要原因，经椎板间开窗减压切除突出椎间盘后可获得很好的疗效。然而，当髓核突出伴有超过 6 个月或更长时间的腰痛，并经检查证实于椎间盘退变节段存在不稳时，应考虑行融合手术。在复发性腰椎间盘突出，二次手术时可考虑行融合手术，因为复发说明不稳，而且显露这个节段时需做更大暴露可加重不稳。

五、腰椎间盘突出症的预防

由于腰椎间盘突出症是在退行性变的基础上受到积累伤力所致，而积累伤又是加速退变的重要因素，能减少积累伤就显得非常重要。长期坐位工作者需注意桌、椅高度，定时改变姿势。职业工作中常弯腰劳动者，应定时伸腰，提胸活动，并使用宽腰带。治疗后病人在一定时期内配带腰围，但同时加强腰背肌训练，增加内在稳定性，长期使用腰围而不锻炼腰背肌，反可因废用性肌萎缩带来不良后果，如需弯腰取物，最好采用屈髋、屈膝、下蹲方式，减少对椎间盘后方的压力。

（赵　勇）

第六节　脊柱炎症性疾病

一、脊柱结核

【概述】

目前,全球结核发病率呈逐年上升趋势,脊柱椎体结核约占所有骨关节结核病人的50%~75%,曾多见于儿童,近年来青壮年居多,女性略多于男性。多发于身体负重较大的胸椎(40.3%)、腰椎(35.97%)、后依次为胸腰椎(12.77qo)和腰骶椎(7.36%)等。有两处椎体病灶者约3%~7%,而其间为无病的椎体所隔开,称之跳跃型脊椎结核。

【病因病理】

表现为脊椎受侵蚀,约90%继发于肺结核,少数继发于消化道结核或淋巴结核。原发病灶中的结核杆菌绝大多数是通过血液传播到达骨与关节,少数通过淋巴管或直接浸润到椎体边缘。根据脊柱结核的发生发展及合并症可分为:

1.初发病灶,表现为终板下骨不规则骨萎缩和吸收。

2.结核性肉芽组织及干酪样变性形成,部分终板受侵,椎间隙高度变窄。

3.干酪样变性溶解形成脓,椎体皮质破坏形成前纵韧带下及椎旁脓肿,椎间隙变得更加狭窄。

4.相邻椎体受累,椎体发生压溃。

5.结核性肉芽、脓肿或者坏死的终板和椎体骨造成脊髓压迫引起压迫性脊髓麻痹,这种麻痹通常发生急速,而且造成不可逆性损伤。

6.形成龟背(后凸)畸形,并且受累椎体融合。

脊柱结核因病灶发生位置不同,可分为3种类型:

1.椎体边缘型结核　多见于成人,临床上最常见,以腰椎居多,病灶位于椎间盘附近,椎体上下缘,以溶骨性破坏为主,死骨较少或不形成死骨,容易穿破软骨板侵犯至椎间盘并波及邻近椎体,严重时相邻椎体发生塌陷,椎间盘破坏一般认为是本病的特点之一。

2.椎体中心型结核　多见于10岁以下儿童,以胸椎居多,病变进展较快,常累及整个椎体,椎体易被压缩,并向椎间盘和邻近椎体蔓延,在成人由于椎体较大,病情发展相对较缓慢,病灶可长期局限于椎体中央而不侵犯椎间盘和邻近椎体。中心型椎体结核较易形成死骨,并引起脊柱后凸畸形。

3.骨膜下型　最为少见,多数属于继发性病变,发生于椎体前缘,由于骨膜下脓肿和肉芽侵蚀引起,局部骨质破坏,病变可在骨膜下蔓延数个椎体,但椎间盘较少受到侵犯,也极少发生畸形。椎弓结核非常少见,容易侵犯脊髓、马尾引起压迫症状。

寒性脓肿的形成:随着椎体破坏程度的加剧,所产生的结核性肉芽组织、炎性渗出物和坏死组织等可以穿破骨皮质向椎体外浸润,其内含有干酪样物质液化形成的寒性脓肿。寒性脓肿有两种表现:①脓液汇集于椎体一侧的骨膜下,形成椎旁脓肿,可以出现在椎体的前方后方或两侧。在后方的椎旁脓肿可以压迫脊髓或神经根。脓液可以累及好几个椎体形成广泛的椎体骨膜剥离。②脓液穿破椎体骨膜后,由于重力关系沿肌肉筋膜间隙向下垂方向流注,称为流注脓肿,这种脓肿可侵蚀其他骨质造成继发性骨损害,也可穿破皮肤形成窦道。

【临床表现】

脊柱结核病程较缓慢,早期常不被重视而误诊,有的直到发现寒性脓肿甚至有截瘫症状才到医院就诊。

1.全身症状   早期症状很轻微且进展缓慢,常不引起注意,常有低热、全身不适、倦怠、无力、食欲不振等轻度中毒和自主神经功能紊乱的症状。儿童常有性情急躁,不好嬉耍和夜啼等。结核菌素试验一般为强阳性。

2.局部症状

(1)疼痛:早期出现局部疼痛,活动后明显,可以局限在背部和沿脊神经放射,多为轻微钝痛,休息可缓解,这一点与化脓性脊柱炎不同。受累椎体棘突有压痛,叩痛。

(2)脊柱活动受限:脊柱的活动受限主要来源于椎体破坏伴随反射性背部肌筋膜的痉挛,在儿童患者中特别显著。

(3)脊柱变形:在初期,脊柱变形不发生。在脊柱结核的进展期和晚期,由于椎体的压溃形成后凸畸形。

(4)脓肿形成:病情最重时,寒性脓肿总量可达到 $50\sim1000ml$,而且脓肿在重力的作用下形成流注脓肿。作为代表性的病情,可见于伴有腰椎侵蚀的髂窝脓肿。

(5)脊髓麻痹(Pott 麻痹):当脊髓被肉芽以及干酪样组织或者脓肿直接压迫时下肢麻痹发生。在明确胸椎受侵蚀并且有脊髓受压征象的情况下,几天内即可出现脊髓麻痹,因此,必须立即实施病灶清除及脊髓减压术。

【诊断标准】

脊柱结核大多是肺结核经血液循环传播感染,一定要进行咳痰培养和结核菌素试验。单纯 X 线片于早期可见椎间隙变窄,近椎间盘的椎体骨萎缩伴骨破坏吸收。当脓肿形成,可在椎体旁边看到脓肿阴影。特别在胸椎,形成特征性的脊柱旁脓肿。骨质进一步破坏,造成椎体楔形变,患椎表现为骨萎缩,无明显新生骨。痊愈期患椎相互愈合形成块椎。但是对 X 线摄片未见明显异常的早期病例,诊断是十分困难的。应熟知本病临床症状学和体征,初步判断脊柱受累的部位,进行影像学和化验检查。必要时应行穿刺乃至切开病理活检。

在 MRI,病变部位的 T_1 像呈低信号,T_2 像呈高信号。随病期发展,T_1 像可呈无信号,T_2 像呈低或无信号。在与化脓性脊柱炎的鉴别诊断中,单纯 X 线片和 CT 可见松质骨粒状钙化、骨硬化、死骨形成、脓肿影,造影 MRI 的边缘增强的存在则更加重要。

【治疗方法】

1.非手术治疗   脊柱结核无手术指征的病人,应用合理的化疗方案治疗和局部制动。病人低热和脊背痛或生物力学不稳定者,应卧硬板床休息,Glisson 布带牵引或 Halo-vest 背心适用于颈椎不稳定的病人。体表有脓肿寰枢椎结核咽后壁脓肿较大影响呼吸或吞咽者,可行穿刺抽脓。

2.手术治疗   手术治疗适应证:①出现脊髓麻痹、马尾受压症状者;②后凸畸形进行性加重者;③较明确的脓肿或者病灶内有较大的死骨和空洞者;④非手术治疗无效者;⑤鉴别诊断不明确者。按手术适应证,在全身结核中毒症状减轻后,择期施行病灶清除术。手术采用的途径,根据病情,客观条件和术者所熟悉的途径选取。脊柱结核手术后一般卧床休息 6~8 周,脊柱疼痛减轻,原有脓肿消失,体温趋于正常,血沉下降,脊柱结构稳定者,可锻炼起床。先自理生活琐事,随后逐渐加大活动量,并坚持化疗满疗程。

二、化脓性脊柱炎

【概述】

脊柱化脓性感染约占全身骨骼化脓性骨髓炎的1%左右,脊椎的化脓性骨髓炎以腰椎多见,占50%左右,其次是胸椎,颈椎最少;各个年龄组均可发病,以小儿和老人最多见,男性患者占多数。

【病因病理】

一般是细菌经血行传播或医源性感染引发。在血行传播感染中,多为泌尿系和妇科感染经骨盆Batson静脉系统传播。医源性感染见于椎间盘造影、脊柱及腹部手术后,需要引起注意。化脓性脊柱炎的代表性致病菌为金黄色葡萄球菌,另外除埃希肠杆菌、克雷伯杆菌外,近年来也发现真菌及低毒性厌氧菌的感染。另外,随发病年龄高龄化,免疫疾病的人群的不典型化脓性脊柱炎增加了鉴别诊断的难度。

【临床表现】

根据临床过程可以分为急性型、亚急性型和慢性型。突然发病,常有恶寒、高热伴有颈背及腰部剧痛者为急性型,程度低一些的为亚急性型,主诉慢性疼痛者为慢性型。急性型通过临床过程和检查所见比较容易诊断,但应注意避免误诊为其他疾病如急性肾盂肾炎、胆囊炎、胆石症、急腹症等。一般很少合并瘫痪,但在伴有糖尿病或肝硬化等易感染性疾患时,重症时也可引起瘫痪。

【诊断标准】

在化脓性脊柱炎的诊断中,细菌学检查和组织学检查可以帮助确诊。但病菌检出率低,不足50%,实际在临床中多以临床症状、影像学表现、血液检查所见为基础作出初步诊断并开始治疗。早期治疗的延迟可能使病灶扩大甚至出现瘫痪,早期治疗不足可能转成慢性病例。在高龄患者,应注意鉴别结核性脊柱炎、转移性脊柱肿瘤以及继发于骨质疏松症的压缩性骨折。

1.单纯X线片所见　感染从椎间盘和椎体软骨终板部位开始,传播累及相邻椎体,感染初期的特征性表现为椎体破坏和椎间盘变窄,转移性脊柱肿瘤和骨质疏松症引起的压缩骨折不伴椎间盘变窄,可作为鉴别诊断依据。随病程发展出现骨赘增生,骨质硬化。罕见因腰肌脓肿和椎旁软组织异常阴影。断层X线拍片或CT扫描能详细看到骨赘和骨质硬化情况,特别是伴有神经损害症状的情况下,有利于椎管内的病情。

2.MRI所见　在炎症活动期,T_1像呈低信号,T_2加权像呈高信号。病灶好转则信号改变范围缩小,并且T_2加权像呈低或无信号。病灶周围的水肿和炎症同时改善和消退,并有肉芽的纤维化、瘢痕化形成,骨赘形成。

【治疗】

保守治疗的原则是休息和药物治疗。根据临床症状选择制动方式,选择卧床、佩戴围腰或石膏前后托固定。全身使用大剂量抗生素,根据细菌培养结果及时调整用药。

手术适应证:

1.进行性神经损害;

2.椎体破坏,椎体压缩和脊柱变形伴脊柱不稳定;

3.伴有明显骨硬化征象;

4.保守治疗无效;

5.不能明确诊断。

另外,比较罕见脓肿形成,需要早期切开引流排脓。

目前,随着脊柱外科的进步和抗菌药物的发展,化脓性脊柱炎已经不是致命性疾患,一般预后良好。但是,早期治疗延误会导致重症化神经损害病例的产生,抗生素长期使用容易造成耐药菌的产生,使感染容易复发,而且不少复发后难以治愈。特别是近年来 MRSA 感染问题。

三、强直性脊柱炎

【概述】

强直性脊柱炎(AS)是血清反应阴性型脊柱关节炎(SNSA)的代表性疾患,骶髂关节病变为其特征性病变。AS 脊椎病变表现为位于椎体前缘和椎间盘相邻处炎症性肉芽组织侵蚀,X 线片上椎体呈方形化,椎间关节出现炎症、融合,最终椎体间融合。

【临床表现】

脊柱症状表现为晨起腰背中线炎症性腰痛,晨僵,活动后改善,脊柱后弯曲度增加但活动度减少。起自骶髂关节的脊柱炎向上延伸,最终导致全脊柱强直。

脊柱侧位片可见骨质疏松,椎体方形化,上下椎体缘直线状韧带骨刺形成。全脊柱椎体间骨性融体成为竹样脊柱。胸椎后凸畸形形成。

【治疗】

没有根本性的治疗方法,主要是对症治疗和生活指导。注意姿势以预防脊柱变形,同时进行积极的运动疗法以维持脊柱和四肢关节的活动度。在少见的严重脊柱后凸病例可行脊椎截骨矫正术。

四、强直性脊柱骨增殖症

强直性脊柱骨增殖症(ASH)也称为 Forestier 病,发病年龄多在 50 岁以上,X 线侧位片显示椎体前面像溶化了的砂糖变硬似的骨异常增殖。但是,骶髂关节、椎间关节和椎间盘变化不大。本病同时伴有全身其他部位韧带、肌腱附着点的骨化。有发生后纵韧带骨化症的倾向。疼痛少,临床检查无明显异常,偶见有吞咽困难的主诉。

（赵　勇）

第七节　胸椎退行性疾病

一、胸椎间盘突出症

【概述】

胸椎间盘突出在 40 岁左右的成人中很常见,好发部位在下段胸椎,75% 发生在 T_8 以下,T_4 水平以上的胸椎间盘突出少有报道。但症状性胸椎间盘突出(即胸椎间盘突出症)不多见,据报道其发生率为每年 1/1000000,或占所有胸椎间盘突出的 0.25%～0.75%。

【病因病理】

胸椎独特的解剖特点和其承受上方体重的特殊性,决定了胸椎椎间的活动性同颈椎和腰椎节段有所不同。胸椎节段运动的稳定性依靠胸廓的夹板样效应。胸椎的主要运动是扭转,纤维环急性损伤时的屈曲和扭转负荷的结合力可致后部的髓核突出。另外,胸椎间盘高度较腰椎间盘低,这些因素就可解释为什么胸椎间盘突出的发生率比腰椎间盘突出低。

胸椎间盘突出症是退行性变和创伤所致,其中以胸椎退行性改变占大多数,老年人多见,突出间盘以硬性间盘为主,包括间盘钙化和骨赘形成;外伤性多见于年轻人,突出以软性间盘为主,包括后纵韧带、纤维环及髓核等。

根据椎间盘突出突向椎管的位置和方向可分为中央型、旁中央型和外侧型 3 种类型,其中以中央型和旁中央型最多见,约占 70%～90%。

【临床表现】

由于退行性病的自然过程,胸椎间盘病变可合并腰和胸部关节炎的症状,其症状可分成 4 类:

1.机械力学性　轴性疼痛可源于椎间盘突出合并椎间关节紊乱,造成具有典型力学特点的局限性背部疼痛,例如卧床休息疼痛可减轻,活动后症状加重。急性胸椎间盘突出可产生有胸膜炎症状特点的疼痛。

2.神经根性　椎间盘突出可挤压神经出口神经根,出现肋间、肩胛带疼痛,胸背部束带感等。高位胸椎间盘突出可引起 Horner 综合征。

3.脊髓病性　胸椎间盘突出造成脊髓被压迫,出现胸部脊髓症的症状表现:脊髓圆锥功能障碍表现为下肢的痉挛性麻痹(可以是急进性发病或弛缓性发病)和下半身的感觉障碍。病情加重可出现排尿障碍。

4.内脏性　胸椎间盘突出症可有多种多样的表现,易与心脏、肺或腹部疾病相混淆,有时可被误诊为神经官能症或癔症。

胸椎间盘突出症的体征存在很大差异。对躯体进行仔细的浅感觉检查,可发现与受压节段一致的明显的感觉障碍平面。肌无力通常呈双侧性,可存在肛门括约肌张力降低,出现脊髓白质障碍如阵挛或 Babinski 征等病理征阳性。病程时间越短,上述体征越常见。胸椎间盘突入硬膜内罕有发生,一旦发生通常出现严重的神经症状,包括截瘫。脊髓后束的功能(位置觉和振动觉)通常能保留,这是因为脊髓被挤压部位在脊髓前部。

【诊断标准】

胸椎常规的正侧位 X 线片上,胸椎间盘突出可表现为椎间隙变窄和椎间盘钙化(50% 以上的胸椎间盘突出症在椎管内有钙化的椎间盘),关节突肥大,椎体骨赘形成等。进行椎管造影并在适当的节段行 CT 扫描是一种更为准确的诊断方法。影像学诊断以 MRI 较有效,突出或脱出的间盘造成的脊髓压迫和肿瘤可混淆,为了鉴别诊断有时可行椎间盘造影术。

【治疗方法】

1.保守治疗　对轻微症状与 MRI 显示相符的患者可用保守治疗,如非甾体类抗炎药物治疗、低氧耗量锻炼、经皮电神经刺激等,也可试用其他物理治疗,但目前无常规可循。

2.手术治疗　对于顽固性疼痛经保守治疗无效和有神经或脊髓压迫症状和体征的患者应采用手术治疗,防止脊髓压迫而导致的后遗症。经后路椎板切除减压、椎间盘切除来治疗胸椎间盘突出症的方法,因其神经损害的发生率很高并症状不易缓解而不宜使用。一般从前路开胸或胸腹联合入路切除椎间盘减压并且进行椎体间内固定植骨融合。也可以从后路经椎弓根行间盘摘除手术,但造成脊髓麻痹加重的危险性较大。若病人有明显的机械性背部疼痛,加作椎间盘融合内固定术侧更加合理。经胸腔镜技术可显露胸椎间盘,行胸椎间盘髓核摘除术及椎间植骨融合术,属于微创手术技术,要求技术设备水平较高及准确定位。

二、胸椎椎管内韧带骨化症

【概述】

东方人与西方人相比较,脊柱椎管内韧带骨化症病例较多。在胸椎,后纵韧带骨化(OPLL)以及黄韧带骨化的发生,是造成脊髓压迫症并逐渐加重的原因。OPLL 好发于上、中段胸椎,OYL 好发于上段及下段胸椎。

【诊断标准】

临床上与胸椎间盘突出症一样表现为胸部脊髓症,但是病程发展要缓慢得多。通过单纯 X 线侧位片、断层片和矢状位 MRI 片比较容易发现后纵韧带骨化灶,但是黄韧带骨化的影像学诊断则需要 CT、椎管造影后 CT(CTM)或者横断位 MRI 片。韧带骨化灶可存在于多节段,影像学上决定主要病变很困难,在这种场合下,脊髓诱发电位对诊断很有用。

【治疗方法】

如果出现胸部脊髓压迫症状,除非压迫症状轻微并且不进行性加重,否则适于手术治疗。对于黄韧带骨化症,因为脊髓压迫来源于脊髓背部一侧的骨化灶,所以可以经椎弓根从后路进行骨化灶切除。相反,对于后纵韧带骨化症,因为脊髓的压迫来源于前方的骨化灶,所以手术选择开胸从前路摘除骨化灶,或者后路从左右两侧挖掘椎体后将后纵韧带骨化灶向前漂移。此类手术方法减压很容易造成脊髓损伤,我们的经验对予此类减压非常适合于使用微型高速磨钻。

单椎间的 OYL 术后效果良好,OPLL 和 OYL 合并者术后效果多不良,术后效果不良可见于以下情况:

1.从发病到手术的时间长,术前重症度高。

2.合并胸椎以外的骨化灶者。

3.多节段骨化灶者。

4.上位胸椎到中位胸椎的骨化。

（王祥强）

第九章　脊柱其他疾病

第一节　脊柱肿瘤

一、评估

(一)病史

1.疼痛(局部疼痛与放射痛)是最常见的主诉(85%),其他常见的主诉有活动无力(41%)和触及包块(16%)。

2.脊柱肿瘤引起的疼痛常为局部疼痛、进行性加重、不能缓解、与应力无关。

(1)夜间疼痛加重。

(2)患者休息后疼痛不能缓解。

3.全身系统症状和体征

(1)发热、寒战。

(2)常感无精神、无生气。

(3)难以解释的体重减轻。

4.可能会出现一些神经系统症状,例如肌肉无力、感觉异常或者大小便功能障碍。

5.患者的发病年龄有助于缩小鉴别诊断范围,如老年病人转移瘤或多发性骨髓瘤多见。

6.患者既往如有其他部位的肿瘤史,要注意脊柱转移性瘤的可能。各种肿瘤发病的危险因素见表 9-1。

表 9-1　常见的脊柱转移肿瘤

原发肿瘤	肿瘤的危险因素
乳腺癌	一级亲属患有该肿瘤
	雌激素水平高(初潮早、绝经晚、无生育、长期激素替代疗法)辐射
前列腺癌	年龄>45 岁
	膀胱排尿梗阻
甲状腺癌	碘摄入过多/缺乏
	辐照
肺癌	吸烟史
肾细胞癌	吸烟

（二）脊柱的查体包括触诊、脊柱活动度检查以及神经功能检查

1.神经功能检查

(1)运动功能检查。

(2)感觉功能检查,包括轻触觉、针刺觉、振动觉。

(3)反射检查,进行腱反射功能检查,反应脊髓长传导束功能。

2.原发灶的检查(表 9-2)

表 9-2　脊柱转移瘤原发肿瘤的查体表现

原发肿瘤	查体发现
乳腺癌	质硬、固定、无弹性的乳房包块
	乳头受牵拉不居中
	皮肤红斑或水肿
前列腺癌	肛门指检发现较大、质硬的前列腺包块
甲状腺癌	可触及无痛的甲状腺包块
肺癌	咳嗽性质改变
	咯血
肾细胞癌	血尿、腰痛及腹腔包块"三联征"
	吸烟

（三）实验室检查

1.化验检查有助于鉴别肿瘤和感染:感染时白细胞计数、血沉和 C 反应蛋白会升高,但肿瘤上述指标正常或轻度升高,然而淋巴瘤除外,该病白细胞会升高。

2.多发性骨髓瘤尿液或血清蛋白电泳会出现异常蛋白峰(本-周蛋白)。

3.促甲状腺激素和游离 T_4 水平对鉴别甲状腺疾病有帮助。

4.前列腺特异性抗原(PSA)对检查前列腺癌有帮助。

5.患者常有钙、磷电解质水平异常,需要进行纠正。

（四）影像学检查（表 9-3）

MRI 对感染、骨折和肿瘤的鉴别有较大帮助(表 9-4)。

（五）常见的各种肿瘤（表 9-5～表 9-8）

（六）肿瘤分期

Weinstein-Boriani-Biagini 脊柱肿瘤分期系统,是反应肿瘤侵袭程度的三维空间分期,包括三方面内容。

1.肿瘤所处的解剖部位:从棘突开始沿顺时针分为 12 个等份的区域。

2.横断面上肿瘤累及的不同层面。

(1)向外侵犯到骨外的软组织中。

(2)局限在骨内(浅层)。

表 9-3 脊柱肿瘤的影像学检查

影像学检查	优点	缺点
X线平片	简便的筛查方法对诊断有帮助（良性或恶性）	敏感性低（松质骨破坏要达到50%以上，该检查才能看到骨破坏影）
骨扫描	对转移瘤的诊断敏感性较高（溶骨病变）	特异性低（不能鉴别骨折、感染以及肿瘤）
CT	评估骨破坏情况最好的工具，对术前计划很重要	不宜作为初筛检查方法，其效率差
MRI	敏感性高，特别是使用钆造影剂进行增强扫描 能够显示软组织情况 能很好地显示脊髓受压情况	影像学上脊髓受压的程度与患者的症状或预后并非往往一致
脊髓造影	能较好地显示硬膜外转移瘤和脊髓受压情况	侵入性操作
血管造影	肿瘤血管进行选择性栓塞能减少术中出血	侵入性操作

表 9-4 脊柱感染、肿瘤、压缩性骨折的 MRI 表现比较

诊断	T$_1$	T$_2$	鉴别诊断要点
骨髓炎	椎间盘和终板内信号降低 终板结构模糊不清	椎间盘和终板内信号增高 终板结构模糊不清	椎间盘/终板受累＞椎体 T$_2$ 像上可有高信号脓肿影脊柱结核常可连续累及多个节段软组织包块界限不清
骨质疏松压缩性骨折	受累椎体信号降低骨髓信号不均匀	受累椎体信号增高骨髓信号不均匀	骨折愈合后，T$_1$ 和 T$_2$ 相上能恢复正常椎体信号 椎体后 1/3 骨髓信号正常
肿瘤	信号降低 病变周围水肿带界限清楚 椎弓根亦受累	信号增高 病变周围水肿带界限清楚 椎弓根亦受累	不波及椎间盘或软骨 跳跃性转移较常见 不像骨折一样最终愈合后能恢复椎体正常信号 软组织包块呈偏心状、较大、界限较明晰

表 9-5 原发性良性骨肿瘤

肿瘤名称	年龄（岁）	性别	椎体容易波及的部位	影像学表现	症状/体征	治疗
骨样骨瘤	＜30	男性居多	后方结构	局灶性透光影伴周缘硬化，直径＜2cm	疼痛性脊柱侧凸，典型表现为服用水杨酸类药物后疼痛缓解	边界切除，射频消融
成骨细胞瘤	＜20	男性居多	后方结构	透亮影、膨胀性病灶，伴或不伴周缘硬化，直径＞2cm	疼痛性脊柱侧凸	边界切除
血管瘤	多变	男女无差别	椎体骨小梁	垂直的条纹，蜂窝样改变	大多数缺乏典型症状	通常无意中发现、不需要处理。如果需要手术切除的话，可以术前进行栓塞以便减少术中出血
骨巨细胞瘤	＜30	女性较多	椎体和骶骨	溶骨性、膨胀样病灶、基质内可有钙化	切除不充分的话，容易复发	放疗后 10% 可能转为恶性

肿瘤名称	年龄（岁）	性别	椎体容易波及的部位	影像学表现	症状/体征	治疗
动脉瘤样骨囊肿	<25	女性较多	后方结构	溶骨性、膨胀样病灶，其内可见液平	疼痛	切除，术前进行血管造影并栓塞，或注射硬化剂治疗
嗜酸性细胞肉芽肿	<20	男性较多	椎体	扁平椎	很少有症状	自限性疾病佩戴支具非手术治疗
骨软骨瘤	<30	男性较多	后方结构	X线片上难以发现	有症状，多数位于颈椎	如有症状需手术切除

表 9-6   原发性恶性骨肿瘤

肿瘤名称	年龄（岁）	性别	椎体部位	影像学表现	体征和症状	治疗
孤立性浆细胞瘤	>50	男性居多	椎体	凿孔状边缘病灶	腰背或下肢痛	放疗（高度敏感）脊柱不稳定可手术固定 血清蛋白电泳 M 轻链水平可判断疗效
脊索瘤	50～70	男性居多	骶骨，$C_1 \sim C_2$	要行 MRI 检查，T_2 像高信号影	症状主要是因包块压迫引起，如便秘、尿频、脊髓受压症状	广泛、根治性切除，应尽量保留骶神经根以保留大小便功能
淋巴瘤	>20	男性居多	椎体	溶骨性病变，象牙椎	局部疼痛	孤立性病变进行放疗，播散性的淋巴瘤进行放疗及辅助化疗
软骨肉瘤	>35	男女性无明显差别	椎体	椎体广泛破坏周围有软组织包块、其内基质可有钙化灶	疼痛 触及包块	广泛切除 对放疗和化疗不敏感
骨肉瘤	>20	男性居多	椎体	象牙、硬化病灶与皮质破坏灶混杂存在，有软组织包块、其内有钙化灶	疼痛及神经功能受损	广泛切除 化疗和放疗联合使用
Ewing 瘤	>40	男女性无明显差别	椎体	硬化性病变伴有针状骨质增生 软组织包块	疼痛及神经功能受损	放疗和化疗联合应用 脊柱不稳及神经功能受损可手术治疗

表 9-7   椎管内肿瘤或囊肿

肿瘤名称	年龄（岁）	性别	影像学表现	治疗	评论
施万细胞瘤	20～50	无明显性别差别	脊髓造影显示圆形充盈缺损	切除术	最常见的脊神经根肿瘤；常见于外周主要神经主干及肢体的屈侧；外周神经该肿瘤的典型症状是触及肿瘤包块引起剧烈刺痛和感觉异常；神经纤维瘤病患者其中 2/3 会出现该肿瘤

肿瘤名称	年龄（岁）	性别	影像学表现	治疗	评论
神经纤维瘤	20～30		圆形缺损，哑铃状肿瘤	切除术	大多数是孤立病变（90%）；主要发生在外周皮神经；触及包块不会引起像施万细胞瘤样疼痛；神经纤维瘤与施万细胞瘤不同，主要波及多根神经分支，走向与神经平行
脊膜瘤	50～60或以上	女性多见	与硬脊膜相连的圆形缺损	切除术；肿瘤如位于脊髓背侧，手术比较方便	80%～90%发生于胸椎；一般认为起源蛛网膜帽的脊膜细胞；最常见的是位于颅内的脑膜瘤；疼痛为最常见的初始症状

表 9-8 硬膜囊内脊髓内肿瘤

肿瘤名称	年龄（岁）	性别	影像学表现	治疗	评论
室管膜瘤	20～60	女性多见	室管膜内高信号脊髓中央的环形病变	切除术	是由方形室管膜细胞发展而来；是最常见的成人原发性脊髓内实质病变；疼痛是最常见的症状；往往会出现受累脊髓以远支配的肢体无力
星形细胞瘤	20～50	无明显性别差异	浸润病变，与室管膜瘤不同，该肿瘤无明显边界	切除术	由胶质细胞转变而来；大多数星形细胞为低分化病变；和室管膜瘤临床表现相似

（3）局限在骨内（深层）。

（4）向内侵犯到骨外（椎管内硬膜外）。

（5）向内侵犯到骨外（进入硬膜内）。

3.脊柱肿瘤所位于的脊柱节段范围。

二、治疗

（一）目标

1.获得确切诊断。

2.保持神经功能。

3.维持脊柱稳定。

4.缓解疼痛。

5.控制局部肿瘤、预防远处转移。

（二）治疗方法选择

根据肿瘤的诊断、肿瘤部位以及患者全身情况综合决定治疗方法。

（三）放射治疗

以下情况可酌情放疗。

1.脊髓致压物为对放疗敏感的软组织肿瘤,周围骨性结构未受累。

2.对放疗敏感的肿瘤包括：

（1）血液系统肿瘤。

（2）前列腺肿瘤。

(3)乳腺肿瘤。

(四)手术治疗

1.适应证

(1)用于确诊。

(2)根治性切除以获得治愈(良性肿瘤和某些恶性肿瘤)。

(3)肿瘤骨破坏引起的继发性脊柱不稳或畸形。

(4)神经功能受损。

(5)既往放疗失败。

(6)对放疗不敏感的肿瘤。

(7)顽固疼痛。

2.手术方案设计需要考虑的因素

(1)肿瘤性质。

1)良性还是恶性。

2)原发还是转移。

(2)肿瘤的分级。

1)脊柱受累的程度。

2)有无全身潜在转移灶。

(3)神经功能情况是手术疗效的主要判定因子:症状快速进展(<1周内出现神经功能障碍)提示预后差;神经功能障碍受损严重(不能行走、大小便功能丧失)术后很少能够恢复。

(4)预后如何。

(5)脊柱稳定性情况。

(6)疼痛情况。

3.手术入路

(1)如有可能,应切除全部病变。

全脊椎切除术:可以经由后路进行全脊椎切除,如果肿瘤的病理性质有治愈希望,进行该手术非常有意义,比如用于脊柱软骨肉瘤的手术。

(2)根据肿瘤所在部位判断使用前路还是后路还是联合手术。注意不能使用后路椎板切除减压术来处理前方病变,可能会导致患者术后脊柱不稳。

(3)转移性肿瘤在脊髓前方受压的情况下通常采用前路手术。

切除后脊柱重建的材料可用自体骨、异体骨、骨水泥或人工合成材料;使用自体骨或异体骨重建有骨愈合的可能性;骨水泥可以获得即刻稳定性,但对预期生存期较长(>1年)病人,晚期可能会失败;术后还要进行放疗的患者,植骨融合的概率下降。

(赵　勇)

第二节　脊柱感染

一、脊椎骨髓炎

（一）发病率及危险因素
1.占所有骨髓炎的 $2\%\sim7\%$（儿童该比例为 $1\%\sim2\%$）。
2.发病部位:腰椎＞胸椎＞颈椎。
3.男性＞女性（2∶1）。
4.50 岁后常见（50％以上患者发病年龄为 50 岁以上）。
5.静脉吸毒者、糖尿病患者以及免疫缺陷病人（长期服用类固醇药物、HIV、营养不良）常见。

（二）病因学
1.血行感染是脊柱骨髓炎最常见的感染途径,感染源可来自:
(1)泌尿道是最常见的感染源（泌尿道感染、泌尿生殖系统隐匿性感染）。
(2)软组织感染。
(3)呼吸系统感染。
2.有些感染来源不明。
3.直接感染（脊柱穿通伤、脊柱侵袭性操作）。
4.致病菌（按发生率由高向低排列）。
(1)革兰阳性需氧球菌（＞80％）。
1)金黄色葡萄球菌（＞50％）,耐甲氧西林金黄色葡萄球菌（7％）。
2)链球菌（10％～20％）。
3)凝固酶阴性的葡萄球菌（10％）。
(2)革兰阴性需氧菌（15％～20％）:泌尿道是最常见的来源地（大肠埃希菌、铜绿假单胞菌、变形杆菌）。
(3)胃肠道的微生物:沙门菌（一般罕见）,但镰状细胞贫血的患者中较多见。

（三）病理改变
1.细菌的种植　细菌主要是经由血流丰富的椎体滋养动脉网血行蔓延至椎体干骺部。
(1)Batson 无静脉瓣的静脉丛在细菌的血行蔓延中并不起到重要作用。
(2)椎体干骺端内血流速度很慢,细菌可直接蔓延进入椎间盘或跨过椎间盘进入邻近脊椎。
2.蔓延到椎间盘,引起骨/椎间盘破坏　细菌产生酶溶解椎间盘组织,通过各种炎性介质激活破骨细胞,引起骨吸收。
3.扩散到软组织
(1)腰大肌脓肿。
(2)椎旁肌脓肿。
(3)硬膜外脓肿:可能直接压迫脊髓和神经根引起神经功能受损。

（四）临床表现
1.诊断延误的情况很常见。

2.腰背痛或颈部疼痛是最常见的主诉(90%)。

(1)50%患者就诊时上述症状出现已超过 3 个月。

(2)因出现急性败血症或脓毒血症就诊的病例罕见。

3.局部压痛并脊柱活动度降低是最常见的体征。

4.超过 50%病人有高热的病史[高于 100°F(约 37.8℃)、伴或不伴寒战]。

5.儿童脊柱骨髓炎特征性表现是跛行或不愿步行。

(五)实验室检查(表 9-9)

表 9-9　脊柱感染的实验室检查

检查	结果
血沉(ESR)	80%以上患者会升高
	2/3 病人充分治疗后,ESR 会恢复正常
血白细胞计数(WBC)	超过 50%病例>10000/mm³
	白细胞计数对诊断的敏感性较低
C 反应蛋白(CRP)	对脊柱感染术后的疗效判断上在敏感性和特异性上均优于 ESR
血培养	儿童化脓性脊柱炎更有用
	只在约 35%的病人为阳性
	对受累的器官直接取标本培养更可靠
细针穿刺活检	病人如已使用抗生素治疗,易出现假阴性
开放活检	如果细针穿刺活检结果阴性和(或)缺乏诊断意义,但临床上高度怀疑感染可能,可进行该检查
	比闭合活检假阴性率低

(六)影像学检查(表 9-10)

表 9-10　脊柱感染的影像学诊断

影像学检查	表现
X 线片	感染的临床症状发生约 2 周之后 X 线片才会出现异常表现
	椎间隙狭窄、侵蚀的表现(75%)
	溶骨表现、弥漫性骨质疏松、局部缺损(骨小梁的破坏达到 50%平片上才会显现骨破坏的表现)
	骨硬化(11%)
	慢性病例可能会出现自发性骨融合(50%)
核素显像	作为初筛检查比较有效;与平片相比,能更早地发现感染并明确病灶位置
	联合使用镓(炎症)和锝(骨)扫描感染诊断的准确率>90%
	^{111}In 标记的白细胞扫描对脊柱感染并不敏感;可能因为白细胞减少的原因引起假阴性率高
CT	显示骨质破坏最好的检查方法
MRI	脊柱感染较好的影像学检查手段
	T_1 加权像——椎间盘及相邻的终板信号降低
	T_2 加权像——椎间盘、终板及邻近的部分椎体信号增加终板的界限模糊不清

影像学检查	表现
	钆增强扫描,病变的椎间盘和毗邻的部分椎体信号增强
	能显示受累的软组织(椎旁、腰大肌是脓肿)
	鉴别感染与肿瘤最好的检查方法

(七)治疗

1.目的

(1)获得组织学确切诊断并确定致病菌。

(2)清除感染。

(3)解除疼痛。

(4)预防或处理神经功能损害。

(5)重建脊柱稳定性及正常序列排列。

2.原则

(1)改善患者一般情况。

1)营养支持。

2)纠正实验室检查发现的异常情况。

(2)治疗脊柱外的感染源,包括泌尿道、心血管系统(感染性栓子)、胃肠道感染。

(3)如果可能,在确定致病菌之前不要使用抗生素,但对出现脓毒血症的患者可以先使用广谱抗生素。

(4)使用致病菌敏感的抗生素治疗。

(5)治疗前注意检查患者血沉(ESR)和 C 反应蛋白:根据上述指标的动态变化可评价疗效。

3.手术治疗

(1)适应证

1)非手术治疗失败的病例。

2)进行性的神经功能障碍:可能因为感染直接压迫引起,也可能因为进行性的脊柱畸形或不稳定而引起。

3)脓肿或肉芽肿形成,这种情况下抗生素效果不佳。

4)非手术治疗难以控制的顽固性疼痛。

(2)手术技术

1)前路手术(椎体切除术)是进行椎体病灶清除最佳的入路,禁忌单行椎板切除减压,有引起脊柱不稳风险。

2)自体骨移植是重建的金标准(取髂嵴、肋骨或腓骨),但自体骨填充的钛网重建和带皮质的异体骨支撑植骨也显示了很好的临床疗效。

3)胸椎和腰椎骨髓炎可以使用单纯后路手术(清创和固定),手术时要经后路进行前方椎间隙感染的清创及融合。

二、硬膜外脓肿

(一)病因学

1.28%病例常合并有脊椎化脓性骨髓炎。

2.金黄色葡萄球菌是最常见的致病菌(约 60%)。

3.常见的部位。

(1)胸椎(50%):容易发生神经功能受损。

(2)腰椎(35%)。

(3)颈椎(14%)。

4.成年人多见(儿童患病很少),术后硬膜外脓肿发生率为 16%。

(二)临床表现

1.由于临床表现多样,超过 50%病例会有误诊及治疗延误的情况。

2.常有脊柱局部压痛。

3.可能会有颈项强直及其他脑膜刺激征。

4.伴或不伴神经功能受损。

(三)诊断

1.超过 98%的病例会有血沉升高。

2.白细胞计数并不可靠。

3.MRI 是最常使用的影像学检查。

(1)T_2 上病灶局部信号增高。

(2)应注意鉴别硬膜外转移瘤、硬膜下脓肿。

(四)治疗

1.硬膜外脓肿需要紧急进行手术。

2.硬膜外脓肿伴神经功能损伤是急诊手术适应证。但下述情况除外:如果患者难以耐受手术打击、手术可能会影响患者生命,可先行抗生素等非手术治疗并密切观察患者病情变化。

三、椎间隙感染

(一)流行病学/病因学

1.细菌直接种植引起:一些手术操作容易引起椎间隙感染,如椎间盘造影术、椎间盘摘除手术、椎间盘内电热治疗。

2.细菌血源性扩散:这是儿童最常见的传播途径,椎间盘的血供来源于邻近椎体表面。

3.腰椎最常累及。

(二)临床表现

1.一般为 2～7 岁患儿。

(1)可能没有腰背痛。

(2)症状有患儿跛行、拒绝行走或髋部疼痛。

2.血沉及白细胞升高。

3.MRI 和骨扫描在疾病早期即能发现病变。

4.X 线片可能表现出椎间隙狭窄、椎体边缘骨质硬化及破坏。

(三)治疗

1.很少需要手术。

2.佩戴支具制动。

3.抗感染治疗。

4.如果抗感染治疗无效,需要进行活检以明确诊断。

四、脊柱结核

(一)流行病学/病因学

1.世界上最常见的肉芽肿性感染。

2.最常见的播散方式为血行播散(肺或胃肠道为细菌侵入途径)。

3.脊柱是骨骼中最容易受累的部位。

(1)最常累及脊柱前部。

(2)可通过椎间隙播散到邻近节段。

(3)50%为局部感染,可进行以下分型。

1)椎间盘周围型(最常见):从干骺端开始,沿前纵韧带下方蔓延。

2)中央型(少见):从一个椎体内起病。

3)前方型(少见):从前纵韧带下方起病。

(二)临床表现及诊断

1.疼痛,以及疾病的全身系统性表现,如发热、乏力和体重减轻。

2.局部压痛、肌肉痉挛和活动度受限。

3.因为结核杆菌培养时间很长,利用软组织活检进行细菌培养来进行确诊很困难,细菌培养有55%的假阴性率。

4.鉴别诊断。

(1)肿瘤。

(2)结节病。

(3)夏科特脊柱病。

(三)影像学检查

MRI是重要的检查手段,结核与化脓性感染有明显区别

1.椎间隙常受累。

2.连续多个节段椎体前部受累。

3.钆增强MRI扫描可清楚显示椎旁脓肿和肉芽肿组织。

(四)手术治疗

1.香港手术

(1)前方的病变使用前路手术。

(2)病灶清除,彻底去除所有坏死组织。

(3)使用自体骨或异体骨进行支撑植骨/融合重建脊柱前柱。

(4)前方脊柱受累超过两个节段,要辅以后路器械内固定。

2.禁忌行单纯椎板切除术。

五、手术后感染

（一）可为早期、也可为晚期感染

1.早期感染　一般因全身系统感染症状而发现,症状有发热、寒战、伤口局部红肿、局部溢液、腰痛加重。

2.晚期感染

(1)更常见,特别是有内植物存在的情况下。

(2)诊断比较困难,如果存在明显的危险因素,应考虑该诊断可能。

（二）可为浅表、也可为深部感染

查体很难进行鉴别,因此所有的病例进行清创及灌洗手术时,均应打开深筋膜以检查是否有隐匿性深部感染(表 9-11)。

表 9-11　术后感染的危险因素

糖尿病
长期使用皮质激素
化疗
翻修手术
手术时间过长(＞4h)
病态肥胖
术前/术后其他部位存在/发生感染
牙周脓肿
尿道感染
肺炎
压疮
手术创口放置引流时间过长

（王　震）

第三节　脊柱类风湿关节炎

一、脊柱类风湿关节炎概述

【临床特点】

1.最常侵犯颈椎。

2.血清学检查获得诊断后的 5 年内,30％～50％的患者将发生颈椎不稳定、半脱位。

3.大多数发生在 30～40 岁。

4.女:男性比例为 3：1。

5.发病隐匿,对称性多关节炎,全身症状,临床病程多样。患者有突然死亡的危险。

【发病机制】

1.未知的抗原引起免疫反应:EB病毒、细菌细胞壁产物、Ⅱ型胶原、支原体。

2.基因易感因素:与 HLA-DR4 有密切关系。

3.抗体形成、各种细胞之间相互作用,参与的有单核细胞,B、T 淋巴细胞,免疫复合物形成(类风湿因子-免疫球蛋白 M)。

4.吞噬免疫复合物,A 型滑膜细胞和多核中性粒细胞(PMNs)吞噬后,刺激补体激活。

5.炎症细胞的趋化作用,产生蛋白溶解酶和前列腺素。

6.软骨破坏:胶原酶、PMNs 分泌的蛋白溶解酶引起滑膜细胞和软骨细胞破坏。

7.因为废用和前列腺素的作用,关节周围骨质疏松。

8.最后引起脊柱的半脱位、脱位、畸形和关节僵硬。

【病理】

1.滑膜病理改变　淋巴细胞和浆细胞浸润引起滑膜炎、滑膜周围水肿及纤维化。

2.血管翳形成　间充质干细胞增殖、血管肉芽从周围侵犯软骨。

3.风湿结节形成　中心为纤维坏死组织,周围环绕有栅栏状上皮细胞。

二、颈椎畸形

【概述】

疾病进展的严重程度决定脊柱不稳定的严重程度,一般患病 10 年后出现颈椎半脱位,35%～80%病人的系列影像学检查会发现半脱位逐步出现并进展,5 年病死率为 17%。

(一)寰枢关节半脱位

1.正常寰齿前间隙成人为 3mm,儿童为 4mm。

(1)AADI＞5mm 被认为不稳定。

(2)AADI＞8mm 预示即将引起瘫痪、需要进行手术,为警戒极值。

(3)但使用 AADI 值作为瘫痪的预测因子并不可靠,MRI 检查提示 AADI 和脊髓受压程度相关性很差。

(4)寰齿后间隙目前被认为是较好的瘫痪预测因子。

1)警戒低限是 14mm。

2)需要注意的一点是,PADI 并不与脊髓可容纳空间一致,风湿性关节炎患者中,齿突后滑膜血管翳可能会占据 3mm 空间。

2.寰椎横韧带张力下降、寰枢及寰齿关节出现滑膜炎。

3.症状。

(1)颈部疼痛。

(2)头痛。

(3)脊髓病:感觉异常、步态异常、大小便功能困难、难以进行精细运动。

（二）寰枢关节垂直方向半脱位、颅底凹陷

1.特点

(1)齿状突上移。

(2)枢椎垂直半脱位。

(3)假性颅底凹陷。

2.寰枕和寰枢关节滑膜炎、关节软骨破坏

3.症状　枕区头痛、脊髓病表现或脑干受压体征。

4.影像学表现

(1) McGregor 线：从硬腭后缘到枕骨最下缘连线、如果齿状突突入枕骨大孔>4.5mm 则为阳性。

(2) Ranawat $C_1 \sim C_2$ 指数：枢椎椎弓根中心到寰椎横轴的距离，女性<13mm、男性<15mm 为异常。

(3)McRae 线：枕骨大孔前后缘连线，齿状突尖应低于此线 1cm。

(4) Redlund-Johnell 枕骨-C_2 指数：枢椎下终板中点到 McGregor 线的垂直距离，男性<34mm、女性<29mm 为异常。

（三）下颈椎半脱位

1.小关节突关节滑膜炎、椎间盘（脊柱椎间盘炎）及韧带亦受累。

2.多节段受累：特别是 $C_2 \sim C_3$ 和 $C_3 \sim C_4$ 常见，而脊柱退行性变最常累及的节段是 $C_5 \sim C_6$。

3.12%～15%患者中会出现终板的侵蚀破坏。

4.如果平片怀疑有脊柱不稳定，则需要进行 MRI 检查。

三、神经功能恢复能力的判断因子

1.Ranawat 分型：术前神经功能受损越严重、术后预后越差。

2.病变部位：病变节段越偏上，预后越差。

3.术前 PADI≥14mm，提示手术成功后运动功能恢复可能性较大，相对而言，PADI<10mm 预后很差。

4.术后下颈椎椎管直径<14mm 提示预后较差。

四、手术固定的适应证

1.绝对适应证　如患者出现下述两种情况，无论其影像学测量指标如何，均需考虑手术。

(1)顽固性疼痛。

(2)神经功能受损。

2.寰枢半脱位　手术指征可参考下述影像学测量指标。

(1)如 X 线片提示 PADI≤14mm，建议进一步行 MRI 检查。

(2)脊髓可容纳空间≤13mm。

(3)颈髓延髓角度≤135°。

(4)脊髓直径≤6mm。

3.齿状突向上移位（向上垂直半脱位，SMO）

(1)影像学检查提示有齿状突上移均要考虑手术可能。

(2)颅底凹陷较严重的情况下,手术的死亡率较高、预后亦不良。

4.下颈椎半脱位　手术指征可参考下述影像学测量指标。

(1)半脱位超过 4mm 要进一步行 MRI 检查。

(2)脊髓可容纳空间≤13mm。

五、手术固定技术

【概述】

1.术前使用 Halo 架牵引可以缓解疼痛、纠正畸形、防止或逆转神经功能恶化。

2.手术麻醉要进行清醒纤支镜下插管,颈部不能后伸。

【手术治疗】

1.寰枢关节半脱位

(1)进行后路寰枢椎复位、融合。

(2)$C_1 \sim C_2$ 经关节螺钉固定(Magerl 技术),但脱位未纠正的情况下,或因椎动脉走行的限制,有时在技术上不一定能实现。

(3)$C_1 \sim C_2$ 侧块/椎弓根螺钉固定。

2.齿状突向上垂直半脱位

(1)后路枕颈融合。

(2)如果血管翳增生明显、脊髓前方受压,或齿状突明显垂直方向上移位(>5mm)时,可以使用前路经口齿状突切除减压术。

3.下颈椎半脱位

(1)颈椎后路融合内固定。

(2)极少数情况下,如果半脱位明显并难以复位,可能需行前路椎体切除减压、支撑植骨重建。

六、其他风湿性疾患引起的下颈椎改变

1.上方颈椎节段自发融合,其下位节段发生半脱位。

2.前方颈椎及椎间盘类风湿炎症改变引起脊髓前方受压。

3.硬膜外风湿性肉芽肿引起颈髓受压。

4.下颈椎过度前凸:对出现脊髓症状及移位>5mm者要行后方矫形融合。

(王祥强)

第四节　血清阴性脊柱关节病

一、强直性脊柱炎

【概述】

1.大多数患者为 20~30 岁。

2.男女发病率相同,但男性可能症状更严重。

3.发病率为 1/1000。

4.白种人常见(HLA-B27 阳性)。

【病理生理机制】

1.88%～96%患者 HLA-B27 阳性。

2.表现为脊柱炎性关节炎并侵犯骶髂关节和外周关节。

(1)软骨破坏及骨溶解。

(2)最早表现为骶髂关节病变。

3.肌腱和韧带骨附着点发生炎症:脊柱病变部位位于纤维环的附着处。

【临床表现】

1.隐匿起病,大多数患者在确诊前已有 1～3 年病史。

2.症状包括腰痛及脊柱僵硬感,早晨明显但活动后好转。

3.15%～25%有周围关节炎。

4.体格检查

(1)腰椎活动受限(Shober 试验)。

(2)胸廓吸气扩张幅度降低。

(3)骶髂应力试验阳性(Patrick 征)。

(4)脊柱僵直后凸畸形:测量脊柱畸形有效的方法是下颏—额连线与地面垂线的夹角。

(5)髋部可有代偿性屈曲挛缩。

5.骨骼外表现

(1)主动脉功能不全。

(2)心脏传导功能受损。

(3)眼葡萄膜炎。

(4)肺纤维化(10%患者会因此死亡)。

【影像学表现】

1.骶髂关节侵蚀破坏

(1)关节反应骨形成和融合(最早出现在关节髂骨侧的下部)。

(2)双侧均出现并对称。

2.脊柱

(1)椎体边缘韧带纵向骨化("竹节"征)。

(2)椎体侵蚀破坏吸收("四方椎")。

(3)骨质疏松,椎间盘和关节突关节狭窄。

3.隐匿骨折

(1)因轻微创伤引起。

(2)X 线片很难判断。

(3)CT 检查因为难以获得真正的横断面扫描,因此也很难发现。

(4)MRI 是发现隐匿性骨折和血肿最可靠的方法。

【治疗】

1.非手术治疗　呼吸功能锻炼、肌肉等长收缩锻炼、活动度锻炼、非甾体类抗炎药。

2.手术治疗

(1)适应证

1)脊柱屈曲畸形,伴有疼痛和神经功能障碍。

2)水平视野丧失,如下颌紧靠胸廓畸形。

3)不稳定脊柱骨折。

(2)强直性脊柱炎所致脊柱畸形的手术策略。

1)畸形表现为腰椎前凸丧失、颈椎后凸畸形及胸椎后凸加重。

2)首先应该判定脊柱畸形的原发、主要部位所在。

3)截骨术。

颈椎:原发颈椎后凸畸形,可行 $C_6 \sim T_2$ 椎板切除、$C_7 \sim T_1$ 截骨术。

胸椎:对严重的胸椎后凸畸形,可先行前路截骨,再联合行后路多节段截骨术矫形,往往还要行经肋横突截骨术,通过腰椎截骨术可处理胸椎后凸畸形。

腰椎:截骨部位往往选择在 $L_2 \sim L_4$ 之间,可行闭合楔形截骨(例如经椎弓根截骨术),截骨手术神经功能受损并发症较高(高达 9%),但闭合楔形截骨比张开楔形截骨相对安全。

二、Reiter 综合征

1.典型临床三联征

(1)尿道炎。

(2)结膜炎。

(3)多发性关节炎。

2.90%患者 HLA-B27 阳性。

3.一些微生物可能与发病有关,包括:志贺菌、沙门菌、耶尔森菌和弯曲杆菌感染。

4.影像学表现

(1)足跟及足趾骨膜炎。

(2)骶髂关节炎(单侧)。

(3)非边缘性、不对称的大块韧带骨化。

三、银屑病性关节炎

1.7%患者伴有银屑病。

2.15%病例先有关节炎、再出现皮损:皮损包括圆癣性龟头炎、口腔黏膜溃疡和脓溢性皮肤角化病。

3.骶髂关节炎为单侧病变,非对称性。

4.实验室表现:HLA-B27 阳性率为 20%。

5.治疗:理疗,药疗可服用阿司匹林、吲哚美辛或萘普生。

6.与 Reiter 综合征有很多共同的骨骼肌肉系统疾病表现。

四、肠炎性关节炎(炎性肠病)

1.与强直性脊柱炎有很多共同的骨骼肌肉系统疾病表现。

2.5%病例中 HLB-B27 阳性。

3.在 Crohn 病中比溃疡性结肠炎中更常见。

4.脊柱受累与肠道疾病的严重程度无关,但周围关节炎随疾病的加重而出现。

5.边缘性(终板处先发生)、对称性韧带骨化。

6.骶髂关节炎为双侧且对称。

(赵　勇)

第五节　儿童颈椎疾病

一、发育解剖学

1.寰椎　椎体中心神经弓软骨联合形成于 6～24 个月,在 4～6 岁开始融合,后弓软骨联合 5 岁时融合。

2.齿状突　由两个原始生发中心在 1～3 个月时融合形成,齿状突与椎体之间有齿突-椎体中心软骨联合相隔,该软骨联合在 6～8 岁融合。

3.正常变异

(1)C_1 后弓分叉。

(2)寰椎上关节面为两部分。

(3)寰椎假结节。

(4)寰椎后弓完全或部分缺失。

(5)枢椎棘突椎板线后移。

(6)齿状突向后成角。

(7)枢椎假性半脱位(<10 岁)。

二、体格检查

1.活动范围受限。

2.斜颈。

3.面部不对称。

4.并存一些其他畸形,如脊柱侧凸,肾脏、心脏或头部及颈部其他畸形。

三、影像学评估

1.屈曲-后伸动力片对判断上颈椎稳定性非常重要。

2.颈椎屈曲侧位片上观察的关键指标。

(1)寰齿间隙:4.5mm(儿童)、3mm(成人)。

（2）脊髓可容纳空间：13mm。

四、各种疾患的诊治

（一）颅底凹陷

1.颅底枕骨大孔边缘骨畸形　齿状突向颅内移位。

2.分类

（1）原发性

1）先天性。

2）合并其他畸形：如寰枕融合、寰椎发育不全、寰椎后弓分叉、齿状突畸形、Klippel-Feil综合征。

（2）继发性

1）骨发育异常引起颅底软化。

2）并存其他临床疾患：骨软化症、佝偻病、Paget病、成骨不全、肾性骨营养不良、风湿性关节炎、神经纤维瘤病、强直性脊柱炎、软骨发育不全。

3.临床表现　大多数在20～30岁开始出现症状，有以下临床表现：

（1）短颈。

（2）面部不对称。

（3）斜颈。

（4）四肢无力、麻木。

（5）脑神经麻痹。

（6）小脑病变征象（共济失调和眼球震颤）。

（7）疼痛（头及颈部）。

（8）昏厥和嗜睡（椎动脉受压引起）。

（9）癫痫发作/脑积水（脑脊髓梗阻）。

4.治疗

（1）后方压迫：枕骨下颅骨切除及C_1后弓切除减压、后路融合内固定。

（2）前方压迫：

1）颈部后伸齿状突能复位，推荐在颈部后伸位行枕颈融合术。

2）如果颈部后伸齿状突不能复位，应行前方齿状突切除、联合后路融合内固定。

（二）Kippel-Feil综合征

1.先天颈椎椎体融合

2.第3～8周时颈椎正常的分节障碍

3.并存其他一些畸形　泌尿生殖系统（35%）、中枢神经系统、心肺系统、Sprengel畸形（40%）、上肢畸形、脊柱侧凸（60%）。

4.临床表现

（1）后颈线偏低。

（2）短颈。

（3）颈部活动受限：大多数外观正常伴轻微活动受限。

5.影像学发现

(1)椎体骨性连接。

(2)椎体宽平。

(3)椎间隙消失或发育不全。

6.治疗

(1)大多数患者无症状,但进入老年可能会出现症状。

(2)非手术治疗:对大多数患者适用,可用非甾体类抗炎药物,适当加强运动锻炼。

(3)手术治疗:对存在脊柱不稳定和脊髓受压症状的患者应采用融合手术。

(三)齿状突畸形

1.病因学

(1)创伤:Salter Ⅰ型骨折不愈合。

(2)先天性:融合失败(正常情况下在 3~6 岁融合)。

2.临床表现

(1)颈痛。

(2)斜颈。

(3)神经症状。

3.治疗

(1)非手术治疗:如果稳定选择非手术治疗。

(2)手术治疗适应证

1)即使没有症状,寰枢不稳也需要手术固定。不稳标准:屈曲后伸动力位片寰齿间隙超过 7~10mm,脊髓容纳空间<13mm。

2)手术技术:C_1~C_2 钢丝固定融合:注意儿童骨骼较小,相应椎动脉更靠近中线;术前有必要进行牵引复位;术后进行 Halo 架外固定。

C_1~C_2 经关节螺钉固定融合:固定更稳定、术后不需要行 Halo 架外固定。

如果 C_1 后弓缺损,有时需要行枕骨-C_2 融合。

(四)先天性寰枕融合

1.分节障碍。

2.为枕颈交界区的一种畸形。

3.如果同时并存有 C_2~C_3 融合或齿状突畸形(70%),容易发生 C_1~C_2 不稳定。

4.有时并存有侏儒症、漏斗胸、高弓足、并指畸形、腭裂和泌尿生殖系统畸形。

5.临床表现。

(1)短颈,颈部活动受限和斜颈。

(2)50%的患者会因为寰椎侧块高度较小引起相对颅底受压。

(3)如果齿状突超过枕骨大孔水平则可能会发生神经症状。

6.影像学表现:行屈曲-后伸动力位片检查,寰齿间隙(ADI)>3~4mm、SAC<13mm。

7.治疗

(1)非手术治疗:颈托、牵引。

(2)手术治疗

1)如果存在 C_1~C_2 不稳,则在牵引复位后予枕骨 C_1~C_2 融合。

2）如果脊髓后方受压行后方减压和融合术。

（五）斜颈（歪脖）

1.典型的发现年龄为6～8周。

2.胸锁乳突肌缺血挛缩可能是其发病原因：因宫内胎儿体位的原因该肌静脉回流不畅，肌肉组织纤维化。

3.临床表现。

（1）20％可能会并存有先天性髋关节脱位。

（2）85％患者为右侧斜颈。

（3）头偏向患侧而下颌旋向健侧。

（4）皮下组织先出现局部肿胀，质软、无痛，6～12周渐消散。

（5）该肌挛缩会引起颈部活动度降低。

（6）脸部不对称可能会出现轻度背部代偿性脊柱侧凸。

4.鉴别诊断

（1）先天性颈椎异常。

（2）眼外肌不平衡。

5.治疗

（1）拉伸训练，纠正斜颈姿势并佩戴矫形支具：85％～90％患者1年内见效。

（2）手术适应证

1）存在脸部不对称，非手术治疗1年以上无效。

2）头部倾斜。

3）颈部活动度降低。

（3）手术治疗：单侧/双侧松解以胸锁乳突肌双侧松解、Z形延长效果最佳，小心耳后神经和副神经误伤。

（六）寰枢关节不稳定

1.病因学

（1）炎症：咽部感染（Grisel综合征）、青少年型风湿性关节炎。

（2）Down综合征：25％可能出现寰枢不稳，>10岁的男孩因为横韧带断裂而发生脊髓受压的危险性较高。

（3）发育不良：软骨发育不全、骨畸形性发育不良、脊椎骨骺发育不良、Morquio综合征、Larsen综合征。

（4）先天畸形。

2.C_1～C_2自发性旋转半脱位的Fielding分型

（1）Ⅰ型：单纯旋转脱位、C_1在C_2上无前移位。

（2）Ⅱ型：C_1在C_2上移位<5mm。

（3）Ⅲ型：C_1在C_2上移位超过5mm。

3.治疗

（1）非手术治疗：轻度旋转畸形可选择非手术治疗，如佩戴颈托、口服止痛药。

（2）手术治疗

1）如果出现神经症状，则行C_1～C_2融合术。

2)SAC<13mm 亦应手术治疗。

(七)颈椎创伤

1.颈椎骨折

(1)所有儿童外伤中,脊椎骨折占 2%～3%。

(2)所有的脊髓损伤中,儿童损伤占 15%。

(3)10 岁以下的儿童,脊柱骨骼的损伤少见。

(4)5 岁以下儿童发生颈椎外伤后,搬运及手术体位的摆放有其独特的问题,主要是因为小儿头比躯干大,因此普通平板上搬运可能会使骨折加重移位,正确体位应保持头部低于胸部。

2.影像学评估

(1)儿童颈椎片的读片较难,主要因为小儿骨化不全,同时存在一些正常的解剖变异,如 C_2～C_3 假性半脱位。

(2)<10 岁的小孩多见无放射学异常的脊髓损伤,MRI 检查有助于确定损伤的部位及范围。

3.寰枕关节不稳

(1)很多情况下该损伤是致命性的。

(2)影像学检查。

1)齿状突尖与颅底的间距超过 1mm。

2)Power 比值(颅底点至 C_1 后弓距离/C_1 前弓到颅后点距离):超过 1.0 可以认为不稳定。

(3)治疗:枕骨-C_1 融合术、术后 Halo 架外固定。

4.Jefferson 骨折

(1)为轴向负荷致伤,通常伴有头部损伤,随着 CT 应用越来越广泛,该类损伤发现得越来越多。

(2)影像学表现。

1)齿状突和 C_1 侧块间距增宽。

2)但在儿童中,因为未完全骨化,影像学上发现 C_1 侧块看似向外移位可能为正常情况。

3)CT 扫描是显示骨折情况的最佳方法,还有助于以下鉴别诊断:椎体中心神经弓软骨联合(6 岁融合)、后方软骨联合(5 岁融合)、不规则骨化(特别是前弓有多个骨化中心)。

(3)治疗:根据移位程度、横韧带有无损伤,佩戴 Minerva 支具或使用 Halo 架外固定。

5.齿状突骨折

(1)因为齿突的骨化中心在 6 岁时融合,通常该损伤常发生在<4 岁的儿童。

(2)齿状突游离小骨的病因是齿状突腰部骨折而未发现、出现骨不连所致。

(3)影像学表现

1)齿状突移位并有成角。

2)屈曲-后伸动力位片检查:可以显示骨折移位情况及脊柱不稳定,但行屈曲-后伸动力位片检查时应该非常小心。

(4)治疗:向后牵拉颈部并轻度后伸将骨折复位,行 Minerva 支具或 Halo 架外固定。

(5)预后:骨不连(少见)、畸形愈合(常见)。

6.Hangman 骨折-C_2 椎弓根双侧骨折(C_2 在 C_3 上的创伤性滑脱)

(1)受伤机制:后伸或牵张暴力,常并存有面部的擦伤或骨折。

(2)大多数患者神经功能正常。

(3)影像学表现:枢椎椎弓根骨折,可能会有明显的移位或成角畸形。

(4)治疗：向后牵拉头部并轻度后伸行闭合复位，佩戴 Minerva 支具或 Halo 架外固定。

7.下颈椎损伤

(1)＜10 岁患儿颈椎骨骼的损伤较少见。

(2)颈椎的脱位应该尽快复位。

(3)使用后路棘突间钢丝固定、同时行髂骨植骨融合术。

(八)小儿颈椎畸形

往往因广泛颈椎板切除术后或其他疾患导致颈椎后凸。

(宋洁一)

第六节　脊柱骨折

一、上颈椎损伤

【概述】

上颈椎包括寰椎和枢椎，并涉及寰枕和寰枢关节。上颈椎损伤后不但会造成寰枢椎脱位，同时也可能伴有脊椎其他部位的骨折。诊断时要注意有无合并头面部的外伤。另外，在诊断时还要与齿突发育不全，先天性寰枢椎半脱位相鉴别。

【病因病理】

大约 80% 的上颈椎损伤都是由于头部和身体加速撞击到某个静止的物体上造成的，因此头面部的挫伤、裂伤或骨折，都应联想到上颈椎损伤的可能。屈曲暴力常作用在寰枢关节，造成齿突的骨折，严重时还会造成横韧带的断裂，引起寰枢关节脱位。过伸的暴力不常见，但也会使齿突发生骨折，并向后移位。垂直作用力由颅骨传导至寰椎，可以造成其侧块的骨折（如 Jefferson 骨折），若开口位寰椎侧块移位超过 7mm，则提示存在横韧带的撕裂。

1.寰枕脱位　下腭部受到过伸、牵引等复合作用力，会使关节周围的软组织断裂（包括翼状韧带、盖膜等等）。这类的骨折多见于高能量的车祸伤或全身多发创伤。受伤机制被认为是由于寰枕关节受到了过伸、牵张和旋转的组合暴力所致。

2.寰椎骨折

(1)寰椎粉碎骨折：头部受到轴向的压缩力而造成损伤，按照作用力是否对称地通过双侧枕骨髁到达寰椎，可以将骨折分成不同的类型，包括前弓、后弓以及侧块的骨折。如果同时伴有过伸的暴力，也会改变受伤的机制。

(2)后弓骨折：过伸压缩力而造成后弓骨折。

(3)外侧块骨折：侧屈压缩力会造成外侧块骨折。

3.枢椎骨折

(1)齿突骨折：按骨折部位分型：Ⅰ型（齿突上部骨折），Ⅱ型（齿突基底部骨折），Ⅲ型（枢椎椎体上部骨折）。Ⅰ型较少见，Ⅱ型最多见，生物力学实验证实此类骨折的发生主要是由于齿突受到了侧方或斜向的暴力所致。

(2)枢椎峡部骨折(Hangman 骨折)：过伸和屈曲的作用力会造成枢椎双侧椎弓根的骨折，外伤性的枢椎峡部骨折以前常见于绞刑。按照 Lewne 分型：Ⅰ 型骨折是指骨折端无成角，并且移位不超过 3mm；Ⅱ 型是指骨折移位超过 3mm；ⅡA 型是指骨折不但发生了移位，而且 $C_{2/3}$ 间盘损伤严重，发生了明显的成角畸形，仅有前纵韧带保持完整；Ⅲ 型是指峡部发生了骨折脱位，出现 $C_{2/3}$ 小关节的交锁，Levine 认为它属于一种原发性的屈曲—压缩性损伤。

（3）枢椎椎体骨折：多为轴向压缩力所致，椎体的斜型骨折和泪滴骨折较常见，而横行骨折少见。

4.寰枢椎脱位

（1）前脱位：最多见。寰椎横韧带断裂及齿突骨折会造成寰枢椎的脱位。寰椎齿突间距离（ADI）超过 3mm 时，就应怀疑有脱位的存在。

（2）后脱位：牵张过伸型作用力会造成后脱位。

（3）寰枢椎旋转固定：好发于 10 岁以下小儿。外伤以及炎症是主要的病因。急性或亚急性的炎症后，会出现斜颈和颈椎的侧屈。

【临床表现】

严重上颈椎损伤的病人可以出现昏迷、意识障碍、四肢瘫痪以及神经源性休克。触诊可以发现患者枕后部有明显压痛，局部肿胀一般不明显。如果为完全性的脊髓损伤，则胸式和腹式呼吸均消失，病人会出现明显的紫绀，并感觉呼吸困难，而如果为不完全性损伤，膈神经支配的膈肌还会进行腹式呼吸，病人就不会出现严重的缺氧。

寰椎骨折经常与颈椎的其他骨折合并出现，它本身很少造成神经损伤，病人常出现上颈部的疼痛，并有"不稳定"感。寰椎横韧带的完整性是决定上述骨折稳定性的重要依据。一共有 4 种方法可以用来评估横韧带的损伤与否：①最简单的方法是做寰椎的 CT 平扫，如果发现横韧带附着点的骨块发生了骨折移位，则可证明横韧带已失去了功能；②Spence 提出可以拍颈椎的开口位片，如果 C_1 的侧块相对于 C_2 发生了移位，并且两侧加起来超过 6.9mm，即提示横韧带已断裂；③在颈椎侧位片上，观察 C_1 前弓的后缘与 C_2 齿突前缘的距离（ADI），如果在成年人超过 3mm，或儿童超过 4mm，则提示横韧带已断裂；④如果上述 3 种方法都无法明确，可以做 MRI 来直接评估韧带的完整性。

【治疗方法】

1.寰枕脱位　　一般保守治疗无效，通常需行后路切开寰枕融合内固定术。

2.寰椎骨折　　如果侧块移位小于 7mm，则横韧带完整，属于稳定性骨折，保守治疗如佩戴硬支具或 halo 架即可，而如移位超过 7mm，横韧带已断裂，则为不稳定骨折，需要后路融合内固定治疗。

3.枢椎骨折　　Hangman 骨折通常都会伴有移位或旋转，故一般需要行颅骨牵引将骨折复位后，再作后路寰枢椎融合内固定术。齿突骨折后会造成寰椎向后脱位，进而压迫脊髓，从而需要手术治疗。新鲜的骨折可采用前路，打入 1 枚或 2 枚空心螺钉来固定，而陈旧的齿突骨折，如果能复位，可以行后路 Magerl＋Brooks 手术；如果已无法复位，也可以行寰椎后弓切除，单独 Magerl 手术固定。Ⅲ 型骨折的骨折线主要经过松质骨，故一般均会自行愈合。

4.寰枢椎脱位　　以前脱位最常见。一旦诊断成立，均需行后路融合内固定术。

【预后与康复】

上颈椎损伤的预后直接与脊髓损伤的严重程度有关。如果脊髓损伤为完全性，特别是胸式及腹式呼吸完全丧失的病人，尽管可以采用呼吸机辅助持续通气，但病人的死亡率很高。如果脊髓损伤为不完全性，膈肌还有功能，则病人术后仍有可能依靠自主呼吸生活，同时进行肢体和二便功能的康复锻炼。而如果病人没有出现脊髓损伤，如一些齿突骨折，则病人在术后佩戴 3 个月左右的颈托后，即可适应一般的日常生活。

二、下颈椎损伤（C₃～T₁）

【概述】

C₃椎体以下各个椎体的解剖形态大同小异,它们通过自身的关节相互连接,限制颈椎的过度屈、伸以及旋转。在1984年,Denis提出了胸腰段骨折的三柱理论后,后人也把它应用到颈椎骨折上:前柱主要包括前纵韧带、间盘及椎体的前1/2;中柱包括后纵韧带、间盘及椎体的后1/2;后柱则包括椎弓根、小关节、椎板和棘上、棘间韧带等结构。前、中柱中主要抵抗压缩负荷的是椎体和间盘,而抵抗牵张的主要是前、后纵韧带和位于前、后侧的纤维环。而在后柱中,侧块和小关节抵抗压缩负荷,关节囊和后方的韧带抵抗牵张。骨折类型主要为压缩骨折,泪滴骨折,骨折脱位,独立的棘突骨折等等。同时也要注意是否存在椎板和后方韧带复合物等的损伤。

【病因和病理】

下颈椎的骨或韧带结构由于受到超过生理载荷的应力而发生骨折或脱位,从而造成不稳定。Panjabi通过力学试验将这种不稳定定义为:相邻的椎体间移位超过3.5mm,或成角超过11°。骨折造成的急性不稳定来自于两方面:前方椎体的严重压缩或者后方小关节的损伤,这些都会造成颈椎发生脱位以及异常的成角。下颈椎的损伤多继发于以下的作用力,如屈曲、过伸、侧旋、轴向负荷等等,它们一般多单独致伤,也有时会组合在一起。

【临床表现】

多数下颈椎损伤的病人都会出现明显的颈部疼痛,持续不缓解,并自觉颈部出现"不稳定感",颈部后方的压痛。神经系统的查体结果与脊髓损伤的程度相关,可以包括正常(压缩骨折),不全瘫和严重的四肢瘫等。

1.压缩骨折　屈曲压缩作用力会使椎体发生楔形变,以前高丢失为主,椎体后柱保持完整,CT显示无椎管内占位,而椎体后方的椎间关节,椎弓和棘突,后方韧带复合物未受损伤。

2.泪滴骨折　颈椎在屈曲位时受到压缩力而造成泪滴骨折,会产生椎体前下方的三角形骨片。X线片可以显示椎体发生了楔形变,前高丢失,并且下方出现三角形骨块。此骨折单独发生也会造成严重的脊髓损伤。

3.爆裂骨折　已发生泪滴骨折的椎体在冠状面发生垂直压缩骨折,即产生了爆裂骨折,它累及了椎体的前柱和中柱,有时还会损伤后柱,如发生椎弓根的骨折等。爆裂骨折主要表现以前髓的症状为主,表现为受伤平面以下肢体浅感觉、运动和二便功能的障碍,而脊髓后索保持完整,病人会保留一定的深感觉(如位置觉)。X线片可以显示椎体发生了楔形变,后凸畸形,CT显示会有碎骨折块突入椎管内,造成严重的脊髓损伤。

4.骨折脱位　此类患者多表现为完全性的脊髓损伤,表现为损伤平面以下的感觉、运动以及大、小便功能完全丧失,胸式呼吸消失,仅存腹式呼吸,并由于交感神经张力下降,迷走神经兴奋性相对增高而出现神经源性休克,表现为血压下降的同时,心率也随之减慢。而若发生颈椎较高节段的脱位,膈肌的功能也会丧失,病人会出现严重的呼吸障碍,如抢救不及时会迅速死亡。

(1)屈曲脱位:此类脱位的作用机制主要是屈曲的作用力使得椎体的下关节突越过下位椎体的上关节突,进而固定在脱位的位置上,这种脱位会造成上位椎体相对于下位椎体明显向前方移位,CT平扫会显示脱位的下位椎体上关节突裸露地朝向背侧,形成"裸关节征",这种脱位会造成严重的脊髓损伤。

(2)过伸压缩性损伤:旋转过伸型的作用力会造成下关节突基底或椎弓根的骨折,从而造成椎体向前脱位。

5．棘突骨折　屈曲作用力会造成单独棘突的骨折，也可以认为是肌肉附着点处的棘突发生了撕脱骨折。这种损伤很少会累及神经组织，通常保守治疗即可。

6．挥鞭伤　车祸的追尾事故会造成脊柱的过伸，进而在反作用力的作用下发生屈曲，同时会造成颈部软组织的损伤。受伤后常会出现颈部疼痛，头痛以及恶心、呕吐，同时也会出现脊髓损伤的症状。这类患者在伤前通常会有一些颈椎增生退变的临床表现，如颈部的不适，手指感觉麻木等等。挥鞭伤又称为无影像学异常的脊髓损伤（SCIWORA），临床表现主要以中央髓损伤的症状为主，根据颈髓灰质内皮质脊髓束的分布，病人的上肢肌力障碍多明显重于下肢，尤以手内在肌的小肌肉为主，它们有些会在受伤以后很快出现萎缩，造成永久的功能障碍。

【治疗方法】

下颈椎骨折由于多会造成脊髓的损伤，故一般均需手术治疗。大剂量激素冲击治疗对于脊髓损伤患者的作用已得到了公认。通常建议在术后 8 小时内就应用，具体方法如下：甲强龙以 30mg/kg 的剂量首先在 15 分钟内迅速静脉滴注，然后暂停 45 分钟，再按照剂量 4.5mg/(kg·h)连续静脉用药 23 小时；而如果患者在伤后 3～8 小时才接受治疗，那么建议静脉用药持续至 47 小时，即再延长一天。通常单独椎体的骨折，多采用前路切开复位，将骨折的椎体次全切除，去除脊髓前方的压迫，取自体髂骨或 mesh 支撑前方，再用钛钢板内固定。而对于骨折脱位的病例，最好术前进行颅骨牵引复位，位置满意后再行手术治疗。如果小关节的交锁经闭合方法无法纠正，则需后路切开，用磨钻去除部分下位椎体的上关节突，再将脱位复位，然后可以一并行相邻椎体的椎弓根或侧块固定，因为后路固定的生物力学强度优于前路，尤其是椎弓根螺钉固定。而如果术者对后路固定不熟悉，也可以采用后前路联合的入路，即再采用前路进行植骨内固定术。

【预后与康复】

下颈椎损伤的预后直接与脊髓损伤的严重程度有关。患者的膈神经一般很少累及，故膈肌还有功能，所以病人术后仍有可能依靠自主呼吸生活，同时进行肢体和大、小便功能的康复锻炼。脊髓为不完全损伤的患者，术后可能会有一定程度的功能恢复，特别是术前损伤越轻的患者，术后恢复的可能性越大，预后越佳。术后康复的功能锻炼也很重要，它可以帮助患者借助剩余的神经功能去完成和适应日常的生活。

三、上胸椎骨折（$T_1 \sim T_{10}$）

【概述】

上胸椎（$T_1 \sim T_{10}$）由于受到胸廓的限制，相对坚固，不易发生骨折，一旦外界暴力足够大而产生骨折，并由于胸椎管的面积小，通常都会造成严重的脊髓损伤。并且也会合并有胸部的损伤，如单发或多发的肋骨骨折、气胸、血胸或血气胸。

【病因病理】

胸椎的关节突位于冠状位，呈叠瓦状排列。致伤的暴力通常为屈曲、轴向负荷、旋转、过伸等等，或为组合的暴力。最常见的损伤方式为首先出现小关节的骨折，严重时可发生交锁造成椎体的脱位，同时也会伴有相应椎体的压缩或爆裂骨折。

【临床表现】

患者通常会有患处明显的疼痛，可触及局部的肿胀和畸形。一般脊髓损伤均为完全性，表现为双下肢的截瘫和二便功能障碍。同时还要注意有无胸部损伤的表现，查体并拍片除外肋骨骨折、气胸、血胸或血气胸。X线片可以发现胸椎的骨折或骨折脱位,而如果损伤发生在 $T_{5/6}$ 以上,肩胛骨的阻挡会影响对病变的观察,故需作 CT 或 CT 重建来明确骨折的部位,MRI 可以了解脊髓损伤的程度。

【治疗方法】

首先可以采用大剂量激素冲击治疗来努力促进受伤脊髓功能的恢复。接着,待患者一般情况稳定后,即应早期行骨折的复位内固定术。由于患者通常存在小关节的损伤或交锁,故一般都采用后路手术。而如果前方椎体骨折严重,失去了承重能力,则可考虑二期行前路重建内固定手术。

【预后与康复】

上胸椎损伤的预后直接与脊髓损伤的严重程度有关。患者一般都会有部分的胸式呼吸,而且其膈肌还有功能,所以病人术后仍可依靠自主呼吸生活,同时进行肢体和大、小便功能的康复锻炼。脊髓为不完全损伤的患者,术后可能会有一定程度的功能恢复,特别是术前损伤越轻的患者,术后恢复的可能性越大,预后越佳。术后康复的功能锻炼也很重要,它可以帮助患者借助剩余的神经功能去完成和适应日常的生活。并且胸椎损伤的病人其上肢功能都保持完好,相对于颈椎损伤的病人,可以借助于上肢的力量更有利地进行康复,并且可以自行运转轮椅生活。

四、下胸椎及腰椎的损伤(T_{11}~L_5)

【概述】

上胸椎由于受到胸廓的限制,而腰骶部(L_4~骶骨)由于受到腰骶韧带的保护,使得二者的活动度显著受限。而胸腰椎的移行部(T_{11}~L_2)活动度大,第 11、12 肋骨的保护薄弱,从而造成了该部位更易受伤。同时损伤又按 Denis(1983 年)提出的三柱理论分型:分别为支撑椎体的前柱和中柱,以及后方的后柱。继而又将骨折分为以下 4 型:压缩骨折、屈曲,牵张型损伤、爆裂骨折、骨折脱位。

【病因病理】

下胸椎及腰椎的损伤,致伤的暴力通常为屈曲、轴向负荷、旋转、过伸等等或为组合的暴力。

【临床表现】

患者通常会有患处明显的疼痛,可触及局部的肿胀和畸形。一般脊髓或马尾神经损伤可为完全性也可为不完全性,或者也可以无神经损伤的表现。X线片可以发现相应节段的骨折或骨折脱位,需作 CT 或 CT 重建来明确骨折的椎体后壁是否完整及有无椎管内的占位骨块,MRI 可以了解脊髓或马尾神经损伤的程度。查体时可以利用关键肌肉或皮肤区域与神经根支配的对应关系来判断神经损伤的平面及程度(表 9-12)。

表 9-12 关键肌肉和皮肤区域与神经根支配的对应关系

神经根	肌肉	皮节
L_2	髂腰肌	大腿前方
L_3	股四头肌	膝关节内侧
L_4	胫前肌	内踝附近
L_5	伸踇长肌	足背,第 1、2 趾间
S_1	屈踇长肌	外踝附近

1.压缩骨折 这种损伤最常见,椎体受到屈曲的外力作用,使得前柱损伤,前高丢失,而椎体的后壁和后柱完整,CT 平扫显示椎管内没有骨折块占位,故病人通常没有神经损伤的表现,这种骨折常见于高处坠

落伤,故有可能伴有跟骨的骨折。而另一方面,随着人口的老龄化,老年人的骨质疏松性椎体压缩型骨折也日益增多,这些病人通常无或只有轻微的外伤史,即出现腰背部的持续疼痛。X线片通常显示椎体普遍的骨质疏松,病椎常会被均匀的压缩。

2.屈曲-牵张型损伤　屈曲-牵张型损伤,常见于机动车事故中,两点固定的安全带损伤。椎体所受牵张作用力的瞬时旋转中心位于椎体的前方,使得后柱、中柱和前柱依次发生水平方向上的断裂,断裂可以主要发生在骨质上(又被称为 Chance 骨折),也可发生在韧带上,或者两者均有。正位片上可以发现棘突间距增宽,侧位片上可以发现椎体的后方高度增加。Chance 骨折通常不造成神经损伤,除非存在明显的骨折移位,而在这种情况下,该损伤应归为不稳定的骨折脱位。

3.爆裂骨折　椎体的前方和后方都受到轴向作用力,而造成前、中柱的损伤。而轴向的负荷又会造成椎间盘内的髓核压力增高,引起纤维环的应力增加,从而使得纤维环附着的椎体终板及其附近的骨质在巨大剪式应力的作用下发生骨折,并向椎管内移位。高处坠落并以足跟着地是典型的受伤机制。在侧位片上,可以显示出椎体高度的丢失。在正位片上,可以观察到椎弓根或棘突间距增宽。有些爆裂骨折还会伴有成角和旋转的畸形。典型的爆裂骨折其后柱是完整的,然而在屈曲作用力下,随着后凸畸形的加大,椎体的后方韧带复合物也会发生断裂,形成不稳定的爆裂型骨折。Denis 又将爆裂型骨折分为 5 型:A 型:上下终板均发生了骨折;B 型:仅上终板发生了骨折;C 型:仅下终板骨折;D 型:骨折伴有旋转;E 型:伤椎伴有侧方的楔形变。椎体后壁粉碎的骨折块会向椎管内移位,造成脊髓或马尾的压迫,从而造成神经功能的损害。

4.骨折脱位　椎体的骨折脱位常是多个方向的作用力组合作用的结果,如屈曲、伸展、旋转和剪切等等,它们会造成椎体所有三柱的损伤。骨与韧带结构通常都会发生断裂。Denis 又将骨折脱位分成以下几型:

(1)屈曲旋转型:椎体的前柱受到屈曲和旋转的作用力,而中柱和后柱主要受到来自沿 Y 轴旋转的暴力而发生骨折,骨折线通常经过间盘或椎体。

(2)剪切型:剪切暴力也可以造成椎体所有三柱的损伤,它又分为两型:分别为后前剪切型和前后剪切型。在前者,暴力直接作用于后背,使上位椎体发生明显的向前移位,而椎体本身通常是完整的。由于下位椎体小关节的朝向会限制骨折椎后弓的向前移位,从而造成后弓的多发骨折。最终椎板会与向前脱位的椎体分离,形成漂浮一游离的椎板。硬膜撕裂也时常发生。而当剪切力是由前向后时,骨折椎后弓由于不受下位椎体小关节的朝向限制,会明显向后侧移位,造成神经损伤。

(3)屈曲-牵张型骨折脱位:它与屈曲-牵张型 chance 骨折的主要区别在于它会发生明显的移位。这是一种非常不稳定的骨折,通常伴有严重的神经损伤、硬膜撕裂和腹内脏器的损伤。

【治疗方法】

首先可以采用大剂量激素冲击治疗来努力促进受伤脊髓或马尾神经功能的恢复。接着,待患者一般情况稳定后,即应早期行骨折的复位内固定术。如果患者骨折椎体碎裂不重或存在小关节的损伤或交锁,一般都采用后路手术进行撑开复位内固定术;而如果前方椎体骨折严重,失去了承重能力,则可考虑一期或二期行前路重建内固定手术。如果患者仅为前、中柱的损伤,后柱完整,则可行一期前路减压内固定术。而如果骨折已为陈旧性,则应行后路的截骨矫形术。

【预后与康复】

下胸椎和腰椎损伤的预后直接与脊髓或马尾神经损伤的严重程度有关。患者可以在术后早期进行肢体和二便功能的康复锻炼。神经不完全损伤的患者,术后可能会有一定程度的功能恢复,特别是术前损伤越轻的患者,术后恢复的可能性越大,愈后越佳。术后康复的功能锻炼也很重要,它可以帮助患者借助剩余的神经功能去完成和适应日常的生活。并且这类损伤的病人其上肢功能都保持完好,可以借助于上肢的力量相比颈椎损伤的病人更有利地进行康复,并且可以自行运转轮椅生活。

(毛军胜)

第七节 脊髓肿瘤

一、概述

本类肿瘤是指椎管内发生的肿瘤的总称。脊髓肿瘤在临床上根据肿瘤与脊髓,以及肿瘤与硬膜的关系,大致分为硬膜外肿瘤、硬膜内髓外肿瘤以及脊髓内肿瘤。但是也存在一种特殊形态的肿瘤,同时位于椎管的内外,通过椎间孔,形似沙漏样,总称为沙漏样肿瘤(图 9-1)。

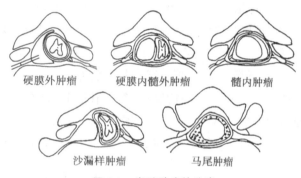

图 9-1 **脊髓肿瘤的分类**

脊髓肿瘤因发生部位和形态,以及因肿瘤种类而采取的手术方法不同,其预后各异。因而治疗前的判定是不可缺少的。从脊柱的生物力学上讲,手术时随意扩大椎板的切除范围,术后导致脊柱变形的发生率很高。因而应尽量保存脊柱后方的稳定结构,采取椎板成形术、半侧椎板切除术等。过去神经外科沿袭的椎管探查术正逐渐被显微外科手术所代替。磁共振(包括加强磁共振)、导航技术在术前定位和手术方案的制订方面非常重要。近年来,随着影像诊断技术的不断进步.手术疗法在脊髓肿瘤治疗中的地位逐渐提高。由于日益广泛应用的神经电位监测和术中超声技术,以及术中导航的使用,因手术带来的神经功能障碍正在被不断减少。随着显微外科技术的不断进步,以及激光技术和放射性治疗技术的发展,外科手术切除已经成为硬膜内肿瘤最有效的治疗手段。

二、分类

1.硬膜外肿瘤 约占脊髓肿瘤总数的 11%。肿瘤位于硬膜外腔,从硬膜外压迫脊髓。转移性肿瘤占大多数,乳腺癌、肺癌以及恶性淋巴瘤转移较为多见。原发肿瘤中,以神经鞘瘤和脂肪瘤为主。

2.硬膜内髓外肿瘤 肿瘤位于硬膜内脊髓外,即硬膜下腔及蛛网膜下腔。脊髓受到外来压迫而引起脊髓障碍。约占脊髓肿瘤总数的 65%,肿瘤种类以神经鞘瘤、神经纤维瘤以及脊膜瘤为主,约占髓外肿瘤的80%,终丝室管膜瘤约占 15%,其他的还包括不属于真性肿瘤的蛛网膜囊肿,脊髓动静脉畸形等。肿瘤大多偏于脊髓的背侧方,硬膜切开后即可切除。神经鞘瘤大多来源于后根的 Schwann 细胞,摘除较为容易。

脊膜瘤来源于神经根袖附近的硬膜内层,因而摘除时发生部位的部分硬膜予以部分切除是防止复发的重要步骤。

(1)脊膜瘤:从病理发生上分析,脊膜瘤主要来源于神经根袖附近硬膜内层的蛛网膜细胞,少数来源于硬脊膜和软脊膜的成纤维细胞。多位于脊髓外侧方,偶发生在脊髓背侧。脊膜瘤的发病年龄多在50～70岁,且女性多见,约占75%～80%。肿瘤的发生部位以胸段最为常见。大多数脊膜瘤发生于髓外,且多为单发。但在神经纤维瘤病患者可表现为多发病灶,约占1%～2%。由于存在硬膜外腔,脊膜瘤很少发生脊柱骨质的破坏。

(2)神经鞘瘤:神经鞘瘤来源于神经膜细胞,发病年龄多在40～60岁,但性别上男女发生率无显著差异。神经鞘瘤可发生在各段椎管,多为单发。神经鞘瘤中有80%左右位于硬膜内,10%位于硬膜外,另有10%～15%通过硬脊膜根袖形成沙漏样肿瘤。极少数神经鞘瘤来源于脊髓穿通血管的管周神经鞘,形成髓内肿瘤,约占1%左右。在神经鞘瘤中,约有2.5%表现为恶性,其中半数以上为神经纤维瘤病患者。此类恶性神经鞘瘤预后较差,存活率多不超过1年。

(3)神经纤维瘤:神经纤维瘤虽然和神经鞘瘤一样,都来源于神经膜细胞,但病理检查前者还有神经周细胞以及成纤维细胞的参与。神经纤维瘤组织学表现为大量纤维组织和肿瘤基质中明显的神经纤维。肿瘤发生部位使受累神经梭形增粗,难以分清肿瘤和神经。多发的神经纤维瘤提示有神经纤维瘤病的存在。

(4)终丝室管膜瘤:有近半数的终丝室管膜瘤来源于终丝内。发病年龄以30～50岁多见,男性略多于女性。虽然几乎所有的终丝室管膜瘤都为良性,但在婴幼儿中危害较大。

3.髓内肿瘤　髓内肿瘤是发生于脊髓实质内的肿瘤,约占脊髓肿瘤的20%～25%。脊髓受到由内向外的膨胀压迫、肿大。髓内肿瘤包括室管膜瘤、星形细胞瘤、血管母细胞瘤、海绵状血管瘤、血管畸形、囊肿、转移性肿瘤等。切除肿瘤时必须切开脊髓,完全摘除肿瘤是很难的,特别是星形细胞瘤的完全摘除率是非常低的。

(1)星形细胞瘤:星形细胞瘤多发生在30岁以前,是儿童髓内肿瘤中最常见的类型。约占10岁以下病例的90%,青少年病例的60%。肿瘤多发生在颈段和颈胸段。根据组织学分为不同的类型,包括低分化纤维型、毛细胞型星形细胞瘤、神经节胶质细胞瘤、恶性星形细胞瘤、胶质母细胞瘤等。大约90%的儿童星形细胞瘤是良性的,恶性星形细胞瘤和胶质母细胞瘤约占髓内星形细胞瘤的10%,临床进展较快,转移发生率高,存活率低。

(2)室管膜瘤:室管膜瘤多发生于中年,男女发病无显著差异。髓内室管膜瘤常见于颈段,近一半中枢神经系统室管膜瘤来源于中央管。室管膜瘤组织学上分为细胞型室管膜瘤、上皮型室管膜瘤、纤维型室管膜瘤、室管膜下瘤、粘液乳头型室管膜瘤和混合型室管膜瘤。多数室管膜瘤表现为良性,尽管常伴有坏死或肿瘤内出血。虽然不存在包膜,但这些胶质肿瘤常有完好的边界而不浸润邻近的脊髓组织。

(3)血管母细胞瘤:血管母细胞瘤是一种边界清楚,无包膜的血管来源的良性肿瘤。肿瘤多位于脊髓的背侧或外侧,且常与软脊膜相连。在血管母细胞瘤的患者中,约有25%以上的病例合并有VHL综合征。

4.马尾肿瘤　这类脊髓肿瘤,是指腰椎马尾部存在的肿瘤的总称。神经鞘瘤多见,从脊髓延续的终丝发生的室管膜瘤较多见。早期主诉主要为神经根刺激症状,进展期主要发展为马尾压迫症状引起的下肢感觉运动障碍,最后出现排尿困难(S_2～S_4神经根障碍)。肿瘤的完全摘除是必要的。

三、临床表现

1.脊髓肿瘤　产生的脊髓压迫的形式与临床症状及进展的关系熟悉掌握脊髓的功能解剖知识,在理解这些问题时是十分重要的。感觉上行通路:脊髓丘脑束(痛觉、温度觉、轻触觉的上行通路)、后索(本体感觉、位置觉、精细的或辨别性触觉、运动觉的上行通路)以及皮质脊髓束(上位运动指令的下行通路),它们的分节支配在脊髓中分层排列。考虑肿瘤最可能引起的脊髓实质功能和解剖学上的障碍,从而理解临床症状的进展。

2.神经根刺激症状和脊髓压迫症状　脊髓肿瘤的临床症状是以早期的神经根刺激症状(根性痛)和进展期的脊髓压迫症状为代表的。因进行性神经损害而引发的疼痛在临床中最为多见。疼痛的类型以及神经损害的特点主要取决于肿瘤的发生部位和肿瘤的生长速度。

(1)神经根刺激症状(根性痛)和叩击痛:早期的根性疼痛,并不是所有脊髓肿瘤病例都必须出现的,这一点非常重要。疼痛程度各种各样,很多时候是没有明确记忆的一过性疼痛。

颈髓肿瘤,主要表现为颈肩上肢部的放射痛。胸髓肿瘤,首先自觉胸部侧方以及上腹部疼痛,随后逐渐发现有脊髓症状。腰骶髓的肿瘤以及马尾肿瘤,大多出现明显的下肢痛,对此有时误诊为腰椎间盘突出症。

对于这种根性疼痛部位和范围的仔细询问,有助于推断肿瘤的位置是左侧还是右侧。有时肿瘤病人会出现背部的叩击痛以及远方的放射痛。

(2)脊髓压迫症状:出现在高位脊髓(颈髓、胸髓)的脊髓肿瘤,首先因为椎体束障碍引起下肢痉挛性麻痹,感觉上行通路的障碍引起浅感觉障碍以及深感觉异常,病情进展可能会隐藏出现完全的脊髓横断性弛缓性瘫痪。从起始症状的出现,到临床症状的发展,可以判定出是来自于脊髓外的压迫(髓外肿瘤)还是来自于脊髓内的压迫(髓内肿瘤)。髓内肿瘤,以及位于排尿中枢的脊髓圆锥部位的肿瘤,很早期就容易产生膀胱直肠功能障碍。

四、影像学诊断

从神经学分析来看,病变髓节的判定是最基本最重要的。X线平片因为无法显示软组织的病变情况,在现代脊髓肿瘤诊断中的作用很小。单纯 X 线正位片仅可见肿瘤水平椎弓根间距的扩大和椎弓根的侵蚀,侧位像可见椎体后方的压痕,以及沙漏样肿瘤时斜位像可见椎间孔的扩大。脊髓造影以及 CTM 在脊髓肿瘤的诊断中受到一定限制。硬膜内髓外肿瘤在脊髓造影中可表现出圆形的充盈缺损(杯口征),髓内肿瘤可表现出脊髓影的局部增宽。对于脊髓旁或沙漏样肿瘤在硬膜内外的分布,脊髓造影 CT 可以清晰的显示。近年来,MRI 成为脊髓肿瘤诊断中最可靠的主要检查。MRI 椎管造影的应用,使得从发病部位到病变组织的诊断成为可能。MRI 中 T_1 加权像以及 T_2 加权像可以显现出肿瘤的大致情况,进一步的增强造影(^{99m}Tc),大多可以清晰地显示出肿瘤的轮廓。

多数髓内肿瘤在 T_1 加权像上表现为等密度或稍低密度,脊髓表现为轻度增粗。T_2 加权像较为敏感,表现为高密度。几乎所有髓内肿瘤在增强造影时,T_1 加权像都可被增强。

由于 MRI 可以容易地显示脑脊液或马尾占位的异常信号,进而发现髓外肿瘤。根据影像学特点,判定脂肪瘤、神经肠源性囊肿、皮样瘤、蛛网膜囊肿、血管畸形等。大多数髓外肿瘤的 T_1 表现为等信号或略低信号,T_2 像神经鞘瘤和脊膜瘤的信号都比脊髓高。硬膜内髓外肿瘤中发病率较高的神经鞘瘤和脊膜瘤的鉴别诊断要点是,神经鞘瘤较脊膜瘤与硬膜成角锐利,大多造影加强像肿瘤部位呈明显加强。

脊柱肿瘤存在的部位,蛛网膜下腔存在不同程度的阻塞,造成脑脊液循环障碍。因此,脑脊液穿刺可以发现脑脊液循环阻塞的症候群(Queckenstedt 实验阳性,脑脊液发黄,蛋白质增加,以及 Pandy 实验和 Nonne-Apelt 实验阳性)。而且进行椎管造影时,脊髓肿瘤横断面的局部特征也可以表现出来(图 9-2)。

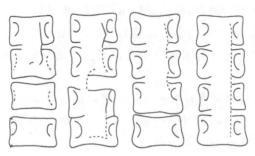

图 9-2　脊髓造影与肿瘤横切位的关系

五、治疗方法

脊髓肿瘤大多对放疗的敏感性很低,而且因为存在放射线对脊髓的损伤,除一部分髓内肿瘤(恶性星形细胞瘤,部分切除术后的室管膜瘤)外很少施行。因而脊髓肿瘤的治疗,基本以外科摘除为原则。手术的目的在于最大范围地切除全部肿瘤。显微手术技术的提高和术中脊髓监护技术的应用,使肿瘤摘除时安全性不断提高。髓内肿瘤在内的脊髓肿瘤,术后可能引起的神经功能障碍和完全摘除的可能性等问题术前需向患者进行详细的交代说明,得到患者和家属的理解,这一点是十分重要的。

根据目前的治疗方法,手术治疗仍是多数髓内肿瘤最有效的治疗手段。手术的方案取决于肿瘤和脊髓的相互关系以及浸润程度。因为手术切除对恶性髓内肿瘤的疗效有限,所以一旦术中组织学活检明确证实恶性肿瘤,手术应当立即终止。显微外科技术的发展,术中显微镜的应用,以及术中常规的稳定状态听力诱发反应检查(SSEP)和面神经运动诱发电位(MEP)的检查,有助于进一步降低脊髓的损伤。术中超声和近年发展起来的导航技术不仅可以用来定位肿瘤的位置和浸润范围,而且可以最大程度减少椎板切除范围,降低手术对脊柱生物力学的影响。

手术切除是硬膜内髓外肿瘤的最佳治疗方法,通过椎板切除暴露椎管,可以切除几乎所有的髓外病变。完整切除肿瘤后的复发率很低,预后良好。

（宋洁一）

第三篇　创伤

第十章　外伤总论

第一节　软组织损伤

　　软组织损伤发生时,外部机械力与机体活组织接触,使能量从物体转移到机体,不但能损伤组织结构,而且会导致细胞或器官的功能丧失。致伤的能量与其动能有关,而动能与其速度和质量成比例。高速运动的物体对机体组织造成的损伤比低速运动的物体更大。损伤程度也与组织类型与受累部位有关,垂直于肢体轴线方向的力较平行于肢体轴线的力损伤严重。在剥脱性损伤时,表皮看似完整,但血管网受到损伤,造成皮肤缺血坏死。子弹或弹片的穿透伤除造成不同程度的直接和继发性损伤外,其所引起的组织分解代谢往往超过损伤本身。

一、概述

　　损伤反应是生物有机体对组织破坏的基本反应。对损伤最佳反应是受损细胞全部更新以及复合组织的功能恢复到受损前状态。然而,组织和器官为了适应特殊功能的需要而发生进行性的分化,使其在很大程度上失去了再生能力。损伤的修复是一个为了恢复局部内环境稳定而发生的包括细胞学、病理学和生物化学的高度动力学的统一过程。目的是实现纤维组织的合成。因此,大多数损伤组织修复的主要过程就是瘢痕的形成过程。在机体的大部分区域,纤维蛋白的合成超过了细胞的再生。这一现象对外周神经组织的修复特别有害。参与创伤愈合的细胞为一些分化程度较低的间质细胞,其中一些具有细胞特化功能,可转化为成肌纤维细胞、成软骨细胞和成骨细胞,这些细胞可产生分布在细胞外的基质和纤维蛋白、胶原和弹性硬蛋白,其中胶原蛋白是最重要的,占大多数动物总蛋白的30%。

二、损伤的代谢反应

　　机体对于创伤的反应目的在于维持细胞最适内环境。按照Cannon的稳态理论,内部环境在生理条件下是保持稳定的。遭受损伤的病人的内环境均发生紊乱。一个健康的机体受到轻微损伤时,其与内环境稳定的有关的生理机制足以保持机体内环境稳定,然而较大程度的损伤,则可能超过机体代偿能力,产生病理过程。

　　从对皮质醇分泌的研究中可以看出,传入神经的刺激在介导机体对损伤的反应中起主要作用。疼痛的感觉通过传入神经,导致神经内分泌的反应即 ACTH 的释放,随后分泌皮质醇,释放交感神经介质。低血容量对神经内分泌系统具有较强的促进作用,对大多数损伤来说,血管内容量的降低既是由于失血造成的,又是局部和全身体液重新分布的结果。

对损伤的代谢反应,主要是负氮平衡和损伤发生后数日内出现的高代谢状态。这种损伤后出现的分解代谢既直接为受伤组织提供能量,又可以保证内环境的稳定,故损伤不仅是修复过程的焦点,而且也是损伤反应的起点。

三、伤口愈合分期

伤口愈合的先决条件是有足够的氧,有活力的细胞结构以及一个无细菌污染的伤口,在这些条件下,产生一期愈合或仅留有少量瘢痕形成。

含有坏死组织和污染的伤口,容易发生感染,破坏伤口。开放、引流的伤口先有肉芽组织填充,以后伤口收缩,上皮形成而闭合伤口,形成较大的瘢痕,这种二期愈合的伤口预后不佳。

如果伤口开放数日后再闭合,则已发生二期愈合。然而通过外科手术,延迟关闭伤口,可以避免形成较深的缺口,由瘢痕组织填充,称延迟的一期愈合,也可以形成较少的瘢痕。

机体对损伤的反应是一个定型的链式反应过程,可以分为:初始的凝血期,需要数分钟,其后为持续数小时的炎症渗出期,该渗出期完成后为增生期,即肉芽形成期,持续数日,最后为瘢痕形成期,为一个持续数周的组织更新过程。

四、影响伤口愈合的因素

很多因素可以影响伤口愈合过程的顺序和结果。考虑到患者的一般状况,普遍认为年龄过大,营养状况不佳以及代谢性紊乱如糖尿病、尿毒症是不利因素,某些药物如肾上腺皮质激素,细胞毒性药物,对巨噬细胞具有免疫抑制作用,可以降低胶原的合成,放射线可使增生阶段的细胞坏死,延缓伤口的愈合过程。

最主要影响伤口愈合的因素是组织含氧量的降低,造成的原因包括低血容量、休克、低氧血症以及其他原因。因此,组织灌注量是影响伤口愈合最重要的局部因素。由于局部缺血、缺氧的软组织伤后愈合缓慢,脱水的组织灌流不佳,极容易导致感染的发生。由于吞噬活动发生的数秒钟内耗氧量增加到基础值的 15～20 倍,因此缺氧可以妨碍白细胞的吞噬活性,杀灭微生物的能力明显下降。机体抵抗细菌入侵的决定性时期是在细菌污染组织后的最初 3 小时内,此期机体的保护性机制最强,抑制细菌的生长和蔓延,如果组织灌流不足,如严重的撕裂伴血管栓塞,很容易发生细菌感染。伤口感染的最终结果是增加瘢痕的形成,而且经常造成功能的部分丧失。

五、软组织损伤临床处理原则

伤口愈合总会伴有一定程度的瘢痕形成,而瘢痕较正常皮肤覆盖区为薄弱。软组织损伤治疗原则是减少瘢痕形成。对于择期手术可选择按皮肤张力线(Langer's 线)来选择切口,避免锐角切割及皮瓣坏死,保护皮肤的感觉神经分布,并对骨折内固定物有适当的覆盖。然而对于创伤造成的伤口,常常无法按照上述原则处理。有时,对于损伤后组织灌注情况、微循环情况、神经分布情况、组织缺损程度以及可能存在的异物和细菌污染等难以明确作出判断。按照骨折的 AO 分型可大致判断与骨折伴发的软组织损伤程度。

闭合骨折软组织损伤程度较难估计,因为软组织挫伤的程度及皮肤坏死的范围需要经过一段时间才能加以明确。开放骨折与闭合骨折的分型系统对于软组织损伤的正确评估是非常必要的。

病人的一般情况对损伤局部有很大影响,休克病人的寒冷状态会减少外围组织特别是损伤局部的灌注状态,缺氧会损害白细胞的吞噬及杀菌等功能,使感染更易发生。因此必须积极纠正休克和缺氧。增加动脉氧分压和心输出量以改善受损部位的微循环。改善组织灌注所带来的积极效果远远大于可能因灌注导致进一步失血所带来的负面影响。抵抗感染的关键阶段是伤后3个小时。因此迅速采取措施改善灌注及供氧是非常重要的,错过了这个阶段,机体抗感染能力将被削弱。

感染和坏死使炎症反应期延长,会导致过多瘢痕形成。根据环境和损伤程度可以预防性应用广谱抗生素,对于严重软组织损伤则必须应用。在非无菌条件下反复观察伤口会增加医院内继发感染的风险。应保持伤口无菌敷料包扎完整,直到手术室清创前才能被打开。

脱位的关节或骨折断端对血管或软组织造成压迫使缺氧更加严重,增加了软组织损伤和坏死的范围。因此应尽快纠正脱位,解除骨折块对软组织的压迫并给予适当支具制动。但同时这些手法复位也会增加软组织的肿胀,进一步损伤微循环。

损伤创面清创十分重要,必须认真仔细以避免额外损伤。应对损伤范围和程度有充分估计,力争去除所有坏死或污染组织。彻底清创是治疗的关键,可以减轻内源性如巨噬细胞等对坏死组织吞噬作用的负荷,同时也去除了可能成为细菌良好培养基的失活组织。损伤越严重,扩创就应越积极。当损伤较轻患者一般情况稳定时,若术中怀疑某些组织灌注不足,可先行观察48小时,在二次扩创术中再决定是否去除;但对于严重创伤或多发损伤的患者,这些组织必须Ⅰ期去除,以减少感染机会和过多瘢痕形成。

筋膜室综合征的减压,血肿引流对于进一步减少软组织坏死、感染、瘢痕形成以及为吞噬细胞提供良好环境都是必要的。尽可能用细针、细线关闭伤口,在组织无张力下缝合可以避免伤口局部缺血和边缘坏死。开放伤口时应当有一个生理湿润环境以预防伤口边缘干燥,人造皮肤覆盖创面可以减轻肿胀及皮瓣坏死,使组织创面Ⅲ期愈合。伤口开放换药可以使清创更加彻底,减少感染和组织坏死的危险。避免粗暴手术操作减少额外软组织损伤是最基本的原则。

软组织损伤的基本治疗包括临时患肢制动,减轻肿胀,积极恢复患肢血运和淋巴回流以减轻血肿形成和继发的营养不良性紊乱。熟练掌握并认真实施上述治疗原则,即使对于很严重的软组织损伤,也可能获得满意的效果。

(韩文武)

第二节　骨折脱位

一、骨折

1.骨折的描述　人类对于骨折的定义也有许多不同的表达,例如:

(1)骨折的完整性或连续性中断,称为骨折。

(2)骨与软骨由于外力的作用失去其完整性,称之为骨折。

(3)骨质连续性离断,称之骨折。

(4)骨的完整性、连续性发生部分或完全断裂者,称为骨折。

(5)由于一定强度的外力作用,致使骨质的完整性部分地或完全地断裂,称为骨折,此时常伴有软组织损伤。

(6)骨的完整性或连续性遭到破坏,称为骨折。

骨是人体的器官之一,由骨质、骨膜、骨髓、神经和血管等组成。骨质包括皮质骨、松质骨,即骨小梁和软骨。学者认为当其中骨质的完整性遭到破坏或其连续性中断时即称为骨折。最多见的骨折是皮质骨骨折,宏观上常表现为骨折的成角、移位等。单纯松质骨骨折并不多见,有人认为股骨颈骨折后,股骨头血运受到影响,此时即使股骨头形态未发生改变,但其内部骨小梁的完整性或连续性可能已经遭到破坏,即骨小梁发生骨折,成为继发股骨头塌陷、变形的主要原因之一。软骨骨折在普通X线片上无法显示,必须结合骨科检查或在手术直视下才可发现,例如肋软骨骨折、干骺端关节面软骨骨折等。

青枝骨折多见于儿童,成人中罕见,但偶可在成人患者中发现不全骨折,例如单侧骨皮质断裂或缺损等。压缩骨折是指在外力造成骨折后长骨骨折端被推挤进入干骺端松质骨,这种现象常见于肱骨上端骨折、股骨髁上骨折和胫骨平台骨折等。

当皮肤、软组织及肌肉等被撕裂,骨折端外露时称为开放骨折,否则称为闭合骨折。由于严重暴力所致的碾挫,使皮肤发生广泛的皮下剥离,但并不存在明显的伤口,同时也造成了骨折,发生皮下剥离的皮肤往往发生部分或全部坏死,属潜在性的开放骨折;但如果骨折端周围包裹有完整的肌肉,则即使皮肤发生坏死也不会成为开放骨折。

骨折多由暴力造成,但病理性骨折和应力(疲劳)骨折例外。

病理性骨折:因已经存在的某种疾病造成局部骨质薄弱,对于正常骨质无破坏力的应力作用于此薄弱部位时发生的骨折称为病理性骨折。骨质疏松是病理性骨折的常见原因,是导致老年患者发生病理性骨折的重要因素。尽管所有疾病导致的骨折均可称为病理性的,但它常用于狭义地描述发生在肿瘤部位的骨折,如骨转移癌或原发肿瘤(如骨髓瘤)等造成的骨折。有学者曾建议用"功能不全骨折"来描述肿瘤性疾病造成的病理性骨折。

应力骨折:骨皮质与其他材料一样,在反复的应力作用下可以出现断裂,导致完全骨折,称为应力骨折。应力骨折可发生于任何年龄阶段,最多见于接受严格军事训练的新兵,偶见于舞蹈演员和运动员。对于应力骨折的成因,一种观点认为,肌肉疲劳以后,丧失了其相应的功能,导致异常应力集中于骨骼,并最终导致骨骼的疲劳、断裂。

2.骨折的临床特征　在大多数骨折中,诊断是很明显的,但是,以下的症状和体征,无论是单独或联合发生,均提醒医生有骨折的可能。

(1)疼痛和肿胀:在神经系统完整的病人中,虽然严重程度各不相同,但所有的骨折均会造成疼痛。例如,椎体轻微压缩骨折,由于疼痛不很明显,不足以让病人看医生,而未经治疗。另一方面,疼痛和肿胀可以是骨折唯一的证据(例如,肩胛骨骨折和疲劳骨折)。Gro-sher等人发现这一原则可能有例外情况,对军人例行X线检查,有些疲劳骨折是没有症状的。

中年或老年人过度活动后足跟疼痛通常是由于应力骨折,2~3周后X线检查发现由于骨痂产生密度增高带。在可疑的病例中,放射性骨扫描可以解决困难。

(2)功能丧失:在大多数骨折中,由于疼痛和丧失杠杆力臂而造成功能丧失。但是,在股骨颈不完全骨折中,病人继续行走,甚至骑自行车并不少见。

(3)畸形:由于骨折导致的出血一般造成可以感觉到的肿胀,骨折常造成成角或旋转畸形,特别是有明显肌肉痉挛、短缩处。

（4）姿势：病人的姿势有时是有诊断意义的。锁骨骨折的病人一般用对侧手支撑受累上肢,头转向骨折侧。当病人从仰卧位坐起时,用手抱着头,非常可能是齿状突骨折的原因。

（5）异常活动和摩擦音：在长骨干中段有活动时,骨折是毫无疑问的。这样的活动也可以引起摩擦音,骨碎片互相摩擦导致摩擦感。由于引起这些体征对病人是疼痛,可能是危险的,因此不应该仔细寻找。

（6）神经血管损伤：如果没有考虑对周围神经功能和血管进行评估,则对可疑骨折的检查是不完全的。在肱骨和股骨髁上骨折时应特别注意,这两处神经和血管处于危险状态中。

（7）放射学检查：最后,证据是放射学检查证实骨折。关于这一点,应避免一些容易犯的错误。如果没有进行适当的 X 线检查,会遗漏骨折诊断。X 线片应包括骨每一侧的关节。条件差的平片是不能被接受的。腕骨骨折可能不会立即显示,或因位置不当未能显示。应力骨折可能不太明显直到产生疼痛后的一段时间。

中轴骨骼的骨折更可能漏诊,当病人头部外伤或无意识时,常需要拍颈椎 X 线片。

CT 的引入对判断脊柱和髋臼损伤很有意义,三维重建增加了 CT 的诊断价值。MRI 无助于判定骨折,而对于中枢神经系统相关损伤、软组织断裂,偶尔对于疲劳骨折是有意义的。

二、关节脱位

1.概述　脱位是关节完全断裂,顺此关节表面不再接触。半脱位是关节不完全全断裂,仍旧保持关节接触。Perkins 叙述了大多数半脱位合并骨折,临床结果也证实了这一点。腕关节和踝关节没有骨折很少发生脱位或半脱位,大量髋关节后脱位的病人合并髋臼后缘骨折。

2.关节脱位的临床特征

（1）疼痛：和其他损伤一样,脱位合并疼痛,可以很严重,持续直到关节复位为止。

（2）正常轮廓和骨性关系丧失：肩关节前脱位中,三角肌变平和肩关节最外侧点——大结节丧失,从而证实诊断。当屈肘 90°时,肱骨髁上和尺骨鹰嘴形成了等边三角形;肘关节完全伸直时,肱骨髁上和尺骨鹰嘴形成直线。当关节脱位时,这些关系丧失。

3.活动丧失　在大多数脱位中,主动和被动活动明显受限或不可能存在。

4.姿势　在髋关节脱位中,肢体处于位置是有诊断意义的。后脱位的屈曲、内收、内旋和前脱位的外展、下肢外旋、明显短缩都是有诊断意义的。

5.放射学检查　和骨折一样,X 线片是诊断必不可少的部分。如果这一步省略,灾难就要来临了,因为合并骨折将不会被认识。没有临床检查的 X 线检查同样应受批评。由于活动受限未能引出,适当的腋位或 angle-up 像未获得,很高比例的肩关节后脱位未被认识。

6.神经血管损伤　和骨折一样,必须进行神经检查。脱位时神经损伤发生率要远高于骨折。在髋关节后脱位中,坐骨神经损伤经常与普通的腓总神经和腋神经牵拉,桡骨头脱位合并后骨间神经损伤。医生要经常考虑到血管损伤的危险性,特别是在膝关节脱位时,由腘动脉完全断裂到内部撕裂导致血栓形成。当怀疑血管损伤时,有必要进行早期的动脉造影。微弱的足背动脉搏动或多普勒血沉均不能保证不发生腘动脉损伤。

（韩文武）

第三节　肌间隔综合征

肌间隔综合征系指处于由骨、骨间膜、肌间隔和深筋膜形成的间隔区之中的肌肉和神经血管,由于肢体创伤后肌间隔区内的压力增加,肌肉和神经急性缺血而产生的一系列症状和体征。如果不及时处理将会发生缺血性肌挛缩、坏疽,甚至挤压伤综合征而威胁生命。肌间隔综合征病情发展快,恶化急剧,所有临床医生应该熟悉该病的诊断和治疗。但是它的定义和使用名称诸多,如 Volkmann's 缺血性挛缩、骨筋膜室综合征、胫前肌综合征或急性肌肉缺血性坏死等,缺乏统一的名称,对其发病原因也了解的不够深入。

一、解剖特点

在四肢的肌肉组群之间,如屈肌与伸肌之间有坚韧的纤维间隔将肌组分隔并多附着于骨干,肌组外层为肢体筋膜包绕,因而肌间隔与骨之间组成一个相对封闭的骨筋膜室,亦称间隔室。间隔室内容纳肌肉、血管和神经。由于前臂和小腿都有 2 个骨骼,其间由强韧的骨间膜相连,其周缘又有较坚实的深筋膜包绕,一旦因各种原因造成了肌间隔室内压力增高,其缓冲余地则很小。因此肌间隔综合征多发生在前臂和小腿,其他部位较难出现。前臂有掌侧和背侧 2 个骨肌间隔;小腿有前外、后深、后浅及外侧 4 个骨肌间隔室。

二、病因

综合征的发生,既可由于肌间隔室内压力的增加,或空间变小(肢体外部受压),也可由于间隔区内组织体积增大(肢体内部组织肿胀)所致。

1.肌间隔室容积骤减

(1)外伤或手术后敷料包扎过紧:如石膏或夹板固定包扎过紧等,可使筋膜隔间隔的容积减小,压力升高,发生筋膜隔间综合征。

(2)长时间严重的局部压迫:肢体受外来重物或身体自重长时间的压迫。

2.骨筋膜室内容物体积迅速增大

(1)缺血后组织肿胀:组织缺血毛细血管的通透性增强,液体渗出、组织水肿、体积增大。

(2)损伤、挫伤、挤压伤、烧伤等损伤引起毛细血管通透性增强、渗出增加、组织水肿、容积增加。

(3)小腿剧烈运动,如长跑、行军。

(4)肌间隔室内出血,血肿挤压其他组织。

肢体内部组织肿胀的原因有多种,如血管损伤出血造成的血肿,组织缺血后毛细血管通透性增加引起的肿胀;血管损伤(股动脉或腘动脉损伤),受其供氧的肌肉组织,缺血在 4 小时以上,血管修复恢复血流后,肌肉等组织反应性肿胀;骨折(胫腓骨骨折和前臂骨折)出血,流入筋膜间室内,由于肌间隔的完整结构并未受到破坏,积血不能流出,而内容物的体积增加等等,均可导致肌间隔综合征。肱骨髁上骨折,骨折端压迫、刺激或损伤肱动脉,导致血管痉挛血流淤滞,可致前臂肌肉缺血,发生 Volkmann's 挛缩,亦是肌间隔综合征。

三、病理变化和病理生理

肌间隔综合征是组织压力升高造成组织血液灌注不足,经过大量的基础和临床研究,提出了以下 3 种解释:①有人通过实验研究和临床观察发现肌间隔内压力上升可能引起动脉痉挛;②Burton 于 1951 年曾指出,小动脉的管径较小,但管壁的张力很大,因此一定要有较大的血管壁内、外压力差(小动脉压减去组织压),才能使之保持开放。如果组织内压力上升,或小动脉压力下降到一定程度,以致上述临界压力差不复存在,则小动脉将发生关闭;③因为静脉管壁较软,如果组织内压力超过静脉压力则会造成静脉塌陷。但如果血液从毛细血管继续流入静脉,则静脉压将逐渐上升直到它高于周围的组织压力时,静脉血管才重新开放,重新恢复血流。不过此时的静脉压较正常时为高,使得动、静脉压力差变小,对组织的血流极其不利。

近年来的观察表明,组织压较之动脉舒张压低 10～30mmHg 时,即已达到小动脉的临界关闭压力,小动脉内血液停止流动,导致组织缺血;若患者的血压较低,则组织压不需升高很多,即可影响组织的血液灌流。例如在舒张压处于正常 70mmHg 时,则 50mmHg 的组织压肯定会使血流停止,从而造成组织缺血。有人认为,即使是血压正常的人,当组织压上升到 40～45mmHg 时,有可能使组织微循环减慢或完全停止。Ashton 的观察表明,当血压和血管张力均属正常的情况下,使组织内血液循环停止的组织压,在前臂为 64mmHg,在小腿为 55mmHg。

组织缺血后造成的损害与缺血时间之间存在密切关系,而神经干、肌肉与皮肤的耐受性亦不相同,神经干对缺血的反应比较敏感,一般缺血 30 分钟,即可出现神经功能障碍,完全缺血 12～24 小时后则可永久性功能丧失;缺血 6 小时,血运获得恢复后,不完全坏死的神经干其功只能可获得部分恢复。肌肉在缺血 2～4 小时后即出现功能改变,而在缺血 4～12 小时后,可以发生永久性功能丧失。完全缺血 4 小时即可出现明显的肌红蛋白尿,在血循环恢复后 3 小时可达到最高峰,肌肉组织坏死后其代谢产物的吸收将引起全身症状,肌肉完全缺血 12 小时即足以产生坏死。坏死的肌肉因纤维化而开始挛缩,肌间隔内容物减少,因而压力减低,静脉及淋巴回流得以改善,肿胀也开始消退,伤后 1～2 个月肢体肿胀可完全消退,3～4 个月后则由于肌肉挛缩而出现挛缩畸形。因前臂肌肉缺血性坏死而致挛缩可形成屈腕、屈指畸形,因小腿肌肉缺血性坏死而挛缩可形成马蹄内翻足等畸形。皮肤对缺血的耐受性最强,肢体皮肤虽部分缺血,但一般不发生坏死。

肌肉坏死时可释出大量 K^+、肌红蛋白。组织缺血缺氧进行的无氧酵解可产生大量酸性代谢产物。受累组织发生无菌性炎症,在炎症过程中产生大量毒性介质。这些物质当血循环改善以后进入血循环,会引起全身的损害,如休克、肾功能改变、心功能障碍或心律紊乱等,严重者可危及生命。

四、诊断

由于肌间隔区内压力上升后,可以造成肌肉及神经的改变,时间过久,将导致不可逆的损害,甚至危及生命。因此,早期诊断和及时治疗甚为重要。

疼痛:这是最主要、最典型的症状。疼痛剧烈,进行性加重。虽然组织肿胀和肌肉缺血可以产生疼痛,但是受伤的肢体有骨折时,也会发生剧痛,这样就容易掩盖了肌间隔综合征所造成的疼痛,使之发生漏诊。应注意的是肌间隔综合征早期的疼痛是进行性疼痛,直到肌肉完全坏死之前疼痛持续加重,不因肢体固定或口服止痛药物而使疼痛减轻。

皮肤苍白:在病程早期,肢体皮肤可以出现青紫、皮肤微红、水泡或花斑,晚期由于主要动脉被关闭,肢体皮肤表现苍白。

感觉异常:因神经缺血,相应神经分布区感觉减退或消失。

脉搏减弱或消失:尤其应注意的是,当组织内压力升高到一定程度时,虽然能使小动脉关闭,但或许尚不足以影响肢体主要动脉的血流,因而仍可以触及受累肢体远端的动脉搏动,并且也可能存在毛细血管的充盈,以至被误认为肢体血运未受障碍,而不考虑已经形成了肌间隔综合征。

运动障碍:由于压力增高的间隔区内的肌肉缺血,所以它的主动活动无力,而被动活动时可引起疼痛,如胫前肌综合征时,被动屈曲足趾,可引起胫前肌及伸趾肌肌腹的剧烈疼痛,这就是所谓的"被动牵拉试验"阳性。

脉搏消失对诊断的帮助作用极其微小,直到晚期前他还可能存在。感觉异常常常发生在病情进展时,对感觉功能的动态观测是非常重要的。麻痹是一种不十分可靠的体征,因为受伤后的肢体常常是不能正常活动的。由于肢体损伤或骨折后出现的疼痛可能会掩盖筋膜间室综合征的疼痛,故疼痛也是不可靠的诊断依据。对于有经验的医生来讲,被动牵拉痛是最可靠的临床体征。但诊断的金标准是筋膜间室内的压力:当筋膜室内压力高于 30～35mmHg 或低于舒张压 30mmHg 以内时应进行筋膜切开术。当因条件限制不能行筋膜间室压力测定时,如症状明显且进行性加重时,应果断行筋膜切开术。因为一旦出现血管、神经和肌肉的不可逆损伤,会给患者带来巨大的功能障碍。

下面对临床常见的肌间隔综合征进行简述:

1.小腿各间隔区

(1)小腿后浅间隔区:内有比目鱼肌、腓肠肌。此间隙受压多见于股动、静脉及腘动、静脉损伤。临床体征表现为小腿后方有肿胀及压痛,背伸踝关节时引起上述肌肉的疼痛。晚期表现为强直性马蹄足畸形。

(2)小腿后深间隔区:内有屈趾肌、胫后肌、胫后动脉、胫后静脉及胫神经。此间隙受压多见于屈趾肌及胫后肌无力,伸趾时引起疼痛。胫后神经分布区域的皮肤感觉丧失。在小腿远端内侧,跟腱与胫骨之间组织紧张,并有压痛。

(3)小腿外侧间隔区:内有腓骨肌群以及腓浅神经。此间隙受压后,足底外侧以及足背皮肤感觉丧失。足部内翻时引起疼痛,在小腿外侧腓骨部位的皮肤存在紧张及压痛,但在临床上此间隙受压少见,出现上述体征时,首先要考虑到腓总神经损伤的可能。

(4)小腿前外侧间隔区:内有伸趾肌、伸𝗏肌、胫前肌、腓深神经。当间隔区内压力上升时除小腿前侧有组织紧张及压痛外(有时红肿),可有腓深神经支分布区域的皮肤感觉丧失,伸趾肌及胫前肌无力,被动屈趾可引起疼痛。

2.前臂间隔区

(1)发生在背侧时,局部组织紧张,有压痛,伸𝗏肌及伸指肌无力,被动屈曲拇指及手指时,可引起疼痛。

(2)发生在掌侧时,组织紧张,前臂掌侧有压痛,屈𝗏及屈指无力,被动伸𝗏及伸指均引起疼痛,尺神经及正中神经分布区域的皮肤感觉丧失。

Whitesides 等提出一种测定组织压的方法,将一针头与塑料管相连,另一头接一个 20ml 的注射器,并通过三通与水银血压计相通。先将针头一侧塑料管内充盈部分盐水,然后将注射器针栓抽空气至 15ml 处,再将针头插入欲测定组织压的肌肉中。向下推动针栓,使三通开放,当所加压力稍大于组织压力时,在塑料管中的盐水即注入肌肉内,能见到盐水柱的移动,此时的压力可由血压计上读出。该学者指出在正常情况下,组织内压力应为 0mmHg,组织压上升到距患者的舒张血压只有 10～30mmHg 时,即表明组织的血液灌注远远不足,出现缺血。例如在有肌间隔综合征的患者,组织压力为 40～45mmHg,而其舒张压为70mmHg,则表明需要进行切开减压。有学者用此法为 20 例肌间隔综合征患者测定了组织压,及时进行了减压,收到良好的效果。目前市场上已有用于测量组织压力的专用压力器商品出售。

肌间隔综合征的患者,其体温可能升高,白细胞计数增加,血沉也可能增快,但不一定说明患者有感染。

肌间隔综合征为一种发展性疾患,刚发生时可能症状不明显,遇到可疑情况,应密切观察,多做检查,以便早期确诊,并及时采取治疗措施。

五、治疗原则

1.由于肌间隔综合征是间隔区内压力上升所致,治疗关键就是早期减压,使间隔区内组织压下降,静脉血液回流,并使动、静脉的压力差加大,以便有利于动脉的血流灌注。组织压下降后可使小动脉重新开放(由于小动脉内、外的压力差变大),组织重新得到血液供应,消除了缺血状态。组织压下降后,也可以减轻反射性的血管痉挛。要达到减压的目的,就要把覆盖该间隔区的筋膜彻底而完全地切开,所以早期彻底切开受累间隔区的筋膜,是防止肌肉和神经发生坏死及遗留永久性功能损害的唯一有效的方法。

2.临床上需要引起注意的是在治疗肌间隔综合征时,任何抬高患肢、用冰袋降温、从外面加压及观察等待等措施,只能加重肌肉坏死,是错误的治疗方法。

(韩文武)

第四节 多发性创伤

多发性创伤系指在同一致伤因素作用下,人体同时或相继遭受 2 个以上解剖部位的严重创伤,而这些创伤即使单独存在也是属于严重创伤者。

多发性创伤应具备以下 3 个内容:

1.2 个解剖部位或脏器同时或相继发生创伤。

2.每一个创伤即使单独存在也不能视为轻微的损伤,而是具有一定临床重要性的较为严重的损伤,每一个创伤均可造成对生命的威胁或可能导致残废。

3.各个创伤均为同一致伤因素造成。

多处伤是指在同一解剖部位或脏器有 2 处以上损伤,例如小肠多处损伤或同一骨干的多段骨折或同一肢体的多处骨折。

多发骨关节损伤是指两个部位以上的骨折或脱位。同在一部位内的多处骨折脱位不计在内,同一机制造成的损伤,如踝关节骨折合并腓骨上段骨折,尺骨骨折合并桡骨头脱位,桡骨骨折合并下尺桡关节脱位等均按单一损伤计算。

一、多发伤临床特点

1.各部位的创伤具有不同表现和危险性

(1)头部创伤：主要是神志变化，严重者出现昏迷。

(2)面、颈部创伤：应注意气道阻塞而导致窒息。

(3)胸部创伤：85％以上是肋骨骨折引起的血气胸和肺挫伤。

(4)腹部创伤：常见实质性脏器破裂引起出血和休克，以及空腔脏器穿破引起腹膜炎。

(5)四肢创伤：出现骨折体征，长骨骨折和骨盆骨折可引起严重失血性休克。

2.休克发生率高：由于多发伤损伤范围广，失血量大，创伤的应激反应剧烈，易发生低血容量性休克，有时可与心源性休克同时存在。

3.感染发生率高：创伤后机体免疫功能受到抑制，伤口污染严重，肠道细菌移位，以及侵入性导管的使用，感染发生率高，多为混合感染。

4.易发生多器官功能衰竭，死亡率高。

由于休克、感染及高代谢反应，多发伤易并发多器官功能衰竭。多器官功能衰竭一般从一个脏器功能衰竭开始，后累及其他脏器。

5.容易漏诊与误诊：①早期表现隐匿：腹内实质性器官伤早期出血不多，生命体征变化不明显；颅脑创伤早期昏迷时间短，来院时已清醒，缺乏"典型的"腹内或颅内出血临床表现，易被认为伤情较轻而让病人回家或留在观察室而未仔细观察，从而延误救治时机甚至致死。②四肢伤掩盖内脏伤症状。常见有股骨骨折或其他长骨骨折，疼痛较重，而合并脾破裂腹膜刺激征轻，腹痛不明显，收到骨科先处理骨折而延误了脾破裂的诊断，直至血压降至正常以下、全身情况不好才注意到致命的内出血，以致延迟治疗。③早期多个系统伤似乎都不严重，分科处理后互相推诿。这类创伤如多根多处肋骨骨折、血胸合并脾破裂、肢体骨折，涉及胸外科、普外科和骨科。胸外科做了闭式引流，普外科做了脾切除，骨科做了固定，最后都认为已完成了与自己有关的治疗，在后续治疗上互相推诿，延迟或耽误后续治疗时机，也会加重病人病情。

6.涉及多个分科在救治顺序、指挥协调、手术人员安排、用药种类等处理顺序方面常造成混乱以致发生意外。

二、多发伤的救护原则

多发伤救治全过程中，早期是抢救生命，中期是防治感染和多器官功能衰竭，后期是矫正和治疗各种后遗症和畸形。此3阶段是紧密相连的，救治的每一步骤都要想到下一步可能会出现的问题并予以预防，如休克期输液要防止肾衰，因而要快速提升血压，防止低血压时间过长，大量输液抗休克又要防止输液过量引起肺水肿、脑水肿和急性呼吸窘迫综合征（ARDS）。进行抢救手术前、术中都要预防感染，除注意无菌操作外要静脉注射抗生素。术后定期测定血尿电解质变化、血细胞比容、血常规、蛋白，必要时做血培养，根据检查结果，每天调整输液种类和输液量，必要时改变抗生素的种类或剂量。在不能经口服或口服营养不足时，应静脉补充氨基酸、脂肪乳剂、各种维生素和微量元素。在估计需要禁食较长时间者，早期应用全静脉营养。重型创伤病人应予监护治疗。总之，严重多发伤的救治，需要大量人力物力和较长时间，有些要多科协作，有的伤员全过程中要转到不同科治疗，甚至后期还要进行整形、整容和康复治疗。

1.现场急救原则　现场急救人员必须迅速到达现场，除去正在威胁病人生命安全的因素。现场急救的关键是气道开放、心肺脑复苏、包扎止血、抗休克、骨折固定及安全地运送，使病人能活着到医院。

2.急诊室救护　解决呼吸道阻塞或呼吸功能紊乱引起的呼吸功能衰竭和心跳呼吸骤停；制止大出血和预防、纠正休克造成的循环功能衰竭。

ABC 原则现在已被大家所熟知。ABC 是英语气道、呼吸、循环的缩写,也是抢救工作的关键。

气道:抢救伤员的最先需要处理的是患者的呼吸道。在抢救过程中首先要保证患者呼吸道通畅,恢复或维持患者通气,给予吸氧支持。在患者受伤后,口腔、鼻腔内可能会有一些异物、出血和损伤组织妨碍通气。患者的体位对呼吸道的通畅和呼吸运动也有很大影响,对于一些体胖的患者更是如此。在抢救现场,急救人员要尽快通过手法清理鼻、口内的阻塞物,通过牵引摆好头部体位,通常是仰头位,吸出气道内液体,并尽快插入气管插管,以维持呼吸道通畅。对于颌面部没有损伤的患者,也可采用经鼻腔插管。对于怀疑患者有颈部损伤时,进行气管插管时要格外小心,以尽量减少继发性损伤。但不能因为患者有颈椎损伤而放弃建立通畅的气道。此时应手扶枕部,沿颈部进行直线牵引,手法要轻柔,轻仰头部插入气管插管。

呼吸:在建立通畅的气道后,若患者还不能进行良好通气,常见的原因则是气管插管的位置问题和血气胸。如证实或怀疑有血气胸的存在,应尽早进行胸腔闭式引流。在没有拍摄胸部 X 线片的条件下,通过听诊也要尽快作出合理的诊断。对于不能进行自主呼吸的患者,应尽快使用辅助呼吸和吸氧。呼吸机在建立气管插管后很容易与患者连通。这在患者有头部损伤、"连枷胸"等情况下对呼吸的支持十分重要。在没有呼吸机的条件下则要进行人工呼吸。

循环:在有明显出血的情况下,进行静脉输液是必不可少的。这对维持患者的血压和血容量十分重要。一般进行静脉输液的穿刺部位常常选择肘窝或腹股沟部位,有时则需要进行静脉切开插管。要避免在受伤肢体的远端进行输液。在输液过程中要注意观察患者的血压、脉搏和血细胞比容。有很多医生喜欢进行锁骨下穿刺,以便进行输液并可观察血流动力学的变化。通过检测中心静脉压或肺动脉压,可直接了解血容量是否充足,并且可直接进行大容量补液。补液时可先输入 1000ml 林格氏液,观察皮肤灌注情况(皮肤的颜色、温度和充盈情况等)、尿量,如有条件可观察中心静脉压。在病情不稳定的情况下至少应 5 分钟观察 1 次。如果血压没有恢复或血细胞比容低于 30%,应考虑进行输血。输血最好使用同型红细胞悬液,而非全血。如果患者对补充液体没有良好的反应,应考虑继续失血的情况存在。一个单纯股骨干骨折的患者,一般不会在补充液体后仍处于持续低血压状态,否则应考虑其是否合并有其他损伤。

伤口内可见的活动出血应及时用止血钳进行夹闭,也可用肢体止血带控制出血。肢体骨折应进行牵引或夹板固定,以减少不稳定骨折端的出血。如有紧急手术指征,应进行紧急手术。在生命体征相对平稳的情况下,为明确一些出血诊断,可进行腹部或骨盆的血管造影;必要时可进行血管栓塞止血。

3.暴露患处,全面检查　"CRASHPLAN"指导检查。即 C＝Cardiac(心脏),R＝Respiratory(呼吸),A＝Abdomen(腹部),S＝Spine(脊柱),H＝Head(头部),P＝Pelvis,L＝Limb(四肢),A＝Arteries(动脉),N＝Nerves(神经)。

在进行了以上步骤后,下面应对患者进行全身详细检查。对患者的受伤部位应彻底暴露,甚至全身暴露,以免遗漏对损伤的诊断。同时要对初步的化验结果进行分析,研究放射学影像。这些检查结果将是对患者病情进行判断,并决定进一步检查的根据。如果患者这时复苏的结果仍不理想,应重复以上 ABC 等工作。复苏不成功的常见原因有未能诊断的心包填塞、张力性气胸和腹膜后出血。如果危象不能纠正,应及时请上级医师会诊。

创伤患者血压的维持,首先是要保证心血管系统内的血容量。补充的液体应为晶体液、O 型血(在紧急情况下)及同型血。在血细胞比容超过 30% 后,输血的生理意义就不大了。进行抢救输液时,应用液体的温度应接近体温。输入低温液体会给患者带来不良影响,比如可影响血小板的功能及心脏的收缩等。维持血压的同时也需要良好的通气支持。血压、呼吸稳定后,根据需要进行一些诊断性检查。进行胸腔引流、心包穿刺及使用抗休克裤可能对恢复血压有利。也有报告认为抗休克裤对休克的抢救没有好处,建议在到达抢救中心后 30 分钟内应予去除。入院后应常规拍摄前后位胸部 X 线片、包括 T_1 的颈椎侧位 X 线片及前后位骨盆 X 片。如果在给予恰当的液体补充后,血压难以维持,应进行腹腔灌洗以判断腹腔出血情况。当患者血压可维持在中等水平时,可进行 CT 检查以确定是否存在有实质脏器的损伤,如肝、脾、肾的损伤等。CT 扫描可对颅内损伤、脊柱损伤和骨盆骨折的诊断也十分有益。对于持续的腹腔出血,腹腔灌洗的可靠性更高。

当头面部及颈椎有损伤时,必须进行头部 CT 扫描检查。根据情况拍摄脊柱的正、侧位 X 线片。有一些特殊的症状体征可对脊柱损伤作出诊断。但对于神志不清的患者,无法进行相应的体格检查,只能根据受伤机制进行估计。如果患者的血压不能通过输液、药物在短期内得到纠正,则通常需要进行紧急手术治疗。有研究表明,如果不进行手术干预,单纯的依靠输液来维持患者的血压,将会增加患者的出血和死亡率。

4.紧急手术　急诊手术通常应在手术室内进行。手术室应可以进行抢救生命所需的所有手术。对于一名持续性低血压的患者,为了进行累急抢救,在进手术室时可能没有对全部损伤作出诊断。在特殊情况下,某些手术可能在急诊室进行,如胸腔闭式引流、心内按摩术等。进入手术室的患者通常带有气管插管、静脉插管、导尿管等。如果没有颈椎的 X 线片,不能明确颈部是否有损伤时,应在手术时临时使用颈托固定颈部,避免在手术时加重颈部损伤。在紧急情况下手术,患者胃内可能存在大量内容物或是可能是在饮酒后致伤,所以在进行气管插管后,一定要给气管插管进行气囊充气,以封闭气道,避免胃内容物呕出后阻塞气道。此时麻醉师可给予短效静脉或吸入性麻醉剂及肌肉松弛剂,以配合抢救工作。

绝大多数这类手术是为了控制大出血。如为控制实质性腹腔脏器损伤或动脉损伤而进行的剖腹探查,或为控制主动脉、腔静脉及肺血管出血而进行的开胸手术等。穿通伤的损伤类型根据致伤物的不同,常有不同情况发生,常有多发损伤存在。在探查修复时应进行全面仔细检查,以防止遗漏。塌陷性颅骨骨折和硬膜下血肿也是紧急手术的指征,可在采取胸腹探查的同时进行开颅手术。在少数情况下,持续性出血是由于肢体损伤造成的,这时通常需要进行吻合血管和对骨折进行固定手术。

对于闭合性多发创伤患者,对股骨干和骨盆骨折的固定可减少肺功能衰竭的发生率。所以建议在出血得到控制后,患者病情相对平稳时,应对股骨干和骨盆骨折进行一期固定。对于非紧急的胫骨、足踝和上肢损伤,则可延期处理。如果患者情况允许,也可一期处理所有开放骨折和移位的股骨颈骨折及距骨颈骨折。在抢救过程中应注意保持患者体温。如果患者在暴露和输液过程中产生低体温状态,这将会对血小板功能、心脏功能和药物代谢极为不利。

在治疗过程中,对于伤情、患者的年龄、营养状态、一般身体状况要进行综合分析。目前有许多评分系统对多发创伤患者的受伤严重程度进行评价,并应用于创伤病例的分析研究中。包括创伤分类指数(TI),创伤评分(TS),简明损伤评分(AIS),创伤严重度评分(ISS)。在急诊手术中要综合考虑患者年龄、一般情况和 ISS 分值。如一名 ISS 为 40 分的 20 岁青年骑摩托所致的小腿严重开放骨折,进行的治疗可能是清创、外固定架固定,而对同样 70 岁的患者可能需进行膝下截肢术。

多发伤一期手术处理指多发伤病人各部位创伤需要手术处理,在病人情况许可时,应分组进行一次性处理。

多发伤病人均一般有两个部位以上需要手术处理,按一定的顺序是进行手术抢救成功的关键。紧急组成临时创伤抢救组,根据对病人生命威胁的程度决定手术的顺序。

(1)颅脑需手术处理伴有胸腹内脏伤者,应分组同时进行。

(2)胸腹联合伤,可同台分组剖胸、剖腹术;多数情况下,胸腔无大出血,但肺组织挫裂伤及漏气,应作胸腔闭式引流,再行剖腹术。

(3)四肢开放性骨折需在剖腹剖胸结束时进行清创术、外固定术;闭合性骨折可择期处理。

(4)血管损伤,因需全身抗凝,故其他部位需要手术处理时应分组同时进行。

5.稳定病情　这个阶段对患者的诊治目标可因患者在此之前的救治情况而有所不同。如果患者在此之前进行了紧急手术,这时就需要对患者进行详细的全身体检,补充一些早期没有明确的诊断。如果在此之前复苏工作十分成功,已完成了主要的诊断工作,这时的主要工作就是观察患者病情,稳定患者的生命体征。Claudi 和 Meyers 对此阶段的工作进行了总结,认为此阶段的主要工作应包括:①恢复患者稳定的血液动力系统;②恢复机体的供氧和功能器官的灌注;③恢复肾功能;④治疗出血性病变等。

这个阶段的工作应在紧急手术后和休克治疗的早期就应开始。这个时期可能持续几个小时到几天。这个阶段,要对所有开放伤口进行处理,骨折的肢体要固定在功能位。通常这个治疗过程应在 ICU 进行。在这里要尽快稳定患者的病情,防止发生器质性的损伤,并尽快为二期手术做好准备。

这个阶段,对休克进行观察和治疗仍是最重要的工作。要密切观察患者皮肤的颜色、温度、脉搏、血压等生命体征。对于年轻患者,由于有良好的代偿能力,这些体征可能表现不突出。失血 20% 时可能观察不到这些体征的变化;在失血 40% 时,可出现严重休克的表现:呼吸急促、心跳加快、低血压和代谢性酸中毒等。这时必须立刻纠正休克,防止发生器官衰竭。如果患者休克时间过长,要仔细观察肢体是否发生了骨筋膜间隔综合征,有时这种情况甚至会发生在健侧肢体。

在进行休克的抢救过程中,通常使用中心静脉导管进行检测,有时还使用 Swan-Ganz 漂浮导管检测血流动力学变化,包括肺毛细血管嵌入压、肺动脉压力和心输出量。动脉插管可连续检测血压变化和抽取血氧检查的样品。使用导尿管可收集全部流出的尿液。要根据生化和其他化验指标调整晶体和胶体的输液量。同时要不断监测血球压积、血气、尿量、心输出量、肺毛细血管嵌压和动脉血压。如果患者使用过造影剂,尿量指标的可信度会下降。检查静脉的血氧饱和度有助于了解主要器官供氧的平均水平,这个指标并不直接反映心输出量,但可代表患者的恢复情况。如果静脉的血氧饱和度在 70% 左右,动脉血中剩余碱不超过 $-5mEq/L$(即没有酸中毒的情况),可认为患者恢复良好。

对于创伤患者,在此阶段通常使用能够定容的呼吸支持。早期使用呼气末正压(PEEP)通气的方式对预防发生呼吸衰竭十分有效。在进行 PEEP 方式下辅助呼吸后,反复进行的血气分析结果会有直接的变化。当患者的血压、血氧饱和度及呼吸功能平稳时,对进行间断的呼吸支持反映稳定时,可暂停进行机械通气;如果患者没有头面部及气管的损伤,这时可安全地拔出气管插管。仔细阅读患者入院时的胸部 X 线片及每天对胸部 X 线片进行复查,对患者的呼吸管理十分有益。患者肋骨骨折的数量与血气胸的发生有直接关系。早期进行骨盆和股骨骨折的固定,避免进行牵引是此阶段对患者进行治疗的关键。

对休克治疗的同时一定要维持良好的肾功能。在这两个阶段维持良好的血压和尿量,几乎可 100% 的防止发生肾衰竭。如果在正常的心输出量和肺毛细血管压的情况下出现了少尿情况,对于老年患者可使用利尿剂。如果通过对血清和尿的电解质进行检查,在少尿期肾衰竭后出现了多尿期肾衰竭,应请肾脏科医生帮助进行肾脏透析。

对于多发创伤患者来说,凝血缺陷往往是由于血液稀释(如血小板及凝血因子的稀释)和与休克相关的肝功能不良的结果。前者更常见。偶尔会有输血反应发生。在允许的情况下应进行交叉配血,并且在每输入 8~10 单位的红细胞时,应补充 6 单位的血小板。在大量输血后出现凝血酶原时间和部分凝血酶时间延长时,应补充新鲜冻干血浆。对弥漫性血管内凝血(DIC)的最好治疗是进行预防,因为此反应一旦发生将很难逆转。在休克初期的治疗中,预防这些并发症的发生十分关键。

深静脉血栓在创伤患者中很常见。与血栓形成有关的常见损伤为脊柱脊髓损伤、股骨骨折、胫骨骨折和骨盆骨折等。肺栓塞的发生则多在多发创伤患者中,伴有骨盆骨折的患者是不合并骨盆骨折患者的10倍(2%和0.2%)。超声波检查深静脉血栓的灵敏度为100%,准确性为97%,特异性为97%。对血栓形成进行预防是十分必要的。有报告建议对不合并脑部损伤的患者应预防性应用肝素和华法林。亦有报告建议对下肢近端已形成血栓的患者,如果需要对骨折进行固定手术,特别是对骨盆骨折、髋臼骨折、股骨干骨折患者,术前应预置腔静脉过滤器,以防止肺栓塞发生。

6.延期手术　对多发创伤患者进行抢救时,应首先要处理好开放伤口,所有骨折在治疗期间都应使用内固定或者外固定进行制动,肢体要保持在功能位。这样可以减少感染的发生机会;由于对肢体的固定也缓解了疼痛,也可减少麻醉药品的使用。麻醉剂对神经系统、呼吸系统和胃肠功能都有抑制作用,应尽可能减少其使用量。在多数情况下,可在3～4小时内稳定住病情,可以对患者在手术室内进行非致命性损伤的处理。长时间使用呼吸机或需要使用高压通气时,对麻醉师和麻醉机都有特殊要求。

如前所述,手术固定股骨骨折和骨盆骨折对预防肺功能衰竭有很大好处,所以在可能的情况下,应一期对股骨骨折和骨盆骨折进行固定。为避免发生一些肌肉骨骼系统的并发症,有些问题应在6～8小时内得到处理。小腿和前臂最容易发生骨筋膜室综合征。为防止肌肉细胞坏死和神经功能的丧失,应在骨筋膜室综合征发生的早期进行筋膜切开术。骨筋膜室综合征的发生与低血压和周围组织的血液灌注较差有关。对进行长时间复苏抢救的患者,对此应有警惕。有时此并发症可发生在非骨折的肢体。开放骨折的感染发生率相对较高。对开放骨折要急诊手术并进行清创冲洗,以减少感染的发生。对于合并血管损伤的骨折,应在6小时内进行血管重建,以避免丧失肌肉、神经功能。如果血管再通时间超过这个时间,要警惕骨筋膜室综合征的发生。有些证据表明,早期进行关节囊切开,开放复位股骨颈骨折并进行加压内固定,可减少股骨头坏死的发生。对股骨颈骨折及移位的距骨颈骨折进行早期处理,也可避免这些主要的负重关节发生骨坏死。其他一些主要部位的骨折,如股骨远端、胫骨近端、胫骨远端、足部和踝部、腕部和肘部的骨折,应为下一步优先处理的骨折。特别是肘关节、踝部及后足部的严重骨折,如不能在8～10小时内完成手术,局部将肿胀、形成水泡,这种情况下手术不得不在伤后8～12天后进行。那时则骨折复位会比较困难。所以如有机会,对这类手术也应尽早进行。由于转诊不得不延期手术的患者发生并发症的机会较多。对于胫骨闭合骨折的内固定手术可在二期进行,特别是合并同侧股骨干骨折时,更应如此。根据Veith等人的报告,此类患者经保守治疗的结果很差,骨折不愈合发生率较高,并且膝关节活动明显受限。上肢骨干的骨折也应属于此类骨折。钝性创伤患者,特别是早期需进行气管插管或合并颅脑损伤的患者,由于无法进行体检,常常会有漏诊的情况发生。所以第2天应对四肢进行全面复查,以早期进行诊断。这类漏诊在意外伤害中的发生率接近10%。对于有低血压发生的患者,要警惕骨筋膜室综合征的发生,对足部、踝部以及前臂都应进行检查。对于有无神经损伤的不稳定的颈椎、胸椎及腰椎的骨折,要根据情况进行治疗。如患者有完全的远端肢体神经功能丧失,且脊髓水平的反射有恢复(如,球海绵体反射),最好的治疗是早期对骨折进行稳定手术,以利患者康复。此类患者不应采取卧床及保守治疗。手术应在5～7天内完成,大多是进行后路固定和融合。这样患者可将体位直立,以改善肺循环的通气灌注效率。此类患者因缺乏肢体活动,深静脉栓塞的发生率较高,进行手术固定后,可进行早期被动活动,以降低血栓形成的可能性。对于没有神经损伤的脊柱损伤,为进行早期活动及防止由于长期卧床所造成的合并症的发生,也可采取相同的治疗。

对于创伤患者的营养状态也应给予足够的重视。多发创伤患者在愈合过程中对营养热量的需求很大。在患者不能自己进食的情况下,可进行鼻饲。如患者有颅脑损伤或有腹部手术、颌面部损伤,每天进食热量达不到 2000～3000kcal,就应进行周围静脉营养支持。应根据计算热量、皮脂厚度及淋巴细胞计数指导制定营养计划。

经过以上治疗后,下一步的问题是抗感染。败血症可导致多气管衰竭。损伤的组织自身会有免疫反应。创伤产生的失活组织通常存在于创口周围,并与活性组织有一个交界区。细菌在此区生长会将活性组织变为失活性组织。由于此区有部分微循环存在,静脉应用抗生素可在此区产生抗感染作用,从而避免组织坏死的发生。及时合理地应用抗生素也可预防伤口合并症的发生。

创伤和复苏过程会激活白细胞系统,产生氧自由基,对组织产生进一步损伤,如肠道黏膜的损伤等。损伤后细菌可进入肠道的淋巴系统和门静脉系统,也可以激活了肝脏的白细胞系统。这些反应可能与肺脏及多器官的衰竭(MOF)有直接关系。肺的白细胞系统的激活及肺的脂肪栓塞与肺不张的发生有关。所以钝性多系统的创伤会激活多系统的白细胞,产生氧自由基,导致感染性气管衰竭。在肺部则常发生成人呼吸窘迫综合征(ARDS)。

7.康复 在对多发创伤患者进行生命复苏、创伤修复以及控制并发症后,患者进入了恢复阶段。在完成对患者挽救生命、创伤修复后,患者最后的功能恢复将依赖于此阶段的康复工作。多发创伤后患者遗留的永久性功能障碍,绝大多数是由于肌肉骨骼系统和神经系统创伤造成的。目前的医疗水平还不能恢复神经完全损伤造成的功能丧失。但对于肌肉骨骼损伤的治疗,可恢复运动系统的大部分功能。对肌肉骨骼损伤的修复应尽早进行。在骨折愈合发生前,骨折复位容易达到良好结果。关节内骨折最好在 24 小时内进行手术处理。急诊进行脊柱的复位和固定,对不全的脊髓损伤和神经根损伤的功能恢复有最好的结果。患者的康复工作在手术治疗完成后就应开始进行。对颅脑损伤、颌面部损伤及泌尿、生殖系损伤的患者,应注意其营养问题。同样,在创伤后患者会产生精神抑郁。营养师和心理医生在此阶段起着重要作用,对最后患者的功能恢复有着直接影响。目前,国内对创伤后营养和心理问题重视不够,也缺少这方面的专业人才和组织机构。

在美国,对严重的多发创伤患者,特别是伴有颅脑损伤的患者,在此阶段被转运至康复中心医院进行治疗。那里有专业的康复医生指导康复工作。每个患者的治疗组由康复护士、物理治疗师、心理医生、骨科医生、泌尿科医生及神经科医生组成。他们可对患者的功能恢复进行最为全面系统的康复治疗。那些不需要语言训练和职业康复治疗的患者,且没有需要在院康复的神经系统损伤,可在自己家中进行康复治疗,骨科医生可指导物理治疗师和家访护士进行康复工作。对严重的骨骼肌肉损伤的患者,在出院后 6 周内,康复医生应反复指导其训练,并在其后每 3～4 周复查 1 次,直到其最大程度地获得了功能恢复。

(韩文武)

第五节　复合伤

一、定义

人员同时或相继遭受 2 种以上(含 2 种)不同性质致伤因素作用而引起的损伤称为复合伤。不同性质致伤因素是指它能引致独立的、特定的一类损伤,如高热引致烧伤,放射线引致放射损伤。所致的损伤须达到一定的严重程度,即真正发生了"伤"。如"放射损伤"是指受到 1Gy 以上照射而发生的放射损伤(即放射病），低于此照射量，一般仅发生放射反应，即使复合其他损伤，多不现实或不明显显示复合伤的特点，这与原来的单一损伤没有明显的区别。

二、战时和平时复合伤的发生情况

核武器袭击时，复合伤的发生率很高。和平时期的爆炸事故或交通事故中，常发生冲击伤、烧伤和创伤的复合伤；而在核事故中则可见到放射损伤与烧伤或冲击伤等的复合伤。

三、伤类和伤情

1.复合伤的分类　通常将复合伤分为2大类。复合伤伤员中有放射损伤者称为放射复合伤，如放射损伤复合烧伤；无放射损伤者，称为非放射复合伤，如烧伤复合冲击伤。复合伤的命名，将主要伤列于前，次要伤列于后，如放烧复合伤，表明放射损伤是主要损伤，烧伤是次要损伤。

2.合伤的伤情分度　为了及时有效地进行急救、诊断、后送和治疗，必须对复合伤伤情进行分度，各类复合伤按伤情的严重程度可分为：轻度、中度、重度和极重度4级。复合伤的分度是以各单一伤的伤情为基础，在中等以上损伤复合后常出现复合效应（主要是相互加重）。

四、复合伤的基本特点

复合伤的基本特点是"一伤为主"、"复合效应"。"一伤为主"是指复合伤中的主要致伤因素在疾病的发生、发展中起着主导作用；"复合效应"是指机体遭受2种或2种以上致伤因素的作用后，所发生的损伤效应，不是单一伤的简单的相加。单一伤之间可相互影响，使原单伤的表现不完全相同于单独发生的损伤，整体伤情也变得更为复杂。

大量研究表明，"相互加重"是复合伤效应的重要表现。但复合伤在有些情况下也可不加重，甚至减轻。复合效应可表现在整体效应、组织脏器和细胞效应上或分子水平效应上；复合效应也可表现在重要的病理过程中，不同病程、不同脏器表现可不尽一致。

创伤复合伤的伤情较一般创伤更为严重，其特点是：①死亡率高，早期（几小时内）可死于大出血、窒息；最初几天内可死于休克和急性器官功能衰竭；稍后则主要死于感染和多器官功能衰竭。②休克发生率高，且程度严重。③感染发生早而重，持续时间长，常伴全身感染。④心肺损伤很突出，肾功能障碍更常见。

五、临床诊断

1.症状和体征　复合伤的临床诊断是根据复合中度以上损伤常产生相互加重伤情的特点，在识别单一伤种类和伤情的基础上进行的。因此，主要损伤的重要症状和体征就成为诊断的依据。但应掌握单伤复合后伤情规律的变化。在严重烧伤情况下，血便和柏油样便均不能作为诊断放射损伤的特异性征象，因为严重烧伤也可引起血便和柏油样便。此时，应根据其他征象综合判断放射损伤的有无及其程度，此外，不管何类复合伤，在病程中如出现衰竭、拒食、柏油样便或体温下降等，都表明伤情重度以上，是疾病危重的表现。

体表烧伤和外伤易于察见,诊断的难点和重点在于是否复合放射损伤和内脏冲击伤。以下症状和体征有助于复合伤的早期诊断:

(1)大面积烧伤而无明显的放射病早期症状,可能是以烧伤为主的复合伤。

(2)烧伤伴有耳鸣、耳痛、耳聋、咳嗽或有泡沫血痰、可能是烧冲复合伤。

(3)伤后有恶心、呕吐、腹泻,同时有烧伤和冲击伤的症状,可能是放烧冲复合伤。如还伴有共济失调、头部摇晃、抽搐等中枢神经症状,可考虑为脑型放射复合伤。

(4)整体伤情表现比体表烧伤或外伤要严重,应考虑是否复合放射损伤或内脏冲击伤。

2.血象和生化指标

(1)以放射损伤为主的复合伤,白细胞数有不同程度的下降,受照剂量越大,白细胞数下降越快、越低。以烧伤为主的复合伤,白细胞数一般呈增高反应,伤情危重者也可出现白细胞下降,但中性粒细胞一般不减少。

(2)烧冲复合伤时,血清谷草转氨酶(SGOT)的升高程度与伤情比较一致。重度以上伤情大多有明显升高。伤后 1 天 SGOT 超过 300 单位多为极重度伤情。而中度伤情可见无明显变化。

(3)极重度烧冲复合伤时,血中非蛋白氮(NPN)显著升高。伤后 3 天平均为伤前的 276%。NPN 的极度升高表明伤情严重,肾脏可能发生肾小球缺血病变。

(4)极重度伤情的烧冲复合伤,二氧化碳结合力迅速降低。伤后 3 天内降至 14mmol/L 以下者,说明伤情严重。

3.特殊检查

(1)心电图:烧冲复合伤时心电图变化的几率较高,如 P 波增高、低电压、ST 段移位及倒置等。这些变化在一定程度上反映心脏及肺脏病变,但属非特异性,可作为判断整体伤情严重程度的参考。

(2)肺分流量和血气分析:肺部受冲击伤后,肺分流量显著增高,其变化比血氧分压更敏感,在很大程度上可反映肺部损伤程度。严重肺损伤时,血氧分压下降,对观察伤情发展有一定参考。

(3)影像学检查:X 线检查对诊断骨折、胸部冲击伤(气胸、肺出血和肺水肿等),腹部冲击伤(气腹等)、呼吸道烧伤和异物的定位等有特殊价值。

(4)其他:肺冲击伤时,也可做超声波检查;颅胸损伤时,脑电图、脑血流图都可提供参考,必要时可进行腰穿测脑压和检查脑脊液。

六、急救

复合伤的急救与一般战伤基本相同,包括止血、止痛、包扎、骨折固定、防治窒息、治疗气胸、抗休克等。由于复合伤时休克发生率高,感染常是复合伤的重要致死原因,故应强调尽早采取抗休克和抗感染措施。如复合急性放射损伤有呕吐者,进行止吐处理。烧伤或其他外伤创面较大时,为预防感染可给长效磺胺或其他抗菌药物,而后迅速后送。在伤情允许的情况下,皆应先洗消后再做其他处理。

七、治疗

1.放射复合伤的治疗　可参照急性放射病的治疗原则,积极地进行有计划的综合治疗。

(1)防治休克:原则和措施与一般战伤相同。

（2）早期使用抗放药：对急性放射病有效的抗放药对放射复合伤也基本有效的，伤后应尽早给予。疑有放射性物质进入体内者，应尽早服用碘化钾 100mg。必要时还可采用加速排出措施。

（3）防治感染：早期、适量和交替使用抗菌药物，积极防治感染。中度以上复合伤，初期可选用长效磺胺，发热或白细胞明显降低时，可换用青霉素或链霉素，极期改用广谱抗生素。除全身使用抗菌药物外，应加强对创面局部感染的控制，以防止和减少细菌入血。当存在严重感染时，可少量多次输注新鲜全血，以增强机体防御功能。应注意对厌氧菌感染的防治，如注射破伤风抗毒素，配合使用抗生素、早期扩创等。

（4）防治出血、促进造血和纠正水电解质紊乱辐射剂量超过 6Gy 的极重度放射复合伤，有条件时应尽早进行骨髓移植。输血输液时要注意总量及速度，防止发生或加重肺水肿。

（5）手术处理：争取创伤在极期前愈合，尽量使沾染的创伤转为清洁的创伤，多处伤转为少处伤、开放伤转为闭合伤，重伤转为轻伤。

1）手术时机：一切必要的手术应及早在初期和假愈期内进行，争取极期前创面、伤口愈合；极期时，除紧急情况外（如血管结扎术和穿孔修补术等），原则上禁止施行手术；凡能延缓的手术，应推迟到恢复期进行。

2）麻醉选择：局麻和硬膜外麻醉在病的各期都可应用。乙醚麻醉和硫喷妥钠麻醉在初期和假愈期可以使用。有严重肺冲击伤者，不用乙醚麻醉，防止加重肺部症状。

（6）手术原则：因手术可能加重病情，故术前要周密计划、充分准备。麻醉充分、严格无菌、手术操作熟练、尽量缩短麻醉和手术时间。清创应彻底，但注意保护健康组织。严密止血，伤口一般延期愈合。骨折应及早复位，骨折固定时间应根据临床及 X 线检查结果适当延长。

2.烧冲复合伤的治疗　以烧伤的治疗原则为基础，考虑复合冲击伤后的新特点，进行积极有效的治疗。

（1）积极抗休克，同时注意保护心肺功能，肺部损伤的伤员要适当控制输液速度和总量。对于丢失大量液体，血容量不足，低血压和少尿伤员。要及早补液，给氧。

（2）加强抗感染：重度以上烧冲复合伤感染并发症多，开始亦早，因此抗感染要及早实施。同时加强创面处理，改善营养，增强机体抵抗力。

（3）保护心肺和肾等脏器功能及早补液、避免长时间低血压和缺氧。对少尿者酌情给予扩张肾脏血管的药物，以增加肾血流量。同时应严密保护心肺和胃等脏器功能。

（4）外科处理：有呼吸道烧伤或肺冲击伤者，不宜用乙醚麻醉。深度烧伤创面位于长骨骨折处时，可早期切痂植自体皮。骨折可用外固定架固定。手术切口如不能避开烧伤创面，则手术应在烧伤创面发生感染之前尽早进行。手术操作要轻，逐层严密缝合切口，局部创面加用抗菌药物。

（韩文武）

第六节　群发伤

目前还没有一个群发伤的严格定义。大批伤、成批伤与群发伤的含义相同或相近，群发伤或许更接近平时发生的大批创伤伤情的含义。

当有 3 名或 3 名以上在同一次事故中受伤的伤员来诊时，医院便启动群发伤急救的应急机制。

致伤原因：除战伤外，平时发生群发伤主要见于多种自然灾害和事故。自然灾害包括：地震、风灾、海啸、山崩等。事故主要是各种的爆炸事故和交通事故。特点：①致伤原因发生突然、难以防范。②在短时间内突然发生大批伤员、伤情复杂,多发伤、复合伤多。③医疗救治条件难以满足救治的需要,有时当地的医疗机构也丧失了救治能力。④救治方法以分级救治为原则。

原则:对平时群发伤的救治原则是借鉴了战伤的三级救治原则。即造成伤害现场的抢救,靠近现场的早期救治机构的救治和医院的救治。需要强调的是群发伤的救治不仅能体现出精湛的医术,更要体现出救治过程中的行政管理、人力协调、后勤保障等方面的高水平。

平时准备:对大批创伤伤员的救治,必须建立在平时良好工作的基础上,预有准备,充分发挥各级医疗网、医疗机构的作用,并得到全社会的支持。

现场的自救互救和医疗抢救:包括致伤现场的止血和挖掘。

对伤员的检伤分类:要及时组建检伤分类的机构,选派最有经验的医生担当检伤分类员。这个工作或许是群发伤抢救工作中最最重要的环节,无论如何强调都不过分。

在伤检分类工作完成后,每个伤员可按各自伤情进行个体救治。在群发伤的抢救过程中,多科室和人员的协同合作对群体的抢救效果十分重要。

（**毛军胜**）

第十一章　骨折

第一节　手部骨折与脱位

一、拇指腕掌关节脱位

（一）应用解剖及发病机制

拇指腕掌关节位于第 1 掌骨基底和大多角骨之间，由两个相互对应的鞍状关节面所组成。冠状面观，第 1 掌骨基底关节面隆凸；矢状面观凹陷。大多角骨远侧关节面的形状则与之相反，但曲率稍有减少。拇指腕掌关节的关节囊和韧带厚而松弛，关节面并不贴合，故关节的活动范围较大，除屈-伸、内收-外展、回旋外，还有轴向旋转运动，即第 1 掌骨随着关节屈-伸而呈现旋前-旋后运动。

关节周围的韧带共有 4 条：外侧韧带较宽，起、止于大多角骨和第 1 掌骨基底的外侧部。掌侧韧带起自大多角骨结节，然后向远侧斜行止于第 1 掌骨基底的掌尺侧结节。桡背侧韧带也为斜行韧带，起自大多角骨背侧部，止在第 1 掌骨基底掌尺侧结节。第 1 掌骨间韧带很短，起自第 2 掌骨基底桡背侧部，呈扇面状，有纤维与掌、背侧韧带汇合，止在第 1 掌骨基底掌尺侧结节，此韧带有制约第 1 掌骨基底向桡侧脱位的作用。但也有人认为，掌侧韧带对第 1 腕掌关节的稳定更重要。根据 Strauch、Behrman 和 Rosenwasser 的尸体研究结果，桡背侧韧带和掌侧韧带是防止脱位的最重要韧带。

单纯的腕掌关节脱位较少见，临床上见到的多为半脱位。当第 1 掌骨处于轻度屈曲位时，作用其上的纵向暴力可使掌骨基底向桡背侧脱位。有时，可并发侧基底撕脱骨折。但是由于有掌侧韧带和第 1 掌骨间韧带的附着和牵拉，基底掌侧部相对稳定，这一纵向暴力更易导致掌侧基底骨折，即 Bennett 骨折-脱位。

（二）临床表现及诊断

由于导致腕掌关节脱位的暴力常较强大，容易合并掌骨骨折，因此容易漏诊腕掌关节脱位，应予以注意。其诊断依据如下：

1.腕部有受伤史，拇指背侧肿胀明显，活动受限。

2.拇指背侧有明显的压痛点。

3.X 线检查需要进行后前位、侧位及斜位摄片。摄片常可发现脱位、半脱位、骨折等表现。

拇指腕掌关节由于退行性改变，可发生半脱位。检查可发现腕掌关节异常活动，X 线摄片可发现骨关节炎表现。

（三）治疗

急性单纯性脱位，予以纵向牵引和掌向推挤掌骨基底，可以很容易地复位，然后经皮穿针将关节固定于充分旋前位,再用拇"人"字管形石膏作制动。6周后,去石膏、拔针,开始主动活动。但拔针后仍有个别患者会再次发生脱位或半脱位。因此,拔针后还应佩戴保护性石膏4~6周,活动锻炼也应循序渐进,不可操之过急。

陈旧性半脱位,应做切开复位和韧带重建。在第1掌骨近端1/2沿大鱼际肌桡侧缘作纵形切口,在腕远侧横纹处弯向尺侧,然后再沿桡侧腕屈肌腱向前臂延伸,止于腕上2~3cm处。从骨膜下显露第1掌骨基底侧面、骨膜外显露大多角骨掌侧部,显露和游离桡侧腕屈肌腱,在前臂远端将肌腱的桡侧半切断并向远侧劈裂,使其成为远端附着在第2掌骨基底、近侧端游离、长约6cm的腱条。将脱位的掌骨复位,然后用细克氏针将拇指固定于功能位,但要注意针的位置对后面所要进行的钻孔不要有妨碍。用直径2.5mm的钻头由第1掌骨基底背侧(拇短伸肌腱止点尺侧)向掌侧钻孔,将预制好的腱条由背侧口引出,经拇长展肌腱的深面绕到腕关节掌侧并抽紧,然后将腱条与出口处的骨膜、拇短伸肌腱止点缝合在一起。在接近止点处将腱条绕经桡侧腕屈肌腱的尺侧半,抽紧后折回,与第1掌骨基底骨膜、韧带缝合在一起。术后,予以石膏托外固定。4周后,去除固定物,开始进行主动活动。并发创伤性或退行性关节炎的脱位,可做关节成形或融合术。

二、拇指掌骨骨折

(一)应用解剖及发病机制

第1掌骨是掌骨中最短、最粗的掌骨,分头、颈、干和基底四部分。但与其他掌骨比,头的曲率小,关节面宽阔,横径大于前后径。掌骨干短而粗,内、外侧面分别有第1背侧骨间肌、拇对掌肌附着。基底粗糙宽大,与大多角骨构成第1腕掌关节。其桡侧有拇长展肌腱附着,尺侧有拇短屈肌腱和第1背侧骨间肌附着。四面还有韧带加强。

第1掌骨的次级骨化中心位于掌骨近端,而其他掌骨则是位于远端。它与初级骨化中心愈合的时间也较其他掌骨晚1年左右。

第1掌骨骨折多发生于掌骨的近端,分关节内与关节外2种。前者包括有Bennett骨折和Rolando骨折。

1.Bennett骨折 又称Bennett骨折-脱位,因为同时合并有腕掌关节脱位。Bennett于1882年最先描述。当第1掌骨处于轻度屈位时,作用其上的纵向暴力可使基底向近、背侧移动并与大多角骨撞击,由此可导致基底骨折。骨折线偏于掌侧,断面近乎与掌骨纵轴附着,留在原位不动或有轻微的旋转。而背侧骨折块,即第1掌骨,则在拇长展肌腱和拇收肌的协同作用下向桡背移位,第1腕掌关节呈现背侧脱位。掌侧骨折块通常小于基底关节面1/3。

2.Rolando骨折 有别于Bennett骨折-脱位,较少见,为Rolando在1910年最先描述。骨折线呈"T"或"Y"形,基底碎成3块或多块,预后较差。从形态上看,Rolando骨折更像是粉碎型的Bennett骨折,除了掌侧基底与骨干分离之外,背侧基底也与掌骨干分离。

3.关节外骨折 关节外骨折较常见,治疗也相对简单。骨折线有横形和斜形之分,但均不与关节相通。后者需注意与Bennett骨折相区别。远侧骨折段在拇长屈肌腱和拇收肌的牵拉下向掌尺侧倾斜,近侧段由拇长展肌腱牵向桡骨侧,致使骨折呈现向桡骨成角移位。

(二)临床表现及诊断

临床上常表现拇指活动受限、疼痛以及手的捏、抓无力。检查可见局部肿胀、疼痛和压痛,拇指内收-外展和对掌运动受限。通过X线平片检查可明确骨折类型。

（三）治疗

1.Bennett 骨折　治疗 Bennett 骨折-脱位的方法有 20 余种,绝大多数为非手术疗法。

牵引和外展第 1 掌骨,同时向掌侧按压掌骨基底背侧,骨折及脱位极易复位,但放松牵引后也极易再脱位。因此,应先在掌骨基底背侧置放一个软垫,然后做短臂拇"人"字管形石膏,在石膏硬化前予以闭合复位,同时塑形石膏使其与肢体均匀贴合,将第 1 掌骨固定在外展位,利用突出的软垫抵住脱位趋势、维持复位到愈合。也有些学者设计了各种各样的支具,通过皮牵引或骨牵引来防止掌骨基底背向滑脱,同时维持第 1 掌骨于外展位。还有些学者认为,将第 1 掌骨固定在内收位不是外展位,会有利于骨折复位的维持。

闭合复位虽然容易,但要使关节面对合平整无台阶并靠外固定物维持这一位置到骨折愈合却非易事。因此,在闭合复位成功之后穿针做内固定,不失为一种值得推荐的治疗方法。具体步骤是牵引、外展掌骨做闭合复位,如果关节面光滑平整、无明显的台阶,可在影像增强器监视下经皮穿 1 根或 2 根针将两骨折块固定在一起。若掌侧骨块较小,可穿针至大多角骨,维持复位到愈合。术后,用短臂拇"人"字管形石膏做外固定,4～6 周后拔针、开始功能锻炼。如果闭合复位后关节面仍有明显的台阶,则需行切开复位内固定:在第 1 掌骨桡背侧面沿大鱼际肌桡侧和近侧边缘做"L"形切口,从骨膜外显露骨折及第 1 腕掌关节,切开桡侧关节囊,在直视下复位直至关节面光滑平整无台阶,并用布巾钳做暂时固定,然后钻入加压螺丝钉。如果掌侧骨折块较小,可使用克氏针做固定,并将其中 1 根穿至大多角骨或小多角骨,以增加固定的稳定度。关闭切口前,应仔细修复关节囊。使用加压螺丝钉做内固定,次日即可开始进行适量的主动活动,但应佩戴保护性的外固定物至骨折愈合。用克氏针固定,还需用拇"人"字管形石膏-做加强。4～6 周后拔针、开始主动活动。

有文献报道,Bennett 骨折-脱位即使复位不良,畸形愈合后拇指功能障碍也并不十分严重。但解剖位愈合可减少创伤性关节炎发生的机会,有利于关节运动功能的恢复,因此在条件允许的情况下还应以此为治疗标准。

2.Rolando 骨折　治疗主要是依据骨折块的粉碎程度和移位幅度而定。骨折块较多,无法使用内固定,可行闭合复位外固定。单纯的拇"人"字管形石膏固定或皮牵引治疗,难以获得满意效果,尽可能不用,而用骨牵引或外固定架来维持复位。如果骨折块小而多,可在牵引一段时间之后待局部肿、痛消退,早期开始主动活动,以便能利用关节囊、大多角骨关节面引导及模板作用,使破损的基底关节面重新塑形。如果骨折块较大,可行切开复位,用螺丝钉、钢板或克氏针做固定,入路同 Bennett 骨折。

3.关节外骨折　外展和背伸远侧骨折段通常可使横形骨折闭合复位,然后用短臂拇"人"字管形石膏固定 4 周。固定时应避免掌指关节过伸,不然会导致远侧骨折段屈曲。如果骨折相互嵌插,成角移位难于矫正,或解剖复位后难于维持,不要急于手术治疗。因为第 1 掌骨即便有 20°～30°成角畸形,除外观局部隆起外,多无明显的运动功能障碍。

斜形骨折的稳定性较差,闭合复位之后如果用短臂拇"人"字管形石膏不能维持位置,可经皮穿针做内固定。

三、拇指掌指关节脱位及韧带损伤

（一）应用解剖及发病机制

拇指掌指关节是由近节指骨基底、掌骨头、掌板、桡尺侧籽骨、侧副韧带、副侧副韧带和关节囊所组成的多轴关节,具有屈-伸、内收-外展、回旋和旋转运动。但由于掌骨头横径大、关节面宽阔,侧方偏斜运动的幅度明显小于手指的掌指关节。

掌骨头略呈四边形,曲率小,横径大于前后径,掌侧关节面内有2个与籽骨成关节的小面。这2个小面有时突出,在关节背侧脱位后可影响掌板恢复原位。籽骨一般为2个,分别位于掌板的桡、尺侧并接受拇短屈肌和拇收肌的抵止。侧副韧带起自掌骨头的侧方,止在近节指骨基底侧方。关节屈曲时,韧带紧张,伸直时松弛,是维持关节侧方稳定的重要结构。副侧副韧带薄而平,由掌骨头止于掌板和籽骨。在关节尺侧,拇收肌腱止于尺侧籽骨和近节指骨基底的尺侧,并有部分纤维加入指背腱膜的尺侧扩展部。在桡侧,拇短展肌腱和拇短屈肌腱除了止于桡侧籽骨和近节指骨基底桡侧之外,也有部分纤维并入指背腱膜的桡侧扩展部。这些结构对关节的稳定也有一定的作用。

拇指掌指关节损伤有尺侧侧副韧带损伤、桡侧侧副韧带损伤和关节脱位3种类型。

1.尺侧侧副韧带损伤　拇指掌指关节过度桡偏和背伸的暴力,常会导致尺侧侧副韧带及掌板的不全性断裂或完全性断裂。断裂多发生于指骨基底附着部,有时可并发基底撕脱骨折。侧副韧带断裂后,指背腱膜的尺侧扩张部往往会置于断端间,妨碍韧带愈合。

过去英国狩猎场的看护人,常有拇指掌指关节尺侧侧副韧带慢性损伤,与他们经常徒手宰杀小猎物的职业习惯有着密切的关联。因此,Campbell将此种损伤称之为狩猎场看护者拇指。以后,这一名称的含义扩大,泛指尺侧侧副韧带的各种损伤,其中也包括韧带的急性损伤。有些学者认为使用滑雪者拇指来表示尺侧侧副韧带的急性损伤似乎更贴切,因为滑雪杖与拇指的撞击是其常见的原因。

2.桡侧侧副韧带损伤　较少见。多为门挤压或竞技暴力所致。

3.掌指关节脱位　远比手指关节脱位多见。背侧脱位多于掌侧脱位。

背侧脱位,常为关节过伸暴力所致。掌板多从膜部撕裂,并随指骨一起向掌骨头背侧移位。当其置于指骨基底和掌骨头之间时,闭合复位极难成功。桡、尺侧侧副韧带常不断裂,而是随着指骨基底滑向背侧。但是如果损伤时暴力偏向一边,也可导致一侧韧带断裂。往往并发侧副韧带损伤。掌侧脱位极罕见。

(二)临床表现及诊断

1.尺侧侧副韧带损伤　伤后,关节尺侧肿胀、疼痛及压痛显著,关节运动受限。将掌指关节被动桡偏,运动幅度如果明显增加(大于健侧10°),提示韧带完全断裂。否则,可能是不全性断裂。这项应力检查应在局部浸润麻醉后进行,以免因疼痛、肌肉痉挛限制关节偏斜而使结果呈现假阴性。此外,还应做双侧对比,以减少个体差异的影响。除了在掌指关节伸直时做侧方偏斜应力检查之外,还要在屈曲时做,因为侧副韧带在关节处于伸直位时是松弛的,关节的侧方稳定还有周围其他结构的支持,不易确定侧副韧带是否断裂。尺侧侧副韧带断裂后,拍拇指应力位平片可见掌指关节尺侧间隙增宽,关节面不平行。在实施应力位平片检查之前,应做常规平片检查,以免不知道有骨折存在而使之移位。与韧带损伤并发的骨折,多为近节指骨基底部的撕脱骨折、骨折块大小不等。利用掌指关节造影和关节镜来诊断侧副韧带损伤,虽有报道,但似乎无明显的临床意义。

2.桡侧侧副韧带损伤　损伤局部有肿胀、疼痛和压痛。予以关节尺向外力可见关节尺偏运动幅度增加。

3.掌指关节脱位　简单性脱位,又称半脱位,掌指关节常常呈现过伸畸形(40°~90°不等),即不能主动屈曲,也不能被动屈曲。X线侧位平片可见近节指骨基底坐落在掌骨头背侧,与掌骨头关节面仍有接触,掌侧间隙稍有增宽。复杂性脱位,近节指骨长轴差不多与掌骨平行,只有轻度过伸,而且可在大鱼际远端掌侧皮肤见一凹陷,系关节向背侧牵拉掌腱膜及皮肤所致。主动和被动屈曲均受限。平片上可见掌指关节间隙明显增宽,其内有籽骨影。

完全脱位,局部可扪及压痛,常规正位、侧位X线摄片可发现脱位。必要时可做关节造影。

(三)治疗

1.尺侧侧副韧带损伤　急性不全性断裂:不需手术治疗,仅短臂拇"人"字管形石膏将掌指关节固定在稍屈位 4~6 周即可。固定期的长短,与损伤的严重程度成正比。

急性完全性断裂:应及时进行手术修复。如合并有撕脱骨折,无论骨折有无移位,都应做手术探查和修复。在关节尺背侧做纵向弧形切口,切断拇收肌与指背腱膜的连接,显露损伤的韧带。如果断裂发生于韧带的实质,可用丝线做褥式缝合进行修复,并使关节处于轻度屈曲位。若损伤为指骨基底附着部的撕脱,可做钢丝抽出缝合重建韧带止点。小的撕脱骨折块可以切除,使韧带断端与骨缺损直接对合。撕脱骨折块较大时,可用克氏针做固定,恢复韧带的原有张力。有时,骨折块很大,约占基底关节面的 1/3,同时也有韧带断裂,这种骨折不属撕脱骨折,而是为剪式应力所致的骨折。手术时,除了缝合修复断裂的韧带之外,也还要用克氏针或钢丝固定骨折。关闭切口前,吻合指背腱膜尺侧扩展部的断端。术后予以短臂拇"人"字管形石膏固定 5~6 周。

陈旧不全性断裂:单纯的不全性断裂常常被忽略,直到疼痛症状加重时才来就诊。被动活动如果没有关节不稳现象,可先石膏制动 4 周,以后再予以理疗。数月后症状可能逐渐消退。

陈旧完全性断裂:如果无创伤性关节炎,关节运动良好,可行韧带重建,入路同上。充分暴露掌骨头和指骨基底后,在尺侧面距关节面 0.5cm 处,各打一个横行穿透掌骨和指骨的孔洞,然后将游离的掌长肌腱穿行于内,两断端在尺侧抽出和稍拉紧后做重叠缝合。短臂拇人字管形石膏固定 5~6 周后,开始功能锻炼。术后关节屈曲活动可能会有所减少。有创伤性关节炎的陈旧断裂宜做关节融合术。

2.桡侧侧副韧带损伤　急性损伤的治疗与尺侧韧带损伤相同。正常时,由于桡侧受力较尺侧小,因而疗效也较好。陈旧损伤,可将拇展短肌止点前移 1cm,使其止于拇指基底的桡侧,用以维持关节桡侧的稳定。

3.掌指关节脱位　简单性背侧脱位,闭合复位多可获得成功:被动屈曲腕关节和拇指指间关节,放松拇长屈肌腱,然后背伸掌指关节并由背侧向远侧推挤近节指骨基底,同时屈曲掌指关节直到复位。复位开始即施以纵向牵引。复位后用石膏托将掌指关节固定于屈曲位 3 周。过早的锻炼可干扰掌板的愈合,使掌指关节出现过伸不稳。在实施固定之前,应仔细检查有无侧副韧带损伤,如有断裂,应同时予以处理。掌骨头掌侧与籽骨相对的小关节面有时凸起,可阻挡撕裂的掌板回复原位,导致闭合复位失败,此时,手术治疗不可避免。

复杂性背侧脱位,闭合复位极难成功,但还是应在手术室臂丛麻醉完全后先试行两次闭合复位,失败后再行切开复位。切开复位多采用拇指桡侧纵行切口,在掌板与侧副韧带结合部做纵行切开,当把掌板撬拨原位,脱位会随之复位。术后固定同上。急性脱位因诊治延误而变为陈旧脱位的情形并非少见。此时,如果患者要求改善功能,切开复位是唯一可供选择的治疗方法。

掌侧脱位,治疗以切开复位为主。

四、腕掌关节脱位

(一)应用解剖及发病机制

腕掌关节由第 1~5 掌骨基底与远侧列腕骨构成。由于掌骨是 5 个,远侧列腕骨是 4 块,因此腕掌关节的构成不像掌指关节那样是一对一的结构。第 1 掌骨底为前后凹面的关节面,在桡侧方向是一个凸面。与其相对应的大多角骨关节面为前后凸的关节面,而桡侧方向为凹面,形成鞍状关节。第二腕掌关节由第 2 掌骨底与相对应的大、小多角骨构成,第 2 掌骨底尺侧还与第 3 掌骨桡侧相关节。第三腕掌关节由第 3 掌骨底与相对应的头状骨构成。第四腕掌关节由第 4 掌骨底与相对应的头状骨尺侧及钩骨桡侧构成。第五腕掌关节由第 5 掌骨底与钩骨桡侧构成,亦为鞍状关节。

第一腕掌关节囊肥厚,较松弛,包绕关节骨结构周围。关节周围有韧带附着,以增加关节的稳定性。位于关节前、后方有掌、背侧韧带;位于桡侧方有桡侧腕掌韧带;位于第1、第2掌骨间有骨间前、后韧带。有松弛的关节囊及坚强的韧带保证了第一腕掌关节的灵活性及稳定性。

第二至第四腕掌关节囊较紧张,第五腕掌关节囊较松弛。各腕掌关节均有腕掌侧及背侧韧带增强。掌骨间有骨间韧带连接,使各腕掌关节稳定。

第一腕掌关节为鞍状关节,可做屈、伸、收、展及旋转运动。第二至第四腕掌关节为微动关节。第五腕掌关节为鞍状关节,关节囊较为松弛,可有 25°～30°的屈伸活动范围。

由于腕掌关节较为稳定,所以只有较强大的暴力才能使其发生脱位及韧带损伤。腕掌关节处的直接暴力损伤常导致关节外的骨折,较少出现关节囊破裂,且关节稳定。间接暴力可引起关节内骨折脱位,且关节不稳定。沿第五掌骨纵轴的纵向暴力,可导致第五腕掌关节的不稳定骨折脱位,可发生第二至第五单个腕掌关节脱位,也可发生 4 个关节同时脱位,还可同时发生多处骨折及手部软组织损伤。

(二)临床表现及诊断

由于导致腕掌关节脱位的暴力常较强大,经常合并多处骨折,从而容易遗漏腕掌关节脱位的诊断,应引起广大骨科医生的注意。

临床上常有外伤病史,表现为腕部肿胀明显,而手的畸形不明显。腕背有明确的局限性的压痛点。X线检查有助诊断,后前位片上腕掌关节面平行排列关系的丧失提示存在这种损伤。必要时行 CT 检查。

腕掌关节脱位可合并指伸肌腱损伤、正中神经损伤,第五腕掌关节脱位可合并尺神经损伤,并有可能出现血循环障碍,在进行诊断时应特别注意。

(三)治疗

腕掌关节脱位如能早期发现,手法复位比较容易;为防止出现再脱位,常需要克氏针固定。对闭合复位失败者,Lawlis 与 Gunther 提倡的切开复位与克氏针固定十分有用,他们报道了 15 例切开复位内固定的病人,平均随访 6.5 年,13 例疗效佳;他们认为这种方法优于闭合复位和经皮穿针固定,因为它既可以获得较好的复位,又避免了钉住肌腱。如脱位发现较晚,则需要切开复位,有时必须切除掌骨近端,融合腕掌关节。

五、掌骨骨折

(一)应用解剖及发病机制

掌骨为小管状骨,有 5 块,每块分底、体、头 3 部分。

1.底　为近侧端的膨大,其近侧面与远侧列腕骨相关节,构成腕掌关节,但关节面不相一致,第1、第3、第5掌骨仅与一个腕骨相接,第2掌骨与大、小多角骨和头状骨相接,第4掌骨与头状骨和钩骨相接,因此,头状骨有与 2～4 掌骨相接的关节面。第1掌骨底呈鞍状,与大多角骨形成拇指腕掌关节。掌骨底两侧则与相邻掌骨底相接,形成掌骨间关节,但第1掌骨除外。

2.体　横断面呈三角形,前缘分前内侧面和前外侧面,第2、第4、第5掌骨前缘有骨间掌侧肌附着,第3掌骨前缘有拇收肌横头附着,5个掌骨体的毗邻缘有骨间背侧肌附着。掌骨体较细,受到剧烈冲击后有时可引起骨折,由于屈肌力量强大,骨折片常向背侧成角。

3.头　圆形,其球形关节面与近节指骨底相接,成掌指关节。关节面大部分位于掌侧,小部分位于背侧,关节面前后方向的凸度较横向方向凸度为大。当掌指关节屈曲时,近节指骨底滑向前方,掌骨头则露于外方,于体表可触及。

5个掌骨形状大小稍有差异。第1掌骨最短最粗,掌面凹陷,由一嵴分内外两面。外侧面较大,有拇指对掌肌附着;内侧面较小,可见滋养孔。背面宽广平滑。底为鞍状关节,外侧有小结节,有拇长展肌附着,内侧粗糙,有拇短屈肌附着。头的曲度较其他掌骨小,但横径最大,头掌面两侧,各有一隆起的关节面,与拇指的2个籽骨相接。

第2掌骨最长,底有3个关节面,分别与大、小多角骨和头状骨相接。底背侧面粗糙,有桡侧腕长、短伸肌附着;掌侧面有结节或嵴,有桡侧腕屈肌附着。体呈三棱柱状,稍弯向背侧。第3掌骨稍短于第2掌骨,底与头状骨相接,掌侧面粗糙,有拇收肌斜头和桡侧腕屈肌附着,背侧面有桡侧腕短伸肌附着。第4掌骨较短而细,底较窄,有二关节面与头状骨和钩骨相接。体较细,有3个骨间肌附着,外侧面有滋养孔。第5掌骨细而短,底关节面呈鞍状,与钩骨相接,掌面粗糙,有豆掌韧带附着,底的内面有一结节,有尺侧腕伸肌附着。

手的活动,作用力多集中在第1～3掌骨,第2掌骨的力量可经大多角骨、舟骨传递至桡骨,第3掌骨的力量可经头状骨、月骨传递至桡骨,而第4、第5掌骨的力量仅借头状骨经月骨间接传递至桡骨。掌骨的发育与上述功能有关。

掌骨骨折,可分掌骨头骨折、掌骨颈骨折、掌骨干骨折和基底骨折。其中,掌骨颈、掌骨干骨折最多见。

1.掌骨头骨折　多为直接暴力所致,如握掌时掌骨头与物体的直接撞击等。但也有一部分骨折源于挤压伤、切割伤和扭转暴力。第2、第5掌骨头骨折发生率远远高于第3、第4掌骨,原因可能是它们位于手的边缘更容易遭受暴力作用。

2.掌骨颈骨折　多发生在第5掌骨,其次是第2掌骨。多为作用于掌骨头的纵向暴力所致。掌骨头通常有近节指骨遮掩和保护,很少承受纵向暴力,但在手指屈曲呈握拳状后掌骨头凸出成为手的最远端,则易于遭受纵向暴力,导致颈部骨折。掌骨颈骨折很少出现侧方移位,但多有背向成角移位—掌侧皮质嵌插,远侧骨折段向掌侧弯曲。背向成角移位,若未矫正,凸向掌侧的掌骨头日后会在手握物时产生明显的不适感,握拳时手背侧掌骨头的隆凸也会因此而减小或消失。成角移位越大,不适症状越突出。

3.掌骨干骨折　多发生于第3、第4掌骨,有横形、斜形、螺旋和粉碎骨折之分,可呈现短缩、背向成角和旋转移位。严重的短缩畸形可使手指屈、伸肌和骨间肌张力失调,影响手指伸直。背向成角畸形虽然对手功能影响不大,但有碍手背外观,有时也可引发肌腱自发性断裂,往往需要二次手术修整。旋转畸形可变更手指运动方向,妨碍手指屈曲握拳。

横形骨折:多为直接暴力所致。因骨间肌作用,骨折通常呈现背向成角移位;斜形、螺旋形骨折:多为扭转暴力所致。短缩、旋转与成角移位并存,但前二种移位更显著。第3、第4掌骨干的斜形骨折,由于掌骨头深横韧带的牵制,短缩移位相对较轻。而第2、第5掌骨的短缩则相对较重,并常有明显的旋转移位。粉碎性骨折:常发生于挤压伤或贯通伤之后,多并发严重的软组织损伤。

4.掌骨基底骨折　多由挤压等直接暴力所致。很少有侧方和短缩移位,但可有旋转移位发生。

(二)临床表现及诊断

局部可有肿胀、疼痛、压痛或畸形,关节运动受限。正、侧、斜位平片摄影检查通常可显示骨折线的走行,但对于隐匿性骨折还需行体层摄影或CT检查。

(三)治疗

第4、第5掌骨与头状骨、钩骨的连接较松弛,腕掌关节屈-伸运动幅度可达15°～30°,对颈部背向成角畸形所造成的手握物功能障碍有缓解作用。所以,小于40°的第5、第4掌骨颈背向成角对手握物功能常无明显妨碍。骨折如果稳定,可无需复位,仅予以无名指、小指及腕掌侧石膏托固定:取腕关节功能位、掌指关节50°～60°屈曲位、指间关节功能位即可。4周后,去除外固定物开始功能锻炼。第2、第3掌骨颈的背向成角移位应及时矫正,因为它们与远排腕骨连接紧密、彼此间无运动存在,无法缓解由成角畸形所引发的不适症状。

掌骨干骨折通常最好采用闭合方法治疗,如有多个掌骨骨折且伴有开放性软组织创伤时,则有内固定指征。复位时,矫正旋转移位最为重要。在骨折处穿入克氏针,从掌骨底的皮肤钻出;钻孔时将克氏针压成凸向掌侧的弓形,保持腕关节屈曲位,以便克氏针从腕背侧穿出。然后,将骨折复位,克氏针逆向钻入骨折远侧段,针尖在掌指关节近端停止。在皮下剪断克氏针近端。用夹板将腕关节固定于伸直位。掌骨颈骨折如果需要切开复位,也可采用类似的治疗方法。

适用于少数掌骨干骨折的另一个方法是经皮穿针。将掌指关节极度屈曲,用一根1.5mm克氏针穿入掌骨头,达到骨折处。在C型臂机的协助下,通过手压和手法调整克氏针,将骨折复位,如刚才所述将克氏针从腕背侧穿出。回抽克氏针,使其远端恰好位于掌指关节近侧。

掌骨干斜行骨折,如果骨折长度相对于掌骨干直径的2倍,可采用骨折块间螺钉固定。其优点包括剥离骨膜少和内固定凸起减少。建议保护骨折处6周。由于骨折达到解剖复位,X线片上通常看不到骨折愈合的征象。

许多掌骨头关节内骨折需要切开复位与内固定,特别是在关节面移位、产生关节不匹配时。这些情况应该采用克氏针固定。有时,这些骨折可导致移位骨折块的缺血性坏死。在急性掌骨骨折中,钢板与螺丝钉的使用虽然有限,为了对每个具体病人的治疗作出合理的判断,医生应熟悉该项技术,并有相应的器械。然而,据报道这种治疗方法的并发症发生率高达42%。

1.切开复位与钢板固定　根据Hastings的观点,掌骨钢板固定的指征为:①多发性骨折,可见到明显移位或伴有软组织损伤;②移位的横形、短斜形或短螺旋形骨折;③关节内和关节周围粉碎性骨折;④粉碎性骨折伴有缩短和(或)旋转畸形;⑤伴有骨质丢失或节段性骨缺损的骨折。

钢板固定需要复位,用克氏针或复位钳临时固定后,再使用钢板。暴露骨折面,以便解剖复位。与较易显露边缘的第2、第5掌骨相比,在第3、第4掌骨用复位钳临时固定则比较困难。在大多数情况下,现有的复位钳不适合将钢板夹持至骨折近端与远端进行临时固定。可由一位助手维持复位,选好的钢板根据掌骨背侧塑型。通过靠近骨折部的一个螺丝孔固定钢板,维持复位,再在骨折对侧第一个螺丝孔固定。

对横形骨折来说,当掌侧皮质支撑恢复后,将钢板用作背侧张力带钢板较为理想。采用2.7mm的动力性加压钢板(DCP)可达到良好的跨骨折线的加压效果;在稳定性骨折中,常用不太大的1/4管状钢板,也可通过偏心放置螺丝钉获得一定的加压。用3个手指的力量转动螺丝刀,最终拧紧这2个螺丝钉。拧入剩余的螺丝钉。

若要发挥张力带的作用,钢板必须准确地与掌骨背侧弓相匹配,或者稍超过,以便恢复前皮质支撑。如果没有前部皮质的支撑,钢板将会变弯和疲劳。有效地恢复前皮质支撑后,可保护钢板避免承受弯应力,而主要承受拉应力。短斜形和螺旋形骨折可使用骨折断端间的螺丝钉予以稳定,然后使用一个背侧钢板中和旋转应力。在使用"T"形或斜"L"形钢板时,应先固定钢板的侧臂或双臂,因为在侧臂(或双臂)中的螺丝钉将其下的骨折片向上牵拉至钢板时,可出现旋转畸形。对于关节内骨折,用1枚与钢板分开且垂直于骨折面的螺丝钉把2个关节骨折块拉到一起。可替代的方法是,在钢板的"T"形或"L"形部分的2枚螺钉可远离骨折部偏心置入,通过最终拧紧螺丝钉令两个骨折端加压。对于掌骨远端干骺端骨折,背侧钢板可能影响伸肌装置,使用2mm髁钢板,放置于桡背侧或尺背侧,穿过副韧带起点的背侧结节,可有效地避免这种影响。

使用钢板固定掌骨骨折时,在骨折的远侧和近侧,螺丝钉都应至少穿过4层骨皮质。钢板的选择必须根据具体情况而定。需要使用中和钢板固定的短斜形或螺旋形骨折,可用1个1/4管状钢板和2.7mm动力性加压钢板或 1 个 1/3 管状钢板固定,后者需要使用 3.5mm 螺丝钉,这种支撑钢板需要避免载荷并进行早期骨移植。

2.切开复位与螺丝钉固定 在长斜形或螺旋形骨折以及移位的关节内骨折累及 25% 以上关节面者,可行单纯螺丝钉固定。

在局部血肿和软组织清创后,进行骨折复位。局限性骨膜剥离 1mm 或 2mm,足以保证解剖复位。用复位钳或克氏针临时固定,根据骨折的解剖特点决定螺丝钉放置的位置。只有当螺丝钉与骨长轴成 90°时才能最好地对抗使掌骨变形和缩短的轴向压力。与骨折面成 90°置放的螺丝钉可良好地对抗扭应力。抵抗轴向及扭转载荷的最佳折中方法是将螺丝钉置于一个角的平分线上,该角的一条边与骨折面成 90°,另一条边与骨长轴成 90°。骨折尖端附近的螺丝钉放置必须准确,以确保螺纹固定于皮质并避免皮质裂开。

2mm 螺丝钉适用于掌骨干骨折,而 2.7mm 螺丝钉对干骺端骨折更好。将螺丝钉头沉入骨质不仅能更好地分布载荷,还可消除螺丝钉头的突起。利用螺纹合适地抓持住远侧骨皮质,并可在近侧骨皮质的扩大钻孔内滑动,螺丝钉的扭转载荷可转化成轴向载荷,从而将 2 个骨折面加压在一起。掌骨头骨折通常可用 1 枚螺丝钉固定,而干骺端和骨干的骨折至少需要 2 枚螺丝钉固定。当骨折线长度是骨干直径的 2 倍时,单纯使用 2 枚或多枚螺丝钉即可达到稳固的固定。由于单纯螺丝钉固定不能提供足够的跨过短骨折线的旋转稳定性,所以应加用中和钢板或外固定。

3.微型髁钢板固定 Buchler 与 Fischer 建议采用微型髁钢板治疗掌骨和指骨的关节周围损伤。手术指征有 5 个:①急性骨折伴有部分或完全性屈肌腱断裂,需要一期肌腱缝合和术后早期活动者;伴有部分或完全性伸肌腱损伤,这些肌腱的功能尚好或需要修复,以承受早期张力性载荷者;伴有关节周围的损伤,由于其伴随软组织损伤的严重性和损伤部位,很可能发生关节僵硬者;②断指再植;③指骨或掌骨的干骺端截骨,特别是伴有关节囊切开或肌腱松解术时;④手指重建(骨成形、带蒂移植、游离复合组织转移)需要稳定的骨骼固定时;⑤关节融合术。禁忌证有 3 个:①未闭合的骺板附近;②关节骨折块窄于 6mm 时禁用 2mm 钢板,窄于 5mm 时禁用 1.5mm 钢板;③髁刃及螺丝钉将进入关节内,但进入掌骨头的背侧隐窝除外。

六、掌指关节脱位及韧带损伤

(一)应用解剖及发病机制

掌指关节由近节指骨基底、掌骨头、掌板、侧副韧带和副侧副韧带所组成,为双轴关节,具有屈-伸、内收-外展和一定量的回旋运动。其中,屈-伸运动度最大。

掌骨头近似球形体,为凸状关节面,与之相对的近节指骨基底则为凹状,曲率稍小于掌骨头关节面。侧副韧带及副韧带均位于掌骨头侧方,一同起自掌骨头背侧方的小凹内,然后斜行,分别止于近节指骨基底掌侧方和掌板侧方边缘。前者位于后者背侧,较强韧,呈索条状;后者较薄弱,呈片状,关节屈曲时可以皱起。掌板位于关节掌侧,远侧部较厚,为纤维软骨样组织所构成,附着在近节指骨基底侧缘;近侧部为疏松、柔软和有弹性的膜,止于掌骨颈的掌侧。掌板的膜部在关节过伸时伸长,屈曲时皱褶,以保证关节屈伸运动不受限制。手指关节的掌板藉掌骨深横韧带相互连接在一起。侧副韧带、副侧副韧带和掌板相互支持形成一个与掌骨头密切接触的"U"形结构体。它扩大了关节的运动范围,同时也为关节稳定提供了有力的支持。

横截面观,掌骨头背侧部的两侧凹陷,有侧副韧带和副侧副韧带附着,关节面较掌侧部窄。侧面观,掌骨头远侧关节面的曲率明显大于掌侧,掌骨头呈一偏心的轮廓,即远侧扁掌侧凸,这样,当关节屈-伸运动时侧副韧带就会承受一种凸轮效应:关节伸直时,韧带松弛,关节可有侧方偏斜及回旋运动;屈曲时韧带起、止点间距增大,韧带变长并紧张,上述运动几近消失。长期处在松弛状态,韧带会逐渐挛缩并限制关节屈曲运动。因此,掌指关节固定应取屈曲位,避免取伸直位。

掌指关节的稳定源于骨间肌、侧副韧带、副侧副韧带和掌板的支持。骨间肌为动态稳定结构,后三者为静态稳定结构。

掌指关节屈-伸运动幅度通常是 90°～0°,可过伸 15°～25°。但屈曲运动度,各指并不相同,其中小指最大,食指最小。

损伤可分为侧副韧带损伤和掌指关节背侧脱位。侧副韧带损伤:由迫使掌指关节过度偏斜的暴力所致。多发生于桡侧韧带。掌指关节背侧脱位:常由过伸暴力所致。掌板近端从掌骨颈部撕裂,近节指骨基底脱向掌骨头背侧。

(二)临床表现及诊断

侧副韧带损伤:受伤局部有疼痛、肿胀和压痛,关节运动受限。屈曲掌指关节或侧方偏斜牵拉受伤韧带,可使疼痛加重。侧副韧带断裂后,掌指关节稳定性虽然会有减弱,但在骨间肌及屈、伸肌腱保持完整的情况下,无不稳定表现。平片上有时可见掌骨头或近节指骨基底有撕脱骨折,多无其他异常发现。关节造影可提示韧带损伤所在。

掌指关节脱位:脱位的关节通常只呈轻度的过伸畸形,伤指偏向一侧并较其他手指稍微突向背侧,近侧指间关节轻度屈曲。掌指关节掌侧皮肤与其下的掌腱膜有纤维束相连,脱位后可因掌腱膜紧张,牵拉手掌皮肤而呈现小的凹陷。正位平片可见掌指关节间隙消失,斜位片关节间隙明显加宽,籽骨位于间隙内。

(三)治疗

1.侧副韧带损伤　急性单纯损伤,可用石膏托将掌指关节固定在伸直位 3 周。若并发有较大的撕脱骨折块或骨折有 2～3mm 移位,应予以切开复位,修复损伤的韧带——用克氏针或钢丝固定骨折,重建韧带止点,恢复其原有的张力。

急性韧带损伤,由于关节无明显不稳定,常被误诊为扭挫伤而延误治疗。晚期除了疼痛外,还有无力感。在正规的非手术治疗 6 个月之后症状还无缓解,可行手术治疗。若发现侧副韧带从一端止点撕脱,且无明显短缩时,可用不锈钢丝做可抽出式缝合,将韧带缝合回原位。若韧带未断,但已被拉长变薄弱,可切除部分韧带,然后做端端缝合。若损伤韧带已严重瘢痕化,可彻底切除瘢痕以减轻疼痛。

2.掌指关节背侧脱位　简单背侧脱位,检查时可见掌指关节 60°～90°过伸位畸形。此时,屈曲腕关节和近侧指间关节,放松指屈肌腱,然后由背侧向远侧,掌侧推挤近节指骨基底,通常可使之复位。操作过程中,禁忌暴力和背向牵拉手指,以免关节面分离,掌板滑到掌骨头背侧,变简单脱位为复杂性脱位。在阻滞麻醉下,肌张力降低,可提高闭合复位的成功率。复位后,用背侧石膏托将掌指关节固定在 50°～70°屈曲位,2 周后开始活动锻炼。

对复杂性脱位很难做到闭合复位,因掌板随指骨一起背移嵌压在掌骨头背侧,阻碍近节指骨基底回到原位。尽管如此,复杂脱位还是应先试行闭合复位,只有当闭合复位失败之后才考虑切开复位。闭合复位的方法同上所述。切开复位多采用侧弧形切口,即沿脱位关节的远侧掌横纹做横行切开。但如果并发掌骨头骨折,还是行背侧弧形切口,以便在矫正脱位的同时能很方便地处理骨折。掌侧皮肤切开时,注意不要损伤手指神经-血管束,因为它们在脱位后可由掌骨头的侧方移至掌侧,与皮肤接近,稍有疏忽即会损伤。切开皮肤后,再切断掌浅横韧带(掌腱膜横纤维)做进一步的显露。如果脱位发生在食指,可见蚓状肌位于掌骨头的桡侧,指深、浅屈肌腱在尺侧。若为小指,掌骨头的桡侧则为指深、浅屈肌腱和蚓状肌,尺侧为小指展肌腱。牵开上述即可见到从近侧端撕裂的掌板移位嵌压在掌骨头背侧,其两侧与掌深横韧带(掌板间韧带)相连处也常呈现不全性撕裂。掌板的张力通常较大,很难直接将其撬拨回位。因此,当掌板两侧无撕裂或裂隙较小时,可纵行切断它与掌骨深横韧带的连接以减小张力,然后再用小拉钩将其牵拉到掌骨头的掌侧,此时脱位也会随之复位。术后用背侧石膏托或支具控制掌指关节,防止过伸即可,不需绝对制动。

晚期复杂脱位,处理较困难,常需通过2个背侧切口,切除关节侧副韧带。复位后,运动功能恢复也多不够满意。

七、掌指关节交锁

(一)应用解剖及发病机制

掌指关节侧副韧带和副侧副韧带,起自掌骨头两侧的背侧结节,止于近节指骨基底两侧的结节以及掌板两侧的边缘部,由此形成一个包绕掌骨头关节面的"U"形结构体。这是一个骨-纤维性结构,底由掌板和近节指骨基底关节面组成,两侧壁则由侧副韧带和副侧副韧带构成。"U"形结构体在掌骨头关节面上的滑动构成了掌指关节屈-伸运动的基础,任何可阻碍"U"形结体构滑动的病变,如关节内骨赘、关节囊箝闭在关节腔内等都可引起关节运动的突发障碍,即关节交锁。由此可知,掌指关节交锁源于"U"形结构体在掌骨头关节面滑动的受阻,原因既可是骨性的也可是软组织病变。

掌骨头是一个掌侧宽、背侧窄的双凸关节面,侧副韧带在关节屈曲时与掌骨头髁突接触密切,并由此向外膨突,使其紧张度进一步加大,导致"U"形结构体与掌骨头关节面两侧的接触更加紧密。因此,当掌指关节处于屈曲位时,"U"形结构体的运动极易受到关节内病变的干扰,诱发交锁的发生。这也就掌指关节交锁多发生在关节屈曲位,呈现伸直受限的主要原因。

(二)临床表现及诊断

根据病因,可将交锁分为原发、退行性变和创伤性3类。

1.原发性掌指关节交锁　多因关节先天畸形所致。

(1)掌骨头掌面的桡侧纵行骨软骨嵴:与掌板内表浅的桡籽骨相互摩擦,导致"U"形结构体向前滑动受限。

(2)掌骨头远侧和掌侧关节面交界区横行软骨嵴:可使近节指骨基底关节面在掌骨头关节面上的滑动受阻。

(3)关节内纤维束带:桥接在掌板籽骨和侧副韧带之间,关节伸直时紧张,使籽骨嵌压在掌骨头掌侧的凹陷内不能前移。

(4)关节游离体:为中节短指骨畸形的伴发畸形。中心为骨组织,周围为软骨。可嵌塞在关节间隙内,阻碍关节的屈曲运动。

(5)掌板内面反折体、横行裂隙、膜状物:与掌骨头突出的髁部钩绊在一起,阻碍关节充分伸直。

(6)掌板内血管瘤:瘤体向关节内突出,嵌压在掌骨头掌侧凹陷内,造成关节伸直受限。X线平片可见掌骨头掌侧骨皮质有压迹。

(7)掌骨头桡侧髁突过大:桡侧副韧带可钩绊在其近侧,妨碍关节伸直。

(8)桡侧关节囊内面掌背侧走行的索条:钩绊在掌骨桡侧髁突的近侧,阻碍关节伸直。

此类交锁多见于50岁以下的成人,女性多于男性,主要累及食指。交锁多是突然发生,无明确诱因。患者就诊前多有反复发作史和自行牵引按摩解锁史。除短指畸形外,其他畸形所致的交锁均发生在屈曲位,表现为掌指关节主、被动伸直运动受限,差90°~20°到0°位,而掌指关节屈曲和两指间关节的屈-伸运动正常。有时关节桡侧可有局限性压痛。X线平片检查可见第2掌骨头桡侧髁突较大,可有桡侧籽骨、关节内游离体和短指畸形存在。但不少病例的 X 线平片无异常发现。体层摄影有助于明辨软骨及骨性畸形所在。

原发性交锁多发生于食指而少见于其他手指,原因可能是:①食指掌指关节掌板的桡侧缺少掌深横韧带的牵拉,较其他关节更易向尺侧偏移。②第 2、第 3 掌骨头桡侧髁,尤其是第 2 掌骨头桡侧髁,过大且高。这些均使食指"U"形结构体与第 2 掌头桡侧髁的接触远比其他手指密切,因此其运动也更易于受关节内微小变异或病变的影响,导致交锁的发生。

2.退行性掌指关节交锁　多为关节炎晚期的畸形所致。

(1)骨性关节炎和类风湿关节炎:骨赘以及粗糙变形的关节面常可阻碍"U"形结构体的滑动。

(2)痛风性关节炎:尿酸盐结晶体阻碍关节运动。

退行性关节交锁多发生于 50 岁以上,主要累及中指。交锁发生突然,绝少能自行手法解锁。掌指关节屈曲多正常,而主、被动伸直受限。个别病例表现为关节固定在某一位置,既不能伸,也不能屈。两指间关节屈-伸运动正常。X 线平片检查可见关节面不光滑、变形中有骨赘生成。

据 Kessler 报告,中指掌指关节较其他手指易发生骨性关节炎。这也许是退行性关节交锁多累及中指的主要原因。

3.创伤性掌指关节交锁　常有明确的外伤史,如过度背伸、过度屈曲等。有时,也可发生于扭伤或震伤之后。此类交锁即可在伤后急性发作,也可潜伏多时才缓慢而至。

(1)关节囊侧方撕裂:近侧部分钩绊在掌骨头上或撕裂部分箝入关节内腔。

(2)掌板撕裂。

(3)关节内骨折:早期可见骨折及骨折线,晚期则只见关节内游离体和骨缺损。

(4)骨折畸形愈合:导致关节面不规整。

关节有明显的活动痛和压痛,有时可见肿胀。关节即可交锁在屈曲位,表现为伸直受限;也可交锁在伸直位,表现为屈曲受限。X 线平片检查可见关节内骨折或骨折畸形愈合。关节造影及 MRI 对诊断关节周边软组织损伤极有帮助。

掌指关节交锁是因关节内病变所致的突发运动障碍,诊断时需与指屈肌腱狭窄性腱鞘炎、指伸肌腱滑脱、掌指关节脱位及半脱位相鉴别。

(三)治疗

1.自然解锁　此法成功率极低。交锁不能解除,应试行手法解锁或手术治疗。

2.闭合手法解锁　原发性交锁的病人既往多有手法解锁史,所以可予以按摩和牵引做闭合解锁。但操作要轻柔,否则会加重损伤程度或导致关节内骨折。在关节腔内注入麻醉剂,使关节囊膨胀,有助于提高手法解锁的成功率。对于退行性和创伤性交锁,则以手术治疗为宜。

3.手术治疗　病因不去除,即使此次解除交锁,但仍有复发的可能。因此,交锁应以手术治疗为佳。通常采用掌侧入路,在掌板与副侧副韧带结合处纵行切开,将阻碍"U"形结构体滑动的病变切除。病变清除要彻底,以免术后交锁复发。术后患指制动 1～3 周,然后便可开始功能锻炼。

八、近侧指间关节骨折脱位及韧带损伤

(一)应用解剖及发病机制

近侧指间关节是由指骨基底、指骨头、掌板、侧副韧带、副侧副韧带及关节囊组成。指骨头较扁,呈滑车状——关面中央为凹陷的纵沟,两侧为隆起的髁突。基底宽大,位于指骨的近端,有两个凹状关节面。

指间关节接近合页式关节,只有掌、背向的屈-伸运动而无侧方偏斜运动,结构上比掌指关节稳定。

关节掌侧有掌板、背侧有薄的关节囊、侧方有侧副韧带和副侧副韧带包绕。侧副韧带呈索条状,起自指骨头两侧的小凹内,止在远侧指骨基底的掌侧方,走行方向与指骨纵轴近乎平行。副侧副韧带位于侧副韧带的近侧,也起自指骨头小凹内,随后向掌侧辐射,止于掌板两侧的边缘部。掌板分软骨和膜两部分,软骨部位于远侧,起自远侧指骨基底关节面的掌侧边缘,然后向近侧延伸并转换为膜状体,止于掌骨颈的掌侧。由于指间关节凸轮作用不明显,侧副韧带的松紧变化并不显著。屈曲时,整个侧副韧带紧张,伸直时其掌侧部分仍保持紧张状态不变。

指间关节屈-伸运动幅度较大,远侧指间关节通常为 0°～90°、近侧指间关节 0°～110°。有些可过伸 20°或更多。

常见的有侧副韧带损伤、脱位及骨折脱位等。

1.侧副韧带损伤　又称侧方脱位。多由手指内收或外展的侧方暴力所致,受伤时手指多为伸直位。桡侧侧副韧带损伤更多见。侧副韧带损伤包括断裂和附着部的撕脱,后者常常并发有指骨头或基底的撕脱骨折。时间少于 3 周的为急性损伤,超过 3 周的为慢性损伤。侧副韧带损伤在早期易被忽略,混同于一般的扭伤,未能及时制动,直至变为慢性损伤。

2.近侧指间关节脱位　分背侧,掌侧和旋转性脱位 3 种。

(1)背侧脱位:又称掌板损伤,较常见。但就诊时脱位常常已为病人自己或旁人所复位,医生很少有机会亲眼见到脱位状况,只能根据病人的陈述以及关节掌侧肿胀压痛,背伸幅度大于健侧对应指的体征来再进行判断。有些掌板损伤也可无急性脱位的经历,背伸暴力史及过伸体征为诊断的主要依据。近侧指间关节背侧脱位多由背伸暴力所致,虽不一定有侧副韧带断裂,但肯定有掌板损伤。掌板损伤,即可以是膜与软骨部结合处的断裂,也可以是掌板在中节指骨掌侧基底附着点的撕脱,后者有时伴有小片撕脱骨折。掌板撕脱所带有的骨折块很小也很少移位,与中节指骨掌侧基底骨折有明显的不同,后者常常超过基底关节面的 1/3,关节在复位之后也不稳定。

(2)掌侧脱位:较少见。常并发有指伸肌腱中央腱损伤。有时,掌侧脱位在就诊前就已复位,若鉴定不清,很可能会按常见的背侧脱位进行治疗,将关节固定在屈曲位。这势必会导致中央腱愈合不良和钮孔畸形的发生,增加病人的痛苦。因此,当不能肯定原发脱位方向时,应仔细地询问病史和寻找有诊断意义的体征。体检最好是在指神经阻滞麻醉下进行,以免因病人剧痛而使检查结果不准确。

(3)旋转脱位:由旋转暴力所致,近节指骨头一侧髁突由指伸肌腱中央腱与侧腱之间的裂隙中凸出来。侧位平片可见中节与近节指骨的影像不一致,一个为侧位轮廓,一个为斜位。

3.近侧指间关节背侧骨折-脱位　多由挤压伤所致,表现为中节指骨掌侧基底骨折,骨折块大于基底关节面 1/3,中节指骨向背侧脱位。

(二)临床表现及诊断

伤后被动桡偏或尺偏关节时疼痛加剧。关节肿、痛及压痛最明显处常与损伤部位一致——背侧为指伸肌腱中央腱,掌侧为掌板,侧方为侧副韧带和副侧副韧带。中央腱完全断裂后,近侧指间关节被动伸直存在而主动的抗阻力背伸运动丧失。侧副韧带有损伤,桡偏或尺偏外力可使关节呈现明显的侧方偏斜。施加外力拍摄的平片可见损伤侧的关节间隙明显加宽。近侧指间关节被动过伸角度的增加常与掌板撕裂有关。上述检查有时会因患者惧痛不合作而难于做到,可给予指根麻醉后再实施。侧副韧带慢性损伤最突出的表现为关节不稳定和梭形肿胀。前者为韧带断裂或张力衰减所致,后者为韧带损伤与修复过程交替进行、结缔组织增生的结果。关节运动幅度正常或有不同程度的减少。长期的关节不稳定可导致关节软骨损伤和创伤性关节炎。

(三)治疗

1.侧副韧带损伤　急性不全性断裂,压痛局限,关节无侧方不稳和异常过伸,可予以非手术治疗:用弹力束带或尼龙搭扣将伤指与相邻的健指束缚一起,利用健指制动伤指。4～5周后可开始主动屈伸活动,但不要承重和侧方扳弄手指,以免造成韧带松弛或再次断裂。只要制动时间够长,损伤可完全愈合,关节运动及稳定恢复如初,但关节肿胀,疼痛则要3～4个月的时间才能完全消退,有时关节会因结缔组织增生而遗留胖大的外观。这些应在治疗前向患者阐述清楚,以免日后有不必要的误解。

急性完全性断裂,关节肿痛,侧方偏斜或过伸运动显著者,宜施手术缝合和修复断裂的韧带。在日常生活中,食指,中指,无名指近侧指间关节的桡侧韧带常常是处于尺偏外力作用之弛和关节不稳定。术后处理与不完全性断裂相同。

陈旧的完全性断裂,由治疗不当或未经治疗的急性断裂迁延而来,断裂的韧带不愈合或愈合不良——长度增加、张力下降、关节不稳定,可手术治疗。切除韧带断端间瘢痕或一部分组织,然后做"8"字缝合,以便韧带愈合并恢复原有的张力。术后用石膏托固定4～5周,然后开始活动。有创伤性关节炎者,以行关节融合为妥。

2.近侧指间关节脱位　大多数指间关节脱位为背侧脱位,常可由病人自己或旁观者即刻复位。副韧带通常不会断裂,这为闭合复位后早期保护下关节活动度锻炼提供了适当的稳定性。如果年轻病人的一侧或两侧副韧带完全断裂且关节不稳定,应给予修复,特别是韧带断裂发生在食指的桡侧者。如果关节不稳定并伴有持续性背侧半脱位,可将关节穿针固定在屈曲20°位2～3周;也可以仅仅将针作为背侧阻挡,允许关节早期屈曲活动。

近侧指间关节的掌侧脱位与背侧脱位不同,常不能通过闭合方法复位。近节指骨头周围侧束的嵌顿可妨碍复位,因此可能需要切开复位。闭合复位后出现的不同心运动,通常是由骨与软组织嵌入引起的,也需行切开复位。

由急性创伤或重建手术造成的关节不稳可采用多种小型动力性外固定器治疗。这些外固定器在维持关节复位的同时允许关节早期活动。

九、远侧指间关节脱位

(一)应用解剖及发病机制

远侧指间关节的解剖基本与近侧节指间关节的解剖相同,都属于轴性滑车关节。关节囊松弛而薄,囊周围借掌板韧带、副韧带和侧副韧带增强。

手指远侧指间关节及拇指指间关节单纯脱位并不多见,即使出现,也常是背侧脱位,并伴有开发性伤口。但关节骨折-脱位较常见,如并发远节指骨背侧基底撕脱骨折的掌侧脱位和并发掌侧基底撕脱骨折的背侧脱位。

(二)临床表现及诊断

受伤后即会出现患指局部疼痛,压痛明显,可有关节不稳。X线摄片可发现关节脱位。

(三)治疗

新鲜脱位可闭合复位——纵向牵引和向掌侧推挤远节指骨,然后用铝托固定3周即可。有时,从指骨颈撕下的掌板、拇长屈肌腱及骨折块可嵌塞在骨端之间阻碍复位,需行切开复位。如果是开放性脱位,应修复所有损伤的结构。

超过10天的脱位,由于周围软组织挛缩,闭合复位往往难于成功,切开复位为首选的治疗方法。关节脱位时间越久,软组织挛缩就越严重,手术的范围也越广泛,复位后关节易于出现不稳定,运动功能恢复远不如新鲜脱位。手术通常采用关节背侧入路,其视野大,操作也较容易。如果术中发现关节软骨面已有广泛破坏,就及时改做关节融合。

十、近节及中节指骨骨折

(一)应用解剖及发病机制

每节指骨分底、体、头三部。底宽阔,有卵圆形凹陷的关节面;体较细,掌面平坦凹陷,作成骨纤维性管的一部,背面凸隆,为指背腱膜所覆盖;头较窄,呈滑车状,关节面有两个小髁,中为凹沟。

近节指骨最长,底与掌骨头构成掌指关节,体横断面呈半月形,掌面平坦,其边缘有指浅屈肌腱附着,头与中节指骨底形成近侧指间关节。中节指骨较短而细,底有两个凹陷的关节而以小嵴相隔,与近节指骨头相接,体掌面两侧微凹,有指浅屈肌腱附着,头较近节指骨小,与远节指骨相接。指骨头两侧的小凹为侧副韧带、副侧副韧带的起点,骨干中部掌面为指浅屈肌腱附着处,基底的掌、背及侧面分别有掌板、指伸肌腱的中央腱和侧副韧带附着。直接、间接和旋转的暴力均可造成指骨骨折。指骨骨折,根据部位可分头、颈、干和基底骨折4类。

1.指骨头骨折　多为体育竞技中的暴力所致。

2.指骨颈骨折　为短斜形或横形骨折,常有短缩和成角移位。

3.指骨干骨折　多由直接暴力所致,如压砸伤和挤压伤,并有横形、斜形、螺旋和粉碎之分。

4.指骨基底骨折　较指骨头骨折少见。为背伸暴力或由指端传导的纵向暴力所致。

(二)临床表现及诊断

患指受伤后即出现疼痛、肿胀,有移位时出现畸形、功能障碍。检查有压痛,有时触及骨擦感。X线摄片可以明确。

(三)治疗

治疗指骨骨折应力求解剖复位,严禁有旋转、侧方成角大于$10°$的掌背向成角移位。前二种移位可变更手指正常屈伸运动轨迹,使其在屈曲时与相邻手指发生推挤或叠擦,妨碍其他手指屈曲功能的发挥;后一种则会破坏骨与肌腱间平滑的接触面,增大肌腱滑动摩擦阻力,诱发肌腱断裂。

正常手指在屈曲时,手指长轴的延长线指向腕骨。在复位固定时,可被动屈曲手指,观察其指向,以此来判断旋转或侧方成角移位是否得到矫正。有时,也可利用相邻的健指来固定患指,帮助矫正并防止上述移位的复发。

当骨折为多发或开放时,应采用纵向或斜向克氏针固定。治疗这些骨折时,可采用背外侧纵向切口;对于近节指骨骨折,采用指骨背侧切口。后者呈"S"形,从掌指关节延伸至近侧指间关节。显露伸肌腱,在其中央纵向切开;向两侧牵开,显露骨折部位。直视下,将一根克氏针钻入骨折远端,骨折复位后,逆行钻入骨折近端。应仔细矫正任何旋转畸形,但可以接受一些短缩畸形。修复伸肌腱。将手指固定于功能位,腕关节固定于伸直位。

有时,可通过闭合复位及克氏针经皮穿过骨折线治疗中节或近节指骨的斜形不稳定骨折。应将克氏针从外侧正中穿入,以免损伤伸肌腱腱帽和屈肌腱。用夹板固定手指$2\sim3$周;在保护下,允许早期运动练习。$3\sim4$周时拆除克氏针。

近节指骨的四周几乎均有肌腱存在,骨折之后更易出现肌腱粘连和运动障碍。手术治疗近节指骨骨折,应避免将内固定物穿经和留置在肌腱内,同时也尽可能不使用钢板做固定;前者可妨碍肌腱滑动,影响术后的功能锻炼,后者则会因广泛剥离而加重肌腱粘连。Belsky 与 Eaton 介绍了一种治疗多发性近节指骨骨折的有效穿针技术。指骨骨折复位后,维持位置,掌指关节屈曲至 90°,将一根克氏针从掌骨头背侧钻入,穿过掌指关节,沿髓腔越过骨折部位。克氏针勿穿过近侧指间关节,应将克氏针近端暴露于皮外,以便 3～4 周时拔除。某些近节指骨底的关节内骨折可能需要切开复位和内固定。如果关节面必须接近解剖复位并希望早期活动,可优先选择螺丝钉固定。有些近节指骨的开放性或严重粉碎性骨折,不适合采用传统方法进行内固定。在这些情况下,采用微型外固定器进行外固定,或采用 Milford 所建议的经皮横向穿入克氏针连接聚甲基丙烯酸甲酯进行外固定可能是适宜的方法。矫形器械安装完毕后,可对骨折部做最后的调整。

十一、远节指骨骨折

(一)应用解剖及发病机制

远节指骨是手与外界接触最频繁的部位,损伤机率远远高于手的其他部位。

远节指骨最小,底与中节指骨头相关节,底掌面微凹,有指深屈肌止点附着,头掌面有蹄铁形转子,称远节指骨转子。指骨基底掌侧有指深屈肌腱和掌板附着,背侧为伸指肌腱终腱止点,侧方有侧副韧带附着,骨折大多为撕脱性骨折。指骨干和甲转子背面为甲床和甲板覆盖,掌面藉致密的纤维束与皮肤相连,彼此连接紧密,互为依托,可减少骨折移位的发生。但这也常使远节手指软组织间隙因骨折出血而明显增加压力,伤后多有跳动性剧痛。远节指骨骨折可分为甲转子骨折、骨干骨折和基底骨折。

1.甲转子骨折　多由压砸伤所致,或横形或纵形,但以粉碎骨折居多。

2.骨干骨折　也多由压砸和挤压致伤,但常为开放性损伤,有横形、纵形和粉碎之分。由于缺少肌腱附着,又有甲板支托,骨干骨折一般无明显的移位。

3.基底骨折　有关节外和关节内之分,前者常因压砸和挤压等直接暴力所致,后者多源于间接暴力。

(二)临床表现及诊断

患指受伤后即出现疼痛、肿胀,有移位时出现畸形、功能障碍。还常伴有甲床裂伤和甲根翘出、甲下积血等。基底关节内背侧骨折时,由于伸肌腱止点撕脱骨折,常可呈现锤状指畸形。检查有压痛,有时触及骨擦感。X 线摄片可以明确。

(三)治疗

远节指骨骨折通常由挤压损伤引起,因此常呈粉碎性,仅需夹板固定。治疗主要是针对伴随的软组织损伤,如甲床撕裂。若存在环形损伤使指尖几乎完全离断时,在软组织愈合过程中,克氏针对维持骨架结构具有价值。骨折后指尖长时间触痛和感觉减退是由损伤软组织而非骨折引起的。

远节指骨骨折时常并发甲下血肿,可冷敷以减少出血和缓解疼痛。但如果指腹张力大、疼痛剧烈,则可用烧红的钝针(如缝衣针的尾端)在甲板上灼出 1 个或 2 个孔洞,引流积血,由此来降低张力,缓解疼痛。此术最好是在伤后 48h 以内进行,以免血液凝固影响疗效。

骨骺未闭的青少年与儿童,其关节外基底骨折常常表现为 Salter-Harris Ⅰ～Ⅱ型骺损伤,有时易误诊为指间关节脱位。它是一种间接暴力所致的损伤,并非像成人那样源于直接暴力。成人在间接暴力之后所呈现的损伤多为基底撕脱骨折或伸指肌腱断裂,而青少年及儿童则为骨骺损伤,原因是骺及骺板的抗张强底低于骨和肌腱。关节外骨骺损伤的治疗方法与成人相同,小于 30°的掌或背向成角移位也可接受,无需解剖复位。固定时间为 3～4 周。

关节内基底骨折有时呈粉碎性,多为压砸伤或作用于指端的纵向暴力所致。骨折块通常很小,无法使用内固定。如骨折移位不大,可先予以闭合复位外固定,然后在 3～4 周时开始活动锻炼,利用中节指骨头完好的关节面重塑基底关节面。对于关节损伤严重者、骨折移位明显,尤其是中节指骨头也有骨折时,可行指间关节融合术。

(张　勇)

第二节　肱骨近端骨折

肱骨近端骨折多发于老年患者,骨质疏松是骨折多发的主要原因。年轻患者多因高能量创伤所致。

目前最为常用的为 Neer 分型,将肱骨近端骨折分为 4 个主要骨折块:关节部或解剖颈、大结节、小结节、骨干或外科颈。并据此将移位的骨折分为 2 部分、3 部分及 4 部分骨折(图 11-1)。此外,常用的还有 AO 分类,基于损伤和肱骨头缺血坏死的危险性,将骨折分为 A(关节外 1 处骨折)、B(关节外 2 处骨折)及 C(关节内骨折)三大类,每类有 3 个亚型,分类较为复杂。以下仍结合传统分类进行分述。

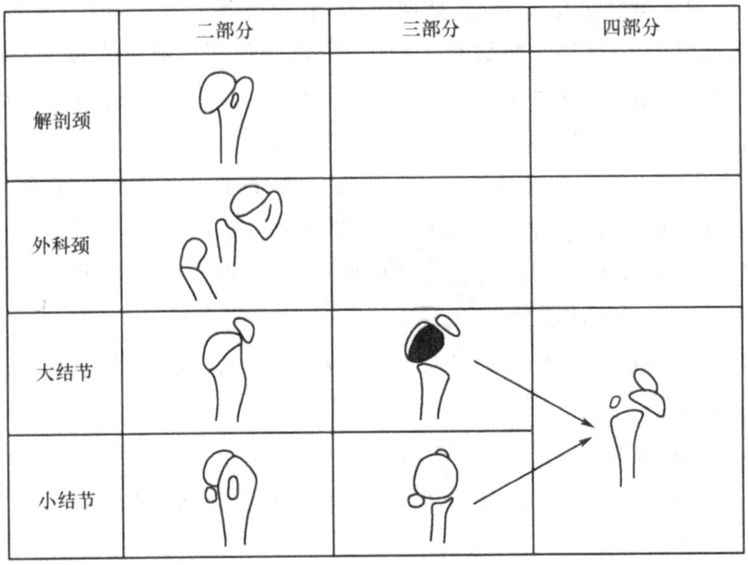

图 11-1　肱骨近端骨折 Neer 分型示意

一、肱骨大结节骨折

根据骨折的移位情况,肱骨大结节骨折可分 3 种类型(图 11-2),少数为单独发生,大多系肩关节前脱位时并发,因此,对其诊断应从关节脱位角度加以注意。

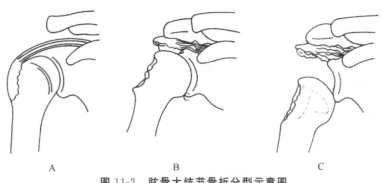

图 11-2 肱骨大结节骨折分型示意图

A.无移位型;B.移位型;C.伴有肩关节脱位的大结节骨折

【致伤机制】

1.直接暴力 指平地跌倒肩部着地、重物直接撞击,或肩关节前脱位时大结节碰击肩峰等。骨折以粉碎型居多,但少有移位者。

2.间接暴力 跌倒时由于上肢处于外展外旋位,致使冈上肌和冈下肌突然收缩,以致大结节被撕脱形成伴有移位,和暴力较小相比,骨折可无明显移位。

【临床表现】

如伴有肩关节脱位、还未复位的,则主要表现为肩关节脱位的症状与体征,可参见有关章节。已复位或未发生肩关节脱位的,则主要有以下几种表现。

1.疼痛 于肩峰下方有痛感及压痛,但无明显传导叩痛。

2.肿胀 由于骨折局部出血及创伤性反应,显示肩峰下方肿胀。

3.活动受限 肩关节活动受限,尤以外展外旋时最为明显。

【诊断】

主要依据:外伤史、临床表现和 X 线片检查(可显示骨折线及移位情况)。

【治疗】

根据损伤机制及骨折移位情况不同,其治疗方法可酌情掌握。

1.无移位 上肢悬吊制动 3～4 周,而后逐渐功能锻炼。

2.有移位 先施以手法复位,在局麻下将患肢外展,压迫骨折片还纳至原位,之后在外展位上用外展架固定。固定 4 周后,患肢在外展架上功能活动 7～10 天,再拆除外展架让肩关节充分活动。手法复位失败的年轻患者大结节移位大于 5mm,老年患者大于 10mm,可在臂丛麻醉下行开放复位及内固定术(图 11-3)。

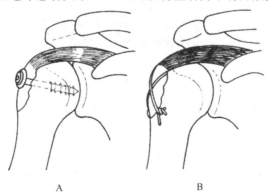

图 11-3 肱骨大结节骨折常用的固定方法示意图

A.螺丝钉内固定;B.张力带固定

【预后】

肱骨近端骨折患者预后一般良好。

二、肱骨小结节撕脱骨折

除与肩关节脱位及肱骨近端粉碎性骨折伴发外,单独发生肱骨小结节骨折者罕见。

【发生机制】

由肩胛下肌突然猛烈收缩牵拉所致,并向喙突下方移位。

【临床表现】

主要表现为局部疼痛、压痛、肿胀及上肢外旋活动受限等,移位明显的可于喙突下方触及骨折片。

【诊断】

除外伤史及临床症状外,主要依据 X 线片进行诊断。

【治疗】

1.无移位　上肢悬吊固定 3～4 周后即开始功能锻炼。

2.有移位　将上肢内收、内旋位制动多可自行复位,然后用三角巾及绷带固定 4 周左右,复位失败且移位严重者,可行开放复位及内固定术。

3.合并其他骨折及脱位　将原骨折或脱位复位后,多可随之自行复位。

三、肱骨头骨折

临床上肱骨头骨折较为少见,但其治疗甚为复杂。

【致伤机制】

与直接暴力所致的肱骨大结节骨折发生机制相似,即来自侧方的暴力太猛,可同时引起大结节及肱骨头骨折;或是此暴力未造成大结节骨折,而是继续向内传导以致引起肱骨头骨折。前者骨折多属粉碎状,而后者则以嵌压型多见。

【临床表现】

因属于关节内骨折,临床症状与前两者略有不同。

1.肿胀　肩关节弥漫性肿胀,范围较大,主要由于局部创伤反应及骨折端出血积于肩关节腔内所致,嵌入型则出血少,因而局部肿胀也轻。

2.疼痛及传导叩痛　除局部疼痛及压痛外,叩击肘部可出现肩部的传导痛。

3.活动受限　活动范围明显受限,粉碎性骨折患者受限更严重,骨折嵌入较多、骨折端相对较为稳定的,受限则较轻。

【诊断】

依据外伤史、临床症状及 X 线片诊断多无困难,X 线片应包括正侧位,用来判定骨折端的移位情况。

【治疗】

根据骨折类型及年龄等因素不同,对其治疗要求也有所差异。

1.嵌入型　无移位的仅以三角巾悬吊固定 4 周左右。有成角移位的应先行复位,青壮年患者以固定于外展架上为宜。

2.粉碎型　手法复位后外展架固定 4～5 周。手法复位失败时可将患肢置于外展位牵引 3～4 周,并及早开始功能活动。也可行开放复位及内固定术,内固定物切勿突出到关节腔内,以防继发创伤性关节炎(图 11-4)。开放复位后仍无法维持对位或关节面严重缺损(缺损面积超过 50%)的,可采取人工肱骨头置换术,更加适用于年龄 60 岁以上的老年患者。

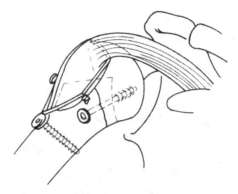

图 11-4　肱骨头骨折开放复位内固定示意图

3.游离骨片者　手法复位一般难以还纳,可行开放复位;对难以还纳者,可将其摘除。

4.晚期病例　对于晚期病例应以补救性手术为主,包括关节面修整术、肱二头肌腱的腱沟修整术、关节内游离体摘除术、肩关节成形术及人工肩关节置换术等。

四、肱骨近端骨骺分离

肱骨近端骨骺分离在骨骺闭合前均可发生,但以 10~14 岁学龄儿童多见,易影响到肱骨的发育,应引起重视。

【致伤机制】

肱骨近端骨骺一般于 18 岁前后闭合,在闭合前该处解剖学结构较为薄弱,可因作用于肩部的直接暴力,或通过肘、手部向上传导的间接暴力而使骨骺分离。外力作用较小时,仅使骨骺线损伤,断端并无移位;作用力大时,则骨骺呈分离状,且常有 1 个三角形骨片撕下。根据骨骺端的错位情况可分为稳定型与不稳定型,前者则指骨骺端无移位或移位程度较轻者;后者指向前成角大于 30°,且前后移位超过横断面 1/4 者,此多见于年龄较大的青少年(图 11-5)。

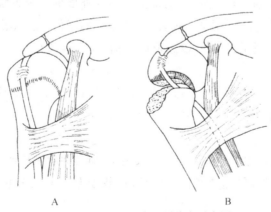

图 11-5　肱骨上端骨骺分离示意图

A.正常状态;B.骨骺分离

【临床表现】

肱骨近端骨骺分离与一般肱骨外科颈骨折相似,患者年龄多在18岁以下,为骨骺发育期,个别病例可达20岁。

【诊断】

主要根据外伤史、患者年龄、临床症状及X线片所见等进行诊断。无移位的则依据于骨骺线处的环状压痛、传导叩痛及软组织肿胀阴影等。

【治疗】

根据骨骺移位及复位情况而酌情灵活掌握。

1.无移位　一般悬吊固定3~4周即可。

2.有移位　先行手法复位。多需在外展、外旋及前屈位状态下将骨骺远折端还纳原位,之后以外展架固定4~6周。手法复位失败而骨骺端移位明显(横向移位超过该处直径1/4时),且不稳定型者则需开放复位,之后用损伤较小的克氏针2~3根交叉固定,并辅助上肢外展架固定,术后3周拔除。

【预后】

肱骨近端骨骺分离患者一般预后良好。错位明显,或外伤时骨骺损伤严重的,则有可能出现骨骺发育性畸形,主要表现为上臂缩短(多在3cm以内)及肱骨内翻畸形,但在发育成人后大多被塑形改造而消失。

五、肱骨外科颈骨折

肱骨外科颈骨折较为多见,占全身骨折的1%左右,多发于中老年患者。该年龄的患者此处骨质大多较为疏松、脆弱,易因轻微外力而引起骨折。

【致伤机制及分型】

因肱骨骨质较薄,较易发生骨折。根据外伤时机制不同,所造成的骨折类型各异;临床上多将其分为外展型及内收型两类,实际上还有其他类型,如粉碎型等。

1.外展型　跌倒时患肢呈外展状着地,由于应力作用于骨质较疏松的外科颈部而引起骨折。骨折远侧端全部、大部或部分骨质嵌插于骨折的近侧端内。多伴有骨折端向内成角畸形,临床上最为多见。

2.内收型　指跌倒时上肢在内收位着地时所发生的骨折,在日常生活中此种现象较少遇到。在发生机制上,患者多处于前进状态下跌倒,以致手掌或肘部由开始的外展变成内收状着地,且身体多向患侧倾斜,患侧肩部随之着地。因此,其在手掌及肘部着地,或肩部着地的任何一种外伤机制中发生骨折。此时骨折远端呈内收状,而肱骨近端则呈外展外旋状,以致形成向前、向外的成角畸形。了解这一特点,将有助于骨折的复位。

3.粉碎型　更为少见,由外来暴力直接打击所致,移位方向主要取决于暴力方向及肌肉的牵拉力。此型在治疗上多较复杂,且预后不如前两者为佳。

【临床表现】

肱骨外科颈骨折与其他肩部骨折的临床表现大致相似,但其症状多较严重。

1.肿胀　因骨折位于关节外,局部肿胀较为明显,内收型及粉碎性骨折患者更为严重。可有皮下瘀血等。

2.疼痛　外展型者较轻,其余二型多较明显,活动上肢时更为严重,同时伴有环状压痛及传导叩痛。

3.活动受限　内收型和粉碎型患者最为严重。

4.其他　应注意有无神经血管受压或受刺激症状;错位明显者患肢可出现短缩及成角畸形。

【诊断】

1.外伤史　多较明确,且好发于老年患者。

2.临床表现均较明显,易于检查。

3.X 线片检查　需拍摄正位及侧位片,并以此决定分型及治疗方法的选择。

【治疗】

1.外展型　多属稳定型,成角畸形可在固定的同时予以矫正,一般多不用另行复位。

(1)中老年患者:指 60～65 岁以上的年迈者,可用三角巾悬吊固定 4 周左右,等到骨折端临床愈合后,早期功能活动。

(2)青壮年:指全身情况较好的青壮年患者,应予以外展架固定,并在石膏塑形时注意纠正其成角畸形。

2.内收型　在治疗上多较困难,移位明显的高龄者更为明显,常成为临床治疗中的难题。

(1)年迈、体弱及全身情况欠佳者:局麻下手法复位,之后以三角巾制动,或对肩部宽胶布及绷带固定。这类病例以预防肺部并发症及早期功能活动为主。

(2)骨折端轻度移位者:局麻后将患肢外展、外旋位置于外展架上(外展 60°～90°,前屈 45°),在给上肢石膏塑形时或塑形前施以手法复位,主要纠正向外及向前的成角畸形。操作时可让助手稍许牵引患肢,术者一手在骨折端的前上方向后下方加压,另一手掌置于肘后部向前加压,这样多可获得较理想的复位。X线片或透视证实对位满意后,将患肢再固定于外展架上。

(3)骨折端明显移位者:需将患肢置于上肢螺旋牵引架上,一般多采取尺骨鹰嘴骨牵引,或牵引带牵引,在臂丛麻醉或全麻下先行手法复位,即将上肢外展、外旋。并用上肢过肩石膏固定,方法与前述相似。X线片证明对位满意后再以外展架固定,并注意石膏塑形。

(4)手法复位失败者

1)牵引疗法:即尺骨鹰嘴克氏针牵引,患肢置于外展 60°～90°,前屈 30°～45°位持续牵引 3～5 天。拍片显示已复位者,按 2 法处理。复位欠佳者,应按 3 法再次手法复位及外展架固定。此时因局部肿胀已消退,复位一般较为容易。对位仍不佳者,则行开放复位和内固定术。

2)开放复位和内固定术:用于复位不佳的青壮年及对上肢功能要求较高者,可行切开复位及内固定术,目前多选用肱骨近端锁定钢板或支撑钢板内固定,以往多选用多根克氏针交叉内固定、骑缝钉及螺纹钉内固定术等。操作时不能让内固定物进入关节,内固定不确实者应加用外展架外固定。

3)肱骨颈粉碎性骨折:由于复位及内固定均较困难,非手术治疗时宜行牵引疗法。在尺骨鹰嘴克氏针牵引下,肩外展及上臂中立位持续牵引 3～4 周,而后更换三角巾或外展架固定,并逐渐开始功能活动。牵引重量以 2～3kg 为宜,切勿过重。在牵引过程中可拍片观察。对于老年患者,若能耐受手术,首选切开复位肱骨近端锁定钢板内固定术,也可一期行人工肩关节置换术。

4)合并大结节撕脱者:在按前述诸法治疗过程中多可自行复位,一般无须特殊处理。不能复位者可行钢丝及螺丝钉内固定术。采用肱骨近端锁定钢板内固定时,复位后用钢板的近端压住大结节维持复位,并用螺钉固定。

【预后】

肱骨外科颈骨折一般预后良好,肩关节大部功能可获恢复。老年粉碎型、有肱骨头缺血坏死及严重移位而又复位不佳的骨折,预后欠佳。

六、肱骨近端骨折的手术治疗

（一）开放复位内固定术

【手术适应证】

适用于手法复位失败及移位严重，以及对上肢要求较高者。实际上，近年由于内固定设计及手术技术的进步，加上内固定后肩关节可以早期功能锻炼，开放复位内固定术的手术适应证已大为拓宽，这是目前骨折治疗的趋势。对于具体病例可参照 AO 手术指征，即切开复位内固定患者主要包括年轻患者，或者活动量较大的老年患者，合并下列至少一种骨折情况：结节移位超过 5mm；骨干骨折块移位超过 20mm；肱骨头骨折成角大于 45°。

决定是否手术时，患者的功能期望是非常重要的考虑因素。年轻患者希望重新达到受伤前的水平，活动量较大的老年患者希望能继续进行伤前的体育活动，其他患者则希望能恢复正常的日常生活。

【手术方法】

1.胸大肌三角肌入路　切口起自喙突，向肱骨的三角肌方向延伸，在三角肌和胸大肌间隙进入，保护头静脉。将三角肌拉向外侧，切开喙肱筋膜，即可显露骨折端，手术中需注意结节间沟和肱二头肌长头腱的位置，是辨认各骨折块和复位情况的参考标志。

2.经三角肌外侧入路　用于单独的大、小结节骨折及肩袖损伤。切口起自肩峰前外侧角的远端，向下不超过 5cm（为防止腋神经损伤），沿三角肌前束和中间束分离达到三角肌下滑囊。

【内固定方法及种类】

1.肱骨近端锁定钢板内固定　是目前最新的内固定器材，锁定钢板为解剖型设计，有独特的成角稳定性，并有缝合肩袖的小孔设计，尤其适用于骨骼粉碎严重及肱骨近端骨质疏松患者。

2.MIPO 技术　即经皮微创接骨术（MIPO）。通过肩外侧横形小切口经三角肌插入锁定钢板，通过间接复位方法完成骨折内固定。可降低出血量，减少软组织剥离，保护肱骨头血运，有利于肩关节功能恢复，降低骨不连及肱骨头坏死等并发症。

3.髓内钉　主要用于外科颈及干骺端多段骨折，而大小结节完整者，也可用于病理性骨折固定。

4.其他　常用的还有支撑钢板及螺钉，以三叶草钢板首选。较陈旧的内固定，如多根克氏针交叉内固定、骑缝钉现已基本不用。

（二）肱骨近端粉碎性骨折的手术治疗

主要指 Neer 分类中的三部分和四部分骨折，或 AO 分型中 $C_1 \sim C_3$ 骨折，应首选切开复位内固定术进行肱骨近端重建。考虑到术中肱骨头不能重建、术后有复位丢失及肱骨头缺血坏死等因素，老年患者也可一期行半肩关节置换术。

（段友建）

第三节　肩胛骨骨折

肩胛骨是一扁而宽的不规则骨，周围有较厚的肌肉包裹而不易骨折，肩胛骨骨折发病率约占全身骨折的 0.2%。若其一旦发生骨折，易同时伴发肋骨骨折，甚至血气胸等严重损伤，在诊治时需注意，并按病情的轻重缓急进行处理。25% 的肩胛骨骨折合并同侧锁骨骨折或肩锁关节脱位，称为浮肩损伤。

按骨折部位不同,一般分为以下类型(图 11-6)。

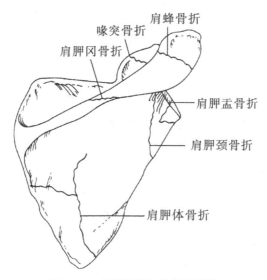

图 11-6　肩胛骨骨折分类示意图

一、肩胛体骨折

【致伤机制】

肩胛体骨折多由仰位跌倒或来自侧后方的直接暴力所致。暴力多较强,以肩胛体下部多见,可合并有肋骨骨折,甚至伴有胸部并发症。

【临床表现】

1.疼痛　限于肩胛部,肩关节活动时尤为明显,其压痛部位与骨折线多相一致。

2.肿胀　需要双侧对比才能发现,程度根据骨折类型而定。粉碎性骨折者因出血多,肿胀明显易见,甚至皮下可有瘀斑出现。而一般的裂缝骨折则多无肿胀。

3.关节活动受限　患侧肩关节活动范围受限,并伴有剧痛而拒绝活动,尤其是外展时。

4.肌肉痉挛　包括冈上肌、冈下肌及肩胛下肌等因骨折及血肿刺激而出现持续性收缩样改变,甚至可出现假性肩袖损伤的症状。

【诊断】

1.外伤史　主要了解暴力的方向及强度。

2.X 线片　一般拍摄前后位、侧位及切线位。拍片时将患肢外展,可获得更清晰的影像。

3.其他　诊断困难者可借助于 CT 扫描,并注意有无胸部损伤。

【治疗】

1.无移位　一般采用非手术疗法,包括患侧上肢吊带固定,早期冷敷或冰敷,后期热敷、理疗等。制动时间以 3 周为宜,可较早地开始肩部功能活动。

2.有移位　利用上肢的外展或内收来观察骨折端的对位情况,多采用外展架或卧床牵引将肢体置于理想对位状态固定。需要手术复位及固定者仅为个别病例。

【预后】

肩胛骨骨折一般预后良好,即使骨块有明显移位而畸形愈合的,也多无影响。除非错位骨压迫胸廓引起症状时才考虑手术治疗。

二、肩胛颈骨折

【致伤机制】

肩胛颈骨折主要由作用于手掌、肘部的传导暴力所引起，但也见于外力撞击肩部的直接暴力所致。前者的远端骨片多呈一完整的块状，明显移位少见；后者多伴有肩胛盂骨折，且骨折块可呈粉碎状（图11-7）。

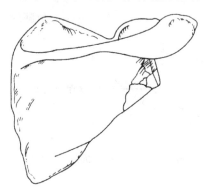

图 11-7   肩胛颈粉碎状骨折示意图

【临床表现】

1.疼痛   局限于肩部，肩关节活动时疼痛加重。压痛点多呈环状，并与骨折线相一致。

2.肿胀   见于有移位骨折，显示"方肩"样外形，锁骨下窝可完全消失，无移位骨折则变形不明显。

3.活动受限   一般均较明显，尤其是有移位骨折活动受限更严重。如将肩胛骨下角固定活动肩关节时除剧痛外，还可闻及骨擦音；对一般病例无需此种检查。

【诊断】

1.外伤史   一般均较明确。

2.临床症状特点   以肩部症状为主。

3.X线片   能够较容易地显示骨折线及其移位情况。伴有胸部伤，或X线片显示不清的，可行CT扫描检查。

【治疗】

1.无移位   上肢悬吊固定3～5周。X线片证明骨折已临床愈合时，可逐渐开始功能锻炼。

2.有移位   闭合复位后行外展架固定。年龄超过55岁者，可卧床牵引以维持骨折对位，一般无需手术治疗。对于移位超过1cm及旋转超过40°者，保守治疗效果较差，可通过后方Judet入路行切开复位重建钢板内固定术。术中可在冈下肌和小圆肌间进入，显露肩胛骨外侧缘、肩胛颈及肩关节后方。术中需防止肩胛上神经损伤。

【预后】

肩胛颈骨折患者预后一般均良好。

三、肩胛盂骨折

【致伤机制及分型】

肩胛盂骨折多由来自肩部的直接传导暴力，通过肱骨头作用于肩胛盂引起。视暴力强度与方向的不同,骨折片的形态及移位程度可有显著性差异,可能伴有肩关节脱位(多为一过性)及肱骨颈骨折等。骨折形态以盂缘撕脱及压缩性骨折为多见,也可遇到粉碎性骨折(图 11-8)。

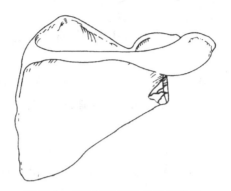

图 11-8 肩胛盂粉碎性骨折示意图

常采用 Ideberg-Gross 分型(图 11-9):

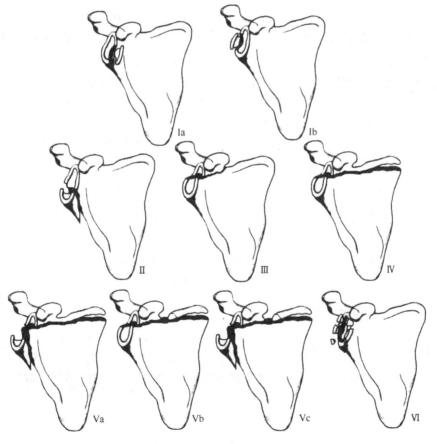

图 11-9 肩胛盂骨折 Ideberg-Gross 分型示意图

1. Ⅰ型 关节盂缘骨折,又分为ⅠA型:前方关节盂缘骨折,ⅠB型:后方关节盂缘骨折。

2. Ⅱ型 关节盂横断骨折,骨折线分为横形或斜形,累及关节盂下方。

3. Ⅲ型 关节盂上方骨折,骨折线向内上达到喙突基底,常合并肩峰骨折、锁骨骨折及肩锁关节脱位等肩关节上方悬吊复合体(SSSC)的损伤。

4. Ⅳ型 关节盂横断骨折,骨折线向内到达肩胛骨内缘。

5.Ⅴ型　Ⅳ型伴Ⅱ、Ⅲ型或同时伴Ⅱ和Ⅲ型。

6.Ⅵ型　整个关节盂的粉碎性骨折,伴或不伴肱骨头半脱位。

【临床表现】

由于骨折的程度及类型不同,症状差别也较大,基本症状与肩胛颈骨折相似。

【诊断】

除外伤史及临床症状外,主要依据 X 线片进行诊断及鉴别诊断。X 线投照方向除常规的前后位及侧位外,应加拍腋窝位,以判定肩盂的前缘、后缘有无撕脱性骨折。CT 平扫或三维重建有助于判断骨折的移位程度。

【治疗】

肩胛盂骨折是肩胛骨骨折中在处理上最为复杂的一种。依据骨折类型的不同,治疗方法有明显的差异。

1.非手术治疗　适用于高龄患者,可行牵引疗法,并在牵引下进行关节活动。牵引持续时间一般为3～5周,不宜超过 6 周。Ⅵ型骨折应采用非手术治疗。

2.手术治疗　手术治疗目的在于恢复关节面平整,避免创伤性关节炎,防止肩关节不稳定。对关节盂移位大于 2mm、肱骨头存在持续半脱位或不稳定者,合并 SSSC 损伤者可行手术切开复位内固定术(图 11-10)。根据不同的骨折类型,选择前方及后方入路,用拉力螺钉固定骨折。关节内不可遗留任何骨片,以防继发损伤性关节炎。关节囊撕裂者应进行修复。术后患肢以外展架固定。

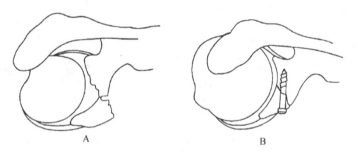

图 11-10　严重移位的肩胛盂骨折需行切开复位内固定术示意图

A.术前;B.拉力螺钉固定术后

3.畸形愈合　以功能锻炼疗法为主。畸形严重已影响关节功能及疼痛明显的,可行关节盂修整术或假体置换术。

【预后】

肩胛盂骨折患者一般预后较佳,只有关节面恢复不良而影响肩关节活动的,多需采取手术等补救性措施。

四、肩峰骨折

因该骨块坚硬且骨突短而不易骨折,故肩峰骨折较少见。

【致伤机制】

主要有以下两种机制:

1.直接暴力　即来自肩峰上方垂直向下的外力,骨折线多位于肩锁关节外侧。

2.间接传导暴力　当肩外展或内收位时跌倒,因肱骨大结节的杠杆顶撬作用而引起骨折,骨折线多位于肩峰基底部。

【临床表现】

1.疼痛　局部疼痛明显。

2.肿胀　其解剖部位浅表,故局部肿胀显而易见,多伴有皮下瘀血或血肿形成。

3.活动受限　外展及上举动作受限,无移位骨折者较轻,合并肩锁关节脱位或锁骨骨折者较明显。

4.其他　除注意有无伴发骨折外,应注意有无臂丛神经损伤。

【诊断依据】

1.外伤史　注意外力的方向。

2.临床表现　以肩峰局部为明显。

3.X线片　均应拍摄前后位、斜位及腋窝位,可较全面地了解骨折的类型及特点;在阅片时应注意与不闭合的肩峰骨骺相鉴别。

【治疗】

视骨折类型及并发伤的不同而酌情采取相应的措施。

1.无移位　将患肢用三角巾或一般吊带制动即可。

2.手法复位　指通过将患肢屈肘、贴胸后,由肘部向上加压可达复位目的的,可采用肩-肘-胸石膏固定;一般持续固定4～6周。

3.开放复位内固定术　手法复位失败的,可行开放复位张力带固定;一般情况下不宜采用单纯克氏针固定,以防其滑动移位至其他部位(图 11-11)。

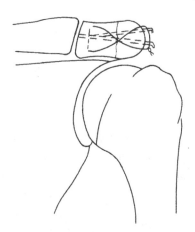

图 11-11　肩峰骨折切开复位＋张力带内固定示意图

【预后】

肩峰骨折患者一般预后良好。如复位不良可引起肩关节外展受限及肩关节周围炎等后果。

五、喙突骨折

喙突骨折相当少见,主因其位置深在,且易漏诊。

【致伤机制】

1.直接暴力　多因严重暴力所致,一般与其他损伤伴发。

2.间接暴力　当肩关节前脱位时,因肱骨头撞击及杠杆作用所致。

3.肌肉韧带撕脱暴力　肩锁关节脱位时,喙肱肌和肱二头肌短头猛烈收缩或喙锁韧带牵拉,可引起喙突撕脱性骨折,此时骨折片多伴有明显移位。

【临床表现】

因解剖部位深在,主要表现为局部疼痛和屈肘、肩内收及深呼吸时肌肉收缩的牵拉痛。个别病例可合并臂丛神经受压症状。

【诊断】

除外伤史及临床表现外,主要依据 X 线片检查,拍摄前后位、斜位及腋窝位。

【治疗】

无移位及可复位者,可行非手术疗法;移位明显或伴有臂丛神经症状者,宜行探查术、开放复位及内固定术;晚期病例有症状者,也可行喙突切除及联合肌腱固定术。

六、肩胛冈骨折

肩胛冈骨折多与肩胛体部骨折同时发生,少有单发。诊断及治疗与体部骨折相似。

七、浮肩

25％的肩胛骨骨折合并同侧锁骨骨折或肩锁关节脱位,称为浮肩损伤(FSI)。如治疗不当,可致肩关节功能障碍。

【致伤机制】

Gross 提出了肩关节上方悬吊复合体(SSSC)的概念,指出其是维持肩关节稳定的重要结构,并解释了其病理意义。SSSC 由锁骨外侧端、肩锁关节及其韧带、肩峰、肩胛盂、喙突及喙锁韧带所组成的环形结构。上方支柱为锁骨中段,下方支柱为肩胛体外侧部和肩胛冈。SSSC 一处骨折或韧带损伤时,对其稳定性影响较小,不发生明显的骨折移位或脱位;有 2 处或 2 处以上部位损伤时,才会造成不稳定,形成浮肩,并有手术指征。了解 SSSC 的构成有助于浮肩治疗方案的选择。浮肩中肩胛带由于失去锁骨的骨性支撑悬吊作用,使得肩胛颈骨折移位和不稳定,其移位程度主要取决于同侧锁骨骨折或肩锁关节脱位。当肩关节悬吊的稳定性受到严重破坏时,局部肌肉的拉力和患肢重量将使骨折远端向前、下、内侧旋转移位。这种三维方向的移位可使肩峰及盂肱关节周围肌群的起止关系和结构长度发生改变,造成肩胛带严重短缩,从而导致肩关节外展乏力、活动度下降等功能障碍。

【诊断】

通过 X 线片,诊断一般并不困难。为了判断损伤程度,除常规前后位外,还应通过肩胛骨外侧穿胸投照侧位。如怀疑肩锁关节损伤,有时还须加拍 45°斜位片。CT 扫描对准确判断损伤的程度很有价值。

【治疗】

为恢复肩关节的动力平衡,首先需恢复锁骨的完整性和稳定性。

1.非手术治疗　适用于肩胛颈骨折移位小于 5mm 者,非手术治疗疗效等于或优于手术治疗,且无并发症的风险。患肢制动,8 周后开始功能锻炼。

2.切开复位内固定术　适用于肩胛颈骨折移位大于 5mm 或非手术治疗中继发骨折移位者。通常对锁骨进行切开复位内固定术即可。通过完整的喙锁韧带和喙肩韧带的牵拉来达到肩胛颈骨折复位,也可同时进行肩胛颈和锁骨骨折钢板内固定术。肩胛颈部切开复位钢板内固定须防止伤及肩关节囊、旋肩胛肌,特别是小圆肌,以免削弱肩关节的活动范围,尤其是外旋功能。术后患者早期行功能锻炼,最大限度地避免创伤及手术后"冻结肩"的发生。

（李红桥）

第四节　锁骨骨折

　　锁骨为长管状骨,呈"S"形架于胸骨柄与肩胛骨之间,成为连接上肢与躯干之间唯一的骨性支架。因其较细及其所处解剖地位特殊,易受外力作用而引起骨折,属于门急诊常见的损伤之一,约占全身骨折的5%;幼儿更为多见。通常将锁骨骨折分为远端(外侧端)、中段及内侧端骨折。因锁骨远端和内侧端骨折的治疗有其特殊性,以下将进行分述。

　　【致伤机制】

　　多见于平地跌倒手掌或肩肘部着地的间接传导暴力所致,直接撞击等暴力则较少见(图 11-12A)。骨折部位好发于锁骨的中外 1/3 处,斜形多见。直接暴力所致者,多属粉碎性骨折,其部位偏中段。幼儿骨折时,因暴力多较轻、小儿骨膜较厚,常以无移位或轻度成角畸形多见。产伤所致锁骨骨折也可遇到,多无明显移位。成人锁骨骨折的典型移位(图 11-12B)所示:内侧断端因受胸锁乳突肌作用向上后方移位,外侧端则因骨折断端本身的重力影响而向下移位。由于胸大肌的收缩,断端同时出现短缩重叠移位。个别病例骨折端可刺破皮肤形成开放性骨折,并有可能伴有血管神经损伤(图 11-12C),主要是下方的臂丛神经及锁骨下动、静脉,应注意检查,以防引起严重后果。直接暴力所致者还应注意有无肋骨骨折及其他胸部损伤。

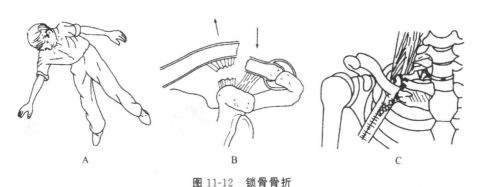

图 11-12　锁骨骨折
A.致伤机制;B.典型移位;C.易引起血管神经损务

　　【临床表现】

　　1.疼痛　多较明显,幼儿跌倒后啼哭不止,患肢拒动。切勿忘记脱衣检查肩部,否则易漏诊,年轻医师在冬夜值班时尤应注意。

　　2.肿胀与畸形　除不完全骨折外,畸形及肿胀多较明显。因其浅在,易于检查发现及判断。

　　3.压痛及传导叩痛　对小儿青枝骨折,可以通过对锁骨触诊压痛的部位来判断,并结合传导叩痛的部位加以对照。

　　4.功能受限　骨折后患侧上肢运动明显受限,特别是上举及外展时因骨折端的疼痛而中止。

　　5.其他　注意上肢神经功能及桡动脉搏动,异常者应与健侧对比观察,以判定有无神经血管损伤;对直接暴力所致者,应对胸部认真检查,以除外肋骨骨折及胸腔损伤。

　　【诊断】

　　1.外伤史　多较明确。

　　2.临床表现　如前所述,应注意明确有无伴发伤。

3.X 线片　不仅可明确诊断,还有利于对骨折类型及移位程度的判断;有伴发伤者,可酌情行 CT 或 MR 检查。

【治疗】

根据骨折类型、移位程度酌情选择相应疗法。

（一）青枝骨折

无移位者以"8"字绷带固定即可,有成角畸形的,复位后仍以"8"字绷带维持对位。有再移位倾向较大的儿童,则以"8"字石膏为宜。

（二）成年人无移位骨折

以"8"字石膏绷带固定 6～8 周,并注意对石膏塑形以防止发生移位。

（三）有移位骨折

均应在局麻下先行手法复位,之后再施以"8"字石膏固定,操作要领如下:患者端坐、双手叉腰挺胸、仰首及双肩后伸。术者立于患者后方,双手持住患者双肩前外侧处(或双肘外侧)朝上后方用力,使其仰伸挺胸;同时用膝前部抵于患者下胸段后方形成支点(图 11-13),这样可使骨折获得较理想的复位。在此基础上再行"8"字石膏绷带固定(图 11-14)。为避免腋部血管及神经受压,在绕缠石膏绷带全过程中,助手应在蹲位状态下用双手中、食指呈交叉状置于患者双侧腋窝处。石膏绷带通过助手双手中、食指绕缠,并持续至石膏绷带成形为止。在一般情况下,锁骨骨折并不要求完全达到解剖对位,只要不是非常严重的移位,骨折愈合后均可获得良好的功能。

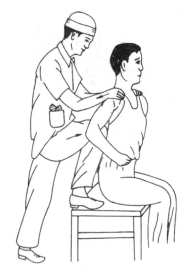

图 11-13　锁骨骨折手法复位示意图

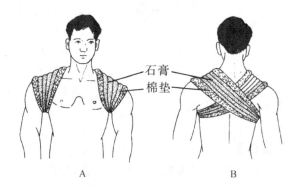

石膏
棉垫

A　　　　　　　　　B

图 11-14　锁骨骨折复位后以 8 字石膏固定示意图
A.前方观;B.背侧观

（四）开放复位及内固定

【手术适应证】

主要用于以下几种病例:

1.有神经血管受压症状,经一般处理无明显改善或加重。

2.手法复位失败的严重畸形。

3.因职业关系,如演员、模特儿及其他舞台表演者,需双肩外形对称美观者,可放宽手术标准。

4.其他,包括合并胸部损伤、骨折端不愈合或晚期畸形影响功能或职业者等。

【手术病例选择】

1.中段骨折钢板固定 目前应用最广泛,适用于中段各类型骨折,可选用锁骨重建钢板或锁定钢板内固定(图11-16),钢板置于锁骨上方或前方。钢板置于锁骨上方时钻孔及拧入螺钉时应小心,防止过深伤及锁骨下静脉及胸腔内容物。

2.髓内固定 适用于中段横断骨折,多用带螺纹钢针或尾端带加压螺纹帽的钛弹性髓内钉经皮固定骨折,以防术后钢针滑移,半数患者可闭合复位内固定。现已较少用克氏针固定锁骨中段骨折(图11-15),因为其易滑移,向外侧移位可致骨折端松动、皮下滑囊形成。文献曾有克氏针术后移位刺伤脊髓神经、滑入胸腔的报道。

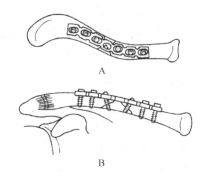

图 11-15 锁骨中段骨折钢板螺钉内固定示意图

A.上方观;B.前方观

3.MIPO技术 即经皮微创接骨术(MIPO),考虑肩颈部美观因素,通过小切口经皮下插入锁定钢板进行内固定。

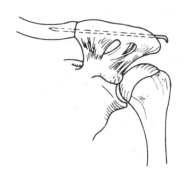

图 11-16 锁骨骨折克氏针内固定示意图

【术后处理】

患肩以三角巾或外展架(用于固定时间长者)制动,并加强功能锻炼。

【预后】

除波及肩锁或胸锁关节及神经血管或胸腔受损外,绝大多数锁骨骨折患者预后均佳。一般畸形及新生的骨痂多可自行改造。

(甄瑞鑫)

第五节　肩锁关节脱位

一、应用解剖

盂肱关节是肱骨头与肩盂构成的关节,通常也称肩关节,是全身活动范围最大的关节,也是全身大关节脱位中最常见的部位。约占全身 4 大关节(肩、肘、髋、膝)脱位的 40.1%。肩关节前脱位同时如发生盂前缘的压缩骨折,或肱骨头后侧的压缩骨折时,均可影响盂肱关节的稳定,成为复发脱位的病理基础。

肱骨头近似半圆形,约占圆周的 2/5。在冠状面形成约 130°~135° 的颈干角。在横断面有向后 20°~30° 的后倾角。后倾角的改变与关节的稳定性有一定的关系。

肩盂关节面呈梨形、凹窝状,与肱骨头相吻合。垂直径大于横径。肩盂关节面相当于肱骨头关节面的 1/3~1/4。肩盂纵径与肱骨头直径比值小于 0.75,或横径与肱骨头直径比值小于 0.57,皆可说明肩盂发育不良,会影响盂肱关节的稳定性。盂的纵径及横径与肱骨头直径的比值称为盂肱关节指数。

盂的关节面在 75% 的正常人中有平均 7.4°(2°~12°)的后倾角度。后倾角减小也是盂肱关节不稳定的因素之一。

此外肩峰及喙突也可限制肱骨头向后上及前上方向的过度移位。

维持盂肱关节稳定的另一因素是关节囊及韧带结构。盂肱关节的关节囊大而松弛,容许肱骨头有足够大的活动范围。肩关节的韧带有喙肱韧带,前方的上、中、下盂肱韧带,以及后下盂肱韧带。在通常活动范围情况下,由于关节囊松弛,因此不能发挥防止盂肱关节移位的作用。只有当关节活动到一定的活动范围时,当关节囊韧带处于张力状态下,才能发挥其限制肱骨头过度移位的稳定作用。关节囊韧带对盂肱关节的稳定作用是诸稳定因素中最后的防线。

盂唇是一纤维性软骨的边缘。可以加深盂窝,增加对肱骨头的稳定作用。实验切除盂唇软骨后,肩盂防止肱骨头移位的稳定作用减少 50% 以上。创伤性肩关节前脱位时,大多数病例发生盂唇软骨分离,称为 Bankart 损伤,成为复发性肩关节前脱位的重要病因之一。

肩关节的活动实际是盂肱关节、肩锁、胸锁关节以及肩胛胸壁间活动的总和。盂肱关节本身只有 90° 的主动外展活动。

二、损伤机制及盂肱关节不稳定的分类

盂肱关节不稳定可有很多不同的分类方法。根据造成脱位的原因可分为创伤性盂肱关节不稳定和非创伤性关节不稳定两类。前者约占 95%~96%,后者一般没有外伤诱因或由极轻微的外力引起,约占 4%。后者肩关节多有骨发育异常,此类疾患,如肱骨头过度后倾、肩盂发育不良或盂的畸形,也可患有神经、肌肉系统疾患或合并有感情上和精神病学的问题,常表现双肩不稳定或肩关节多方向的不稳。

根据关节不稳定的程度可分为盂肱关节脱位和半脱位。脱位是指肱骨头于肩盂关节面完全分离,不能即刻自动复位。而半脱位是肩关节活动至某一位置的瞬间,肱骨头与盂的关系发生一定程度的错位,产生一定的症状,并可自动恢复到正常的位置。患者有时可感到肩关节有暂时的错动不稳的感觉。

根据关节脱位的时间及发作的次数可分为新鲜脱位、陈旧脱位和复发脱位等。文献中有的将脱位超

过24h者称为陈旧性脱位。但从创伤病理变化以及治疗方法考虑,将脱位时间超过2~3周者成为陈旧性脱位比较合理。复发性脱位是指原始创伤脱位复位后的一段时间内(一般在伤后2年以内),肩部受轻微的外力或肩关节在一定位置活动中即又发生脱位,而且在类似条件下反复发生脱位时称为复发性脱位。

根据盂肱关节不稳定的方向可分为前脱位、后脱位、上脱位和下脱位等。

前脱位是最为常见的盂肱关节脱位类型,约占盂肱关节脱位的95%以上。直接外力虽可造成肱骨头脱位,但主要发生机制是肩外展,后伸伴外旋的外力,由于肱骨头的顶压,造成前关节囊和韧带以及盂唇软骨的损伤,外力继续作用可使肱骨头脱向前方。常伴有肱骨大结节或肩袖的损伤。根据肱骨头脱位后的位置不同,前脱位又可分为如下几种类型(图11-17、图11-18):

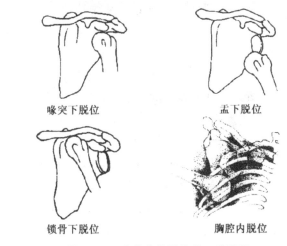

喙突下脱位　　　　　　　　　盂下脱位

锁骨下脱位　　　　　　　　　胸腔内脱位

图11-17　肩关节前脱位的4种类型

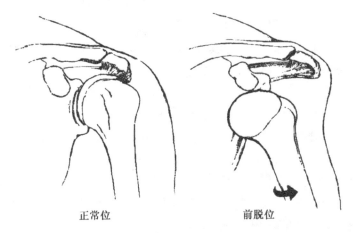

正常位　　　　　　　　　前脱位

图11-18　肩关节脱位时肱骨头的位置变化

喙突下型:肱骨头脱位至喙突下方。

盂下型:肱骨头脱向前下,位于盂下缘。

锁骨下型:肱骨头脱位后向内侧明显移位,至喙突的内侧、锁骨下方。

胸内脱位型:是较为少见的类型。肱骨头移位通过肋间进入胸腔。常合并肺及神经、血管损伤。

后脱位是较为少见的损伤。发生率约占肩关节脱位的1.5%~3.8%。当肩关节在内收、外旋位肱骨遭受由下向上的轴向外力时,可造成盂肱关节后脱位。

此外当癫痫发作、电休克治疗时,由于肌肉痉挛收缩也可造成关节脱位。肩部内旋肌群的肌力(胸大肌、背阔肌及肩胛下肌)明显强于外旋肌群的肌力(冈下肌、小圆肌),因此发生后脱位的几率高于前脱位。直接外力作用于肩前方也可造成后脱位。

后脱位造成后方关节囊以及盂唇软骨的损伤,常合并小结节骨折。后脱位又可分为肩峰下脱位(占后脱位的98%)、后方盂下脱位及肩胛冈下脱位。

盂肱关节下脱位是罕见的脱位类型。发生机制为肩部遭受过度外展的外力,使肱骨颈盂肩峰顶触并形成一个支点,将肱骨头自关节囊下方撬出关节。使肱骨头关节面顶端向下,头交锁于盂窝下,肱骨下段竖直向上。因此也称垂直脱位。常合并有严重的软组织损伤。

上脱位更为罕见。外伤机制是肩在内收位遭受向上方的外力引起。肱骨头向上移位,可造成肩峰、锁骨、喙突或肱骨结节的骨折。以及肩锁关节、肩袖和其他软组织损伤。

三、临床表现及诊断

外伤的原因,外伤时肩关节的位置以及外力作用的方向,有助于对以往脱位方向的分析。此外有无原始脱位的病历资料、X线检查,是否易于复位,都有助于对盂肱关节不稳定的分析判断。

对疑为盂肱关节不稳的患者应详细询问有关的病史。应了解是否为第一次发作,以及首次发作的时间。首次脱位年龄越小者,以后成为复发脱位的发生率越高。年龄20岁以下的患者,首次脱位以后变成复发脱位的发生率是80%～90%。其次应询问致伤外力的大小以及外伤机制。轻微外力即造成脱位者,说明盂肱关节稳定因素有缺陷,易转化为复发不稳定。而严重外伤引起脱位者,由于软组织损伤较重,经修复形成瘢痕组织,可使盂肱关节变得更为稳定。

急性前脱位的临床表现为肩部疼痛、畸形、活动受限,患者常以健手扶持患肢前臂、头倾向患侧以缓解疼痛症状。上臂处于轻度外展、外旋、前屈位。肩部失去圆钝平滑的曲线轮廓,形成典型的方肩畸形。患肩呈弹性固定状态于外展约30°位。肩峰下触诊空虚感,常可在喙突下、腋窝部位触及脱位的肱骨头。患肩不能内旋、内收。当患肢手掌置于健肩上,患侧肘关节不能贴近胸壁。或患侧肘先贴近胸壁,患侧手掌则不能触及健侧肩,即所谓Dugas阳性体征。

诊断脱位时应注意合并肱骨颈骨折和结节骨折的可能。合并大结节骨折的发生率较高,此外应常规检查神经、血管。急性脱位合并腋神经损伤的发生率为33%～35%。

陈旧性肩脱位的体征基本同于新鲜脱位,唯肿胀、疼痛较轻,依脱位时间长短和肢体使用情况不同,肩关节可有不同程度的活动范围。肩部肌肉萎缩明显,以冈上肌及三角肌为著。

陈旧性肩关节前脱位的病理改变是在新鲜脱位病理损伤基础上,随着时间的迁延,一些损伤组织得到修复,一些组织由于废用和挛缩发生了相应的继发病理改变:

(1)关节内和关节周围血肿机化,形成大量纤维瘢痕组织填充肩盂,并与关节囊、肩袖和肱骨头紧密粘连,将肱骨头固定于脱位的部位。

(2)关节周围肌肉发生废用性肌肉萎缩,关节囊、韧带和一些肌肉发生挛缩并与周围组织粘连。以肩胛下肌、胸大肌及肩袖结构尤为明显。

(3)原始损伤合并肱骨大结节骨折者,可发生畸形愈合。骨折周围可有大量骨痂以及关节周围骨化。

(4)关节长期脱位后,肱骨头及肩盂关节软骨发生变性、剥落、关节发生退行性改变。

(5)肱骨近端、肱骨头以及肩盂由于长期失用,可发生骨质疏松,骨结构强度减低。

以上病理改变增加了闭合复位的难度,脱位时间越久,越不容易复位。强力手法复位,不但易于造成肱骨近端骨折,而且由于臂丛神经及腋部血管与瘢痕组织紧密粘连,也易造成损伤。即使采用切开复位,也需由有经验医生谨慎操作。

急性后脱位的体征一般不如前脱位那样明显、典型。误诊率可高达60%。因此肩关节后脱位有"诊断的陷阱"之称。有如下几个方面的原因：

（1）肩后脱位绝大多数为肩峰下脱位，而这种类型的脱位没有前脱位明显的方肩畸形以及肩关节弹性交锁现象。患侧上臂可靠于胸侧。

（2）只拍摄前后位X线片时，肱骨头没有明显脱位的表现。骨科医师只依赖于正位片表现排除了脱位的可能是造成误诊的主要原因。

（3）X线片上发现一些骨折，并主观认为这些损伤就是引起肩部症状的全部原因，从而不再认真检查主要的损伤。

下方脱位的临床体征非常明显、典型。上臂上举过头，可达110°～160°外展位，因此也称为竖直性脱位。肘关节保持在屈曲位，前臂靠于头上或头后，疼痛症状明显。腋窝下可触及脱位的肱骨头。常合并神经、血管损伤。在老年人中多见。

上方脱位时上臂在内收位靠于胸侧。上臂外形变短、肱骨头上移，肩关节活动明显受限。活动时疼痛加重。易合并神经、血管损伤。

外伤后怀疑有肩关节脱位时，需拍摄X线片确定诊断。以明确脱位的方向、移位的程度、有无合并骨折。更为重要的是明确有无合并肱骨颈的骨折。不能只根据临床典型的体征做出脱位的诊断，更不能不经X线检查就采取手法复位治疗。否则不仅复位会遇到困难，也有可能造成医源性骨折，使治疗更为复杂、困难，形成医疗上的纠纷。因此目前建议对肩部骨折脱位采用创伤系列X线片投照，即肩胛面正位、肩胛侧位和腋位。

肩胛骨腋窝缘于肱骨上端后内缘的影像形成一光滑的弧形曲线，称为Moloney线（图11-19），肱骨头前脱位时，由于头向前移，肱骨头外旋，使颈干角及肱骨颈的轮廓充分显现，因此在穿胸位X线片上Moloney顶端弧线增宽。而后脱位时，由于肱骨头及颈向后上方移位，因此使Moloney弧形变窄，顶上变尖。

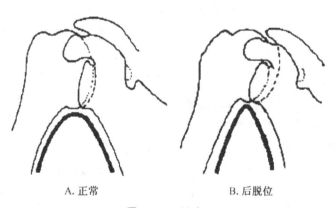

A.正常　　　　　　B.后脱位

图11-19　Moloney

必要时行CT检查可清楚显示盂肱关节脱位的方向以及合并的骨折。

四、治疗

（一）新鲜肩脱位

新鲜肩脱位的治疗原则应当是尽早行闭合复位。不仅可及时缓解患者痛苦，而且易于复位。一般复位前应予适当的麻醉。复位手法分为以牵引手法为主或以杠杆方法为主 2 种。一般以牵引手法较为安全。利用杠杆手法较易发生软组织损伤及骨折。常用以下几种方法复位：

Hippocaratic 复位方法，至今仍被广泛应用。只需一人即可操作。患者仰卧位，术者站于床旁，术者以靠近患肩的足蹬于患肩腋下侧胸壁处，双手牵引患肢腕部，逐渐增加牵引力量，同时可轻微内、外旋上肢，解脱头与盂的交锁并逐渐内收上臂。此时常可感到肱骨头复位的滑动感和复位的响声。复位后肩部恢复饱满的外形。此时复查 Dugas 征变为阴性，肩关节恢复一定的活动范围。

Stimson 牵引复位法：患者俯卧于床上，患肢腕部系一宽带，悬 2.268kg（5 磅）重物垂于床旁，根据病人体重及肌肉发达情况可适当增减重量。依自然下垂位牵引约 15min。肩部肌肉松弛后往往可自行复位。有时需术者帮助内收上臂或以双手自腋窝向外上方轻推肱骨头，或轻轻旋转上臂，肱骨头即可复位。此方法是一种安全、有效、以逸代劳的复位方法。一般不需麻醉（图 11-20）。

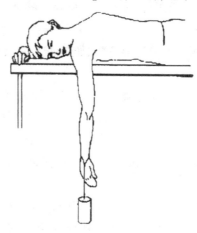

图 11-20　Stimson 复位方法

Kocher 方法：是一种利用杠杆手法达到复位的操作。需有助手以布单绕过患者腋部及侧胸部行反牵引，然后术者沿患肢上臂方向行牵引，松脱肱骨头与肩盂的嵌压。然后使肱骨干顶于前侧胸壁形成支点，内收、内旋上臂，使肱骨头复位。操作时手法应轻柔，动作均匀缓慢，严禁采用粗暴、突然的发力，否则易于造成肱骨颈骨折或引起神经、血管损伤。

闭合复位时易造成医源性肱骨颈部骨折。在复位前应仔细阅片再行复位。合并有结节骨折的病例，发生颈部骨折的几率较大。手法复位后应常规再拍摄 X 线片，以证实肱骨头确已复位，同时也可观察有无新的骨折。此外应复查肢体的神经、血管情况。

患肩复位后，将患肩制动于内收、内旋位。腋窝垫一薄棉垫。可以颈腕吊带或三角巾固定。制动时间可依患者年龄而定。患者年龄越小，形成复发脱位的几率越大。30 岁以下者可制动 3～5 周。年龄较大的患者，易发生关节功能受限，因此应适当减少制动的时间。早期开始肩关节功能锻炼。

新鲜脱位闭合复位不成功时，有可能是移位的大结节骨块阻挡或关节囊、肩袖、二头肌腱嵌入阻碍复位。此时需行手术复位。此外当肱骨头脱位合并肩盂大块移位骨折、肱骨颈骨折时，多需手术切开复位。

对新鲜盂肱关节后脱位的复位时，患者仰卧位，沿肱骨轴线方向牵引，如肱骨头于盂后喙有交锁，则需轻柔内旋上臂，同时给予侧方牵引力以松脱肱骨头与盂缘的嵌插交锁。此时从后方推肱骨头向前，同时外旋肱骨即可复位。复位后如较为稳定，可用吊带或包扎固定于胸侧。将上臂固定于轻度后伸旋转中立位 3 周。如复位后肱骨头部稳定，则需要将上臂置于外旋、轻后伸位以肩人字石膏或支具固定。也可在复位后以克氏针通过肩峰交叉固定肱骨头。3 周后去除固定开始练习肩关节活动。

闭合复位不成功时,或合并小结节骨折头复位后骨折仍有明显移位、复位后不稳,需行切开复位固定。肱骨头骨折缺损较大时,可用肩胛下肌或连同小结节填充缺损处。

盂肱关节下脱位时应先行闭合复位。沿上臂畸形方向向外上方牵引,以折叠的布单绕过患肩向下方做反牵引。术者自腋窝部向上推挤肱骨头,同时逐渐内收上臂已达复位。有时由于肱骨头穿破关节囊不能闭合复位时,则需切开复位。

盂肱关节上脱位更为少见,一般采用闭合复位治疗。如合并肩峰骨折使关节复位后不稳时,则需手术治疗,固定移位的骨折。

(二)陈旧性肩关节脱位

陈旧性肩关节脱位的治疗方法是难以确定的。一般应根据患者的年龄、全身状况、脱位的时间、损伤的病理、症状的程度以及肩活动范围等因素综合分析决定。首先确定脱位是否还需要复位。如需复位,能否行闭合复位。如需手术治疗采用何种手术方式。如下几种治疗方法可供做治疗参考:

1.功能治疗　功能锻炼适于年老、体弱、骨质疏松者。脱位时间超过 2 个月以上的中年患者或半年以上的青年患者病例,由于软组织粘连,关节软骨的退变,难以手术复位并取得满意的手术治疗效果。一般通过 2～3 个月的功能锻炼,肩关节的功能活动可得到明显改进,可胜任日常的生活和工作。

2.闭合复位　一般适用于脱位时间在 1 个月以内,无神经、血管受损的青壮年患者。合并有骨折者一般应行手术复位。脱位时间在 1～2 个月者也偶有闭合复位成功的机会。脱位时间越长,闭合复位越困难。

陈旧脱位行闭合复位时,必须在麻醉下进行,以使肌肉完全松弛。复位时先行手法松动肱骨头周围的粘连。一助手固定住肩胛骨,另一助手握住患肢前臂行轻柔牵引。术者握住患者上臂轻轻摇动并旋转肱骨头,逐渐增大活动范围松解开肱骨头周围的粘连。在牵引下经证实肱骨头已达到肩盂水平,且头与盂之间无骨性嵌插阻挡时,可根据不同脱位的方向试行复位的手法。推挤和旋转肱骨头使其复位。复位中禁用暴力和杠杆应力,以免造成骨折或引发神经、血管损伤。

3.切开复位　适用于脱位时间半年以内的青壮年患者,或脱位时间虽短,但合并有大、小结节骨折或肱骨颈骨折者。由于软组织损伤、瘢痕粘连,使肱骨头固定,腋动脉及臂丛神经变位并与瘢痕组织粘连。因此陈旧性盂肱关节脱位切开复位的手术是困难而复杂的手术,很容易造成神经、血管的损伤。行切开复位时应靠近肱骨头处切断肩胛下肌肌腱和关节囊,松解出肱骨头。复位后如不稳定,可用克氏针交叉固定。

4.人工肱骨头置换术　适用于脱位时间较长,关节软骨面已软化,或肱骨头骨缺损大于 30%～40% 的病例。由于人工关节置换术的进展,目前已很少采用单纯肱骨头切除术和肩融合术来治疗陈旧性肩关节脱位。

五、合并症

(一)肩袖损伤

前脱位时合并肩袖损伤较为多见。后脱位时较少发生。Pettersson 报告经关节造影证实有肩袖撕裂者高达 31.3%。Tijmes 报告损伤率为 28%,并指出随年龄增加,发生率有增加趋势。肩袖损伤时肩外展、外旋活动受限,疼痛。超声波检查及关节造影或关节镜、MR 检查有助于诊断。症状明显时需行手术治疗。

(二)血管损伤

肩脱位可合并腋动脉、静脉或腋动脉分支的损伤。常见于老年人,血管硬化者。可发生于脱位时,或闭合复位时,也可发生于手术切开复位时,陈旧性脱位切开复位时,由于血管解剖位置移位和粘连,更易遭受损伤。血管造影可诊断损伤的部位。确定诊断后必须行手术治疗。多需行人造血管移植或大隐静脉移植修复。不宜采用血管结扎治疗,否则可造成上肢的功能性障碍甚至坏死。

(三)神经损伤

肩关节前脱位合并神经损伤比较常见。有的报告发生率为10.5%～25%。最常见为腋神经损伤(图11-21),其次为肩胛上神经、桡神经、肌皮神经。由于神经损伤多为牵拉伤,大多数病例在4个月内可恢复。神经损伤应早期诊断,密切观察,积极进行理疗。腋神经损伤完全恢复可迟至伤后1年。如果伤后10周仍无恢复迹象,则预后不好。

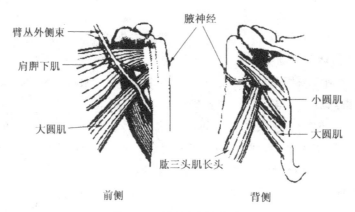

图11-21　腋神经局部解剖

(四)肩关节复发脱位

复发性脱位是急性脱位的常见合并症。尤其多见于年轻患者。创伤性盂肱关节脱位后,使关节囊、盂唇软骨撕脱、肱骨头发生嵌压骨折,从而改变了关节的稳定性,形成了复发脱位的病理基础。

创伤性原始脱位复位后的制动时间及制动方式一般认为应根据患者不同年龄采用不同时间的制动,对损伤的软组织的修复、对恢复稳定性是有益的。

(五)肱二头肌腱滑脱

肱二头肌腱滑脱有时可成为阻碍肱骨头复位的因素,常需手术切开复位,修复肩横韧带。如果肩横韧带不能正常修复,可形成晚期复发性二头肌腱长头滑脱,肩关节屈伸、旋转活动时肱二头肌腱反复脱位与复位可造成弹响及疼痛,需行手术治疗。

(六)合并肩部骨折

1.大结节骨折　盂肱关节前脱位约有15%～35%的病例合并有肱骨大结节骨折。绝大多数病例当脱位复位后,大结节骨块也得到复位。如肱骨头复位后,大结节仍有明显移位(大于1cm),则会明显影响肩关节功能,应行手术复位,以螺钉或张力带钢丝固定。

2.小结节骨折　常在后脱位时发生,一般脱位复位后骨折也即复位,不需特殊处理。如骨块较大或复位不良时,需行手术复位固定。

3.肱骨头骨折　前脱位时头后侧与盂前缘相撞击可形成头的压缩骨折,称为Hill-Sachs损伤。有的报道新鲜前脱位的发生率为27%～38%。但在复发性盂肱关节前脱位的病例中,头骨折的发生率可高至64%～82%,肱骨头压缩骨折是肩脱位的合并症,同时又可成为复发脱位的因素。后脱位时可发生肱骨头前内侧的压缩骨折,可形成肩后方不稳,可行肩胛下肌腱及小结节移位治疗。

4.肩盂骨折　肱骨头脱位时可造成盂缘的压缩骨折、片状撕脱骨折,也可造成大块的肩盂骨折。压缩骨折可影响盂肱关节的稳定,形成复发脱位的因素。大块的肩盂骨折,如有移位,可影响肱骨头的稳定,应手术复位固定。

5.肩峰骨折　由肱骨头脱位撞击引起,当肱骨头脱位合并肩峰骨折时候,应复位以内固定物固定肩峰骨块,以防止肱骨头继发脱位。

肱骨头上移撞击肩峰造成骨折时,尚应考虑到夹于其间的肩袖也有可能被损伤,应及时诊断并给予治疗。

6.喙突骨折　前脱位合并喙突骨折少见,多因肱骨头撞击引起。一般移位不大,不需特殊处理。

7.外科颈骨折　肱骨头脱位合并外科颈骨折是少见的严重损伤。可见于外伤后,也可发生于复位治疗时。肩脱位合并外科颈骨折应与单纯外科颈骨折合并肱骨头假性脱位鉴别(见肱骨近端骨折)。肩脱位合并外科颈骨折多需切开复位。手术操作时应注意减少软组织剥离,尽力保留肱骨头的血循免受进一步损伤。

8.解剖颈骨折　是少见的严重损伤。只能依 X 线片与外科颈骨折合并脱位相鉴别。因肱骨头失去血循供应,易发生缺血坏死,治疗宜采用人工肱骨头置换术。

9.肩脱位合并肱骨干骨折　此种损伤组合较为少见。由于肱骨干骨折后局部的疼痛、肿胀畸形,掩盖了肩部的症状及畸形。因为容易造成肩脱位诊断的漏诊。肩关节脱位多可行闭合复位治疗。肱骨干骨折采用切开复位内固定,以利于早期开始肩关节功能锻炼。

(段友建)

第六节　胸锁关节脱位

一、应用解剖及功能

胸锁关节由锁骨的胸骨关节面与胸骨柄的锁骨切迹及第 1 肋软骨的上面共同构成。胸锁关节是连接上肢带骨和躯干的唯一滑膜关节。

锁骨内侧端的关节面远大于胸骨的关节面,锁骨的胸骨端有一半突出于胸骨柄上缘之上,关节面略呈鞍状,关节面下部延伸与肋软骨相关节。

胸锁关节腔内通常有完整的软骨盘,上端附着锁骨胸骨端关节面的后缘,绕锁骨内侧头向下外止于第 1 肋软骨与胸骨交界处,将关节腔分为内下和外上两部分。软骨盘能够增加 2 个关节面适应性和缓冲震荡以及防止锁骨向内上方脱位。

前后和上方由关节囊和胸锁、肋锁之间的韧带及胸骨切迹上的锁骨间韧带稳定关节,胸锁前、后韧带较为坚强,于前、后加强胸锁关节囊;肋锁韧带坚强,起于第 1 肋软骨,止于锁骨内侧端的肋转子,有防止锁骨胸骨端上移的作用;锁骨间韧带位于胸骨柄锁骨切迹上,能够防止两侧锁骨近端向上移位。下方的关节囊比较薄弱。胸锁关节的后面有起自胸骨柄后面、锁骨胸骨端及胸锁关节囊止于舌骨体下缘的胸骨舌骨肌,以及起于胸骨柄后面及第 1 肋软骨止于甲状软骨的胸骨甲状肌。

胸锁关节像一个球窝关节,可在各个方向的运动包括旋转。锁骨及胸锁关节在正常的肩关节活动中起 $30°\sim35°$ 的上举动,$35°$ 的前后活动,$45°\sim50°$ 的旋转活动。几乎所有的上肢运动都要传导到胸锁关节。

二、损伤机制

胸锁关节要参与上肢的所有运动,以及胸锁关节非常小且不对称,在人们的想象中应该是人体最容易脱位的关节。然而,事实上,强大的韧带结构使其成为人体最不容易脱位的关节。必须有强大的直接或间接暴力作用于肩部,才能发生胸锁关节的创伤性脱位。

1.直接暴力 当外力直接作用于锁骨的前内侧面,锁骨被推向胸骨的后方,进入纵隔。这种损伤机制非常少见。

2.间接暴力 外力可以通过肩关节的前外侧或后外侧间接作用于胸锁关节。如果外力由肩关节后外侧挤压并向前推动肩关节,则造成单侧胸锁关节的后脱位。如果外力由肩关节前外侧挤压并向后推动肩关节,则造成单侧胸锁关节的前脱位。

造成胸锁关节脱位的最常见的原因是车祸,其次是运动损伤。

三、分类

根据解剖学位置分类:前脱位和后脱位(少见)。

胸锁关节脱位非常少见,许多学者仅报道 3 或 4 例,甚至有的矫形外科医师没有见过或没有治疗过胸锁关节脱位。根据 Cave 调查结果占肩部损伤的 3%(肩关节脱位 85%,肩锁关节 12%,胸锁关节 3%)。胸锁关节前脱位的发生率远多于后脱位,根据 Nettles 和 Lins-chied 报告二者的比率接近 20∶1。

四、临床表现和诊断

1.前脱位的症状和体征 受伤后,局部肿胀疼痛,锁骨的胸骨端向前、向上方突出,头向患侧倾斜,患肩下垂,局部压痛。

2.后脱位的症状和体征 后脱位患者的疼痛比前脱位患者更加明显。患侧颈部或上肢静脉充血。与健侧相比,患侧胸部的前上方饱满,锁骨不明显。触诊发现锁骨的胸骨端向后脱位,与健侧相比,患侧胸骨角明显。患者有时诉呼吸困难,呼吸急促或窒息感,吞咽困难,咽喉发紧,甚至出现完全性休克或气胸。

在临床工作中,患者有胸锁关节前脱位的症状和体征,但在 X 线片上显示胸锁关节完全性后脱位。所以不能以临床的症状和查体来区分前脱位和后脱位。

3.放射学检查 常规的胸部或胸锁关节前后位或后前位 X 线检查,与健侧对比,可以发现患侧锁骨位置的改变。因胸部的密度不同以及第 1 肋骨和胸骨与锁骨近端重叠,在侧位片上很难显示胸锁关节。

如果怀疑胸锁关节脱位,不管临床症状体征支持与否,必须行 X 线检查。

特殊投照角度的 X 线检查:

(1)Heinig 位 X 线片:患者取仰卧位,X 线管球向患侧倾斜 30°,管球的中心线与胸锁关节相切,平行与对侧的锁骨,片盒置于对侧肩部,中心对准胸部柄。

(2)Hobbs 位 X 线片:患者坐在 X 线台上,身体极度前倾,与患者胸腔的前下方相对,患者屈曲颈部直至几乎平行于 X 线台,屈肘抱紧片盒,并支持头颈部。管球高于项部,X 线穿过颈椎,胸锁关节投射到片盒上。

(3)Serendipity 位 X 线片:患者仰卧于 X 线台上,管球与垂直方向成 40°角,中心对准胸骨,片盒置于患者的颈肩部与 X 线台之间。这样 X 线片上会显示出双侧锁骨的近 1/2。如果右侧胸锁关节前脱位,则右侧锁骨与对侧相比,会显示向前方移位。反之亦然。

4.特殊检查

(1)断层 X 线检查:断层 X 线检查有助于发现胸锁关节脱位及锁骨近端骨折,并能区分骨折与脱位,评价关节炎性变化。

（2）CT 检查：CT 是检测胸锁关节有无病变的最好的检查方法，可以清楚显示锁骨近端骨折与胸锁关节半脱位。矫形外科医师在申请 CT 检查时必须要求扫描双侧的胸锁关节及双侧锁骨近端，以便进行双侧对比。

五、治疗

（一）非手术治疗

1.前脱位

（1）轻微的扭伤：轻微扭伤时胸锁关节稳定，但疼痛明显。在 12～24h 内行冰袋冷敷，悬吊患肢。5～7天后，可进行日常活动。

（2）半脱位：除了应用冰袋冷敷外，可以应用加垫的锁骨的。字绷带固定，稳定胸锁关节。1 周后将"∞"字绷带去除，患肢悬吊 1 周后进行日常活动。

完全脱位的复位方法：尽管大多数胸锁关节前脱位非常不稳定，但应尽量将其复位。静脉给予肌松药和麻醉药后，患者仰卧在手术台上，肩胛间区垫 3 块或 4 块毛巾。助手双手置于双肩的前方，轻轻向下压，锁骨近端被推向后侧复位。但在多数情况下，在双肩放松时，会重新出现肩关节前脱位。这时需要和患者解释胸锁关节脱位后不稳定，且行内固定的危险性非常大。将患肩悬吊 2 周，胸锁关节不适消失后，允许患者活动患肢。

（3）复位后护理：复位后，胸锁关节稳定，可以用"∞"字绷带或其他更为坚固的固定装置固定。如果复位后，胸锁关节不稳定，则悬吊患肢 1 周后，进行日常活动。

2.后脱位　对胸锁关节后脱位的患者，详细询问病史和仔细查体是非常重要的。有颈部或上肢大血管压迫以及吞咽或呼吸困难的患者应进行断层 X 线或 CT 检查。判断患者有无窒息感或声音嘶哑也非常重要。如果有上述症状出现，则说明纵隔存在压迫。

患者仰卧在手术台上，肩胛骨之间垫 3 块或 4 块折叠毛巾。如果病人异常疼痛，肌肉并痉挛和非常焦虑，可行全身麻醉。否则可静脉给予麻醉药、肌松药或镇静药。外展上肢，顺着锁骨方向轻轻牵引。有时需助手对抗牵引，使患者不动。当听到"啪"的一声响时，说明胸锁关节复位。如果没有成功，助手可以向前方提拉锁骨。复位后，胸锁关节稳定，可以用"∞"字绷带固定 3～4 周，使软组织和韧带愈合。

（二）手术治疗

胸锁关节脱位的并发症非常多：胸廓出口综合征，血管受压，锁骨近端刺入胸锁关节后面的重要结构。因此，闭合复位失败后，需行切开复位。

患者取仰卧位，肩胛骨之间垫高。沿锁骨近端上缘 3～4cm 处向内做切口，跨过胸锁关节后弧向下方。手术中应尽量保持胸锁关节囊前韧带的完整性，这样在复位后，胸锁关节稳定。如关节囊前韧带损伤，不能防止胸锁关节向前脱位，可以将锁骨近端切除 1～1.5cm，用 1mm 的涤纶带将锁骨残端固定在第 1 肋骨上。锁骨近端的显露应仔细行骨膜下剥离。手术中应尽量保留关节囊和关节盘韧带，以稳定锁骨内侧头。锁骨近端切除后，在距断端 1～1.5cm 处钻 2 个孔，将关节盘韧带穿入髓腔拉紧后缝合固定。术后用"∞"字绷带固定 4～6 周，使软组织愈合。

1.复发性胸锁关节脱位　急性损伤后，复发性胸锁关节前或后脱位非常少见。在通常情况下，胸锁关节脱位复位后较稳定，或保持前或后脱位状态。应与自发性脱位或半脱位相区别。

2.陈旧性胸锁关节脱位

(1)前脱位:陈旧的胸锁关节前脱位症状多不明显,活动范围正常。对于这种病历,推荐维持现状。如果病人胸锁关节脱位手术后再次脱位,则可行锁骨近端切除的关节成形术。如果病人胸锁关节脱位后,创伤性关节炎的症状持续6～12个月,局部注射麻醉药,不能缓解,则可行胸锁关节成形术。手术包括锁骨近端切除1～1.5cm,在前上角作成斜面有助于美观;清除关节盘韧带;用1mm或3mm涤纶线将锁骨残端固定在第1肋骨上。如果肋锁韧带损伤,不能稳定锁骨近端,则有必要重建肋锁韧带。

(2)后脱位:成年人,因锁骨脱位至胸骨的后方,有进入纵隔的危险,所以陈旧的胸锁关节后脱位应行切开复位。将锁骨近端切除1～1.5cm,并将其固定在第1肋骨上。

六、合并症

1.保守治疗 胸锁关节前脱位的并发症很少,仅出现外观上的肿块或后期胸锁关节退行性变病。胸锁关节后脱位的并发症很多:气胸和上腔静脉破孔,颈部静脉充血,食管破裂,脓肿和锁骨骨髓炎,锁骨下动脉受压、闭塞,心肌传导异常,胸锁关节骨折脱位压迫右冠状动脉干,臂丛神经受压,声音嘶哑,鼾症发作和声音改变。

2.手术治疗 应用克氏针或斯氏针穿针固定胸锁关节,完整或断裂的针会穿入心脏、肺动脉、无名动脉、主动脉、锁骨下动脉、胸腔,常出现严重的并发症。

近年研制成功胸锁钩钢板,此钢板一端呈钩状,经胸骨后方插入胸骨柄上的骨孔,另一钢板端(体部)则由3～4枚螺钉固定于锁骨前面。

手术在全麻或一侧颈丛加局麻下进行。做胸骨柄中线、经胸锁关节到锁骨前缘"S"形切口,长约8～10cm,显露胸骨柄、胸锁关节及锁骨近端。于胸骨柄正中线距上缘约1.2cm处钻骨孔,将钢板钩端从胸骨柄后上缘探入并插进胸骨上的骨孔,钢板体部置于锁骨前面并向下后推压,脱位处即达复位,然后以3～4枚螺钉将钢板体部固定于锁骨上。术后即可恢复胸锁关节解剖关系,有利骨折愈合和韧带修复。

近年应用胸锁钩钢板治疗胸锁关节前脱位和(或)锁骨近端骨折56例,随访6个月～4年,所有病例胸锁关节功能恢复良好,未发现明显并发症。

(李建林)

第七节 肱骨干骨折

一、应用解剖

肱骨干上端起始于外科颈,下端止于肱骨内外侧髁上缘连线。上半部分呈圆柱形,下半部分呈三棱柱形。体中部的前外侧面有呈"V"形的三角肌转子,为三角肌在肱骨的附着点。该肌止端处的凹陷是一个重要的解剖标志,它相当于肱骨的中段,是肱肌和喙肱肌的起止点及滋养动脉进入肱骨的位置。于此平面,有桡神经和肱深动脉经桡神经沟绕过肱骨背面,尺神经在后穿内侧肌间隔离开肱骨。肱骨下端前后扁平微向前倾,形成两个关节面,参与组成肘关节;其两侧突起为内、外上髁,并分别向上延为内、外上髁嵴。

肱骨的血供主要来自滋养动脉、骨骺动脉及骨膜动脉3个系统,上端的动脉主要来自旋肱后动脉,经小孔入骺端,故此处血供好,骨折愈合较好。肱骨体的血供主要来自肱动脉及肱深动脉发出的滋养动脉,经滋养孔入骨干后分为升、降两支,并与两端的骨骺动脉及骨膜动脉相吻合。肱骨下段的动脉主要来自肱深动脉及尺侧副动脉等。

当肱骨在不同水平发生骨折时,肱骨上的不同附着肌肉将断端向不同方向牵拉而产生不同的移位。当骨折位于三角肌止点以上时,近骨折段受胸大肌、背阔肌和大圆肌牵拉而内收,远骨折段受三角肌牵拉而外展,但因同时受肱三头肌、肱二头肌和喙肱肌的牵拉而使两骨折段重叠。当骨折位于三角肌止点以下时,三角肌牵拉近骨折段外展,远骨折段受肱三头肌和肱二头肌牵拉而向上移位。(图 11-22、图 11-23)

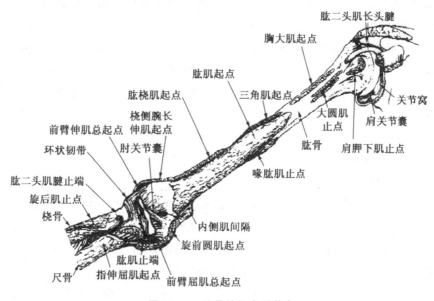

图 11-22　肱骨的肌肉附着点

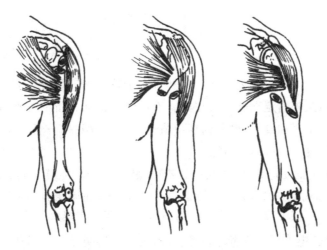

图 11-23　肱骨骨折的不同移位方向

二、损伤机制

肱骨骨折最常见的损伤机制是直接暴力,如棍棒的直接打击、机械挤压、高处坠落伤、刀等锐器的砍伤。此类骨折中开放性骨折的发生率高于闭合性骨折,而且骨折线多为横行骨折或粉碎性骨折,肱骨中上段更为多见。而摔倒时手或肘部着地暴力向上传导多引起肱骨中下段斜形或螺旋形骨折,多伴有蝶形骨折片。此外,两人之间强力扳手腕、运动员投掷标枪等亦可引起。

三、分类

肱骨骨折与其他部位的骨折一样,根据不同的分类标准有多种骨折分类。最常见的按骨折的部位分为:肱骨上段骨折、中段骨折和下段骨折。根据骨折端是否与外界相通而分为开放性骨折和闭合性骨折。按骨折线的形状分为:横断骨折、螺旋形骨折、粉碎性骨折和多段骨折。根据是否有病理因素的存在而分为创伤性骨折和病理性骨折。

AO的骨折分类则根据骨折的部位和类型将每个骨折予以统一的标准化分类。前两位代表骨折的部位,后三位代表骨折的形态特点。肱骨干为12,表示骨折形态的第三位为型(以 ABC 表示),第四位和第五位分别表示组和亚组。随分类的数字越大则损伤的能量越大,骨折越严重。这样的统一分类有助于不同学者之间的交流和资料的积累。

四、临床症状和体征

和其他骨折一样,肱骨干骨折可出现疼痛、肿胀、活动受限、局部压痛、畸形、反常活动及骨擦音等。此外,还应仔细检查前臂及手的血管神经功能,以免遗漏肱动脉、桡神经损伤患者。对于间接暴力受伤的患者还应仔细检查从手、腕、前臂、肘部、上臂至肩关节锁骨在内的暴力传递的整个上肢,以免遗漏。有些骨折不一定有明显的体征,对于怀疑骨折的患者应该常规行肱骨 X 线片检查,而不应强求骨折的特有体征,以免加重患者的痛苦和损伤。X 线片应包括肱骨上、下端。对于高度怀疑的患者,应在石膏等保护下 2 周后复查 X 线片。

五、治疗

肱骨干骨折的治疗方法主要可以分为保守治疗和手术治疗。保守治疗主要有石膏、牵引等。手术治疗的方法主要有钢板、髓内钉、外固定支架等。在具体治疗中应根据骨折的类型、病人的职业对治疗的要求、医生的经验、医院的医疗水平和设备、患者的期望值等具体情况具体分析。总的原则是:用最简单、最安全的方法尽最大努力地恢复患者肢体的功能。

1.保守治疗　由于肩关节的功能代偿,在四肢骨折中,肱骨达到功能复位的标准最低。一般认为肱骨短缩<2cm,侧方移位<1/3,前后成角<20°,外侧成角<30°,<15°的旋转畸形都是可以接受的,对功能无明显影响。

保守治疗优点是费用低,免于开刀的痛苦和恐惧,以及可以避免手术失败带来的桡神经损伤、感染等不良后果。但治疗期间患者生活质量较低,如采用悬垂石膏等治疗患者夜间无法平卧等。

保守治疗的适应证:移位不明显的简单骨折和有移位的骨折(经手法整复后达到功能复位的标准)。

常用的治疗方法:

(1)悬垂石膏:1933 年首次用于治疗肱骨干骨折的悬垂石膏是非手术疗法中使用较多的一种。这种石膏固定术对于较大斜面的肱骨骨折的疗效要比横形及短斜形满意。常见的缺点:石膏笨重,引起病人的不适及肩关节功能障碍;一部分骨折成角愈合;石膏很难做到稳固固定,病人肥胖时尤其如此;一些病人因骨折断端分离导致延迟愈合或不愈合；尤其在老年人，应防止肩关节半脱位。悬垂石膏为管形长臂石膏，上自骨折近侧至少 2～3cm，下至腕部，在腕桡侧加环，经环将伤肢悬吊于胸前，利用石膏的重量做持续牵引。在石膏固定后的 2 周内，病人只能取坐位或半卧位而不能平卧，且可通过改变石膏的厚度来调整牵引的力量。

（2）手法复位和小夹板固定：采用相应手法整复移位，再在上臂前、后、内、外侧共用 4 块小夹板做外固定，扎带松紧要适宜，过松可引起再移位，过紧可影响患肢的血循环，熟悉小夹板固定方法，并注意定期观察，常能获得满意疗效。此法比用石膏或牵引更方便。

（3）其他方法：有"U"形石膏、塑料支架、肩"人"字形石膏、胸肱石膏、尺骨鹰嘴骨牵引等。

2.手术治疗　尽管非手术疗法相关类型的肱骨骨折愈合率较高，并发症少，但仍有一部分肱骨骨折需行手术治疗。切开复位内固定的适应证：①保守治疗不能达到满意的对位和对线；②合并的肢体损伤需要早期活动；③多段骨折；④病理性骨折；⑤骨折伴有大血管损伤；⑥伴发损伤的治疗要求卧床休息；⑦漂浮肘。有些肱骨干骨折伴有肘关节骨折，需要早期活动该关节，是内固定的相对适应证。严重的神经疾患，如不能控制的帕金森病，不可能配合闭合方法治疗，也可以是一个适应证。同时做上肢和下肢牵引常很困难，在这种情况下，对肱骨干骨折也可选用切开复位内固定治疗。

对于长斜形骨折可以有限切开，用螺钉对骨折端进行加压固定。

钢板内固定术：钢板内固定术为手术疗法中的常用方法，以 AO 动力加压钢板为代表，骨折愈合率可达 96％以上，不愈合率为 6.7％～10.2％。钢板内固定术相比较而言对手术操作要求高，发生并发症的机会多，特别是桡神经损伤，可达 10％～16％，骨髓炎的发生率为 6.9％，再次取钢板有损伤桡神经的危险。

髓内针技术：治疗长骨骨折的髓内针技术由 Rush 及 Kuntscher 首先创立，他们分别采用的是弹性及钢性髓内针。髓内针技术与钢板内固定相比，有几个明显的优点，较少的创伤便可复位骨折端，保护了骨外的血运，神经血管损伤的可能性减少。虽然肱骨的解剖结构适于行髓内针固定，但由于髓内针抗旋能力差、易滑出等缺点，过去使用较局限。Stern 等 1984 年对 70 例行髓内针固定的肱骨骨折进行回顾性研究表明，并发症的发生率为 67％。

为了解决髓内针抗旋能力差及易滑出的缺点，人们对髓内针技术进行改进，逐步采用多根 Ender 髓内针技术，继续发展了带有交锁装置的髓内钉，这样便达到抗旋、防滑、稳定固定的目的。有不少学者报道此技术疗效优良，但 Robinson 等的报道中 30 例病人有 12 例因锁定不良针尾撞击肩部引起疼痛，导致肩关节功能障碍。5 例病人虽固定良好，但肩关节功能仍恢复较差，提示手术进针时肩袖损伤。术后的并发症为 87％。现在还有膨胀自锁髓内钉，依靠髓内钉与骨髓腔之间的摩擦力达到稳定，目前还需进一步的随访观察。

髓内钉可由骨的任何一端插入，但我们通常愿从近端插入。若从远端插入，髓内钉必须有足够的长度，以进入肱骨头的松质骨部，因为肱骨干的近 1/3 髓腔宽大，不能充分固定髓内钉，髓内钉的远端必须与后侧皮质平齐，否则可能刺激肱三头肌。Strothman 等通过尸体研究发现：与完整标本相比，具有逆行入口的标本的扭力降低 30％～40％。

钢板和髓内钉各有优缺点，AO 动力加压钢板抗旋、抗弯性能强，固定牢靠，愈合率高。但操作技术要求高、创伤大、感染等并发症多，尤其是对桡神经的损伤。髓内针技术使手术创伤降低，保护了骨的血运，也使钢板固定术中容易出现的桡神经损伤机会减少。为了更好地抗旋及防止髓内针滑出，交锁钉逐渐代替了以往的髓内针，目前用于肱骨的带锁髓内钉系统有数种，基本概念、适应证和技术操作适用于大多数带锁髓内钉系统。这些系统的不同之处主要在于近端锁钉的方向、钉的横断面形状和远端锁钉的方法。但都有操作易出现失误、手术时间长、在 X 线下暴露时间长等缺点，近端螺钉的拧入还有伤及腋神经的危险。膨胀自锁髓内钉试图靠自身几何形状的设计克服这些缺点,并能达到稳定固定,但实验表明其抗弯、抗旋能力明显劣于交锁钉。

继发于恶性肿瘤的病理骨折通常使用髓内固定。在这种情况下稳定和舒适较最终的愈合更为重要,可对病理性骨折应用甲基丙烯酸甲酯骨水泥嵌合固定髓内钉,以增加稳定性。Dijkstra 等回顾性研究了 37 例病理性骨折或将要骨折的病人,发现放射治疗结合静态带锁髓内钉或动力加压钢板,并加用甲基丙烯酸甲酯骨水泥治疗后,在上臂功能或术后的生活质量方面两种方法并无差别。采用闭合方法不能获得满意复位的多段骨折应该使用髓内钉固定治疗。

外固定支架适用于肱骨严重粉碎性骨折、骨折伴骨缺损、需要多次清创的严重开放性骨折、表面皮肤条件差而不能切开复位的严重开放性骨折。首选单平面、外侧固定的固定架。术中应该注意保护桡神经,桡神经在肱骨中、远 1/3 交界处穿过外侧肌间隔,如有必要,应手术分离。骨折上下端各使用两枚粗的固定架针,距骨折处至少 3cm。如果必要,最近侧的固定针应沿三角肌止点前缘从前外方向插入。对于远侧 1/3 骨折,必须把较低处的固定针从外向内穿过肱骨小头和滑车的中心。滑车的内侧皮质不应破坏,避免损伤尺神经。把较高处的固定针经尺骨鹰嘴窝外侧柱插入,此处要避免桡神经损伤。固定架两端固定针的针距应接近 5cm 或>5cm,防止固定针的失败。固定架固定后,一定不能限制肘关节活动。一旦 X 线显示骨折完全愈合,可去除连接杆,检查骨折是否临床愈合。

六、合并症

1.桡神经损伤   肱骨干骨折合并症中以桡神经损伤最常见。桡神经紧贴肱骨干后方的桡神经沟走行,它在上臂远端穿过外侧肌间隔前行进入前臂的位置相对固定,如遇较大的暴力,骨折移位明显或者搬动过程中缺乏有效固定,骨折端或骨折碎片直接损伤神经,也可以是锐器等直接损伤桡神经。通常桡神经损伤是挫伤或轻度牵拉伤,也可以是部分或完全断裂。损伤后表现为垂腕、垂拇、垂指、虎口区痛触觉消失。但应注意在屈曲掌指关节的情况下仍能伸指间关节,这是手部内在肌肉的作用。

一般以非手术方法治疗肱骨干骨折,用动力夹板固定腕关节和手指。如骨折已愈合,经 3～4 个月神经功能还没有恢复,可做神经探查。因为神经常仅为挫伤或牵拉伤,其功能可望自行恢复。常规神经探查有可能增加不必要的手术和并发症。早期探查和修复断裂的神经的效果并不比后期修复效果好。保守治疗观察已超过 3 个月,肌电图表现仍无进展时可考虑行神经探查术。

虽然桡神经麻痹一般采用非手术方法治疗,但有 3 种例外情况。如果桡神经麻痹伴有肱骨干开放性骨折,应在创口冲洗和清创的同时探查桡神经;若发现桡神经完整,仅需要观察等待骨折愈合。如有证据表明桡神经被骨块刺破或嵌于骨块之间,则需要早期探查。Holstein 和 Lewis 报道了一种桡神经嵌入肱骨远 1/3 闭合性螺旋骨折的骨块间所出现的综合征。他们指出,桡神经在上臂远 1/3 穿过外侧肌间隔处活动度最小,这些远端 1/3 骨折通常呈斜形和向外侧典型成角,并伴有远侧骨块向近侧移位。桡神经被外侧肌间隔固定于近端骨块,在进行闭合复位时可能被嵌压于骨块之间。在手法整复或上臂悬吊石膏固定之前,桡神经的功能可能是正常的,而在骨折整复后桡神经的功能可能丧失。此时,应该进行神经探查。如果神经嵌压于骨端之间应游离神经,并对骨折做内固定。我们在这种情况下选择加压钢板固定骨折。如果因为一些其他适应证,如多发伤、粉碎性骨折、漂浮肘或大血管损伤等需要切开复位和内固定早期修复肱骨骨折时,也应该做早期神经探查。对开放性骨折进行早期清创时,也应探查神经。

2.血管损伤   肱骨干骨折合并血管损伤是一种紧急情况,需及时恰当的处理。血管造影是检查血管的损伤位置和情况的金标准。但有时由于客观条件限制,不必完全依靠血管造影。一旦怀疑有血管损伤,就应做好手术探查的准备。先行骨折内固定,再行血管修复。

3.骨折延迟愈合或不愈合　肱骨干骨折的发生率相对较高,仅次于胫骨。除了糖尿病、贫血、严重营养不良等全身情况外,主要的局部因素包括以下几点:

(1)骨折部位:肱骨的滋养动脉通常在肱骨中下 1/3 或中点附近的前内侧进入,肱骨中下 1/3 骨折后,该滋养动脉的损伤直接影响骨折断端的血运,容易导致骨折延迟愈合或不愈合。

(2)骨折的严重程度:如高能量的 C 型骨折较 A 型骨折更容易发生延迟愈合和不愈合。

(3)开放骨折:损伤能力大,软组织损伤严重,局部血运差,而且容易发生感染,易于发生骨折不愈合。

(4)手术时广泛剥离软组织,影响骨折端的血供,从而影响骨折的愈合。尤其是要注意保留粉碎性骨折块的血供。

(5)骨折端固定的稳定性:也是影响骨折愈合的重要因素。因此应该掌握手术适应证,选用合理的固定方式,以达到骨折端的稳定固定。

(6)感染:也是影响骨折愈合的一个重要因素,术中应注意无菌操作,对于开放性骨折更应注意清创等操作。

(甄瑞鑫)

第八节　肋骨骨折

暴力直接作用于肋骨,可使肋骨向内弯曲折断,前后挤压暴力使肋骨腋段向外弯曲折断。第 1~3 肋骨粗短,且有锁骨、肩胛骨保护,不易发生骨折。一旦骨折,说明致伤暴力巨大,常合并锁骨、肩胛骨和颈部、腋部血管神经损伤。第 4~7 肋骨长而薄,最易折断。第 8~10 肋前端肋软骨形成肋弓与胸骨相连,第 11~12 肋的前端游离,弹性较大而不易骨折;若发生骨折,应警惕腹内脏器和膈肌损伤。多根、多处肋骨骨折将使局部胸壁失去完整肋骨支撑而软化,出现反常呼吸运动,即吸气时软化区胸壁内陷,呼气时外突,称为连枷胸。老年人肋骨骨质舒松,脆性较大,容易发生骨折。已有恶性肿瘤转移灶的肋骨,也容易发生骨折。

一、临床表现

肋骨骨折断端可刺激肋间神经产生局部疼痛,在深呼吸、咳嗽或转动体位时加剧。胸痛使呼吸变浅、咳嗽无力,呼吸道分泌物增多、潴留,易致肺不张和肺部感染。胸壁可有畸形,局部有明显压痛,挤压胸部疼痛加重,甚至有骨摩擦音,即可与软组织挫伤鉴别。骨折断端向内移位可刺破胸膜、肋间血管和肺组织,产生血胸或血气胸。连枷胸的反常呼吸活动可使伤侧肺受到塌陷胸壁的压迫,呼吸时两侧胸腔压力的不均衡造成纵隔扑动,影响肺通气,导致体内缺氧和二氧化碳滞留,严重时可发生呼吸和循环衰竭。连枷胸常伴有广泛肺挫伤,挫伤区域的肺间质或肺泡水肿导致氧弥散障碍,出现低氧血症。胸部 X 线片可显示肋骨骨折断裂和断端错位,但不能显示前胸肋软骨骨折。

二、治疗

处理原则是镇痛、清理呼吸道分泌物、固定胸廓和防治并发症。镇痛的方法很多,如口服或静脉注射镇痛剂和镇静剂,或使用患者自控止痛装置、肋间神经阻滞,甚至硬膜外置管镇痛。鼓励患者咳嗽排痰,早期下床活动,以减少呼吸系统的并发症。固定胸廓的方法因肋骨骨折的损伤程度与范围不同而异。

1.闭合性单处肋骨骨折　骨折两断端因有上、下完整的肋骨和肋间肌支撑,较少有错位、活动和重叠,多能自动愈合。固定胸廓的目的主要为减少肋骨断端活动和减少疼痛。可采用宽胶布条、多带条胸布或弹性胸带固定胸廓。

2.闭合性多根多处肋骨骨折　对于胸壁软化范围小而反常呼吸运动不严重的患者,可用宽胶布条或胸带固定胸廓。胸壁软化范围大、反常呼吸运动明显的连枷胸患者,需在伤侧胸壁放置牵引支架,在体表用毛巾钳或导入不锈钢丝,抓持住游离段肋骨,并固定在牵引支架上,消除胸壁反常呼吸活动。也可以用在电视胸腔镜直视下导入钢丝的方法固定连枷胸。对咳嗽无力、不能有效排痰或呼吸衰竭者,需行气管插管或气管切开,以利于抽吸痰液、给氧和施行辅助呼吸。具备其他手术适应证而开胸手术时,在肋骨两断端分别钻孔,贯穿不锈钢丝固定肋骨断端。

3.开放性肋骨骨折　对胸壁伤口需彻底清创,用不锈钢丝固定肋骨断端。如胸膜已穿破,尚需做胸膜腔引流术。术后应用抗生素预防感染。

（赵　勇）

第九节　腰椎骨折与脱位

胸椎及腰椎骨折约占全部脊柱骨折的 40%,而胸 10 至腰 2 节段的骨折,即胸腰段骨折几乎占其中的 70%。由于胸腰段位于相对固定的胸椎与活动度更大的腰椎之间,从功能上作为运动应力支点而更易于损伤。除了骨结构损伤外,胸腰椎骨折经常伴有脊髓、圆锥、马尾的损伤,病残率较高,增加了胸腰椎骨折诊断及治疗的重要性。

一、病因

暴力是腰椎骨折与脱位的主要原因。常见的暴力类型及其损伤机制有下列几种:

1.压缩性暴力　损伤的暴力与脊柱纵轴方向一致,垂直压缩椎骨,使椎体产生爆裂性骨折。骨折块四散呈爆裂状,后方骨块常致使脊髓、脊神经不同程度受损伤。

2.屈曲型暴力　此种类型是最常见的损伤。在受伤害时,患者处于前屈腰体位。脊柱前部承受压应力,而脊柱后部承受强应力。轻者可造成椎体前方的压缩性骨折,同时伴有棘上韧带断裂而分离。重者则发生脊柱脱位,上一椎体前移。

3.屈曲旋转型暴力　这种暴力不仅使脊柱前屈,同时又使脊柱向一侧旋转,造成椎间关节脱位。使屈曲和扭转两种力量同时作用于脊柱,损伤较为严重,多引致胸腰椎损伤。

4.屈曲分离型暴力　这种暴力又称安全带损伤。高速行驶的汽车发生车祸时,患者躯干被安全带固定保持不动,头及上半身前移,造成安全带附近脊柱骨折或脱位。

5.平移型暴力　这种暴力往往很大,可使相邻两椎体间的所有稳定结构遭到破坏。对脊髓和马尾神经的损伤严重,预后较差。

6.伸展型暴力　此种类型的暴力损伤多发生在高空仰面坠落者,坠落的中途背部被物阻挡,使脊柱过伸,引起前纵韧带断裂,椎体横行撕裂,棘突互相挤压骨折或椎体前下缘撕裂为小骨折片。

二、病理改变

腰椎损伤最常见的是骨折,腰椎骨折损伤 90% 为屈曲损伤,椎体前部多为压缩性骨折。严重者可有韧带撕裂,裂隙内充满积血。黄韧带和小关节可撕裂,小关节可出现骨折。腰椎骨折脱位可引起脊柱不稳定。美国矫形外科医师协会定义节段性不稳定为:脊柱施加载荷后产生的异常反应,以节段运动超出正常限度为特征。骨折和软组织损伤引致的出血,渗透到肌组织内。人体在暴力作用下,由于暴力传导到脊柱,引起脊柱反常活动而造成脊柱损伤。不同种类的暴力,对脊柱损伤的类型也不同,可形成血肿。血肿机化后产生瘢痕,造成肌萎缩和粘连。妨碍脊柱正常活动,并可以引起腰部疼痛。

总结暴力种类与其导致的病理反应关系如下:

1.屈曲压缩暴力　引起椎体前方压缩,楔形变,椎体后韧带结构受到牵张,断裂。

2.伸展暴力　椎体前韧带及椎间纤维环前方撕裂,椎体前下角或前上角易发生小片撕脱骨折。棘突和关节突相互撞击而骨折。

3.侧屈暴力　椎体一侧压缩,呈侧楔形,同侧关节突相互撞击而骨折。对侧受到牵张,断裂。

4.垂直压缩暴力　椎体爆裂,骨折片向四周散开。椎板纵行骨折,椎弓根间距加宽。

5.旋转暴力　上椎体脱位,或伴有下椎体上面的薄片骨折。关节突骨折和脱位。

6.水平剪力　椎间盘及韧带结构的前后脱位,常伴有骨折和脱位。

三、腰椎骨折的分类

目前脊柱骨折有许多分类方法,一般是根据骨折椎形态学、损伤机制和三柱完整性分类。

(一)根据三柱结构理论进行分类

Denis 提出了脊柱的三柱结构理论。该理论认为,脊柱由 3 条纵行柱状结构构成。前纵韧带、椎体和椎间盘的前半部构成前柱;后纵韧带、椎体和椎间盘的后半部构成中柱;椎弓、黄韧带、关节突关节、棘间棘上韧带构成后柱。骨柱稳定性依赖于前、中柱的形态,而不是后方韧带的复合结构。

Denis 把脊柱不稳定分为 3 度:一度为机械性不稳定,为前柱和后柱损伤,或中柱和后柱损伤;二度为神经性不稳定,由于中柱受累,在椎体塌陷时继发椎管变窄,而产生神经症状;三度为兼有机械性和神经性不稳定。见于三柱均遭到损伤,如骨折脱位。

椎体单纯性楔形压缩骨折,不破坏中柱,仅前柱受累,称为稳定性骨折;爆裂性骨折,前、中柱均受累,称为不稳定骨折;屈曲牵张性损伤引起的安全带骨折,破坏中柱和后柱,亦属于不稳定损伤;而骨折脱位,由于前、中、后柱均遭到破坏,自然属于不稳定损伤。

1.稳定性损伤

(1)所有轻微骨折、横突骨折、关节突骨折和棘突骨折。

(2)椎体中度压缩骨折。

2.非稳定性损伤　Ⅰ度:生理负荷情况下,发生脊柱弯曲或成角,严重压缩骨折和坐带骨折。

Ⅱ度:椎体爆裂不复位,继发性晚期神经损伤。

Ⅲ度:骨折脱位和严重的爆裂骨折合并神经损伤。

(二)根据暴力方式分类

1.屈曲型损伤　损伤的脊柱处于前屈位,又分 3 种情况:屈曲压缩型损伤、屈曲分离型损伤和屈曲旋转型损伤。

(1)屈曲压缩型损伤:因轴向受到负荷,屈曲位受压所致。①轻度(Ⅰ型):单纯屈曲压缩骨折,前柱压缩<50%,后韧带完整,中柱高度不变,无神经损伤;②中度(Ⅱ型):前柱压缩>50%,后柱张力性损伤,中柱完整(绞链作用),X线示棘突、椎弓根距增宽,关节突半脱位或脱位(不前移),可伴神经损伤;③重度(Ⅲ型):中柱也损伤(中柱后壁高度不变,或高于邻近椎体),椎弓根不移位,可发生多节段楔变,可伴神经损伤。

(2)屈曲分离型损伤:又叫屈曲牵张型损伤。中柱受牵张应力产生分离,前柱屈曲为轴(绞链作用),前柱仅部分压缩,无垂直压缩应力(与屈曲压缩型不同点)。

(3)屈曲旋转型损伤(屈曲旋转型骨折脱位):前柱受到压缩与旋转应力,中后柱受到外力牵张与旋转应力,导致椎体骨折和关节突骨折脱位,X线示关节突骨折或脱位,折线通过下位椎体(终板)或椎间盘,上位椎体带下位椎体折线旋转并向前移位,椎体后方骨片可进入椎管。

2.侧屈型损伤 由偏心的轴向负荷应力所致。①轻度:前、中柱一侧压缩性损伤,后柱完整。X线示一侧椎体压缩变扁;②重度:三柱受损,一侧压缩性损伤,对侧张力性损伤(骨、韧带、椎板或小关节脱位)。

3.垂直压缩型损伤:爆裂型骨折 脊椎处于中立位,轴向受到压缩应力,前、中柱同时碎裂,前后纵韧带松弛,有时椎板有纵裂骨折。X线示椎体前中柱均变扁,椎体后缘突向椎管,特别是椎体后上角显著突入椎管。正位像示椎弓根间距增宽。CT示前、中柱爆裂,向四周移位,中柱骨片突入椎管。分5型(Denis):

A型:椎体上下终板均破裂,多见于下腰椎强力的轴向压缩,无后凸畸型。

B型:椎体上终板破裂。胸腰段常见,是最常见的一型。轴向受屈曲应力,导致急性或晚期后凸畸形。

C型:下终板骨折,轴向伴屈曲应力,少见。

D型:轴向应力伴旋转应力,很不稳定,多见于中腰椎,要与屈曲旋转骨折脱位型相鉴别。本型椎体粉碎,椎弓距离增宽,骨片突入椎管,椎板纵形骨折。

E型:轴向压缩伴侧向屈曲,正位像椎弓根间距增宽,压缩侧骨块挤入椎骨,神经损伤率高。

4.过伸型损伤 又称伸直型骨折,分离过伸型骨折。脊椎处于过伸位,后柱受压缩应力导致关节突和椎板骨折,前椎受牵引损伤,多见于颈椎,胸腰椎不常见。

5.平移型损伤 又称剪力型损伤,骨折脱位型损伤。应力与椎间隙平行,脊椎受到前后方向或左右方向的水平剪力,关节突和韧带断裂,脊椎前后或侧方移位。移位>25%,则所有韧带、椎间盘完全断裂,脊髓及神经常受损伤。

6.旋转型损伤 上位脊椎在下位脊椎上受到水平面上的旋转应力,单侧关节突脱位,严重的椎体间亦脱位,常合并肋骨、横突骨折。单独旋转型损伤少见,多与其他型同时发生,如:屈曲旋转、侧屈旋转、平移旋转、垂直旋转。X线示脱位伴旋转移位。

(三)AO学派分类法

AO学派认为,完整的胸腰椎结构具备抗压、抗拉和抗旋转的能力。基于这种认识,他们在脊柱损伤大量研究的基础上提出了自己的分类方法。这种分类法是将胸、腰椎骨折依据抗压、抗拉和抗旋转张力的丧失程度,以3-3-3模式进行分类,具有容易判断预后和方便记录的优点。

类型A:椎体压缩性骨折。

A1:椎体压缩性骨折。

A2:椎体劈裂性骨折。

A3:椎体爆裂性骨折。

类型B:前后结构的牵伸损伤。

B1：以韧带破坏为主的后结构的牵伸损伤。

B2：以骨性结构破坏为主的后结构的牵伸损伤。

B3：通过椎间盘的前结构的牵伸损伤。

类型C：旋转暴力导致的前后结构损伤。

C1：A类骨折合并旋转暴力损伤。

C2：B类骨折合并旋转暴力损伤。

C3：旋转剪切损伤。

四、临床表现

受伤部位疼痛，腰部活动受限。伤椎和上位椎严重者可出现角状后突畸形，腰椎骨折患者往往出现后腹膜血肿、腹胀、腹痛。当合并脊髓损伤时，依据损伤的部位、损伤的程度不同，出现不同的体征。

（一）按脊髓损伤的程度和临床表现分类

1.脊髓震荡　脊髓震荡又称脊髓休克，是指脊髓功能性损害，脊髓无改变或少量渗出，或点状出血。暂时性运动、感觉、反射丧失，表现为弛缓性瘫痪。24h 内开始恢复，3～6 周完全恢复。

2.脊髓不完全性损伤　脊髓不完全损伤综合征依据解剖及临床可分为以下 7 种：

Ⅰ型：完全性脊髓损伤。圆锥末受损，肛门反射，球海绵体反射存在或亢进，受伤平面整齐，完全性感觉、运动障碍，提睾反射阴性。

Ⅱ型：脊髓圆锥完全性损伤，损伤髓节 T_{10} 至 S_5。下运动神经元无损害。受伤平面整齐或感觉、运动丧失，生理反射消失，肛门反射和球海绵体反射消失。

Ⅲ型：不完全性圆锥马尾损伤，L_2 至 S_4 髓节不完全性损伤。感觉、运动障碍程度不一或不对称，有下神经元损害表现，肛门反射和球海绵体反射均阳性或减弱。

Ⅳ型：圆锥完全性损伤，马尾部分损伤。下神经无损害。球海绵体反射及肛门反射消失。

Ⅴ型：圆锥及马尾完全损伤。下运动神经元有损害表现，但平面低，不超过 L_2。临床上表现为 L_2 以下感觉、运动、反射完全消失。

Ⅵ型：单纯圆锥损伤，损伤髓节 $S_2 \sim S_5$ 骨盆底肌肉麻痹，下肢肌力正常；鞍区感觉消失，下肢无感觉障碍；膀胱、直肠功能失控；球海绵体反射和肛门反射消失。

Ⅶ型：单纯根性损伤，L_1 至 S_1 的个别马尾神经受损。不对称的单一或数根神经根支配区的感觉、运动麻痹，鞍区感觉正常，膀胱、直肠功能正常，球海绵体和肛门反射正常。

（二）按损伤部位分类

包括：①脊髓损伤；②脊髓圆锥损伤；③脊髓马尾损伤；④脊髓神经根损伤。

（三）脊髓损伤的分级与评定

1.Frankel 分级　Frankel 脊髓损伤分级（1969）见表 11-1。

表 11-1　Frankel 脊髓损伤分级

分级	功能状况
A：完全损伤	损伤平面以下深、浅感觉完全消失，肌肉功能完全丧失
B：仅存感觉	损伤平面以下运动完全丧失，仅存某些骶区感觉
C：无用运动	损伤平面以下仅有某些肌肉存在微弱运动功能，但无有用功能存在

分级	功能状况
D:有用运动	损伤平面以下肌肉有功能,可活动下肢,可扶拐行走
E:恢复	深、浅感觉,肌肉运动及大小便功能良好,但可有病理反射

2.脊髓损伤水平测定　脊髓损伤水平是指伤后保持正常脊髓功能的最低髓节,包括感觉和运动水平。评定包括感觉水平评定、运动水平评定、括约肌功能评定。

(1)感觉水平检查和评定:感觉水平是指伤后保持正常脊髓感觉功能(痛觉、触觉)的最低髓节,左右可能不同。

检查方法:检查从上至下。检查全身 28 个皮区关键点,每个关键点左右两侧分别检查。每个关键点检查 2 种感觉:针刺觉(痛觉)和轻刺觉(触觉);每种感觉按 3 个等级评分:缺失为 0 分,障碍为 1 分,正常为 2 分,不能区别纯性和锐性刺激为 0 分。对每个皮区都要检查左右两侧,每侧都要查针刺觉和轻刺觉。正常感觉总分 224 分。

针刺觉总分＝左侧针刺觉总分＋右侧针刺觉总分

触觉总分＝左侧触觉总分＋右侧触觉总分

感觉总分＝针刺觉总分＋触觉总分

(2)运动水平的检查评定:脊髓损伤后保持正常运动功能(肌力 3 级以上)的最低脊髓节段,左右两侧可以不同。检查身体两侧各自 10 个肌节的关键肌(keymuscle)(表 11-2),以肌力至少 3 级的那块肌肉确定运动平面,但该平面从上的关键肌肌力必须正常(4～5 级);检查顺序由上至下;肌力测定 0～5 级;运动总分＝左侧运动总分＋右侧运动总分。正常运动总分 100 分(表 11-2)。

表 11-2　运动检查关键肌(双侧)

神经节段	相应检查肌群
C_5	屈肘肌(肱二头肌、肱肌)
C_6	伸腕肌(桡侧腕长短伸肌)
C_7	伸肘肌(肱三头肌)
C_8	中指屈指肌(屈指深肌)
T_1	手内在肌(骨间肌)
L_2	屈髋肌
L_3	伸膝肌(股四头肌)
L_4	踝背伸肌(胫前肌)
L_5	趾长伸肌(拇长伸肌)
S_1	踝跖屈肌(腓肠肌、比目鱼肌)

(3)脊髓完全性损伤:包括脊髓横断、完全性脊髓损伤。

1)脊髓横断:脊髓解剖学上完全断裂。临床表现:脊髓休克期后,没有任何感觉、运动恢复,仅指 T_{12} 以上的损伤。

2)完全性脊髓损伤:脊髓内解剖学上连续,其组织学最终是神经组织退变坏死,以胶原组织替代,从神经组织细胞学上看,也相当于横断。临床表现同脊髓横损伤,Holdsworzh 全瘫 48h 无恢复,功能永久性丧失。

(四)影像学检查

1.X 线　X 线是最基本的检查方法,正位片示椎体有无变形,椎弓根间距有无增宽;侧位片示椎体压缩程度、椎体脱位程度。上、下位椎体后缘移位程度 X 线评定:

(1)Ⅰ度:<25%。

(2)Ⅱ度:>25%,<50%。

(3)Ⅲ度:>50%,<75%。

(4)Ⅳ度:>75%。

2.CT　CT 是现代脊柱损伤的理想方法,它能提供椎体椎管矢状的情况、脊髓受压程度及血肿大小。也能清楚显示椎体的破坏程度。三维重建更能完整判定脊柱损伤程度。此外,CT 对椎间盘的判定也同样重要。椎间盘破裂,甚至没有椎体骨折脱位,如果没有处理,同样引起脊柱不稳。脊髓造影 CT 扫描可用于病变部位测定范围、血肿并发及椎间盘情况。椎管狭窄的 CT 测定:

(1)0 度:无狭窄。

(2)Ⅰ度:狭窄 1/3。

(3)Ⅱ度:1/3<狭窄≤2/3。

(4)Ⅲ度:狭窄>2/3。

3.MRI　MRI 目前越来越成为脊柱骨折的检查重要手段。它能明确诊断后部的韧带损伤、损伤节段、椎间盘变性程度、椎间盘突出和碎骨块突入椎管、硬膜内出血等。特别是能清楚地显示脊髓损伤的程度及范围,是判断愈后的依据。但已经有过某些金属固定物的患者,MRI 检查受到限制。

急性期脊髓损伤主要病理改变为脊髓离断、水肿、出血。脊髓水肿是一种可逆性损伤,MRI 表现为水肿脊髓增粗,T_1 加权为等信号,T_2 加权为高信号。慢性期脊髓损伤主要的病理改变为继发性脊髓囊变或空洞形成、脊髓软化、脊髓瘢痕纤维化及陈旧性血肿。由于脊髓损伤后神经营养障碍,脊髓可能软化、萎缩变细,对此 MRI 均可清晰显示。

五、治疗

1.紧急治疗　腰椎骨折急救运输方法至关重要,应使患者保持平直状态,成一体滚动至木板上。

2.保守治疗

(1)椎体压缩不到 1/5 者,或年老体弱不能耐受复位及固定者可仰卧于硬板床上,在骨折部垫厚枕。3d 后行腰背肌锻炼。2 个月后骨折基本愈合,第 3 个月内可以下地稍许活动,3 个月后逐渐增加地面活动时间。

(2)椎体压缩高度超过 1/5 的青少年及中年伤者,在镇痛剂或局部麻醉后,用双桌法(25~30cm)过伸复位。棘突重新互相靠拢和后突的消失,提示压缩的椎体复位。即行过伸位石膏背心固定,时间 3 个月。

3.手术治疗　关于脊柱脊髓损伤的外科治疗,长期存在着保守与手术治疗两大学派。

对于无神经损伤的骨折,有以下表现时应行手术治疗:

(1)在侧位像上有超过 50% 的椎体高度丧失。

(2)在侧位像上有超过 20° 的后凸畸形。

(3)在 CT 片上有超过 40% 的椎管侵犯。

虽然保守疗法有花费少、可避免手术引发的并发症等优点,但考虑到它不能使受损的脊柱解剖复位,可加重后凸畸形,患者不能早期活动。目前,在胸腰椎骨折的治疗方面,手术治疗已经在很大程度上取代了非手术治疗,积极的手术治疗成为主要趋势。凡腰椎稳定性破坏、腰椎或腰椎间盘损伤导致脊髓或马尾受压、腰椎骨折脱位畸形严重者均需手术治疗。

关于腰椎骨折的手术选择应考虑两个方面:①是否并发有椎管受压和脊髓或神经损伤。②是否存在不稳定。胸腰椎骨折手术治疗的目标是:①骨折脱位的解剖复位并进行神经压迫的有效减压。②坚强固定以恢复并维持脊柱的稳定性。③减少创伤的并发症。椎管减压可通过直接减压或间接减压来完成。直接减压是通过前路或后外侧入路直接取出椎管内的骨块,间接减压则是通过对骨折上方及下方的骨性结构的牵张来完成。间接减压的真正生物力学机制至今仍不清楚,显然不可能仅仅借助后纵韧带的完整而使骨块回到其原来位置来产生复位。但是,一个部分完整的前纵韧带和完整的后纵韧带对使一个牵张结构发挥有效作用是必须的。如果情况不是这样,就会发生过度牵张,特别是当前纵韧带断裂时。如果当后凸的骨或椎间盘未复位而同时发生过度牵引,则存在进一步发生神经损害的可能。如果 MRI 显示后纵韧带断裂,则应考虑直接减压。

4.手术方法　腰椎骨折的治疗方法主要包括后路手术与前路手术。前、后路手术各有其优势与劣势,所以在治疗中应根据患者各自的特点选择合适的手术方法。当脊柱后部结构完整,可采用后路手术利用韧带使骨折复位,恢复稳定。早期稳定来自于内固定,远期稳定来自于植骨融合。

(1)后路手术:目前,除涉及多节段骨折多行长节段内固定外,经椎弓根短节段内固定已成为胸腰椎骨折后路手术的主流。后路手术的优点在于:①后路手术显露简单,可应用局部麻醉,创伤小,操作较容易,椎板切除后可清楚显露硬膜及马尾。可以进行侧后方减压,解除椎体后缘凸入的骨块对脊髓及马尾神经的压迫。②通过椎弓根钉治疗胸腰椎骨折,固定节段少,可以最大限度保留脊柱的运动功能。③对于脊柱骨折伴有椎板骨折、硬膜损伤的,后路手术可以同时进行椎板减压及硬膜修补术。椎弓根螺钉有很好的固定效果。椎弓根的解剖位置和结构决定它具有控制脊柱运动,并将应力传递到前部椎体。因此,通过两侧椎弓根进入椎体的螺钉,不但可以与椎骨牢固结合,而且可以有效地控制整个椎体,具有三椎固定和矫形功能,这是借助椎弓根进行内固定的力学基础。

缺点主要有以下几点:①部分骨质疏松患者,术后发生螺钉在松质骨内因切割作用而致复位丢失。②椎弓根螺钉及内置物过度负荷而疲劳断裂。③椎体复位后,椎体高度虽然大部分恢复,但椎体内骨小梁支架结构并未同时恢复,致使椎体呈空壳样变,失去支撑能力,内固定取出后出现塌陷和矫正度丢失。

(2)前路手术:近年来,前路手术已越来越多应用在临床。关于椎管前方减压应选择胸腹联合入路或经腹入路显露脊椎,在脊椎显露后,应尽量少结扎节段血管,必须仔细处理节段血管止血。术中定位准确后应将伤椎及上下椎间盘去除,尤其是椎体后部的结构,因为它是压迫脊髓的主要结构。有三面皮质骨的髂嵴、人工骨、腓骨常常被用来作为支撑骨植骨。近年来,钛笼常被使用。使用钛笼必须结合自体松质骨移植,以确保它与两端椎体连接处发生融合并完全骨化。它可以避免因骨质疏松或骨质软化症使插入植骨失败。

前路手术的优点:①可直接解除损伤的骨块、纤维环等组织对损伤节段脊髓的压迫。②可直接在损伤节段椎体之间进行可靠的植骨。固定范围较后路手术小。在维持脊柱前柱高度方面,前路内固定更可靠。③前路内固定可以保留后柱结构的完整性。缺点是:①手术入路复杂,损伤大、出血多、对手术者的技术要求高。②不能探察脊髓及马尾神经,也不能对其损伤进行直接治疗。

六、腰椎附件损伤

1.棘突骨折　这种骨折大多为撕脱性骨折,是斜方肌和菱形肌骤然猛烈收缩把肌肉起止点附着的棘突

reamream 485

撕脱而造成的棘突骨折。棘突骨折的患者,有明显的疼痛,局部肿胀,并且查体时有明显的压痛。合并筋膜损伤者可见皮下瘀血。棘突骨折不影响脊柱的稳定性。对棘突骨折的患者,一般只需要休息和对症治疗就可以。

2.横突骨折　横突骨折常发生于腰椎。通常是腰方肌抵抗阻力而剧烈收缩引起的。常常伴有腰背筋膜广泛撕裂而形成腹后壁血肿。患者出现腹痛和腹肌强直等症状。这应和腹内脏器损伤相区别。对横突骨折的处理,除对症治疗外,患者需要卧床休息2～3周,带支具外固定活动。

3.关节突骨折　腰椎受到过伸暴力的作用,可致关节突骨折,患者以局部疼痛为主。某些患者可出现类似腰椎间盘突出症的神经根症状。X线正、侧位、斜位照片及CT检查,可见到关节突骨折线,有助于确定诊断。对单纯关节突骨折可保守治疗,如合并有神经根受压症状者可行减压治疗。

(赵　勇)

第十节　骨盆骨折

一、概述

骨盆位于躯干与下肢之间,是负重的主要结构;同时盆腔内有许多重要脏器,骨盆对之起保护作用。骨盆骨折可造成躯干与下肢的桥梁失去作用,同时可造成盆腔内脏器的损伤。随着现代工农业的发展和交通的发达,各种意外和交通事故迅猛增加,骨盆骨折的发生率也迅速增高,在所有骨折中,骨盆骨折占1%～3%,其病死率在10%以上,是目前造成交通事故死亡的主要因素之一。

二、应用解剖

(一)骨盆的构成

骨盆环由2块髋骨和1块骶骨组成。后方由左右骶髂关节连接,前方由耻骨联合连接。骨盆借界线分为大骨盆和小骨盆2部分。界线呈环形,由岬及其两侧的骶骨、弓状线、耻骨梳和耻骨嵴以及耻骨联合上缘构成。大骨盆位于界线的前上方,较宽大;小骨盆位于界线的后下方。小骨盆具有上、下2口:骨盆上口由界线围成;骨盆下口高低不齐,由尾骨、骶结节韧带、坐骨结节、耻骨下支和耻骨联合下缘围成。

1.骶骨　正位观,上宽下窄,呈倒三角形;侧位观,向后隆突,呈弧形。中上部两侧,各有宽大的关节软骨面,为"耳状"关节面。骶骨上面,中央为一平坦卵圆形骨面。借纤维软骨与腰5椎体相连,构成腰骶关节。骶骨前面,光滑略凹,其上缘中份隆凸,称为岬。其有4对骶前孔与椎管相连,骶神经前支由此穿入骨盆。骶骨后面,粗糙隆突,有4对骶后孔,骶神经后支由此穿出。骶骨尖,前后扁平,借骶尾联合与尾骨相连。

2.髋骨　为大而不规则之扁骨。由3个基本部分——髂骨、坐骨和耻骨组成。在幼年时期,此三骨各为独立骨。16岁以后,三骨逐渐融合为一体。在三骨融合处之外侧面,即髋臼,与股骨头共同构成髋关节。在髂骨后端有一耳状关节软骨面,与骶骨耳状关节面相连接构成骶髂关节。在耻骨上下支移行处的内侧有一粗糙骨面,名为耻骨联合面。借纤维软骨板与对侧同名面构成耻骨联合。

3.骶髂关节　由骶骨与髂骨之耳状面连接而成。此关节具有一般关节结构,但较特殊,不是一个运动关节,其关节面方向是由后内侧斜向前外侧;而且在髂骨侧关节面上有一纵行曲嵴;骶骨侧关节面上有一对应的曲沟。关节面凹凸不平,但彼此嵌合紧密。关节囊紧贴关节面,极为坚韧。关节韧带也很坚强。关节周围共有6条韧带纵横交错、坚韧有力的韧带加固,使关节更加稳定。前侧有扁平坚韧的骶髂前韧带,横越骶骨与髂骨前面,并将其紧密地连接在一起,以阻挡髂骨外旋和垂直式应力;在关节的后面,有骶髂后长韧带、后短韧带,其主要作用是阻挡剪应力及髂骨内旋;关节的后上方,骶骨粗隆间的大骨缝内有骶髂间韧带。此韧带为许多短而极为坚韧的纤维,将骶骨与髂骨紧密地连接一起,形成关节后侧主要的力学稳定结构。人体除卧位状态外,所承受的大部分体重不单纯靠滑膜关节本身,而主要靠骶髂关节的纤维部分,即骶髂间韧带。因此骶髂关节是一个双重结构,即由滑膜关节部分及纤维连接(骶髂间韧带)2部分组成。在骶髂关节下部两侧还有2条重要的辅助韧带,即骶棘韧带及骶结节韧带。前者从骶骨外侧至坐骨棘,为一条坚韧纤维带,其作用是限制髂骨内旋;后者从骶髂关节后面至坐骨结节垂直于骶棘韧带,其主要作用是限制垂直剪力作用于半侧骨盆。在骶髂关节上部被后上方的骶髂间韧带稳定后,此二韧带的共同作用可防止负重时骶骨下端向后翘起,有助于骶髂关节稳定,对抗骶骨在矢状面上向前旋转。而负重越大,越保持紧张,使关节形成一个自锁系统。另外,骶髂关节的骨性结构也很特殊,骶骨上宽下窄,犹如一个楔子,并与二髂骨之间,负重越大越保持紧密。总之,骶髂关节由于结构上的特殊,非常稳固,活动范围极微,仅有很小的旋转活动,以缓冲由脊柱到下肢或由下肢至脊柱的冲击力及震荡。由于关节韧带极为坚强有力,故临床上单纯骶髂关节脱位极为少见。

4.耻骨联合　耻骨联合由两侧耻骨之联合面借纤维骨板连接而成,形似关节,并非关节,其结构如同一个椎间关节。两侧耻骨联合面表面粗糙,被覆一薄层透明软骨。其间由纤维软骨板将两骨紧密连接在一起。在纤维软骨板之内部,有一矢状位狭窄的腔,称为耻骨联合腔,但无关节滑膜衬于其内。除纤维软骨外,其周围还有坚强的弓状韧带连接。将耻骨联合上、下方及两侧的耻骨紧密地连接在一起。使耻骨联合更加坚强,以适应负重时承受之张力、压力及剪式应力,除女性分娩过程外中可有轻微的分离外,一般没有活动。故当遭受外力作用时,常可引起耻骨支骨折,而不易发生耻骨联合分离。

(二)盆腔及其脏器

盆腔系小骨盆上下口之间的腔隙。前壁为耻骨联合及邻近的耻骨部分;后壁为骶、尾骨及梨状肌,两侧壁为髋臼、坐骨上支与骶棘韧带、骶结节韧带。腔的骨部有成对有肛提肌及尾骨肌及其上下筋膜,形如吊床横越盆腔,张于盆腔之间,向下形成漏斗状腔。而此肌及其上下筋膜层,即盆膈;盆膈封闭骨盆下口,形成盆底。盆膈前方并不完全合拢,有一三角形盆膈裂孔,另由会阴部尿生殖膈将其封闭加固。盆膈的功能是在直立位时承托与固定其上方之盆内脏器,并与腹内压、排便等功能动作有密切关系。穿过盆膈至会阴开口于外界的结构为直肠。穿过尿生殖膈的结构,男性为尿道,女性为尿道和阴道。

1.盆腔内脏器　由盆腹膜腔、盆腹膜下腔和盆皮下腔3层组成。

(1)盆腹膜腔:是腹膜腔向下延续,下突至小骨盆内部分。容纳腹膜内直肠和进入盆腔内的一部分小肠、结肠等。女性还有子宫颈及附件和阴道的最上部。

(2)盆腹膜下腔:是腹膜以下,盆膈筋膜以上的腔隙。内纳膀胱与直肠的腹膜外部分,有前列腺、精囊、输精管、输尿管的盆部。女性还有子宫颈和阴道的上部。此外,还有血管、神经、淋巴管、淋巴结等。

(3)盆皮下腔:在盆膈筋膜以下和皮肤之间,相当于会阴部。前为尿生殖器官,男性为尿道,女性为尿道及阴道。后部为直肠末端。

2.盆腔内血管　主要为髂内动静脉及其分支。

(1)动脉:髂内动脉在骶髂关节处自髂总动脉分出后,循骨盆内向下入骨盆腔,在坐骨大孔(或梨状肌)上缘先分成前、后2干。后干为壁支,前干除分出壁支外,还有供应盆内脏器及外生殖器的脏支。

1）后干：较短，分支有髂腰动脉、骶外侧动脉和臀上动脉。

①髂腰动脉：从后干发出后朝外上方行走，经闭孔神经与髂腰干之间，穿行于腰大肌内侧缘至该肌深面分支。分支供应腰方肌、髂腰肌、髋骨和脊髓等。

②骶外侧动脉：从髂内动脉后干发出后，沿骶骨盆面经骶前孔的骨侧下降，分布于梨状肌、肛提肌、臀肌和脊髓等。

③臀上动脉：为后干最大的分支，该动脉经腰骶干第一骶神经之间，穿梨状肌上孔进入臀部。臀上动脉分浅深 2 支，浅支分布至臀大肌；深支伴臀上神经走行于臀中肌、臀小肌之间，分布至臀中肌、臀小肌。

2）前干：在骶丛及梨状肌前方向梨状肌下缘发出若干分支。

①脐动脉：发自髂内动脉前干，走向下内方，其内段闭锁延续为脐内侧韧带，其近段发出数条小支，称为膀胱上动脉，分布于膀胱尖及膀胱体。

②闭孔动脉：沿骨盆侧壁向前下行走，在行径中与闭孔神经伴行，穿闭膜管出盆腔，至股内侧部。分支营养内收肌群、股方肌和髋关节等。闭孔动脉在穿闭膜管之前可发出一耻骨支，可与腹壁下动脉的闭孔吻合，形成异常的闭孔动脉。

③膀胱下动脉：分支分布于膀胱底、精囊腺、前列腺和输尿管下段，在女性有分支至阴道壁。

④直肠下动脉：主要分布于直肠下部，在男性还发出分支至精囊腺和前列腺，在女性则有分支至阴道。

⑤子宫动脉：沿盆腔侧壁向下方行走，进入子宫阔韧带两层之间，跨过输尿管的前上方，近子宫颈处发出阴道支分布于阴道，其本干沿子宫侧缘向上行至子宫底，分支分布于子宫、输卵管和卵巢，并与卵巢动脉吻合。

⑥阴部内动脉：从前干发出后，朝向后下方沿臀下动脉的前方下降，穿梨状肌下孔出盆腔，又经坐骨小孔入坐骨直肠窝。在坐骨直肠窝的侧壁发出分支至肛门、会阴和外生殖器。

⑦臀下动脉：是前干发出的最大分支。沿梨状肌下方和坐骨神经骨侧下行，其分支除了发出分支供应臀大肌外，还发出分支与股深动脉的旋股骨侧动脉、旋股外侧动脉及股深动脉的第 1 穿支构成"十"字吻合。

盆部的动脉除髂内动脉各分支外，尚有来自腹主动脉末端的骶中动脉、肠系膜下动脉的终末支——直肠上动脉以及来自腹主动脉的精索内动脉，女性为卵巢动脉。

（2）静脉：盆腔静脉在坐骨大孔的稍上方汇合成髂内静脉。伴随同名动脉的后内侧上行至骶髂关节的前面与髂外静脉汇合成髂总静脉。髂内静脉的属支分为壁支和脏支。

1）壁支：包括臀上静脉、臀下静脉、髂外侧静脉和骶正中静脉，主要收集同名动脉分布区的静脉血。

2）脏支：多在内脏周围形成静脉丛，包括膀胱静脉丛、子宫阴道静脉丛、阴部内静脉丛和直肠静脉丛。各静脉丛间互相交通，但丛内缺乏静脉。

（3）盆腔的神经：包括骶丛、腰丛的分支闭孔神经以及盆部的自主神经。

1）骶丛：是人体最大的神经丛，位于骨盆后壁、盆筋膜后面、梨状肌的前方。由第 4 腰神经前支一部分与第 5 腰神经前支合成腰骶干，腰骶干再与第 1 至第 5 骶神经前支和尾神经的前支在梨状肌前方合成。骶丛略呈三角形，尖向坐骨大孔下部集中形成 2 条终末支——坐骨神经及阴部神经，它们穿出孔后支配会阴及下肢。

由骶丛根发出的分支：

①肌支：支配梨状肌、肛提肌、尾骨肌。

②盆内脏神经：由随第 2 至第 4 骶神经前支出来的副交感神经纤维参加盆丛，支配盆腔脏器。

由骶丛盆面发出的分支：

①闭孔内肌神经：在坐骨神经与阴部神经之间经梨状肌下孔出盆。

②股方肌神经：先行于坐骨神经的盆面，然后随坐骨神经出盆。

由骶丛向背面发出的分支：

①臀上神经（L_5 至 S_1）：从梨状肌上孔出盆后支配臀中肌、臀小肌和阔筋膜张肌。

②臀下神经（L_5 至 S_2）：从梨状肌下孔出盆，主要支配臀大肌。

③股后皮神经（S_1 至 S_2）：与臀下神经共同经坐骨神经后方出盆，主要支配股后区皮肤和臀区皮肤。

④坐骨神经（L_4 至 S_3）：自梨状肌下方出盆。

骶丛由于位置关系，损伤机会较少，但可能由于脊髓及马尾的病变、骨盆骨折、骶髂关节脱位、骨盆肿瘤等因素可引起骶丛损伤。

2）闭孔神经：盆腔躯体神经除骶、尾丛外，还有来自腰丛的闭孔神经。该神经起自第 2 至第 4 腰神经的前支，自腰大肌内缘下行入盆，沿盆壁在闭孔血管的上方向前，穿闭膜管至股部，支配股内收肌群及股内侧的皮肤。闭孔神经可因脊髓和腰丛的病变、盆腔肿瘤等原因而损伤。该神经损伤可引起内收肌群瘫痪、大腿不能内收、外旋无力等症状。

3）自主神经：盆腔交感干位于骶前孔内侧，每侧有 3～4 个骶交感干神经节。左右交感干在尾椎前方相互汇合终于奇神经节。骶交感神经节后纤维加入盆丛，伴随髂内动脉的分支形成许多小丛，分布至盆腔脏器。盆腔的副交感神经位于脊髓的第 2 至第 4 骶节内，发出的节前纤维伴随相应的骶神经前孔，然后离开骶神经构成盆内脏神经。

三、骨盆生物力学

骨盆上与腰椎相连，下借髋臼与下肢骨骼相连，是躯干与下肢间的桥梁。其功能除作为骨盆内外诸肌的起点和保护盆腔外，主要是借其弓形结构，在站立或坐位时支持重量。我们把骨性骨盆结构设想为拱顶结构，此拱顶由骶骨与双侧髂骨形成，而股骨及坐骨在地上作为拱脚，两脚在耻骨联合处相连接。以髋臼为界可将骨盆环分为前后 2 部。

1.骨盆前部　两侧耻骨上下支与耻骨联合构成联结弓，与两侧承重之主弓相联结。其主要作用是稳定和加强承重主弓，防止人体负重时承重的主弓的中线靠拢和向两侧分离。

2.骨盆后部　承重弓是支持体重的主要部分。其通过 2 个负重的主弓来完成。骶骨是 2 个主弓的汇合点。立位时，来自躯干的重力，向下传递等量分布至两侧骶髂关节、髂骨后部增厚部分，再向下传递至髋臼及股骨形成立位时的股骶弓（图 11-24）。

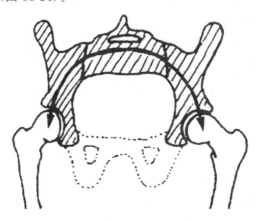

图 11-24　站立位体重在骨盆结构中的传导

3.坐骶弓　坐位时重力由骶骨经骶髂关节,向下传递至髂骨后部,再向下经坐骨上支,抵坐骨结节形成坐位时负重的坐骶弓(图11-25)。

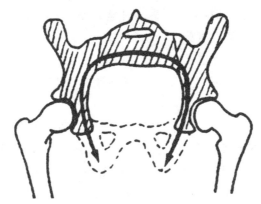

图 11-25　坐立位体重在骨盆结构中的传导

骨盆骨骼的分布与排列适应其生物力学特点。骨盆后侧,骨质增厚坚强,不易骨折;而前侧弓比较薄弱,远不如承重弓坚强,因此,当遭受外力作用时,前面的联合副弓先骨折,然后波及主弓。主弓骨折时,副弓多同时骨折。

骨盆环的稳定除依赖于骨结构外,同时也依赖于坚强的韧带结构。

四、骨盆骨折的创伤机制

引起骨盆骨折的暴力主要有以下 3 种方式:

1.直接暴力　由于压砸、碾轧、撞挤或高处坠落等损伤所致骨盆骨折,多系闭合伤,且伤势多较严重,易并发腹腔脏器损伤及大量出血、休克。

2.间接暴力　由下肢向上传导抵达骨盆的暴力,因其作用点集中于髋臼处,故主要引起髋臼中心脱位及耻、坐骨骨折。

3.肌肉牵拉　肌肉突然收缩致使髂前上棘、髂前下棘及坐骨结节骨折。

五、骨盆骨折的分类

由于解剖上的复杂性,骨盆骨折有多种分类,依据不同的标准,可有不同的分法。如依骨折的部位分为坐骨骨折、髂骨骨折等;依骨折稳定性或是否累及骨盆负重部位而分为稳定与不稳定骨折;依致伤机制及外力方向分为前后受压及侧方受压骨折;依骨折是否开放分为开放或闭合骨折。目前主要的分类方法有:

1.Tile 分型　Pennal 等于 1980 年提出了一种力学分型系统,将骨盆骨折分为前后压缩伤、侧方压缩伤和垂直剪切伤。Tile 于 1988 年在 Pennal 分型的基础上提出了稳定性概念,将骨盆骨折分为:A 型(稳定)、B 型(旋转不稳定但垂直稳定)、C 型(旋转、垂直均不稳定)。这一分型系统目前被广泛应用。

A 型:可进一步分为 2 组。A1 型骨折为未累及骨盆环的骨折,如髂棘或坐骨结节的撕脱骨折和髂骨翼的孤立骨折;A2 型骨折为骨盆环轻微移位的稳定骨折,如老年人中通常由低能量坠落引起的骨折。

B 型:表现为旋转不稳定。B1 型骨折包括"翻书样"骨折或前方压缩损伤,此时前骨盆通过耻骨联合分离或前骨盆环骨折而开放,后骶髂的骨间韧带保持完整。Tile 描述了这种损伤的分期。第一期,耻骨联合分离小于 2.5cm，骶棘韧带保持完整；第二期，耻骨联合分离＞2.5cm，伴骶棘韧带和前骶髂韧带破裂；第三期，双侧受损，产生 B3 型损伤；B2-1 型骨折为有同侧骨折的侧方加压损伤；B2-2 型骨折有侧方加压损伤，但骨折在对侧，即"桶柄状"损伤，韧带结构通常不因伴骨盆内旋而遭到破坏。

C 型：旋转和垂直均不稳定。包括垂直剪切损伤和造成后方韧带复合体破坏的前方压缩损伤。C1 型骨折包括单侧的前后复合骨折，且依后方骨折的位置再分为亚型；C2 型骨折包括双侧损伤，一侧部分不稳定，另一侧不稳定；C3 型骨折为垂直旋转均不稳定的双侧骨折。Tile 分型直接与治疗选择和损伤的预后有关。

2.Burgess 分类　1990 年，Burgess 和 Young 在总结 Pennal 和 Tile 分类的基础上，提出了一个更全面的分类方案，将骨盆骨折分为侧方压缩型(LC)、前后压缩型(APC)、垂直压缩型(VS)、混合型(CM)。APC 与 LC 每型有 3 种损伤程度。APC-Ⅰ型为稳定型损伤，单纯耻骨联合或耻骨支损伤。APC-Ⅱ型损伤为旋转不稳定合并耻骨联合分离或少见的耻骨支骨折，骶结节、骶棘韧带及骶髂前韧带损伤。APC-Ⅲ型损伤常合并骶髂后韧带断裂，发生旋转与垂直不稳定。LC-Ⅰ型损伤产生于前环的耻坐骨水平骨折以及骶骨压缩骨折。所有骨盆的韧带完整，骨盆环相当稳定。LC-Ⅱ型损伤常合并骶后韧带断裂或后部髂嵴撕脱。由于后环损伤不是稳定的嵌插，产生旋转不稳定。骨盆底韧带仍然完整，故相对垂直稳定。LC-Ⅲ型损伤又称为"风卷样"骨盆。典型的滚筒机制造成的损伤首先是受累侧骨盆因承受内旋移位而产生 LC-Ⅱ型损伤。当车轮碾过骨盆对侧半骨盆时其产生外旋应力（或 APC）损伤。损伤方式不同，典型的损伤方式为重物使骨盆滚动所造成。垂直剪切损伤(VC)为轴向暴力作用于骨盆，骨盆的前后韧带与骨的复合全部撕裂。髂骨翼无明显外旋，但其向上和向后移位常见。混合暴力损伤(CMI)为由多种机制造成的损伤。此分类系统对临床处理上有 3 点意义：①提醒临床医师注意勿漏诊，特别是后环骨折；②注意受伤局部与其他合并伤的存在并预见性地采取相应的复苏手段；③能使得临床医师根据伤员总体情况和血流动力学状况以及对病情准确认识，选择最适合的治疗措施，从而降低病死率。

3.Letournel 分类　Letournel 将骨盆环分为前、后 2 区域。前环损伤包括单纯耻骨联合分离、垂直骨折线波及闭孔环或邻近耻骨支、髋臼骨折。后环损伤的特征为：

(1)经髂骨骨折未波及骶髂关节。

(2)骶髂关节骨折脱位伴有骶骨或髂骨翼骨折。

(3)单纯骶髂关节脱位。

(4)经骶骨骨折。

4.Dennis 骶骨解剖区域分类

Ⅰ区：从骶骨翼外侧至骶孔，骨折不波及骶孔或骶骨体。

Ⅱ区：骨折波及骶孔，可从骶骨翼延伸到骶孔。

Ⅲ区：骨折波及到骶骨中央体部，可为垂直、斜形、横形等任何类型，全部类型均波及骶骨及骶管。

此种分类对合并神经损伤的骶骨骨折很有意义。Ⅲ区骶骨骨折其神经损伤发生率最高。

六、临床表现和诊断

(一)临床表现

1.全身表现　主要因受伤情况、合并伤、骨折本身的严重程度及所致的并发症等的不同而不尽相同。

低能量致伤的骨盆骨折，如髂前上棘撕脱骨折、单纯髂骨翼骨折等，由于外力轻、无合并重要脏器损伤、骨折程度轻及无并发症的发生，全身情况平稳。高能量致伤的骨盆骨折，特别是交通事故中，由于暴力大,受伤当时可能合并颅脑、胸腹脏器损伤,且骨折常呈不稳定型,并发血管、盆腔脏器、泌尿生殖道、神经等损伤,可出现全身多系统损伤的症状体征。严重的骨盆骨折可造成大出血,此时主要是出血性休克的表现。

2.局部表现　不同部位的骨折有不同的症状和体征。

(1)骨盆前部骨折的症状和体征:骨盆前部骨折包括耻骨上、下支骨折,耻骨联合分离,坐骨支骨折,坐骨结节撕脱骨折。此部骨折时腹股沟、会阴部耻骨联合部及坐骨结节部疼痛明显,活动受限,会阴部、下腹部可出现瘀斑,伤侧髋关节活动受限,可触及异常活动及听到骨擦音。骨盆分离、挤压试验呈阳性。

(2)骨盆外侧部骨折的症状和体征:包括髂骨骨折,髂前上、下棘撕脱骨折。骨折部局部肿胀、疼痛、伤侧下肢因疼痛而活动受限,被动活动伤侧肢可使疼痛加重,局部压痛明显,可触及骨折异常活动及听到骨擦音。髂骨骨折时骨盆分离、挤压试验呈阳性,髂前下棘撕脱骨折可有“逆行性”运动,即不能向前移动行走,但能向后倒退行走。

(3)骨盆后部骨折的症状和体征:包括骶关节脱位、骶骨骨折、尾骨骨折脱位。症状和体征有骶髂关节及骶骨处肿胀、疼痛,活动受限,不能坐立翻身,严重疼痛剧烈,局部皮下瘀血明显。“4”字试验、骨盆分离挤压试验呈阳性(尾、骶骨骨折者可阴性)。骶髂关节完全脱位时脐棘距不等。骶骨横断及尾骨骨折者肛门指诊可触及尾、骶骨异常活动。

(二)诊断

1.外伤史　询问病史时应注意受伤时间、方式及受伤原因、伤后处理方式、液体摄入情况、大小便情况。对女性应询问月经史、是否妊娠等。

2.症状　见临床表现。

3.体格检查

(1)一般检查:仔细检查患者全身情况,确明是否存在出血性休克、盆腔内脏器损伤,是否合并颅脑、胸腹脏器损伤。

(2)骨盆部检查:①视诊:伤员活动受限,局部皮肤挫裂及皮下瘀血存在,可看到骨盆变形、肢体不等长等。②触诊:正常解剖标志发生改变,如耻骨联合、髂嵴、髂前上棘、坐骨结节、骶髂关节、骶尾骨背侧可发现其存在触痛、位置发生变化或本身碎裂及异常活动,可存在骨擦音,肛门指诊可发现尾骶骨有凹凸不平的骨折线或存在异常活动的碎骨片,合并直肠破裂时,可有指套染血。

(3)特殊试验:骨盆分离、挤压试验阳性,表明骨盆环完整性破坏;“4”字试验阳性,表明该侧骶髂关节损伤。特殊体征:Destot 征——腹股沟韧带上方下腹部、会阴部及大腿根部出现皮下血肿,表明存在骨盆骨折,Ruox 征——大转子至耻骨结节距离缩短,表明存在侧方压缩骨折,Earle 征——直肠检查时触及骨性突起或大血肿且沿骨折线有压痛存在,表明存在尾骶骨骨折。

4.X 线检查　X 线是诊断骨盆骨折的主要手段,不仅可明确诊断,更重要的是能观察到骨盆骨折的部位、骨折类型,并根据骨折移位的程度判断骨折为稳定或不稳定及可能发生的并发症。一般来说,90%的骨盆骨折仅摄骨盆前后位 X 线片即可诊断,然而单独依靠正位 X 线片可造成错误判断,因为骨盆的前后移位不能从正位 X 线片上识别。在仰卧位骨盆与身体纵轴成 40°～60°角倾斜,因此骨盆的正位片对骨盆缘来讲实际上是斜位。为了多方位了解骨盆的移位情况,Pennal 建议加摄入口位及出口位 X 线片。

(1)正位:正位的解剖标志有耻骨联合、耻坐骨支、髂前上、下支、髂骨嵴、骶骨棘、骶髂关节、骶前孔、骶骨岬及 L_5 横突等,阅片时应注意这些标志的改变。耻骨联合分离>2.5cm,说明骶棘韧带断裂和骨盆旋转不稳;骶骨外侧和坐骨棘撕脱骨折同样为旋转不稳的征象;L_5 横突骨折为垂直不稳的又一表现。除此之外,亦可见其他骨性标志,如髂耻线、髂坐线、泪滴、髋臼顶及髋臼前后缘。

(2)出口位:患者取仰卧位,X线球管从足侧指向骨盆部并与垂直线成40°角投射,有助于显示骨盆在水平面的上移及矢状面的旋转。此位置可判断后骨盆环无移位时存在前骨盆环向上移位的情况。出口位是真正的骶骨正位,骶骨孔在此位置为一个完整的圆,如存在骶骨孔骨折则可清楚地看到。通过骶骨的横形骨折,L_5横突骨折及骶骨外缘的撕脱骨折亦可在此位置观察到(图11-26)。

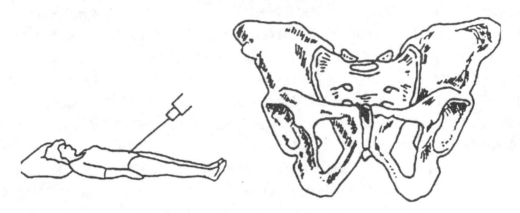

图 11-26　骨盆出口位相示意图

(3)入口位:患者取仰卧位,球管从头侧指向骨盆部并与垂直线成40°角,入口位显示骨盆的前后移位优于其他投射位置。近来研究表明,后骨盆环的最大移位总出现在入口位中。外侧挤压型损伤造成的髂骨内旋、前后挤压造成的髂骨翼外旋以及剪切损伤都可以在入口位中显示。同时入口位对判断骶骨压缩骨折或骶骨翼骨折也有帮助(图11-27)。

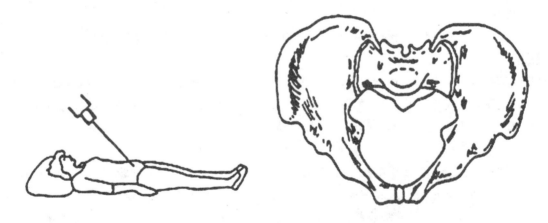

图 11-27　骨盆入口位相示意图

对于低能量外力造成的稳定的骨盆骨折的X线表现一般比较易于辨认。而对于高能量外力造成的不稳定骨盆骨折,需综合不同体位的X线以了解骨折的移位情况,如果发现骨盆环有一处骨折且骨折移位,则必定存在另一处骨折,应仔细辨认。

5.骨盆骨折CT扫描　能对骨盆骨及软组织损伤,特别是骨盆环后部损伤提供连续的横断面扫描,能发现一些X线平片不能显示的骨折和韧带结构损伤。对于判断旋转畸形和半侧骨盆移位有重要意义,对耻骨支骨折并伴有髋臼骨折特别适用。此外,对骨盆骨折内固定,CT能准确显示骨折复位情况、内固定物位置是否恰当以及骨折愈合情况。CT在显示旋转和前后移位方面明显优于普通X线片,但在垂直移位的诊断上,X线片要优于轴位CT片。

6.MRI　适用于骨盆骨折的并发损伤,如盆内血管的损伤、脏器的破裂等,骨盆骨折急性期则少用。

7.数字减影技术(DSA)　对骨盆骨折并发大血管伤特别适用,可发现出血的部位同时确认血管栓塞。

七、并发症

(一)出血性休克

高能量外力致伤的骨盆骨折可发生致命的大出血,出血量多少与骨折的严重程度相一致,休克在伤后很快出现。严重的出血性休克是骨盆骨折死亡的主要原因。

1.出血来源

(1)骨折断端渗血:构成骨盆的诸骨大多为松质骨,如髂骨、骶骨等,血运丰富,骨折后断端可大量渗血,其出血量多少与骨折的严重度成正比,这种出血不易止住,是发生出血性休克的一个重要出血源。

(2)盆腔内脏破裂出血:盆腔内脏器如膀胱、直肠、女性的子宫和阴道被骨折端刺伤撕裂可引起严重的出血。

(3)骨盆壁及邻近软组织撕裂出血:这也是重要的出血源。

(4)骨盆内血管损伤出血:骨盆前部骨折可伤及闭孔动静脉、阴部动静脉、耻骨动静脉、髂外动静脉分支,有时甚至伤及髂外动静脉主干;骨盆侧部骨折可伤及闭孔动静脉;骨盆后部骨折可伤及腰动静脉、髂腰动静脉、骶外侧动静脉、骶中动静脉、骶正中动静脉、臀上动静脉。高能量致伤中,骨盆可同时有多处骨折,故可能造成上述几组血管同时受损,发生大出血。

(5)盆腔内静脉丛损伤出血:盆腔内有丰富的静脉丛,且静脉丛血管壁薄,弹性差,周围又多为疏松组织,无压迫止血作用,当骨盆骨折时,极易伤及静脉丛,引起大出血。

2.诊断

(1)病史:有明确的外伤史,患者除主诉骨折部位疼痛外,还有腹部、腰部疼痛等。

(2)体征:

1)一般状况:患者可有面色苍白、出冷汗、躁动不安、肢体发冷、口渴、脉快、少尿或无尿、收缩压下降、脉压减小等。

2)局部体征:下腹部、腰部、会阴部及大腿中上段可见皮肤青肿、皮下瘀斑,有时可触及明显的皮下血肿。

3)腹膜刺激征:出现腹痛、腹胀、腹部压痛、反跳痛、腹部肌紧张,并有肠蠕动减弱等现象。注意与腹腔内脏器破裂相鉴别。

3.X线表现　可见骨盆环有2处以上骨折,或骨盆后部骨折脱位或骨盆粉碎骨折。

(二)泌尿道损伤

泌尿道损伤是骨盆前环骨折的常见并发症,关于发生率各家报道不一,一般在 $3.5\%\sim28.8\%$ 。其与骨折类型密切关系,在一侧耻骨支骨折伤员中其发生率为 15.5% ,而双侧者则可高达 40.8% 。

1.前尿道损伤　骨盆骨折并发前尿道损伤不常见,在所谓"桶柄状"骨盆骨折中可见到,机制是受伤时前尿道被外力挤压于耻骨两弓之下,外力造成耻骨骨折而损伤前尿道,可分为部分或完全断裂。

根据外伤史、体检、尿道逆行造影不难诊断。询问病史可发现有上述特征性受伤机制,患者主诉有尿急,但排不出尿,出现尿潴留,阴茎及阴囊部肿痛。体检可发现会阴部有血迹,深阴茎筋膜完整者可见阴茎部尿液外渗,深阴茎筋膜被穿破则可见下腹、阴囊、会阴部尿液外渗,试插导尿管失败或肛门指诊发现前列腺移位者为尿道完全断裂。通过尿道逆行造影可明确。

2.后尿道损伤　尿生殖膈及其以上部后尿道损伤是耻骨联合严重分离及耻骨支骨折最常见的并发症。

尿道膜部比前列腺部更易受损。患者主诉会阴部及下腹部胀痛,有尿意但不能排尿,如为不完全断裂则有血尿,尿道口流血或有血迹。体检发现会阴部、下腹部、阴囊部的尿液外渗,试插导尿管受阻,肛门指诊发现前列腺向上回缩,可触及柔软有波动肿块。通过尿道膀胱逆行造影可明确诊断。

3.膀胱破裂　在骨盆骨折中的发生率约为 4%,致伤机制在于骨折端刺破膀胱或充盈的膀胱突然受外力的压迫而破裂。膀胱充盈较之空虚时更易破裂,空虚的膀胱除了外骨盆环完整性遭受严重破坏,否则不易受损;而充盈的膀胱在下腹部突然受压,可发生腹膜内破裂,而与骨盆骨折严重度无关。膀胱破裂可以是腹膜内或腹膜外,或两处同时存在。诊断可根据外伤史、下腹部痛、伤前较长时间未排尿而伤后有尿意但排不出、有血尿或尿道口有血迹。早期可无腹膜刺激征,但稍后出现明显的腹膜刺激征,上腹部有明显压痛、反跳痛、肌紧张,此点可与其他器官破裂鉴别,腹腔内其他器官破裂早期即可出现腹膜刺激征。下腹部未触及充盈的膀胱,试插导尿管顺利,但无尿液或只有少量血尿导出,此时向内注射少量无菌生理盐水,而后若未能回抽出或回抽量明显少于注入量,则表明膀胱破裂,可行膀胱造影确诊。

(三)女性生殖道损伤

女性由于骨盆结构较男性短而宽,其骨盆内器官拥挤固定,子宫及阴道位置隐蔽,前有膀胱、尿道及耻骨联合,后有直肠及骶尾部,当直接暴力作用于骨盆,骨盆被碾压而粉碎或严重变形时,易发生子宫阴道及周围脏器联合伤。诊断上有明确的外伤史,X 线片示严重骨盆骨折,下腹部、会阴部疼痛,非月经期流血,体检发现下部、会阴部皮下瘀血、局部血肿,阴道指诊触痛明显、触及骨折端及阴道破裂口,直肠指诊触及骨端。B 超下腹部有时可发现子宫破裂、下腹部血肿。

(四)直肠损伤

骨盆骨折合并直肠损伤并不多见,多由骶骨骨折端直接刺伤直肠所致,少数也可因骶骨、坐骨骨折移位使之撕裂。临床上骨盆骨折后出现肛门出血为主要症状,可有下腹痛及里急后重感,可为腹膜被骨折端刺破所致。

(五)神经损伤

比较少见,且常为当时骨及软组织的严重损伤所掩盖,而不能及时诊断。损伤多由于神经行经部位的骨折脱位所致。如对骶骨骨折应考虑骶 1、2 神经损伤;对严重的半骨盆移位者应考虑腰丛或骶丛损伤;对髂骨或坐骨骨折应想到坐骨神经损伤可能性,髋臼骨折、耻骨骨折有损伤闭孔神经可能。神经损伤后出现该神经支配区运动、感觉障碍。该种损伤多系牵拉伤或血肿压迫致伤,多数采用保守治疗,症状多可逐渐好转或消失。少数情况下需手术解除对神经的牵拉和压迫,以及早促进神经的恢复。

八、骨盆骨折的治疗

(一)急救

骨盆骨折多为交通事故、高处坠落、重物压砸等高能量暴力致伤,骨盆骨折患者的病死率为 10%~25%。除了骨折本身可造成出血性休克及实质脏器破裂外,常合并全身其他系统的危及生命的损伤,如脑外伤、胸外伤及腹部外伤等。对骨盆骨折患者的急救除了紧急处理骨折及其并发症外,很重要的一点是正确处理合并伤。

1.院前急救　据报道严重创伤后发生死亡有 3 个高峰时间;第 1 个高峰发生在伤后 1h 内,多因严重的脑外伤或心血管血管损伤致死;第 2 个高峰发生在伤后 1~4h,死因多为不可控制的大出血;第 3 个高峰发生在伤后数周内,多因严重的并发症致死。急救主要是抢救第 1、2 高峰内的伤员。

抢救人员在到达事故现场后,首先应解脱伤员,去除压在伤员身上的一切物体,随后应快速检测伤员情况并作出应急处理。一般按以下顺序进行：①气道情况：判断气道是否通畅、有无呼吸梗阻，气道不畅或梗阻常由舌后坠或气道异物引起，应予以解除，保持气道通畅，有条件时行气管插管以保持通气；②呼吸情况：如果伤员气道通畅仍不能正常呼吸，则应注意胸部的损伤，特别注意有无张力性气胸及连枷胸存在，可对存在的伤口加压包扎及固定，条件允许时可给予穿刺抽气减压；③循环情况：判断心跳是否存在，必要时行胸外心脏按压，判明大出血部位压迫止血，有条件者可应用抗休克裤加压止血；④骨折情况：初步判定骨盆骨折的严重程度，以被单或骨盆止血兜固定骨盆，双膝、双踝之间夹以软枕，把两腿捆在一起，然后将患者抬到担架上，并用布带将膝上下部捆住，固定在硬担架上，如发现开放伤口，应用干净敷料覆盖；⑤后送伤员：一般现场抢救要求在 10min 之内完成，而后将伤员送到附近有一定抢救条件的医院。

2.急诊室内抢救　在急诊室内抢救时间可以说是抢救的黄金时间，如果措施得力、复苏有效，往往能挽救患者的生命。患者被送入急诊室后，首先必须详细了解病情，仔细全面地进行检查，及时作出正确的诊断，然后按顺序处理。McMurray 倡导一个处理顺序的方案，称 A-F 方案，即：

A——呼吸道处理。

B——输血、输液及出血处理。

C——中枢神经系统损伤处理。

D——消化系统损伤处理。

E——排泄或泌尿系统损伤处理。

F——骨折及脱位的处理。

其核心是：优先处理危及生命的损伤及并发症；其次，及时进行对骨折的妥善处理。这种全面治疗的观点具有重要的指导意义。

(1)低血容量休克的救治：由于骨盆骨折最严重的并发症是大出血所致的低血容量休克，所以对骨盆骨折的急救主要是抗休克。

1)尽可能迅速控制内外出血：对于外出血用敷料压迫止血；对于腹膜后及盆腔内出血用抗休克裤压迫止血；对于不稳定骨盆骨折的患者，经早期的大量输液后仍有血流动力学不稳，应行急症外固定以减少骨盆静脉出血及骨折端出血。对骨盆骨折的急诊外固定的详细方法将在下面讨论。有条件者可在充分输血、输液并控制血压在 90mmHg 以上时行数控减影血管造影术(DSA)下双侧髂内动脉栓塞。

2)快速、有效补充血容量：初期可快速输入 2000~3000ml 平衡液，而后迅速补充全血，另外可加血浆、右旋糖酐等，经过快速、有效的输血、输液，如果患者的血压稳定、中心静脉压(CVP)正常、神志清楚、脉搏有力、心率减慢，说明扩容有效，维持一定的液体即可。如果经输血、输液后仍不能维持血压或血压上升但液体减慢后又下降，说明仍有活动性出血，应继续输液特别是胶体液。必要时行手术止血。

3)通气与氧合：足量的通气及充分的血氧饱和度是抗低血容量休克的关键辅助措施之一。应尽快给予高浓度、高流量面罩吸氧。必要时行气管插管，使用加压通气以改善气体交换，提高血氧饱和度。

4)纠正酸中毒及电解质紊乱：休克时常伴有代谢性酸中毒。碳酸氢钠的使用最初可给予每千克 1mmol/L，以后在血气分析结果指导下决定用量。

5)应用血管活性药物：一般可应用多巴胺，最初剂量为 2~5μg/(kg·min)，最大可加至 50μg/(kg·min)。

(2)骨盆骨折的临时固定：Moreno 等报道，在不稳定骨盆骨折患者中，即刻给予外固定较之不行外固定，输液量明显减少；而 Riemer 等的研究表明，即刻外固定可明显降低骨盆骨折患者的病死率。骨盆外固定有多种方法，简单的外固定架主要用于翻书样不稳定骨折；对于垂直不稳定骨折由于其不能控制后方骶髂关节复合体的活动，则不适用，应用 Ganz C 型骨盆钳可解决上述问题。作者单位在不稳定骨盆骨折的急救中应用自行创制的骨盆止血兜,可明显降低骨盆骨折的病死率,其主要作用是通过对骨折的有效固定,减少骨折的活动、出血,更有效地促进血凝块形成;对下腹部进行压迫止血;其独特的结构便于搬动患者。

(二)进一步治疗

1.非手术治疗

(1)卧床休息:大多数骨盆骨折患者通过卧床休息数周可痊愈。如单纯髂骨翼骨折患者,只需卧床至疼痛消失即可下地活动;稳定的耻骨支骨折及耻骨联合轻度分离者卧床休息至疼痛消失可逐步负重活动。

(2)牵引:牵引可解痉止痛、改善静脉回流、减少局部刺激、纠正畸形、固定肢体、促进骨折愈合,并方便护理。骨盆骨折中应用牵引治疗一般牵引重量较大,占体重的 1/7~1/5,牵引时间较长,一般 6 周内不应减重,时间在 8~12 周,过早去掉牵引或减重可引起骨折再移位。牵引方法一般采用双侧或单侧下肢股骨髁上牵引或胫骨结节牵引。对垂直压缩型骨折可先用双侧股骨髁上或胫骨结节牵引,以固定骨盆骨折,并纠正上、下移位,向上移位的可加大重量,3 天后摄片复查,待上、下移位纠正后,加骨盆兜带交叉牵引以矫正侧向移位,维持牵引 8~12 周。对前后压缩型骨折基本处理方法同上,但须注意防止过度向中线挤压骨盆,造成相反的畸形。对侧方压缩型骨折,应行双下肢牵引,加用手法整复,即用手掌自髂骨嵴内缘向外按压,以矫正髂骨内旋畸形,然后再行骨牵引。如为半骨盆单纯外旋,同时后移位,可采用 3 个 90°牵引法,即在双侧股骨髁上牵引,将髋、膝、距小腿 3 个关节皆置于 90°位,垂直牵引。利用臀肌做兜带,使骨折复位。

(3)石膏外固定:一般用双侧短髋"人"字形石膏,固定时间为 10~12 周。

2.手术治疗

(1)骨盆骨折的外固定术:外固定术最适用于移位不明显、不需要复位的垂直稳定而旋转不稳的骨折。而对垂直剪切型骨折常需配合牵引、内固定等。如单侧或双侧垂直剪切型骨折,可先行双侧股骨髁上牵引,待骨折复位后行外固定,可缩短牵引住院时间。对耻骨联合分离或耻骨支、坐骨支粉碎骨折并发一侧髋臼骨折及中心脱位者,可先安装骨盆外固定器,然后在伤侧股骨大粗隆处行侧方牵引。6 周后摄 X 线片证实股骨头已复位即可去牵引,带外固定下地,患肢不负重,8 周后除去外固定器。对一些旋转及垂直均不稳的骨折一般后部行切开复位内固定,骶髂关节用 1~2 枚螺钉或钢板加螺钉固定,前部用外固定架固定耻骨联合分离或耻骨支骨折。术后 3~4 周可带外固定架下床活动。骨盆外固定有多种方法,较常用的方法有:

1)Slätis 外固定:在全麻下先做骨折初步复位,并摸清髂前上棘和髂嵴等骨性标志。触及髂骨翼后,经皮沿髂骨外板按照髂嵴的倾斜度打入克氏针,于髂前上棘后方 1 横指处正对髂嵴最高点做 1cm 长的横切口,用克氏针探针作为粗略的导向器,仅穿过外侧皮质,然后向内和远端正对着髂骨较厚且坚硬的髋臼部位打入 1 个 5mm 的半螺纹针,深度为 4~5cm。在该针上安放外固定导向器,然后在较后部位髂骨翼上另做切口,分别穿入另 2 个半螺纹针,在对侧髂嵴上同样方法拧入 3 个半螺纹针,然后将不带杆的万向球形轴安至每一组针上。为使外固定架获得最大程度的牢固固定,万向球形轴应尽可能接近皮肤。当针组和万向球形轴于两侧安放妥当并拧紧后,可通过调节针组进行牵引,用手法对不稳定的骨盆骨折块行挤压或分离并进行旋转,以便使骨折块获得更为准确的复位。X 线片示骨折复位满意后通过每一万向球形轴部位安装 350mm 的连接杆,并于连接杆靠近中央部安装一个旋转接头,杆的每一端再安放一个关节接头,最后将连接杆安在 2 对关节接头内,在位于中央部的 2 对旋转接头上安装连续加压杆或可调节的连接杆,拧紧外固定架,并置于与身体中轴成约 70°的位置。术后应避免针眼周围皮肤压迫坏死,预防针道感染。

2)Ganz 外固定:患者取仰卧位,双侧髂后上棘与髂前上棘连线上旁开髂后上棘 3~4 指处为进针点,注意勿偏离以免伤及臀部血管、坐骨神经。于双侧进针点分别击入斯氏针,并确定外固定架上两侧臂能自由滑动,将斯氏针击入约 1cm 深,将两侧臂向中间滑动至螺栓顶端,沿着斯氏针一直接触到骨质,拧紧双侧螺栓,对不稳定半骨盆起加压作用,从而纠正骨盆分离并稳定后环。此外,固定也可倾斜放置。将一斯氏针置于稳定侧半骨盆的髂前上棘,当拧紧螺栓时,不稳定侧产生一个直接向前的力量,可促进后侧骨盆复位。安装外固定后,其他治疗措施可照样施行。

(2)骨盆骨折的内固定:对于不稳定型骨盆骨折的非手术治疗,文献报道后遗症达 50% 以上,近年来随着对骨盆骨折的深入研究,多主张切开复位,其优点是可以使不稳定的骨折迅速获得稳定。

1)骨盆骨折内固定手术适应证:Tile 提出内固定的指征为:①垂直不稳定骨折为绝对手术适应证;②合并髋臼骨折;③外固定后残存移位;④韧带损伤导致骨盆不稳定,如单纯骶髂后韧带损伤;⑤闭合复位失败,耻骨联合分离>2.5cm;⑥无会阴部污染的开放性后环损伤。Matta 等认为骨盆后部结构损伤移位>1cm 者或耻骨移位合并骨盆后侧不失稳,患肢短缩 1.5cm 以上者应采用手术治疗。

2)手术时机:骨盆骨折内固定手术时机取决于患者的一般情况,一般来说应等待患者一般情况改善后,即伤后 5～7 天行手术复位为宜。14 天以后手术复位的难度明显加大。如患者行急诊剖腹探查,则一部分耻骨支骨折或耻骨联合分离可同时进行。

3)手术内固定方式的选择:内固定是骨盆骨折最稳定的固定方式。固定方法有多种,关键在于解剖复位。目前,能被多数学者认同的治疗方法主要有:

①耻骨联合分离的钢板内固定术(Webb 术式):沿耻骨联合部做一横切口,显露耻骨联合分离处,行骨膜下分离,显露耻骨上部及内侧面,直视下压迫双侧髂骨复位分离的耻骨联合,复位时用手触摸耻骨联合盆腔侧,确认无膀胱颈与尿道挤压,用骨折复位钳固定。如果耻骨联合分离是稳定型"翻书样损伤"(Bl 型)的一部分时,可用 2 孔,直径为 4.5mm 或 3.5mm 的动力加压钢板或重建钢板,置于耻骨联合上面,以全螺纹松质骨螺钉固定即可。如耻骨联合分离是垂直不稳 C 型损伤的一部分,而且后方损伤又不能固定时,则建议在耻骨联合上方及前方使用双钢板固定,前方钢板为 3.5mm 或 4.5mm 重建钢板,经塑形后用适当全螺纹松质骨螺纹钉固定。如果要固定耻骨支骨折,尤其骨折偏外侧时,则须通过髂腹股沟入路进入,注意防止螺钉进入髋关节。

②骶骨骨折的内固定:采用骨盆后侧入路。患者取俯卧位,在髂嵴至髂后上棘做 2 个纵切口,长约 6cm,经皮下组织剥离至外展肌在髂嵴上的附着处,并将肌肉向外侧剥离,显露骶骨,然后将钉插入髂后上棘,用股骨拉钩整复骨盆移位,经 C 臂透视显示复位后,用导针做两侧髂骨临时固定。如为垂直不稳定损伤(C 型),最安全固定骶骨骨折的方法是使用骶骨棒,将骶骨棒从一侧髂后上棘穿向另一侧。因此不需要拉力螺钉固定,两侧骶骨棒可防止旋转。骶骨棒必须从骶骨后方通过,以免进入骶管内。同时可将手指通过坐骨大切迹伸到骶骨前方触诊前方骶骨孔,直观骶后孔,了解骨折复位情况。另一种方法是使用拉力螺钉固定,将拉力螺钉通过骨折固定到 S1 骨体上,骶骨孔和骶骨翼部可直视,同时也需 C 臂透视检查,以防螺钉穿入椎管及第一骶孔。也可采用经皮穿入,使用中空螺钉,使上述技术大大简化。

③骶髂关节脱位的内固定:对于新鲜骶髂关节脱位,可采用前方或后方入路。选择入路取决于以下因素:皮肤及软组织情况,有无髂骨及骶骨骨折,以及骨折类型。a.前方入路(Simpson 术式):患者取仰卧位,沿髂骨前嵴做 Smith-Peterson 的一半切口,向前延长至髂嵴的最上部,向下达髂前下棘。骨膜下分离髂肌,向内侧牵开髂肌和腹腔脏器,暴露骶髂关节。注意不要损伤关节内侧 2～3cm 的 L_5 神经根,将 2 个尖 Hohmann 拉钩插入骶骨翼,向内侧牵开腹腔脏器,仔细操作,间断性牵拉,避免髂腹股沟神经和腰骶神经损伤。当骶髂关节通过筋膜后显露后,助手控制腿部,用髂嵴上的大骨钳复位半骨盆。复位时通常需要一边向远端牵引腿部,一边内旋半侧骨盆,不可剥离关节软骨面。复位后用 2 个双孔动力加压钢板和 4.5cm 螺钉将骶骨翼固定于髂骨上,放置引流后关闭软组织。b.后方入路:自骶髂关节上缘至下缘,显露骶髂关节

及髂骨翼,检查骶髂关节,自关节内移除分离前后韧带的软组织残留部分。在直视下整复骨折,自骶骨置放一尖复位钳至髂骨翼上以整复。沿骶髂关节下缘用手触摸,以确认整复。骶髂关节应是平滑而连续的曲线,以此可知半骨盆向上的变位已被矫正。用拉钩作为引导使螺钉穿入两拉钩间,这样可正确进入骶骨,避免伤及骶前神经根,用 3～4 根 6.5mm 松质骨螺钉(40～45mm 长),或用 1 块短钢板可合适地固定骶髂关节。如果骨折延伸至骶髂关节,可使用 45～60mm 长螺钉。若骨折自骶髂关节延伸至髂骨,在髂骨翼上再加 1 块钢板。

④髂骨骨折的内固定:经前侧腹膜后切口入路进入,如此可避免内收肌肌肉止点剥离。用尖复位钳进行整复,用 3.5mm 重建钢板及全螺纹松质骨螺钉固定骨折。放置钢板应靠近髂嵴,因为髂骨中央部位骨质非常薄。

(段友建)

第十一节　肘关节脱位

肘关节是人体内比较稳定的关节之一,但创伤性脱位仍不少见,其发生率约占全身四大关节(髋、膝、肩、肘)脱位总数的一半。10～20 岁发生率最高,常属运动伤或跌落伤。

构成肘关节的肱骨下端内外宽厚、前后扁平,侧方有坚强的韧带保护,但关节囊前、后部相对薄弱,加上尺骨冠状突较鹰嘴突小,因此对抗尺骨向后移位的能力要比对抗尺骨向前移位的能力差,所以临床上肘后脱位要比其他类型的脱位多见。

新鲜肘脱位经早期正确诊断和及时处理后,一般不遗留明显功能障碍。但若早期未得到及时正确的处理,则可导致晚期出现严重功能障碍,此时无论何种类型的治疗都难以恢复正常功能,而仅仅是获得不同程度的功能改善而已。所以对肘脱位强调早期诊断、及时处理。

多数急性脱位是累及尺桡骨的后脱位。后脱位、后外侧脱位及后内侧脱位之间很难进行区分,对治疗影响不大,而其他类型的脱位如内、外侧脱位、前脱位及爆裂型脱位,在临床上很少见,治疗也与后脱位有所不同。

一、肘关节后脱位

【损伤机制】

后脱位常因跌倒时手腕着地所致,肘部轻度过伸或至少是完全伸肘。跌到后外力传导至伸直的肘部,在肘前方产生的应力发挥杠杆作用,使鹰嘴脱出于滑车;若肘部继续处于过伸位,则侧副韧带和关节囊在不断增加的张力之下发生撕裂,并且在过伸位常产生外翻应力。前脱位少见,常因轻度屈肘位前臂后方受到撞击应力所致。

手法复位前,应首先评估手、腕及前臂的神经血管功能,常规拍摄肘部正、侧位线 X 线片以除外是否合并肱骨远端骨折、桡骨头骨折及冠状突骨折等。

1.血管损伤　常见合并肱动脉损伤,大多主张对其进行修补。动脉搏动的消失并不妨碍试行闭合复位,但复位后仍不能恢复动脉血流或手部循环,则应立即进行动脉重建及隐静脉移植术。采用动脉造影诊断血管损伤应在手术室进行,不能因为采取动脉造影而延误治疗。

2.神经损伤　可使正中神经受损,复位时也可使其嵌夹在关节间隙。若神经支配区的肌肉功能明显下降或出现严重疼痛,应行手术探查和减压。

【治疗方法】

1.闭合复位 伤后时间较短者可不用麻醉,大于4小时者应给予臂丛麻醉。以右肘为例,屈肘位,助手在前臂及上臂做牵引及反牵引,术者从肘后用双手握住肘关节,先纠正侧方移位,然后双拇指向前方推压桡骨头或尺骨鹰嘴,同时在牵引下逐渐加大屈肘,如突然出现弹跳感则说明脱位已复位,可立即恢复无阻力的被动屈伸活动。还可采取俯卧位,患肢悬垂于体旁,在腕部施加重物进行牵引,15～20分钟后对鹰嘴施压使其向前,也能够获得良好的复位。

2.切开复位 急性脱位很少需要切开复位,若内上髁骨块嵌顿在关节间隙中,阻挡复位,闭合复位不成功可行切开复位。

3.损伤韧带的修补 一般不需要。

【术后处理与康复】

复位后的处理:仍存争议。有人建议制动3～4周,以减少异位骨化的发生,使韧带等软组织获得愈合,但制动时间过长(超过2周)可导致韧带等软组织发生挛缩,肘部僵硬。学者对36例单纯肘后脱位复位成功后只用长臂石膏后托或吊带制动于屈肘90°位1周,平均随访9个月,所有患者在伤后3～4个月基本上恢复了运动范围和肌力,没有不稳定的症状和体征,亦未发生复发性肘脱位,放射学检查也没有发现创伤性骨化征象。

预后:一般认为单纯后脱位预后较好,伤后3～4个月多能恢复到接近于健侧的活动范围,一般不发生不稳定和复发性肘关节脱位。但可遗留轻度屈曲挛缩(10°～15°),偶有疼痛发生,但高能量创伤者恢复速度较慢,而复发性脱位则大多合并有骨折、先天畸形及有症状的韧带松弛症。

二、未获得复位的肘关节后脱位

未获得复位的肘关节后脱位是指新鲜脱位未经及时治疗而延误3周以上,又称陈旧性脱位、漏诊的脱位等。

【病理改变】

关节脱位后,关节软骨即失去关节液的营养而逐渐退变及剥脱。在脱位的间隙内渐渐充满肉芽及瘢痕组织,关节囊及侧副韧带与周围组织广泛粘连。

【治疗方法】

尽量争取恢复比较满意的关节功能;将肘关节由非功能位改变到功能位;增加活动范围,稳定关节,创造有利于肌力发挥的条件。

1.闭合复位 伤后3周左右,软组织挛缩尚不甚严重,关节周围及其间隙内尚未充满肉芽及瘢痕,此时可试行闭合复位。

2.切开复位 要获得关节的复位,必须对关节周围软组织进行松解,但一旦完成了广泛的松解剥离,又将发生明显不稳定,容易再发生向后脱位,需进行临时固定。另外,在仍保持脱位的患者,肱三头肌腱发生了功能性挛缩,增加了肱三头肌静息状态的张力,使得复位和复位后的屈肘变得困难。可取肘后正中切口,游离尺神经加以妥善保护,将肱三头肌腱做舌形切开并翻向远端。骨膜下剥离后显露肱骨远端,清除鹰嘴窝及半月切迹内的瘢痕,并适当松解内、外侧软组织,此时即有可能复位。肱桡关节也需要进行清理。术后可用铰链式外固定架来维持复位,8周后去除,优点是在维持复位的同时可进行肘关节主动或被动功能练习。

3. **假复位** 肘关节僵直在非功能位,而又无条件手术治疗者,可在麻醉下通过手法将其由非功能位放置在功能位,并用石膏制动3周。对脱位时间较长者,在施行手法操作之前,应将尺神经进行前移,否则极易发生尺神经麻痹。

4. **关节切除或成形术** 脱位时间长,关节僵直在非功能位并且有明显临床症状,此时关节软骨已发生变性及剥脱,不可能再行切开复位;而患者职业又要求有活动的肘关节,此时可行关节切除或关节成形术。取肘后正中切口,将肱骨远端在内、外上髁水平切除,或保留内、外上髁,而将其中间的滑车和外髁的内侧部切除,使肱骨远端呈"鱼尾状",并适当修整鹰嘴和切除桡骨头,此时即完成了关节切除术。若在截除的骨端之间衬以阔筋膜或脂肪组织则称之为关节成形术。术后活动范围可能有明显改善,但稳定性较差。

5. **人工肘关节置换术** 中年以上者,肘部屈伸肌力良好,可考虑行人工肘关节置换术。近年来国外人工肘关节置换发展较快,长期随访结果与人工髋、膝关节置换相当,比较满意,能够恢复良好的关节活动并有较好的稳定性。

6. **关节固定术** 体力劳动者,为使肘部获得稳定以利于工作,可考虑行肘关节固定术。为保证融合处有牢固的骨性愈合,在切除关节软骨之后,肱尺间可用钢板或螺丝钉等予以固定,周围再植以松质骨。术后再根据内固定的牢固程度决定是否加用外固定。

三、肘关节前脱位

【概述】

单纯肘前脱位非常少见,至今英文文献中报道的所有病例大约是30例。常因跌伤后处于屈肘位,暴力直接作用于前臂后方所致;或跌倒后手掌撑地,前臂固定,身体沿上肢纵轴旋转,首先产生肘侧方脱位,外力继续作用则可导致尺桡骨完全移位至肘前方。引起脱位的外力剧烈,软组织损伤重,关节囊及侧副韧带多完全损伤,合并神经血管损伤的发生率也很高。

【临床表现】

可合并肱动脉损伤,应仔细评估血管神经功能。复位前,肢体短缩,前臂固定在旋后位。肱骨远端明显向后突出,肱二头肌腱将皮肤向前顶起绷紧。

【治疗方法】

基本的复位手法是反受伤机制,对前臂轻柔牵引以放松肌肉挛缩,然后对前臂施加向后、向下的压力,并同时轻柔的向前挤压肱骨远端,即可完成复位。复位后应屈肘稍少于90°固定,合并鹰嘴骨折,则需要ORIF。

四、肘关节内侧和外侧脱位

【概述】

分内侧和外侧脱位。外侧脱位是肘外翻应力所致,内侧脱位则为肘内翻应力致伤。此时,与脱位方向相对的侧副韧带及关节囊损伤严重,而脱位侧的损伤反而较轻。肘关节增宽,上臂和前臂长度相对正常。在正位X线片上,单纯肘外侧脱位可表现为尺骨的半月切迹与小头-滑车沟相"关节",允许有一定范围的肘屈伸活动,容易造成误诊,特别是在肘部肿胀明显时。

【复位方法】

在上臂采取对抗牵引,轻度伸肘位牵引前臂远端,然后对肘内侧或外侧直接施压,注意不要使侧方脱位转化为后脱位,否则进一步加重软组织损伤。肘内侧脱位常属半脱位,合并的软组织损伤不如外侧脱位严重。

五、肘关节爆裂性脱位

【概述】
其特点是尺桡骨呈直向分开,肱骨远端位于尺桡骨之间,并有广泛软组织损伤。除关节囊及侧副韧带撕裂外,前臂骨间膜及环状韧带也完全撕裂。

【分型】
分2种类型:前后型和内外型。

1.前后型 比内外型多见,尺骨及冠状突向后脱位并停留在鹰嘴窝中,桡骨头向前脱位进入冠状突窝内,此脱位是在 MCL 发生撕裂之后,前臂强力旋前所致,环状韧带、侧副韧带及骨间膜均发生撕裂。此脱位类似于肘后脱位,不同之处是可在肘前窝触及桡骨头。手法复位和复位肘后脱位类似,首先对尺骨进行复位,然后对桡骨头直接挤压即可完成复位。复位后应固定于屈肘、前臂旋后位,但外固定不应太紧,以免发生并发症。

2.内外型 非常少见,肱骨远端像楔子一样插入外侧的桡骨和内侧的尺骨之间。多为沿前臂传导的外力致伤,环状韧带及骨间膜破裂后,尺桡骨分别移向内侧及外侧,而肱骨下端则处在二者之间。肘部明显变宽,很容易在肘后方触及滑车关节面,容易诊断。复位手法以伸肘位牵引为主,同时对尺桡骨施加"合拢"之力即可获得复位。

六、单纯尺骨脱位

在前、后直向上均可发生。首先,桡骨头作为枢轴,MCL 发生断裂,而 AL 及 LCL 保持完整。损伤机制中还需有肱骨及前臂的成角和轴向分离。正常情况下,尺骨近端在前臂旋后位稳定,只有前臂远端与桡骨之间发生旋转,而在此种损伤中,尺骨近端的固定作用丧失,允许整个前臂、包括尺骨近端与桡骨一起发生旋转。在前臂内收和旋后时,冠状突可发生移位至滑车后方。此时患肘保持在被动伸直位,前臂正常携带角消失,甚至可变为肘内翻。在伸肘和前臂旋后位进行牵引可获得复位,对前臂施加外翻应力有助于完成复位。

七、单纯桡骨头脱位

少见。若桡骨头向前脱位,应首先怀疑是否是 Monteggia 骨折脱位损伤的一部分;若向后脱位,则更像是肘关节后外侧旋转不稳定(PLRI)。推测前臂强力旋前和撞击极可能是创伤性单纯桡骨头后脱位的受伤机制。复位后应在前臂旋后位固定。急性损伤采取闭合复位一般能够获得成功。闭合复位失败者,可能有环状韧带等软组织嵌夹在肱桡关节间隙,需手术切开复位,应尽可能早期诊断、早期复位,避免切除桡骨头。

八、复发性肘关节脱位

(一)急性复发性不稳定

严重创伤之后可发生急性复发性脱位,同时存在桡骨头骨折、冠状突骨折和肘脱位,则称之为"可怕的三联征"。多数情况下增加屈肘可获得肌肉张力,可防止发生复发性脱位。也可使用可锁定的"铰链"支具,并缓慢增加伸肘范围。伤后最初几天易发生再脱位,更应予以重视,可用 X 线监测,以保证在活动过程中,特别是在增加伸肘范围时,复位得以维持。若采取上述简单方法不能维持关节复位,则可考虑采取下述方式治疗:对桡骨头和冠状突骨折 ORIF;使用动力性关节牵开器(DJD);进行人工桡骨头置换。不论采取何种治疗,一定要保证关节获得足够的稳定,并允许进行早期活动。"铰链式"动力性关节牵开器在治疗这种复杂损伤中具有重要作用,它能在维持肘关节复位的情况下,允许关节活动,疗效比较满意。一般使用时间为 8 周。若有可能,应在手术同时将外侧关节囊与肱肌一起缝合在外上髁,以增加外侧稳定性。修补术的先后顺序也很重要,首先应使关节复位,并安放动力性关节牵开器,完成之后才能修补外侧关节囊,并尽可能保持等距关系。

(二)慢性复发性不稳定

单纯肘后脱位造成的慢性不稳定所致的复发性肘脱位非常少见。因尺骨近端骨性缺陷所致的复发性不稳定,可在肘前加"骨挡"。尽管解剖和生物力学研究已证实 MCL 的前束非常重要,但肘外侧松弛是最重要的缺陷(类似于复发性肩关节脱位中的 Bankart 病损),采用肌腱移植重建后外侧韧带复合体,可使多数病例不再发生复发性脱位或半脱位,术后早期应限制前臂旋后。

九、肘关节脱位的并发症

1.桡骨头骨折　肘后脱位常合并桡骨头边缘骨折。有时骨折块很小,临床意义不大;但有时骨折块较大,则需进行手术治疗。

2.鹰嘴骨折　肘部骨折脱位(鹰嘴骨折及桡骨头向前脱位)与单纯肘脱位应加以鉴别,后面详述。

3.内上髁骨折　处理肘后脱位时,常见的错误是未能认识到在关节获得复位后内上髁骨折块可嵌入到关节间隙内。完成复位后应进行全方位的肘屈伸活动检查。若有任何类型的"骨挡"影响关节活动,就应怀疑是否有内上髁折块嵌入关节内。闭合复位失败则需行手术治疗。

4.冠状突骨折　冠状突骨折反映了肘部创伤的严重程度。Regan 和 Morrey 将其分为 3 种类型,认为不能轻易切除较大的冠状突折块,否则可导致关节不稳定。

5.外踝背侧缘骨折　发生脱位时尺桡骨上端与外踝背侧缘撞击导致骨折,骨折块大多不涉及关节面。可首先使脱位复位,然后观察骨折复位情况,多可利用肘后软组织张力维持复位。若复位不佳,则行 ORIF。

(李建林)

第十二节 桡骨头骨折

一、概述

桡骨头是一个关节内结构,并且参与肘屈伸及前臂旋转活动。目前存在的问题是:①何种类型的骨折可行桡骨头切除术;②何种类型的骨折应尽量采取 ORIF;③假体置换在临床上有何重要意义。

二、解剖与生物力学

桡骨头位于尺骨近端的 C 形切迹中,并且在整个前臂旋前、旋后活动中与尺骨保持接触,完全伸肘位,桡骨头传导的应力最大,前臂旋前也增加了肱桡关节的接触和应力传导。在手握重物或上举重物时,由腕关节向肘部传导的纵向应力由桡骨和尺骨平均分担载荷,而肘屈伸和前臂旋转可能会影响尺骨和桡骨的载荷分布,肱二头肌和肱三头肌在不同状态下的不同张力也会影响前臂近端的载荷分布。据实验观察,单纯行桡骨头切除后,桡骨干受到 250N 以内的轴向负荷时,其上移仅为 0.22mm,肘内侧间隙无明显增宽,肘外翻平均仅增加 1°;桡骨头切除并同时切断 MCL 后,可加重桡骨干上移,引起肘外翻角度增大和肘内侧间隙增宽等不稳定征象;在上述基础上,再增加切断前臂骨间膜以及下尺桡关节三角纤维软骨盘,均可加大桡骨干上移和肘外翻不稳定。桡骨头切除后,只有依靠前臂骨间韧带的中央束来帮助稳定桡骨,以对抗桡骨相对于尺骨发生的向近端移位;肘外翻稳定主要依赖于 MCL,关节囊等其他软组织也能提供部分稳定性。应用桡骨头置换目前趋向于使用金属桡骨头假体置换来防止桡骨头切除后的并发症和改善肘外翻稳定性。

三、损伤机制

桡骨头骨折成人多见,青少年少见;桡骨颈骨折则儿童多见,属骺分离损伤。常由间接外力致伤,譬如跌倒时手掌撑地,肘部处于伸直和前臂旋前位,外力沿纵轴向上传导,引起肘部过度外翻,使得桡骨头外侧与肱骨小头发生撞击,产生桡骨头或颈部骨折。骨折块常向外下或后外下旋转移位,很少出现向近端或向内侧的移位。有时骨折块可向内侧移位至指深屈肌的深面。外力较大时尚可产生肘脱位。直接外力也可造成骨折。

桡骨头骨折并发肘内侧牵拉伤较多见,可合并 MCL 损伤、内侧关节囊撕裂和内上髁撕脱骨折,还可伴有尺骨上端骨折或鹰嘴骨折,与 Monteggia 骨折脱位相似,也是 Monteggia 骨折脱位的一种特殊类型。合并下尺桡关节脱位,则称为 Essex-Lopresti 损伤,它是由较严重的暴力造成了下尺桡关节的稳定韧带和前臂骨间膜广泛撕裂及桡骨向近端移位。还可合并肱骨小头骨折、外上髁骨折及腕舟骨骨折。

四、骨折分类

使用比较广泛的是 Mason(1954)分类：

Ⅰ型：骨折块较小或边缘骨折，无移位或轻度移位；Ⅱ型：边缘骨折，有移位，骨折范围超过 30%；Ⅲ型：粉碎骨折。

Ⅳ型：上述任何一种类型合并肘脱位及复杂骨折（如合并前臂骨间韧带损伤）。

Hotchkiss(1997)根据患者的 X 线表现、临床特征及合并损伤对 Mason 分类系统进行了改良：

Ⅰ型：桡骨头、颈的轻度移位骨折：①由于疼痛或肿胀使前臂旋转受限；②关节内折块移位<2mm。

Ⅱ型：桡骨头或颈的移位骨折（移位>2mm）：①由于机械性阻挡或关节面对合不佳使活动受限；②骨折粉碎不严重，可采取切开复位内固定；③骨折累及范围超过了桡骨头边缘。

Ⅲ型：桡骨头或颈的严重粉碎骨折：①没有重建桡骨头完整性的可能；②为了恢复肘或前臂的活动范围，需行桡骨头切除术。

上述放射学分型中的每一种都可同时合并肘脱位、前臂骨间韧带撕裂（Essex-Lopresti 损伤）、尺骨近端骨折（属 Monteggia 骨折脱位的一种类型）及冠状突骨折。

五、临床表现

1.症状和体征　无移位或轻度移位骨折，其局部症状较轻，临床上容易漏诊，需引起注意。移位骨折常引起肘外侧疼痛，肘屈伸和前臂旋转时疼痛加重，活动受限。合并 MCL 损伤多见，肘内侧出现明显触痛、肿胀和瘀斑，伸肘位外翻应力实验阳性。应检查前臂和腕关节是否出现疼痛、肿胀，若腕关节出现疼痛，有可能合并急性下尺桡分离、前臂骨间韧带及三角纤维复合体损伤。

2.放射学检查

(1)普通 X 线平片：正、侧位 X 线片常可明确诊断。若只出现"脂肪垫征"，而无明显可见的骨折，行桡骨头位 X 线检查有助于诊断。腕部和前臂出现疼痛，还需拍摄旋转中立位腕关节和前臂 X 线片。

(2)CT 扫描：在轴位、矢状面及冠状面对桡骨头骨折进行扫描，有助于评估骨折范围、骨块大小、移位和粉碎程度等。考虑行 ORIF 时，应常规行 CT 扫描，三维重建图像也有助于制定术前计划。

六、治疗原则

1.Ⅰ型骨折　无须复位，可用吊带或石膏制动 3～4 天。根据患者对疼痛的耐受情况开始主动活动。2～3 个月后，绝大多数患者可望获得比较满意的效果。但伸肘减少 10°～15°并不少见。在医生指导下早期积极的功能锻炼对恢复恢复肘关节的活动范围有显著作用。对Ⅰ型桡骨头骨折，患者自主的、不持物的功能锻炼很少会造成骨折继发移位。

合并肘脱位的Ⅰ型骨折：等同于肘脱位合并桡骨头骨折，治疗重点是肘脱位，桡骨头骨折本身不需要特殊处理。

2.Ⅱ型骨折

(1)无机械性阻挡：治疗类似于Ⅰ型骨折，特别是对肘部功能要求较低者。后期若出现症状，可采取延期桡骨头切除。

（2）有机械性阻挡：对肘部功能要求较高者，应采取 ORIF；要求较低者，可考虑采取桡骨头切除。应用桡骨头部分切除手术应十分慎重。

（3）有合并损伤

1）前臂骨间韧带损伤：主要治疗目的是保持桡骨头的功能。虽然骨折没有出现相对于尺骨的明显移位，但仍有可能造成前臂骨间韧带损伤；此时若行桡骨头切除，有可能导致出现有症状的桡骨向近端移位，应尽可能对此种骨折进行 ORIF 以保留桡骨头的完整。

2）肘关节脱位（伴有或不伴有冠状突骨折）：正如前述，保留肱桡关节的接触有助于在急性期维持肘部稳定。但肘脱位合并桡骨头骨折的大部分病例中，并不发生明显的不稳定和复发性脱位。若桡骨头骨折有移位，需行 ORIF，应尽量保留桡骨头，并保护和修补后外侧韧带复合体。若切除桡骨头，也应修补外侧韧带复合体，修补过程中应将前臂置于旋前位。术后康复需要限制前臂旋后，根据愈合情况，逐步增加旋后活动范围。若冠状突骨折是小片状骨块，增加屈肘可获得充分的暂时性稳定。若桡骨头不能保留，需行切除术，需仔细评估和观察是否有再脱位可能。若冠状突的主要部分发生了骨折（Regan 和 Mor-rey Ⅲ型），则需进行 ORIF 或对桡骨头骨折进行 ORIF 或对两者均行 ORIF，以帮助稳定肘关节。若对冠状突骨折块进行切除，同时桡骨头也缺损，则可导致慢性疼痛性肘关节不稳定。

3.Ⅲ型骨折 广泛粉碎和明显移位的骨折，不合并肘脱位或尺桡骨纵向分离时，可选择早期切除。

合并前臂骨间韧带损伤：Ⅲ型骨折中，骨折的粉碎程度常决定了需行切除术，但随后出现了骨支撑的丢失。若需要进行桡骨头切除并且已经完成了手术，即使进行硅胶假体置换，术后数周或数月间仍可继续发生桡骨向近端移位。前臂骨间韧带常发生撕裂，尽管对患肢进行制动，仍不易获得愈合。如肘部疼痛加重，延期行桡骨头切除也可缓解。使用硅胶假体进行置换在理论上有吸引力，但它并不能有效地防止桡骨向近侧端移位。金属假体较硅胶假体有更多的优点，可有效提高肘外翻稳定，临床疗效较为满意。

桡骨头骨折的移位和畸形愈合，大多对肘关节屈曲活动影响很小，主要影响患者前臂的旋转活动。在特殊条件下，对单纯桡骨头骨折的患者，如因并发症或其他原因无法接受手术治疗时，进行早期自主的肘关节活动，患者很大部分的肘关节功能可以保留。桡骨头骨折后长期制动，是造成肘关节僵直的主要原因。

（段友建）

第十三节 桡尺骨骨折

一、概述

前臂与上下尺、桡关节一起具有旋前、旋后功能，对日常生活至关重要。尺桡骨骨折，可视为前臂"关节"的关节内骨折，较其他骨干骨折更需要解剖复位以获得良好功能。

1.相关关节 尺桡骨在近端由肘关节囊和环状韧带连接，远端通过腕关节囊、掌背韧带及三角纤维软骨复合体相联系。

上尺桡关节由桡骨头的柱状唇与尺骨的桡骨切迹组成。环状韧带与尺骨的桡骨切迹围成一个纤维骨环，包绕着桡骨头的柱状唇。环状韧带约占纤维骨环的 3/4，可适应椭圆形桡骨头的转动。上尺桡关节的下部是方形韧带，其前后缘与环状韧带相连，内侧附着于尺骨的桡骨切迹下缘，外侧连接至桡骨颈。桡骨头的运动范围受方形韧带的制约:前臂旋前时,方形韧带的后部纤维紧张;前臂旋后时,其前部纤维紧张。

下尺桡关节由尺骨头的侧方关节面与桡骨的尺骨切迹组成。在尺骨茎突的基底部与桡骨的尺骨切迹之间有三角纤维软骨盘附着。后者是下尺桡关节最主要的稳定结构。旋转活动中三角纤维软骨盘在尺骨头上作前后滑动,前臂旋前时其背侧缘紧张,前臂旋后时其掌侧缘紧张。

2.尺桡骨的形态及运动　尺骨较直,髓腔较狭窄,桡骨的形态较复杂,在冠状面形成旋前弓和旋后弓,在矢状面上也存在向背侧的弯曲。

尺骨相对固定,桡骨围绕尺骨作旋转运动,旋转轴自桡骨头至尺骨茎突。桡骨自旋后至旋前运动时,尺骨向背侧、桡侧作弧线摆动。尺骨的弧线摆动以尺骨近端为轴心,当桡骨旋转时,尺骨的旋转以及运动轴有移动。通常前臂旋转范围约为旋前 80°及旋后 90°。

维持桡骨的弧度和复杂形态至关重要,尤其是向外侧的弧度,与骨折后前臂旋转功能的恢复密切相关。最大桡骨弧度和最大桡骨弧度定点值是用来描述桡骨形态的重要参数。

最大桡骨弧度(a):前臂正位 X 线片上,桡骨结节至桡骨远端最尺侧突起做连线,做此线之垂线至桡骨最大外侧弧度处,垂线长度以 mm 为单位,为最大桡骨弧度。

最大桡骨弧度定点值(A):桡骨结节至桡骨远端最尺侧突起连线长度为 Y,与最大桡骨弧度线有一交点,桡骨结节至交点的长度为 X,A=X/Y×100。

最大桡骨弧度正常值:(15.3+0.3)mm,最大桡骨弧度定点值正常值(LMRB):(59.9+0.7)。

最大桡骨弧度的改变与前臂功能密切相关,最大桡骨弧度定点值(LMRB)不超出正常的 5%时,前臂旋转功能优良,握力正常。LMRB 过度矫正或矫正不足时均影响旋转功能及握力。

前臂功能评定多采用 Grace 和 Eversmann 的方法。优:骨折愈合,旋转功能达健侧的 90%;良:骨折愈合,旋转功能达健侧的 80%;可:骨折愈合,旋转功能达健侧的 60%;差:骨折不愈合或旋转功能达不到健侧的 60%。

文献报道,LMRB 与正常相比差异为(4.7±0.7)%时,结果为优、良,差异为(8.9±1.8)%时,结果为可。

3.骨间膜　骨间膜为尺桡骨之间致密的纤维结缔组织,自桡骨斜向远端止于尺骨,中 1/3 增厚为中央束,宽度约 3.5cm。骨间膜于前臂轻度旋后位(旋后 20°)时最紧张,前臂旋前时松弛。切断下尺、桡三角软骨复合体,前臂稳定性减少 8%;切断三角软骨复合体及骨间膜中央束近端的骨间膜,稳定性减少 11%;切断中央束,前臂稳定性减少 71%。

中央束是前臂重要的稳定结构,在桡骨头损伤需切除时,对保持桡骨在长轴方向上的稳定性起重要作用。骨间膜挛缩将造成前臂旋转功能障碍。

4.前臂的肌肉　按功能,前臂旋转肌分为 2 组,即旋前肌组——旋前方肌和旋前圆肌;旋后肌组——旋后肌和肱二头肌。

按结构特点也分为 2 组:一组为短而扁的旋转肌——旋前方肌和旋后肌。它们的止点在桡骨的两端,前臂旋转时,一肌收缩另一肌放松,属静力肌。另一组为长肌——旋前圆肌和肱二头肌,它们的止点在曲柄状桡骨的 2 个突出点上,肌肉收缩时,桡骨沿着前臂的旋转轴进行旋转,属动力肌。

桡骨骨折位于旋后肌与旋前圆肌止点之间时,肱二头肌和旋后肌共同产生使近骨折端旋后的力量。骨折位于旋前圆肌止点以远时,旋后力量被一定程度地中和,近骨折端通常在轻度旋后位或中立位。因此,在对前臂骨折进行闭合整复调整旋转力线时,桡骨骨折的部位可帮助判断桡骨远骨折段需要纠正的旋转度数。

此外,起于前臂尺侧而止于腕关节及手部桡侧的肌肉,如桡侧腕屈肌,产生使前臂旋前的力量;起于尺骨和骨间膜背侧的肌肉,如拇长展肌、拇短展肌和拇长伸肌,产生使前臂旋后的力量。

5.X线检查　为统一描述的需要,均在前臂中立位拍摄X线片,肘关节正位时前臂为侧位,肘关节侧位时前臂为正位。

前臂骨折后拍摄X线片时,为减少患者的痛苦,不能强求上述前臂与肘关节的一致,须按如下要求拍摄:①包括上、下尺桡关节;②以肘关节正、侧位为标准,不纠正前臂所处的位置。

对Evans方法进行改良,用来判断前臂骨折后两骨折端的旋转错位程度。

在肘关节侧位前臂X线片上,以桡骨结节为标志,由中立位开始至最大旋后位,桡骨结节由后向前旋转,根据其形态变化可以得知前臂旋后程度。

在肘关节侧位前臂X线片上,根据桡骨远端尺骨切迹的前角或后角与尺骨头的重叠范围,可以判断桡骨远端旋前或旋后的程度。尺骨切迹的前角较大而尖锐,后角较小而圆钝,下尺桡关节向背侧倾斜30°,因此下尺桡关节间隙在前臂旋后30°时显示最清楚,前后角均不与尺骨头重叠,自此旋前则前角逐渐与尺骨头重叠,旋后则后角与尺骨头重叠。

前臂旋转时尺骨并不旋转。从尺骨正面观察,尺骨茎突位于尺骨头背面正中。尺骨骨折时,远骨折段受旋前方肌牵拉而发生旋后。肘正位和侧位前臂X线片上均可以观察尺骨远骨折段旋转程度。

前臂骨折后要获得满意的功能,仅仅恢复尺桡骨的长度是不够的。必须恢复轴向和旋转对位以及桡骨弧度。鉴于前臂骨折后所涉及的骨与关节的复杂性以及许多非正常状态下的肌肉作用,通过闭合复位获得解剖复位极其困难。因此,对绝大多数移位的成人前臂骨折要行切开复位内固定。

二、桡尺骨双骨折

1.损伤机制　前臂受到不同性质的暴力,会造成不同特点的骨折。

(1)直接暴力:打击、碰撞等直接暴力作用在前臂上引起的尺桡骨骨折,骨折线常在同一水平,骨折多为横形、蝶形或粉碎性。

(2)间接暴力:暴力间接作用在前臂上,多为跌倒时手掌着地,暴力传导至桡骨,并经骨间膜传导至尺骨。桡骨中上1/3处骨折常为横行、短斜行或带小蝶形片的粉碎骨折。骨折常向掌侧成角,短缩重叠移位严重,骨间膜损伤较重。骨折水平常为桡骨高于尺骨。

(3)绞压扭转:多为工作中不慎将前臂卷入旋转的机器中致伤,此种损伤常造成尺、桡骨的多段骨折,易合并肘关节及肱骨的损伤。软组织损伤常较严重,常有皮肤撕脱及挫裂,多为开放骨折。肌肉、肌腱常有断裂,也易于合并神经血管损伤。尺、桡骨骨折的损伤机制则是多样化的。

2.骨折分类　桡尺骨骨折通常根据骨折的位置、骨折的形式、骨折移位的程度、骨折是否粉碎或是否有骨缺损以及骨折闭合或开放进行分类。每一因素都对骨折治疗的选择和预后有影响。

较为常用的是矫形创伤协会分类方法及AO组织关于长管状骨骨折的综合分类,但前臂的骨折分类在临床应用并不广泛。

为了描述的方便,根据尺、桡骨长轴上的位置将其分为3部分:桡骨近段:桡骨结节至桡骨弓的起始部;桡骨中段:整个桡骨弓(远至骨干开始变直处);桡骨远段:桡骨弓远点至干骺端分界处。尺骨的划分与桡骨平齐。上下尺桡关节损伤对尺桡骨骨折的治疗和预后有很大影响,因此,判断尺桡骨骨折是否合并上下尺桡关节损伤是绝对必要的。有效的治疗要求将骨折和关节损伤作为一个整体进行处理。

3.临床表现　在成人,无移位的尺桡骨骨折罕见。症状和体征包括疼痛、畸形、前臂和手部的功能丧失。检查者不能尝试引出骨擦感,这既引起患者疼痛,也易加重软组织损伤。但在闭合整复时,要感觉骨折复位时的错动。

物理检查包括详细的桡神经、正中神经、尺神经的运动和感觉功能的评价。神经损伤在尺、桡骨骨折的闭合损伤中并不常见。需仔细检查前臂的血运情况及肿胀程度。如果前臂肿胀明显且张力大,可能已经存在骨筋膜间室综合征或正在进展中。必须详细检查以判定或除外这种情况。判定骨筋膜间室综合征最有价值的临床检查是手指被动伸直活动,如果出现前臂疼痛或疼痛加剧,则很可能存在骨筋膜间室综合征,而桡动脉搏动存在并不能排除骨筋膜间室综合征。如果患者失去感觉或不配合,需测定筋膜间室压力。确诊后需立即进行切开减张。

开放骨折,尤其是枪伤,通常合并神经及大血管的损伤。对此必须仔细地判定。开放性骨折需要紧急治疗。首先应在伤口上加盖无菌敷料。在急诊室探查伤口是错误的,这很容易将污染带至深层,增加感染机会。在手术室正规清创时可以更加客观和全面地评价软组织损伤程度。

尺桡骨骨折的 X 线表现决定于损伤机制和所受暴力的程度。低能量损伤的骨折线通常为横断或短斜行,而高能量损伤的骨折线常为严重粉碎或呈多段骨折,常合并广泛的软组织损伤。对可疑前臂骨折,至少应拍摄前后位和侧位 X 线片,有时需要加拍斜位片。X 线片上必须包括肘和腕关节。准确的影像学判定可能需要拍上下尺桡关节多视角的 X 线片,以决定是否存在关节的脱位或半脱位。通过桡骨干、桡骨颈以及桡骨头中心的直线在任何投射位置都应通过肱骨小头的中心。合并的关节损伤对诊断是至关重要的,它对治疗和预后有重要影响。在普通前后位及侧位 X 线片上,很难判定前臂的旋转力线。通过改良的Evans 方法常有帮助。

4.治疗方法 包括石膏制动、钢板螺丝钉固定、髓内针固定以及外固定架固定等。每种方法都有其适应证。绝大多数的尺桡骨骨折能够通过解剖复位、稳定的钢板固定以及早期的功能锻炼而得到有效治疗。

手术与非手术的选择移位的尺桡骨骨折主要通过手术治疗。一般不能采用闭合复位的保守疗法,除非患者有手术禁忌证。手术治疗的适应证如下。成人无移位的尺桡骨骨折极少见。

(1)石膏制动

1)要点:对无移位的骨折用塑形好的长臂石膏制动于肘关节屈曲 90°,前臂中立位。石膏应从腋窝至掌指关节,保证手指充分活动。骨折有可能在石膏内发生成角。如果颈腕吊带托在骨折远端的石膏部分,当前臂近端的肌肉肿胀消退或萎缩时,因为前臂远端的软组织少,石膏仍保持贴服,骨折发生成角畸形。防止这种成角的方法是在骨折处近端的管形石膏上固定一钢丝环,颈腕吊带通过钢丝环使用。无论多么理想的石膏外固定,无移位骨折都有可能发生移位。因此,在骨折后的 4 周内应每周拍摄 1 次 X 线片,严密随诊,一旦发生移位,应切开复位内固定。

2)严格掌握闭合复位、石膏制动的适应证:由于解剖结构的特点,闭合复位很难使尺桡骨骨折获得满意的复位及保持良好的位置。对绝大多数移位的尺桡骨骨折不建议常规进行闭合复位、石膏制动。闭合复位治疗的尺桡骨骨折,最终结果不满意率高,且不愈合及畸形愈合率较高。当骨折发生在尺桡骨远端时,闭合整复的结果比较满意。

3)整复的技巧:闭合整复时,必须使肌肉松弛,最好在臂丛或全身麻醉下进行。X 线透视下,屈肘 90°,对牵引部位进行保护,牵引拇、示、环指及上臂下段,直接触摸下对尺骨进行复位。根据桡骨结节位像,将前臂置于适度的旋后位置对桡骨进行整复。当骨折对位对线满意后,用包括肘关节的石膏固定并完善塑形。拍前后及侧位 X 线片评价复位。不能达到接近解剖复位的任何位置都不能接受。根据桡骨骨折的位置,前臂通常置于旋后或中立位进行制动。

外伤产生的尺桡骨弓形骨折(塑性弯曲)少见,可导致前臂旋转功能的严重障碍。如果怀疑这种情况,应拍健侧 X 线片进行对比。纠正这种畸形所需力量很大,容易造成移位骨折,且外固定难于控制骨折端的位置。文献中建议最好行髓内针固定,但积水潭医院有数例通过闭合整复获得良好功能的病例。

4)石膏制动后的处置:鼓励患者进行手指的主动屈伸活动以利消肿,每日数次,间歇进行,仔细观察手部的血液循环以及运动能力,直到肿胀消失。如发现血液循环有问题,应立即剖开石膏及衬垫。缺血挛缩远比骨折错位的后果严重。

石膏制动后的1个月内应每周拍摄1次X线片进行复查;以后,每2周复查1次,直至骨折愈合。可于4~6周时更换石膏1次,应注意此时即使存在一些骨痂,骨折仍有发生成角的可能。

(2)切开复位内固定

1)手术时间:移位的成人尺桡骨骨折应尽早进行内固定,最好在伤后24~48小时内。除非合并其他严重损伤不允许手术。尽早手术无论是在手术操作还是在功能恢复方面均有好处。

2)手术入路:除非血管有损伤,手术应在止血带下进行。对桡骨骨折,一般采用掌侧 Henry 切口。入路在肱桡肌与桡侧腕屈肌之间。对桡骨远1/3及近1/3骨折应将钢板放在掌侧,虽然这违背钢板应放在张力带侧(背侧)的原则,但掌侧软组织覆盖好,且掌侧骨面平整,易于置放钢板,并非单纯依赖张力带理论。对桡骨中1/3骨折最好将钢板置放在桡侧,塑型适宜的钢板置放在桡侧可以最好地保持桡骨最大弧度,但将钢板放在掌侧更易操作。过去常采用的背外侧 Thompson 切口,入路在桡侧腕短伸肌与指总伸肌之间,因容易损伤骨间背侧神经而越来越少被采用。该切口在中远段受到拇长展肌和拇短伸肌的影响使操作不便且背侧骨面不平整也较少应用。对尺骨骨折,沿尺骨嵴偏前或偏后切口,使皮肤切口在肌肉上方,而不是直接在骨嵴上方。尽量使尺、桡骨切口之间的皮肤宽度最大。入路在尺侧腕伸肌与尺侧腕屈肌之间,钢板可置放在掌侧或背侧骨面,取决于骨面与钢板适合的情况或粉碎骨块的位置。

3)钢板螺丝钉内固定:动力加压钢板(DCP)固定治疗前臂骨折是目前大多数学者首选的方法。其要点为:①骨折部位的显露:术中应在骨膜下切开暴露骨折端,但应最小程度的剥离骨膜,即仅在骨折部位及置放钢板的位置剥离骨膜。取 Henry 切口时,切开旋前圆肌止点时应将前臂旋前,因旋前圆肌止于桡骨背侧,这样可避免切断肌肉组织,减少出血;切开旋后肌止点时则应将前臂旋后,因旋后肌止于桡骨掌侧。②钢板螺丝钉的选择:钢板的长度要根据钢板的宽度、骨折的形态以及骨折碎块的数量来选择。一般每一主骨折段至少要用3枚螺丝钉固定。现在多采用 3.5mm 系列动力加压钢板(DCP),因为 4.5mm 的动力加压钢板在钢板取出后再骨折的发生率明显高于 3.5mm 系列的钢板。当骨折不稳定或骨折粉碎严重时,需适当增加钢板的长度。置放钢板时,使骨折两端的钢板长度尽量保持一致,以便没有螺丝钉离骨折线的距离小于 1cm,否则会在螺丝钉孔和骨折之间产生劈裂,损害固定效果。因此,最好选用较长的钢板,使接近骨折的1个钉孔不拧入螺丝钉。对斜行骨折,要在另一个方向单独应用拉力螺丝钉或通过钢板应用板块间拉力螺丝钉。通过骨折或相关骨块的拉力螺丝钉固定,可使固定的稳定性增加 40%。③骨折的复位:尽可能地将粉碎的骨板块保留并与主要骨折块之间用拉力螺丝钉固定,以获得折块间加压。当尺、桡骨双骨折时,需将2处骨折分别暴露,在应用钢板固定前,将2处骨折都进行复位并临时固定,否则,当先固定一处骨折而复位另一处骨折时,先行的固定和复位有可能失效。对不稳定骨折,可先用1枚螺丝钉将钢板与一侧骨段固定,然后再将骨折另一端与骨钢板复合体复位,采取这种方法,软组织剥离较小,且较易处理骨折端粉碎骨块。桡骨钢板的准确塑型可以防止人为的桡骨弧度的改变。为了保持正常的桡骨弧度,将钢板轻微倾斜置放到骨干长轴上是可以接受的。

4)切口的关闭:术后要求只缝合皮肤及皮下,不要缝合深筋膜。前臂深筋膜很紧,如勉强缝合,其水肿和出血会使前臂骨筋膜间室压力增加,可能引起缺血性挛缩。术后应放置引流,以减轻血肿及肿胀,术后24 小时后拔除。

5)术后处理:要根据每例患者的具体情况进行处理。如骨折粉碎不严重,内固定稳定,术后不需要外固定,可用敷料加压包扎,抬高患肢直到肿胀开始消退。患者麻醉一恢复,即应指导患者开始行肘部、腕部及手指的轻微主动活动。术后 10 天左右,患者通常基本恢复前臂及相邻关节的活动范围。如果患者不能很好配合或没有获得稳定的内固定,加压包扎后,可用前臂"U"形石膏制动 10～12 天。伤口拆线后,再用长臂石膏托制动。石膏托必须在 X 线片显示有骨愈合后才能去除,通常在术后 6 周以后。在有骨愈合证据以前,应禁止患者参加体育活动及患肢持重物。定期复查,每月 1 次,每次拍 X 线片。在获得稳定内固定的情况下,很难确定骨愈合的准确时间。如果没有不愈合的放射学征象存在,如激惹性骨痂、骨折端骨吸收或螺钉松动,也没有临床失败的征象,如感染和疼痛,则可认为愈合在正常地发展。X 线片上显示骨折线消失,且没有刺激性骨痂,是骨折愈合的确切指征,平均愈合时间一般为 8～12 周。

(3)髓内针固定治疗尺桡骨骨折 鉴于尺桡骨形态的复杂性以及骨折后要求解剖复位,一般不能应用髓内针治疗尺桡骨骨折。因为髓内针固定难于使骨折解剖复位,尤其是很难控制骨折端的旋转。仅在某些特殊情况下应用,其适应证:节段性骨折;皮肤条件差(如烧伤后)的患者;加压钢板术后内固定失效及不愈合;多发骨折患者的前臂骨折;骨质疏松患者的前臂骨折等。

5.并发症

(1)不愈合和畸形愈合:尺、桡骨骨干骨折的不愈合率相对较低。Anderson 报告的 330 个(244 例)尺、桡骨骨折应用加压钢板内固定的病例中,有 9 例不愈合(2.7%),4 例迟延愈合(1.2%)。通常由于感染、开放复位及内固定不稳定或没有获得满意的复位以及采取闭合复位进行治疗。准确的切开复位和稳定内固定一般能够控制不愈合的发生。对不愈合者通常需要 2 次手术治疗。

(2)感染:尽管采取了各种措施防止感染,一些开放骨折和切开复位的闭合骨折仍会发生感染。在一些有广泛软组织损伤的患者中,其发生率较高。Stern 和 Drury 报告 3.1%(2/81)出现了骨髓炎,2 例均有广泛软组织挫伤。如发生感染,需要切开伤口进行引流、扩创和充分灌洗。要进行伤口分泌物培养和药物敏感试验,并应用合理的抗生素进行治疗。浅表的感染通常仅应用抗生素即可。对较深的感染,则需要切开伤口进行引流,或使用石膏外固定。如内固定没有失效,则不需要取出。尽管有感染存在,通过切开引流和应用抗生素,许多骨折仍能够获得骨折愈合。骨折愈合后,则可取出内固定物。

对内固定物失效和明显不愈合的晚期感染,应取出内固定物及所有死骨;开放伤口进行换药并放置灌洗装置。如果扩创后骨折端有骨缺损,通过换药消除感染后,可用一长钢板固定骨折并进行植骨。术前要作一系列检查以确保植骨安全。另外,有时可应用外固定架固定。如骨缺损超过 6cm,则可行带血管蒂的游离腓骨移植以桥接骨缺损。

(3)神经损伤:神经损伤在尺桡骨闭合性骨折和仅有小伤口的开放性骨折中少见,通常发生在合并广泛软组织缺损的损伤中。在这种损伤中,如果主要神经失去功能,应在清创时进行探查,以发现神经连续性是否完整的如伤口清洁,软组织床充分,可行一期修复;否则可将两端进行缝合,并与邻近的软组织进行固定,阻止其回缩,为晚期修复创造条件。若神经损伤是手术所致,则应作如下处理:部分神经损伤可观察数周或数月,看是否有恢复,如术后 3 个月无恢复,应行探查术;完全损伤时,且进行手术时未显露神经,则应在术后数小时或数天进行探查,以发现神经损伤是否由于钢板压迫或缝合所致;如果在术中观察到神经,而且术者确信神经没有损伤,则不必进行探查,等待神经恢复是合适的处理。

(4)血管损伤:如果尺、桡动脉功能正常,侧支循环好,损伤其中任何一支,对手的血运没有明显影响。因此,当一支动脉损伤时,可给予结扎处理。除非在几乎离断的开放性创伤中,出现两支主要动脉均发生撕脱的情况,此时,通常神经、肌腱和骨骼的损伤也非常严重,有可能需要进行截肢术。但在一些合适的病例可行断肢再植或血管吻合。

(5)骨筋膜间室综合征:前臂筋膜间室综合征通常与骨折合并有肱骨髁上骨折、前臂刀刺伤、软组织挤压伤以及术中止血不彻底或关闭伤口时缝合深筋膜有关。以往诊断筋膜间室综合征总结出"SP"征,即疼痛、苍白、感觉异常、麻痹瘫痪、脉搏消失。前臂掌侧张力大、手指被动过伸疼是早期诊断骨筋膜间室综合征的重要依据。存在桡动脉搏动也不能排除骨筋膜间室综合征。对感觉迟钝、疼痛抑制或神志不清醒的患者应作筋膜间室压力测定，以确定诊断，避免延误治疗。当组织压升高达 40～45mmHg（舒张压为 70mmHg）时，应考虑进行切开减张术。当组织压大于或等于舒张压时，组织灌注停止，即使远端动脉存在搏动也应该进行切开减张。切开减张时，应从肘关节到腕关节作广泛的筋膜切开，包括纤维束及腕横韧带。可通过术中关闭切口前放松止血带并进行彻底止血、不缝合深筋膜而只缝合皮肤和皮下而避免手术后的骨筋膜室综合征。

（6）创伤后尺、桡骨骨桥形成（交叉愈合）：尺、桡骨交叉愈合发生率较低。骨桥形成常出现在有下列情况时：①同一水平粉碎、移位严重的双骨骨折；②前臂挤压伤；③合并颅脑损伤；④植骨位于尺、桡骨之间；⑤经同一切口暴露尺、桡 2 骨；⑥感染；⑦螺钉过长穿过骨间膜。如果发生交叉愈合后前臂固定于较好的功能位置，最好不作任何处理；如前臂位置不佳，可通过截骨将前臂置于较理想的功能位置。有时可以尝试进行骨桥切除，曾有获得较好功能的报道。切除后应彻底止血，并在骨桥切除的部位植入软组织进行隔开。

（7）再骨折：包括钢板取出过早、原骨折部位再骨折以及创伤引起钢板一端部位的骨折。加压钢板提供了坚强内固定，传导到前臂的正常应力受到钢板的遮挡，从而使骨骼受到的应力减弱，坚强内固定后的钢板下皮质骨变薄、萎缩，几乎成松质骨的特点，如果软组织剥离广泛，缺血性坏死和再血管化会进一步减弱皮质骨的强度。过早取出钢板，即使较小的创伤也可引起原骨折部位或邻近部位的骨折。骨折愈合后，只有当①钢板位于皮下引起患者明显不适；②患者计划重返原来的对抗性体育活动时，才考虑取出钢板。如果要取出钢板，至少应在术后 18 个月以上。过早取出钢板，再骨折的发生率较高。钢板取出后，上肢应至少保护 8 周，并避免较强的外力活动，6 个月后再完全恢复正常活动。再骨折与以下因素关系密切：①原始损伤能量高，压砸、开放损伤或多发损伤发生率高；②粉碎骨折原始复位时未获得理想的复位与加压；③X 线片显示骨折未完全愈合。

三、桡尺骨开放骨折

1.概述　桡尺骨开放骨折的发生率较高，在全身的骨折中，其发生率仅低于胫骨骨折。其高比例与桡尺骨骨折损伤机制中高能量损伤的频率以及桡尺骨位置较浅有关。

2.骨折分类　应用 Smith 以及 Gustilo 和 Anderson 改良的分类方法，尺桡骨开放骨折可分为 3 型：

Ⅰ型：伤口清洁，小于 1cm；

Ⅱ型：伤口大于 1cm，没有广泛软组织损伤、皮瓣或撕脱；

Ⅲ型：节段性开放骨折，合并广泛软组织损伤的开放性骨折或创伤性截肢。

1984 年，Gustilo 等人又将第Ⅲ型分为 A、B、C 3 个亚型。ⅢA 型：枪伤，骨折有足够的软组织覆盖，不论是否有广泛软组织撕裂伤、皮瓣或高能量创伤，不考虑伤口大小；ⅢB 型：农业损伤，合并广泛软组织损伤、骨膜剥离和骨骼外露，通常伴有严重污染；ⅢC 型：开放性骨折合并需要修补的血管损伤。第Ⅰ、Ⅱ型伤口明显多于第Ⅲ型伤口，通常由骨折片的尖端刺破皮肤造成。

3.治疗方法

（1）治疗步骤：进行细微而广泛的清创后，必须对骨折进行一期切开复位内固定或外固定架固定。如果不能准确判断软组织是否仍然存在血运，可以在 2～3 天后再次甚至多次扩创术。

如果没有感染迹象，术后静脉应用抗生素 2 天。对植皮的开放伤口，应在 2 天后再给予口服抗生素

5～7 天较为安全。如果开放伤口较清洁，没有感染迹象，可在关闭或覆盖伤口时进行植骨。近年来，大多数学者认为，如果清创彻底，一期内固定是安全可靠的。

（2）伴随软组织损伤的处理：ⅢB 及ⅢC 型损伤，不采用某种形式的固定，则处理软组织损伤极其困难。外固定架可对骨折提供较好的稳定，有利于对软组织进行修复。提倡对软组织进行早期重建，结果明显好于晚期重建者。

（3）外固定架的应用：对合并软组织缺损、骨缺损和严重粉碎的开放性尺桡骨骨折，外固定架的应用越来越广泛。它们有 3 种基本的类型：Hoffmann 单边单平面型、Hoffmann 双边双平面型以及 Hoffmann-Vidal 贯穿型。由于有损伤血管神经组织的危险，贯穿固定的外固定架在前臂骨折中的应用受到了一定的限制。应用外固定架的指征如下：

1）合并严重的皮肤和软组织开放损伤；

2）合并骨缺损或骨折粉碎需维持肢体长度；

3）合并软组织缺损的开放性肘关节骨折脱位而不能应用内固定者；

4）某些不稳定的桡骨远端关节内骨折；

5）感染性不愈合。

（4）内固定与外固定的灵活应用：无论选择内固定或外固定架，都应根据具体情况而定。对某些患者一骨应用内固定，而对另一骨用外固定架固定可能是最好的固定方法，尤其是一些长骨远、近端的骨折。当选择内固定时，要保证固定的强度来稳定前臂骨折，以便对伤口进行处理。和处理其他开放骨折一样，对伤口进行充分的冲洗和彻底的清创是最重要的。在急诊室进行伤口培养后，应静脉应用抗生素，并在术中和术后继续应用。注意必须注射破伤风抗毒素。

（房　波）

第十四节　股骨颈骨折

一、概论

股骨颈骨折多发生于老年人，随着社会人口年龄的增长，股骨颈骨折的发生率不断上升。年轻人中股骨颈骨折的发生主要由于高能量创伤所致，常合并有其他骨折。股骨颈骨折存在 2 个主要问题：①骨折不愈合；②晚期股骨头缺血坏死。因此一直是创伤骨科领域中重点研究的对象之一。

二、股骨颈骨折的病因学因素

1.骨骼质量　股骨颈骨折多发生于老年人，女性发生率高于男性。由于老年人多有不同程度的骨质疏松，而女性的体力活动相对较男性少，再加上由于生理代谢的原因其骨质疏松发生较早，故即便受伤暴力很小，也会发生骨折。目前普遍认为，尽管不是唯一的因素，但骨质疏松仍是引起股骨颈骨折的重要因素，甚至于有些学者认为可以将老年人股骨颈骨折看做是病理性骨折。骨质疏松的程度对于骨折的粉碎情况（特别是股骨颈后外侧粉碎）以及内固定后的牢固与否有直接影响。

2.损伤机制　大多数股骨颈骨折创伤较轻微，年轻人股骨颈骨折则多为严重创伤所致。Kocher 认为创伤机制可分为 2 种：①跌倒时大转子受到直接撞击；②肢体外旋。在第 2 种机制中，股骨头由于前关节囊及髂股韧带牵拉而相对固定，股骨头向后旋转，后侧皮质撞击髋臼而造成颈部骨折。此种情况下常发生后外侧骨皮质粉碎。年轻人中造成股骨颈的暴力较大，暴力沿股骨干直接向上传导，常伴有软组织损伤，骨折也常发生粉碎。

三、股骨颈骨折的分型

股骨颈骨折的分型有很多种，概括起来可分为 3 类：①根据骨折的解剖部位进行分类；②根据骨折线的方向进行分类；③根据骨折的移位程度进行分类。

Garden（1961）根据骨折移位程度将股骨颈骨折分为 4 型。Ⅰ型：不全骨折，股骨颈下方骨小梁部分完整，该型包括所谓"外展嵌插型"骨折；Ⅱ型：完全骨折，但无移位；Ⅲ型：完全骨折，部分移位，该型骨折 X 线片上可以发现骨折远端上移、外旋，股骨头常表现为后倾，骨折端尚有部分接触；Ⅳ型：完全骨折，完全移位，该型骨折 X 线片上表现为骨折端完全失去接触，而股骨头与髋臼相对关系正常。

Garden 分型中自Ⅰ型至Ⅳ型，股骨颈骨折严重程度递增，而不愈合率与股骨头缺血坏死率也随之增加。Garden 分型在国际上已被广泛应用。

Frandsen 等人对 100 例股骨颈骨折分别请 8 位医生进行 Garden 分型，结果发现，8 位医生进行分型后的相互符合率只有 22％，对于移位与否的争议占 33％。有学者曾对 212 例股骨颈骨折进行 Garden 分型，有 17 例存在分型争议。由此可见，Garden 分型中移位的判断与主观因素有密切关系。通过研究中发现，骨折移位程度与股骨头缺血坏死及股骨头晚期塌陷有极大的相关关系。但 GardenⅠ型与Ⅱ型之间、GardenⅢ型与CardenⅣ型之间则没有统计学上的差异，GardenⅠ、Ⅱ型与GardenⅢ、GardenⅣ型之间有明显统计学差异。Eliasson 等（1988）建议可将股骨颈骨折简单地分为无移位型（GardenⅠ、Ⅱ型）及移位型。

四、治疗方法

大多数股骨颈骨折需要手术治疗。只有少数无移位骨折和外展嵌插的稳定型骨折可进行卧床 8～12 周的保守治疗

1.股骨颈骨折的内固定治疗　无移位及嵌插型股骨颈骨折（GardenⅠ、Ⅱ型）约占所有股骨颈骨折的 15％～20％。无移位的股骨颈骨折虽然对位关系正常，但稳定性较差。嵌插型股骨颈骨折骨折端相互嵌插，常有轻度内翻。由于骨折端嵌入松质骨中，其内在的稳定性也不可靠。Lowell 认为嵌插型股骨颈骨折只要存在内翻畸形或股骨头后倾超过 30°便失去了稳定性。由于嵌插型股骨颈骨折的患者症状轻微，肢体外旋、内收、短缩等畸形不明显，骨折端具有一定的稳定性，因此，对此是采取保守治疗还是采取手术治疗仍存在争议。目前认为，对于无移位或嵌插型股骨颈骨折，除非患者有明显的手术禁忌证，均应考虑手术治疗，以防止骨折发生再移位，并减少患者的卧床时间，减少发生骨折合并症。

移位型股骨颈骨折（GardeⅢ、Ⅳ型）的治疗原则是：①解剖复位；②骨折端获得加压；③坚强内固定。

移位型股骨颈骨折如患者无手术禁忌证均应采取手术治疗。由于股骨颈骨折的患者多为老年人，尽快手术可以大大减少骨折合并症发生及原有心肺疾病的恶化。Bredhal 发现 12 小时之内进行手术治疗的患者死亡率明显低于迟延手术对照组。另外，急诊手术尽快恢复骨折端的正常关系，对于缓解对股骨头颈血供的进一步损害有一定的益处。Marsie 统计的一组患者中，12 小时之内手术者，股骨头缺血坏死率

25％,13～24 小时之内手术者,股骨头缺血坏死率 30％,24～48 小时之内手术者,股骨头缺血坏死率 40％。目前多数作者主张应在 6～12 小时之内急诊手术。

(1)骨折复位:骨折的解剖复位是股骨颈骨折治疗的关键因素。直接影响骨折愈合及股骨头缺血坏死的发生。Moore 指出,X 线显示复位不满意者,实际上股骨颈骨折端接触面积只有 1/2。由于骨折端接触面积减少,自股骨颈基底向近端生成的骨内血管减少或生长受阻,从而降低了股骨头颈血液灌注量。

复位的方法有 2 种,即闭合复位和切开复位。应尽可能采取闭合复位,只有在闭合复位失败,无法达到解剖复位时才考虑切开复位。

1)闭合复位:临床上常用的股骨颈骨折闭合复位方法有 2 种。McElvenny 法:将患者置于牵引床上,对双下肢一同施行牵引;患肢外旋并加大牵引;助手将足把持住后与术者把持住膝部一同内旋;肢体内旋后将髋关节内收。Leadbetter 法:Leadbetter 采用髋关节屈曲位复位方法,首先,屈髋 90°后行轴向牵引,髋关节内旋并内收。然后轻轻将肢体置于床上,髋关节逐渐伸直。放松牵引,如肢体无外旋畸形即达到复位。

股骨颈骨折复位后通常应用 X 线片来评价复位的结果。闭合复位后,应用高质量的 X 线影像对复位的满意程度进行认定。Simon 和 Wyman 曾在股骨颈骨折闭合复位之后进行不同角度 X 线拍片,发现仅正、侧位 X 线片显示解剖复位并未真正达到解剖复位。Lowell 提出:股骨头的凸面与股骨颈的凹面在正常解剖情况下可以连成一条 S 形曲线,一旦在 X 线正、侧位任何位置上 S 形曲线不平滑甚至相切,都提示未达到解剖复位。

Garden 提出利用"对位指数"(后被称为 Garden 指数)对股骨颈骨折复位进行评价。Garden 指数有 2 个角度数值:在正位 X 线片上,股骨颈内侧骨小梁束与股骨干内侧骨皮质延长线的夹角正常为 160°,在侧位 X 线片上股骨头中心线与股骨颈中心为一条直线,其夹角为 180°。Garden 认为,如果复位后 Garden 指数在 155°～180°之内即可认为复位满意。

2)切开复位:一旦闭合复位失败,应该考虑切开复位,即直视下解剖复位。以往认为切开复位会进一步损害股骨头颈血供。近年来,许多作者都证实切开复位对血供影响不大。Banks 的结论甚至认为切开复位后不愈合率及股骨头缺血坏死率均有下降。其理由是,首先切开复位时关节囊切口很小,而解剖复位对血供恢复起到了良好的作用。切开复位可采用前侧切口或前外侧切口(Watson Jones 切口)。有人提出,如存在股骨颈后外侧粉碎,则应选择后方切口以便同时植骨。但大多数作者认为后方切口有可能损害股骨颈后外侧残留的血供,故应尽量避免。

3)复位后的稳定性:股骨颈骨折复位后稳定与否很大程度上取决于股骨颈后外侧是否存在粉碎。如果出现后外侧粉碎,则丧失了后外侧的有效骨性支撑,随后常发生复位失败以至骨折不愈合。Banks 发现在股骨颈骨折术后者中无移位的股骨颈骨折(Garden Ⅰ、Ⅱ型)。

4)钩钉:Stromgqvist 及 Hansen 等人设计了一种钩钉治疗股骨颈骨折,该钉插入预先钻孔的孔道后在其顶端伸出一个小钩,可以有效地防止钉杆穿出股骨头及向外退出,手术操作简便,损伤小,Stromqvist 认为可降低股骨头缺血坏死率。

5)加压螺钉:多根加压螺钉固定股骨颈骨折是目前主要提倡的方法,其中常用的有 AO 中空加压螺钉、Asnis 钉等。中空加压螺钉的优点有:骨折端可获得良好的加压力;3 枚螺钉固定具有很高的强度及抗扭转能力;手术操作简便,手术创伤小等。由于骨折端获得加压及坚强固定,提高了骨折愈合率。通过报道中空加压螺钉治疗股骨颈骨折愈合率分别为 100％和 96％。有学者对于 212 例应用 AO 中空加压螺钉治疗股骨颈骨折患者进行了回顾性研究,发现骨折愈合率为 95.8％。术后患者可以早期活动肢体,有效地防止骨折合并症发生。但对于严重粉碎骨折,单纯螺钉固定的支持作用较差,有继发骨折移位及髋内翻的可能。

6)滑动螺钉加侧方钢板:滑动螺钉加侧方钢板主要有 AO 的 DHS 及 Richards 钉,其特点是对于股骨颈后外侧粉碎、骨折端缺乏复位后骨性支撑者提供可靠的支持。其头钉可沿套管滑动,对于骨折端产生加压作用,许多作者指出,单独应用时抗扭转能力较差,因此建议在头钉的上方再拧入 1 颗加压螺钉以防止旋转。

7)内固定物在股骨头中的位置:对于内固定物在股骨头中的合理位置存在较大的争议。Cleceland、Bailey、McElvenny 等人均主张在正、侧位 X 线片上,内固定物都应位于股骨头中心。任何偏心位置的固定在打入时有可能骨折不愈合的患者中,有 60％原始骨折有后外侧粉碎。Scheck 等人认为即使内固定物置放位置正确,也无法抵消股骨颈后外侧骨缺损所造成的不稳定。因此,有人主张,对于伴有后外侧粉碎的股骨颈骨折,可考虑一期进行植骨。

(2)内固定方式:应用于股骨颈骨折治疗的内固定物种类很多。合格的内固定原则是坚强固定和骨折端获得加压。应再次强调,解剖复位在治疗中至关重要,因为不论何种内固定材料都无法补偿不良复位所产生的问题。各种内固定材料均有自身的特点和不足。医生应该对其技术问题及适应证非常熟悉以便选择应用。

三翼钉作为治疗股骨颈骨折的代表性内固定物曾被应用多年,由于其本身存在许多问题而无法满足内固定原则的要求,在国际上早已失用。目前经常应用的内固定材料可分为多针、螺钉、钩钉、滑动螺钉加侧方钢板等。

1)多针:多针固定股骨颈骨折为许多作者所提倡。多针的种类很多:主要有 Knowles、Moore 和 Neufeld 等。多针固定的优点主要是可在局麻下经皮操作,从而减少出血、手术死亡及感染的危险。其缺点是:①固定强度不足;②在老年骨质疏松的患者中,有在股骨粗隆下进针入点处造成骨折的报道;③存在固定针穿出股骨头的可能。多针固定时如进针过深,此针道应该废弃,否则如再次经此针道穿针,容易穿出股骨头。

多针固定时,每根针应相互平行,许多作者的试验结果证明,多针平行打入股骨颈(不论何种形式排布:三角形、四边形等)可有效地防止骨折端旋转,并且增加骨折端的稳定性。Moore 发现多针固定采取集中排布方式,则股骨颈骨折的不愈合率增加。

多针固定总的牢固强度较弱,因此主要适用于年轻患造成股骨头旋转。另外股骨头中心的关节下致密的骨质较多,有利于稳定固定。Fielding、Pugh 和 Hunfer 等人则主张内固定物在正位 X 线片上偏下、侧位上略偏后置放,主要是为了避免髋关节内收、外旋时内固定物切割出股骨头。Lindequist 等认为远端内固定物应尽量靠近股骨颈内侧,以利用致密的股骨距来增加其稳定性。尽管存在争议,目前一致的看法是由于血供的原因,内固定物不应置于股骨头上方。关于内固定物进入股骨头的深度,目前一致认为应距离股骨头关节面至少 5mm 为宜。

2.人工关节置换术在股骨颈骨折中的应用 1940 年,Moore 与 Bohlman 首先应用金属人工假体置换术治疗股骨近端骨肿瘤。随后人工关节技术不断发展。在对于新鲜股骨颈骨折治疗方面,人工关节置换术曾被广泛应用于老年人移位型骨折。应用人工关节置换术治疗老年人股骨颈骨折主要基于 2 点考虑:①术后患者可以尽快肢体活动及部分负重,以利于迅速恢复功能,防止骨折合并症,特别是全身合并症的发生,使老年人股骨颈骨折的死亡率降低。这一点曾被认为是应用人工关节置换术的主要理由。近年来,内固定材料及技术不断发展提高。当代的内固定材料完全可以满足上述要求。因此,人工关节置换术的这一优点便不再突出。②人工关节置换术对于股骨颈骨折后骨折不愈合及晚期股骨头缺血坏死是一次性治疗。关于这一点有许多不同意见。首先,目前无论采用何种技术方法,对于新鲜骨折不愈合及晚期股骨头缺血坏死都无法预测。其次应用当代内固定材料后,多数作者报道股骨颈骨折不愈合率低于5%。

另外晚期股骨头缺血坏死的患者中只有不到50%因症状而需进一步治疗。总体而论,股骨颈骨折的患者内固定治疗之后,如骨折愈合而未发生股骨头缺血坏死者,其关节功能评分大大高于人工关节置换者。同时,人工关节置换有其本身的缺点:①手术创伤大,出血量大,软组织破坏广泛。②存在假体松动等危险而补救措施十分复杂。因此,目前的趋势是对于新鲜股骨颈骨折,首先应争取内固定。对于人工关节置换术的应用,不是简单根据年龄及移位程度来决定,而是制定了明确的适应证标准。Thomas.A.Russell在第9版凯氏手术学中对于人工关节置换应用于新鲜股骨颈骨折的治疗提出了相对适应证和绝对适应证,国际上对此也予以承认,简介如下:

(1)相对适应证

1)患者生理年龄在65岁以上,由于其他病患,预期寿命不超过10~15年;

2)髋关节骨折脱位,主要是指髋关节脱位合并股骨头骨折。特别是股骨头严重粉碎骨折者;

3)股骨近端严重骨质疏松,难以对骨折端进行牢固固定,这一点十分相对。因为严重疏松的骨质不但难以支撑内固定物,同样也难以支撑人工假体。如应用人工假体,常需同时应用骨水泥;

4)预期无法离床行走的患者,其目的主要是缓解疼痛并有助于护理。

(2)绝对适应证

1)无法满意复位及牢固固定的骨折;

2)股骨颈骨折内固定术后数周内固定物失用;

3)髋关节原有疾患已适应人工关节置换。如原来已有股骨头无菌坏死、类风湿关节炎、先天性髋脱位、髋关节骨性关节炎等,并曾被建议行人工关节置换;

4)恶性肿瘤;

5)陈旧性股骨颈骨折,特别是已明确发生股骨头坏死塌陷者;

6)失控性发作的疾病患者。如癫痫、帕金森病等;

7)股骨颈骨折合并髋关节完全脱位;

8)估计无法耐受再次手术的患者;

9)患有精神疾患无法配合的患者。

总之,对于绝大多数新鲜股骨颈骨折,首先考虑解剖复位,坚强内固定。人工关节置换术则应根据患者的具体情况,按照其适应证慎重选用。

3.陈旧股骨颈骨折及股骨颈骨折不愈合的治疗　对于陈旧股骨颈骨折在诊断时间上分歧很大。King认为股骨颈骨折由于任何原因而未经治疗超过3周即可诊断为"陈旧骨折"或"骨折不愈合"。Reich认为诊断陈旧股骨颈骨折的时间标准应为伤后6周。Delee将诊断时间定为3个月。究竟股骨颈骨折未经诊治多长时间后仍可行内固定抑或人工关节置换术尚无定论。一般认为,可将陈旧性股骨颈骨折分为2类:①根据适应证可行人工关节置换术者。②不需或无法行人工关节置换术者。

对于后者,根据不同情况,可考虑闭合或切开复位、坚强内固定。由于陈旧股骨颈骨折不愈合率较高,常需在切开复位的同时行植骨术。常用的有肌骨瓣植骨、游离腓骨植骨等。Meyer报道其一组30例陈旧股骨颈骨折病例(30~90天)采取内固定加肌瓣植骨方法治疗,骨折愈合率为72%。Nagi报道一组16例6~62周陈旧股骨颈骨折病例,应用螺钉固定加腓骨移植,愈合率达100%。目前认为,植骨术对于骨折愈合有肯定的作用,但对于股骨头缺血坏死及晚期塌陷则无影响。截骨术曾被用来治疗股骨颈骨折不愈合,但由于截骨术后肢体短缩,股骨头与髋臼正常生理关系改变,晚期合并症较多,目前很少提倡应用。

股骨颈骨折不愈合在无移位型骨折中很少发生。在移位型股骨颈骨折中的发生率曾普遍被认为约

20%～30%。近20年来,由于内固定材料的改进及手术技术的改进,骨折愈合率大为提高。目前多数文献报道股骨颈骨折术后愈合率为85%～95%。关于不愈合的诊断标准,多数作者认为6～12个月仍不愈合者即可确定诊断。

影响骨折愈合的因素有:骨折复位质量,固定牢固程度,骨折粉碎情况等。Cleveland的研究证明骨折复位,固定与骨折愈合有明确的相关关系。Banks的一组病例中股骨颈后外侧皮质粉碎者不愈合率为60%。另外患者年龄,骨质疏松等因素也对愈合有一定影响。Phemister认为尽管存在不愈合,但股骨头形态及关节间隙会在很长时间内保持完好。一旦经过治疗骨折愈合,关节功能可以恢复。

在治疗方面应注意以下3点:股骨头血供,股骨颈长度,骨质疏松情况。在治疗方面也可分为人工关节置换和保留股骨头两类。如股骨头完整,股骨颈长度缺损不大,颈干角基本正常可行单纯植骨。股骨头外形正常,股骨颈有一定短缩合并髋内翻者可酌情考虑截骨术、植骨术或两者结合应用。对于股骨头血供丧失、股骨头严重变形、股骨颈明显缺损或严重骨质疏松难以进行内固定的患者则应选择人工关节置换术。

4.年轻人股骨颈骨折的治疗　年轻人中股骨颈骨折发生率较低。由于年轻人(20～40岁)骨骼最为致密,造成骨折的暴力必然很大,因此损伤更为严重。有人认为,年轻人股骨颈骨折与老年人股骨颈骨折应区分开来,而作为一个专门的问题来研究。Bray、Templeman和Swiontkowski等人甚至认为年轻人股骨颈骨折不适应于Carden分型或Pauwels分型。

年轻人股骨颈骨折有以下特点:①骨密度正常。②创伤机制多为高能量暴力。③骨折不愈合率及股骨头缺血坏死率均高于老年人股骨颈骨折。④股骨头缺血坏死改变后多伴有明显症状。⑤人工关节置换术效果不佳。

年轻人股骨颈骨折后骨折不愈合率及股骨颈缺血坏死率各作者报道不同,分别为25%至62%及45%至90%,多数人认为愈合后较差的原因在于创伤暴力较大、损伤严重、难以解剖复位及坚强固定。

Cave指出,对于所有股骨颈骨折均应解剖复位,在年轻人股骨颈骨折中解剖复位尤为重要,一旦闭合复位难以奏效,应积极采取切开复位。

由于较高的股骨头缺血坏死发生率,许多人认为应尽早(6～12小时之内)实施手术。常规在术中切开前关节囊进行关节内减压。Swiontkowski等人治疗了27例12～49岁的股骨颈骨折患者,均可在手术达到解剖复位。以AO 6.5mm螺钉坚强固定,均行前关节囊切开,所有患者手术时间均在伤后8小时之内。结果显示,无骨折不愈合病例,缺血坏死率只有20%,他们建议12～24个月后去除内固定物。

目前多数学者认为Bray及Templeman所提出的原则是成功治疗年轻人股骨颈骨折的关键:①急诊手术(伤后12小时之内)。②一定要解剖复位,必要时切开复位。③多枚螺钉坚强固定。有人补充提出前关节囊切开减压的必要。

5.股骨头缺血坏死　股骨颈骨折后股骨头缺血坏死的发生率不同作者报道差异很大,其发生差异的原因可能在于各组病例骨折移位程度不同。

移位型股骨颈骨折发生后,股骨头便可以被认为已部分或全部失去血供。Phemister、Cano等人认为,血供的重建主要靠残留血供的爬行替代。血供重建主要有3个来源:①圆韧带动脉供血区域与其他部分的吻合。②骨折端骨内血管的生长,这一过程较为缓慢。骨折端的移位及纤维组织生成都将阻碍骨内血管的生长。因此,良好的骨折复位,牢固的固定极为重要。③股骨头未被关节软骨覆盖部分血管的长入。

关节囊内股骨颈骨折发生后,关节囊内的出血及凝血块将增加关节囊内的压力,产生所谓"填塞效应"。许多作者认为填塞效应对于股骨头的血供有一定影响,甚至是股骨头晚期塌陷的原因之一。实验表明,当关节囊内压力大于舒张压时,股骨头内血流明显减慢,甚至可造成骨细胞坏死。因此,很多作者主张在内固定手术时应行关节内穿刺或关节囊部分切开,以减小关节囊内压力,对降低股骨头坏死的发生率有一定作用。

骨折端的复位情况对于股骨头血供有很大影响,骨折端复位不良、股骨头旋转及内外翻都将使圆韧带动脉及其他残留的动脉扭曲,从而影响股骨头血供。Garden 指出,任何不良复位都会使股骨头缺血坏死及晚期股骨头塌陷的发生率增加。

内固定物也是股骨头血供的影响因素之一。Linton、Stromqvist 等均指出,内固定物的体积增大对股骨头的血供是有害的。另外内固定物的位置也对股骨头的血供产生影响。许多作者认为,内固定物置于股骨头外上方时将会损伤外侧骺动脉(股骨头主要血供动脉)。因此,应避免将内固定物置于股骨头上方。内固定物(如三翼钉)会使骨折端产生一定分离,同时反复的捶击振动,会造成不同程度的骨损伤。目前认为,应选择置入时对股骨头颈损伤较小的内固定物。

股骨头缺血坏死的分类与分期:Ficat 和 Arlet 将股骨头缺血坏死分为 4 期(1980):Ⅰ期股骨头正常;Ⅱ期股骨头内出现骨硬化及囊变;Ⅲ期股骨头软骨下塌陷;Ⅳ期关节间隙窄、关节塌陷及骨性关节炎。

股骨颈骨折后股骨头的缺血改变或股骨头缺血坏死与晚期股骨头塌陷是不同的两种病理变化。股骨头缺血坏死是指在股骨颈骨折的早期,继发于骨折、复位及固定之后股骨头发生的缺血改变。实际上,骨折一旦发生,股骨头血供即部分或全部受到破坏。而晚期股骨头塌陷是在股骨颈骨折愈合之后,股骨头血供重建过程中,关节软骨下骨在尚未修复的坏死区域发生骨折,从而造成股骨头的变形。股骨颈骨折后股骨头均不可避免发生缺血改变,而由于不同的损伤程度,不同的治疗方法等因素使得血供重建的时间与范围不同。部分患者股骨头血供未获得重建,而股骨头受到应力作用而发生软骨下骨骨折,即造成股骨头晚期塌陷。股骨头晚期塌陷的发生率低于股骨头缺血坏死率。

综上所述,股骨颈骨折后股骨头是否成活取决于 2 个因素:①残留的血供系统是否足够营养股骨头。②能否在股骨头晚期塌陷之前重建股骨头血供。对于新鲜股骨颈骨折的治疗原则是解剖复位、骨折端获得加压并坚强固定,以保护残留血供,为血供重建提供条件。

(马文龙)

第十五节　股骨干骨折

股骨干骨折是下肢常见的骨折,近 20 多年由于治疗方法的进步,并发症明显减少,但股骨干骨折仍是下肢损伤患者致残和致死的重要原因之一。

一、功能解剖

股骨是一个长管状结构,近端起于髋关节,远端止于膝关节,它是人体最长和最坚强的骨。股骨干骨折后受到多个肌肉力量的作用而使大腿产生畸形,在粗隆下和高位股骨干骨折后,臀中肌的作用使股骨近端外展,髂腰肌牵拉小转子而使近骨折端屈曲和外旋。内收肌则使多数股骨干骨折产生短缩和内收。股骨远端特别是到达股骨髁上部位的骨折,由于腓肠肌的牵拉作用则使骨折端趋向于屈曲成角。

二、损伤机制

正常股骨干在遭受强大外力时才发生骨折。多数原因是车祸、行人被撞、摩托车车祸、坠落伤和枪弹伤等高能量损伤。行人被撞多数合并头部、胸部、骨盆和四肢损伤;摩托车车祸主要合并骨盆和同侧小腿损伤;摔伤很少合并主要器官的损伤;很小的力量即引起股骨干骨折通常是病理性骨折。

三、分类

股骨干骨折现在还没有一个统一的分类,常用的分类是 AO 分类:分为简单(A)、楔形(B)和复杂骨折(C)。简单骨折按照骨折线的倾斜程度又分为几个亚型;楔形骨折包括螺旋、弯曲和粉碎性楔形;复杂骨折则包括节段性骨折和骨干广泛粉碎骨折。AO 分类对选择合适的治疗方法或预测预后的作用还未明确。

四、临床表现

股骨干骨折临床容易诊断,可表现为大腿疼痛、畸形、肿胀和短缩。多数骨折由于高能量损伤所致而常合并其他损伤,所以应进行包括血流动力学的全面体检非常重要。骨科诊断包括全面检查整个肢体,观察骨盆和髋部是否有压痛,同时合并骨盆或髋部骨折可以出现局部瘀血和肿胀。骨折后由于患者不能移动髋部,故触摸大腿近端和臀部十分重要。臀部饱满和股骨近端呈屈曲内收畸形则表明合并发生了髋关节后脱位。股骨干骨折常合并膝关节韧带损伤,可在骨折内固定后再进行临床和 X 线的应力检查。神经血管损伤虽然少见,但必须在术前进行详细检查。

脂肪栓塞综合征(FES)是股骨干骨折的严重并发症,若检查发现有不明原因的呼吸困难和神志不清,需考虑发生脂肪栓塞综合征的可能,应进行血气分析等进一步的检查。

X 线投照应包括骨盆正位、膝关节正侧位和整个股骨的正侧位,如果术前髋关节处于外旋位,应内旋股骨近端拍摄髋关节正位 X 线片,以免漏诊股骨颈骨折。胸部 X 线片有助于诊断脂肪栓塞综合征和判断其进展情况。

五、治疗方法

(一)非手术治疗

1.牵引 牵引是治疗股骨干骨折历史悠久的方法,可分为皮牵引和骨牵引,皮牵引只在下肢损伤的急救和转运时应用。骨牵引在 1970 年以前是股骨干骨折最常用的治疗方法,现在则只作为骨折早期固定的临时方法,骨牵引有足够的力量作用于肢体使骨折获得复位,通常使用胫骨结节骨牵引或股骨髁上骨牵引,股骨髁上骨牵引比胫骨结节骨牵引能够对骨折端提供更为直接的纵向牵拉,但在骨折愈合后膝关节僵直的发生率较高。

虽然股骨干骨折的治疗已转移到手术治疗,但患者偶尔也必须采取牵引治疗,过去几十年在治疗开放和闭合损伤方面取得了成功,仍需要掌握这方面的知识。

(二)手术治疗

1.固定方法

(1)外固定架:由于外固定架的固定针经常把股四头肌与股骨干固定在一起,所形成的瘢痕能导致永久性的膝关节活动丧失,另外股骨干骨折外固定架固定,固定针横穿髂胫束和股外侧肌的肌腹后针道感染率高达 50%,所以现在外固定架不能作为闭合股骨干骨折的常规治疗方法。外固定架可作为一种股骨干骨折临时固定。外固定架固定股骨干骨折最主要适应证常用于多发创伤,这种损伤由于合并其他损伤需要进行快速、稳定的固定；外固定架固定股骨干骨折还用于Ⅲ型开放性骨折。这些病人一旦情况改善，可将其更换为内固定（钢板或髓内针），多数作者认为2周内更换为内固定是安全的。超过2周应在取出外固定架后全身应用抗生素和局部换药，2周后再更换为内固定。

（2）钢板：切开复位钢板内固定现在不再是治疗股骨干骨折的首选方法。其手术适应证包括髓腔极度狭窄的骨折；邻近骨折的骨干有畸形；股骨干骨折合并同侧股骨颈骨折；合并血管损伤需广泛暴露以修补血管的严重骨折；多发创伤不能搬动的患者等。

钢板内固定的优点主要有直视下骨折切开复位可以获得解剖或近解剖复位；不会增加骨折以远部位损伤，如股骨颈骨折和髋臼骨折等；不需要特殊的设备和放射科人员。缺点一是固定所需要广泛剥离软组织、形成股四头肌瘢痕、大量失血。二是钢板固定属偏心固定，力臂比髓内针长1～2cm，增加了内固定失效的危险。文献所报告的内固定的失效率是5%～10%，股骨干骨折钢板内固定的感染率高于保守治疗和闭合复位髓内针内固定，感染率是0%～11%。三是由于钢板下骨皮质的血供受到损害或产生的应力遮挡效应，可造成钢板取出后发生再骨折。

简单的骨折，最少也应该应用10孔的宽4.5的钢板。对于粉碎骨折，骨折端两侧至少有5枚螺丝钉的距离。过去推荐每侧至少8层皮质固定，现在钢板的长度比螺丝钉的数目更重要。应用长钢板和少的螺丝钉固定并没有增加手术的创伤，螺丝钉经皮固定钢板。每侧3枚螺丝钉固定，生物力学最大化，1枚在钢板的末端，1枚尽可能接近骨折端，1枚在中间增加钢板和骨的旋转稳定性。横断骨折可以预弯钢板，通过加压孔加压骨折端。斜型骨折应用通过钢板的拉力螺丝钉加压骨折端。对于粉碎骨折采用钢板固定时应用牵开器复位股骨干骨折以获得正常的力线和长度，不追求绝对的解剖复位，避免了一定要获得解剖复位而对骨折端软组织进行的广泛剥离，也不剥离骨折端，并使用桥接钢板代替加压钢板，骨痂由骨膜形成而不是一期愈合，缩短了愈合时间，明显改善了钢板固定的临床疗效。

尽管钢板有许多缺点，但只要正确选择其适应证，正确掌握放置钢板的手术技术，也可取得优良的结果。

（3）带锁髓内针：股骨干大致呈直管状结构，是进行髓内针固定的理想部位。髓内针有多个优点：首先，髓内针所受到的负荷小于钢板，使得它不易发生疲劳折断；第二，骨痂受到的负荷是逐渐增加的，刺激了骨愈合和骨塑形；第三，通过髓内针固定可以避免由于钢板固定所产生的应力遮挡效应而导致的骨皮质坏死。在理论和实践中，髓内针固定比其他形式的内固定和外固定还有许多优点。虽然进行闭合髓内针固定需要特殊的设备和放射技术人员，但是它容易插入，而且不需要钢板固定时的所进行的广泛暴露和剥离。因为闭合髓内针技术没有破坏骨折端的血肿，也没有干扰对骨折愈合早期起关键作用的细胞和体液因子，所以闭合髓内针技术是股骨骨折的一种的生物固定，较小的手术剥离和减少感染率。

1）顺行带锁髓内针（髓内针从近端向远端插入）：闭合复位顺行带锁髓内针固定是治疗股骨干骨折的金标准。愈合率可高达99%，而感染率和不愈合率很低（＜1%）。顺行带锁髓内针几乎适合于所有股骨干骨折。闭合带锁髓内针的临床结果大部分取决于术前、术中仔细计划。包括髓内针的长度和直径：长度应在股骨残留骺线和髌骨上缘之间，直径不小于10mm；体位、复位方法和是否扩髓和锁钉的数目。精确的髓内针入点是非常关键的，开孔应在粗隆中线的后侧和大转子窝的粗隆突出的内侧。这样保证开孔将位于冠状面和矢状面股骨干髓腔轴线上。对于所有骨折进行常规静力锁定可以减少继发于没有认识到的粉碎骨折的术后内固定失效。

2）逆行髓内针（髓内针从远端向近端插入）：逆行髓内针的主要优点是入点容易，骨折复位不影响其他部位的损伤。主要适应证有同侧股骨干骨折合并股骨颈骨折、髋臼骨折、胫骨骨折、髌骨骨折和胫骨平台骨折。相对适应证是多发创伤的病人，双侧股骨干骨折，肥胖病人和孕妇。对于多发骨折或多器官损伤的病人,平卧位对病人的稳定最好,逆行髓内针插入能够快速地完成,双侧股骨干骨折用逆行髓内针固定不用变换体位,血管损伤的病人需要修复血管,可以快速插入不锁定的髓内针有利于血管修复,肥胖的病人,顺行髓内针入点非常困难,而逆行髓内针较容易。

逆行髓内针的禁忌证是膝关节活动受限和低位髌骨,不能够合适插入髓内针,粗隆下骨折由于逆行髓内针对稳定性的担心,也不易选用逆行髓内针;开放骨折有潜在的感染的危险,导致膝关节感染,也不可以选择逆行髓内针。

六、术后康复

1.闭合髓内针术后　患者尽早能够忍受的肌肉和关节活动。指导患者股四头肌力量练习和渐渐负重,所有患者应尽早离床活动,对于多发创伤患者,即使仅仅坐起来也可减少肺部并发症。

2.特殊类型骨折的治疗　未合并其他部位骨折和软组织损伤的股骨中段简单的横断和短斜骨折,用闭合髓内针治疗容易。但是多数股骨干骨折的部位和类型复杂可能合并其他损伤,所以多数股骨干骨折治疗时需要在标准髓内针做一些改进,以下常见情况是股骨干骨折特殊治疗。

(1)粉碎骨折:粉碎骨折是高能量损伤的标志。粉碎骨折常伴随大量失血或开放性骨折,发生全身并发症如脂肪栓塞综合征也高。静力锁定带锁髓内针已取代其他方法用于治疗粉碎骨折。这些髓内针可达到远近端的髓腔,恢复股骨的轴线,没必要复位粉碎骨折,骨折块自髓腔移位2cm,不影响骨折愈合,在此部位将形成丰富的骨痂。在系列X线片的研究中,在骨折愈合过程中移位的皮质骨块成角和移位逐渐减少。不建议用髓内针加钢丝捆绑骨折块这种方法,这种方法是引起骨折愈合慢或不愈合的主要原因。

(2)开放性股骨干骨折:股骨干开放性骨折通常是由高能量的损伤引起,还可能合并多个器官的损伤。股骨干开放性骨折过去几十年的临床研究表明积极的手术治疗更能取得明显效果。Ⅰ和Ⅱ型的开放性骨折髓腔没有肉眼污染最好急诊用髓内针治疗。ⅢA开放股骨干骨折如果清创在8小时内可行髓内针固定,如果存在清创延迟或ⅢB损伤,可选择外固定架治疗。股骨干开放性骨折合并多发创伤的患者,应用外固定架固定治疗。对于动脉损伤需要修补的骨折(ⅢC)外固定架是最好的稳定,因为它能快速完成血管修复后再调整。肢体血供恢复后,外固定架可以换成钢板或髓内针。ⅢC开放性骨折合并多发损伤不稳定的患者,有截肢的相对适应证。

(3)股骨干骨折合并同侧髋部骨折:股骨干骨折合并同侧股骨颈骨折的发生率约1.5%~5%。股骨颈骨折通常为垂直剪切(PauwelⅢ)型,股骨颈骨折移位小和不粉碎。股骨干骨折时因不能用X线诊断整个股骨全长,股骨颈骨折常被延迟诊断,大约1/4到1/3的股骨颈骨折初诊时被漏诊,股骨干骨折合并同侧隐性股骨颈骨折早期漏诊率更高,临床医生应通过对患者的受伤机制分析,应考虑隐性股骨颈骨折的可能,术前可用CT明确诊断,行股骨干骨折带锁髓内针时术中和术后密切注意股骨颈骨折存在,可以减少股骨颈骨折的延误诊断。

现在最常用的方法是用逆行髓内针固定股骨干骨折,股骨颈骨折用空心钉或DHS固定,还有钢板加空心钉固定,顺行髓内针加空心钉固定股骨干合并股骨颈骨折,重建髓内针用一内固定物同时有效固定股骨近端和股骨干两骨折,后两项技术的主要并发症是对一些股骨颈骨折不能达到解剖复位。

(4)股骨干骨折合并同侧髋关节脱位:文献报道的这种损伤50%的髋脱位在初诊时漏诊。髋脱位后平片股骨近端内收,所以对股骨干骨折进行常规骨盆X线片检查是避免漏诊的最好方法。股骨干骨折合并同侧髋关节脱位需急诊复位髋脱位,以预防发生股骨头缺血坏死,股骨干用钢板或髓内针进行固定。伤口关闭后闭合复位髋脱位。

（5）股骨干骨折合并同侧股骨髁间骨折：股骨干骨折合并股骨髁间骨折存在 2 种类型：一是股骨髁间骨折近端骨折线与股骨干骨折不连续；二股骨髁间骨折是股骨干骨折远端的延伸。这种损伤有多种方法治疗，包括两骨折切开复位一钢板固定；两骨折切开复位分别用两钢板固定；股骨髁间骨折切开复位，而在股骨干插入髓内针进行固定。带锁髓内针对这 2 处损伤可提供良好的固定，特别对股骨髁间骨折无移位者。

（6）髋关节置换术后股骨干骨折：髋关节置换术后股骨干骨折不常见，外伤后，应力集中在股骨假体末端引起骨折，这种骨折分为 3 型：Ⅰ 型，螺旋骨折起于柄端的近端，骨折位置被假体末端维持。Ⅱ 型，在假体末端的骨折。Ⅲ 型，假体末端以下的骨折。治疗根据骨折类型和患者是否能耐受牵引和第 2 次手术，Ⅰ型骨折假体柄维持骨折稳定，骨牵引 6～8 周，这时患者有足够的骨痂也许保护性负重，通常需要带骨盆的股骨支具。Ⅱ 型骨折可以保守治疗，也可以把以前的股骨柄换为长柄，Ⅲ 型骨折可以保守治疗或切开复位加压钢板内固定。如Ⅲ型骨折发生在股骨远 1/3，可以用逆行髓内针治疗。

七、并发症

并发症的类型与严重程度和治疗骨折的方法有关。近年随着治疗的改进特别是闭合带锁髓内针出现并发症明显降低。

1.神经损伤　在治疗股骨干骨折中引起神经损伤有以下几种形式：骨牵引治疗的患者小腿处于外旋状态，腓骨近端受到压迫，腓总神经有可能损伤，特别在熟睡和意识不清的患者容易发生。这种并发症通过调整牵引方向，在腓骨颈部位加用棉垫，鼓励患者自由活动牵引装置来避免。

术中神经损伤原因一是复位困难过度牵引，复位困难的原因是手术时间延迟，试图强行闭合复位，牵引的时间长、力量大，一般股骨干骨折 3 周后闭合复位困难，采取有限切开能够避免这种并发症。二是患者在手术床不适当的体位直接压迫。会阴神经和股神经会受到没有包裹的支柱的压迫。仔细包裹水平和垂直面的支柱可以防止这种损伤。

2.血管损伤　强大的暴力才能导致股骨干骨折，但血管损伤并不常见。虽然股动脉破裂常见，在骨折部位形成局部血肿，但股骨干骨折后股动脉损伤小于 2%，由于血管损伤发生率低往往被忽视。股动脉破裂术后患者血压不稳定，股骨干局部肿胀可触及波动，应立即手术探查，结扎血管，清除血肿。

股动脉可以是完全或部分撕裂或栓塞和牵拉或痉挛。微小的撕裂可以引起晚期血管栓塞。虽然下肢通过穿动脉有丰富的侧支循环，股动脉栓塞不一定必然引起肢体坏死，但是血管损伤立即全面诊断和治疗对保肢非常重要。

3.感染　股骨干骨折钢板术后感染率约为 5%，闭合带锁髓内针感染率约小于 1%。感染与骨折端广泛剥离、开放性骨折、污染的程度和清创不彻底有关。多数感染患者在大腿或臀部形成窦道流脓。患者在髓内针后数周或数月大腿有红肿热痛，应怀疑感染。平片可以看到骨膜反应和骨折部位密度增高的死骨，血液检查包括白细胞记数和血沉、C-反应蛋白对诊断不重要，对评价以后的治疗有一定帮助。

股骨感染需要手术治疗，如果内固定对骨折稳定坚强应保留，治疗包括彻底清除死骨和感染的软组织、伤口换药和合理应用抗生素。多数股骨干骨折即使存在感染也可在 4～6 个月愈合，骨折愈合到一定程度可取出髓内针，进行扩髓取出髓腔内感染的膜和骨。如果内固定对骨折不能提供稳定，需考虑其他几种方法。骨折稳定程度通过髓内针锁定或换大直径髓内针来增加。如果股骨干存在大范围死骨，取出髓内针后彻底清创，用外固定架或骨牵引固定，在骨缺损部位放置庆大霉素链珠。患者在伤口无渗出至少 3 个月后，开始植骨。

4.迟延愈合和不愈合　骨折不愈合的定义和治疗还存在许多争议,迟延愈合指愈合长于骨折的愈合正常时间。股骨干骨折 6 个月未获得愈合即可诊断为迟延愈合。诊断不愈合最少在术后 6 个月结合临床和连续 3 次 X 线无进一步愈合的迹象诊断,多数骨不愈合的原因是骨折端血供不良、骨折端不稳定和感染和骨折端分离骨缺损和软组织嵌夹,骨折端血供不良主要原因是开放性骨折和手术操作中对骨折端软组织的广泛剥离,骨折端稳定不够主要是髓内针长度不够和继发的锁钉松动。另外既往有大量吸烟史,术后非甾体消炎药的应用和多发创伤也是骨折不愈合的因素。

有多种方法治疗骨折不愈合,包括动力化、交换大直径的髓内针、钢板固定和植骨,或几种方法合并使用。动力化通过去除锁钉的方法治疗骨折不愈合,似乎是一种简单有吸引力的方法,但临床报告很失望,一项报告治疗骨折迟延愈合,在 4～12 个月动力化,一半以上的病人不愈合,需要其他治疗,问题严重的是一半病人肢体短缩 2cm 以上,因此常规不推荐动力化。扩髓换大直径髓内针临床报告的区别很大,愈合率有的达 96%,有的只有 53%。效果不明确。有作者报告取出髓内针后采用间接复位的方法用钢板固定加自体髂骨植骨的方法取得了明显的疗效。骨折端存在明显不稳定时,在髓内针加侧板稳定旋转不稳定,是一种简单有效经济的方法,报道愈合率可达 100%。

5.畸形愈合　股骨干骨折畸形愈合在文献中被广泛讨论,短缩畸形愈合一般认为短缩大于 1cm,但大于 2cm 患者就可能产生症状。成角畸形通常定义为在矢状面(屈-伸)或冠状面(内-外翻)大于 5°的成角,髓内针固定总发生率在 7%～11%。髓内针固定预防成角畸形应在复位、扩髓、插入和锁钉时注意。正确的入点和保证导针居髓腔中央能够减少成角畸形的发生。如导针偏离中心,可以通过一种称为"挤压"螺丝钉的技术矫正。严重的畸形愈合通过截骨矫正,再用带锁髓内针固定。旋转畸形小于 10°的病人无症状,超过 15°可能有明显的症状,表现在跑步和上楼梯有困难。术后发现超过 15°的旋转,应立即矫正。

6.膝关节僵直　股骨干骨折后一定程度的膝关节僵直非常常见,僵直与骨折部位、治疗方法和合并的损伤有关。颅脑损伤和异位骨化都会影响膝关节活动,多数认为钢板固定会使膝关节僵直。股骨干骨折在屈曲和伸直都受影响,一般表现为被动屈曲和主动伸直受限。屈曲受限主要是股四头肌瘢痕,特别是股内侧肌。积极的康复主动练习膝关节活动能够有效的预防。股骨干骨折固定后在开始 6～12 周无明显进展,需要考虑麻醉下活动,晚期行膝关节松解术。

7.异位骨化　髓内针后臀肌部位的异位骨化的确切原因还不清楚。可能与肌肉损伤导致钙代谢紊乱有关,也可能与扩髓碎屑没有冲洗干净有关,但前瞻性研究,冲洗髓内针伤口并未减少异位骨化的发生。异位骨化临床上症状少,很少有异位骨化影响髋关节的活动报道,推荐在股骨干骨折获得愈合和异位骨化成熟后进行治疗,可同时进行髓内针取出和切除有症状的异位骨化,术后用小剂量的放射治疗或口服吡罗昔康。

8.再骨折　股骨干骨折愈合后在原部位发生骨折非常少见,多数发生在钢板取出后 2～3 个月,且多数发生在原螺丝钉钉孔的部位。预防再骨折一是内固定物一定要在骨折塑形完成后取出,通常钢板是术后 2～3 年,髓内针是术后 1 年;二是取出钢板后,应逐渐负重,以使骨折部位受到刺激,改善骨痂质量。股骨干再骨折通常可采用闭合带锁髓内针治疗,一般能够获得愈合,患者可很快恢复完全负重。

(马文龙)

第十六节 髌骨骨折及脱位

一、髌骨在膝关节生理运动中的主要作用

1.传导并增强股四头肌的作用力。

2.维护膝关节的稳定。

3.保护股骨髁,使其免受直接外伤性打击。

移位的髌骨骨折损害伸膝装置的功能,造成伸膝受限和无力,髌骨关节面的严重移位或位置不良会引起髌股关节的退行性变,髌骨骨折的治疗目标是获得完全的解剖矫正愈合,以恢复膝关节的正常功能,而绝非简单的恢复伸膝装置的连续性。

二、发病机制与分型

髌骨骨折的发生率约1%,以青壮年多见,大多数髌骨骨折发生在屈膝时用力收缩股四头肌的创伤事件或膝前遭受的直接打击,如由汽车仪表盘撞击或棒球杆打击也会引起髌骨骨折。通常,骨折时髌骨受力越大,粉碎越严重,切开复位和内固定的难度越大。

髌骨骨折的分类根据其受伤机制可分为4个基本类型:横断型、粉碎型、纵型和撕脱型。

三、临床表现

通常在创伤事件后患者会有膝部疼痛。常可见擦伤和肿胀。大多数患者由于伸膝装置不完整而不能主动伸膝,在移位的髌骨骨折处,常可在骨折块之间摸到缺损。

多块髌骨骨折可有骨擦感,但没有骨擦感不能除外骨折。如果膝部肿胀明显,穿刺抽吸有助于缓解疼痛,并可向关节内注射麻醉剂以便进行膝韧带的彻底检查。

髌骨骨折应拍摄前后位、侧位及轴位X线片,对骨折进行影像学检查和评估。横形骨折在侧位X线片上最清楚,而垂直型骨折、骨软骨骨折及关节面不平最好在轴位X线片上观察。有时需要对比观察对侧膝关节的X线片,以便将急性髌骨骨折与二分髌骨鉴别开来,二分髌骨是由于髌骨上外侧部分未融合所致,一般为双侧。

四、治疗

Bostrom认为,骨折分离3~4mm及关节面不平2~3mm以内可以接受非手术治疗。非手术治疗包括:应用从踝关节至腹股沟的长腿管型石膏将膝关节伸直位固定4~6周,固定期间在可忍受的限度内允许负重。

合并伸肌支持带撕裂的骨折、开放性骨折以及超过2~3mm的移位或关节面不平的骨折,最好采用手术方法治疗。髌骨骨折最佳的治疗方法仍有不同的观点。可接受的方法包括以下3种:

1.各种钢丝张力带技术 对于髌骨骨折的固定,AO学组已经应用并且推广了张力带钢丝固定原则。通过将钢丝置于适当的位置,可将造成骨折块移位的分离力及剪切力转换为骨折部位的压应力,这可使骨折更快地愈合并允许膝关节术后立即活动及功能锻炼。先用两根平行的1.6mm克氏针进行初步复位。然后,在克氏针后方用1.0mm或1.2mm环扎钢丝穿过肌腱和韧带,钢丝可绕成简单的环形,也可绕成8字,但前者常能够获得更大的稳定性。用硬膜外穿刺针引导有助于将钢丝穿过韧带和肌腱,再沿钢丝抽出导管,这时就可以拧紧钢丝了。将克氏针的一端弯成120°,然后旋转使得折弯部能够压住张力带钢丝,在最终拧紧环扎钢丝后,再将克氏针打入至骨内。如果必要,可将对侧剪短,以防止内固定突出。固定骨折后,用粗的可吸收线修补支持带的撕裂。

2.螺丝钉固定 对骨质较好或纵裂的髌骨简单骨折病人,可采取拉力螺钉固定或拉力螺钉结合钢丝固定。

3.部分髌骨切除术、全髌骨切除术 如果骨折粉碎及关节面损害的程度非常严重,已不能保留整个髌骨,则有行髌骨部分或完全切除的指征。但对髌骨切除术目前存在异议,故在行髌骨部分或完全切除时要绝对慎重。只要存在25%长度以上的髌骨,伸膝装置的功能就能够接受。髌骨完全切除术会造成伸膝力量的严重丧失。因此,只要可能,就应避免完全切除髌骨。如果确实不能保留部分髌骨,应切除骨块并修补支持带,完全切除髌骨会造成伸膝装置变长,因此在修补时应将支持带重叠缩短以避免伸膝无力。

五、并发症和结果

1.疼痛与股四头肌无力 只有获得准确的解剖复位和稳定的内固定时,髌骨骨折的治疗才能得到最好的结果,髌骨骨折后的慢性疼痛或股四头肌无力并不少见,尤其是骨折分离>2mm或关节不平整>1mm时。这些慢性症状是复位不良的结果还是由于创伤造成不可逆的软骨损伤的结果目前还不清楚。

2.感染 闭合性髌骨骨折中感染的发生率少于2%,可以通过应用预防性抗生素并严格遵守无菌操作来减少发生率。

3.不愈合 如果骨块分离得不宽,髌骨不愈合很少见,在切开复位和内固定过程中应减少对骨折块的剥离。切除小的粉碎骨块可以减少这种并发症,因为这些骨折块常已失活,对骨折愈合没有帮助。不愈合引起的严重症状常可通过稳定的内固定或髌骨部分切除来改善。

4.内固定不适 内固定引起症状是常见的并发症,因为大多数人髌骨旁的软组织很少,所以钢丝或缝线常常突出。必须牢记骨折的稳定固定是最重要的,通常可以在术后12个月,愈合和重塑完成后取出突出的内固定,但如果可能,术中应将克氏针剪短以避免突出,环扎钢丝的扭结不应位于髌骨前方,否则无法避免钢丝结的突出。

5.创伤性关节炎 关节面有较大的台阶时,髌骨骨折会造成创伤性关节炎,但多大的台阶不会引起关节退行性病变还不清楚。

(李海亚)

第十七节 膝关节半月板损伤

1784年,William Hey将影响膝关节正常运动的机械性紊乱笼统地称为"膝关节内扰乱",这一概念被长期延续下来,但范围则愈来愈局限于尚未查明原因的膝关节内的功能紊乱。1887年,Annandale首先将撕裂的半月板切除。由于半月板损伤十分常见,一旦撕裂后又往往造成明显的影响,而在切除后一般在近期内较少发现有严重的后遗症。加之手术不复杂,因此,半月板切除术已成为十分普通而常见的手术之一,甚至以切除半月板作为诊断半月板损伤的一种手段。

半月板切除后发生退行性关节炎这一问题早已为人所知,但对术后造成膝关节不稳定和引起退行性关节炎的真正原因,只是近年才有所认识。这种进展首先是从生物力学方面加深了对半月板功能的了解,从而在很大程度上改变了半月板损伤的治疗原则。

一、半月板的功能

1.传导载荷　半月板传导概括为:①直接承受载荷,再传经其下的胫骨关节面(或反之);②扩大股胫关节的接触面,以减少单位面积上的压应力;③构成轻度不吻合曲面,使压强和最大压应力之间的差距缩至最小。

半月板的楔形填充不仅扩大了股胫关节的接触面,而且由于它的成臼作用和延展作用,使股胫关节原来的完全不吻合曲面转变为轻度不吻合曲面。

Bullough等对半月板和显微结构做了详细的观察和描述,认识到半月板内的胶原纤维的排列方向,绝大部分呈环绕状,即与半月板边缘一致。其他纤维则呈垂直和水平走向,相互编织。这种结构是半月板在承受来自股骨载荷时发生延展的形态学基础。由于关月板前后角均固定不动,当承受载荷时乃向关节周缘扩展,并在卸载时回缩。

Krause等利用Instrone通用试验器对膝关节施加载荷,凭借置入半月板前角的应变传感器测出半月板的周缘移位,同时还对膝关节的压迫变形做了测定。当两侧半月板均保留时,载荷达到700N,关节面压迫变形为1mm。而当切除内侧半月板后,载荷仅500N,关节压迫变形即已达到1mm。由此也可以说明半月板传导载荷的作用。

可见,半月板不仅自身直接传导载荷,其更重要的作用则是随着载荷的增加,使通过膝关节的载荷逐渐、均匀地分布于当时的关节接触面上。

2.维持关节稳定　膝关节伸直时,股胫关节的接触点前移,半月板一方面由于股骨髁在伸直过程中的推挤而被动向前。同时也由于伸直时髌骨的前移,通过髌骨半月板韧带将半月板拉向前方。当膝关节屈曲时,股胫关节的接触点后移,同样,半月板又被股骨髁推挤移向后方,同时,附着于内侧半月板后缘的半膜肌和附着于外侧半月板的腘肌均可将其拉向后方。半月板的这种移动可以防止股骨髁过度前滑或后滑,外侧半月板的前后角十分接近,而且也不似内侧半月板与内侧关节囊韧带有紧密的附着,因此,其前后移动的幅度大于内侧者,二者之比为2:1。当膝关节外旋(股骨髁在胫骨髁上内旋)时,外侧半月板向前移,同时内侧者向后移;内旋时则相反,形成扭动。

综合半月板在膝关节运动中的情况可以看出,半月板的运动是随股骨的运动而移动的。尽管在伸屈过程中,股骨与半月板之间有大幅度的接触面转移,但从半月板移动的结果看,则是使股骨髁在任何伸屈位置上,都有楔形填充以达到稳定。

半月板是膝关节内8字结构的组成部分,但它的作用是次要的,首先是肌肉与韧带的动力和静力稳定作用,Hsieh和Walke通过尸体标本观察发现,当交叉韧带完整时,切除半月板后不增加前后不稳定。而当切除交叉韧带后,再切除半月板,则该不稳定显著增加。因此认为,在交叉韧带失效后,半月板在维持膝关节稳定上起着一定的作用。

此外,半月板通过其附着的关节囊,在承受关节内的压力、剪力以及扭转应力时,经过关节滑膜及关节囊的神经输入信号,形成反射性的肌肉收缩。

3.协调润滑关节 由于半月板的楔形填充,扩大了股骨的接触面,因此,使润滑液得以与股、胫软骨面的接触。MacConail 发现切除半月板后,股胫关节的摩擦系数增加了20%。

二、半月板损伤机制及类型

在日常生活中,膝关节的各种运动使半月板不断承受着传导载荷的垂直压力、向周缘移位的水平拉力和旋转时的剪式应力。由于年龄、职业和运动情况的不同,半月板在日常生活或劳动、运动中受到损伤的机会,以及造成的损伤和特点或类型也各异。运动员、舞蹈演员显然比教员受伤的机会大得多;而矿工长期处于蹲位,其半月板损伤的特点则又不同于球类运动员者;青年人半月板较厚,弹性好,吸收震动力的能力强,因外伤而造成的半月板撕裂多呈纵型;而老年人的半月板因退行性变而变薄,弹性差,边缘往往有粘连,活动性差,剪式应力引起的水平撕裂或磨损较多。但青年人的活动量远远超过老年者,因此,发病的几率又比后者多。

损伤的机制在于膝关节运动中引起的半月板的矛盾运动(矛盾性),以及膝关节运动中的突然变化(突然性)。例如,当膝关节伸屈过程中同时出现旋转,甚至内外翻,半月板既要完成伸屈时的移位运动,又要完成旋转时的移位运动,再加上被动的内、外翻运动,就会出现矛盾运动,而使半月板挤于股骨髁和胫骨平台之间,在承受垂直压力的同时,又遭受牵拉或剪力。这种矛盾运动往往是在膝关节运动中的突然变化而带来的。例如,踢足球时踢空,造成膝关节的突然过伸,半月板往往被挤于股骨与胫骨髁之间,或在两角之间形成反向牵拉,造成横裂或前角撕裂。行走时绊于树桩上,踢足球时的对脚,出现伸屈、旋转加外翻,内侧半月板被拉向中央,被凸出的股骨内髁所压榨,当膝继续伸直时,造成纵裂或边缘撕裂。

机制与损伤类型之间的规律不一定总是固定不变的,尤其是应力多为复合的,因此,很难依据机制而将半月板损伤分型。一般多按照损伤的解剖特点而分型。其参考依据有形状、部位、大小和稳定性,分为退变型、水平型、放射型、纵型(垂直型)和横型。

1.退变型 多发生于40岁以上,常伴有X线片显示的关节间隙变窄,但难以辨别其症状是来源于关节退变抑或半月板病变。

2.水平型 多自半月板游离缘向滑膜缘呈现之水平撕裂,形成上、下两层。其症状常由其中一层在关节间隙中滑动而引起。

3.放射型(斜型,鸟嘴型) 常使沿周缘走向排列的环行纤维断裂,当此放射裂或斜裂延伸至滑膜缘时,则半月板之延展作用完全丧失,大大影响到载荷的正常传导。

4.纵型(垂直型,桶柄型) 可以是全层的,也可以仅涉及股骨面或胫骨面,多靠近后角。其纵长如＞1.5cm,则属于不稳定者,即"桶柄",易于向中间滑动,常与前交叉韧带断裂合并发生。

5.横型 自游离缘横向断裂,多位于体部。如伸至滑膜缘,则环形纤维显然会完全断裂。

除上述5型外,尚应补充以下三型:

1.前、后角撕裂型 易进而演变为部分边缘撕裂而形成较大的游动。

2.边缘撕裂型 前、后角附着部完整,游离之半月板甚至可滑移至髁间窝形成交锁。常合并有前交叉韧带断裂。

3.混合型 Groh 按照病因学的分类法有一定的临床实用意义,它分为四型,即:

(1)急性外伤性撕裂:最常见。有明确的外伤史,多为青年、运动员,撕裂是纵裂或边缘裂。

(2)自发性撕裂(原发性退行变):多发生在长期蹲位或跪位工作者,以水平裂多见。

(3)外伤撕裂晚期改变(继发性改变):初次外伤时造成较小的损伤,如附着区的部分撕裂,愈合不完全,经继续机械作用,撕裂渐扩大,或在局部退变的基础上继续承受应力,或再次较小的外伤,出现新的撕裂。

(4)韧带损伤后的晚期改变(假性原发性退行性变):韧带损伤,膝关节不稳定,加重了半月板的负担。前内侧旋转不稳定常继发内侧半月板后角的退变撕裂;前外侧旋转不稳定则多引起外侧半月板后角的同样改变。

三、诊断

据临床半月板损伤病例分析,年龄自8~53岁,其中以青年居多数,成人男女之发病率约为1.15∶1,左右侧约为0.88∶1,内外侧约为1∶2。

诊断主要依靠临床体征,约15%~20%的患者需借助关节造影乃至关节镜进行确诊。

(一)病史

1.外伤史　据我院病例只有近2/3的患者有明确外伤史,往往是膝关节突然旋转(内或外)扭伤或跳起落地时扭伤,伤后立即出现疼痛,且渐肿胀,部分患者此后多次扭伤发作肿痛,并引起其他症状。据Smillie1955~1974年6000例半月板撕裂病例分析,无明确外伤史而发病者,由24%增到53%。因此,需注意了解患者的职业等其他因素。长期蹲位工作者,如矿工,往往无明确急性外伤史。韧带损伤,关节不稳定,特别是前内侧旋转不稳定也可继发引起内侧半月板撕裂。

2.疼痛　半月板无感觉神经末梢,症状来自关节囊的刺激或关节活动时的机械干扰,但Byknn等人通过实验观察,发现半月板有大量有髓及无髓神经纤维组成的神经束,分布于其体部周缘表面及角部。因此,其损伤的疼痛也可能是来自其本身的牵拉刺激,患者往往申诉关节一侧(内或外)痛,或后方痛,位置较固定,有些患者在膝关节伸屈活动到某一位置上出现痛,如接近伸直位,多不能全伸。当疼痛伴有伸直障碍和弹响时,即弹响过后疼痛消失同时可完成伸直动作,半月板损伤的可能性极大。

3.打软腿　感到肌肉无力控制关节,常有突然要跪倒的趋势,特别是上下台阶,或行走于平坦的道路上时。其原因为膝关节不稳定以及股四头肌力弱。

4.关节交锁　少数患者于活动中突然发生伸直障碍,但常可屈曲。经自己或他人协助将患肢旋转摇摆后,突然弹响或弹跳,然后恢复。此现象为破裂的半月板嵌夹于关节内不能解脱所造成。

(二)体征

1.股四头肌萎缩　常可见到,以股内侧头最明显。

2.压痛　在关节间隙压痛,压痛点固定而局限,如多次检查位置不变,局限于间隙某一范围内,则有诊断意义。应特别注意区别股骨髁部的压痛。紧贴髌韧带两侧深部的压痛则以脂肪垫炎的可能性大。

3.过伸或过屈痛　做过伸或过屈试验检查是否引起疼痛。做过伸试验时,一手托足跟,一手置胫骨上端前方下压,不应放在髌骨上,以免误与髌骨压痛相混淆。过屈试验还可将足控制在外或内旋位检查。

4.旋转挤压试验　McMurray于1949年发表的半月板的检查法陆续为广大骨科医师所采用。他的方法是令患者仰卧,检查者一手握足跟,使膝关节首先达到最大屈曲位,然后外旋外展小腿并渐将膝关节伸直。在自屈而伸的过程中,任何内侧半月板的碎片均会被夹在股骨与胫骨关节之间,股骨在其上滑过时,乃引起疼痛与响声。相反方向的检查,即内旋内收小腿自屈而伸,如不出现响声,即可断定内侧软骨的后部正常。由此可见,McMurray虽然也提到在内收内旋位检查外侧半月板,但其方法主要是为诊断内侧半月板损伤的。在临床上,当按照McMurray试验做外展外旋位屈曲检查时,既可能在内侧也可能在外侧出现疼痛和(或)弹响。因此,不能只根据固定的模式,依据检查时小腿的位置来判断损伤侧,而必须以何侧出现体征和(或)症状作为依据。尤其在欧美国家,外侧半月板损伤远较内侧者少见,对外侧半月板损伤认识不足。

旋转挤压试验是作者在 McMurray 试验的基础上加以改良的一种方法。即将被检查者的下肢置于内收(或外展)同时内(外)旋位,自极度屈曲位逐渐被动伸直,以检查在此过程中出现的疼痛、弹响及弹动感。检查者一手握足跟,另一手置于膝前方,拇指及手指分别置于膝眼部,以体验弹动感,所谓弹动感即有物自关节间隙向外推顶手指的感觉,聆听有无弹响以及观察患者是否有疼痛。

RS 试验共有四个方位,即内收内旋、内收外旋、外展外旋、外展内旋。其结果不应简单地列出(＋)或(－),而应具体标明在何侧(内或外)出现何种体征或症状,以供分析判断。记录应如下式:

内收(外展)内(外)旋位自屈而伸至××位,外(内)侧出现××及××。

注意疼痛与弹响、弹动感之间的时间关系,一般疼痛多在弹响、弹动感之间出现,而当弹响或弹动感一旦出现,疼痛往往立即缓解。但有时也会出现在接近伸直位时引起疼痛,且不能进一步达到完全伸直,疼痛因而也不消失的情况,此时仍应高度怀疑有半月板损伤的可能性。

RS 试验是一项十分重要的检查手段。当因疼痛、情绪紧张、肌肉不放松等等原因而检查不满意时,应另找时间重新检查,或反复检查。有时可令患者在一段时间内加强活动,然后再做检查。

5.负重下 RS 试验　卧位行 RS 试验有可疑而不肯定时,可令患者站立,双膝屈约 45°同时向同侧扭转,检查者仍按卧位 RS 试验时之方式,以手指感觉,同时聆听响声,并了解患者当时的疼痛感。

(三)影像学诊断

1.X 线　膝关节正侧位 X 线片不仅对鉴别诊断有参考价值,如骨软骨损伤、关节游离体、骨肿瘤等需除外,而且对决定是否手术也有意义,如骨性关节炎较严重的膝关节一般不宜手术。必要时尚需按照髌骨切线位相以除外髌股关节紊乱。

2.关节造影　关节造影也是一种常用的诊断方法,但无需作为常规。关节内注入气体作为阴性对比造影的方法已渐被淘汰。因其对比很弱,容易漏掉较小的损伤。注入碘水作为阳性对比的方法,其显示半月板损伤的效果很好。自髌骨外上缘穿刺,注入 35%～50% 的有机碘制剂,稍加活动使造影剂分布均匀后摄前后位及后前位的中立、外旋、内旋位 X 线片各三张,以判断不同部位的半月板损伤。但碘水造影往往会覆盖了较表浅的软骨疾患,如髌骨软骨软化,其他软骨面的退行性变等,用气-碘水双对比造影法则可充分显示出表浅的软骨疾患。它只有一薄层造影剂覆盖软骨上,而且和注入的空气形成强烈的对比。双对比造影法也采用髌外侧穿刺,先注入 5ml 造影剂,再注入 30～40ml 空气。注入后作轻柔缓慢的伸屈活动两三次,使其分布均匀。再在髌上部以弹力绷带绑扎以减少髌上囊内的造影剂。

3.MRI　其诊断价值至 20 世纪 90 年代已渐明确,但费用过高。

(四)关节镜检查

关节镜的发明及推广,无论对膝关节镜疾患的诊断以及手术治疗,都带来了很大的好处。但决不应以其来完全代替其他检查。对半月板损伤,只有在临床上高度怀疑而经体检、X 线造影等均无法肯定或排除,体检与 X 线造影有矛盾,不能肯定何侧半月板有可能损伤,半月板切除后长期原因不明疼痛或遗留其他症状时,才需要关节镜检。关节镜检视中,由于关节镜的放大,有时可能将有退行性变的半月板边缘的小磨损误认为是横裂。水平裂和胫骨面的磨损有时不易察觉,需依靠一枚插入的探针协助诊断。在检视半月板的同时,还应注意到是否存在髌骨,股骨髁软骨面的退变,以及交叉韧带有无损伤。

近年来,关节镜技术在国内正进一步发展,从单纯用于诊断到诊治兼顾,使关节镜检的适应证大大拓宽。

四、治疗

急性损伤很少考虑手术治疗。如发生关节交锁,可利用内外翻加旋转予以解锁,但切忌暴力,尤其是强迫伸直,容易造成韧带损伤。在试行解锁无效的情况下,应行小重量皮牵引,有时在肌肉痉挛缓解,疼痛减轻的情况下,患者自己稍加活动患膝,交锁即有可能解除。只有在牵引后再试行手法解锁仍无效时,才应手术探查。以往对半月板损伤已造成明显症状,影响生活乃至劳动者,往往行切除术。但近年来,由于对半月板功能的重要性有了较深入的了解,治疗原则有了很大的转变,对全切除采取了极其慎重的态度,而对早期手术却转为积极。半月板只有外缘约10%～30%有血液供应,因此,除了近边缘部的撕裂外,其他很难愈合。近年来有人发现断裂如通至边缘,也有愈合的可能。如果损伤的半月板既不能愈合,又因其破碎严重而造成膝关节明显的功能紊乱,则仍应考虑全切除。但半月板很难在一次急性损伤中造成严重的断裂,它可以是横裂、纵裂、桶柄裂、水平裂等,而较复杂的混合型、多发裂以及较大面积的磨损则几乎毫无例外地都是在反复损伤后积累而成的。因此,及早诊断、及早治疗可使半月板全切除的机会减少到较低限度。而且早期治疗的效果要比晚期者满意得多。当损伤严重的半月板经过较长岁月,其本身已变性,且已对关节软骨造成一定程度的磨损破坏后,再行半月板切除,将有可能使症状更加明显。

Muller等将半月板分为三个区,即红-红区、红-白区及白-白区。红表示有血运,白表示无血运。红-红区撕裂位于滑膜缘有血运区,即撕裂之两侧缘均有充足血供,愈合能力很强。红-白区撕裂位于有血运和无血运和分界部,也有较好的愈合能力。而白-白区则完全无血运,极难愈合。

(一)半月板修复

红-红区及红-白区撕裂在妥善的修复后均可愈合。最理想的是合并前交叉韧带断裂的急性边缘性半月板撕裂。修复的方式有四种:①开放式;②关节镜下全封闭式;③关节镜下自外而内式;④关节镜下自内而外式。在修复前应先将撕裂之两缘扩创,以利愈合。缝合的方式可归纳为垂直褥式、垂直分层式、水平褥式、结式和在关节镜下全封闭式修复所用的直接缝合。

凡是在关节镜下进行的修复术,均需专用的镜下缝合器械。自外而内者在相应之部位做切口,将穿刺针(可用腰穿针)自关节囊外刺入,穿经半月板裂口,行结式缝合,拉紧固定,每针间隔3～4mm,邻近的两根缝线在囊外连接结扎。也可用水平褥式缝合。自内而外者,其皮切口在相应的后内或后外侧,自内而外穿出的缝线均备好后,再全部拉紧,分别结扎于关节囊外。应注意勿将隐神经血管扎入。

修复术造成的神经血管损伤虽很少,但文献已有报道,并特别强调无论是自内而外,抑或自外而内均应将所经关节囊部显露清楚。在内侧甚至需将隐神经游离。

近年来,对无血运区的半月板撕裂也有尝试修复者,并获得出人意料的效果。Kimura等(1995)报告的一组关节镜下半月板修复者,46例(均为纵裂)再经二次关节镜检。其中32例之撕裂位于无血运区,7例于修复时用滑膜瓣填植,全部愈合。31例合并前交叉韧带断裂,26例修复,其半月板裂伤也全部愈合。仅8例裂伤未愈合。这组观察有力地说明了无血运区裂伤并非不能修复,重要条件是在裂伤区提供血运,以及消除因前交叉韧带失效带来的不稳定因素。在Horibe等(1995)报告的132例二次镜检的结果中,愈合率达73%,但17%的不完全愈合者中也几乎都存在前交叉韧带失效。Warren(1990)在此前已提出过二者之间的重要联系,半月板与前交叉韧带同时修复,半月板之愈合率高达90%,否则仅及40%。其理由是关节稳定性增进和手术造成血凝块的作用。因此,二者的同时修复变得格外重要。Eggli等(1995)报告的52例长期随诊(平均7.5年),临床分析认为最有利于修复的条件是:①伤后8周内;②30岁以下;③裂伤＜2.5mm;④外侧半月板之撕裂。它反映了早期修复的重要性。

(二)半月板切除

鉴于半月板功能的重要性,现已取得共识,尽量不将半月板完全切除。在无条件行半月板修复的情况下,可以只做半月板部分切除,例如,纵型的桶柄部分,放射型的鸟嘴部分,水平型的股或胫骨面部分,横型的横裂局部。前面已阐明,只有早期诊断、早期处理才有可能争取部分切除。

关节镜技术及手术器械的不断提高,不仅为半月板部分切除提供了更多的可能性和可靠性,而且也使那些不得不行半月板全切除的手术创伤大大减少,复原远较关节切开者迅速。术后往往只需数日即可下地负重,2～3周即可完全复原。但镜下手术操作不仅需要相当熟练的技术,而且更需要对镜下组织有精确识别及诊断的能力。

半月板完全切除后的效果往往是在早期较满意,若干年后其满意率逐渐降低。主要有以下三方面的问题:

1.关节退行性病变　半月板切除侧的股胫关节在术后数年即开始有所表现,关节间隙狭窄,胫骨髁硬化以及股骨髁扁平等,而外侧者多较内侧者明显。有些患者甚至出现髌股关节的退行性变。由于外侧半月板载荷传导的作用较内侧者明显,因此,当外侧半月板切除后发生关节退行性病变的机会及时间均较内侧切除者为多、为早。

2.膝关节不稳定　半月板切除后因本身作为楔形填充物所形成的稳定作用丧失外,还有可能引起韧带或关节囊韧带的继发松弛,出现不稳定。但必须在手术时注意探查交叉韧带是否已有损伤,以便及时修补,避免在切除半月板后使不稳定明显化。

3.慢性滑膜炎　术后产生慢性滑膜炎的原因有:①术前原已存在,又在滑膜炎未消退的情况下进行手术切除;②术中操作较粗暴或较困难,尤其是为了扩大视野而以拉钩用力牵拉,往返摩擦,更易造成术后的滑膜反应;③术后关节存在较大的血肿,吸收较慢;④术后过早过多地进行膝关节伸屈活动,而不是以股四头肌的等长收缩为主。

术后发生关节积液,除非张力很大,一般均不宜穿刺抽液,而应加强肌四头肌的抗阻力等长收缩,避免做膝伸屈运动,晚负重。如处理不当会长期积液而很难消失。

半月板部分切除是否真正可减少乃至消除全切除后晚期的不良后果,20世纪90年代以来的文献已渐有反映。Eagger等对284例曾行半月板部分切除的患者,于平均53.5月后随诊的放射学结果表明,内侧部分切除者38%有明显骨性关节炎改变,外侧者则有24%。年龄在40岁以上者更为突出。可见,即使是部分切除术,也尚未成定论,仍需长期随诊及严格的分析。就目前认识而言,半月板无论全切除或部分切除或其他术式,影响其预后的因素主要有:

(1)有无合并损伤或病理改变如韧带损伤、软骨蚀损、退行性骨关节炎等。

(2)伤后时间长短,症状是否严重。

(3)术前是否已存在慢性滑膜炎,股四头肌萎缩是否明显。

(4)患者的职业及术后在康复方面的要求。

(5)手术操作是否轻巧熟练,损伤大小如何。

(6)术后患者是否有指导地进行了合理的、积极的锻炼。

(王鸿雁)

第十八节　膝关节脱位

膝关节脱位是比较少见的,只有在强大的暴力作用下,膝关节周围的软组织几乎完全被破坏时,才能造成膝关节骨端分离脱位。膝关节脱位的严重性,不仅是因为关节及周围软组织损伤广泛和严重,而是常合并血管和神经的损伤,如不早期治疗或处理不当,容易造成不良后果。

1.病因

(1)直接暴力。

(2)间接暴力旋转力、杠杆力作用。

2.机制　根据外力作用和胫骨在股骨下移动的方向,膝关节脱位可分为五种类型。

(1)前脱位:多为膝关节强烈的过伸性扣伤所致,屈膝时,外力向后作用于股骨下端或外力向前作用于胫骨上端,使胫骨向前移位,较多见。

(2)后脱位:向后的外力作用于胫骨上端,造成胫骨向后脱位,多合并动脉损伤。

(3)外侧脱位:为强大外翻力或外力直接作用在股骨下端使胫骨向外侧移位。

(4)内侧脱位:强大外翻压力使胫骨向内移位,较少见。

(5)旋转脱位:由于强大旋转外力的作用,胫骨向两侧旋转脱位少见,特点是移动幅度小,很少合并血管与神经的损伤。

另外,根据膝关节股骨髁与胫骨髁完全分离或部分分离,可将膝关节脱位分为完全脱位或部分脱位。

3.临床表现与诊断

(1)严重的膝部外伤史。

(2)伤后膝关节剧烈疼痛,膝部畸形、肿胀,关节活动受限。

(3)检查时膝关节有明显的异常活动。

(4)若合并有神经、血管损伤时,则可出现远端的神经、血管症状。

4.治疗

(1)初步治疗:通过轴向牵引及手法推挤多可直接复位。关节复位后,需要重复神经血管检查。膝关节用夹板制动并行冷敷。避免残留半脱位,特别是在需要延期手术治疗的情况下。绝大多数病例需要通过测量踝臂指数(ABI)及系列查体排除动脉损伤。

(2)最终治疗

1)手术时机:膝关节脱位的急性期(损伤后 14d 内)关节镜检查是禁忌,因为破损的关节囊易造成液体外渗。随着自体韧带移植等韧带修复及重建技术的发展,建议延至膝关节恢复功能性活动度后再考虑手术。术者的经验及习惯也要考虑,但伤后早期重建前交叉韧带(ACL)会增加关节粘连的风险。ACL 撕脱是例外情况,早期重建能够增加膝关节稳定性而不增加手术的复杂性或延长手术时间。合并后外侧角(PLC)损伤同样需要早期(伤后 1 个月内)重建或修复。修复侧副韧带能够提高关节稳定性,对治疗 PLC 损伤特别有用。

尚无明确数据支持膝关节脱位时修复还是重建侧副韧带及后外侧角更为有利。除合并撕脱骨折外,均应重建交叉韧带。存在合并损伤(软组织损伤、多发伤、感染)时,偶尔采取保守治疗。

保守治疗指在麻醉下用外固定器将膝关节固定于伸直位 7～8 周,随后手法锻炼、关节镜下松解及活动度锻炼。这一时间确保后交叉韧带(PCL)获得充分愈合。常需要在硬膜外麻醉下手法恢复最大活动范围。佩带支具后膝关节如能维持复位,也可选择支具治疗。

2)手术治疗:膝关节脱位时 PCL 或 ACL 可保持完整。其意义在于有功能的 PCL 可指导术中对 ACL 的处理。相反,前后交叉韧带均撕裂是更复杂、更不稳定的类型,需要同时处理两条韧带。

同样,膝关节脱位可造成一侧或双侧侧副韧带撕裂。侧副韧带撕裂提示相应的关节内结构损伤,有助于指导韧带修复或韧带重建(更多采用)。

手术治疗的基本技术及原则如下：尽量采用中线切口，减少将来进行其他膝关节手术时出现切口并发症的风险。采用 Krachow(1988)报道的提拉锁定方法固定撕脱的韧带。缝合或用螺钉固定骨性撕脱。不提倡直接修复，而应重建前交叉韧带，但当侧副韧带撕裂及后外侧角撕裂时，修复还是重建取决于残留的组织多少。自起止点撕脱的韧带，用螺钉或带垫圈的长钉固定，或手术重建。通过股骨及胫骨的隧道固定自体或异位韧带。膝关节脱位重建韧带的关键是 PCL。同时重建多条韧带时，最好选择异体材料，优点是材料来源充分，避免自体取材时的进一步创伤。

术后用特制的支具制动。以活动度为核心的功能锻炼非常重要。足下垂时使用踝足矫形器。

（王鸿雁）

第十九节　膝关节韧带损伤

稳定膝关节的韧带包括关节囊内的前后交叉韧带和关节囊外的内外侧副韧带。大多数观点认为，囊外韧带损伤（特别是内侧副韧带）有较强的自愈能力，而囊内韧带断裂则不能自发性修复，一般需外科手术修复。

一、交叉韧带损伤

交叉韧带损伤属于较严重的损伤，对膝关节的活动影响较大，如能及时诊断和早期治疗，多数膝关节功能可得到较好的恢复。

1.病因

(1)强力减速外翻外旋。

(2)强力减速内旋和过度后伸。

2.机制　前交叉韧带与胫侧副韧带或半月板损伤，或三者联合损伤较常见，因外力大小和作用点不同，交叉韧带损伤本身分为完全断裂和部分断裂，由于损伤机理不同，可造成六种类型的交叉韧带损伤。

(1)前交叉韧带下附着点胫骨棘撕脱骨折。

(2)前交叉韧带上附着点撕脱。

(3)前交叉韧带中部断裂。

(4)后交叉韧带下附着点胫骨棘撕脱骨折。

(5)后交叉韧带上附着点撕脱。

(6)后交叉韧带中部断裂。

3.临床表现与诊断

(1)外伤史：伤者自觉膝关节内有撕裂感。

(2)疼痛肿胀：膝关节内剧痛，腿软无力而跌倒，同时膝关节内积血而迅速肿胀。

(3)行走不稳：完全断裂，常伴有胫骨髁间棘骨折行走困难，不完全断裂者症状较轻，可坚持走路，但有膝软、跛行等。

(4)抽屉试验：呈阳性。

(5)外展分离试验：阳性时，表明胫侧副韧带和前交叉韧带同时断裂。

(6)X线片：如发现股骨髁间棘前部，胫骨后缘或股骨髁间凹处有小骨折片，则应考虑交叉韧带损伤的可能性。

4.治疗

(1)非手术治疗:适用于部分断裂的交叉韧带损伤,抬高患肢,长腿石膏前后托固定膝关节于30°位6周,部分前交叉韧带完全断裂,但其附着点骨折无明显移位的,可伸膝石膏托固定。

(2)手术治疗:这种治疗方法适用于完全断裂的交叉韧带损伤,特别是新鲜的前交叉韧带断裂,合并胫侧副韧带或半月板损伤的患者。一经确诊,就应争取早日手术对全部损伤尽可能做到合理的修复,缝合或切除断裂的半月板,修补交叉韧带和侧副韧带,只有早期施行全面和妥善的治疗才能使膝关节功能得到较好的恢复。

新鲜前交叉韧带断裂,应尽早行关节镜下韧带修复、重建。

陈旧的交叉韧带断裂,可用髂胫束或半月板代交叉韧带行静力性重建和用髌腱代交叉韧带行动力性重建手术。

5.术后处理   术后用长腿管型石膏固定膝关节于屈20°位4～5周。

二、侧副韧带损伤

1.病因

(1)间接暴力:外力作用于小腿或膝外侧,使股骨内收,内旋和胫骨外展造成胫侧副韧带损伤。

(2)直接暴力:膝半屈位强力内收致膝侧副韧带损伤。

2.机制   侧副韧带损伤根据程度可分为部分断裂和完全断裂两种。完全断裂可分为以下四种类型。

(1)胫侧副韧带完全断裂。

(2)韧带断端嵌夹在关节之间。

(3)膝关节损伤三联症,即胫侧副韧带损伤、合并半月板与交叉韧带损伤。

(4)腓侧副韧带完全断裂。

3.临床表现与诊断

(1)外伤史:膝部或小腿部受外力直接打击。

(2)肿胀疼痛:肿胀的程度与韧带损伤的轻重有关,严重的可合并有关节内积血。

(3)关节活动受限:韧带破裂,出血、疼痛,关节内积血或撕裂的韧带挤夹在关节间,活动明显受限。

(4)局部压痛:根据压痛点的位置和疼痛轻重。可确定韧带损伤的部位和破裂的程度。

(5)分离试验:确定胫腓侧副韧带的损伤程度。

(6)X线检查:加拍膝关节的应力片,确定胫腓侧副韧带的断裂。

4.治疗

(1)非手术治疗:适用于侧副韧带局限性纤维断裂或部分断裂。治疗目的在于减轻疼痛,消除肿胀。为促使损伤早期愈合与肢体功能的早期恢复创造条件。根据情况可采用卧床休息,石膏固定等方法。

(2)手术治疗:主要适用于侧副韧带完全断裂,或不能排除韧带完全断裂的患者,通过早期手术恢复韧带固有的连续性和完整性。

对新鲜断裂的韧带可对端缝合,重叠缝合。合并有骨块撕脱的,可给予固定,必要时可用半腱肌,股薄肌予以加强。

陈旧性的韧带断裂,膝关节仍不稳定的可行手术治疗,较多用的有:胫侧副韧带附着部移位术,半腱肌肌腱移位术,髂胫束与股二头肌腱韧带重建术。

(3)术后处理:术后屈膝20°,石膏托固定4～6周。

(王鸿雁)

第二十节　踝关节骨折和脱位

踝关节骨折是常见损伤之一,1922年Ashurst和Brommer将其分为外旋型、外展型、内收型与垂直压缩型,又根据骨折的严重程度分为单踝、双踝和三踝骨折。20世纪40年代末至50年代初Lauge-Hansen提出另一种分类方法,根据受伤时足部所处的位置、外力作用的方向以及不同的创伤病理改变而分为旋后-内收型、旋后-外旋型、旋前-外展型、旋前-外旋型和垂直压缩型,其中以旋后-外旋型最常见。Lauge-Hansen分类法强调踝关节骨折波及单踝、双踝或三踝是创伤病理的不同阶段。1949年Denis提出一种从病理解剖方面进行踝关节骨折脱位的分类方法,比较适用于手术治疗,1972年以后Weber等对这种分类进行改进而形成AO(ASIF)系统的分类法,主要根据腓骨骨折的高度以及与下胫腓联合、胫距关节之间的关系而将踝关节骨折脱位分为3型。在重视骨折的同时必须也重视韧带的损伤,只有全面地认识损伤的发生与发展过程,才能正确估价损伤的严重程度,确定恰当的治疗方案。

必须指出踝关节骨折脱位时并非单一的间接外力所引起,联合外力致伤者并不少见,如足部处于旋后位,距骨不仅受到外旋外力,而且同时还可以受到垂直压缩外力,此时后踝骨折不仅表现为单纯撕脱骨折,骨折片较大可以波及胫骨下端关节面的1/4甚或1/3以上。相比之下Lauge-Hansen分型更符合于临床的实际情况。Lauge-Hansen以尸体标本上的实验证实了临床常见的骨折脱位类型,并阐明了损伤发生的机制。

一、闭合性骨折脱位

1.旋后-内收型　足于受伤时处于旋后位,距骨在踝穴内受到强力内翻的外力,外踝受到牵拉,内踝受到挤压的外力。

第Ⅰ度:外踝韧带断裂或外踝撕脱骨折,外踝骨折常低于踝关节水平间隙,多为横断骨折或外踝顶端的撕脱骨折。

第Ⅱ度:第Ⅰ度加内踝骨折,骨折位于踝关节内侧间隙与水平间隙交界处,即在踝穴的内上角,骨折线呈斜形斜向内上方,常合并踝穴内上角关节软骨下方骨质的压缩,或软骨面的损伤。

Hughes(1995年)指出在外踝韧带损伤中50%有踝穴内上角关节面的损伤,以后有可能形成游离体。

外踝韧带断裂的治疗前已述及。外踝顶端的撕脱骨折或撕脱骨折片较大,均可用外翻位U型石膏固定4～6周,也可切开复位螺丝钉固定,由于外踝的轴线于腓骨干的纵轴相交成向内的10°～15°角,螺丝钉应穿过腓骨干内侧皮质,如果仅行髓腔内固定,容易使外踝出现内翻,即正常的外踝与腓骨干的交角变小,而影响踝穴的宽度。如果内固定牢固,术后可以不用外固定,早期开始踝关节功能锻炼。

第Ⅱ度骨折中如果内踝骨折移位明显且闭合复位后不稳定者,可行切开复位内固定,切开复位时应注意踝穴内上角是否塌陷,如有塌陷则应予以复位并充填以松质骨,然后以螺丝钉内固定。

2.旋前-外展型　足处于旋前位,距骨在踝穴内强力外翻的外力,内踝受到牵拉,外踝受到挤压的外力。

第Ⅰ度:内踝撕脱骨折或三角韧带断裂。内踝骨折位于踝关节水平间隙以下。

第Ⅱ度:第Ⅰ度加以下胫腓韧带部分或外全损伤,其中下胫腓前韧带损伤也可以表现为胫骨前结节撕脱骨折,下胫腓后韧带损伤也可表现为后踝撕脱骨折。此型可以出现下胫腓分离。

第Ⅲ度:第Ⅱ度加以外踝在踝上部位的短斜形骨折或伴有小碟形片的粉碎骨折。碟形骨折片位于外侧。

治疗可行闭合复位U形石膏固定,闭合复位时应将足内翻,不应强力牵引,以防软组织嵌入内踝骨折端之间影响复位及愈合。如内踝骨折不能复位时,可行切开复位螺丝钉内固定,内踝骨折片较小时可用克氏针内固定并以钢丝作"8"字钻孔缝合行加压固定。

少见的旋前-外展型损伤为Dupuytren骨折脱位,腓骨高位骨折、胫骨下端腓骨切迹部位撕脱骨折、三角韧带断裂同时有下胫分离。

3.旋后-外旋型　足处于旋后位,距骨受到外旋外力或小腿内旋而距骨受到相对外旋的外力。距骨在踝穴内以内侧的轴向外后方旋转,冲击外踝向后移位。

第Ⅰ度:下胫腓前韧带断裂或胫骨前结节撕脱骨折。

第Ⅱ度:第Ⅰ度加外踝在下胫腓联合水平的冠状面斜行骨折,骨折线自前下方向后上方呈斜形。

第Ⅲ度:第Ⅱ度加后踝骨折,由于下胫腓后韧带保持完整,后踝多为撕脱骨折,骨折片较小,但如合并有距骨向后上方的外力时,则外踝骨折表现为长斜形,后踝骨折片也较大,有时可以波及胫骨下端关节面的1/4或1/3。

第Ⅳ度:第Ⅲ度加内踝骨折或三角韧带断裂。

旋后-外旋型中第Ⅳ度可以合并有下胫腓分离,由于外踝骨折位于下胫腓联合水平,骨折位置不很高,故下胫腓分离的程度较旋前外旋型为轻,且于原始X线片中可不显现,而于外旋、外展应力下摄片时方可显现,但如同时合并有垂直外力,外踝骨折线较长,且向上延伸较多时,下胫腓分离则可明显,同时后踝骨折片也较大。

旋后-外旋型骨折可行闭合复位,矫正距骨向后方的脱位,足内旋并将踝关节置于90°位用"U"形石膏固定;当后踝骨折片较大时,不能以推前足背屈使向后脱位的距骨复位,由于后踝骨折片较大,又由于跟腱的紧张牵拉,后踝部位失去支点,单纯背屈前足时不能到达后踝骨折的复位,反可能使距骨向后上方脱位,而应自跟骨后侧向前推拉足部,并同时将胫骨下端向后方推移,始可达到后踝骨折的复位;如果后踝骨折片较大时,为控制足部的跖屈,可用短腿前后石膏托制动6周。

闭合复位失败者可行切开复位,由于外踝骨折系冠状面斜行骨折,可用松质骨加压螺丝钉在前后方向上做内固定;如果后踝骨折片较小,则于外踝复位并固定以后多可同时复位;如果后踝骨折片较大,则需同时以松质骨加压螺丝钉作内固定。内踝骨折亦以松质骨加压螺丝钉内固定,术后可仅用短腿石膏托制动2周或不用外固定,早期开始踝关节功能锻炼。

4.旋前-外旋型　足由受伤时处于旋前位,三角韧带被牵扯而紧张,当距骨在外踝内受到外旋力时,踝关节内侧结构首先损伤而丧失稳定性,距骨以外侧为轴向前外侧旋转移位。

第Ⅰ度:内踝撕脱骨折或三角韧带断裂。内踝骨折的骨折线可呈斜行,在矢状面自前上斜至后下,于踝关节侧位X线片中显示得更为清楚,不同于旋前外展型第Ⅰ度内踝撕脱骨折,后者内踝骨折为横行,且位于踝关节水平以下。

第Ⅱ度:第Ⅰ度加下胫腓前韧带、骨间韧带断裂。如果下胫腓韧带保持完整,也可以发生Tillaux骨折(胫骨下端腓骨切迹前结节撕脱骨折)。

第Ⅲ度:第Ⅱ度加外踝上方6～10cm处短螺旋形或短斜形骨折。

第Ⅳ度:第Ⅲ度加下胫腓后韧带断裂,导致下胫腓分离,或下胫腓后韧带保持完整,而形成后踝撕脱骨折,同样也发生下胫腓分离。

在第Ⅲ度中如果腓骨骨折位于腓骨上 1/4 部位并呈螺旋形,下胫腓可以发生完全分离,骨间膜损伤可一直达到腓骨骨折的水平,称之 Maisonneuve 骨折。

旋前-外旋型骨折中腓骨骨折位置高,常于中下 1/3 水平,骨间膜的损伤又常与腓骨骨折在同一水平,故下胫腓分离较旋后—外旋型明显。

根据尸体实验与临床病例的观察,产生下胫腓分离的条件包括以下三方面:

(1)踝关节内侧的损伤(内踝骨折或三角韧带损伤),使距骨在踝穴内向外或向外后方旋转移位成为可能。

(2)下胫腓全部韧带损伤或下胫腓前、骨间韧带损伤,而下胫腓后韧带损伤表现为后踝撕脱骨折,从而下胫腓联合失去完整性并有可能增宽。

(3)骨间膜损伤,骨间膜使胫腓骨紧密连接并保持正常的关系,当(1)、(2)两个条件存在的情况下,骨间膜损伤可以使胫腓骨之间的距离加宽,下胫腓分离得以显现。

在临床上,骨间膜损伤与腓骨骨折常在同一水平同时并存,此时,下胫腓分离最为明显,如果腓骨保持完整,则可以阻挡距骨向外侧的明显移位,其下胫腓分离则不如有腓骨骨折时显著。因此,下胫腓分离以存在于旋前-外旋型骨折中者最为明显。

尽管如此,不是所有的下胫腓分离在损伤后原始 X 线片中都能显现,由于损伤后足部畸形恢复到正常位,或经急救复位,而在原始踝关节正位 X 线片中并不显示下胫腓联合增宽,踝关节内侧间隙也未显示增宽,如果对损伤的严重性估计不足,可以忽略了下胫腓分离的存在,导致治疗上的失误。因此,在临床工作中可采取外旋、外展应力下拍踝关节正位 X 线片以证实下胫腓分离的存在,避免遗漏诊断。

下胫腓分离可行闭合复位,将足内旋、内翻位以"U"形或短腿石膏托固定,如果腓骨骨折与内踝骨折复位良好,并不需要将下胫腓联合以螺丝钉内固定。如果切开复位内固定,则也只需将腓骨骨折与内踝骨折做内固定,不需固定下胫腓联合。从尸体实验证实:仅固定腓骨不固定内踝,不能限制距骨在踝穴内向外或向外后方的移位,在应力下仍然出现下胫腓分离。只固定内踝,不固定腓骨,不能限制距骨在踝穴内向外后方向的旋转,在应力下由于腓骨骨折而失去对距骨向外后方旋转的对抗作用,下胫腓仍然出现分离。而将内踝与腓骨同时固定以后,即使在应力下也不出现下胫腓分离。临床病例的结果与实验结果相同,当内踝骨折固定以后,由于三角韧带与足部的连结,腓骨骨折固定以后外踝韧带与足部的连接,以及腓骨中下 1/3 以上部位骨间膜的完整,使胫腓骨之间获得稳定,踝穴侧方的完整性与足又形成连续的整体,从而距骨在踝穴内也得到稳定,在外旋与外翻的应力下,距骨在踝穴内不发生向外侧或向外后侧的移位,因此,下胫腓不出现分离,在临床上,当内侧结构损伤无法修复时或腓骨骨折严重粉碎难以施行内固定时,如有下胫腓分离存在,则可固定下胫腓联合。

旋前-外旋型骨折第Ⅰ、Ⅱ度可行闭合复位,将足内旋、内翻位用 U 形石膏固定,内踝骨折复位困难,骨折断端间有软组织嵌夹而分离较远者,可行经皮撬拨复位内固定或切开复位内固定。第Ⅲ度因腓骨于中下 1/3 部位形成螺旋形或短斜形骨折,易有重叠移位,如闭合复位困难则以切开复位内固定为宜。第Ⅳ度骨折合并下胫腓分离,为达到踝穴的稳定并可早期开始踝关节功能锻炼,切开复位将腓骨骨折与内踝骨折做内固定。

5.垂直压缩型 可分为单纯垂直压缩外力与复合外力所致 2 种不同的骨折。单纯垂直压缩外力骨折依受伤时踝及足所处的位置不同又可分为背伸型损伤——胫骨下端前缘压缩骨折;跖屈型损伤——胫骨下端后缘骨折以及垂直损伤——胫骨下端粉碎骨折,常同时有斜形骨折。

由复合外力引起的垂直压缩骨折,可分为垂直外力与外旋力复合引起者,多见于旋后-外旋型骨折中,后踝骨折较大,腓骨冠状面斜形骨折也较长。垂直外力与内收外力复合引起者,内踝或胫骨下端内侧呈粉碎或明显压缩骨折;垂直外力与外展外力复合引起者,外踝或胫骨下端外侧呈粉碎或压缩骨折。

垂直压缩型骨折可试行闭合复位,需与造成骨折的外力方向相反,进行牵引并直接推按骨折部位,如背伸型则应在踝跖屈位牵引并自近端向远端推按胫骨下端前缘争取达到复位,但是由于外力损伤较大,胫骨下端松质骨嵌压后不易达到复位,即使复位后由于被压缩部位的空隙也不易维持复位。因此,为达到关节面尽可能解剖复位,并维持复位后的位置,多需切开复位,在复位后遗留的间隙处充填以松质骨并用松质骨加压螺丝钉做内固定,术后早期开始功能锻炼。

1949年Denis提出一种从病理解剖方面进行踝关节骨折脱位的分类方法,比较适用于手术治疗,1972年以后Weber等对这种分类进行改进而形成AO(ASIF)系统的分类法(图11-28),主要根据腓骨骨折的高度以及与下胫腓联合、胫距关节之间的关系而将踝关节骨折脱位分为3型:

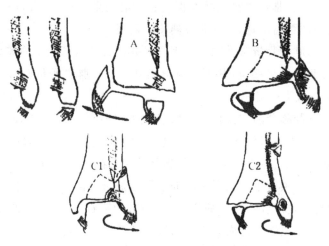

图 11-28　Danis-Weber(AO/ASIF)踝关节骨折分类系统

Ⅰ型:外踝骨折低于胫距关节(可为外踝撕脱骨折或为外踝韧带损伤),如同时合并内踝骨折则多为接近垂直的斜形骨折,也可以发生胫骨下端内后侧骨折。此型主要由于内收应力引起。

Ⅱ型:外踝骨折位于胫腓联合水平,下胫腓联合有50%损伤的可能性,内侧结构的损伤为三角韧带损伤或内踝骨折,也可发生胫骨下端外后侧骨折。此型一般由强力外旋力引起。

Ⅲ型:腓骨骨折高于下胫腓联合水平,个别病例可以没有腓骨骨折,此型均有下胫腓韧带损伤,内侧结构损伤为内踝撕脱骨折或三角韧带断裂,也可以发生胫骨下端外后侧骨折。此型又分为两种,单纯外展应力引起者,外踝骨折位于下胫腓联合水平上方,如外展与外旋联合应力引起者,多为腓骨中下1/3骨折。

压缩型:由高处坠落或由交通事故引起的嵌压或压缩骨折。Weber(1972年)将此型分为3种:

(1)胫腓骨远端压缩骨折,距骨体滑车完整。

(2)各种类型的踝穴骨折同时合并距骨体滑车骨折。

(3)胫骨远端压缩骨折,不合并腓骨骨折,但合并下胫腓联合损伤。

Weber(1972年)关于压缩骨折的分类还提出可按胫骨平台骨折的分类,即中心型、前侧型与后侧型。

联合型:胫骨远端骨折合并踝关节损伤。如胫骨远端的螺旋形骨折,其骨折线可以延伸进入踝关节并可合并内踝骨折以及下胫腓联合分离。

二、开放性骨折脱位

踝关节开放性骨折脱位多由压砸、挤压、坠落和扭绞等外伤引起,其致伤原因与闭合性骨折脱位不同,后者主要由旋转外力引起。在开放性骨折脱位中,按骨折类型可分为外翻型、外翻位垂直压缩型、外旋型、内翻型与单纯开放性脱位 5 种,其中以外翻型最为多见。压砸外力来自外侧,开放伤口位于内踝部位,呈横形、L 形或斜形。外翻位垂直压缩型多由坠落伤引起,其开放伤口亦在内踝部位。外旋力引起之开放性骨折,其伤口亦在内侧。仅内翻型损伤,其开放伤口位于外踝部位。综上所述,踝关节开放性骨折脱位的开放伤口,多表现为自内向外,即骨折近端或脱位的近侧骨端自内穿出皮肤而形成开放伤口。

踝关节开放性骨折脱位,伤口污染较重,感染率相对较高。由于旋前外展型居多,外踝骨折多位于踝上部位并呈粉碎型,内固定有一定困难,除将内踝骨折以螺丝钉固定外,外踝骨折可用克氏针内固定,如单纯依靠石膏外固定来维持复位后的位置。一旦伤口感染,则必须进行换药和更换敷料,骨折极易发生移位。因此,在踝关节开放性骨折脱位中,如何防止感染以及通过内固定稳定骨折端是主要的问题。

三、踝关节骨折脱位手术适应证

任何一个关节发生骨折以后,最可靠的恢复功能的方法是使关节面解剖复位,大多数踝关节骨折脱位通过闭合复位外固定的保守治疗方法,可以达到这一目的。但对某些复位后不稳定的骨折脱位,则可能不止一次的进行闭合复位、更换石膏或调整外固定物,势必加重关节部位的损伤以及肿胀的程度,甚至不得不延长外固定的时间,关节不能早期开始功能锻炼,最终影响疗效。因此,应该避免追求闭合复位而反复进行闭合整复。一经闭合复位失败则应及时选用切开复位内固定。切开复位内固定具有直视下容易达到骨折解剖复位的优点,内固定牢固又为早期开始关节功能活动、不用外固定创造了有利条件,功能恢复较快,令人满意,Brodie 和 Denham(1974 年)手术治疗 298 例其中 69％不用外固定,80％患者于手术后恢复工作,复位理想者占 86％,在复查时踝关节活动受限 20。即评定为差,在该组中仅占 4％。踝关节骨折脱位之手术适应证如下:

1.闭合复位失败　在踝关节骨折脱位中复位不满意的是内踝骨折和后踝骨折。除旋后内收与垂直压缩型以外,其他类型的内踝骨折均为撕脱骨折,骨折近端的骨膜常与骨折远端一同向前、下方移位,骨膜容易嵌夹于骨折断端之间阻碍复位,可行经皮撬拨穿针内固定或切开复位以螺丝钉内固定。后踝骨折大于胫骨下端关节面 1/4 时,距骨在踝穴上方失去稳定性,容易发生向后上方的移位,后踝骨折经闭合复位后关节面移位大于 1mm 者应行切开复位螺丝钉内固定。除内踝、后踝骨折以外,近年来日益重视外踝骨折的复位,外踝本身的轴线与腓骨干轴线之间相交成向外侧的 10°～15°角,如外踝骨折后并有重叠或向外后方移位时,踝穴必然相应增宽,距骨在踝穴内可以发生向外侧半脱位,日久可导致踝关节创伤性关节炎。因此,要求对外踝骨折的准确复位,必要时需行切开复位内固定。

2.垂直压缩型骨折　由于受伤暴力较大,胫骨下端关节面损伤严重,或嵌压明显或移位严重,均难以手法或牵引复位,应行切开复位并以松质骨加压螺丝钉内固定,复位后的间隙可以松质骨或骨水泥充填。

3.开放性骨折脱位　从关节内骨折或开放性骨折两方面要求,对踝关节开放性骨折脱位行内固定是重要的,但由于受伤外力大,且以外翻型损伤多见,外踝在踝上部位呈粉碎型骨折,以螺丝钉或钢板做内固定有一定困难,因此可以选用克氏针行内固定。当内侧结构是三角韧带损伤时,更应强调对外踝骨折的内固定,如单纯依赖外固定,则在肿胀消退以后或于更换敷料检查伤口时,骨折容易移位而导致畸形愈合。内侧结构是三角韧带损伤而又合并下胫腓分离时,除将外踝骨折行内固定以外,应同时修复三角韧带;如修复三角韧带存在困难时,则内侧结构失去限制距骨外移的作用,此时还应固定下胫腓联合,单纯固定外踝不能限制距骨向外侧移位,势必导致下胫腓分离。

四、踝关节骨折脱位的并发症

踝关节骨折脱位常见的并发症为骨折不愈合、畸形愈合和踝关节创伤性关节炎。

1.骨折不愈合　最常见者为内踝骨折,其不愈合率为 3.9%～15%(Burwell 和 Charnley,1965 年)。内踝骨折不愈合的原因有骨折断端间软组织嵌入,复位不良骨折断端分离,或因外固定时间过短以及不正确的内固定。内踝骨折不愈合的诊断主要依赖于 X 线,Hendelesohn(1965 年)提出的诊断标准是伤后半年 X 线仍然可见到清晰的骨折线,骨折断端硬化,或骨折断端间距离大于 2～3mm 且持续存在半年以上者,可诊断不愈合。关于内踝骨折不愈合是否需行手术治疗也有不同的意见,Harvey(1965 年)认为,内踝骨折位置良好,且有坚强的纤维性愈合,踝关节功能良好,无症状或偶有轻微症状时不一定必须手术治疗。Otto Sneppen(1969 年)报告 156 例内踝骨折不愈合经过平均 15 年(8～23 年)的随诊,其中 1/3 自然愈合,而且内踝骨折不愈合并不增加踝关节骨性关节炎的发生率。因此,对于内踝骨折不愈合可以通过随诊观察,允许患者负重,经过负重并使用患侧肢体后,确实疼痛症状系由骨折不愈合引起,可考虑行切开复位内固定植骨术,植骨方法可用嵌入植骨或以松质骨充填于断端间。

外踝骨折不愈合较少见,OttoSneppen(1971 年)统计仅占 0.3%,但如一但发生其产生的症状远较内踝骨折不愈合为重,因为在步态周期的负重期,跟骨轻度外翻,距骨向外侧挤压外踝,当外踝骨折不愈合时,对距骨外移和旋转的支持作用减弱,最终将导致踝关节退行性变。如已明确诊断外踝骨折不愈合则应行切开复位内固定及植骨术。

2.畸形愈合　畸形愈合多由复位不良引起,也见于儿童踝关节骨骺损伤以后导致的生长发育障碍。旋前-外旋型骨折中下 1/3 骨折重叠移位后畸形愈合。外踝向上移位,踝穴增宽,距骨在踝穴内失去稳定,导致踝关节创伤性关节炎。Weber(1981 年)强调在治疗踝关节骨折时必须恢复腓骨的正常长度。对于腓骨中下 1/3 骨折畸形愈合可用腓骨延长截骨术治疗,如果内踝对距骨的复位有所阻挡,则需行内踝截骨并清除关节内的瘢痕组织。还应清除胫骨下端腓骨切迹内的瘢痕组织,以使腓骨长度恢复以后与切迹完全适合,腓骨截骨并以延长器进行延长,在延长同时应将腓骨远段内旋 10°,取内踝上方松质骨块,植于腓骨截骨后间隙内,用钢板做内固定。踝关节骨折畸形愈合合并有严重的创伤性关节炎,不应再做切开复位术,而应考虑踝关节融合术,老年患者亦可行人工踝关节置换术。

儿童踝关节骨骺损伤 SalterⅠ型很少见,可由外旋力引起胫骨下端骨骺分离。Ⅱ型最常见,外旋型损伤其干骺端骨折片位于胫骨下端后侧,外展型损伤其干骺端骨折片位于外侧,同时腓骨下端常合并骨折,一般Ⅱ型损伤不遗留发育畸形,但明显移位者可以发生骨骺早期闭合,其畸形不易随发育而自行矫正。Ⅲ型又可分为内收损伤与外旋损伤,前者又称栏杆骨折,移位明显时可出现内翻畸形。外损伤则类似于成人的 Tillaux 骨折,由于胫骨下端前外侧 1/4 骨骺是最后闭合的部位,当受到外旋外力时,该部位可被下胫腓前韧带撕脱而发生Ⅲ型的骨骺损伤,但由于骨骺已接近闭合,因此,对生长发育一般并无影响。

踝关节骨骺损伤Ⅳ型也较少见,多由内收外力引起,但可引起发育障碍而遗留畸形。

Ⅴ型损伤多由垂直压缩外力引起,常系内侧骨骺板受到损伤而早期闭合,导致内翻畸形。对儿童踝关节骨骺损伤以后引起之胫骨下端畸形可行胫骨下端截骨术矫正。

3.创伤性关节炎　踝关节骨折脱位继发创伤性关节炎与下列因素有关:

（1）原始损伤的严重程度：胫骨下端关节面粉碎骨折、原始距骨有明显脱位者创伤性关节炎发生率较高。从骨折类型分析，以旋前—外旋型并有下胫腓分离者容易继发创伤性关节炎。

（2）距骨复位不良仍然残存有半脱位，多继发创伤性关节炎，距骨向后半脱位较向外侧半脱位更易发生创伤性关节炎。

（3）骨折解剖复位者发生创伤性关节炎者低，复位不良者高。Burwell 和 Charnley（1965 年）统计 135 例手术治疗者，复位不良发生创伤性关节炎为 100%。

对青壮年患者踝关节严重创伤性关节炎且踝关节功能明显受限、疼痛症状严重者可行踝关节融合术，常用的踝关节融合术的方法有踝关节前融合、踝关节经腓骨融合、关节内单纯植骨融合和加压融合术等。对老年患者可行人工踝关节置换术。对儿童则只能行关节内单纯植骨融合术，因踝关节前方滑行植骨与胫腓骨融合均会损伤胫骨或腓骨下端骨骺。

（房 波）

第二十一节 胫腓骨干骨折

胫腓骨由于部位的关系，遭受直接暴力打击的机会较多，因此胫腓骨骨折在全身长管状骨骨折中最为多见，约占全身骨折的 13.7%。其中以胫腓骨双骨折最为常见，胫骨骨折次之，单纯腓骨骨折最少。因胫骨前内侧紧贴皮肤，所以开放性骨折比较多见，有时伴有广泛的软组织、神经、血管损伤，甚至污染严重，组织失活。这给治疗带来了很大的困难，选择一种最好的治疗方法，一直是骨折治疗的研究方向。

一、发病机制

1.直接暴力 胫腓骨干骨折多见于交通事故和工伤，可能是撞击伤、车轮碾压伤、重物打击伤。暴力常来自小腿的前外侧，所造成的胫腓骨骨折往往在同一水平面上，骨折线多呈横断形或短斜形，可在暴力作用侧有一三角形的碎骨片。骨折后，骨折端多有重叠、成角、旋转等移位。较大暴力或交通事故伤多为粉碎性骨折，有时呈多段，因胫骨前内侧位于皮下，骨折端极易穿破皮肤，肌肉也会有较严重的挫伤。即使未穿破皮肤，如果挫伤严重，血运不好，亦可发生皮肤坏死、骨外露，容易继发感染。巨大暴力的碾挫、绞轧伤可能会有大面积皮肤剥脱、肌肉撕裂、神经血管损伤和骨折端裸露。

2.间接暴力 多为高处坠落、旋转暴力扭伤、滑跌等所致的骨折，骨折线多呈长斜形或螺旋形，胫腓骨骨折常不在同一平面上，即胫骨中下端而腓骨可能在上端，一般腓骨骨折线较胫骨骨折线高。软组织损伤一般较轻，有时骨折移位后骨折端可戳破皮肤形成开放性骨折，这种开放性骨折比直接暴力所造成的污染好得多，软组织损伤轻，出血少。

骨折的移位取决于外力的大小、方向，肌肉收缩和伤肢远端重量等因素。暴力较多来于小腿的外侧，因此可使骨折端向内侧成角，小腿的重力可使骨折端向后侧倾斜成角，足的重量可使骨折远端向外旋转，肌肉收缩又可使两骨折端重叠移位。儿童胫腓骨骨折遭受的外力一般较小，而且儿童的骨皮质韧性较大，多为青枝骨折。

二、分类

对骨折及伴随软组织损伤的范围和类型进行分类可以让医生确定最佳的治疗方案，也可使医生能够追踪治疗的结果。

胫骨骨折的 OTA 分型：胫骨骨折分为 42-A、42-B、42-C 三大型，每型又分为三种亚型。

42-A 型：

A1：简单骨折，螺旋形。

A2：简单骨折，斜形（成角大于或等于 30°）。

A3：简单骨折，横形（成角小于 30°）。

42-B 型：

B1：蝶形骨折，蝶形块旋转。

B2：蝶形骨折，蝶形块弯曲。

B3：蝶形骨折，蝶形块游离。

42-C 型：

C1：粉碎骨折，骨折块旋转。

C2：粉碎骨折，骨折块分段。

C3：粉碎骨折，骨折块不规则。

三、临床表现及诊断

临床检查局部疼痛明显，肿胀及压痛，可有典型的骨折体征，骨折有移位时畸形明显，可表现为小腿外旋、成角、短缩。应注意是否有神经、血管损伤，检查足趾伸屈活动是否受影响，足背动脉和足跟内侧动脉搏动强度及小腿张力是否增高。

骨折引起的并发症往往比骨折本身产生的后果更加严重，应避免漏诊，需尽早处理。小腿远端温暖以及足背动脉搏动未消失决非供血无障碍的证据，有任何可疑时，都有必要进行多普勒超声检查，甚至动脉造影。对小腿的肿胀应有充分的警惕，尤其是触诊张力高、足趾伸屈活动引起相关肌肉疼痛时，有必要进行筋膜间室压力的检查和动态监测。

软组织损伤的程度需要仔细的检查和评估，有无开放性伤口，有无潜在的皮肤剥脱、坏死区。捻挫伤对皮肤及软组织都会造成严重的影响，有时皮肤和软组织损伤的实际范围需要经过数天的观察才能确定。这些对于骨折的预后有重要的意义。

儿童青枝骨折或裂缝骨折临床无明显畸形，受伤小腿可抬举，仅表现为拒绝站立及行走，临床检查时使伤侧膝关节伸直，在足跟部轻轻用力叩击，力量传导至骨折端，使局部产生明显疼痛。

X-ray 检查可进一步了解骨折的类型及移位，分析创伤机制、骨膜损伤程度以及移位趋势等。X-ray 检查时应注意包括整个小腿，有些胫腓骨双骨折的骨折线不在同一水平面上，可因拍摄范围不够而容易漏诊，也不能正确的判断下肢有无内外翻畸形。

四、治疗

胫腓骨骨折的治疗目的是恢复小腿的负重功能。完全纠正骨折端的成角和旋转畸形，维持膝、踝两关节的平行，使胫骨有良好的对线，小腿才能负重。在治疗过程中重点在于胫骨，因为胫骨是下肢的主要负重骨，只要胫骨骨折能达到解剖复位，腓骨骨折一般也会有良好的对位对线，不一定强求解剖复位，但有时腓骨骨折的解剖复位固定有助于稳定其他结构。

每例骨折都各具有其特殊性,应根据每个病人的具体情况,如骨折类型、软组织损伤程度及有无复合伤等,进行客观的评价和判断,决定选择外固定还是开放复位内固定。

(一)闭合复位外固定

适用于稳定性骨折、经复位后骨折面接触稳定无明显移位趋势的不稳定骨折。稳定性骨折无移位、青枝骨折、经复位后骨折面接触稳定无明显移位趋势的横行骨折、短斜行骨折等,在麻醉下进行手法骨折闭合复位,长腿石膏外固定。复位尽量达到解剖复位,但坚决反对反复多次地、甚至是暴力式的整复,如果复位不满意,宁可改行开放复位内固定。膝关节应保持在20°左右的轻度屈曲位,以利控制旋转。如果屈曲过多,伸膝装置紧张,牵拉胫骨近端使得近骨折端上抬,骨折向前成角。踝关节应固定在功能位,避免造成踝关节背伸障碍,行走以及下蹲困难。石膏干燥坚固后可扶拐练习患足踏地及行走,2~3周后可开始去拐循序练习负重行走。

(二)跟骨牵引外固定

适用于斜行、螺旋形、轻度粉碎性的不稳定骨折以及严重软组织损伤的胫腓骨骨折。对于不稳定骨折,单纯的外固定可能不能维持良好的对位对线。可在麻醉下行跟骨穿针,牵引架上牵引复位,短腿石膏外围定,用4~6kg重量持续牵引,应注意避免过度牵引。3周左右后,达到纤维连接,可除去跟骨牵引,改用长腿石膏继续固定直至骨愈合。

骨折手法复位后,对于稳定性骨折,对位对线良好者,可考虑应用小夹板外固定。小夹板外固定的优点是不超关节固定,膝、踝两关节的活动不受影响,如果能够保持良好的固定,注意功能锻炼,骨折愈合往往比较快,因此小夹板外固定的愈合期比石膏外固定者为短。但小夹板外固定的部位比较局限,压力不均匀,衬垫处皮肤可发生压疮,甚至坏死,需严密观察;小夹板外固定包扎过紧可能造成小腿筋膜间室综合征,应注意防止。

石膏固定的优点是可以按照肢体的轮廓进行塑型,固定牢靠,尤其是管型石膏。Sarmiento认为膝下管型石膏能减少胫骨的旋转活动,其外形略似髌腱承重假体,使承重力线通过胫骨髁沿骨干达到足跟,可以减少骨延迟愈合及骨不愈合的发生率,并能使膝关节功能及时恢复,骨折端可能略有缩短,但不会发生成角畸形。但如果包扎过紧,可造成肢体缺血,甚至发生坏死;包扎过松、肿胀减轻后、肌肉萎缩都可使石膏松动,骨折发生移位。因此石膏固定期间应随时观察,包扎过紧应及时松开,发生松动应及时小心更换。长腿石膏固定的缺点是超关节范围固定,可能影响膝、踝两关节的活动功能,延长胫骨骨折的愈合时间。因此,可在长腿石膏固定6~8周后,骨痂已有形成时,改用小夹板外固定,开始循序功能锻炼。

闭合复位外固定虽经常发生一些较小的并发症,但却有较高的骨折愈合率,而且很少发生严重的并发症,而且经济。它适用于多种类型的胫腓骨骨折的治疗,但需要花费较长的时间,需要医生的耐心、责任心以及病人的信心和配合。

跟骨牵引复位外固定有其独特的优点,但随着骨折固定方法的日新月异,现在已很少作为胫腓骨骨折的终极治疗,而往往是早期治疗的权宜之计。长时间的牵引会严重影响病人的活动,可能会引起一系列并发症,尤其是老年人,更需警惕。

(三)开放复位内固定

胫腓骨骨折的骨性愈合时间一般较长,长时间的石膏外固定,对膝、踝两关节两关节的功能必然造成影响。而且,由于肿胀消退、肌肉萎缩及负重等原因,石膏外固定期间很可能发生骨折再移位,造成骨折畸形愈合,功能障碍。因此,对于不稳定胫腓骨骨折采用开放复位内固定者日益增多。根据不同类型的骨折可采用螺丝钉固定、钢板螺丝钉固定、髓内钉固定等内固定方法。

1.螺丝钉固定　适用于长斜行骨折及螺旋形骨折。长斜行骨折或螺旋形骨折开放复位后,采用1~2

枚螺丝钉在骨折部位固定,可按拉力螺钉固定技术固定。通常这些拉力螺钉与骨折线呈垂直拧入。1～2枚螺丝钉固定仅能维持骨折的对位,固定不够坚强,需要持续石膏外固定10～12周。尽管手术操作简单,但整个治疗过程中仍需要石膏外固定,因此临床上应用受到限制。

2.钢板螺丝钉固定　不适合于闭合治疗的,尤其是不稳定的胫腓骨骨折均可应用。应用钢板螺丝钉,尤其是加压钢板治疗胫腓骨骨折时,应该采用改进的钢板固定技术和间接复位技术,小心仔细处理软组织,否则会引起骨的延迟愈合及很高的并发症发生率。加压钢板的类型有多种,应针对不同类型骨折做出不同的选择,就目前医疗情况而言,LC-DCP(有限接触动力加压钢板)为首选。应用近年来发展起来的LISS固定系统,通过闭合复位,经皮钢板固定的方法治疗胫腓骨骨折,具有操作简便、手术损伤小、固定可靠、术后恢复和骨折愈合快的优点,值得在有条件的单位推广使用。

胫骨前内侧面仅有皮肤覆盖,缺乏肌肉保护,所以习惯把钢板置于胫骨前外侧肌肉下面。但这样不能获得最大的稳定性以及最大限度地保护局部血运。

AO学派非常强调,骨干骨折的钢板应置于该骨的张力侧。从步态的力学分析,人体的重力线交替落于负重肢胫骨的内或外侧,并不固定,所以AO学派没有提出胫骨的张力侧何在,也没有强调钢板置于胫骨的内侧。

从骨折的创伤机制和肌肉收缩作用而言,胫腓骨骨折的移位趋势多为向前内成角,前内侧的骨膜多已断裂,而后外侧则是完整的,是软组织的铰链之所在。因此胫骨的张力侧在内侧,外侧是完整的软组织铰链。钢板置于胫骨内侧,既可使内侧的张应力转为压应力,又可利用其外侧的软组织铰链增强骨折复位后的紧密接触以及稳定。

另外,胫骨前内侧的骨膜严重破坏,局部血运破坏,保护对侧完整的骨膜以保护尚存的血供极为重要。如果按照旧习惯,把钢板置于外侧,则不仅将仅存的来自骨膜的血供完全破坏,也将滋养动脉破坏,危及髓内血供。可见,就大多数胫腓骨骨折而言,钢板放在胫骨内侧可达到骨折稳定的要求,也符合保护局部血运的原则。这也正是BO所要求的。

所以当胫骨前内侧软组织条件许可的情况下,钢板应放在内侧,但由于胫骨前内侧的皮肤及皮下组织较薄,严重损伤后容易坏死,可把钢板放在胫前肌的深面、胫骨的外侧。

3.髓内钉固定　大部分需要手术治疗的胫腓骨骨折,可采用髓内钉治疗,尤其是不稳定性、节段性、双侧胫腓骨骨折。用于胫骨的髓内有多种,如Ender钉、Lottes钉、矩形钉、自锁钉、交锁钉等。Ender钉、Lottes钉适合治疗轴向稳定的各型胫腓骨骨折,它可以防止胫骨发生成角畸形,但可能发生骨折端旋转、横移位等,有将近50%的病人仍需要石膏辅助固定。Wiss等建议对发生在膝下7.5cm至踝上7.5cm范围并至少有25%的骨皮质接触的骨折方可用Ender钉治疗。胫骨交锁髓内钉基本上解决了对旋转稳定性的控制,可用于膝下7cm至踝上4cm的轴向不稳定性骨折。

胫骨交锁髓内钉的直径一般为11～15mm。距钉的顶部4.5cm处有15°的前弯,以允许髓内钉进入胫骨近端的前侧部位;在钉的远端6.5cm处有3°的前弯,在插髓内钉时起到一个斜坡的作用,以减少胫骨后侧皮质粉碎的机会;髓内钉的近端和远端各有两个孔道,以供锁钉穿过;锁钉为5mm的自攻丝骨螺丝钉。

对于骨干峡部的稳定性胫腓骨骨折,如横形、短斜形、非粉碎性骨折等,可以采用动力型胫骨交锁髓内钉,有利于骨折端间的紧密接触乃至加压。对于所有不稳定性胫腓骨骨折,髓内钉的近、远两端各需锁2枚锁钉,以维持肢体的长度及控制旋转。Ekeland等报告应用胫骨交锁髓内钉获得较好的结果,但他们认为应慎用动力型或简单的无锁胫骨交锁髓内钉,因为大部分的并发症都发生于动力型胫骨交锁髓内钉,他们也不赞成对胫骨交锁髓内钉常规的做动力性加压处理。

由于不扩髓和扩髓相比具有以下潜在优点:手术时间短,出血少,合并严重闭合性软组织损伤者能较少的干扰骨内膜血供等。所以大多数学者推荐采用不扩髓髓内钉。Keating 等报告了一项随机前瞻性研究,他们对不扩髓和扩髓胫骨交锁髓内钉所治疗的开放胫腓骨骨折进行了比较,除不扩髓组的锁钉断裂较高外,不扩髓和扩髓胫骨交锁髓内钉治疗的开放胫腓骨骨折的其他结果在统计学上没有显著性差异。Duwelius 等建议将不扩髓交锁髓内钉用于治疗合并较严重软组织损伤的胫腓骨骨折,而将扩髓交锁髓内钉用于治疗没有明显软组织损伤者。

值得一提的是,由于胫骨交锁髓内钉治疗胫腓骨骨折日渐盛行,使得一些骨科医生将其应用范围扩大至更靠近近端和远端。因此,在胫骨近 1/3 骨折采用交锁髓内钉治疗,出现胫骨对线不良成为常见问题,应引起重视。

4.外支架固定　无论是闭合或开放性胫腓骨骨折均可应用,尤其是后者,更有实用价值。用于合并有严重皮肤软组织损伤的胫腓骨骨折,不仅可使骨折得到稳定固定,而且方便皮肤软组织损伤的观察和处理。用于粉碎性骨折或伴有骨缺损时,可以维持肢体的长度,有利于晚期植骨。而且不影响膝、踝关节的活动,甚至可以带着外支架起床行走,所以,近年来应用较广。具体应用在开放性胫腓骨骨折节中阐述。

五、预后

(一)筋膜间室综合征

筋膜间室综合征主要发生在小腿、前臂以及足,以小腿更为多见,也更加严重。它并不是只发生于高能量损伤,也并不是只发生于闭合性损伤中,低能量的损伤和开放性损伤也可出现。小腿的肌肉等软组织损伤或骨折后出血形成血肿,加上反应性水肿,或包扎过紧,使得筋膜间室内压力增高,可以造成血液循环障碍,形成筋膜间室综合征。

小腿的筋膜间室综合征发生于胫前间隙最多,胫后间隙次之,外侧间隙最少,多数有多间隙同时发生。胫前间隙位于小腿前外侧,内有胫前肌、伸趾肌、第三腓骨肌、胫前动静脉和腓深神经。当间隙内压力增高时,小腿前外侧肿胀变硬,明显压痛,被动伸屈足趾时疼痛明显加剧,随后发生伸趾肌、胫前肌麻痹,背伸踝关节和伸趾无力,但由于腓动脉有交通支与胫前动脉相同,因此,早期足背动脉可以触及。

筋膜间室综合征是一种进行性疾病,刚开始时症状可能不明显,一旦遇到可疑情况,应密切观察,多做检查,做到早期确诊、及时处理,避免严重后果。由于筋膜间室综合征筋膜间室内压力增高所致,早期的切开减压是有效的治疗手段。要达到减压的目的,就要把筋膜间室的筋膜彻底打开。早期的彻底切开减压是防止肌肉、神经发生坏死以及永久性功能损害的有效方法。

(二)感染

开放性胫腓骨骨折行钢板内固定后,发生感染的几率最高。Johner 和 Wruhs 报告当开放性胫腓骨骨折应用钢板内固定时,感染率增加到 5 倍。但随着医疗技术和医药的不断发展,感染的发生率明显下降。尽管如此,仍不可小视。对于开放性胫腓骨骨折,有条件的选择胫骨交锁髓内钉和外支架固定是明智的。一旦感染发生,应积极治疗。先选择有效的药物以及充分引流、感染控制后,应充分清创,清除坏死组织、骨端间的无血运组织以及死骨,然后在骨缺损处植入松质骨条块,闭合创口,放置引流管作持续冲洗引流,引流液中加入有效抗生素,直至冲洗液多次培养阴性。如果原有的内固定已经失效,或妨碍引流,则必须取出原有的全部内固定物,改用外支架固定。如果创口无法直接闭合,应选择肌皮瓣覆盖,或者二期闭合。

(三)骨延迟愈合、不愈合和畸形愈合

胫腓骨骨折的愈合时间较长,不愈合的发生率较高。导致胫腓骨骨折延迟愈合、不愈合的原因很多,大致可以分为骨折本身因素和处理不当两大类,多以骨折本身因素为主,多种原因同时存在。

1.骨延迟愈合　Russel 在 1996 年对胫骨骨折的愈合期提出了一般标准:闭合-低能量损伤:10～14 周;闭合-高能量损伤:12～16 周;开放性骨折平均 16～26 周;Castilo Ⅲ b Ⅲ c:30～50 周。一般胫骨骨折超过时限尚未愈合,但比较不同时期的系列 X 线片,它仍处于愈合过程中,可以诊断骨延迟愈合。根据不同资料统计约有 1%～17%。在骨折治疗过程中,必须定期复查,确保固定可靠,指导循序功能锻炼,促进康复。

对于胫骨骨折骨延迟愈合,如果骨折固定稳定、可靠,则可以在石膏固定保护下及时加强练习负重行走,给以良性的轴向应力刺激,以促进骨折愈合。当然也可以在骨折周围进行植骨术,方法简单,创伤小。另外,还可以采用电刺激疗法。

2.骨不愈合　一般胫骨骨折超过时限尚未愈合,X 线上有骨端硬化,髓腔封闭;骨端萎缩疏松,中间有较大的间隙;骨端硬化,相互间成为杵臼状假关节等。以上 3 种形式的任何 1 种,可以诊断骨不愈合。骨不愈合的病人在临床上常有疼痛、负重疼痛、不能负重、局部在应力下疼痛、压痛、小腿成角畸形、异常活动等。

胫骨的骨延迟愈合和不愈合的界限不是很明确的、骨延迟愈合的病人,患肢可以负重,以促进骨折愈合,但如果是骨不愈合病人,过多的活动反而会使骨折端形成假关节,所以应该采取积极的手术治疗。可靠的固定和改善骨折端周围的软组织血运是主要的手段。

对于胫骨不愈合,如果骨折端已有纤维连接,骨折对位、对线可以接受时,简单有效的治疗方法是在胫骨骨折部位行松质骨植骨,术中注意保护局部血液循环良好的软组织,骨折部不广泛剥离,不打开骨折端。胫骨前方软组织菲薄,可能不适合植骨,可以行后方植骨。

对于骨折位置不能接受,骨端硬化,纤维组织愈合差者,需要暴露骨折端,打通髓腔,采用 LC-DCP、胫骨交锁髓内钉、外固定支架重新进行可靠的固定,再在骨折端周围、髓腔内植入松质骨条块。

如果是骨折处局部有瘢痕或皮肤缺损引起的骨不愈合,改善局部血运则有利于骨折的愈合。可以选用腓肠肌内侧头肌皮瓣转位覆盖胫前中以及上 1/3 皮肤缺损;比目鱼肌肌皮瓣转位覆盖胫骨中下段皮肤缺损;也可以用带旋髂血管的皮肤髂骨瓣游离移植修复胫骨缺损和局部皮肤缺损。

对于骨缺损引起的骨不愈合,可以根据骨缺损的情况采取不同的方法。如果骨缺损不是很大,在 5～7cm 以内,可以取同侧髂骨块嵌入胫骨骨缺损处植骨。骨缺损在 5～7cm 以上,可以采用带血管的游离骨移植术。

3.畸形愈合　胫骨骨折的畸形容易发现,一般都得到及时的纠正,畸形愈合的发生率较低。但粉碎性骨折、有软组织或骨缺损以及移位严重者,容易发生畸形愈合,注意及时发现,早期处理。前文亦已提及,在胫骨近 1/3 骨折采用交锁髓内钉治疗,极易发生成角畸形。

从理论上讲,凡是非解剖愈合,都是畸形愈合。但许多非解剖愈合,其功能和外观都是可以接受的。所以判断骨折畸形愈合要看是否是造成了肢体功能障碍,或有明显的外观畸形。这也可以作为骨折畸形愈合是否需要截骨矫形的标准。

4.创伤性关节炎、关节功能障碍　由于骨折涉及关节,骨折固定时间长、固定不当,骨折畸形愈合,筋膜间室综合征后遗症等原因,都会造成创伤性关节炎、关节功能障碍。无论是创伤性关节炎还是关节功能障碍,一旦发生,都缺少有效的治疗方法,关键在于预防。

5.爪状趾畸形　小腿的后筋膜间室综合征会遗留爪状趾畸形;胫骨下段骨折骨痂形成后,趾长伸肌在骨折处粘连也可引起爪状趾畸形。爪状趾畸形可以影响穿鞋、袜,也可能影响行走,应注意预防。病人早期要练习伸屈足趾运动。如果爪状趾畸形严重,被动牵引不能纠正,可以行趾关节融合术或屈趾长肌切断固定术等。

(李红桥)

第二十二节　距骨骨折及脱位

距骨无肌肉附着,表面60％～70％为关节面,有7个关节面分别与周围邻骨形成关节。距骨从解剖位置可分为头部、颈部和体部。体部又有外侧突和后侧突。后侧突有内、外侧结节。距骨体前宽后窄,踝背伸稳定,而跖屈不稳定。其血液供应主要来自由距骨颈前外侧进入的足背动脉关节支。距骨体的血供可概括如下:①跗管动脉,来自胫后动脉,在其分成足底内侧动脉和足底外侧动脉近端约1cm处分出,是距骨体的主要供应动脉。在跗管内它发出4～6支进入距骨体。②三角动脉,发自于跗管动脉,供应距骨体的内侧1/4～1/2,是距骨体的第2位主要滋养动脉,经过骨内交通支供应更广泛的区域。③跗骨窦动脉,大小和起源的变异很大,供应距骨体的外侧1/8～1/4区域。跗骨窦动脉与跗管动脉形成交通支,具有供应距骨更多区域的能力。④距骨后结节由胫后动脉(最为常见)或腓动脉直接发出分支支配。虽然动脉非常细小,但由于骨内有丰富的交通,这一区域也有供应距骨体更大范围的潜力。因为距骨所供应的血运有限,因此当距骨骨折有移位或距骨脱位后,容易发生缺血性坏死。

一、距骨骨折

【分类】
距骨骨折尚无一个统一的分类方法。

1.Coltart(1952年)把距骨骨折分为3大类

(1)骨折:①撕脱骨折;②头部压缩骨折;③颈部骨折;④体部骨折。

(2)骨折脱位:①颈部骨折合并距下关节脱位;②颈部骨折合并距骨体后脱位;③体部骨折合并距下关节脱位。

(3)全脱位

2.Hawkins(1970年)把距骨颈部骨折分为3型

Ⅰ型:无移位的距骨颈部骨折,骨折线在中后关节之间进入距下关节。

Ⅱ型:移位的距骨颈部骨折合并距下关节脱位或半脱位,骨折线经常进入一部分体部及距下后关节面。

Ⅲ型:移位的距骨颈部骨折,距骨体完全脱位,骨折线常常进入一部分体部。体部经常向后内方突出,位于胫骨后面和跟腱之间。

Canale(1978年)提出HawkinsⅡ、Ⅲ型可伴有距舟关节脱位。这种骨折又被称为HawkinsⅣ型。

3.Steppen(1977年)把距骨体部骨折分为5类

(1)骨软骨骨折。

(2)距骨体冠状面和矢状面垂直和水平剪刀骨折。

(3)距骨后突骨折。

(4)距骨外侧突骨折。

(5)距骨体压缩粉碎骨折。

【距骨头骨折】
距骨头骨折较少见,约占距骨骨折的5％～10％。多为高处跌下,暴力通过舟状骨传至距骨时造成,轴向载荷造成距骨头压缩和胫骨前穹隆的背侧压缩骨折,一般移位不明显。距骨头骨折因局部血运丰富不易发生缺血性坏死。无移位骨折用小腿石膏固定4～6周即可。小块骨折如无关节不稳定,可手术切除。移位骨块大于50％距骨头关节面时,易致距舟关节不稳定,需要内固定。距骨头部移位骨折应采用前内侧入路,经胫前肌腱内侧进行。

【距骨颈骨折】

距骨颈骨折约占距骨骨折的50％,青壮年多见。由于颈部是血管进入距骨的重要部位,该部位骨折后较易引起距骨缺血性坏死。治疗:距骨骨折准确复位,重建关节面是基本要求。Ⅰ型无移位,小腿石膏固定8～12周即可,6周内不可负重,当骨小梁穿过骨折线后开始负重。此型不愈合可能性少见,但仍有缺血性坏死的可能。Ⅱ、Ⅲ、Ⅳ型骨折,原则上距骨颈的移位骨折应立即切开复位内固定,因为闭合方法很难达到解剖复位。Ⅱ型骨折移位较轻,可试行手法复位。如距骨颈和距下关节达到解剖复位,经X线证实复位满意后,用小腿石膏固定足踝于轻度跖屈外翻位6～8周,再更换石膏固定于功能位,直至骨性愈合。一般固定时间需3～4个月始能愈合,固定期间不宜过早负重。手法复位失败,不应反复操作,以免加重软组织损伤,尽早采用切开复位手术。切开复位一般采用前内或前外切口。显露距骨颈骨折,复位满意后,可用2根克氏针或2枚3.5mm或4.5mm螺钉或空心螺钉固定。再用石膏管型固定8～12周(图11-29)。Ⅲ、Ⅳ型骨折是骨科急诊,移位的距骨体对皮肤和神经血管的压迫会导致皮肤坏死、神经血管损伤或两者同时发生;距骨唯一存留的血管——三角动脉,可能扭转或闭塞,因此只有通过急诊复位才能得到解除。Ⅲ型骨折移位粉碎严重,往往合并开放伤,须行清创手术,同时复位骨折块。闭合性损伤,手法复位更加困难。距骨颈切开复位的手术方法:自内踝近端前方做切口,弧向远端走向足底,止于舟骨体的内侧壁,长约7.5～10cm,利用胫前、后肌腱间隙显露距骨头和颈。注意不要损伤内踝下方的胫后肌腱和神经血管束。如果距骨体从踝穴中脱出,截断内踝将会使显露和复位更为容易。显露骨折和距骨体及颈的前内侧,尽可能地保留距骨头和颈周围的软组织。复位满意后,冲洗关节,去除骨块和碎片。固定材料及石膏固定同前。

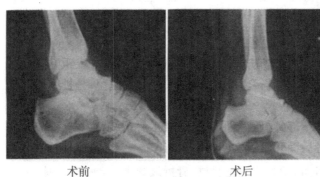

术前　　　　　　　　术后

图11-29　距骨骨折术前和术后

【距骨体部骨折】

鉴别距骨体骨折和距骨颈骨折很重要。尽管距骨颈和距骨体骨折在不伴骨折移位或虽伴有移位但无脱位的情况下,二者缺血性坏死的发生率相似,但距骨体骨折后出现创伤后距下关节骨关节病的发生率较高。

1.骨软骨骨折　这种骨折足指一部分软骨和骨片从距骨顶部剥脱的剪切骨折。距骨滑车关节面在受到应力的作用后或在其外侧和内侧面发生骨软骨骨折。前者是由于足背伸时受内翻应力旋转,距骨滑车外侧关节面撞击腓骨关节面而引起;后者是足跖屈时内翻应力使胫骨远端关节面挤压距骨滑车内侧关节面而发生骨折。距骨滑车关节面的骨软骨骨折常发生于踝关节扭伤后,患者就诊时关节肿胀、疼痛、活动受限,很易诊为踝扭伤。有人报道,此类骨折在急诊室的漏诊率为75％。所有踝扭伤病人中约2％～6％后来被确诊为骨软骨骨折。因此踝扭伤后应注意此类骨折的发生,拍摄足的正、侧位和踝穴位 X 线片。高度怀疑骨折时,可做关节造影双重对比或 MRI 检查。无移位骨折除限制活动外,用小腿石膏固定 6 周。大的关节面损伤,尤其外侧损伤,应手术切开或在关节镜下切除骨块,缺损区钻孔,以使再生纤维软骨覆盖,或做软骨移植。大的骨块町用可吸收螺钉固定。

2.距骨外侧突骨折　该骨折的损伤机制为内翻的足强烈背屈的压缩和剪切应力所致,尤其好发于滑雪引起的踝关节损伤。通常距骨的外侧部分在 CT 扫描下很容易辨认。治疗:如外侧突没有明显移位或移位不超过 3~4mm 或未累及距骨后关节的重要部位,一般只需闭合治疗,石膏固定 6~8 周。后期进行距下关节和胫距关节活动,电刺激和应力训练。若移位超过 3~4mm,则有指征行切开复位或骨块切除术。

3.距骨后侧突骨折　后侧突骨折常难诊断,如漏诊,会导致明显的长期功能障碍。怀疑此骨折时,可做 CT 扫描或与对侧足的侧位片比较。治疗可以尝试非手术治疗,但如症状持续或距骨后侧突部位局限性压痛,则有切除骨块的指征。

4.距骨体部剪力和粉碎骨折　剪力骨折损伤机制类似于距骨颈骨折,但骨折线更靠后。粉碎骨折常由严重压砸暴力引起。骨折可发生在外侧、内侧结节或整个后侧突。治疗:移位小于 3mm 时,可用小腿石膏固定 6~8 周。移位大于 3mm 时,可先手法复位,位置满意后再石膏固定,如复位失败,应切开复位,螺钉固定。严重移位粉碎骨折,复位已不可能,可能需要切除距骨体,做 Blair 融合术或跟-胫骨融合术。

二、距骨脱位

1.距下关节脱位　多由足部跖屈位张力内翻所引起,其发生率较骨折多。距下关节脱位特点:距骨仍停留于踝穴中,而距下关节和距舟关节脱位,因此又名距骨周围脱位。按脱位后足远端移位方向,可分为内侧脱位、外侧脱位、前脱位和后脱位。脱位后,足有明显的内翻或外翻畸形,诊断一般不困难。少数病人可合并神经血管束损伤。治疗:不伴有跟骨或距骨边缘骨折的距下关节内侧脱位,通常可以闭合复位。但距下关节外侧脱位则很难闭合复位,妨碍复位的最常见因素是胫后肌腱和距骨的骨软骨骨折。脱位后应及早复位,以免皮肤长时间受压坏死。复位成功后用石膏管形将患足固定于背伸 90°中立位 6 周。闭式复位失败,应积极切开复位,去除阻碍复位的原因,开放脱位应彻底清创。不伴有骨折的距下关节脱位长期结果一般很好,但距下关节活动可能会有中等程度受限,在非平坦路上行走不灵活。距下关节脱位后,虽然距骨血供可能受到损害,但较少发生距骨缺血性坏死。

2.胫距关节脱位　胫距关节脱位多并发于踝部骨折或踝部韧带撕裂伤。在整复骨折时,胫距关节脱位常可一并整复。但当胫后肌腱、血管、神经或腓骨长、短肌腱移位,发生交锁,手法不能复位时,应手术切开整复。

3.距骨全脱位　距骨全脱位往往发生在足极度内翻时,距骨围绕垂直轴旋转 90°,致使距骨头朝向内侧,同时距骨还沿足长轴外旋 90°,故其跟骨关节面朝向后方,距骨全脱位是一种严重损伤,多为开放损伤,易合并感染,预后差。治疗距骨全脱位手法复位成功率极低,往往需要在麻醉下进行手术。距骨脱位后,严重地损伤了距骨血运,为了血管再生和防止缺血坏死,石膏固定时间一般不应少于 3 个月。对手法复位失败,或开放性损伤的病例,应及时手术复位,以免发生皮肤坏死。一般采用踝部前外侧横切口,术中须注意保护附着于距骨上的软组织,以防发生坏死。术后石膏固定时间与手法整复后相同。陈旧性距骨全脱位,可行距骨切除术或踝关节融合术。

（郭更田）

第二十三节　跟骨骨折

一、解剖特点

1.跟骨是足部最大一块跗骨,是由一薄层骨皮质包绕丰富的松质骨组成的不规则长方形结构。

2.跟骨形态不规则,有6个面和4个关节面。其上方有三个关节面,即前距、中距、后距关节面。三者分别与距骨的前跟、中跟、后跟关节面相关节组成距下关节。中与后距下关节间有一向外侧开口较宽的沟,称跗骨窦。

3.跟骨前方有一突起为跟骨前结节,分歧韧带起于该结节,止于骰骨和舟骨。跟骨前关节面呈鞍状与骰骨相关节。

4.跟骨外侧皮下组织薄,骨面宽广平坦。其后下方和前上方各有一斜沟分别为腓骨长、短肌腱通过。

5.跟骨内侧面皮下软组织厚,骨面呈弧形凹陷。中1/3有一扁平突起,为载距突。其骨皮质厚而坚硬。载距突上有三角韧带、跟舟足底韧带(弹簧韧带)等附着。跟骨内侧有血管神经束通过。

6.跟骨后部宽大,向下移行于跟骨结节,跟腱附着于跟骨结节。其跖侧面有2个突起,分别为内侧突和外侧突,是跖筋膜和足底小肌肉起点。

7.跟骨骨小梁按所承受压力和张力方向排列为固定的2组,即压力骨小梁和张力骨小梁。2组骨小梁之间形成一骨质疏松的区域,在侧位X线片呈三角形,称为跟骨中央三角。

8.跟骨骨折后常可在跟骨侧位X线片上看到2个角改变。跟骨结节关节角(Bohler角),正常为25°~40°,由跟骨后关节面最高点分别向跟骨结节和前结节最高点连线所形成的夹角。跟角交叉角(Gissane角),由跟骨外侧沟底向前结节最高点连线与后关节面线之夹角,正常为120°~145°。

二、损伤机制

跟骨骨折为跗骨骨折中最常见者,约占全部跗骨骨折的60%。多由高处跌下,足部着地,足跟遭受垂直撞击所致。有时外力不一定很大,仅从椅子上跳到地面,也可能发生跟骨压缩骨折。跟骨骨折中,关节内骨折约占75%,通常认为其功能恢复较差。所有关节内骨折都由轴向应力致伤,如坠伤、跌伤或交通事故等,可能同时合并有其他因轴向应力所致的损伤,如腰椎、骨盆和胫骨平台骨折等。跟骨的负重点位于下肢力线的外侧,当轴向应力通过距骨作用于跟骨的后关节面时,形成由后关节面向跟骨内侧壁的剪切应力。由此造成的骨折(原发骨折线)几乎总是存在于跟骨结节的近端内侧,通常位于Gissane十字夹角附近,并由此处延伸,穿过前外侧壁。该骨折线经过跟骨后关节面的位置最为变化不定,可以位于靠近载距突的内侧1/3,或位于中间1/3,或者位于靠近外侧壁的外侧1/3。如果轴向应力继续作用,则出现以下2种情况:内侧突连同载距突一起被推向远侧至足跟内侧的皮肤;后关节面区形成各种各样的继发骨折线。前力的骨折线常延伸至前突并进入跟骰关节。EssexLopresti将后关节面的继发骨折线分为两类:如果后关节面游离骨块位于后关节面的后方和跟腱止点的前方,这种损伤称为关节压缩型骨折;如果骨折线位于跟腱止点的远侧,这种损伤称为舌形骨折。

三、分类

跟骨骨折根据骨折线是否波及距下关节分为关节内骨折和关节外骨折。

关节外骨折按解剖部位可分为：①跟骨结节骨折；②跟骨前结节骨折；③载距突骨折；④跟骨体骨折。

关节内骨折有多种分类方法。过去多根据 X 线平片分类，如最常见的 EssexLopresti 分类法把骨折分为舌形骨折和关节压缩型骨折。其他人根据骨折粉碎和移位情况进一步分类，如 Paley 分类法等。

根据 X 线平片分类的缺点是不能准确地了解关节面损伤情况，对治疗和预后缺乏指导意义。因此，大量 CT 分类方法应运而生。现将较常见的 Sanders 分类法介绍如下：

其分型基于冠状面 CT 扫描。在冠状面上选择跟骨后距关节面最宽处，从外向内将其分为三部分 A、B、C，分别代表骨折线位置。这样，就可能有四部分骨折块，三部分关节面骨折块和二部分载距突骨折块。

Ⅰ型：所有无移位骨折。

Ⅱ型：二部分骨折，根据骨折位置在 A、B 或 C 又分为ⅡA、ⅡB、ⅡC 骨折。

Ⅲ型：三部分骨折，根据骨折位置在 A、B 或 C 又分为ⅢAB、ⅢBC、ⅢAC 骨折。典型骨折有一中央压缩骨块。

Ⅳ型：骨折含有所有骨折线。

四、临床表现及诊断

跟骨骨折是足部的常见损伤，以青壮年伤者最多，严重损伤后易造成残疾。外伤后后跟疼痛，肿胀，踝后沟变浅，瘀斑，足底扁平、增宽和外翻畸形。后跟部压痛，叩击痛明显。此时即高度怀疑跟骨骨折的存在。

X 线对识别骨折及类型很重要。X 线检查：跟骨骨折的 X 线检查应包括 5 种投照位置。侧位像用来确定跟骨高度的丢失（Bohler 角的角度丢失）和后关节面的旋转。轴位像（或 Harris 像）用来确定跟骨结节的内翻位置和足跟的宽度，也能显示距骨下关节和载距突。足的前后位和斜位像用来判断前突和跟骰关节是否受累。另外，摄一个 Broden 位像用来判断后关节面的匹配，投照时，踝关节保持中立位，将小腿内旋 40°，X 射线管球向头侧倾斜 10°~15°。特殊的斜位片能更清楚地显示距骨下关节。如果医生治疗此类骨折的经验比较丰富，三种 X 线影像可能即已足够，但是，为了对损伤进行全面的评估，通常需要 CT 扫描检查。应该进行 2 个平面上的扫描：半冠状面，扫描方向垂直于跟骨后关节面的正常位置；轴面，扫描方向平行于足底。CT 检查更清晰显示跟骨的骨折线及足跟的宽度，CT 扫描结果现已成为骨折分类的基础和依据。此外，跟骨属海绵质骨，压缩后常无清晰的骨折线，有时不易分辨，常须根据骨的外形改变、结节关节角的测量来分析和评价骨折的严重程度。

五、治疗

各类型跟骨骨折治疗共同的目标如下：①恢复距下关节后关节面的外形；②恢复跟骨的高度（Bohler角）；③恢复跟骨的宽度；④腓骨肌腱走行的腓骨下间隙减压；⑤恢复跟骨结节的内翻对线；⑥如果跟骰关节也发生骨折，将其复位。制定治疗计划时尚需考虑病人年龄、健康状况、骨折类型、软组织损伤情况及医生的经验。

1.跟骨前结节骨折   跟骨前结节骨折易误诊为踝扭伤,骨折后距下关节活动受限,压痛点位于前距腓韧带 2cm,向下 1cm 处。无移位骨折采用石膏固定 4~6 周。骨折块较大时,行切开内固定;陈旧骨折或骨折不愈合有症状时,可手术切除骨折块。

2.跟骨结节骨折   跟骨结节骨折有 2 种类型:一种是腓肠肌突然猛烈收缩牵拉跟腱附着部,发生跟骨后撕脱骨折;另一种为直接暴力引起的跟骨后上鸟嘴样骨折。治疗骨折无移位或少量移位时,用石膏固定患肢于跖屈位 6 周。若骨折块超过结节的 1/3,且有旋转及严重倾斜,或向上牵拉严重者,可手术复位,螺丝钉固定。术时可行跟腱外侧直切口,以避免手术瘢痕与鞋摩擦。术后用长腿石膏固定于屈膝 30°跖屈位,使跟腱呈松弛状态。

3.载距突骨折   单纯载距突骨折很少见。无移位骨折可用小腿石膏固定 6 周。移位骨折可手法复位足内翻跖屈,用手指直接推挤载距突复位。较大骨折块时也可切开复位。骨折不愈合较少见,不要轻易切除载距突骨块,因为有可能失去弹簧韧带附着而致扁平足。

4.跟骨体骨折   跟骨体骨折因不影响距下关节面一般预后较好。骨折机制类似于关节内骨折,常发生于高处坠落后。骨折后可有移位。如跟骨体增宽,高度减低,跟骨结节内外翻等。此类骨折除常规 X 线片外,还应做 CT 检查,以明确关节面是否受累及骨折移位情况。骨折移位较大时,可手法复位并石膏外固定,或切开复位内固定。

5.关节内骨折   关节内骨折是跟骨中最常见的类型,治疗意见分歧较大:

(1)保守疗法:适用于无移位或少量移位骨折,或年龄大、功能要求不高或有全身并发症不适于手术治疗的病人。鼓励早期开始患肢功能运动及架拐负重。此法可能遗留足跟加宽、结节关节角减少、足弓消失及足内外翻畸形等。

(2)骨牵引治疗:跟骨结节持续牵引下,按早期活动原则进行治疗,可减少病废。

(3)闭合复位疗法:病人俯卧位,在跟腱止点处插入 1 根斯氏针,针尖沿跟骨纵轴向前并略微偏向外侧,达后关节面下方后撬起。撬拨复位后再用双手在跟骨部做侧方挤压,侧位及轴位透视,位置满意后,将斯氏针穿入跟骨前方。粉碎骨折时,也可将斯氏针穿过跟骰关节。然后用石膏将斯氏针固定于小腿石膏管型内。6 周后去除石膏和斯氏针。此方法适用于某些舌状骨折。

(4)切开复位术:适用于青年人,可先矫正跟骨结节关节角,及跟骨体的宽度,再手术矫正关节面。做跟骨外侧切口,将塌陷的关节面撬起,至正常位置后,用松质骨填塞空腔保持复位。术后用管型石膏固定 8 周。若固定牢固,不做石膏外固定,疗效更满意(图 11-30)。

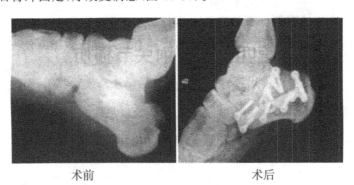

术前   术后

图 11-30   跟骨骨折术前和术后

6.严重粉碎骨折   严重粉碎骨折,年轻病人对功能要求较高时,切开难以达到关节面解剖复位,非手术治疗又极有可能遗留跟骨畸形而影响功能,一期融合并同时恢复跟骨外形可以缩短治疗时间,使病人尽快地恢复工作。在切开复位时,亦应有做关节融合术的准备,一旦不能达到较好复位,也可一期融合距下关节。手术时用磨钻磨去关节软骨,大的骨缺损可植骨,用钢板维持跟骨基本外形,用1枚6.5mm或7.3mm直径全长螺纹空心螺钉经导针固定跟骨结节到距骨。

六、并发症及后遗症

1.**伤口皮肤坏死、感染** 外侧入路L形切口时,皮瓣角部边缘有可能发生坏死,应注意:术中延长切口时,小心牵拉软组织并保持为全厚皮瓣至关重要;外侧皮缘下应放置引流以防止形成术后血肿;延迟拆除缝线,甚至达3周以上,在此期间不应活动以减轻皮瓣下的剪切力;围手术期常规应用抗生素。一旦出现坏死,应停止活动。如伤口感染,浅部感染,可保留内植物,伤口换药,有时需要皮瓣转移。深部感染,需取出钢板和螺钉。

2.**距下关节和跟骰关节创伤性关节炎** 由于关节面骨折复位不良或关节软骨的损伤,距下关节和跟骰关节退变产生创伤性关节炎。关节出现疼痛及活动障碍。可使用消炎止痛药物、理疗、支具和封闭等治疗。如症状不缓解,应做距下关节或三关节融合术。

3.**足跟痛** 可由于外伤时损伤跟下脂肪垫或骨刺形成所致,也可因跟骨结节的骨突出所致。可用足跟垫减轻症状,必要时行手术治疗。

4.**神经卡压** 神经卡压较少见,胫后神经之跖内或外侧支以及腓肠神经外侧支,可受骨折部位的软组织瘢痕卡压发生症状,或手术损伤形成神经瘤所致。非手术治疗无效时,必要时应手术松解。

5.**腓骨长肌腱鞘炎** 跟骨骨折增宽时,可使腓骨长肌腱受压,肌腱移位,如骨折未复位,肌腱可持续遭受刺激而发生症状,必要时可手术切除多余骨质,使肌腱恢复原位。也可因术中外侧壁掀开时,损伤腓骨肌腱,有限的骨膜下剥离及仔细牵拉可避免此并发症。

6.**复位不良和骨折块再移位** 准确恢复跟骨结节到合适外翻对线是基本要求,术中应多角度拍摄X线片以避免此并发症。如果负重过早会导致主要骨折块的移位,病人至少应在8周内禁止负重以避免该并发症。

(宗瑞强)

第十二章　肌肉、肌腱、韧带损伤

第一节　肩周炎

一、冻结肩（凝肩）

冻结肩又称肩周炎、粘连性肩关节炎、五十肩，是表现为肩痛及运动功能障碍的综合征（旧称症候群）。冻结肩并非是单一病因的病患，祖国医学称之为"凝肩"。好发于40岁以上患者，女多于男（约3∶1），左肩多于右肩。其特征是肩部疼痛和肩关节活动障碍逐渐加重，经数月甚至更长时间，炎症逐渐消退，疼痛得以缓解，功能慢慢恢复，是一种具有自愈倾向的自限性疾病。

（一）病因

肩周炎的病因至今尚不清楚，多数学者认为与肩关节的长期劳损有关。也有学者认为本病与自身免疫或内分泌失调有关，在糖尿病、偏瘫患者中发病率较高。糖尿病引起肩周炎的具体机制还在一步行研究中，多数学者倾向于胶原蛋白理论。胶原蛋白是组成韧带和腱鞘的主要成分，而韧带则在关节腔内把不同的骨骼相连接。当胶原蛋白出现问题时就会影响关节功能，其中葡萄糖分子会与胶原蛋白结合，使胶原蛋白功能变性。对于糖尿病患者，由于血糖升高，导致葡萄糖与胶原蛋白的结合物在肩部软骨和腱鞘的不正常沉积，从而引起肩关节僵硬，使活动受限。

（二）病理

表现为多部位多滑囊的病变。早期滑膜水肿、充血，绒毛肥大伴有渗出；后期滑膜腔粘连闭锁，纤维样物质沉积。病理过程主要分3个阶段：凝结期、冻结期和解冻期。

1.凝结期　属急性发作期。病变主要位于肩关节囊，关节镜观察下可见滑膜充血，绒毛肥厚、增殖，充填于关节间隙及肩盂下滑膜皱襞间隙，关节腔狭窄、容量减少。肱二头肌长头腱为血管翳覆盖。持续2～3周。此期以肩部广泛而剧烈的疼痛为主，肩关节因疼痛而活动受限。

2.冻结期　属慢性期。关节囊出现严重的挛缩，关节周围软组织均受累，退行性变加剧，组织缺乏弹性。关节镜下见盂肱关节囊纤维化，囊壁增厚，关节腔粘连，肩盂下滑膜皱襞间隙闭锁，关节容积缩小，腔内可见纤维条索及漂浮碎屑。本期持续数月甚至1年以上。疼痛明显减轻，以肩关节的功能活动障碍为主。

3.解冻期　属功能恢复期。盂肱关节腔内及周围滑囊内的炎症逐渐吸收，血供逐渐恢复，滑膜逐渐恢复滑液分泌，粘连吸收，关节容积逐渐恢复正常。此期由于长时间的肩部制动，可出现三角肌萎缩。

（三）临床表现

主要症状为逐渐加重的肩部疼痛及肩关节活动障碍。可有或无外伤史。疼痛一般位于肩前外侧，可放射至肘部、手及肩胛区,无感觉障碍。夜间痛重,影响睡眠,不敢侧卧。持续疼痛可引起肌肉痉挛、萎缩。肩前、后方,肩峰下,三角肌止点处有压痛,以肱二头肌长头肌腱处压痛最为明显(图12-1)。

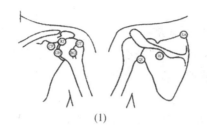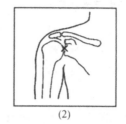

图 12-1　肩关节周围炎压痛嘛及盂肱关节穿刺点

上臂外展、外旋、后伸时疼痛加剧。急性发作期主要是疼痛剧烈,肩关节活动仅对内外旋有轻度影响。慢性期上臂处于内旋位,各个方向活动均受限,以外展、内外旋最为明显,前后方向一般存在。此时肩部肌肉萎缩明显,有时因并发血管痉挛而出现上肢血液循环障碍,前臂及手部肿胀、发凉及手指活动疼痛等症状。

(四)诊断与鉴别诊断

1.诊断标准　有以下几点:①40岁以上中老年人,常有风湿寒邪侵袭史或外伤史。②肩部疼痛及活动痛,夜间加重,可放射到手,但无感觉异常。③肩关节活动尤以上举、外展、内旋、外旋受限。④肩周压痛,特别是肱二头肌长头腱沟。⑤肩周肌肉痉挛或肌萎缩。⑥X线及实验室检查一般无异常发现。

2.鉴别诊断

(1)肩关节结核

1)常伴有肺结核。

2)常有低热、消瘦等全身症状。

3)多发于成年人,也可发生于任何年龄。

4)红细胞沉降率快,可达50mm/h以上。

5)X线片可见骨质明显疏松、骨质破坏及坏死形成,甚至出现肩关节半脱位。

(2)颈椎间盘突出症

1)急性发病。

2)以神经根性剧痛为主,即疼痛沿神经分布区放射至前臂及手部,并伴有感觉及肌力改变。

3)颈部活动受限而肩关节活动正常。

(3)骨肿瘤

1)原发骨肿瘤多见于青少年,年老患者多为转移癌,故全身症状明显。

2)血象检查多为阳性。

3)X线鉴别。

(4)肩袖损伤:好发于青壮年,有明显外伤史,肩关节被动活动正常。

(五)治疗原则

1.非手术治疗

(1)急性期(凝结期):主要以剧烈疼痛为主。治疗原则是镇痛,解除肌肉痉挛。疼痛广泛可口服镇静、止痛及肌肉松弛性药物,并局部应用舒筋活血、消肿止痛的外用药物,同时配合理疗、热敷。如果疼痛点单一、固定,可采用利多卡因和皮质激素的混悬液局部注射。注射部位包括各压痛点及盂肱关节腔。疼痛十分剧烈者还可做肩胛上神经封闭及星状神经节的阻滞,具有一定效果。

（2）慢性期（冻结期）：疼痛已明显减轻，关节挛缩，功能障碍加重。治疗原则是在止痛条件下进行适当的功能锻炼，以防止挛缩加重。在药物镇痛、针灸理疗的配合下，进行肩关节轻柔的被动活动以及肩周肌肉的按摩。切忌用暴力进行手法松解。

（3）恢复期（解冻期）：疼痛基本得到缓解后，治疗原则是通过主动运动来加强肩关节的功能锻炼，恢复先期已发生废用性萎缩的肩周肌群的正常弹性和收缩功能，以达到全面康复和预防复发的目的。

（4）手法松解术：适用于无痛或疼痛已基本缓解的肩关节挛缩症的患者。在全身麻醉下，使肌肉得到充分松弛，由助手固定肩关节；术者以手托住患臂肘部，前后左右稍作晃动，然后徐徐抬举上臂、后伸患臂，于矢状面进行手法松解，松解过程中可闻及粘连撕裂声；然后做外展、内收动作，再冠状面松解，最后做内旋外旋的轴向松解。松解程度必须使患侧达到健侧相同的活动范围。松解完毕，穿刺盂肱关节腔，一般可抽取 5～10ml 血性液体。抽出积血，注入皮质激素和透明质酸酶，以防止再度粘连。

对已由冻结期进入功能恢复期的患者、肩关节前举＞90°及外展＞70°的患者，无须行手法松解。对高龄或有骨质疏松的患者，手法松解术应列为禁忌。

手法松解应用力徐缓，忌用暴力，必须依次按矢状面、冠状面、轴向循序松解。助手需固定盂肱关节。在术者松解过程中以手托肱骨头颈部，正确进行才能避免造成骨折等不必要的损伤。

2.手术治疗

（1）适应证：冻结期患者伴有重度关节挛缩及功能障碍者，经长期有计划的保守治疗症状未改善者，应考虑手术治疗。可用手术方法剥离粘连，松解挛缩的关节囊。

（2）入路：一般采用肩前方三角肌、胸大肌间入路。在盂肱关节前上方进入。

（3）方法：钝性剥离三角肌下滑囊及肩峰下滑囊的粘连，切断喙肱韧带及喙肩韧带，探查冈上肌、肩胛下肌及肱二头肌长头腱。术中也应在直视下用手法松解挛缩的关节囊，使其活动范围恢复到与健侧相同。

（4）手法松解与手术松解的术后处理：患臂采用零度位牵引 3 天。3 天后开始进行物理治疗，在三角巾悬吊下行钟摆式摆动运动。之后按肩关节功能康复治疗计划进行增大活动范围及增强肌力的训练。一般在术后 3 个月内肩关节活动范围可以恢复到正常或接近正常。

二、冈上肌劳损与肩峰下滑囊炎

冈上肌起始于肩胛冈上窝，通过肩峰下经肩盂上方及肱骨头上面附着于肱骨大结节近侧。冈上肌是肩袖的重要组成部分，对上臂外展、上举的起动及稳定盂肱关节方面均起重要作用。以肱骨头中心点作为上臂外展运动的旋转轴心，在上臂外展、上举运动中冈上肌参与三角肌收缩的协同作用，并使肱骨头固定于肩盂上，保持盂肱关节的稳定性。冈上肌力臂短，在完成外展、上举运动中必须做巨大的功。在外展、上举过程中，冈上肌腱在喙突-喙肩韧带-肩峰形成的喙肩弓下摩擦、挤压，并受到肱骨大结节与喙肩弓的挤压（图 12-2）。因此，冈上肌腱是肩袖肌群中退变最早、肌纤维断裂发生率最高的肌肉。冈上肌腱在大结节止点近侧 1cm 范围有一个明显的血管稀疏区，血供极差，是易断裂的危险区域。冈上肌腱表面与肩峰之间为肩峰下滑液囊，两者的病变往往同时存在。多数肩峰下滑囊炎继发于冈上肌腱病变。

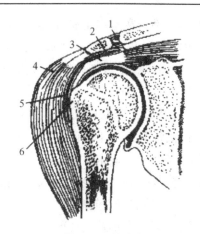

图 12-2 滑液囊

（一）病因病理

冈上肌腱的解剖特点是病变基础,损伤是其发生的主要原因。损伤包括急性创伤和慢性累积性损伤2类。冈上肌腱在长期慢性的损伤下,肌腱变性、肌纤维断裂,尔后被修复,过程不断重复,局部形成酸性环境,钙离子析出,钙盐沉积于肌腱内,此一段时期临床可无任何症状,称为静止期。随后钙化灶逐渐向肌腱表面发展,甚至破入肩峰下滑囊内,滑囊出现充血、肿胀,渗出炎性介质,临床上由疼痛较轻微到逐渐加重,进入急性发作期。随着钙盐沉积并固体化,肩峰下滑囊增厚、纤维化,绒毛增生肥厚,进入慢性阶段,冈上肌腱沉积的钙化物在肩关节外展活动中可撞击喙肩弓,引起肩部撞击综合征。大块的钙化斑浸润冈上肌腱,可导致肌腱断裂。

（二）临床表现

冈上肌劳损临床表现可分为慢性、亚急性、急性期。①慢性期:症状轻微,仅主诉上臂抬举与内旋时有轻度针刺样感觉。无肌肉痉挛及肩关节活动受限。②亚急性期:患者肩部针刺样疼痛逐渐加重,有肌痉挛,肩关节活动范围逐渐减少。③急性期:突然发病,肩部疼痛难忍,灼热性疼痛可持续数天,夜间难以入睡。疼痛可向颈后、肩后、上臂放射。疼痛刺激肌肉痉挛,而限制关节的活动。局部红肿,皮温增高,大结节近侧或肩峰下间隙压痛明显,甚可出现低热。肩峰下撞击试验阳性,80°～100°范围疼痛显著加重。病程可持续1～2周,然后逐渐减轻消退。但肩部肌肉仍有痉挛,需行肩部功能锻炼,逐渐恢复肩关节活动度,但症状可复发。

（三）诊断

1.急性肩前区及三角肌周围痛,可伴红肿、皮温增高或放射痛。

2.肩部活动受限,采取上肢强迫内旋位,健侧托住患肢。

3.肩部撞击试验、落臂试验、疼痛弧征阳性。

4.可有低热及白细胞轻度升高。

5.X线检查:肱骨大结节冈上肌腱止点附近可见不同类型的异常钙化阴影。

6.肩峰下滑囊穿刺可见乳白色含钙盐物质。

（四）治疗

1.非手术治疗　急性期患臂制动,三角巾悬吊,应用物理治疗,也可同时口服消炎镇痛药物及进行肩峰下皮质激素注射。肩峰下滑囊如有积液可行抽出,并注入皮质激素。

2.手术治疗　可采用 McLaughlin 法。

(1)手术方法:术前标出肩峰、喙突与肩锁关节,从肩锁关节喙突前外侧1横指处切开皮肤。

（2）三角肌的处理：在切口的外侧方，钝性分离至三角肌，注意勿损伤腋神经。确认三角肌的肩峰附着部，用注射针头确认肩锁关节的位置，用电刀切开三角肌至骨膜。钝性从肩峰上剥离三角肌，注意需保持骨膜与三角肌的连续性。将三角肌向内侧牵开，显露喙肩韧带，切断前注意结扎从胸肩峰动脉发出的肩峰支。

（3）肩峰下成形术：按照 Neer 的方法，将前肩峰切除长 2～3cm 的一段，骨刀与肩峰呈 45°角，厚约 0.9cm。切除时为防止损伤肩袖，可将骨膜剥离子插入肩峰下支撑保护，切除的骨断端用骨蜡抹平。

（4）肩峰下滑液囊的处理：前肩峰成形后，充分显露肩峰下间隙，在三角肌与滑液囊之间剥离，2 针悬吊肥厚的滑液囊后切开，需保持滑液囊的完整性，预防切除后引起术后肩峰下撞击综合征的发生。但滑液囊破裂已形成瘢痕化时，可切除之，以预防术后粘连而引起疼痛。

（5）肩袖断端的处理：确认肩袖断裂的部位、大小及变性的程度后，术者用手指再次剥离滑液囊与肩袖的粘连处。对于大断裂的病例需耐心边剥离边向外牵拉，切不可操之过急而造成肩袖撕裂。充分剥离后，牵拉断端至肱骨大结节的位置，确定缝合部位后使断端新鲜化，一般难以原位缝合，在距肱骨大结节以近 1cm 左右用骨刀做一骨槽，其长度根据断端的长度而定，深度约 1cm，能将断端全部包埋。

（6）腱断端骨槽内固定：用 1.8mm 克氏针从大结节向骨槽内钻 2～4 个孔，用 18 号注射针头预置骨孔内，7 号可吸收线大弯针在预置针头诱导下将腱断端褥式缝合包埋在骨槽内。然后用可吸收线缝合之。

（7）三角肌的固定：用克氏针在肩峰楔形切除处钻 2～4 个骨孔，用 7 号可吸收线大弯针将三角肌褥式缝合在肩峰上。

（8）术后处理：①术后当日：肩关节外展 90°，取中立位，肘关节屈曲 40°固定于外展支架上；②第 2 天：三角肌、外旋肌等长收缩训练，外展支架固定下可下床活动；③第 7 天：外展支架上被动开始上举训练；④第 2～3 周：保持肩外展位，洗温水浴，做体操；⑤第 3～4 周：去除外展支架；⑥第 5 周：协助自主活动；⑦第 6 周：开始自主活动；⑧第 8 周：开始对抗运动；⑨第 4～6 个月：恢复体力劳动和体育运动。

三、肩袖劳损

肩袖为肩带肌中的冈上肌、冈下肌、小圆肌、肩胛下肌的肌腱在经过肩关节周围时，与肩关节囊紧密结合，形成的袖套样腱板。其作用在于加强肩关节的稳定性，在上臂外展及肩关节内旋、外旋运动过程中将肱骨头向关节盂拉紧，使盂肱关节成为外展及旋转运动的轴心和支点。冈上肌位于斜方肌的深面，起于冈上窝，肌束向外，经肩峰深面，跨过肩关节，止于肱骨大结节上部，主要配合三角肌完成肩关节的外展运动。冈下肌起自于冈下窝，肌束向外跨过肩关节后方，止于肱骨大结节中部。小圆肌起自肩胛骨外侧面，肌束向外上跨过肩关节后方，止于肱骨大结节下部。冈下肌与小圆肌协同作用，共同完成肩关节的旋外运动。肩胛下肌起自于肩胛下窝，肌束向外，经过肩关节的前方，止于肱骨小结节，其作用主要是与大圆肌协同完成肩关节的内收、内旋运动。因此，长期的重复性的肩关节外展、内旋或外旋运动均可导致肩袖相应部位肌腱出现慢性机械性损伤，从而形成肩袖劳损。

（一）病因病理

肩袖劳损的病因可分为内因与外因。其内因与肩部的解剖结构密不可分。肩袖下方为肱骨头和肩关节囊，其表面被肩峰下滑囊及三角肌下滑囊覆盖，其上方为肩峰及喙肩韧带。国外很多学者将肩峰与肱骨大结节之间的此解剖结构称之为"第二肩关节"及"肩峰下关节"。而肩袖的大结节上方 1cm 范围内为肩袖的乏血管区域。当肩关节外展时，肩袖（特别是冈上肌腱和肩胛下肌腱部分）必须穿行于肩峰、喙肩韧带与肱骨头之间的狭小间隙，而对于肩峰位置过低、钩状肩峰、大结节位置过高、肩峰下骨赘等的患者来说，此间隙更为狭窄。长期与肩峰及喙肩韧带的反复挤压摩擦容易导致肩袖此部位的慢性机械性损伤与缺血坏死,从而出现肩袖一系列的退行性改变,甚至产生完全性或不完全性断裂,因此这样的解剖结构成为肩袖劳损的内在因素。肩袖劳损的外部因素主要与肩关节的多动性密切相关。肩袖劳损经常发生于中老年人、重体力劳动者及从事羽毛球、排球、高低杠、吊环、举重等运动项目的运动员中。肩关节长时间、大范围的运动,特别是反复的外展运动,可导致肩袖遭到过度挤压磨损,从而成为肩袖劳损的外部因素。此外,肩袖的急性机械性损伤未能得到及时治疗,迁延不愈也是出现肩袖劳损的又一病因。肩袖劳损的病理表现主要为肩袖纤维组织的玻璃样变性、断裂或部分断裂,裂隙中充满瘢痕组织及坏死组织,小血管周围出现圆细胞浸润,表现为慢性炎症反应、肩袖纤维组织的钙化或骨化。此病理变化主要发生于组成肩袖的冈上肌腱部分,但少数情况下也会同时累及冈下肌腱、小圆肌及肩胛下肌肌腱。此改变也可波及肩峰下滑囊,出现滑囊的玻璃样变性,囊壁增生肥厚,滑囊壁表面出现缺损、绒毛膜增生及粘连,从而形成肩峰下滑囊炎。

（二）临床表现

临床上本病多发生于中年体力劳动者,以男性为多,但近些年职业运动员发病也不在少数。其主要表现为肩部的酸痛,并可以向颈部及上臂外侧放射,夜间及活动后加重,也可在某种姿态下突然疼痛,肩关节被动活动不受任何限制,但主动活动时,外展60°～120°范围,诉疼痛剧烈,超过此范围则不会再疼痛。重度患者可出现肩关节周围肌肉痉挛及萎缩。局部封闭后,疼痛明显缓解。

（三）诊断

1.有急性损伤病史或者慢性机械性损伤病史。

2.肩峰下及三角肌周围的自发性疼痛,运动时加重。体检可见大结节内侧明显压痛,被动外展肩关节时可扪及肩峰下摩擦感。上臂的主动上举、外展、旋转功能受限或是因疼痛而无法顺利完成,被动活动肩关节无明显受限。

3.疼痛弧综合征,即上臂外展60°～120°范围时出现疼痛,如肩袖劳损而致肩袖部分或完全撕裂,则出现坠落试验阳性。

4.肩部肌力下降,病史超过3周以上者则可出现肩部周围肌肉不同程度的萎缩及肌力下降现象,其中以三角肌、冈上肌、冈下肌较为常见。

5.肩关节的继发性挛缩,如病程超过3个月者,则会出现肩关节不同程度的活动受限,以外展、上举运动较明显。

6.X线对于本病诊断无特异性,但对于肩袖劳损出现部分肌腱钙化或骨化患者有一定的诊断意义,主要表现为肱骨大结节上方可见一形状不规则密度不均匀的钙化阴影。另外,肱骨大结节可见不同程度的骨质疏松。

7.核磁共振成像（MRI）对于肩袖劳损具有一定的诊断意义,能对肩袖的出血、水肿,肩袖破裂及滑囊的炎症、渗出等病理变化给以不同信号的显示。

8.关节造影对于单纯性的肩袖劳损不具有诊断价值,但对于肩袖劳损而致肩袖完整性遭到破坏的患者,如肩袖完全或部分断裂,则具有一定的诊断意义。肩关节造影时,造影液会因肩袖的不完整性而通过肩袖的裂隙从肩关节囊进入肩峰下滑囊及三角肌下滑囊。

（四）治疗

对于单纯的肩袖劳损极少使用手术治疗,对于由肩袖劳损加之急性损伤引起的肩袖破裂或完全断裂则需行手术治疗。

具体治疗为嘱患者休息,减少活动或前臂悬吊,制动2～3周。可采用手法治疗,急性期以轻手法为主,慢性期手法稍重为宜。先用拿法,拿捏冈上部、肩部、上臂部,疏松筋络,并以冈上肌与肩部为重点,舒筋活血,再点按冈上及肩部,以理顺粗糙、肿胀、扭转的筋络。也可采用针灸治疗,可取天宗、肩髃、臂臑、曲池等穴位,用泻法,提插捻转,留针 20min 左右,并可加用艾灸。配合理疗,如超短波、透热等可收到较好效果。此外,对于急性期的患者可在肩部压痛较明显的部位行局部封闭治疗,但不宜反复封闭,以免加重劳损及退变。还可采用口服药物治疗,根据病情的不同具体用药,以养血活血通络强筋健骨药物为主,辅以散寒、祛风、除湿等药物,并配合外用中药或成药涂抹。烫洗也可收到较好效果。

四、肱二头肌长头、短头劳损

肱二头肌长头腱起于肩关节盂的盂上结节,走行于肱骨结节间沟内,短头腱起于喙突。由于肩关节活动范围大,长期的慢性劳损,肱二头肌肌腱在结节间沟内滑动、摩擦,导致肌腱出现炎症、粘连、增厚等病理改变,发生以肩关节结节间沟处疼痛、肩部活动障碍为主要临床表现的疾病。该病属肩关节周围炎的一种,是临床常见疾病之一。好发于 40 岁以上者。

(一)病因病理

1.解剖学基础　如前所述,肱二头肌长头腱(LHB)走行于肱骨结节间沟内,有横韧带将其限制在沟内,上臂内、外旋时可使肱二头肌长头腱分别与结节间沟内侧壁和外侧壁发生摩擦。有学者研究结节间沟的骨变异发现:结节上嵴是在结节间沟水平段出现的骨嵴,出现率约 11.2%;内外侧壁骨刺出现率约 16.2%;肩袖附着点钙化出现率约 45%。上述变异使沟底变浅,表面粗糙不平,尤其是结节上嵴的骨刺,均可使结节间沟内通行的肱二头肌长头腱受到磨损,导致肌腱退行性病理改变,最终可能出现肌腱炎、冻结肩甚至断裂。

2.病理变化　肌腱表现为变黄,失去光泽,粗糙,变硬、变脆。镜下可见某些部位胶原纤维发生变性,部分断裂,着色变浅,纤维细胞数量随着磨损时间的延长而减少。细胞由梭形变为圆形,部分向软骨细胞分化,形成纤维软骨样结构。腱鞘组织充血、水肿、渗出。渗出被吸收,渗出液内的蛋白质、纤维素析出、沉着,最终引起肌腱与腱鞘的粘连。

(二)诊断

1.有外伤史或劳损史。

2.早期肩前部局部酸胀疼痛,结节间沟处压痛明显,后期出现持续性疼痛,部分患者可触及增粗增厚的索状物。

3.轻者仅以肩关节外展、后伸受限,严重者呈现冻结肩表现。

4.Yegason 试验阳性:屈肘 90°、抗阻力前臂旋后时,肱二头肌长头腱处疼痛剧烈。

5.肩后伸试验阳性:主动或被动地使患侧肩关节后伸,结节间沟处疼痛。

(三)辅助检查

1.肩关节正位片　无明显异常,部分患者摄肱骨结节间沟切线位 X 线片,可见结节间沟变窄、变浅,沟底或两侧有骨刺生成。

2.超声检查　可根据病情的发展分为 2 型。①Ⅰ型:肌腱回声增强型,可见肌腱被环形强回声光带包绕,光带厚度不均;条索状结构尚可显示;结节间沟变浅、变窄不明显,结节表面不光滑。②Ⅱ型:腱鞘、肌腱回声增强型,肌腱、腱鞘的回声均明显增强,表面不光滑,且分界不清;结节间沟明显变浅、变窄,结节表面不光滑,甚至有骨赘生成。

(四)治疗

1.局部封闭治疗　适用于疼痛较重的患者。用泼尼松龙 25mg 与 2%利多卡因 3ml 或曲安奈得 1ml

与 2％利多卡因 3ml 注射于肱二头肌长头肌腱鞘内。患者肩外展、稍旋后,肘部屈曲,针头斜向上刺入腱鞘压痛处。针头进入腱鞘管内可有落空感。切忌将药物注入肌腱内,刺入肌腱会有坚韧感,推药阻力较大。每 10 天注射 1 次,不得超过 3 次。老年患者肌腱变脆,应慎用,以防止发生断裂。

2.针刀治疗　患者取仰卧位,患肢放松外展,取结节间沟压痛处定点。为避免肌腱滑脱,应取肌腱内侧为进针点,刀口线方向与肱二头肌长头腱方向一致。严格消毒后,使针体垂直皮肤刺入,避开长头腱刺到结节间沟表面,可有坚硬感。先纵行在肌腱两侧剥离,再横行将肌腱挑离骨面疏通。如有韧性结节,可切开剥离。

(郑玉宽)

第二节　肱二头肌断裂

肱二头肌长头腱起于肩胛盂的盂上结节,短头起自喙突,两者在三角肌止点水平合并,形成肱二头肌。其末端分为 2 个肌腱,较粗壮的止于桡骨粗隆,另一扁平腱以腱膜形式呈放射状至前臂尺侧深筋膜。肱二头肌是强有力的屈肘肌,同时也可以使前臂旋后。在遭受强有力外伤或在肌腱退变的基础上,可发生断裂。其断裂常常发生在 2 个部位,即肱二头肌长头腱和远侧端止于桡骨粗隆的肌腱。据报道,肱二头肌长头腱断裂最常见,达 95％以上,短头断裂仅 1％,肌腱远端断裂发生率为 3％～34％。肌腱完全断裂 48h 内行急诊手术效果较好,中老年患者因肌腱退变明显宜行保守治疗。

一、病因病机

1.解剖学基础　肱二头肌起点如前所述,走行于结节间沟,全长约 9.2cm,肱骨头以其为支点。肌腱起于关节内,走向滑膜外,为滑膜鞘所包绕。由于结节间沟的变异,可使肌腱磨损而出现退变,易于断裂。血液营养源于肱动脉肌支和腋动脉发出的旋肱前动脉,肱二头肌长头区还有一血管系统,以保证足够的血供。

2.创伤机制　本病多见于 40 岁以上患者,年轻人较少见,且多是在肌腱退变的基础上发生。肱二头肌断裂多为间接暴力所致。当屈肘用力,肱二头肌强烈收缩时,骤然遇到较大的拮抗力量,可能超过肱二头肌腱的张力负荷,而且肱二头肌长头腱受到肱骨头的压迫使其变得更为紧张,从而发生断裂。另外,肱二头肌长头腱在盂唇上缘附着处相对薄弱,故盂唇部位的断裂多见,且以老年患者为主。而若在强大的屈肘力量的同时合并扭转暴力,则容易导致肌腱与肌腹连接部位的断裂,以年轻人多见。老年患者由于肌腱长期磨损,变硬变脆,轻微外伤即可致病,属于病理性断裂。

二、临床表现

年轻患者可有明显的屈肘状态下的外伤史,年老患者致伤暴力不明显,故依靠病史诊断不可靠。急性损伤肩部常伴有肿胀、瘀血,且压痛明显。屈肘肌力明显下降。近端完全断裂后可于上臂中下 1/3 见到膨隆的肌腹。远端完全断裂者,肌腹可向上回缩,且桡骨粗隆处无法触及附着的肌腱。肘关节屈曲或旋转功能减弱或消失。因慢性长期劳损断裂者,无明显功能障碍,压痛不明显,抗阻力屈肘时可有酸痛感。

三、治疗

1.保守治疗　适用于年龄大、活动较少、肌腱因退变而引起的断裂,且肘关节活动无明显障碍者,可服用消炎镇痛药或外用药保守治疗3～6周。

2.手术治疗　适用于急性损伤或年轻患者,肌腱退变或肩关节僵硬者不宜采用。

(1)肱二头肌近侧端肌腱断裂

1)肱二头肌腱长头腱沟固定术:以前常采用的术式是在肱骨结节间沟处凿一"钥匙孔"结构,将断裂肌腱近端做成球结套在其中。后有学者发现,这种术式主要存在2个缺点:一是无法对肱二头肌的张力进行良好调节;二是肩关节活动范围大,肌腱远端球结有可能从"钥匙孔"近侧端圆孔中脱出。另有一种术式,是在结节间沟处纵向钻一骨槽,远近口相距1cm,将断裂肌腱由远侧口穿入、近侧口穿出,然后将肌腱远端折回缝合固定。此种术式虽可对肌张力进行有效调节,但固定不牢固,缝合端存在剪切应力,易再次出现断裂。现介绍一种肱二头肌腱长头腱沟固定术的改良术式:

臂丛麻醉下,取肩关节前内侧切口,自喙突沿三角肌、胸大肌间沟弧形向下,切开皮肤、皮下组织、深筋膜,将头静脉带少量三角肌连同胸大肌一并牵向内侧,三角肌向外牵开显露结节间沟。于胸大肌止点下方找出肱二头肌长头腱远侧端,沿原走行方向还纳。切开结节间沟附近骨膜,暴露结节间沟附近1.5cm×2cm大小长方形区域,将近端于两侧端用骨凿凿开,做一三面游离、远端相连的骨瓣,从近侧将其掀起,注意不要折断远侧端相连的骨皮质。屈曲肘关节,将断裂的肌腱从内上方绕过夹于骨瓣与肱骨之间,尽量将肌腱远端外露,同时调节肌张力;然后于骨瓣中央钻入1枚直径3.5mm、适当长度的松质钉,固定肌腱于肱骨上。最后将肌腱远端折回与内侧肌腱缝合数针,检查固定牢固后,彻底止血,冲洗,缝合切口。

术后患肢屈肘90°悬吊3周,即可行肩关节功能锻炼。

2)肱二头肌腱长头喙突固定术:切开结节间沟,显露肌腱断端,若长度足够,将其移位至肱二头肌短头在喙突的附着处。将喙突连同骨膜凿开1cm长裂口,将肱二头肌腱长头断端嵌入其内。然后用丝线将此肌腱与骨膜、喙肱肌、肱二头肌短头腱一并缝合。屈伸肘关节稳定后,缝合手术切口。

术后处理同上。

(2)肱二头肌远侧端肌腱断裂:患者仰卧位,患肢外展,采用肘关节前后双切口。

1)做肘前切口:切开皮肤,分离皮下组织,注意保护前臂外侧皮神经,切开深筋膜,显露肱二头肌腱近侧断端,修复断面,用Bunnell丝线缝合牵引。在尺、桡骨之间找到原来肌腱穿过的隧道。

2)屈曲肘关节:在肘关节后外侧做第2个切口。切开皮肤,将皮瓣适当向两侧游离,切开深筋膜,显露并切开肘肌,从尺侧腕伸肌后方进入,将肘肌与尺侧腕伸肌牵开显露旋后肌。将前臂极度旋前,使桡神经深支移向内侧,同时便于显露桡骨粗隆。切开旋后肌,此时应注意避开桡神经深支。显露桡骨粗隆,清理骨面残留的肌腱断端,用克氏针由后向前钻2个孔。用血管钳从背侧穿过肱二头肌肌腱解剖隧道,夹住肱二头肌近侧断端缝线,将其拉到桡骨粗隆处。维持屈肘位,分别从后向前穿过钻孔,同时调节肌张力。最后拉紧结扎,结扎线结位于掌面。彻底止血,冲洗后,缝合手术切口。

3)术后处理:屈肘110°、前臂中度旋后位用管形石膏外固定。6周后可拆除石膏,行功能锻炼。

(秦　杰)

第三节　手部肌腱断裂

　　肌腱损伤是手外伤中最重要的组成部分之一。早期治疗的成功与否直接关系到患肢的功能恢复情况。手部肌腱损伤后,若无特殊情况,如有严重的撕脱伤、挤压伤,合并有严重感染或伤口污染严重,以及全身情况不允许行较长时间手术时,均应早期一期修复。二期手术由于局部解剖结构不清晰、瘢痕形成、肌腱粘连、短缩等,都将增加修复的难度。早期诊断、早期治疗、早期康复是现在处理手部肌腱断裂的原则。

一、肌腱的解剖与分区

　　肌腱行使功能必须能够与周围组织间进行有效的滑动,故在肌腱周围形成了不同于其他结构的组织,如腱旁系膜、滑膜鞘、腱鞘及屈(伸)支持带等。肌腱周围有一层疏松的结缔组织,被覆在肌腱的全程,内有供应肌腱营养的血管。由于其疏松且纤维较长,使肌腱能够与周围固定组织间作相对运动。当在腱鞘内时,腱周组织如同腹腔内的腹膜一样,被覆肌腱表面(脏层滑膜)与腱鞘内层(壁层滑膜),两者间的移行部位形成腱系膜,内通过血管以营养肌腱。在手指屈肌腱,腱系膜局限且较长,形成腱纽以保证肌腱的滑动。

　　屈肌腱鞘是包裹在肌腱外连于骨的骨-纤维管道,为肌腱提供滑动时的支点及限制肌腱的位置。在屈肌腱鞘内有些局部增厚,形成滑车。Doyle观察一共存在有9个滑车,在手术中,A2及A4滑车最为重要,分别位于近节及中节指骨近端,损伤后可形成弓弦指。

　　为了治疗、交流及判断预后,将肌腱的走行行径区分为5个区。屈肌腱的5个区分别是:①Ⅰ区:屈指浅肌腱止点以远;②Ⅱ区:屈肌腱鞘内,此时屈指浅深肌腱包绕在同一腱鞘内;③Ⅲ区:屈肌腱鞘以近腕横韧带以远的手掌部;④Ⅳ区:腕管内;⑤Ⅴ区:腕横韧带以近的腕部及手臂。其中Ⅱ区因为断裂后缝合容易发生粘连而被称为"无人区"。

　　伸指肌腱分有8个区:①Ⅰ区:远节指骨背侧部分,此时的肌腱由两侧束汇集而成,断裂后可形成"锤状指";②Ⅱ区:中节指骨中央束止点以远部分,此时肌腱为两侧束,不易完全断裂;③Ⅲ区:近侧指骨间关节背侧部分,此部分断裂实际为中央束断裂,外侧束由于张力增大向掌侧滑移而形成纽孔畸形;④Ⅳ区:近节指骨水平;⑤Ⅴ区:掌指关节水平处,常表现为伸肌腱帽的损伤;⑥Ⅵ区:掌骨部位的伸肌腱;⑦Ⅶ区:伸肌支持带下的肌腱;⑧Ⅷ区:伸肌支持带以近区域的肌腱。

二、肌腱的营养与愈合

　　由于腱周组织的存在,使血管可以通过腱系膜、腱纽及周围结缔组织进入肌腱内,供应肌腱细胞的营养。肌腱在腱鞘外时组织血供较好,在腱鞘内时,由于通过腱纽的血管数量少,且分布不均匀,使部分肌腱内无血管分布,而部分(或大部分)肌腱的营养依靠腱鞘内滑液来完成。滑液由腱纽分泌,依靠肌腱的滑动,使滑液广泛分布,达到营养肌腱的目的。故在临床上,判断肌腱的损伤程度时,应注意肌腱周组织如腱系膜、腱纽是否存在以及血供情况,以了解修复后的愈合能力。

　　肌腱的修复是依靠周围结缔组织的长入而形成瘢痕愈合,还是其自身可以愈合一直是学术界争论的问题。以往的观点认为,肌腱的愈合中,由周围结缔组织细胞长入肌腱断端,而肌腱与腱鞘的粘连是保证血管长入及愈合完成的基础,故肌腱的愈合与周围组织的粘连是必然的结果。近年来人们认识到肌腱本身有血管,且腱鞘内有滑液,其自身可以通过自身细胞的增殖而完成。这一过程中,腱周细胞通过增殖,包绕肌腱残端而防止肉芽组织的长入,保持缝合口光滑,同时内源性细胞增殖,分泌胶原使肌腱愈合。进一步的观察发现,早期的肌腱活动,可促使细胞在受力方向排列,减少瘢痕粘连,而促进肌腱的愈合。故在缝合肌腱时,应尽量不损伤肌腱内的血管,并保持吻合处的光滑,同时进行早期的被动功能锻炼,以利于肌腱的愈合。

三、手部肌腱断裂的临床表现与诊断

手部肌腱断裂一般均有明确的外伤史,如屈肌腱断裂常因为刀伤、玻璃割伤等,而伸肌腱尚可有手指末端的"挫伤"。开放性损伤有伤口,较小时不易看到肌腱外露,此时应仔细观察。伤口较大时可见伤口内肌腱断端,伸肌腱由于周围联系较多,肌腱不易回缩而较易观察;屈肌腱在腱鞘内时,相互之间无交联,损伤后常由于手指的背伸及前臂肌肉的收缩而使肌腱断端回缩。在检查患者伤口时应注意观察,防止漏诊。

肌腱损伤后,手指不能完成相应的动作,即可明确诊断。但应注意与手内在肌的功能相鉴别。当检查屈肌腱时,固定中节指骨,使末节屈曲做"点头"动作,说明指深屈肌腱完好。屈曲掌指关节,固定近节指骨,令患者屈近侧指骨间关节,若能完成动作,说明指浅屈肌腱连续性存在。当检查伸肌腱时,分别令患者主动背伸远近侧指骨间关节,可知伸指肌腱有无损伤。

在检查中,遇患者不能完成指定动作应做好鉴别,排除骨、关节损伤的可能,以及因惧怕疼痛而拒绝活动者。同时注意检查手指血运及感觉情况,以对伤情作出综合判断。

在手部损伤清创后,应再次对肌腱损伤的程度及数目作出判断,应注意探查深部肌腱是否损伤,结合体检情况作出综合判断。在断端两侧肌腱全部找出后方可进行肌腱吻合术。

四、肌腱断裂的治疗原则

一般来说,肌腱断裂的治疗应遵循以下原则:

1.一期缝合断裂的肌腱。

2.彻底清创,杜绝感染。

3.彻底止血。手术应在止血带下进行,术后松止血带彻底止血,减少血肿形成。

4.合并骨折者牢固固定,以利于早期功能锻炼。

5.无创缝合,避免损伤肌腱血管、滑膜及滑车结构。

6.保持缝合口处一定的张力,以适应术后早期功能锻炼。越过修复部位的缝合线一般应为4根,同时,采用腱旁缝合以提高术后缝合口的抗拉强度。

7.浅深屈指肌腱同时缝合,术后缝合腱鞘。

8.术后支具或石膏保护下尽早被动功能锻炼。

9.良好的组织覆盖。肌腱行径区不应裸露或仅行皮片移植区,以免发生坏死及粘连。

肌腱断裂经手术治疗后,应当达到以下要求:①在肌腱的愈合过程中,修复的肌腱均能适应早期运动而不断裂;②缝合方法简单易行,缝合速度快;③肌腱断端接触紧密无间隙;④缝合口处光滑;⑤线结牢固;⑥缝线对血供影响最小。

肌腱缝合是一项精细的操作,使用的针线应为无损伤缝合线,不应过分追求缝线的粗细,因为肌腱缝合后的强度并不因缝线的增粗而明显增加,而过粗的针线将进一步对断裂的肌腱造成损害。

在手部尤其腕部肌腱断裂中,常发生将正中神经误认为肌腱并进行吻合的案例,故在检查时应注意肌腱与神经间的区别。除根据它们解剖位置的不同,还应注意以下几个方面(表 12-1)。

表 12-1　肌腱与神经鉴别

类别	肌腱	神经
颜色	银白,有光泽	淡黄,无光泽
有无血管	营养血管不可见	常可见营养血管伴行
断端	整齐,无突起	有神经乳头突起
牵拉	有手指活动	无手指活动
被膜	疏松	有完整神经外膜
夹持	患者无感觉	患肢有触电感

五、肌腱断裂修复后的康复

肌腱断裂修复后,如何使肌腱愈合,且不与周围组织粘连,是人们努力的方向。现在人们已经知道,肌腱本身存在有自身修复能力,并且早期的功能锻炼可以促进肌腱的修复与纤维的排列,故在肌腱缝合后,应进行早期的功能锻炼。

由于肌腱缝合后其缝合口抗张力有限,故在行肌腱早期康复训练时,应避免对吻合口处产生过大的张力,以保证肌腱的顺利愈合。

1.患者主动功能锻炼　患者主动功能锻炼可以达到肌腱在腱鞘内滑动或与周围组织之间滑动的目的,防止肌腱间及肌腱与周围结构的粘连,同时锻炼肌肉张力,使其不萎缩。但主动运动时,患者自我力量掌握较困难,容易引起肌腱再断裂,故仅用于肌腱康复后期。

2.被动功能锻炼　被动功能锻炼即由外力使手指活动,从而带动肌腱滑动。常常应用橡皮筋固定于前臂与手指上,调整橡皮筋的张力,使其能够带动手指。屈肌腱损伤时其在掌侧,将手指被动屈曲。伸肌腱断裂时其在背侧被动伸直手指。这样就可以很好地控制作用于受损肌腱的力,促进肌腱的愈合。

3.保护性支具　在应用功能锻炼时,应当应用保护性支具对手指的活动范围进行限制。一般的屈肌腱损伤时,支具在背侧,防止手指过度背伸;伸肌腱损伤时支具在掌侧,防止过度屈曲。支具固定的角度应根据手术中的情况而定,通常在术中即可确定,当超过某一角度时肌腱力异常增加,考虑可能损伤吻合处时,即应固定于低于此角度的位置上。

肌腱康复应贯穿于肌腱愈合的全过程,以防止粘连,一般时间为 6 周。6 周后可去除保护性支具,进行轻微全范围活动,肌腱完全愈合则需更长的时间,在此期间内,应注意不能过度牵张,以免再次断裂。

(甄瑞鑫)

第四节　髋关节盂唇撕裂

髋关节盂唇病变的病因主要由退变引起(约占 48.6%),其次为创伤(约占 18.9%),再次为特发性(27.1%)和先天性(5.4%)。特发性是指既无外伤史髋关节镜下也无明显盂唇退变者,先天性则指盂唇本身结构正常但有半脱位者。髋臼盂唇撕裂又称髋臼缘综合征,是引起慢性髋部疼痛的重要原因之一,多因髋过度扭转致伤。既往临床上对此症认识不足,因此确诊的病例较少,特别是在国内。患有髋痛的运动员就诊时,必须警惕此症发生的可能。

一、解剖

在出生时,组成髋臼的3块骨头尚未完全骨化,借"Y"形软骨联结而成,并保留一个透明软骨基的边缘,骨与软骨构成的髋臼的边缘延续为一纤维软骨缘,即髋臼盂唇,它形成了髋臼顶的外侧扩展部。髋臼的周缘纤维软骨构成的髋臼唇,增加了髋臼的深度并缩小了其口径,从而紧抱股骨头,增加了髋关节的稳定性。从发育看,髋臼盂唇是髋臼继发性骨化中心的残存结构,它在6岁时出现,70岁左右闭合。在新生儿时期,股骨头髋臼覆盖率最低约65%,随着生长发育覆盖率逐渐增大,到学龄期平均90%,亦即髋关节的稳定性随股骨头髋臼覆盖率的增大而增加(图12-3)

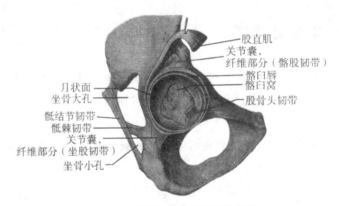

图 12-3 髋臼及其周围结构的解剖

二、病因与病理

Paterson 和 Demeron 最早在1957年和1959年报道此症。Dorrell 等在1986年叙述了11例髋臼发育不良患者的症状性盂唇撕裂,以后报道增多。行骨盆内移截骨术后也会发生此症。

髋臼盂唇撕裂症可发生在髋臼发育不良者,也可发生在正常髋臼。发生在前者的原因为髋臼缘慢性不正常的负荷,在高负荷下反复撞击下,盂唇发生退行性改变,磨损甚至撕裂,因而发生疼痛。

在非髋臼发育不良者,其发生的原因系由于股骨颈对抗髋臼缘的反复撞击的微损伤,此又称凸轮效应,此时头被挤压在髋臼缘。已有许多学者发现髋关节骨关节炎与股骨头倾斜或握枪样畸形密切相关,也与股骨颈前倾角减少有关。在此种情况下,由于间隙减少,故在屈曲,特别在伴内旋时发生撞击。此种情况可出现在股骨头骨骺滑脱伴随股骨头后倾及股骨颈骨折后在稍旋转畸形状态愈合的病例中。

髋臼盂唇撕裂可因髋关节脱位或半脱位而发生,此时撕裂的盂唇类似膝关节半月板桶柄状撕裂或肩关节的盂唇撕裂。此类撕裂少见,常发生在较重的髋部创伤而无髋臼骨折的患者,表现为不可复位的髋关节脱位或复位后X线片显示关节间隙增宽。

髋臼盂唇对增加股骨头包容、传递关节应力稳定髋关节具有重要意义,盂唇病变将增加髋关节骨性关节炎的发生率并加速关节退变的进程。同时盂唇富含痛觉神经末梢,盂唇病变本身也可引起疼痛、弹响、交锁、关节失稳等一系列的髋关节症状。经髋关节镜检查证实,40%的不明原因的髋关节疼痛由盂唇病变引起。

从病理角度,盂唇撕裂可分为 6 型:①盂唇与髋臼在盂唇软骨交界处分离;②盂唇缘磨损游离;③盂唇软骨交界处出现深沟或窝状但无分离;④盂唇变扁且有退行性改变;⑤盂唇与软骨交界处磨损;⑥盂唇增厚至正常的 2 倍。其中以①和②型常见。

盂唇撕裂绝大多数位于前方,后方仅占 1/10。多数撕裂的盂唇与髋臼分离,约 12% 为鸟嘴状撕裂,而呈现裂缝形撕裂者少见。这些患者常继发股骨头软骨退行性变。

按关节镜下形态,可将盂唇损伤分为:放射瓣状、放射纤维状、边缘纵行损伤及不稳定型盂唇等类型。其中不稳定型主要指盂唇结构正常但有半脱位功能失常者。总的来说,盂唇撕裂伤多见于前侧盂唇,以放射瓣状多见。但日本学者报道盂唇撕裂伤以后侧盂唇多见。这可能与日本人习惯极度屈曲、外展、外旋髋关节席地而坐,髋关节后方应力增加有关(图 12-4)。

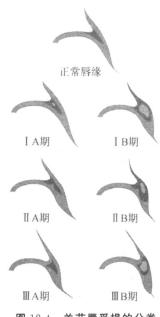

图 12-4　关节唇受损的分类

Ⅰ期:变性。

Ⅰ A 期:关节唇缘中部局限性高信号影。

Ⅰ B 期:如同Ⅰ A,但关节唇缘增厚且唇缘隐窝消失。

Ⅱ期:撕裂。

Ⅱ A 期:对比剂进入关节唇缘内,关节唇缘并未与髋臼分离,仍呈三角形,关节唇缘隐窝存在。

Ⅱ B 期:同Ⅱ A,关节唇缘增厚且关节唇缘隐窝消失。

Ⅲ期:撕脱。

Ⅲ A 期:关节唇缘与髋臼分离,仍呈三角形结构。

Ⅲ B 期:关节唇缘增厚并与髋臼分离。

三、临床表现和诊断

Fitzgerald 报道了 1 组 56 例髋臼盂唇撕裂症的诊断和治疗。其中男性 25 例,女性 30 例,年龄为 18～75 岁,但多数在 20～50 岁之间,55% 的患者有明显外伤史,通常为患肢较轻损伤或低能扭转伤。

多数患者主诉为腹股沟部刀割样疼痛,疼痛的特点为间断性,常发生在髋部扭转及腿部呈轴移时。有些患者主诉有大转子部钝痛。疼痛发生在坐位或行走时,部分患肢打软腿,出现不能解释的跌倒,患者称为死腿,但在摇晃肢体后迅速缓解,此时正常行走又可恢复。某些活动可使症状出现,如快速下楼、蛙泳、打网球及踢足球时,似乎与腿强力内收并向某个方向旋转有关。被动屈髋、内收和内旋可诱发疼痛,称为诱发试验。

几乎所有患者均有疼痛性扳机感和弹响,有时出现关节交锁。将屈曲、外旋及充分外展的髋关节伸直、外展和外旋时引起症状则提示后缘撕裂。

髋关节完全屈曲、内收和内旋时可引出疼痛,此为盂唇撕裂较可靠的体征。有时髋关节过伸并外旋时也出现疼痛,患者有惧怕感。

初伤时患者鼠蹊部及大腿前部剧痛,以后变为持续性髋部酸痛无力。检查时,当髋被动由过伸位内收并内旋时常听到或触到髋部响音。

X线平片不能显示异常。髋关节造影常可显示伤部有充盈缺损。CT扫描及SCT三维重建有较高的诊断价值。因MRI和髋关节造影对盂唇病变不敏感,漏诊率很高,髋关节镜对诊断盂唇病变极有价值。

四、诊断与鉴别诊断

1.常规 X 线摄片　常难确诊,但焦距中心对准髋关节的前后位及侧位摄片(faux-profil 摄片)可证实髋臼与股骨头匹配,但髋臼顶较短,髋臼外缘有骨化块,髋臼半径大于股骨头的半径。有些患者的 CE 角变小。

2.关节造影　常显示盂唇撕裂,它还可用于与绒毛结节性滑膜炎、滑膜骨软骨瘤病等的鉴别。造影时同时注入普鲁卡因,如疼痛消失可助鉴别关节外组织的损伤(弹响髋)。

3.CT 扫描及 SCT 三维重建　有较高的诊断价值。

4.MRI 检查　对确定诊断有帮助,但敏感率与准确率仅为 36% 和 30%,它可用于与髋关节内其他病变的鉴别。但如在关节造影辅助下做 MRI 检查(MRa),则诊断的敏感率和准确率可提高到 91% 和 90%。

(秦　杰)

第五节　股四头肌断裂并大腿肌疝

股四头肌断裂在所有肌肉、肌腱断裂中占第 2 位,多发生于 40 岁以上成年人。股四头肌断裂大部分为一侧断裂,双侧断裂者极罕见。该病除由单纯创伤造成外,与能够引起股四头肌腱退变的多种系统性疾病密切相关,但也偶见于健康的成年人。股四头肌断裂主要发生在髌骨远端的髌腱及近端的股四头肌腱 2 个部位,髌腱断裂的发生率较低,且多发生于 40 岁以下年龄段。早期诊断与治疗可获得良好的疗效,晚期治疗效果较差。

一、病因

1.发生率　单侧断裂与各种类型膝关节损伤相比要少见,而双侧断裂更为少见。股四头肌腱断裂较多见，但往往容易误诊。如上所述，该病常发生于 40 岁以上有其他疾病的患者，且可发生于任何一个年龄段。Siwek 与 Rao 曾报道 69 例，发现 88% 患者为 40 岁或 40 岁以上。目前所知最年轻的一例患者为 13 岁瘫痪少年，在长期被动活动膝关节后出现股四头肌断裂。相比较，部分断裂多见于年轻的运动员。Raatikainen 等报道，其发病的平均年龄为 28 岁。部分及完全断裂的患者均以男性为主。

2.解剖学基础　股四头肌是由股直肌、股中间肌及股内、外侧肌 4 块肌肉组成的肌肉群，各肌均有单独的起点，在下部融合为一坚强的股四头肌腱，止于髌骨，并向下延伸为髌腱。股四头肌肌腱的血液供应主要来源于股部内、外侧纵弓、髌周动脉环上极及股直肌营养动脉的下行支。这些动脉均发出分支从上、下、内、外集中指向肌腱下部中心，其边缘血管丰富，越靠近中间血管越稀少，呈向心性分布。在髌骨上极 1～2cm 之间的区域血管较少，是肌腱断裂的好发部位，特别是股内侧肌与股外侧肌结合处及股中间肌腱的中 1/3 部血管分布极稀少。Peterson 等研究发现，股四头肌腱内有一 30mm×15mm 大小的卵圆形无血管区，可能对于肌腱的退变具有重要影响。

3.致病因素　可由直接暴力或间接暴力造成，多因跌倒，或坠落时足部着地，膝关节呈半屈曲位，股四头肌突然猛烈拮抗性收缩导致。Harkness 证明纵向应力在 $30kgf/mm^2$（$1kgf/cm2=9.8\times10^4Pa$）以上可导致正常的肌腱断裂，而大多数肌腱在断裂之前已处于退变的病理状态。许多因素可导致股四头肌腱的退变，包括类风湿关节炎、糖尿病、慢性肾衰、肥胖症、甲状腺功能亢进、白血病、系统性红斑狼疮、感染、肿瘤等全身性疾病；同时也与既往有膝关节置换术、膝关节切开术、多次膝关节内激素注射以及髌骨对位不良等局部因素密切相关。

二、临床表现

急性期损伤的患者往往因跌倒或坠落所致的膝部剧烈疼痛、肿胀、功能活动受限而来就诊，但部分年轻患者可能存在髌骨前下方的慢性疼痛史。特别应注意询问中老年患者是否伴有糖尿病、肿瘤、甲状腺功能亢进、肥胖症等系统性疾病。

体检见膝上部肿胀明显，皮下瘀血，可于髌骨上方触及横行皮下凹陷，也可能因肿胀明显而无法触及，应仔细触诊，以免误诊为单纯软组织损伤。部分患者可于大腿中段触及一实质性包块，这是因为近端断裂的肌肉收缩后，由破损的筋膜突出到皮下而形成大腿肌疝。完全断裂者，无法伸直膝关节，部分断裂者可能不受影响。应做双侧对比，以排除双侧同时断裂。

损伤处于非急性期者，诊断较为困难，容易误诊。股四头肌断裂的患者，尤其是年老的患者，可能被误诊为脑卒中、脊髓病变、周围神经病变等。许多患者也仅被认为是膝关节扭伤，而未给予适当的治疗。随着肿胀及疼痛的消退，股四头肌功能下降，甚至瘫痪。患者可呈现膝关节伸直型僵硬，并髋关节代偿性抬高的特有的摆动步态，并有可能频繁出现膝关节交锁。这可能与股内侧肌断裂，无法在膝关节伸直最后的 10°～15°，完成"扣锁动作"有关。除股四头肌运动功能及膝腱反射减弱以外，其他体检正常。主动伸膝关节障碍具有较高的诊断价值，可作为鉴别诊断的依据。

三、辅助检查

1.X 线检查　应摄双侧膝关节侧位片及髌骨轴位片加以对比。

侧位片可见股四头肌腱软组织阴影的消失和髌骨移位等异常，股四头肌腱断裂，髌骨向下移位，而髌腱断裂则相反。根据 Insall 和 Savalti 比值法:屈膝 30°测量髌腱长度,即自髌骨下极至胫骨结节顶点上缘,再测量髌骨最长对角线的长度,两者之比其正常值为 0.8~1.2,>1.2 为高位髌骨,小于 0.8 为低位髌骨。另外,可见髌骨上缘向前侧倾斜。

轴位片可见"牙齿征",在髌骨与股四头肌结合处有牙齿状竖脊形骨赘,可在髌骨前缘看到。

2.MRI 检查　在临床检查及 X 线检查无法确诊的情况下采用,有很高的诊断价值。可见股四头肌腱不连续,周围组织有出血或水肿。

四、治疗

1.保守治疗　适用于部分断裂,膝关节伸直位石膏制动 3~6 周。后期行直腿抬高功能锻炼 10 天,如患者未感不适,可拆除外固定,屈伸膝关节以增强股四头肌肌力。

2.手术治疗

(1)新鲜股四头肌断裂修补术:

1)Scuderi 法:取膝关节前正中切口,显露断端,修剪肌腱断端直到健康组织;伸直膝关节使两断端靠拢,用粗丝线间断缝合;在断端近侧 2cm 切取一"∧"形股四头肌肌腱前层三角腱瓣,基底宽 5cm,边长 7.5cm,厚 3~4mm,向远侧翻转,遮盖断端缝合;用钢丝在肌腱两侧用 Bunnell 抽出钢丝缝合法行减张缝合,远端钢丝在髌骨两侧穿出皮肤,固定在皮外纽扣上(图 12-5)。

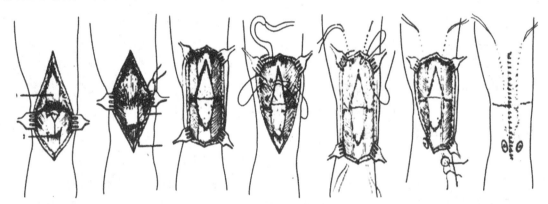

图 12-5　新鲜股四头肌断裂 Scuderi 修补术

2)髌骨穿孔缝合法:适用于股四头肌腱在髌骨上完全撕脱,而无肌腱附着者。可在髌骨钻孔将近端缝线穿过骨孔打结固定;可钻 3~4 孔,孔间距约 1cm;也可做三角腱瓣翻转加强。钻孔时注意不要紧靠髌骨前面,而致其倾斜。

术后处理:膝关节伸直位制动 6~8 周,同时行股四头肌收缩运动,有钢丝者可抽出,逐渐锻炼屈膝。3 个月后,屈膝可达 90°。

(2)陈旧性股四头肌断裂修补术:适用于股四头肌腱陈旧性损伤,断端间隙>2.5cm,不能直接缝合者。术前应先行牵引,使肌腱松弛延长。以 Scuderi 法取同样大小全层腱瓣,在冠状面将其切开,前半层占 1/3 厚度,后半占 2/3;向下牵拉腱瓣,用丝线或取扩筋膜条将肌腱断端间断缝合;将前半腱瓣向远侧翻转缝合,再将三角形切口尖部间断缝合,后半腱瓣修补剩余缺损;可用 Bunnell 抽出钢丝缝合法减张缝合。

术后处理同新鲜损伤。

(3)缝匠肌替代股四头肌重建术:适用于股四头肌损毁严重,无法进行修复,伸膝障碍的患者。具体方法如下：①于大腿中、下 1/3 交界处前内侧，经内收肌结节前缘至胫骨结节内下 2cm 做弧形切口，向外分离皮瓣至髌内侧 1.5cm 处，向内侧游离缝匠肌中下 1/3 段，注意保护血管神经，止点不切断。②行髌股韧带外侧松解：于髌骨外侧约 1cm 做纵切口，切开股外侧肌扩张部及关节囊纤维层，切取一长 10cm、宽 1cm 髂胫束条备用。③缝匠肌前移固定：于髌前做一"U"形肌腱膜骨膜瓣，蒂部在内侧，上下宽约 2cm，切至皮质骨，从外向内侧锐性剥离肌腱膜骨膜瓣。暴露皮质骨，用骨凿凿成麻点状。④于髌韧带止点稍上方，稍加分离髌韧带，髌韧带内侧 0.5cm 处（根据 Q 角大小决定距离），并于外侧紧贴髌韧带同一水平各凿一骨槽，骨槽大小约 3mm×6mm，再将两侧骨槽凿通为骨性隧道。⑤取前述髂胫束条，折叠成宽 0.5cm 双层条，穿骨性隧道围绕缝匠肌肌腱及髌韧带，拉紧两端缝合固定，以缝匠肌牵拉轴恰好经过髌骨中点为准。⑥将游离的缝匠肌移至髌骨前，用"U"形肌腱膜骨膜瓣固定。固定时应屈髋 45°、屈膝 90°位，将该瓣外侧游离端与髌骨外缘、股四头肌扩张部牢固缝合，肌腱膜骨膜瓣上下缘与缝匠肌间断缝合（图 12-6）。

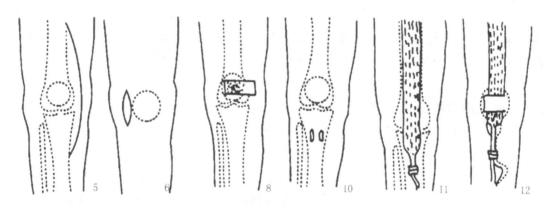

图 12-6　缝匠肌替代股四头肌重建术

术后处理：以屈髋 45°、屈膝 10°放置于托马斯架上。3 天后解除架上固定，被动屈膝至 90°，同时做伸膝运动。10 天后逐渐加大屈髋屈膝角度。3 周后可下地行走锻炼。同时在膝关节最大屈曲角度，伸直髋关节。

（房　波）

第六节　膝内、外侧副韧带损伤

膝内外侧副韧带是膝关节的主要静力结构之一，其损伤较为常见，常常合并有膝关节其他结构，如半月板、交叉韧带、软骨等损伤。

一、膝关节内侧副韧带损伤

（一）膝关节内侧副韧带的解剖及功能

膝关节内侧副韧带又称膝胫侧副韧带，共分外层（纤维层）及内层（关节囊增厚部分）2 层。内侧为扁宽三角形结构，基底向前，上端起于股骨内上髁，与股骨膜等相连续，下端止于胫骨内侧面及关节边缘，其间有部分与内侧半月板边缘关系紧密。

通常认为内侧副韧带分为前后 2 束，分别在膝关节伸直与屈曲时紧张。前束纤维纵行向下；后部纤维斜行,由股骨髁部起走向后下方,止于胫骨内侧面。

正常情况下,内侧副韧带是防止膝关节外翻的首要限制韧带,尤其在膝过伸时参与股骨胫骨间的旋转扣锁机制,使胫骨在冠状面上异常稳定。此时前侧纤维起主要的作用。

(二)内侧副韧带损伤的机制及表现

内侧副韧带作为膝静力稳定结构,其内侧尚有半腱肌、股薄肌、半膜肌的加强,故其损伤较为少见,损伤多见于膝关节轻度屈曲时,小腿骤然外展外旋造成的,如足球、篮球等对抗性运动中,支撑足着地时膝关节外侧受到外力的撞击而引起。其次在车祸中,尤其是摩托车摔伤时,车辆压于膝外侧,而使膝关节过度的外展而引起。此受伤机制也是半月板及交叉韧带的损伤机制,故在临床上,将内侧副韧带、内侧半月板及前交叉韧带同时损伤称为膝关节损伤"三联症"。

膝内侧副韧带损伤,常有典型的膝关节受伤史。详细询问病史可以明确出受伤时膝关节的位置。受伤后膝关节内侧常有肿胀,由于撕裂部位常常与关节腔相通,关节内多有积血,局部肿胀、皮下瘀血等,患者常不能主动屈伸膝关节。施加外力使膝外翻时,可致膝内侧疼痛加剧。急性期后,膝关节肿胀可有减退,但患者常主诉膝关节有不稳定感,尤其是在爬楼梯、爬山等,需在膝屈曲位支撑身体时,患者患肢不能持重。

(三)膝内侧副韧带损伤的诊断

对膝内侧副韧带损伤的诊断较为容易,首先患膝应有典型的受伤史,膝关节外翻时可致膝关节内侧疼痛,局部有肿胀及瘀斑,即可做出初步判断。

膝关节应力位片对此有较大意义。将双膝关节用一宽布带于膝关节间隙水平绑扎后,小腿内夹一枕头,使双膝外展,摄双膝关节正位片,比较两侧膝内侧间隙的大小。若伤侧内侧间隙≤4mm 为轻度挫伤（Ⅰ度损伤）,5～12mm 为部分断裂（Ⅱ度损伤）,≥13mm 时为完全断裂（Ⅲ度损伤）。同时,Ⅲ度损伤应注意是否合并内侧半月板及交叉韧带损伤。若在急性期做此项检查,应注意伤膝止痛,膝关节内积血抽除后注入 5ml 2%利多卡因有助于对此症的诊断。

X 线正侧位平片可以了解有无膝内侧副韧带止点撕脱性骨折,最常见于股骨端,可见在内侧副韧带股骨或胫骨附着处的点状、斑片状阴影。

MRI 的广泛应用减少了内侧副韧带损伤的漏诊率及误诊率。在 T_1 及 T_2 像上,内侧副韧带为膝关节内侧的灰黑样条索状物,连接于股骨内髁及胫骨髁。当有膝内侧副韧带损伤时,其信号发生改变,形态出现波纹、皱褶、断裂等。MRI 下膝关节造影更能明确断裂的部位,与关节腔是否相通,半月板及交叉韧带是否有合并损伤等。

(四)膝内侧副韧带损伤的治疗

1. 新鲜膝内侧副韧带损伤的治疗

(1)膝内侧副韧带部分断裂:膝内侧副韧带Ⅰ度损伤及要求不高的Ⅱ度损伤患者可以行保守治疗。用石膏夹板固定膝关节于屈膝 30°位,呈轻度内翻,以松弛韧带,固定时间一般为 6 周,期间要求患者对股四头肌行等长收缩以防止股四头肌萎缩。6 周后去除外固定,逐渐练习屈伸功能及负重。

膝关节支具也可用于此症的治疗,将可调角度膝关节支具定于屈膝 20°～40°之间,维持略内翻位固定 6 周,6 周后仍带支具下地行走,逐渐加大膝活动范围,可使膝关节活动度得以良好维持并避免股四头肌萎缩,防止内侧副韧带再次损伤。

(2)膝内侧副韧带完全断裂:新鲜膝内侧副韧带损伤宜早期手术治疗,以免韧带挛缩、断端坏死影响治疗效果。

行开放手术,于内侧副韧带行径做纵向切口,逐层分离后,可显露内侧副韧带断端,一般较为整齐,邻近关节间隙者可由断裂处观察膝内部结构。应用肌腱缝合线或可吸收缝线对断端做对端或重叠缝合,术中应注意如有骨性撕脱,较小骨块者宜缝合于原位,较大骨块可用可吸收螺钉固定,术后同保守治疗。将半腱肌肌腱由原解剖位置向前牵拉,固定于股骨髁内侧面上,可以部分替代内侧副韧带的功能,可以单独使用或与其他方法联合应用,效果较好。

关节镜下膝内侧副韧带修复缝合术为新近开展的手术。应用关节镜在膝关节内部观察膝内侧副韧带的断端后,采用由外向内及由内向外缝合法,将可吸收缝线连于断端两端,然后同时收紧打结于皮下,使内侧副韧带得以缝合。该方法的优点在于创伤较小,可以用关节镜同时检查膝内部结构损伤情况并作相应处理,但对于撕脱骨折及断端不在关节间隙者不适宜。急性损伤者应用关节镜检查治疗应防止灌注液流注于皮下,以免发生严重后果。

2.陈旧性膝内侧副韧带损伤 陈旧性膝内侧副韧带损伤指韧带损伤后 3 周以上者,此时局部瘢痕增生,韧带断端坏死吸收,韧带挛缩,直接缝合将不可能,应行内侧副韧带重建术。主要应用局部的肌腱(半腱股、股薄肌)及鹅足等韧带组织,在其原解剖部位重建。重建时不应切除原有韧带,而应将新建韧带组织与原有韧带组织紧密缝合,提高疗效。

二、膝外侧副韧带损伤

膝外侧副韧带是连接于腓骨头与股骨外髁的一个条索状韧带。以往认为膝外侧结构主要为膝外侧副韧带。近年的研究表明,单纯的外侧副韧带损伤不足以造成膝关节严重的不稳,而膝关节后外侧结构的损伤才是膝关节后外侧不稳定的原因。故本节外侧副韧带损伤将后外侧结构包含其中。

(一)膝关节后外侧结构的解剖与功能

膝关节后外侧结构包括通常所说的外侧副韧带以及腘腓韧带和腘肌腱。在股骨附着于股骨外侧髁外侧面,向下有外侧副韧带止于腓骨小头,腘肌腱向后外侧延伸为腘肌,而腘腓韧带由胫骨后方连于腓骨小头,三者在空间上形成了三维结构的"三足鼎力",共同组成膝后外侧部分。同时,膝外侧结构尚有髂胫束、股二头肌腱等。

外侧副韧带是防止膝关节过度内翻的主要限制韧带,而腘腓韧带、腘肌腱主要的功能是防止膝关节过度外旋。

(二)膝关节后外侧结构损伤机制及临床表现

膝关节后外侧结构损伤大多由车祸或剧烈运动伤所造成。当车祸时,胫骨前内方受力后,胫骨向后移位,呈过度内翻外旋位,从而损伤后交叉韧带以及后外侧结构。剧烈对抗运动时,膝关节在略屈位受强力内翻时,也会造成后外侧结构的损伤。

膝关节后外侧结构损伤后,主要表现为局部肿胀、疼痛。当不伴有后交叉韧带损伤时,膝关节肿胀可不明显,而仅仅表现为局部肿胀,皮下有瘀血斑,局部有压痛,同时膝关节屈伸功能障碍。合并有腓总神经损伤时可表现为腓总神经部分或全部损伤的表现。陈旧性损伤时,患者常有膝关节的极度不稳定感,患肢无法负重,行走时患肢膝关节反屈,且步态中有内甩小腿的动作,可作为诊断依据之一。

(三)膝后外侧结构损伤的诊断

对膝后外侧结构损伤人们的认识还远没有其他结构深刻,往往对其仅诊断为外侧副韧带损伤而致漏诊误诊。对有典型的受伤机制,临床表现者,应做以下试验验证有无后外侧结构损伤。

1.膝关节应力试验 分别在膝关节完全伸直、屈曲 20°、屈膝 90°位行内外翻试验,对存在侧副韧带损伤者,可以查出间隙的异常增大,体检时常能体会到胫、股骨骨面相撞的声音。在完全伸直位可以摄膝关节应力位片,其损伤分度同内侧副韧带损伤,当完全伸直位存在有内翻不稳时,常提示有膝关节后外侧结构的损伤。

2.外旋反屈试验 患者取仰卧位,检查者同时握住双侧足尖部将下肢提离床面,同时旋转胫骨,患肢胫骨明显偏离膝部中央,此为外旋反屈试验阳性,提示有膝后外侧结构损伤。

MRI 可以提供膝关节后外侧结构损伤的依据,但应根据要求,将扫描平面由冠状面改为平行于腘肌腱的冠斜位扫描,可以提高扫描的阳性结果。通常在部分撕裂时表现为肿胀,但连续性存在,而当完全断裂时,可以表现为信号中断或有出血、肿胀信号。

(四)膝后外侧结构损伤的治疗

膝后外侧结构损伤后,不会自行愈合,而其损伤会造成严重的膝关节不稳,直接影响负重与行走,故现阶段对其治疗主要以重建为主,但对于仅为部分断裂或挫伤者,仍应行保守治疗。

1.膝后外侧结构损伤的保守治疗 对不宜行手术治疗者,应行石膏固定 6 周,其间锻炼股四头肌等长舒缩,防止肌肉萎缩。6 周后拆除石膏逐渐行膝负重及屈伸锻炼,并严格随访,尽早发现后外侧结构松弛不稳以早期治疗,防止对膝关节其他韧带结构、半月板及关节软骨的进一步损害。

2.膝后外侧结构损伤的手术治疗 急性的膝后外侧损伤,首选手术重建修补。其方法主要有腘肌腱股骨附着点重新固定、弓状韧带近端前移、股二头肌腱悬吊术以及髌韧带移植修补腘肌腱等手术方案。手术应尽早进行,以防止韧带的挛缩与粘连。其中,股二头肌腱悬吊术较为常用,其将股二头肌腱在行经中改变其方向后固定于股骨髁上。此方法对恢复内翻稳定性效果较好,但对控制外旋较差,同时使股二头肌丧失了屈膝功能。

近年来,由于腘绳肌广泛应用于交叉韧带重建,也有学者应用腘绳肌腱重建外侧附韧带与腘肌腱,并应用挤压螺钉将肌腱固定于股骨隧道与腓骨,效果较好。赵金忠等应用股二头肌长头腱重建膝后外侧结构,由于应用解剖重建外侧副韧带、腘肌腱及腘腓韧带,故其近期疗效达 100%,远期尚待进一步观察。

值得注意的是,膝后外侧结构损伤常常合并前后交叉韧带的损伤,在行交叉韧带重建时,应同时重建膝关节后外侧结构,以免造成交叉韧带重建的失败。

(韩文武)

第七节 交叉韧带损伤

一、前交叉韧带损伤

从发现人体膝关节内存在交叉韧带到治疗交叉韧带损伤,经历了漫长的历史。据国外文献记载,公元 170 年开始发现交叉韧带,1850 年首次有人记录交叉韧带损伤,到 1900 年首次报道交叉韧带损伤修复。上千年的发展成就了目前对交叉韧带的认识,特别是对前交叉韧带(ACL)的认识。

(一)前交叉韧带功能解剖

前交叉韧带的作用和其他韧带一样,有 2 个基本方面,即限制作用和制导作用。

限制作用:是指当膝关节受到异常外力作用时,韧带通过自身的生物力学特性以及神经反射性的肌肉收缩限制膝关节异常的过度的活动,保持稳定。ACL的限制作用主要表现为阻止胫骨的过分前移、胫股关节的内外侧间隙分离和胫骨的过分旋转及膝关节的过伸。当限制失效时,膝关节将发生异常活动。

制导作用:是指膝关节的活动中,韧带在正常的应力下发生张力性改变,以引导关节向一定的方向活动。ACL的制导作用主要表现为,当伸膝运动时引导胫骨外旋(扣锁机制),屈膝时引导胫骨内旋以及膝关节运动中的股骨胫骨之间的滚动滑动等。另外,ACL与后交叉韧带及半月板紧密相连,通过其他韧带连接构成"8"字结构。在肌肉的共同作用下保持膝关节的规律运动。

限制与制导作用的发挥依赖于ACL的功能解剖基础。目前认识的功能解剖有以下几个方面。

1.ACL股骨附丽区　ACL起自股骨外髁内侧面后部,止于胫骨髁间棘。股骨附丽区呈椭圆形或半圆形,位于股骨内髁外侧面的后关节软骨与股骨后侧皮质延长线之间,附丽区长轴与股骨纵轴交角是26°。从三维立体角度看股骨附丽区,它位于股骨髁间窝顶部、内外两侧之间。

2.ACL胫骨附丽区　胫骨附丽区呈三角形,平面型分布于胫骨髁间棘处,其附丽三角区的内侧为胫骨平台内侧关节软骨,外侧为外侧半月板前角,前方为半月板间横韧带,后方为外侧半月板后角。

3.ACL与股骨髁间窝无碰撞　在膝关节伸直位时,ACL与股骨髁间窝顶紧密地相邻分布,平行并列而无互相碰撞。从三维立体角度看,它位于股骨髁间窝顶部、内外两侧之间的正中位置,与股骨髁间窝两侧也无碰撞。在ACL重建时应特别注意ACL与髁间窝的这一重要功能解剖关系。

4.ACL的相对等长　ACL另外一个功能解剖特点是其纤维的长度变化特点,也可以称之为ACL的相对等长性。在ACL等长概念中,有用来描述附丽区的词,如等距点、等距区;还有描述ACL纤维的,如等长性、等长变化等。其实这些词所表达的内涵是一致的,只是用于不同的外延对象而已。1985年Odensten提出ACL等长概念之后,很多学者进行了有关的研究,近来认识比较一致的意见是ACL没有绝对的等长性。但是,相对的等距性即两附丽区间距长度变化小于2mm是客观存在的。

5.ACL张力纤维的转移　ACL纤维束张力的变化,代表了纤维束在稳定膝关节时的强弱状态。在膝关节伸直位上,膝关节交叉韧带的所有纤维束,特别是近端后侧纤维处于最大张力状态。此时膝关节最稳定。当膝关节屈曲运动时,随着屈膝角度的增加,整个ACL股骨附丽区将以等距区,也就是股骨附丽区近端前部为中心向前下方旋转移动,股骨附丽区近端前部的纤维总是处于一种相对等长的张力状态,而后部远近两端附着的纤维又被再拉伸,张力增加而稳定膝关节。因此,在膝关节屈曲运动时,只有部分纤维参与稳定,膝关节有较大的活动度。当膝关节由屈曲向伸直运动时,随着屈膝角度的减小,ACL股骨附丽区将以等距区为中心向后上方或下方旋转移动,大部分纤维由短缩状态变为拉伸紧张状态。因此,膝关节在伸直时,所有ACL纤维特别是近端后侧纤维参与维持稳定膝关节。ACL纤维周期性的伸缩范围为2mm左右,等距点偏心性分布保护了纤维的弹性应变能力。对于ACL张力变化的认识,有利于我们理解ACL稳定膝关节的功能细节。

对ACL功能解剖的认识,比较早的是对ACL进行的功能性分束。1975年,Girgis发表论文将ACL分为前内束和后外束。1979年,Norwood又将其分为3束,除前内束和后外束外还分出了中间束。3束分别在膝关节稳定中起着各自的特殊的作用。当切断中间束时,可以加重膝关节的前侧不稳定;切断前内束时则加重前外侧旋转不稳定;而切断后外束后可进一步加重后外侧旋转不稳定。

(二)前交叉韧带生物力学

ACL依靠其自身的力学特性首先抵抗来自胫骨的向前的移动力,其次抵抗内外翻的应力及旋转力。韧带组织在受到拉伸应力时首先发生弹性应变,这种弹性应变的范围有报道是7%～8%。当应变范围超过其弹性应变限度时,韧带发生塑性应变直至断裂。ACL 的长度国人平均为 32mm,以最保守的报道 7% 对韧带弹性应变范围进行计算,ACL 的黏弹性应变量应为 2mm 多一点。超过 2mm 的拉伸则造成韧带的塑性应变进而发生断裂。

1983 年,Noyes 应用快速加力法测出,ACL 的抗拉伸强度为 1730＋269N。1991 年,Woo 用缓慢加力法测出为 216QN。这个结果为选择重建 ACL 的材料打下了生物力学基础。

(三)前交叉韧带损伤的诊断

1.稳定性试验　稳定性试验的结果因医师经验的不同而有不同。医师对韧带功能解剖和生物力学的认识、对试验技术的熟练掌握程度会影响到稳定性试验的结果。

(1)前抽屈试验:在做前抽屈试验之前,先做重力试验以明确胫骨平台是否存在后侧移位。如果后侧移位存在,应以对侧为标准调整基点。重力试验的做法是,仰位,双下肢屈膝 90°,屈髋 90°,双足跟放在检查者手上,比较双膝胫骨结节的高低。然后做前抽屈试验:仰位,下肢屈膝 90°,屈髋 45°,足放在检查台上,检查者坐于足上。双手拇指放在膝前膝眼处,其余 4 指放在膝后。向前缓慢施加力量,两拇指感受胫骨两侧平台向前的相对于股骨的移位。与对侧比较,移位相差 6～8mm 时为阳性。将胫骨放在旋转中立位、外旋 30°、内旋 30°3 个位置上检查并记录结果。在急性韧带损伤期或是有半月板阻挡时(门楔作用),检查前抽屈试验会有假阴性。内旋位时后交叉韧带被拉紧,也会有假阴性。

(2)Lachman 试验:仰位,被检查肢位于检查者侧,屈膝 15°～30°,以一手紧握固定股骨外侧,另一手拇指握住胫骨上端前面内侧关节缘,其余 4 指后施加向前的提升力,这时拇指感觉胫骨相对于股骨的前移。在急性韧带损伤期,由于肿胀、疼痛,不能屈膝,此试验是最易做且痛苦最小的检查。

(3)Macintosh 轴移试验:仰位,伸膝 0°,胫骨内旋。检查者以与患者相对应的一手拇指顶在被检查肢有腓骨头的后侧向前施力,其余四指放在股骨远端前外侧向后向内施力使膝外展,另一手持足保持胫骨内旋外展。膝关节由伸直位向屈曲活动,当屈膝至 20°～40°时,胫骨外髁突然向前半脱位,继续屈曲则恢复原位。

2.韧带测试仪　由于稳定性试验的不可靠性,以及试验结果的主观性,进些年来,韧带测试仪的研究有了发展。其中以韧带测试仪 KT-1000、KT-2000 最具代表性。

1988 年,Daniel 医生在临床研究的基础上,发明设计了 KT-1000 韧带测试仪。这是一套便携式仪器,可以在任何膝关节屈曲角度上准确测量膝关节的前后稳定性。既可用于治疗前诊断,也可应用于手术中测试以及手术后的康复治疗中。关于测试仪的准确性,1994 年 Daniel 报道指出,应用最大限度手动试验项目准确率可以达到 98%。

最大限度手动试验:将被检查肢体固定于屈膝 30°位,将 KT-1000 的髌骨感应垫稳定在髌骨上,设置试验参照负荷为 89N。一手以 30～50N 的力压髌骨感应垫,另一手自小腿近端后侧施加向前的力,读取胫骨向前最大移位数字。

3.放射学检查

(1)X 线片检查:在膝关节韧带损伤的检查诊断中,X 线片检查是必要的。其目的在于:探察发现撕脱骨折片,如胫骨嵴、胫骨平台后侧的撕脱骨片、内外侧副韧带附丽点骨片、关节内骨软骨骨折片等;对于陈旧性韧带损伤,在应力像上可以探察测量移位程度;进行关节不稳定的方向的鉴别诊断;进行儿童骨骺损伤与关节不稳定的鉴别诊断。

拍摄 X 线片包括标准的前后位、侧位、髌骨轴位,必要时采用应力下成像。急性损伤期应尽量避免使用应力下成像,以免加重损伤。

（2）磁共振成像检查：磁共振成像以其优质的图像及对人体的无创性而受到越来越多的重视。在探查膝关节韧带损伤时，磁共振的磁通量密度至少应在1.5T以上。应在冠状面和矢状面2个平面上扫描影像，扫描厚度每层3～5mm，以获得交叉韧带的低密度影像。如果影像连续性中断，可以判断韧带损伤。1989年，Glashow对应用磁共振诊断交叉韧带作了双盲的研究，其结果是磁共振在韧带损伤组中，阳性诊断准确率为74%，在无韧带损伤组中阴性诊断准确率为70%。敏感度为80%。目前，磁共振在诊断交叉韧带损伤方面，总体的诊断正确率是65%～90%。随着磁共振成像的发展，在检查诊断交叉韧带损伤方面，特别是对于后交叉韧带损伤，磁共振成像以它的非介入性将比关节镜检查更具魅力。

4.关节镜检查　关节镜可用于诊断急性损伤，如前交叉韧带断裂、半月板损伤、关节囊损伤、伸膝装置损伤、骨软骨骨折和髌骨脱位等。但是，在关节镜下诊断韧带断裂，特别是对于前交叉韧带股附丽区损伤、韧带实质部断裂损伤时，应注意可能有假阴性，应附加应力试验或用探钩探察韧带的强度加以鉴别。

（四）前交叉韧带损伤治疗方法

对ACL损伤的自然病程的理解有助于建立正确的治疗计划。但是，由于诸多因素的参与，要做到正确理解认识自然病程是非常困难的。治疗技术的限制性所能给我们提供的只是有争议的和不完美的结果。

1.保守治疗　保守治疗的适应证包括：急性单纯ACL损伤、急性部分ACL损伤合并内侧副韧带损伤。

保守治疗所采用的方法主要包括休息、冷敷、加压绷带包扎、石膏制动、膝矫形器（支具）控制、使用抗炎药物等。

2.手术治疗

（1）急性带附丽区骨片的ACL撕裂修补术：带有附丽区骨块的急性ACL撕裂损伤最易发生于胫骨嵴附丽区，股骨附丽区较少。该修补手术是目前公认的效果最为肯定的手术。以前所提到的韧带中部断裂的修复、断端缝合、移位修复以及颖合加强手术，均以手术失败率高、手术晚期结果差而未受到欢迎。对于一些运动员需要恢复强力运动时，有些人建议可以采用一期韧带重建手术治疗无骨片的韧带撕裂。

手术后处理：用膝关节石膏制动固定骨折片的膝关节屈曲角度。3周后，在膝矫形器（支具）保护下行膝关节0°～90°屈伸练习及股四头肌肌力练习；8周后全屈伸活动；12周后负重练习。

（2）关节镜下急性带附丽区骨片的ACL撕裂胫骨嵴骨折修补术：与切开手术相比，关节镜下采用微创技术修复急性带附丽区骨片的ACL撕裂具有明显的优点。手术方法是采用膝关节常规关节镜入路，充分清除关节内积血及凝血块。探查关节内结构特别注意两侧半月板前角有无撕裂。清理骨折断面及撕脱骨块，在钝穿刺锥的协助下复位骨折块。用双股PDS-Ⅱ可吸收线缝合ACL基底部，在ACL重建瞄准器引导下，做胫骨髁骨道两条至骨折面，将缝合线穿过骨道引出，确认骨折复位后打结固定。手术后石膏制动4～6周。

（3）ACL重建术：ACL损伤引起关节松弛，关节运动学与力学分布改变，继发其他结构的损伤，进而加重骨关节退行性变化。因此，修复手术失效或陈旧性ACL损伤就成为重建术的任务。迄今为止所有研究均表明，ACL重建能够解除关节不稳定症状，预防膝关节内其他结构的进一步损伤，特别是半月板损伤，然而尚不能延缓关节退行性变化。

ACL重建术的适应证从膝关节关节软骨状况、肌力情况、活动范围、年龄和全身情况以及医师的手术技能等几个方面的因素进行考虑。膝关节关节软骨状况差、肌力差、活动水平低、年龄大、全身情况不佳的患者，不适宜行重建术。对特定职业人员的ACL损伤，例如运动员、消防队员、体力劳动者等或合并有半月板损伤者的重建术应采取积极的态度。

　　1)骨-髌腱-骨结构重建 ACL 术:骨-髌腱-骨结构最常用作为移植替代物重建 ACL。手术可以切开关节也可以在关节镜下进行。手术步骤为移植物的准备,钻胫骨、股骨骨道,髁间窝成形以及移植物的固定等。

　　2)关节镜下半腱、股薄肌肌腱重建 ACL 术:由于骨髌腱骨结构的切取,使患者手术后感觉膝前不适,近些年来使用半腱肌股薄肌肌腱重建 ACL 逐渐增多。单股薄肌肌腱的强度为 ACL 的 49%,单半腱肌肌腱的强度为 75%,通常临床上常用双半腱肌双股薄肌肌腱联合应用,其联合强度为 200% 以上,而其直径才仅有 8~9mm。因此,这种组合具有容积小、强度大的有利特点。

二、后交叉韧带损伤

　　后交叉韧带(PCL)是稳定膝关节的重要因素,对膝关节运动起着导向和限制作用。PCL 损伤后,如未得到及时治疗,常导致膝关节不稳,继发半月板、软骨损害和骨性关节炎。传统观念认为 PCL 损伤的发病率较低。由于对其解剖、生物力学性质研究较少,使得 PCL 损伤常被漏诊;同时也因为对 PCL 损伤后的继发性病变了解不够,从而造成对 PCL 损伤的治疗持消极态度。

(一)解剖学特性

　　PCL 起自股骨内侧髁的外侧面,向后内侧止于胫骨平台髁间窝后下方约 1cm 处。韧带纤维股骨端的走行由后向前,而在胫骨端则由内向外。Marshall 等测得 PCL 的平均长度约 38mm,宽度约 13mm,其纤维束在两端附丽处较宽。

　　PCL 同 ACL 一样,韧带内部的纤维束在屈膝时发生扭转,而扭转又于伸膝时被解除。交叉韧带内部由多组胶原纤维束组成,各束在整个膝关节运动范围内(ROM)的紧张度各有不同。绝大多数学者认为 PCL 纤维束由前外束(aPc)和后内束(pPc)2 股组成,aPc 较 pPc 粗大,aPc 于伸膝时松弛、屈膝时紧张,而 pPc 恰与其相反。Makris 等通过对 PCL 解剖的深入研究,提出 PCL 由 4 组纤维束组成,包括前束、中央束、后直束、后斜束。前束和中央束构成了韧带的大部分,而后束仅占 PCL 纤维的 15%。前束在屈曲 30°~90° 时承受张力而发生形变;后束仅在伸直和深度屈曲时承受张力并始终处于等长状态;在 4 组纤维束里中央束最粗,并在屈曲 30°~120° 时保持张力。

　　目前认为不应该孤立看待膝关节的各个结构。前后交叉韧带组成“8”字形结构,将膝关节的韧带、半月板联系在一起,对膝关节运动起着导向和限制作用。近来,Morgan-ones 等通过对 30 例标本的研究发现,在 ACL 和 PCL 之间有交叉韧带间纤维束的存在,因而提出“交叉复合体”的概念,进一步证实了膝关节的整体观。交叉韧带血供主要来自膝中动脉,远端由膝下外动脉和膝下内动脉的分支供应。滋养动脉的终末支在滑膜外形成血管网状结构,再穿透滑膜鞘进入交叉韧带并与韧带内的血管网形成吻合支。交叉韧带内部的血供并非是均一的,位于 PCL 两端的纤维束和骨质交界处以及中 1/3 段的中央表现为缺血区域。PCL 的淋巴管大多数与小血管伴行,有着相同的分布区域。

(二)组织学特性

　　韧带是一种规则而致密的胶原结缔组织,韧带中的纤维呈波形排列,以致于在张应力的作用下能被募集而共同参与对抗载荷。在骨附丽处,韧带的胶原纤维与纤维软骨交织,纤维软骨向深层逐渐矿化,最后与皮质骨融合。韧带的这种移行过程,使止点组织学的变化适应于生物力学变化,从而大大减少了韧带止点处的应力集中。交叉韧带内部的组织结构正如其血供一样也表现出不均一性,前后交叉韧带内部都存在一个表现为纤维软骨结构的区域,在 PCL 中它位于韧带中 1/3 束的中央部分的缺血区,其中有大量的圆形和卵圆形细胞呈柱状排列,电镜下观察为典型的软骨细胞。根据 Pauwel 的组织发生学定律——致密结缔组织中的纤维软骨结构的形成是受剪力和压应力所致,Peterson 等推测 PCL 中的纤维软骨结构可能是扭转应力作用的结果。

(三)生物力学

1.机械稳定作用　韧带在生物力学上属于黏弹性(固体结构,其足够的顺应性和弹性,保证了正常状态下所连接骨的正常运动;而过度载荷下它的硬度增强又能够对抗关节的异常活动。

由于 PCL 的位置靠近膝关节旋转轴,并且其强度是 ACL 的 2 倍,故越来越多的学者认为它是膝关节的主要稳定因素。PCL 功能主要有:①限制胫骨后移。PCL 是防止胫骨向后移位的基本因素,Noyes 等通过实验发现在对抗胫骨近端向后移位的应力中,其中 95% 是由 PCL 提供的。②限制膝过伸。③限制旋转。在切断 PCL 的实验中,屈曲位旋转活动平均增加 8°。④限制侧方活动。

2.本体反射稳定作用　韧带对关节运动的限制不仅仅是被动的,其在张力的作用下可通过感受器,经反射弧发挥拮抗肌的作用,从而加强关节的稳定。早在 1954 年 Boyd 等就已发现猫的交叉韧带内存在类似于 Golgi 腔器官的感受器,可以传导肢体的本体感觉及角加速度的信号。Raunest 等通过对绵羊交叉韧带的研究,证实了交叉韧带内部存在几种明显不同的感受器:Ruffini 小体和 Pacinian 小体,其中以 Pacinian 小体最常见。Schultz 等首次描述了人交叉韧带内感受器的组织学结构,认为绝大多数的感受器位于滑膜鞘内韧带的表面,顺韧带的长轴排列,并多集中在韧带的两端。现代观点认为交叉韧带内部存在的本体感受器能感受关节运动对韧带所产生的张力及其与周围结构的关系,从而反射性调节关节稳定性;并据此提出关节内交叉韧带损伤后,可通过特殊本体训练方式,达到保守治疗稳定关节的目的,称为本体功能重建。

3.协同稳定作用　PCL 损伤常和其他韧带、肌肉损伤有关。Vogrin 等发现膝关节后外侧结构(PLS)破坏会导致 PCL 的局部应力加大,损伤概率增高。当 PLS 损伤后,在向后负荷的作用下,胫骨近端在膝关节 ROM 中的向后移位较对照组明显加大,并相应地增加了 PCL 的张应力;而作用于胫骨的外旋负荷,使得膝关节在屈曲 30° 和 90° 时的外旋位移显著增加,并增加了 PCL 的应力;另外,在模拟的腘绳肌载荷下,胫骨近端的向后移位以及外旋、内翻程度均加大。

临床上后抽屉试验发现,单纯 PCL 损伤时胫骨近端向后移位的程度从膝中立位到内旋位时明显减少。Ritchie 等认为这是由于内侧副韧带在 PCL 受损后有对抗胫骨向后移位的作用。

Harner 等通过模拟腘肌腱的收缩来观察作用于 PCL 的应力以及膝关节动力学的改变,发现腘肌腱与 PCL 有对抗胫骨近端向后移位的协同作用,尤其在 PCL 损伤后有助于维护膝关节的稳定。Harner 等认为当 PCL 损伤后,在对抗胫骨近端向后移位中腘肌可能是最重要的稳定因素。因此推测,PCL 重建后疗效不佳的病例,可能是由于未能有效地恢复腘肌的功能。

(四)后交叉韧带损伤的诊断

1.受伤机制　PCL 损伤占所有膝关节韧带损伤的 8%~23%,其中多数病例属于复合型损伤。屈膝时胫骨近端受到直接向后的暴力是最常见的 PCL 损伤机制,并多属单纯型 PCL 损伤。例如摩托车手胫骨结节撞击仪表盘造成 PCL 损伤,即所谓的"仪表盘损伤"。在此损伤机制下,PCL 撕裂有 70% 发生于胫骨端,15% 在股骨端,15% 发生于韧带的中部。

膝过伸也可导致 PCL 损伤,如跳远落沙坑的动作,常首先表现为 ACL 撕裂,继而发展为 PCL,后关节囊损伤,甚至出现膝后方神经血管束的损伤,其中有 60% 并发内侧或外侧半月板的撕裂;偶尔,膝内翻性损伤也可并发 PCL 损伤,依次为膝外侧副韧带(LCL)断裂、后外侧关节囊和 PCL 损伤。

2.PCL 的损伤类型

(1)单纯 PCL 损伤:包括 PCL 胫骨和股骨附着点处的撕脱损伤。有完全断裂和部分破裂。实质部撕裂可以是急性的,也可是慢性的。胫骨后移不超过 10mm 并有轻度旋转不稳的 PCL 损伤可被认为是单纯 PCL 损伤。

(2)后外侧旋转不稳:后外侧旋转不稳可单独出现或合并有 PCL 损伤。有人认为绝大多数后外侧结构损伤合并有前交叉韧带损伤。PCL 损伤常合并有膝后外侧结构损伤,导致出现严重的症状。

(3)PCL 复合伤:这种损伤包括创伤性脱位、ACL 加 PCL 损伤及侧副韧带或旋转不稳定性损伤。

3.PCL 损伤的自然转归　有关 PCL 损伤的自然转归一直存在争论,相对一致的看法是单纯 PCL 损伤非手术治疗可获得较好的结果,而伴随有其他韧带损伤时则不然。Shelbourne 等观察了 133 例单纯 PCL 损伤患者,平均随访 5.4 年,发现韧带松弛和膝关节评分与伤后时间无关,韧带松弛与 X 线片上关节间隙变窄无关;主张非手术治疗急性单纯性 PCL 损伤。但是 Keller 等观察了 40 例单纯后交叉韧带损伤患者,随访 6 年,其中 36 例(90%)活动时膝关节疼痛,17 例(43%)行走困难,且膝关节功能障碍程度与损伤时间长短有关,时间越长,症状越重。BoynLon 和 TieLjens 报道 1 组平均随访 13.4 年的 38 例单纯性 PCL 损伤,发现膝关节的退行变与伤后时间有关。Dejour 等发现 80% 的 PCL 损伤患者有膝关节痛和骨性关节病改变,他们将单纯 PCL 损伤的自然转归分为 3 期:第一期为功能适应阶段,持续 3～18 个月;第二期为功能耐受阶段,持续 15～20 年;第三期为骨关节退变阶段。

4.体格检查　急性 PCL 损伤时多表现为膝关节损伤的一般症状,如疼痛、关节肿胀、功能受限等;陈旧性 PCL 损伤,如周围结构不能代偿发生关节不稳,可表现为上下楼及上下坡困难。急性 PCL 损伤时由于伴有疼痛、关节积液、肌肉痉挛,常很难发现阳性体征;尤其是单纯的 PCL 损伤,因为缺乏简便可行的诊断手段,常造成漏诊。临床常用的对于 PCL 损伤的体检方法有以下几种:

(1)后抽屉试验(PDT):患者平卧位屈膝 90°屈髋 45°,检查者在固定骨盆和足部的前提下,前后推拉胫骨近端。应在旋转中立位、外旋 15°和内旋 30°的 3 种体位下重复进行检查。有时 PDT 阳性会误以为前抽屉试验(ADT)阳性,因为 PCL 损伤后在自然体位下胫骨上端后沉,以此为起点作 PDT 会误以为 ADT 阳性,因此必须对比双侧胫骨结节隆起的高度。

(2)股四头肌动力试验:PCL 损伤患者,仰卧位屈膝 90°时可以发现胫骨近端有明显的向后移位,出现下陷征(sag sign)。此时让患者主动收缩股四头肌,在伸膝的起始阶段可以发现胫骨近端的向前活动。注意在急性损伤时可以不出现下陷征。

(3)后方 Lachman 试验:屈膝 30°时于胫骨近端施加向后的压力,使其向后移位。由于急性损伤的患者多可以耐受 0°的屈膝,该试验可应用于急性期。

(4)动力后移试验:用来检查后膝直向不稳定和膝后外侧旋转不稳定。患者仰卧,屈髋、屈膝,然后被动伸直膝关节,若向后半脱位的胫骨突然复位,则为阳性。

(5)反轴移试验:应用反轴移试验诊断膝后外侧旋转不稳定性,屈曲和外旋膝关节,并施加外翻应力,然后逐渐伸直,感觉到胫骨复位时的弹跳为阳性,表示后交叉韧带和弓形复合伤。Coopers 认为多达 35% 的正常膝关节可表现为阳性。有人认为反轴移试验的结果是变化的,而非膝后外侧旋转不稳定的特异性检查。

(6)后内轴移试验:Owcns 描述了一种后内轴移试验,屈膝 45°以上,内翻膝关节,然后逐渐伸直膝关节,一般在 20°～40°时可感到胫骨突然向前复位的动作或股骨内旋为阳性,表示 PCL 和 MCL 等复合伤。

(7)后外侧旋转不稳定试验:Loomer 介绍了一种后外侧旋转不稳定试验,患者仰卧,屈膝、屈髋 90°,检查者握住患者一足部和踝部,最大限度地外旋小腿,外旋角度超过正常的 3 倍为阳性。

5.影像诊断

(1)X 线平片:X 线平片可以显示 PCL 撕脱骨折。如果是韧带的纤维撕裂,单纯的膝关节正侧位片常难以显示,此时需拍摄膝屈曲 90°和屈曲 20°的向后应力片。一般认为胫骨后缘至股骨后缘的距离达 5mm 时可以诊断为 PCL 损伤。美国运动医学联合会对于应力状态下的不稳定进行分级:轻度移位<5mm;中度移位在 5～10mm 之间;重度移位>10mm。

(2)磁共振成像(MRI):Munshi 等报道,MRI 对于 PCL 损伤诊断的灵敏度和特异性分别为 90%和 67%,甚至可以发现关节镜漏诊的 PCL 损伤。Riel 等在 244 位患者中作了 MRI 和关节镜诊断结果的比较,认为 MRI 对于 PCL 诊断的特异性和准确率均为 100%。由此可见 MRI 对于临床诊断以及制订治疗方案来说,是一种安全而有价值的手段。

(3)放射性核素诊断:So 等利用 ^{99m}Tc-MDP 进行膝 SPET 的检查,发现 SPET 对于膝关节内结构损伤有较高的诊断价值,特别是对于关节镜手术可以进行术前定位。

(4)关节活动度测量仪:Eakin 等利用 arthrometer 诊断 PCL 的损伤,灵敏度为 90%,特异性为 100%,其阳性诊断结果价值达 100%,阴性结果价值为 91%,并且发现 arthrometer 测量的膝关节松弛程度与临床 PDT 分级一致,即使并发 ACL 损伤也不影响 arthrometer 的检查结果。

(5)关节镜检查:目前,关节镜被认为是诊断关节内结构损伤的"金标准"。但即使在直视下,也难以完全准确地评价韧带结构的完整性。Kennedy 等发现,韧带损伤后肉眼观察下的完整韧带,通过电镜常能发现胶原纤维的撕裂,且韧带内部的纤维撕裂较其表面更加明显。因此,关节镜检查中必须仔细检查韧带的纤维结构,并借助术中应力试验和探针,尽可能地避免漏诊。

总之,PCL 损伤的诊断,仍以临床表现为主,并结合一定的辅助检查,其中以 MRI 和关节镜的诊断价值较大。美国运动医学联合会将韧带损伤的严重程度分为 3 度:Ⅰ度:极少部分韧带纤维撕裂,伴有局部疼痛,无不稳定;Ⅱ度:较多的韧带纤维撕裂,伴有一定的功能丧失和关节反应;Ⅲ度:韧带完全断裂,伴有明显的关节不稳。这一分类方法对于临床综合分析有一定的参考价值。

(五)后交叉韧带损伤的治疗

对于 PCL 损伤的治疗一直存在争议,主要集中在两个方面:①完整的 PCL 是否为膝关节功能稳定的必要条件,即保守治疗和手术治疗的争议;②各家对于 PCL 纤维断裂后一期修复的疗效报道不一,因此对于修复和重建的取舍存在争议。

现在认为,对于急性韧带损伤的治疗应考虑到早期不稳定和晚期不稳定。必须明确的是:任何晚期不稳定的修复都要比早期困难得多,疗效也差;早期未引起明显不稳定者也可能发展为晚期不稳定。由于早期的创伤解剖远较晚期易于识别,因此明确诊断是成功治疗的前提。具体的治疗方法应根据韧带的损伤程度、急性损伤还是陈旧性损伤、单纯 PCL 损伤还是复合型韧带损伤来区别对待。通常认为Ⅰ度和Ⅱ度的 PCL 损伤可以保守治疗,而Ⅲ度的 PCL 损伤和复合型韧带损伤需要手术治疗。

1.急性损伤的治疗

(1)保守治疗:保守治疗强调的是早期运动和积极的康复训练。急性 PCL 损伤的患者,在受伤后的第 1 周,表现为疼痛、关节肿胀和活动受限,可应用冷敷、膝关节包扎及制动等来减少关节内的出血。在疼痛和肿胀消退后,开始关节活动以及下肢肌力量的训练,尤其是恢复股四头肌的肌力。Shelbourne 等通过研究急性单纯型 PCL 损伤的自然病程,认为经过非手术治疗后,绝大多数患者能获得良好的功能恢复。并且发现患者伤后症状的恢复与膝关节的松弛度(laxity)并无相关性。不少研究报道认为,采用特殊设备和方法进行膝关节本体反射训练,增加膝周围肌肉的张力与反应时,可达到良好的功能恢复。

(2)一期修复:对于 PCL 撕脱性骨折的病例应在伤后 3 周内尽早进行手术复位内固定。对于韧带纤维断裂的病例,Mariani 等通过对比交叉韧带损伤后的修复术和重建术的效果,认为修复术后的交叉韧带难以维持一个具有完全活动度的稳定膝关节。

目前较为公认的是交叉韧带的保守治疗和一期修复的疗效不佳,同时发现膝关节囊外韧带如内侧副韧带(MCL)损伤后通过保守治疗或一期修复效果较好。这种愈合潜能的不同,可能源于其间生物学特性的差异。经研究发现 MCL 损伤时可于局部形成血肿,而血肿演变形成的纤维蛋白原网状结构正是炎症细胞聚集的场所,炎症细胞通过分泌细胞因子诱导成纤维细胞和干细胞参与韧带的修复,由于完全断裂的交叉韧带必然合并滑膜鞘的撕裂,使得韧带断端难以形成类似的局部血肿,因而妨碍了韧带的修复。另外,Cao 等发现交叉韧带中一氧化氮(NO)在白介素 1 等炎症因子的刺激下,合成明显增多;而在侧副韧带中NO 的合成较少,经研究 NO 有降低基质合成的作用,而基质合成正是损伤韧带修复的前提,因此认为这可能是关节囊内外韧带愈合潜能差异的又一原因。

(3)韧带重建:韧带重建包括静力重建和动力重建,急性损伤中多采用静力重建。PCL 的静力重建方式包括 PCL 前束的解剖重建、PCL 的等长重建、PCL 前束和后束的联合重建、多束的 PCL 重建等。各种方式的利弊仍有争论。

关于是否需要等长重建目前仍有争论。Bomberg 认为非等长重建时,移植物的机械和运动性能均优于等长重建。由于等长重建时须将移植物的股骨固定点后移,这样重建的 PCL 必然比正常的 PCL 更加自立,使得重建的 PCL 不能产生合适的张应力有效地对抗后向应力,消除后抽屉征;同时又限制了胫骨的生理运动范围。而非等长重建时,胫骨的运动更符合生理条件下的运动情况。

关于股骨附着点的单隧道技术重建与双隧道技术重建孰优孰劣正在研究。最近研究结果认为双隧道技术重建 PCL 股骨附着点优于单隧道技术重建,因其能够纠正膝关节屈曲 0°～120°时的向后移位。双隧道技术重建股骨附着点更符合 PCL 的解剖和生物力学要求。

交叉韧带重建中,重建功能性稳定和等长重建是 2 个基本概念。这主要是由韧带的解剖学和生物力学特性所决定的。PCL 是由各个走向分明的,长度、方向、张力不同的纤维束组成,其两端附着部不在同一平面,各束纤维随膝关节运动依次处于紧张状态,附着区的边缘纤维较中间纤维运动幅度大。而对于移植物来说,其纤维是等长的,两端附着区的面积较原 PCL 明显减小。膝关节伸屈时横轴不固定,轨迹为一条渐曲线,使得移植物不可能始终保持紧张,必然出现定范围内的失稳。这些因素都决定了任何替代性手术都不可能恢复与正常交叉韧带相同的解剖结构。重建的目的应该是重建其关节的稳定功能,即达到功能性稳定而并非生物力学意义上的稳定。另外,胶原纤维的黏弹性决定了任何游离移植的韧带,其早期的张力应变能力较差,甚至在 12～18 个月内都难以达到正常韧带的弹性。等长重建的意义正在于使重建的交叉韧带在膝 ROMI 中被拉伸的距离最小,保证了重建韧带在确实、牢固的前提下,允许进行早期的关节活动,缩短康复时间。因此只能在韧带附着区寻找 2 点,其间的距离在膝关节伸屈过程中尽可能保持等长,此即等长点,连接等长点的重建称为等长重建。

韧带重建的材料来源主要有以下 3 种:①自体组织:包括骨-髌腱-骨(BTB)、半腱肌腱、腘绳肌腱和阔筋膜等。近年为了减少对于伤膝的损伤,有学者利用对侧肢体的组织或非膝关节维持组织,诸如跟腱、真皮、胫后肌腱等。据 Noyes 等报道,在这些自体移植物中以 BTB 的强度最大。BTB 目前在临床被广泛采用,缺点是对自身结构的破坏和因此可能导致的并发症。②异体组织移植:由于避免了对患者自身结构的损伤而日益受到重视。异体组织经冻干处理后可有效地降低其抗原性,但推广还有待于组织库技术的完善。③人工材料：自20世纪70年代开始应用人工韧带肌腔以来，人工材料一度流行。具有即时固定牢固、手术简单快捷、术后恢复快等优点。但经过长期随访其效果并不令人满意。首先，人工材料不存在弹性变形，易造成应力集中，导致材料疲劳断裂；人工材料不可避免地存在磨损，碎屑颗粒脱落会导致关节发生严重的滑膜炎；另外，人工材料无法在应力刺激下完成功能性修复，在材料的植入点始终存在应力遮挡，从而发生固定区骨融解以及两端固定失败。

2.陈旧性损伤的治疗　目前对于陈旧性PCL损伤的疗效不理想，治疗方案因人而异，部分患者通过肌肉训练可以缓解症状；保守治疗无效关节失稳者可考虑手术。但术前需明确：①不稳定的原因及程度；②患者的实际困难和对患肢功能的要求；③关节面的情况；④肌肉的条件。重建方式包括静力重建和动力重建两大类。静力重建如前所述。动力重建的方法有：髌韧带中1/3移植术（Augusine术）、腓肠肌内侧头移植术（Hughston术）和腘肌移植术（McCorrnick术）等。

（六）后交叉韧带损伤的康复

韧带损伤的康复治疗受到越来越多的重视。它主要分为3个阶段：第1期，控制疼痛和肿胀；第2期，恢复膝关节的ROM；第3期，力争恢复正常生活和体育活动。

（宗瑞强）

第八节　跟腱断裂

成人跟腱长约15cm，起始于小腿中部，止于跟骨结节后方。跟腱的主要功能是跖屈距小腿关节，维持距小腿关节的平衡及跑跳、行走功能。

一、损伤机制

跟腱损伤较常见，暴力作用是跟腱损伤的主要原因。直接暴力作用，如锐器或钝器直接切割或打击跟腱致其断裂，多为开放性损伤，可使跟腱挫伤、部分或完全断裂。间接暴力作用主要是小腿三头肌的剧烈收缩，多系跑跳运动损伤，如翻筋斗、跳起投篮、跳远等，为闭合性损伤，损伤部位多在肌肉、肌腱交界处附近，多为肌肉不规则的乱麻状撕裂。

二、分类

根据损伤处皮肤、黏膜的完整性可分为闭合性跟腱损伤和开放性跟腱损伤；根据跟腱损伤程度不同可分为横断性损伤、撕脱性损伤和撕裂性损伤。

三、诊断

外伤后立即出现跟部疼痛，肿胀，瘀斑，行走无力，不能提跟。检查可在跟腱断裂处扪到压痛及凹陷、空虚感。新鲜跟腱断裂，有时足仍能主动跖屈，以至造成漏诊。Thompsons试验可以清楚地显示跟腱是否断裂，令患者俯卧，双足下垂于检查床的末端，检查者用手挤压患侧小腿的腓肠肌，若此时出现足的跖屈动作，表示跟腱完整，反之表示跟腱断裂。

四、治疗

闭合性部分跟腱断裂,可在距小腿关节悬垂松弛位用石膏靴固定4~6周,然后加强功能训练,可自行修复。开放性或完全性跟腱断裂应早期施行手术治疗,儿童跟腱断裂手术缝合可采用简易"8"字缝合,成人跟腱断裂可行Ma修复法或Bunnell缝合法,为了防止吻合口处与皮肤粘连,可做Lindholm修补手术。术后在屈膝和距小腿关节跖屈位用石膏固定4~6周后开始功能训练。开放性跟腱损伤若皮肤缝合有张力,不可勉强在张力下直接缝合,否则有皮肤坏死致跟腱暴露的危险,可采用皮瓣转移覆盖跟腱。

陈旧性跟腱完全断裂应手术治疗。由于小腿三头肌处于松弛位而发生挛缩,常需做跟腱修补,而不应勉强作端对端吻合。手术可采用近侧肌腱延长,或用阔筋膜修补缺损处。术后处理同新鲜损伤。

（秦　杰）

参考文献

1.邱贵兴.骨科学高级教程.北京:中华医学电子音像出版社,2016

2.田伟.实用骨科学(第 2 版).北京:人民卫生出版社,2016

3.陈安民,田伟.骨科学(第 2 版).北京:人民卫生出版社,2014

4.杨述华.骨科学教程.北京:人民卫生出版社,2014

5.侯树勋.骨科学.北京:人民卫生出版社,2015

6.裴国献.显微骨科学.北京:人民卫生出版社,2016

7.李增春,陈峥嵘,严力生,匡勇.现代骨科学创伤骨科卷(第 2 版).北京:科学出版社,2014

8.秦岭.骨内科学.北京:人民卫生出版社,2013

9.郭万首.Turek 骨科学原理与实践(第 6 版).北京:人民卫生出版社,2010

10.姜虹.骨外科学高级医师进阶系列.北京:中国协和医科大学出版社,2017

11.田伟,王满宜.骨折(第 2 版).北京:人民卫生出版社,2013

12.谭海涛.3D 骨科学.广西:广西科学技术出版社,2016

13.侯树勋,邱贵兴.中华骨科学·骨科总论卷.北京:人民卫生出版社,2017

14.(美)费格朗德,邱贵兴.骨科学教程(第 9 版).北京:北京大学医学出版社,2012

15.尹庆水.临床数字骨科学创新理论体系与临床应用.北京:人民军医出版社,2011

16.裴福兴.中华骨科学-关节外科卷.北京:人民卫生出版社,2014

17.洪光祥.中华骨科学-手外科.北京:人民卫生出版社,2010

18.赵杰,倪斌,叶晓健,池永龙.脊柱外科卷(上)(第 2 版).北京:科学出版社,2014

19.(美)阿扎,(美)贝帝,(美)卡内尔,唐佩福,王岩,卢世璧.坎贝尔骨科手术学(第 4 卷).北京:北京大学医学出版社,2017

20.陈仲强,刘忠军,党耕町.脊柱外科学.北京:人民卫生出版社,2013

21.(美)哈里赫库理兹,党耕町,刘忠军,张凤山,马庆军,罗思曼西蒙尼.脊柱外科学(第 6 版).北京:北京大学医学出版社,2017

22.(美)Frank M.Phillips,(美)David W.Polly Jr.微创脊柱外科学.上海:上海科学技术出版社,2016

23.刘尚礼,戎利民.脊柱微创外科学(第 2 版).北京:人民卫生出版社,2017

24.(美)Jason C Eck,(美)Alexander R Vaccaro,皮国富.脊柱外科手术学.河南:河南科学技术出版社,2017

25.(美)托马斯 A.Zdeblick,(美)托德 J.Albert,徐杰.脊柱(第 3 版).辽宁:辽宁科学技术出版社,2015

26.唐佩福.解放军总医院创伤骨科手术学.北京:人民军医出版社,2014

27.威塞尔.创伤骨科-WIESEL 骨科手术技巧.上海:上海科学技术出版社,2015

28.(加)埃米尔·史密斯,米歇尔·麦基,姜保国,创伤骨科手术技术.北京:北京大学医学出版社,2017

29.刘国辉.创伤骨科手术要点难点及对策.北京:科学出版社,2017

30.曾炳芳.OTC 中国创伤骨科教程.上海:上海科学技术出版社,2015

31.王满宜,吴新宝.骨折手术操作与技巧(第 2 版).北京:北京科学技术出版社,2016

32.王坤正.关节外科教程.北京:人民卫生出版社,2014

33.许伟华,杨述华.关节外科手术要点难点及对策.北京:科学出版社,2017

34.付中国,张殿英.肱骨近端骨折的外科治疗.北京:北京大学医学出版社,2014

35.(德)谢奈特勒,徐林.感染性骨与关节外科治疗(翻译版).北京:人民卫生出版社,2012

36.张海生.实用临床骨病学.北京:科学技术文献出版社,2013

37.丛华.临床骨科急诊学.吉林:吉林科学技术出版社,2013

38.杨建安,凌峰.现代骨伤科诊疗技术.天津:天津科学技术出版社,2011

39.王诗军,王世俊,王友强.现代骨关节病诊疗学.天津:天津科学技术出版社,2011

40.于承海.实用骨科诊疗学.吉林:吉林科学技术出版社,2012

41.刘向阳,王靖.实用骨科诊疗技术.天津:天津科学技术出版社,2013

42.张俊荣.临床骨科诊疗.吉林:吉林科学技术出版社,2012

43.夏亚一,张积礼.实用骨科疾病诊疗技术.甘肃:兰州大学出版社,2012

44.孙德舜,付志厚,王基萍.现代骨外科诊疗学.天津:天津科学技术出版社,2011